Panorama em Resumo

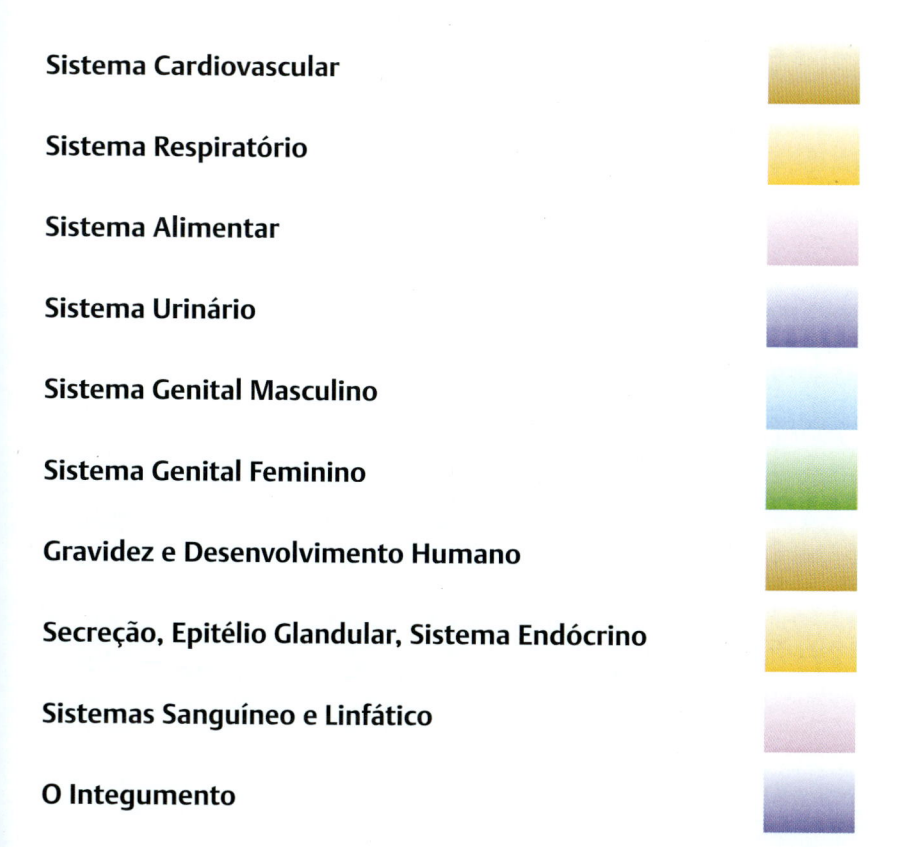

Sistema Cardiovascular

Sistema Respiratório

Sistema Alimentar

Sistema Urinário

Sistema Genital Masculino

Sistema Genital Feminino

Gravidez e Desenvolvimento Humano

Secreção, Epitélio Glandular, Sistema Endócrino

Sistemas Sanguíneo e Linfático

O Integumento

Atlas Colorido de Anatomia Humana

em 3 Volumes

Volume 1: Sistema Locomotor
Werner Platzer † e
Thomas Shiozawa-Bayer
Volume 2: Órgãos Internos
Helga Fritsch e Wolfgang Kuehnel †
Volume 3: Sistema Nervoso e Órgãos Sensoriais
Werner Kahle †, Michael Frotscher †
e Frank Schmitz

Thieme Revinter

Volume 2
Órgãos Internos

Sétima Edição

Helga Fritsch, MD
Professor
Head of Departament of Anatomy, Histology, and Embryology
Division of Clinical and Functional Anatomy
Medical University of Innsbruck
Innsbruck, Austria

Wolfgang Kuehnel †

213 Figuras Coloridas

Thieme
Rio de Janeiro • Stuttgart • New York • Delhi

Dados Internacionais de Catalogação na Publicação (CIP)
eDOC BRASIL, Belo Horizonte/MG

F919o
    Fritsch, Helga
    Atlas colorido de anatomia humana em 3 volumes: órgãos internos / Helga Fritsch, Wolfgang Kuehnel; ilustrações Gerhard Spitzer, Holger Vanselow; tradução Sandra Mallman, Silvia Spada. – 7.ed. – Rio de Janeiro, RJ: Thieme Revinter, 2023.

    14 x 21 cm –
    (Atlas Colorido de Anatomia Humana; v. 2)
    Título original: *Color Atlas of Human Anatomy: Internal Organs*
    Inclui bibliografia.
    ISBN   978-65-5572-210-9
    eISBN 178-65-5572-211-6

    1. Anatomia humana – Atlas. I. Kuehnel, Wolfgang, 1934-. II.Spitzer, Gerhard. III. Spada, Silvia. IV. Título.

                                        CDD 611.00222

Elaborado por Maurício Amormino Júnior – CRB6/2422

Nota: O conhecimento médico está em constante evolução. À medida que a pesquisa e a experiência clínica ampliam o nosso saber, pode ser necessário alterar os métodos de tratamento e medicação. Os autores e editores deste material consultaram fontes tidas como confiáveis, a fim de fornecer informações completas e de acordo com os padrões aceitos no momento da publicação. No entanto, em vista da possibilidade de erro humano por parte dos autores, dos editores ou da casa editorial que traz à luz este trabalho, ou ainda de alterações no conhecimento médico, nem os autores, nem os editores, nem a casa editorial, nem qualquer outra parte que se tenha envolvido na elaboração deste material garantem que as informações aqui contidas sejam totalmente precisas ou completas; tampouco se responsabilizam por quaisquer erros ou omissões ou pelos resultados obtidos em consequência do uso de tais informações. É aconselhável que os leitores confirmem em outras fontes as informações aqui contidas. Sugere-se, por exemplo, que verifiquem a bula de cada medicamento que pretendam administrar, a fim de certificar-se de que as informações contidas nesta publicação são precisas e de que não houve mudanças na dose recomendada ou nas contraindicações. Esta recomendação é especialmente importante no caso de medicamentos novos ou pouco utilizados. Alguns dos nomes de produtos, patentes e design a que nos referimos neste livro são, na verdade, marcas registradas ou nomes protegidos pela legislação referente à propriedade intelectual, ainda que nem sempre o texto faça menção específica a esse fato. Portanto, a ocorrência de um nome sem a designação de sua propriedade não deve ser interpretada como uma indicação, por parte da editora, de que ele se encontra em domínio público.

Copyright © 2023 of the original English language edition by Georg Thieme Verlag KG, Stuttgart, Germany.
Original title: Color Atlas Human Anatomy, 7th edition, Vol. 2 Internal Organs by Helga Fritsch and Wolfgang Kühnel.
Copyright © 2023 da edição original em inglês por Georg Thieme Verlag KG, Stuttgart, Alemanha.
Título original: Color Atlas Human Anatomy, 7th edition, Vol. 2 Internal Organs de Helga Fritsch e Wolfgang Kühnel.

© 2023 Thieme. All rights reserved.

Thieme Revinter Publicações Ltda.
Rua do Matoso, 170
Rio de Janeiro, RJ
CEP 20270-135, Brasil
http://www.ThiemeRevinter.com.br

Thieme USA
http://www.thieme.com

Design de Capa: © Thieme

Impresso no Brasil por Hawaii Gráfica e Editora Ltda
5 4 3 2 1
ISBN 978-65-5572-210-9

Também disponível como eBook:
eISBN 978-65-5572-211-6

Tradução:
SILVIA SPADA (Caps. Cad. zero, 1-4)
Tradutora Especializada na Área da Saúde, SP

SANDRA MALLMANN (Caps. 5-11)
Tradutora Especializada na Área da Saúde, RS

Revisão Técnica:
VINÍCIUS MAGNO
Cirurgião de Coluna no Hospital Universitário Gaffrée e Guinle, RJ
Coordenador do Programa de Residência Médica em Ortopedia e Traumatologia da UFRJ
Professor Colaborador na Cadeira de Ortopedia do Curso de Medicina da UFRJ
Membro Titular da Sociedade Brasileira de Ortopedia e Traumatologia (SBOT)
Membro Titular da Sociedade Brasileira de Cirurgia da Coluna Vertebral (SBC)
Membro Titular da Associação Médica Brasileira (AMB)
Especialização em Ortopedia e Traumatologia pelo Instituto Nacional de Traumatologia e Ortopedia, RJ
Especialização em Cirurgia da Coluna Vertebral pelo Instituto Nacional de Traumatologia e Ortopedia, RJ

Todos os direitos reservados. Nenhuma parte desta publicação poderá ser reproduzida ou transmitida por nenhum meio, impresso, eletrônico ou mecânico, incluindo fotocópia, gravação ou qualquer outro tipo de sistema de armazenamento e transmissão de informação, sem prévia autorização por escrito.

Sumário

1 Vísceras 1
1.1 Vísceras – Panorama Geral.............. 2
Organização por Função................ 2
Organização por Região................. 2

2 Sistema Cardiovascular... 5
2.1 Visão Geral............................ 6
Sistema Circulatório e Vasos
Linfáticos............................. 6
Circulação Fetal (A)..................... 8
Modificações Circulatórias após o
Nascimento (B)........................ 8
2.2 Coração.............................. 10
Características Externas............... 10
Câmaras do Coração.................. 14
Esqueleto Cardíaco.................... 18
Camadas da Parede do Coração....... 18
Camadas da Parede do Coração,
Histologia e Ultraestrutura........... 20
Valvas Cardíacas...................... 22
Vasculatura do Coração............... 24
Sistema de Condução do Coração..... 26
Inervação do Coração................. 28
Pericárdio............................ 30
Posição do Coração e Margens
Cardíacas............................. 32
Anatomia Radiográfica................ 34
Ausculta.............................. 34
Anatomia em Corte Transversal....... 36
Ecocardiografia em Corte
Transversal........................... 40
Funções do Coração................... 42
2.3 Sistema Arterial....................... 44
Aorta................................. 44
2.4 Artérias da Cabeça e Pescoço......... 46
Artéria Carótida Comum.............. 46
Artéria Carótida Externa.............. 46
Artéria Maxilar....................... 48
Artéria Carótida Interna.............. 50
Artéria Subclávia..................... 52
2.5 Artérias do Ombro e Membro
Superior.............................. 54
Artéria Axilar........................ 54

Artéria Braquial...................... 54
Artéria Radial........................ 56
Artéria Ulnar......................... 56
2.6 Artérias da Pelve e do
Membro Inferior..................... 58
Artéria Ilíaca Interna................. 58
Artéria Ilíaca Externa................ 60
Artéria Femoral...................... 60
Artéria Poplítea...................... 62
Artérias da Perna e do Pé............ 62
2.7 Sistema Venoso...................... 66
Sistema Caval........................ 66
Sistema da Veia Ázigo................ 66
2.8 Tributárias da Veia Cava Superior..... 68
Veias Braquiocefálicas................ 68
Veias Jugulares....................... 68
Seios Venosos Durais................. 70
Outras Vias de Drenagem
Intracraniana e Extracraniana........ 70
Veias do Membro Superior........... 72
2.9 Tributárias da Veia Cava Inferior...... 74
Veias Ilíacas.......................... 74
Veias do Membro Inferior............. 76
2.10 Sistema Linfático..................... 78
Vasos Linfáticos...................... 78
Linfonodos Regionais da
Cabeça, do Pescoço e do Braço........ 80
Linfonodos Regionais do
Tórax e do Abdome................... 82
Linfonodos Regionais da
Pelve e Membro Inferior.............. 84
2.11 Estrutura e Função dos
Vasos Sanguíneos e Linfáticos........ 86
Parede do Vaso....................... 86
Variação Regional na Estrutura da
Parede do Vaso – Vasos Arteriais...... 88
Variação Regional na Estrutura da
Parede do Vaso – Vasos Venosos...... 90

3 Sistema Respiratório 93

- 3.1 Visão Geral 94
  - Divisão Anatômica do Sistema Respiratório 94
  - Divisão Clínica do Sistema Respiratório 94
- 3.2 Nariz 96
  - Nariz Externo 96
  - Cavidade Nasal 98
  - Seios Paranasais 102
  - Aberturas dos Seios Paranasais e Meatos Nasais 104
  - Aberturas Nasais Posteriores 106
  - Nasofaringe 106
- 3.3 Laringe 108
  - Esqueleto Laríngeo 108
  - Estruturas que Conectam as Cartilagens Laríngeas 110
  - Músculos Laríngeos 112
  - Cavidade Laríngea 114
  - Glote 116
- 3.4 Traqueia 118
  - Traqueia e Brônquios Extrapulmonares Principais 118
  - Topografia da Traqueia e da Laringe 120
- 3.5 Pulmão 122
  - Superfícies do Pulmão 122
  - Divisões dos Brônquios e Segmentos Broncopulmonares 124
  - Anatomia Microscópica 126
  - Sistema Vascular e Inervação 128
  - Pleura 130
  - Anatomia em Corte Transversal 132
  - Mecânica da Respiração 134
- 3.6 Mediastino 136
  - Vista Direita do Mediastino 136
  - Vista Esquerda do Mediastino 138

4 Sistema Alimentar 141

- 4.1 Visão Geral 142
  - Estrutura Geral e Funções 142
  - Estrutura das Paredes dos Órgãos Digestórios 142
- 4.2 Cavidade Oral 144
  - Estrutura Geral 144
  - Palato 146
  - Língua 148
  - Músculos da Língua 150
  - Superfície Inferior da Língua 152
  - Assoalho da Boca 152
  - Glândulas Salivares 154
  - Anatomia Microscópica das Glândulas Salivares 156
  - Dentes 158
  - Partes do Dente e Periodonto 160
  - Dentes Decíduos 162
  - Erupção das Dentições Decídua e Permanente 162
  - Desenvolvimento dos Dentes 164
  - Posição dos Dentes nas Arcadas Dentárias 166
- 4.3 Faringe 168
  - Organização e Estrutura Geral 168
  - O Ato de Deglutição 170
- 4.4 Anatomia Topográfica I 172
  - Anatomia em Corte Transversal de Cabeça e Pescoço 172
- 4.5 Esôfago 176
  - Organização Geral e Anatomia Microscópica 176
  - Anatomia Topográfica do Esôfago e do Mediastino Posterior 178
  - Vasos, Nervos e Drenagem Linfática 180
- 4.6 Cavidade Abdominal 182
  - Visão Geral 182
  - Topografia da Cavidade Abdominal Aberta 184
  - Peritônio Parietal: Relações 188
- 4.7 Estômago 190
  - Anatomia Macroscópica 190
  - Anatomia Microscópica do Estômago 192
  - Vasos, Nervos, Drenagem Linfática 194

4.8	Intestino Delgado ... 196		Segmentos Hepáticos ... 214
	Anatomia Macroscópica ... 196		Anatomia Microscópica ... 214
	Estrutura da Parede do Intestino Delgado ... 198		Sistema da Veia Porta Hepática ... 216
			Ductos Biliares ... 218
	Vasos, Nervos e Drenagem Linfática .. 200		Vesícula Biliar ... 218
4.9	Intestino Grosso ... 202	4.11	Pâncreas ... 220
	Segmentos do Intestino Grosso: Visão Geral ... 202		Anatomia Macro e Microscópica ... 220
			Topografia da Bolsa Omental e do Pâncreas ... 222
	Características Típicas ... 202		
	Ceco e Apêndice Vermiforme ... 202	4.12	Anatomia Topográfica II ... 224
	Segmentos do Cólon ... 206		Anatomia em Corte Transversal da Porção Superior do Abdome ... 224
	Reto e Canal Anal ... 208		
4.10	Fígado ... 212		Anatomia em Corte Transversal das Porções Superior e Inferior do Abdome ... 226
	Anatomia Macroscópica ... 212		

5 Sistema Urinário ... 229

5.1.	Visão Geral ... 230		Topografia dos Rins ... 238
	Organização e Posição dos Órgãos Urinários ... 230	5.3.	Órgãos Excretores ... 240
			Pelve Renal e Ureter ... 240
5.2.	Rim ... 232		Bexiga Urinária ... 242
	Anatomia Macroscópica e Características Externas ... 232		Uretra Feminina ... 244
			Topografia dos Órgãos Excretores ... 244
	Anatomia Microscópica ... 234		

6 Sistema Genital Masculino ... 247

6.1	Visão Geral ... 248		Vesículas Seminais ... 258
	Órgãos Reprodutivos Masculinos ... 248		Próstata ... 258
6.2.	Testículos e Epidídimo ... 250	6.4.	Genitália Masculina Externa ... 260
	Anatomia Macroscópica ... 250		Pênis ... 260
	Anatomia Microscópica ... 252		Uretra Masculina ... 262
6.3.	Ductos Seminais e Glândulas Sexuais Acessórias ... 256	6.5.	Anatomia Topográfica ... 264
			Anatomia Transversal ... 264
	Ducto Deferente (*Vas Deferens*) ... 256		

7 Sistema Genital Feminino ... 267

7.1	Visão Geral ... 268	7.3.	Útero ... 276
	Órgãos Reprodutivos Femininos ... 268		Anatomia Macroscópica ... 276
7.2.	Ovário e Trompas Uterinas ... 270		Anatomia Microscópica ... 278
	Anatomia Macroscópica do Ovário .. 270		Vasos, Nervos e Drenagem Linfática ... 280
	Anatomia Microscópica do Ovário ... 270		
	Folículos ... 272		Sustentação do Útero ... 280
	Anatomia Macroscópica da Tuba Uterina ... 274	7.4.	Vagina e Genitália Externa ... 282
			Anatomia Macroscópica ... 282
	Anatomia Microscópica da Tuba Uterina ... 274		Anatomia Microscópica ... 282
			Genitália Externa ... 284

7.5. Anatomia Topográfica 286
Anatomia Transversal 286
7.6. Anatomia Comparativa das
Pelves Feminina e Masculina 288
Fechamento do Tecido
Mole da Pelve 288

8 Gravidez e Desenvolvimento Humano 293

8.1. Gametas 294
8.2. Fertilização 296
Capacitação e Reação Acrossômica ... 296
Formação do Zigoto 296
8.3. Desenvolvimento Inicial 298
Gravidez 300
8.4. Placenta 302
8.5. Nascimento (Parto) 304
Estágio de Dilatação 306
Estágio de Expulsão 308
8.6. Visão Geral e Período Pré-Natal 310
Período Pré-Natal 310
Estágios no Desenvolvimento
Pré-Natal 312
8.7. Desenvolvimento dos Órgãos 318
Cavidades Corporais 318
Coração 318
8.8. Desenvolvimento dos Vasos 322
8.9. Sistema Respiratório 324
8.10. Sistema Gastrintestinal 326
Intestino Anterior 326
Intestino Médio e Intestino
Posterior 330
8.11. Sistema Urinário 332
Desenvolvimento do
Sistema Urinário 332
8.12. Sistema Genital 334
Desenvolvimento do
Sistema Genital 334
8.13. Período Perinatal 338
O Recém-Nascido 338
8.14. Período Pós-Natal 340

9 Secreção, Epitélio Glandular, Sistema Endócrino 343

9.1. Visão Geral e Classificação das
Glândulas Endócrinas 344
Classificação das Glândulas
Exócrinas 344
9.2. Sistema Endócrino 348
Visão Geral 348
9.3. Eixo Hipotálamo-Pituitária 350
Anatomia Macroscópica 350
Anatomia Microscópica da
Glândula Pituitária 352
9.4. Conexões Hipotálamo-Pituitária 354
Conexões Eferentes do Hipotálamo ... 354
9.5. Glândula Pineal 360
Anatomia Macroscópica 360
Anatomia Microscópica 360
9.6. Glândulas Adrenais 362
Anatomia Macroscópica 362
Anatomia Microscópica do
Córtex Adrenal 364
Anatomia Microscópica da
Medula Adrenal 366
9.7. Glândula Tireoide 368
Anatomia Macroscópica 368
Anatomia Microscópica 370
Glândulas Paratireoides 372
9.8. Ilhotas Pancreáticas 374
Anatomia Microscópica 374
9.9. Sistema Endócrino Difuso 376
Funções Endócrinas Testiculares 376
Funções Endócrinas Ovarianas 378
Ciclo Ovariano 378
Funções Endócrinas da Placenta 380
Hormônios Cardíacos – Peptídeos
Natriuréticos Atriais 382
Células Endócrinas Difusas em
Vários Órgãos 384

Sumário

10 Sistemas Sanguíneo e Linfático ... 391

- 10.1. Sangue ... 392
  - Componentes do Sangue ... 392
  - Hematopoiese ... 396
- 10.2. Sistema Imune ... 400
  - Células do Sistema Imune ... 402
- 10.3. Órgãos Linfáticos ... 404
  - Visão Geral ... 404
  - Timo ... 406
  - Microanatomia do Timo ... 408
  - Linfonodos ... 410
  - Baço ... 412
  - Anatomia Microscópica do Baço ... 414
  - Tonsilas ... 416
  - Tecido Linfoide Associado a Mucosas (MALT) ... 418

11 O Integumento ... 421

- 11.1. Pele ... 422
  - Estrutura Geral e Funções ... 422
  - Cor da Pele ... 422
  - Superfície da Pele ... 424
  - As Camadas da Pele ... 426
- 11.2. Apêndices da Pele ... 430
  - Glândulas da Pele ... 430
  - Pelo ... 432
  - Unhas ... 434
  - A Pele como um Órgão Sensorial – Órgãos de Sensação Somatovisceral ... 434
- 11.3. Mama e Glândulas Mamárias ... 436
  - Anatomia Macroscópica ... 436
  - Estrutura Microscópica e Função da Mama Feminina ... 438

Referências ... 440

Índice Remissivo ... 447

Prefácio

A 7ª edição alemã de "Órgãos Internos", volume 2 do *Atlas Colorido de Anatomia Humana*, em três volumes, foi publicada no início de 2001 sob nova autoria, com texto e ilustrações totalmente revisados. Uma 8ª edição revisada foi publicada apenas 2 anos depois. A esta se seguiu a 9ª edição em 2005, com a adição de um capítulo sobre "Gravidez e Desenvolvimento Humano". Os correlatos clínicos foram expandidos na 10ª edição, com o auxílio dos colegas da área. O capítulo sobre "Gravidez e Desenvolvimento Humano" foi então expandido para incluir uma descrição do desenvolvimento dos sistemas de órgãos. O sr. Holger Vanselow assumiu a responsabilidade pelas ilustrações, incorporando habilmente as novas ilustrações ao trabalho do Professor Gerhard Spitzer, o ilustrador original do livro.

Para proporcionar uma união entre o conhecimento teórico e a aplicação clínica, a 11ª edição suplementou as ilustrações em corte transversal com as imagens correspondentes de RM e/ou TC. Agradecemos a assistência do Prof. W. Jaschke do Departamento de Radiologia da Universidade de Medicina de Innsbruck e à Sra. M. Mauch, da Georg Thieme Verlag, por suas sugestões construtivas e colaboração durante muitos anos.

Da 7ª à 11ª edição alemã, o Professor Wolfgang Kühnel, um de meus mentores, auxiliou-me não apenas colaborando em vários capítulos do volume "Órgãos Internos", mas também me aconselhando nos capítulos que escrevi. Gostaria de expressar meus especiais agradecimentos a ele postumamente.

O conteúdo desta nova edição, que é baseada na 12ª edição alemã, incorpora mais uma vez as sugestões de nossos leitores. A introdução do capítulo "Glândula e Secreção" foi atualizada para refletir os últimos conhecimentos científicos. O professor Harald Klein, Diretor do Departamento Médico 1, do Hospital da Universidade Bergmannsheil, Bochum, Alemanha, ofereceu um valioso apoio neste sentido.

Espero que esta nova edição ajude a assegurar o futuro do *Atlas Colorido de Anatomia Humana*. Desde a sua primeira edição, ele tem sido um importante companheiro para os estudantes de anatomia, e sempre foi e deve continuar a ser uma base essencial e fundamental para uma medicina de sucesso, especialmente na era da medicina personalizada e molecular.

Innsbruck, 2022

Helga Fritsch

Prefácio da 1ª edição

Embora este atlas de bolso seja direcionado aos estudantes de medicina, com o objetivo de oferecer-lhes um panorama visual das mais importantes descobertas da anatomia humana, ele também oferece aos leigos interessados a compreensão dessa disciplina.

Para os estudantes de medicina, a preparação para o exame deve requerer principalmente a repetição das experiências visuais. A interação entre o texto e as imagens ajuda a facilitar a visualização dos fatos anatômicos.

O atlas de bolso em três volume é estruturado pelo sistema: Volume 1 cobre o sistema locomotor, Volume 2 aborda os órgãos internos e o Volume 3 examina o sistema nervoso e os órgãos sensoriais. As relações topográficas das vias condutivas periféricas, os nervos e os vasos sanguíneos são cobertos no Volume 1, pois estão estreitamente conectados ao sistema locomotor. O Volume 2 cobre apenas a classificação sistemática dos vasos. O assoalho pélvico, que está estreitamente relacionado como órgãos da pelve menor, foi incluído no Volume 2, junto com a topografia associada. A história do desenvolvimento dos dentes é abordada de maneira breve no Volume 2, por facilitar a compreensão da erupção dental. Os precursores embrionários comuns dos genitais masculinos e femininos são discutidos por facilitarem a compreensão de sua estrutura e das não raras variações e deformidades. No capítulo sobre os genitais femininos, são abordadas algumas questões relacionadas com a gravidez e o parto. Entretanto, o volume não cobre o conhecimento da história do desenvolvimento necessário aos estudantes de medicina! As observações sobre fisiologia e bioquímica são certamente rudimentares e servem apenas para ampliar a compreensão das características estruturais distintivas. Para informações mais detalhadas, devem ser consultados livros-textos de fisiologia e bioquímica. Finalmente, gostaríamos de ressaltar que o atlas de bolso obviamente não substitui um livro-texto detalhado, nem os cursos macroscópicos e microscópicos dos estudos médicos. A lista de referências inclui títulos contendo referências à literatura mais aprofundada, incluindo livros clínicos, na medida em que apresentam forte relação com a anatomia.

Os leigos interessados em aprender sobre a estrutura do corpo humano encontrarão ilustrações de fácil compreensão sobre os procedimentos comuns de testes médicos. Com estas informações, atendemos a uma solicitação da editora para expandir o conteúdo do livro para incluir estes aspectos.

Frankfurt am Main, Kiel, Innsbruck
Os Autores

1 Vísceras

1.1 Vísceras – Panorama Geral *2*

1.1 Vísceras – Panorama Geral

Os órgãos internos contidos no pescoço e nas cavidades torácica, abdominal e pélvica são coletivamente conhecidos como **vísceras**. As vísceras são responsáveis por sustentar a vida do organismo humano.

Organização por Função

O livro é dividido em capítulos organizados por função do órgão.

São eles: **Sistema cardiovascular:** sistema de órgãos que inclui *coração, vasos sanguíneos* e *vasos linfáticos*; **Sistema respiratório:** sistema de órgãos que é dividido em *superfície de troca gasosa dos pulmões* e as estruturas que compreendem as *vias aéreas* superiores e inferiores; **Sistema alimentar:** sistema de órgãos que é dividido em parte do trato gastrintestinal contida na **cabeça e parte que começa com o esôfago**, incluindo o *fígado* e o *pâncreas*, que servem como grandes glândulas digestivas; **Sistema urinário:** sistema de órgãos que é dividido em *partes do rim* responsáveis pela *formação de urina* e *passagens urinárias;* **Sistema genital masculino:** sistema que consiste *nos testículos, epidídimo, ductos deferentes, vesícula seminal, pênis* e *as glândulas sexuais acessórias*; **Sistema genital feminino:** sistema que consiste na *genitália interna feminina* alojada na porção inferior da pelve e na *genitália externa feminina* localizada fora do assoalho pélvico.

Gravidez e Desenvolvimento Humano: os órgãos e processos envolvidos na reprodução, nascimento e desenvolvimento humano; **Sistema endócrino:** sistema de órgãos que consistem em numerosas *glândulas endócrinas* especializadas e *células glandulares*, que ocorrem individualmente, ou em grupos, por todo o organismo, cujos produtos (*hormônios*) são liberados na corrente sanguínea ou na linfa e distribuídos em todo o corpo; **Sistemas sanguíneo e linfático:** sistema de órgãos que consistem em *células sanguíneas, linfócitos* e *órgãos linfáticos*; **O tegumento:** Como um órgão, a pele preenche uma variedade de funções, servindo para **proteger** o corpo contra traumatismos mecânicos, químicos e térmicos e também contra inúmeros patógenos.

Organização por Região

Os sistemas de órgãos também podem ser agrupados de acordo com a localização em várias regiões corporais (**A**).

As **regiões da cabeça e do pescoço** contêm as **partes iniciais dos órgãos respiratórios e alimentares**, encontrados principalmente na *cavidade nasal* (**A1**) e na *cavidade oral* (**A2**). Partes desses sistemas de órgãos localizados no pescoço também formam passagens que conectam a cabeça e a cavidade torácica. Eles estão situados entre as camadas média e profunda da fáscia cervical (Vol. 1).

No **tronco**, as vísceras são divididas em **órgãos torácicos**, **abdominais** e **pélvicos**. A **cavidade torácica** (**A3**) é subdividida em três porções. Estas são as *cavidades pleurais direita* e *esquerda*, cada uma das quais contém um *pulmão*, e a região de tecido conjuntivo entre elas, próximo à linha média do corpo, conhecida como *mediastino*. O mediastino contém várias estruturas, incluindo o *pericárdio* que envolve o *coração*. A cavidade abdominal é dividida em verdadeira **cavidade abdominal (espaço peritoneal)** (**A4**), que é revestida pelo *peritônio*, e o espaço de tecido conjuntivo por trás deste, conhecido como o **espaço retroperitoneal**. Abaixo da cavidade abdominal, os órgãos pélvicos situam-se na porção inferior da pelve (**A5**) dentro do **espaço do tecido conjuntivo subperitoneal**.

Cavidades Serosas e Espaços de Tecido Conjuntivo

Um órgão pode estar inserido nos espaços que o cercam de duas maneiras. Os órgãos que passam por significativas alterações de volume, afetando os órgãos adjacentes, estão contidos em cavidades serosas. A **cavidade serosa**, um *espaço completamente fechado*, contém uma pequena quantidade de líquido seroso e é revestida por uma membrana serosa, brilhante e lisa. A **membrana serosa** possui duas camadas: uma *camada visceral* que está em contato direto com o órgão e o envolve, e uma *camada parietal* que reveste a parede da cavidade serosa. As camadas visceral e parietal tornam-se contínuas em locais ou *linhas de reflexão*. As três cavidades serosas são as **cavidades pleurais**, que abrigam os pulmões; a **cavidade pericárdica**, que contém o coração; e a **cavidade peritoneal** (**C**), que contém a maioria dos órgãos abdominais.

Os órgãos ou partes de órgãos que não se encontram nas cavidades serosas normalmente se situam nos **espaços de tecido conjuntivo**. Os espaços menores de tecido conjuntivo (**B**) derivam seus nomes dos órgãos adjacentes; os espaços maiores são o **mediastino**, o **espaço retroperitoneal** e o espaço subperitoneal (**D**).

1.1 Vísceras – Panorama Geral

B Corte transversal através do pescoço

C Corte transversal através do abdome

D Corte transversal através da pelve

A Vísceras, corte sagital mediano

A–D Verde: camada serosa de peritônio; amarela: tecido conjuntivo

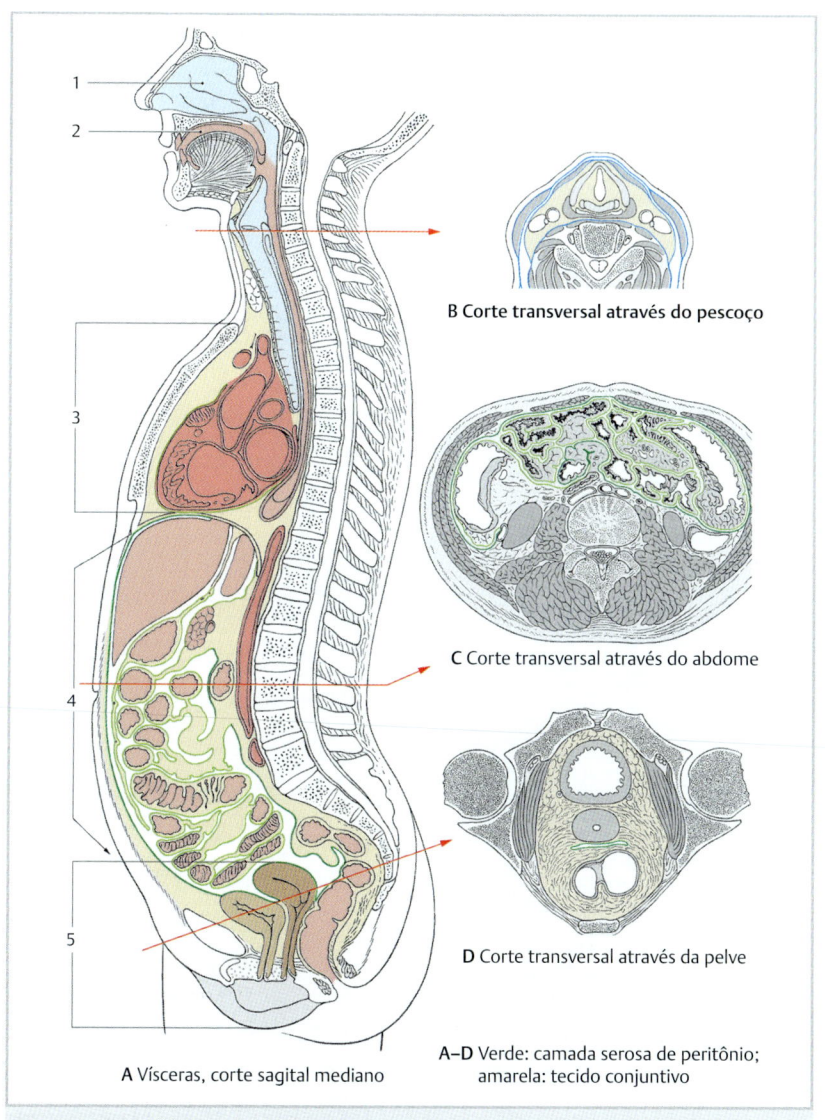

Fig. 1.1 Organização funcional e regional das vísceras.

2 Sistema Cardiovascular

2.1 Visão Geral 6
2.2 Coração 10
2.3 Sistema Arterial 44
2.4 Artérias da Cabeça e do Pescoço 46
2.5 Artérias do Ombro e do Membro Superior 54
2.6 Artérias da Pelve e do Membro Inferior 58
2.7 Sistema Venoso 66
2.8 Tributárias da Veia Cava Superior 68
2.9 Tributárias da Veia Cava Inferior 74
2.10 Sistema Linfático 78
2.11 Estrutura e Função dos Vasos Sanguíneos e Linfáticos 86

2.1 Visão Geral

Sistema Circulatório e Vasos Linfáticos

A circulação do sangue ocorre em um **sistema fechado de tubos composto de vasos sanguíneos**, e o **coração** serve como a **bomba central**. O coração pode ser dividido em uma *metade direita* e uma *metade esquerda*, cada qual consistindo em um *átrio* e um *ventrículo*. Independentemente do nível de oxigênio no sangue, os vasos que transportam sangue para longe do coração são referidos como **artérias**, enquanto os vasos que transportam o sangue para o coração são referidos como **veias**.

A organização do sistema circulatório humano demonstra um alto nível de diferenciação. Uma distinção é feita na vida pós-natal entre a **circulação pulmonar** e a **circulação sistêmica**. Na circulação sistêmica, as artérias transportam o sangue rico em oxigênio para longe do coração, enquanto as veias transportam o sangue desoxigenado para o coração. Em termos de função, a circulação pulmonar e a sistêmica são consecutivas. A circulação pós-natal humana pode ser ilustrada, de modo esquemático, como em formato de oito, estando o coração localizado em sua intersecção e atuando como uma bomba de sucção e pressão (**A**). O sangue é impulsionado através da circulação pela pressão arterial (fórmula: pressão arterial = débito cardíaco·resistência vascular periférica).

Circulação pulmonar. O sangue desoxigenado da circulação sistêmica flui do **átrio direito** (**A1**) para dentro do **ventrículo direito** (**A2**) do coração e dali para a circulação pulmonar. A circulação pulmonar começa com o **tronco pulmonar** (**A3**), que se bifurca em **artérias pulmonares direita** (**A4**) e **esquerda** (**A5**). Esses vasos dividem-se nos pulmões (**A6**), paralelamente às ramificações das vias aéreas até os **capilares**, que circundam as porções terminais das vias aéreas conhecidas como os alvéolos. Ali, o sangue enriquecido com oxigênio e dióxido de carbono é liberado nas vias aéreas. O sangue oxigenado sai dos pulmões pelas **veias pulmonares** (**A7**) e flui para o **átrio esquerdo** (**A8**).

Circulação sistêmica. O sangue oxigenado do pulmão flui do **átrio esquerdo** (**A8**) do coração para dentro do **ventrículo esquerdo** (**A9**). Dali, ele é bombeado através da **aorta** (**A10**) para a circulação sistêmica, que consiste em **numerosos circuitos separados** (**A11-A14**) que suprem os órgãos individuais e as regiões do corpo. As grandes **artérias** ramificam-se da aorta e passam para os circuitos separados, onde se dividem muitas vezes e, finalmente, ramificam-se em **arteríolas**. Estas se ramificam em uma rede de **capilares**, onde ocorre a troca de gases e produtos metabólicos. No plexo capilar, a porção arterial da circulação sistêmica passa para dentro da porção venosa na qual o sangue desoxigenado é coletado em **vênulas**, que se unem mais próximo ao coração para formar as **veias**. O sangue venoso das pernas e de metade inferior do tronco é transferido para a **veia cava inferior** (**A15**), e o sangue da cabeça, braços e metade superior do tronco, para a **veia cava superior** (**A16**). As veias cavas inferior e superior escoam no **átrio direito** (**A1**).

A **circulação portal** é uma parte especial da circulação sistêmica. O **sangue venoso dos órgãos abdominais não pareados** (*estômago, intestino, pâncreas e baço*) não flui diretamente dentro da veia cava. Em vez disso, substâncias desses órgãos são absorvidas do intestino e transportadas no sangue pela **veia porta** (**A17**) até um leito capilar no fígado. Após o metabolismo no fígado, o sangue é coletado nas **veias hepáticas** (**A18**) e transferido para a **veia cava inferior**.

Sistema linfático. O sistema linfático (verde) (ver p. 78) atua dentro da circulação sistêmica para desviar a linfa para a porção venosa do sistema circulatório. Ao contrário do sistema de vasos sanguíneos, o sistema de drenagem linfática origina-se como vasos com terminação cega que coletam fluido do espaço extracelular na periferia do corpo via **capilares linfáticos** (**A19**) e o transferem via grandes **vasos linfáticos** e principais troncos linfáticos, **ducto torácico** (**A20**) e **ducto linfático direito** para a *veia cava superior*. Os filtros biológicos, conhecidos como **linfonodos** (**A21**), estão intercalados ao longo dos vasos linfáticos (ver p. 94); ver também Linfonodos, tórax e abdome (p. 96) e Linfonodos (p. 424).

> **Nota clínica:** O sangue rico em oxigênio é geralmente referido no uso clínico como sangue arterial, enquanto o sangue desoxigenado é referido como sangue venoso.

A22 Quilo (ver p. 78)

2.1 Visão Geral

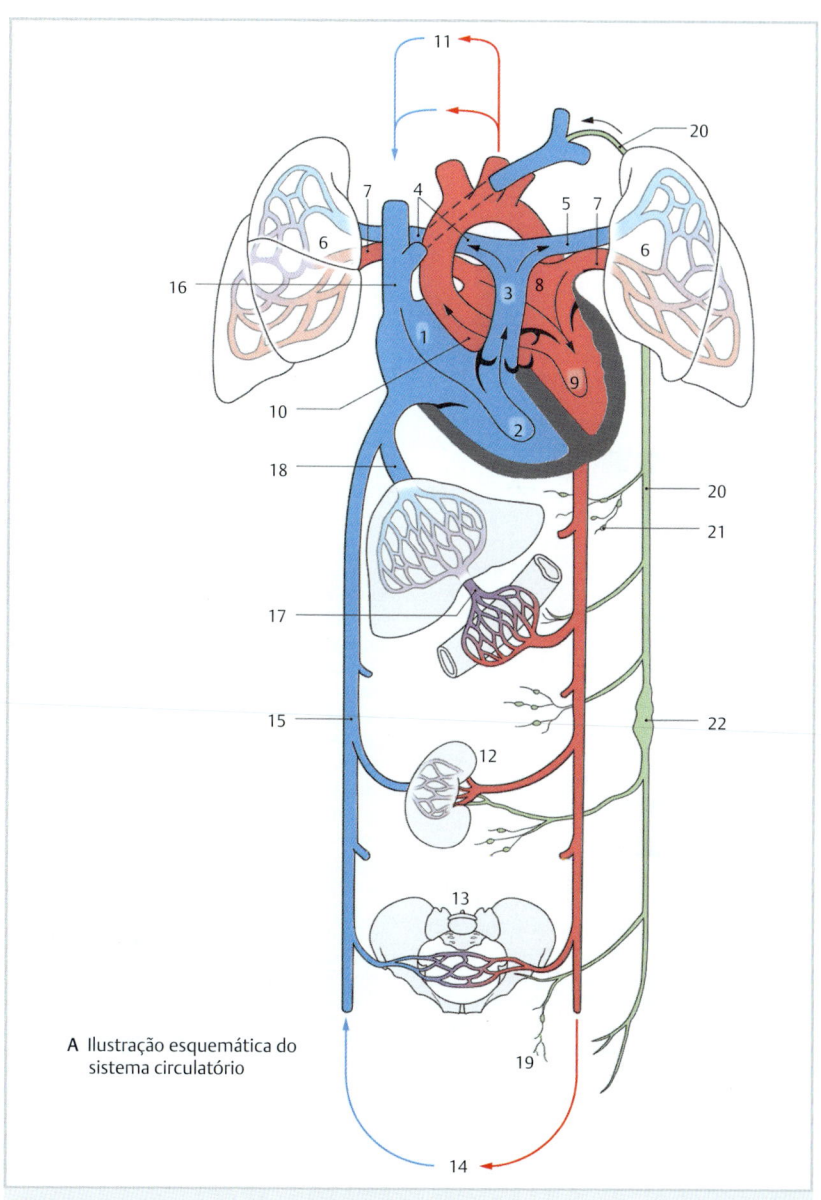

Fig. 2.1 Circulação sanguínea e vasos linfáticos.

A Ilustração esquemática do sistema circulatório

8 Sistema Cardiovascular

Circulação Fetal (A)

Durante a vida pré-natal, o feto (descendente não nascido a partir da 9ª semana após a fertilização até o nascimento) recebe oxigênio e nutrientes do sangue da mãe e nele libera dióxido de carbono e produtos residuais metabólicos. A **placenta** (**A1**) serve como um órgão de conexão para a troca entre mãe e feto. O sangue rico em oxigênio, que transporta abundantes nutrientes, passa da placenta para o feto via **veia umbilical** (**A2**), situada inicialmente no cordão umbilical. A veia umbilical entra na cavidade abdominal fetal no umbigo (**A3**) e passa para a superfície visceral do fígado (**A4**), onde se conecta ao ramo esquerdo da *veia porta* (**A5**). Embora parte do sangue da veia umbilical entre na circulação portal, a maior parte desvia-se do fígado por um *shunt* chamado **ducto venoso** (**A6**) e é transportado para o interior da **veia cava inferior** (**A7**). O sangue do ducto venoso mistura-se, portanto, com o sangue desoxigenado da veia cava inferior e das *veias hepáticas* (**A8**). Devido à mistura relativamente mínima de sangue desoxigenado, o sangue permanece bem oxigenado e passa via veia cava inferior para o **átrio direito** (**A9**). Dali, o sangue é direcionado pela *valva da veia cava inferior* na direção do **forame oval** (**A10**) situado no septo entre os átrios direito e esquerdo e os conecta. A maior parte do sangue, então, chega ao **átrio esquerdo** (**A11**), passa dali para o interior do **ventrículo esquerdo** (**A12**), e flui via ramos do **arco aórtico** (**A13**) para o coração, cabeça e membros superiores. O sangue desoxigenado da cabeça e dos braços do feto flui através da **veia cava superior** (**A14**) para dentro do **átrio direito** e cruza a corrente sanguínea a partir da veia cava inferior até alcançar o **ventrículo direito** (**A15**), passando dali para dentro do **tronco pulmonar** (**A16**). Uma quantidade mínima de sangue passa através das *artérias pulmonares* (**A17**) para o interior dos pulmões, os quais ainda não estão aerados, e dali, através das *veias pulmonares* (**A18**), passa para o **átrio esquerdo** (**A11**). A maior parte do sangue do tronco pulmonar flui diretamente para o interior da **aorta** através do **ducto arterioso** (**A19**), um *shunt* que conecta a bifurcação do tronco pulmonar ou a artéria pulmonar esquerda com a aorta. Os ramos emitidos pela porção da aorta após a conexão do ducto arterioso, portanto, recebem sangue com menor concentração de oxigênio do que aquele antes da conexão, que supre a cabeça e membros superiores. Uma quantidade considerável de sangue da aorta fetal é retornada para a placenta através das **artérias umbilicais** (**A20**) pareadas.

Modificações Circulatórias após o Nascimento (B)

No nascimento, a circulação fetal é convertida em circulação pós-natal. Ao primeiro choro do neonato, os *pulmões são inflados e aerados*, reduzindo *a resistência na circulação pulmonar*, que, por sua vez, aumenta o volume de sangue que flui do tronco pulmonar para dentro das artérias pulmonares. O sangue é oxigenado nos pulmões e transportado pelas veias pulmonares para o interior do átrio esquerdo. *O refluxo de sangue dos pulmões aumenta a pressão no átrio esquerdo*, causando *o fechamento funcional do forame oval* quando ocorre a sobreposição das bordas da abertura. O *forame oval*, então, é convertido em **fossa oval**, que normalmente é fechada completamente. Os *shunts*, o ducto venoso e o ducto arterioso são fechados por meio de contração do músculo dentro das paredes do vaso. Após a obliteração, o *ducto venoso* forma o **ligamento venoso** (**B21**) e o ducto arterioso forma o **ligamento arterioso** (**B22**). A secção do cordão umbilical interrompe a conexão entre a placenta e os vasos do cordão umbilical, levando a trombose e obliteração gradual dos vasos. A *veia umbilical* torna-se o **ligamento redondo do fígado** (**B23**) e as *artérias umbilicais* tornam-se os **cordões das artérias umbilicais** (**B24**).

> **Nota clínica:** Malformações que causam defeitos no septo podem resultar em *shunts* reversos, em que o sangue venoso desviado entra na circulação sistêmica diretamente, reduzindo assim a saturação do oxigênio arterial (= cianose).

2.1 Visão Geral

A Circulação fetal

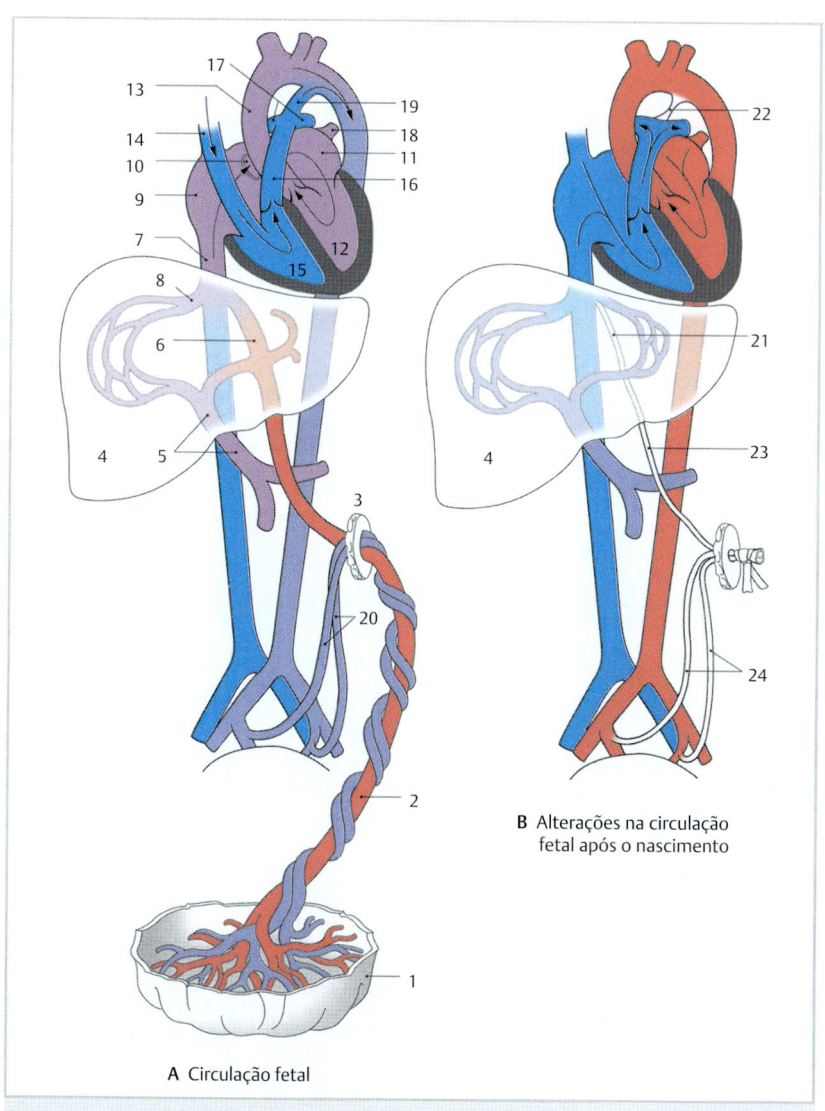

B Alterações na circulação fetal após o nascimento

Fig. 2.2 Circulação fetal e alterações perinatais.

2.2 Coração

O **coração** (**A1**) é um órgão oco, fibromuscular, com formato arredondado, cônico ou em pirâmide de três lados. Está situado no tórax (**A**), onde está posicionado obliquamente ao eixo corporal de modo que o **ápice do coração** (**AB2**) está direcionado para a esquerda, inferior e anteriormente, enquanto a **base do coração** (**A3**) está direcionada para a direita, superior e posteriormente. Esta posição oblíqua significa que um terço do coração se encontra à direita e dois terços, à esquerda da linha média. O tamanho do coração depende de fatores como sexo, idade e nível de condição física de um indivíduo.

Características Externas

Aspecto Anterior

Estrutura. A vista anterior do coração em sua posição natural com um pericárdio aberto mostra a **superfície esternocostal** (**B**), que é formada principalmente pela parede anterior do **ventrículo direito** (**B4**), o átrio direito com suas aurículas de três pontas e uma estreita faixa da parede do **ventrículo esquerdo** (**B5**). O ventrículo esquerdo estende-se na direção esquerda para formar o **ápice do coração** (**B2**). O limite entre os ventrículos é demarcado por um sulco conhecido como **sulco interventricular anterior** (**B6**). O sulco contém um ramo da artéria coronária esquerda (*artéria interventricular anterior*) e a veia cardíaca acompanhante (*veia interventricular anterior*), incrustada no tecido adiposo. Estes vasos preenchem o sulco interventricular anterior, uniformizando a superfície anterior do coração. O contorno do lado direito do coração é formado pelo **átrio direito** (**B7**) e pela veia cava superior (**B8**). A veia cava inferior não é visível na vista anterior. O átrio direito possui um invaginação conhecida como **aurícula direita** (**B9**), que ocupa o espaço entre a veia cava superior e a raiz da aorta (**B10**). O átrio direito e a aurícula direita são separados do ventrículo direito pelo **sulco coronário** (**B11**), que também é preenchido pelos vasos coronários e por tecido adiposo. O contorno do lado esquerdo do coração é formado por uma pequena porção da **aurícula esquerda** (**B12**) e o ventrículo esquerdo. A aurícula esquerda situa-se adjacente ao tronco pulmonar (**B13**).

Vasos adjacentes. Visualizando a superfície esternocostal do coração, pode-se observar que o **tronco pulmonar** (**B13**), que surge do ventrículo direito, situa-se anteriormente à **aorta** (**B10**), que surge do ventrículo esquerdo. A aorta e o tronco pulmonar enlaçam-se; a aorta, que começa posteriormente, passa à frente como **aorta ascendente** (**B10 a**) e continua como o **arco aórtico** (**B10 b**), que atravessa o tronco pulmonar, cobrindo parcialmente a bifurcação pulmonar dentro do *artéria pulmonar esquerda* (**B14**) e da *artéria pulmonar direita* (não visível a partir de uma vista anterior). As bordas cortadas das **veias pulmonares esquerdas** (**B15**) estão visíveis abaixo da artéria pulmonar esquerda. Os vasos que suprem a cabeça e os braços surgem do arco aórtico como *tronco braquiocefálico* (**B16**), com a *artéria subclávia direita* (**B17**) e *artéria carótida comum direita* (**B18**), *artéria carótida comum esquerda* (**B19**) e *artéria subclávia esquerda* (**B20**).

As bordas cortadas do **pericárdio** (**B21**) (ver p. 30) são visíveis próximo aos grandes vasos, à veia cava superior (**B8**), à aorta ascendente (**B10 a**) e ao tronco pulmonar (**B13**). Passando entre o aspecto inferior do arco aórtico e o aspecto superior da bifurcação pulmonar, há uma pequena faixa, o **ligamento arterioso** (**B22**), um remanescente do *ducto arterioso* fetal (ver p. 8). O limite entre a superfície esternocostal e a superfície diafragmática é demarcada no ventrículo direito pela **borda direita** (**B23**).

O uso de cor nas ilustrações das estruturas cardíacas internas e externas representa, da maneira mais próxima possível, as proporções no corpo vivo.

2.2 Coração

A Posição do coração no tórax

B Vista anterior do coração

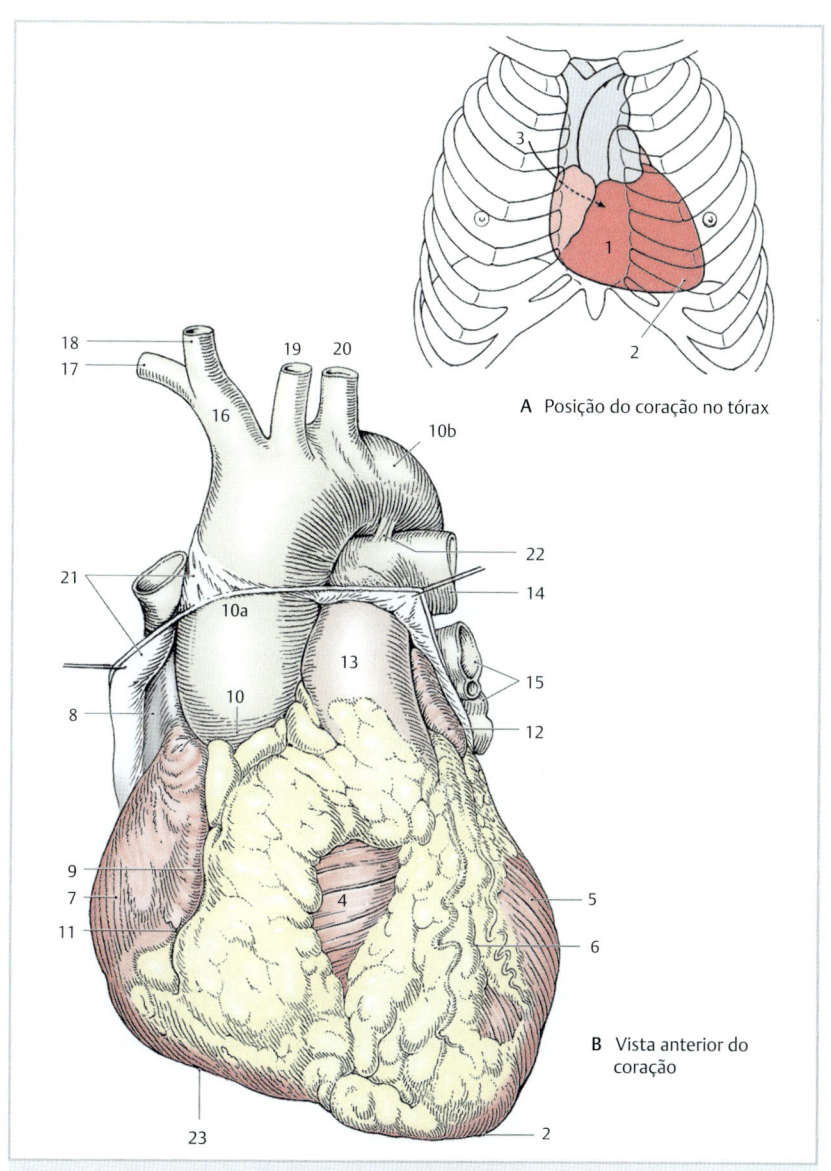

Fig. 2.3 Formato externo do coração.

Características Externas (cont.)
Aspecto Posterior (A)

Estrutura e vasos adjacentes. Em sua posição natural com o pericárdio aberto, a **base do coração** (**I**) e parte da **superfície diafragmática** (**II**), a superfície inferior do coração, podem ser visualizadas em vista posterior. Esta vista permite a visualização das aberturas da **veia cava superior** (**AB1**) e da **veia cava inferior** (**AB2**) dentro do **átrio direito** (**AB3**) quase perpendicular. O eixo longo de ambas as veias cavas está ligeiramente inclinado para a frente. As veias cavas são separadas a partir da base da aurícula direita por um sulco conhecido como **sulco terminal do coração** (**A4**). As **veias pulmonares direitas** (**AB6**) e as **veias pulmonares esquerdas** (**AB7**) abrem-se dentro do **átrio esquerdo** (**A5**) em orientação horizontal. A borda cortada do **pericárdio** (**A8**) é visível na parede posterior do átrio esquerdo. Acima do átrio esquerdo, o **tronco pulmonar** bifurca-se em *artéria pulmonar direita* (**A9**) e *artéria pulmonar esquerda* (**A10**). O **arco aórtico** (**A11**) atravessa a bifurcação do tronco pulmonar após emitir os três principais ramos do *tronco braquiocefálico* (**A12**) com a *artéria subclávia direita* (**A13**) e *artéria carótida comum direita* (**A14**), assim como a *artéria carótida comum esquerda* (**A15**) e *artéria subclávia esquerda* (**A16**). Após atravessar a bifurcação pulmonar, a aorta continua como **aorta descendente** (**AB17**).

Aspecto Inferior (B)

A maior parte da **superfície diafragmática do coração** (**II**) repousa sobre o diafragma, e só pode ser completamente visualizada quando o coração é visto a partir do aspecto inferior. A vista para o interior do **átrio direito** (**AB3**) fica aproximadamente ao longo do eixo de ambas as veias cavas, ou seja, olhando-se a partir da abertura da **veia cava inferior** (**AB2**) para dentro da abertura da **veia cava superior** (**AB1**). A superfície diafragmática do coração é formada principalmente pelo **ventrículo esquerdo** (**B18**), que é separado do átrio esquerdo pelo **sulco coronário** (**B19**). O sulco coronário contém o *seio coronário venoso* (**B20**) e um *ramo da artéria coronária esquerda*. O ventrículo esquerdo é separado do ventrículo direito (**B21**), que é visível apenas na vista posterior, pelo **sulco interventricular posterior** (**B22**) (contendo o *ramo interventricular posterior* e a *veia interventricular posterior*).

> **Nota clínica:** Na prática clínica, especialmente no **diagnóstico** do infarto, as paredes do ventrículo esquerdo são referidas como paredes anterior e posterior. A **parede anterior** descreve a parte da parede ventricular esquerda que forma a superfície esternocostal, enquanto a **parede posterior** é a parte que forma a superfície diafragmática. Os infartos do miocárdio envolvendo a parede anterior são divididos em infartos anterobasal, anterolateral, anterosseptal e apical. Em pacientes com envolvimento da parede posterior, infartos posterobasal, posterolateral e posterosseptal do miocárdio são distinguidos dos infartos posteroinferior ou diafragmático do miocárdio.
>
> O **ECG** (eletrocardiograma) é usado para diagnosticar um infarto. As áreas infartadas também podem ser demonstradas por **ecocardiografia**, como regiões acinéticas ou discinéticas do miocárdio. Os efeitos na função de bomba do ventrículo esquerdo, produzidos pelo infarto, dependem da porcentagem de substância contrátil que foi perdida.

2.2 Coração

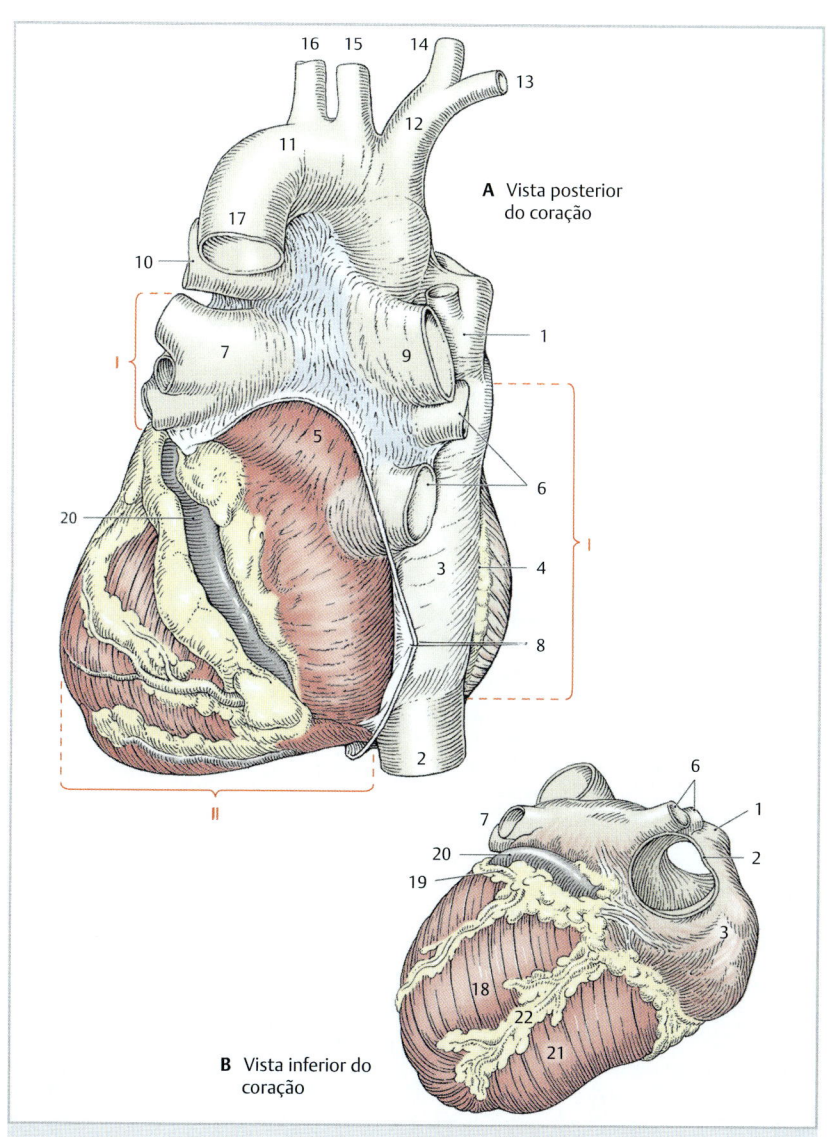

A Vista posterior do coração

B Vista inferior do coração

Fig. 2.4 Formato externo do coração, continuação.

Sistema Cardiovascular

Câmaras do Coração

As seguintes seções discutem as câmaras do coração na ordem da direção do fluxo sanguíneo.

Átrio Direito

O átrio direito (**A**) consiste em duas partes. As duas veias cavas, a *veia cava superior* (**A1**) e a *veia cava inferior* (**A2**), drenam para sua porção posterior. A porção posterior do átrio direito possui paredes lisas que surgem de sua origem embriológica e é referida como o **seio das veias cavas** (ver p. 320). O **átrio verdadeiro** situa-se anteriormente a esta e é derivado do átrio embriológico original. No átrio verdadeiro, o músculo cardíaco projeta-se para o interior da cavidade como trabéculas conhecidas como *músculos pectinados* (**A3**). O átrio verdadeiro é contínuo anteriormente com a **aurícula direita** (**A4**).

Seio das veias cavas. A abertura da veia cava superior (**A1 a**) é direcionada inferior e anteriormente e não possui uma valva. A veia cava inferior abre-se no ponto mais inferior do átrio direito. A **abertura da veia cava inferior** (**A2 a**) é protegida por uma valva em formato de crescente, a *valva da veia cava inferior* (**A5**). Durante a vida fetal, esta valva é grande e direciona o sangue da veia cava inferior diretamente através do *forame oval* (ver p. 8), no **septo interatrial** (**A6**), para dentro do átrio esquerdo. Após o nascimento, uma depressão, a **fossa oval** (**A7**), é encontrada nesse local. É limitada por uma margem proeminente, o *limbo da fossa oval* (**A7 a**). Medialmente à valva da veia cava inferior, o *seio coronário*, uma estrutura venosa, abre-se dentro do átrio direito. Ele retorna a maior parte do refluxo de sangue desoxigenado do próprio coração. A **abertura do seio coronário** (**A8**) também é protegida por uma dobra valvular, a *valva do seio coronário*. Em vários locais, as menores veias cardíacas escoam por meio de diminutas aberturas para dentro do átrio direito.

Átrio verdadeiro e aurícula direita. No interior do coração, esta área é separada do seio de paredes lisas das veias cavas por uma crista referida como **crista terminal** (**A9**). Na superfície externa do coração, a crista terminal, da qual se originam os *músculos pectinados*, corresponde a uma leve depressão, o *sulco terminal do coração* (ver p. 12).

Ventrículo Direito

O interior do ventrículo direito (**B**) é dividido por duas cristas musculares, a *crista supraventricular* (**B10**) e a *trabécula septomarginal* (**B11**), que forma a via de entrada, localizada posteroinferiormente (setas [no alto, à esquerda]), e a **via de saída**, localizada anterossuperiormente (setas [no alto, à esquerda]). A parede muscular do ventrículo direito (**B12**) é fina.

Via de entrada. As cristas musculares, as **trabéculas musculares** (**B13**), projetam-se da parede da via de entrada na direção do lúmen. O sangue flui através do *orifício atrioventricular*, e, da **valva atrioventricular direita** (**valva tricúspide**) (**AB14**), sai do átrio direito para a via de entrada do ventrículo direito. A valva tricúspide possui três *cúspides*, ou *folhetos* (ver p. 22), que são fixados pelas cordas tendíneas, as *chordae tendineae* (**B15**), aos **músculos papilares** (**B16-17**). Os músculos papilares são uma forma especial de trabéculas musculares. A posição do *músculo papilar anterior* (**B16**) e do *músculo papilar posterior* é constante, enquanto a do *músculo papilar septal* é variável (**B17**).

Via de saída. O **cone arterial** (**B18**) (infundíbulo), em formato de funil, possui paredes lisas e direciona o fluxo sanguíneo para o orifício da valva pulmonar na *abertura do tronco pulmonar*. A **valva pulmonar** (**B19**) está localizada na origem do tronco pulmonar (**B20**) e consiste em três *cúspides semilunares* (ver p. 22).

O **septo interventricular**, que se projeta para dentro da cavidade ventricular, pode ser visualizado e consiste em uma parte muscular, com cerca de 1,2 cm de espessura, e uma pequena parte membranosa com apenas cerca de 1 mm de espessura, próxima ao átrio. O folheto septal da valva tricúspide surge dessa parte membranosa.

2.2 Coração **15**

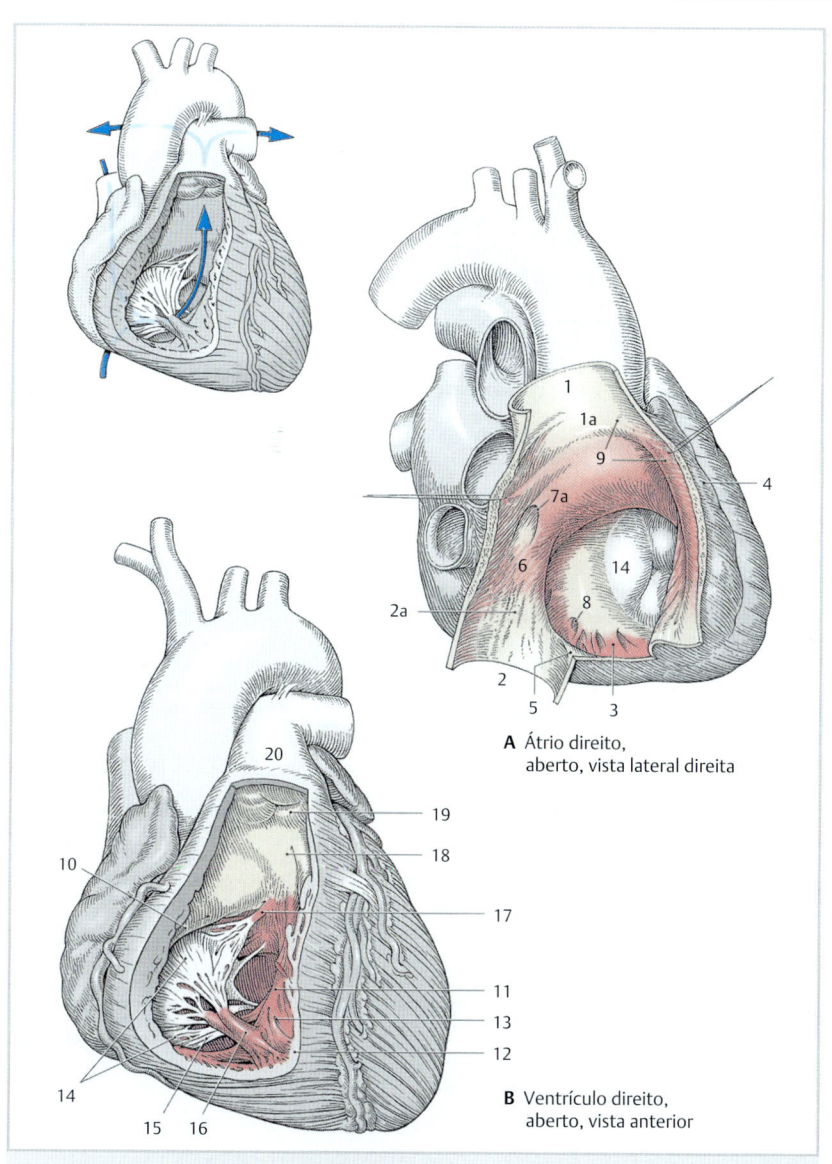

A Átrio direito, aberto, vista lateral direita

B Ventrículo direito, aberto, vista anterior

Fig. 2.5 Câmaras internas do coração, continuação.

Câmaras do Coração (cont.)

Átrio Esquerdo

O interior do átrio esquerdo (**A**), com paredes predominantemente lisas, é menor do que o do átrio direito. Grande parte da cavidade é ocupada pelas **veias pulmonares direita e esquerda** (**A1-2**), que são atraídas para dentro do átrio esquerdo durante o desenvolvimento ontogenético. Geralmente, há quatro veias pulmonares, duas de cada lado, que se abrem dentro da porção superior do átrio esquerdo. Não há valvas nas **aberturas das veias pulmonares**. O átrio esquerdo é contínuo anteriormente com a **aurícula esquerda**, que contém pequenos *músculos pectinados* que se projetam para o interior de seu lúmen. Não há uma clara demarcação no átrio esquerdo entre as porções de paredes lisas e as porções musculares. Próximo ao **septo interatrial**, que divide os átrios direito e esquerdo, encontra-se a **valva do forame oval** (**A3**), que é produzida pela *fossa oval* do átrio direito.

Ventrículo Esquerdo

Assim como o ventrículo direito, o espaço interno do ventrículo esquerdo tem formato cônico e é dividido em uma **via de entrada** (setas [no alto, à direita]), com trabéculas cárneas irregulares (**B4**), e uma **via de saída** de paredes lisas (setas [no alto, à direita]). A parede muscular do ventrículo esquerdo (**B5**) é cerca de três vezes mais espessa que a do direito.

Via de entrada. A **valva atrioventricular esquerda** (**valva mitral**), também chamada de **valva bicúspide** (**B6**), está localizada no *orifício atrioventricular esquerdo*. Ela direciona o sangue do átrio esquerdo para dentro da via de entrada do ventrículo esquerdo. A valva bicúspide possui dois grandes folhetos, as *cúspides anterior* (**AB7**) e *posterior* (**AB8**). Estas são fixadas por meio de *cordas tendíneas* espessas e fortes (**B9**) aos **músculos papilares**, que possuem duas ou mais projeções abobadadas. Os músculos papilares consistem em: *músculo papilar anterior* (**B10**) e *músculo papilar posterior* (**B11**). O músculo papilar anterior surge da superfície esternocostal do ventrículo esquerdo, enquanto o músculo papilar posterior surge da superfície diafragmática. A cúspide anterior da valva bicúspide é contínua em sua origem com a parede da aorta, dividindo as vias de entrada e de saída.

Via de saída. A via de saída de parede lisa passa ao longo do septo interventricular (**B12**) para a aorta, em cuja origem situa-se a **valva aórtica** (**B13**). A valva aórtica consiste em três fortes *cúspides semilunares*. A maior porção do **septo interventricular** (**B12**), a *parte muscular*, consiste em músculo cardíaco. Uma pequena porção, situada exatamente caudal à valva aórtica direita e posterior, é membranosa e é referida como *parte membranosa* (ver p. 40). As margens do septo interventricular correspondem ao *sulco interventricular anterior* (**B14**) e ao *sulco interventricular posterior* na superfície do coração.

Nota clínica: A **inflamação envolvendo as valvas cardíacas** pode ser seguida por formação cicatricial das margens da valva. A **estenose** refere-se ao estreitamento da abertura da valva causada por formação cicatricial. Se a formação cicatricial encolher as margens da valva, ocorre **insuficiência** quando essas margens não conseguem se unir completamente ao fechamento da valva. A doença cardíaca valvar é diagnosticada principalmente por **ecocardiografia**, que avalia a gravidade do defeito valvar e ajuda a decidir se o tratamento cirúrgico é necessário.

2.2 Coração

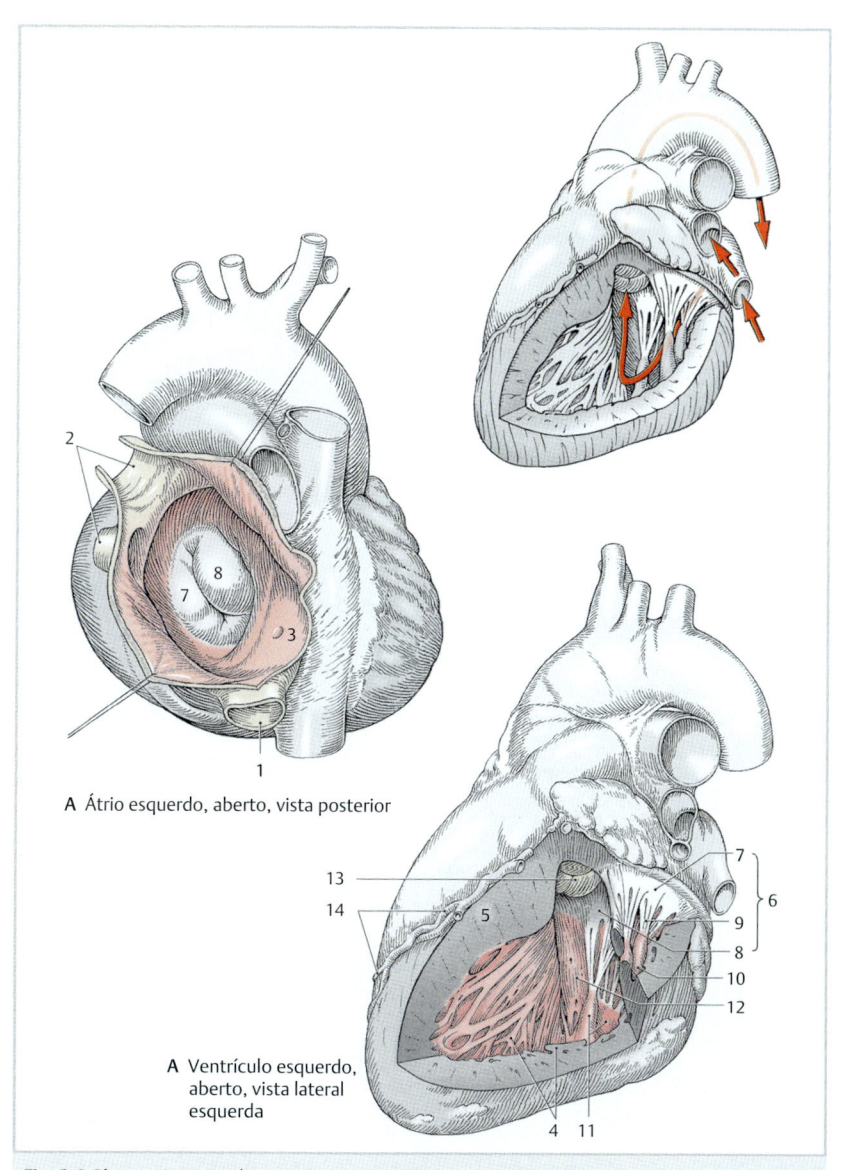

A Átrio esquerdo, aberto, vista posterior

A Ventrículo esquerdo, aberto, vista lateral esquerda

Fig. 2.6 Câmaras internas do coração, continuação.

Esqueleto Cardíaco

Todas as valvas cardíacas situam-se aproximadamente em um plano, o **plano valvar**, que pode ser visualizado quando os átrios são removidos acima do nível do sulco coronário e a base do coração é vista pelo aspecto superior (**A**). No plano valvar, o tecido conjuntivo circundante é espessado para formar o **esqueleto cardíaco** fibroso (**A, B**). O esqueleto cardíaco separa o músculo dos átrios e ventrículos completamente. A área mais espessa de tecido conjuntivo condensado é encontrada no local onde a *valva aórtica* (**AB1**), a *valva tricúspide* (**AB2**) e a *valva bicúspide* (**AB3**) se unem. Esta área é conhecida como o **trígono fibroso direito** (**B4**) ou corpo fibroso central. O local onde as *valvas aórtica* e *bicúspide* se unem é referido como **trígono fibroso esquerdo** (**B5**). Os orifícios da *valva tricúspide* e da *valva bicúspide* são circundados por dois anéis fibrosos incompletos, o **anel fibroso direito** (**B6**) e o **anel fibroso esquerdo** (**B7**), que servem para a inserção das abas da valva. A *valva pulmonar* (**A8**) não é ancorada, em qualquer extensão considerável, ao esqueleto cardíaco. Os músculos funcionais dos átrios e ventrículos têm sua origem nos anéis fibrosos direito e esquerdo.

Camadas da Parede do Coração

A parede do coração é constituída de três diferentes camadas: o **epicárdio**, o **miocárdio** e o **endocárdio**. Sua espessura é determinada principalmente pela espessura da camada miocárdica, que varia nas diferentes áreas do coração, dependendo das demandas funcionais: as paredes dos átrios contêm pouco músculo enquanto as do ventrículo direito são consideravelmente mais finas que as do ventrículo esquerdo.

Miocárdio

Músculo atrial (**C, D**). O miocárdio atrial pode ser dividido em camadas superficial e profunda. A **camada superficial** estende-se sobre ambos os átrios e é mais espessa ao longo de seu aspecto anterior (**C**) do que de seu aspecto posterior (**D**). As características da **camada profunda** são típicas de cada um dos dois átrios, contendo *fibras espirais* ou *anelares* que passam para o respectivo orifício atrioventricular ou circundam as aberturas das veias.

Músculo ventricular (**C-E**). As paredes dos ventrículos contêm um arranjo altamente complexo de fibras miocárdicas, com camadas subepicárdicas, médias e subendocárdicas morfologicamente distintas. Na **camada subepicárdica** externa (**C-E**), as fibras do ventrículo direito seguem quase horizontalmente ao redor da superfície, enquanto as do ventrículo esquerdo são direcionadas quase longitudinalmente na direção da superfície diafragmática. No ápice dos dois ventrículos, as fibras do músculo subepicárdico superficial formam o *vórtice do coração* (**E9**), onde se arqueiam para formar a camada subendocárdica interna. O ventrículo esquerdo e o septo interventricular possuem uma espessa **camada muscular média** que geralmente é circular e está ausente na parede do ventrículo direito. A **camada subendocárdica** interna contribui para a formação das *trabéculas cárneas* e *músculos papilares*. O sulco coronário (**CD10**), o *sulco interventricular anterior* (**CE11**) e o *sulco interventricular posterior* (**DE12**) são claramente visíveis no miocárdio dissecado.

Endocárdio e Epicárdio

A superfície interna do miocárdio é revestida por **endocárdio**, uma continuação da camada interna das paredes do vaso (ver p. 86), que consiste em uma *camada endotelial* e uma camada fina de *tecido conjuntivo*. Em sua superfície externa, o miocárdio é revestido por **epicárdio** liso e brilhante, que é formado por *mesotélio*, uma fina *camada de tecido conjuntivo* e uma camada variavelmente subepicárdica espessa de *gordura*, que serve para uniformizar qualquer irregularidade na superfície do coração.

> **Nota clínica:** A inflamação da superfície interna do coração é chamada **endocardite** e é uma das doenças cardíacas mais comuns. A endocardite pode ser causada diretamente pelos patógenos da doença (endocardite infecciosa), mas também pode ser causada por outros mecanismos (endocardite trombótica e reumática). A endocardite infecciosa afeta principalmente o endocárdio das valvas cardíacas.

C13 Aurícula esquerda, **CD14** Ventrículo esquerdo, **CD15** Ventrículo direito, **CD16** Átrio direito, **C17** Aurícula direita, **CD18** Veia cava superior, **D19** Veia cava inferior, **D20** Valvas pulmonares, **D21** Átrio esquerdo.

2.2 Coração

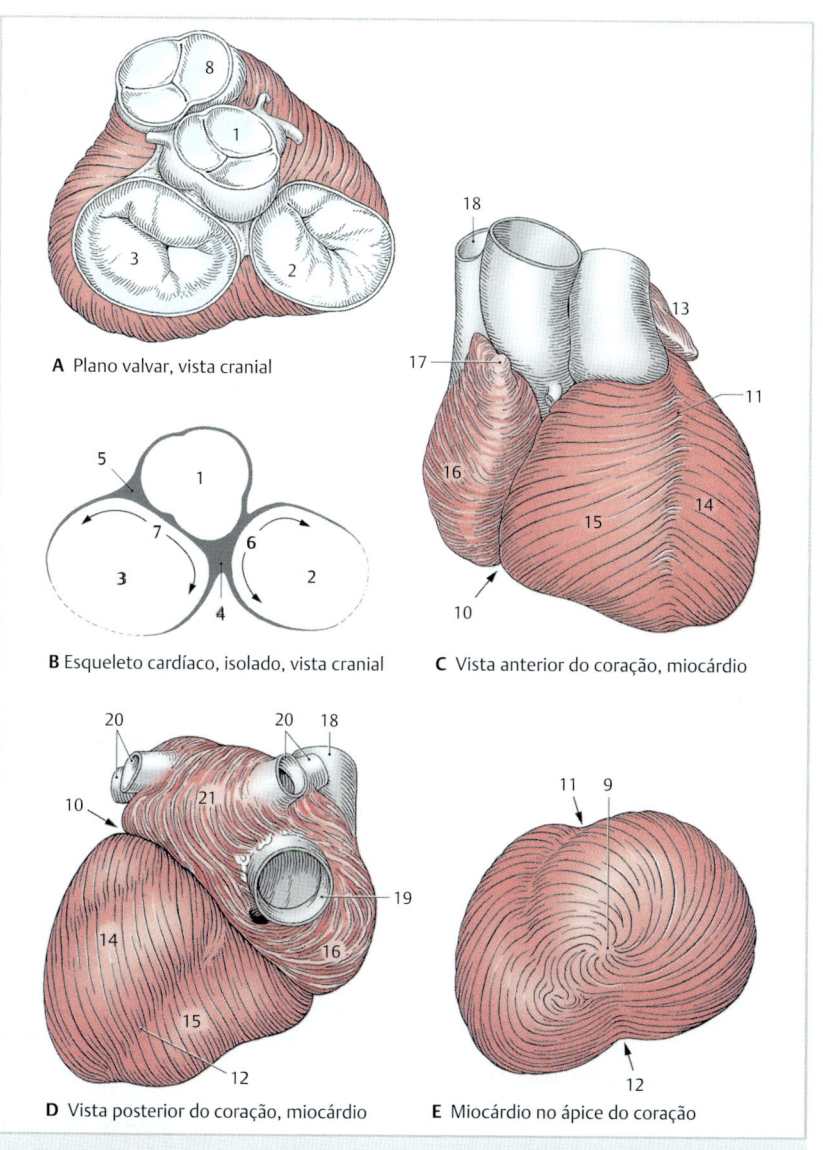

A Plano valvar, vista cranial

B Esqueleto cardíaco, isolado, vista cranial

C Vista anterior do coração, miocárdio

D Vista posterior do coração, miocárdio

E Miocárdio no ápice do coração

Fig. 2.7 Esqueleto cardíaco e camadas da parede do coração.

Camadas da Parede do Coração, Histologia e Ultraestrutura

Miocárdio em Funcionamento

O miocárdio funcional consiste em células musculares individuais, que, de maneira similar à estrutura do músculo esquelético, exibem **estriações transversais** produzidas pela organização das miofibrilas. Como no músculo esquelético, as proteínas contráteis são arranjadas em *sarcômeros* (ver Vol. 1).

Aparência em Microscópio Óptico (A, B). Células musculares cardíacas (**AB1**) têm até 120 μm de comprimento e, no adulto médio, têm um diâmetro médio de 20 μm. Elas são *células ramificadas* que estabelecem *conexões terminoterminais* com as células adjacentes, e são arranjadas em *feixes*, formando assim uma **estrutura tridimensional** complexa, com *tecido conjuntivo* (**AB2**), contendo *uma densa rede capilar* em seus espaços. O **núcleo** pálido (**AB3**) de uma célula muscular cardíaca é localizado em seu centro. Circundando o núcleo há uma **zona perinuclear desprovida de miofibrilas** (**A4**), mas com *abundante sarcoplasma e organelas*, contendo aglomerações de *grânulos de glicogênio* e *gotículas de lipofuscina* marrom-amareladas. Os limites de células transversais, onde as células da musculatura cardíaca se tocam, são referidos como **discos intercalares** (**AB5**).

Aparência em Microscópio Eletrônico (C). Oculto por trás do disco intercalar encontra-se um lugar onde membranas opostas, o **sarcolema** (**C6**), das células musculares cardíacas estão intrinsecamente interligadas, formando **contatos celulares** importantes que consistem em *desmossomos* (**C7**) e *junções comunicantes* (nexo) (**C8**) que atuam na distribuição de impulsos elétricos. No disco intercalar, os *filamentos de actina* (**C9**) de uma célula terminam em uma **camada limitante** condensada (*zônulas aderentes*) (**C10**), embora os filamentos de actina da célula adjacente continuem na mesma direção. As células musculares cardíacas contêm números abundantes de grandes **mitocôndrias** (**C11**) situadas entre miofibrilas que suprem a grande quantidade de energia necessária para a contração da miofibrila. Distribuídos por toda a célula da musculatura cardíaca há dois sistemas de canalículos intracelulares envolvidos por membranas. O sistema de túbulos transversos, ou **túbulos T** (**C12**), é um *derivado especial do sarcolema*. O sistema composto de túbulos longitudinais ou **túbulos L** (**C13**) é formado pelo *retículo endoplasmático* da célula da musculatura cardíaca.

Tecido Especializado de Condução (D)

As células do sistema de condução do coração (**D14**) (ver p. 26) geralmente têm *diâmetro maior* que as do miocárdio em funcionamento e normalmente estão incrustadas no tecido conjuntivo diretamente embaixo do endocárdio (**D15**). Essas células contêm *menos fibrilas*, mas possuem abundante sarcoplasma e *glicogênio*, e são capazes de produzir energia anaerobicamente. Para mais informações, consulte livros de histologia.

> **Nota clínica:** As células musculares cardíacas não podem se regenerar. Embora o dano que resulta de um suprimento sanguíneo inadequado temporário seja reversível, o suprimento inadequado prolongado, ou **isquemia**, causa dano irreversível que envolve necrose e substituição de tecido por formação cicatricial no tecido conjuntivo.

2.2 Coração

A Tecido muscular cardíaco, corte longitudinal, aparência em microscopia eletrônica

B Tecido muscular cardíaco, corte transversal, aparência em microscopia eletrônica

C Tecido muscular cardíaco, aparência em microscopia eletrônica

D Células do sistema de condução, aparência em microscopia eletrônica

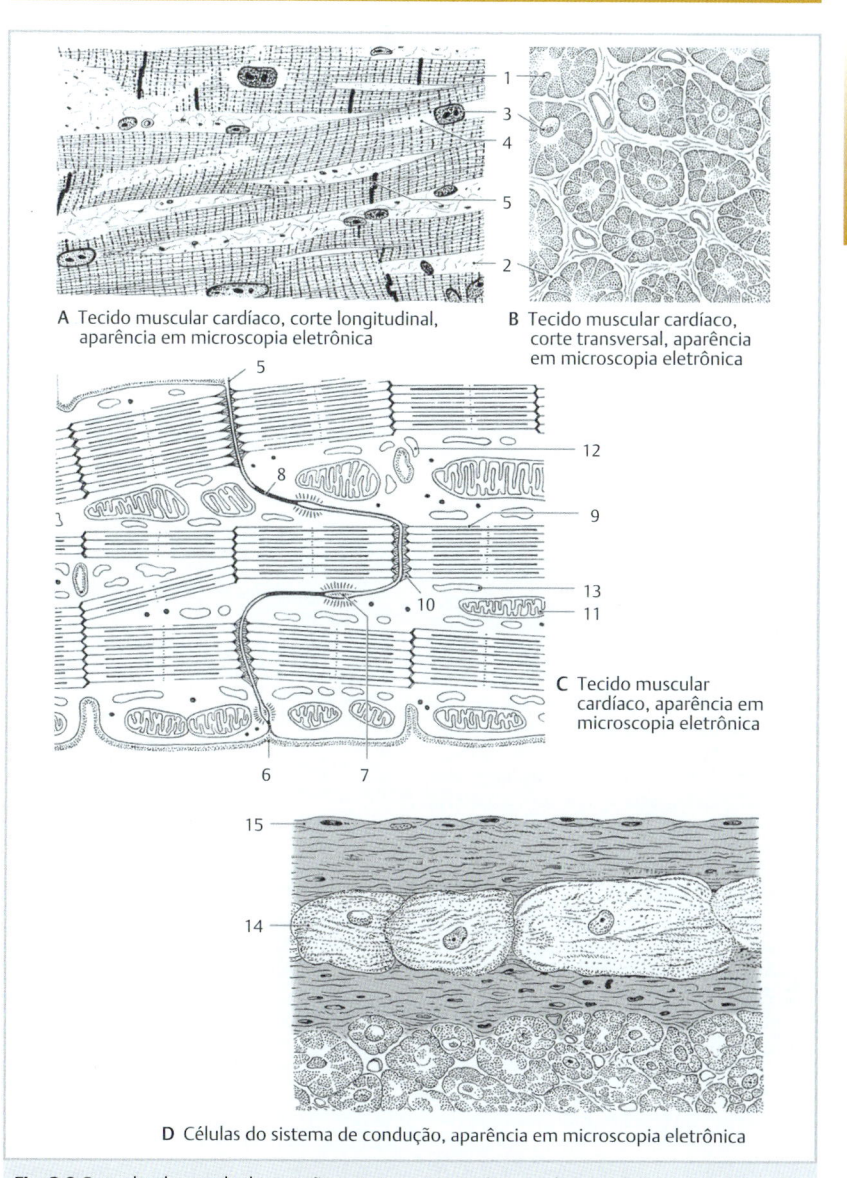

Fig. 2.8 Camadas da parede do coração, estrutura microscópica e ultraestrutura.

Sistema Cardiovascular

Valvas Cardíacas

Valvas Atrioventriculares

As valvas atrioventriculares fecham-se durante a sístole. Cada valva atrioventricular consiste em uma aba de tecido conjuntivo que é coberta em ambos os lados por endocárdio e é desprovida de vasos sanguíneos. A superfície atrial da aba é lisa; as cordas tendíneas surgem de suas margens livres e da superfície inferior.

Valva tricúspide. A valva tricúspide possui três folhetos conhecidos como **cúspide anterior** (**A-C1**), **cúspide posterior** (**A-C2**) e **cúspide septal** (**A-C3**), situada no septo interventricular. A cúspide anterior (**A-C1**) é a maior das três; suas cordas tendíneas são inseridas no forte *músculo papilar anterior* (**C4**) que é derivado da *trabécula septomarginal*. O local de inserção da cúspide septal (**C5**) encontra-se no nível da *parte membranosa* do septo, dividindo-o em *porção anterior, interventricular*, entre os dois ventrículos, e *posterior, atrioventricular*, a *porção* entre o átrio direito e o ventrículo esquerdo. Entre as três grandes cúspides encontram-se pequenos **segmentos intermediários** (**A6-C6**) que não alcançam o anel fibroso.

Valva bicúspide. Possuindo dois folhetos, a valva bicúspide (valva mitral) fecha a abertura atrioventricular esquerda; ela tem uma cúspide anteromedial, a **cúspide anterior** (**AB7**), e uma cúspide posterolateral, a **cúspide posterior** (**AB8**). As cordas tendíneas curtas e espessas estão inseridas nos *músculos papilares* anterior e posterior de modo que cada músculo papilar apoie os lados adjacentes de ambos os folhetos da valva. A cúspide anterior é contínua em sua origem septal com a parede da aorta (**AB9**). Além de suas duas grandes cúspides, a valva mitral possui duas pequenas, as **cúspides comissurais** (**AB10**), que não se estendem até o anel fibroso.

Anatomia funcional. Na fase de enchimento, **diástole ventricular**, durante a qual o sangue flui dos átrios para dentro dos ventrículos, as margens das cúspides afastam-se e as valvas abrem-se (**A**). Na fase de ejeção, a **sístole ventricular**, o miocárdio ventricular contrai-se e a coluna de sangue é forçada para o interior da via de saída (**B**). Durante esse processo, a complexa inserção do aparelho subvalvar impede que as cúspides sofram prolapso para dentro do átrio.

Valvas Semilunares

As valvas do tronco pulmonar (**AB11**) e da aorta (**AB9**) consistem, cada uma, em três valvas de tamanho quase igual, as **cúspides semilunares**, que são formadas pelas **dobras do endocárdio**. A inserção das cúspides semilunares é curva e as paredes da artéria próximas às valvas são finas e protuberantes (**D**). Localizado no meio da margem livre de cada valva encontra-se um *nódulo da cúspide semilunar* (**D12**). Em cada lado do nódulo, seguindo ao longo da margem da valva, há uma fina borda em formato de crescente chamada *lúnula da cúspide semilunar* (**D13**).

Valva pulmonar. A valva pulmonar está localizada entre o infundíbulo e o tronco pulmonar e consiste em **cúspide semilunar anterior** (**A14**), **cúspide semilunar direita** (**A15**) e **cúspide semilunar esquerda** (**A16**). A parede do tronco pulmonar oposta à valva projeta-se para formar um *seio* raso (**A17**).

Valva aórtica. A valva aórtica está localizada entre o vestíbulo aórtico e a aorta, e possui **cúspide semilunar posterior** (**A18**), **cúspide semilunar direita** (**A19**) e **cúspide semilunar esquerda** (**A20**). Próximo à valva, a parede da aorta projeta-se para fora, formando o *seio aórtico* (**A21**) e aumentando o diâmetro luminal do vaso (*bulbo aórtico*). A *artéria coronária esquerda* (**AD22**) surge do seio aórtico da cúspide semilunar esquerda (**D**) e a *artéria coronária direita* (**AD23**), do seio aórtico da cúspide semilunar direita.

Anatomia funcional. Na **diástole ventricular** (**A**), enquanto a coluna de sangue está exercendo pressão sobre as paredes do tronco pulmonar e da aorta, as cúspides desdobram-se e a valva fecha-se. Os nódulos nas margens das cúspides asseguram que a valva esteja totalmente fechada. Durante a **sístole ventricular** (**B**), o aumento da pressão a montante no ventrículo causa a separação das margens das cúspides, mas o fluxo sanguíneo turbulento as impede de se estender diretamente contra a parede do vaso.

2.2 Coração

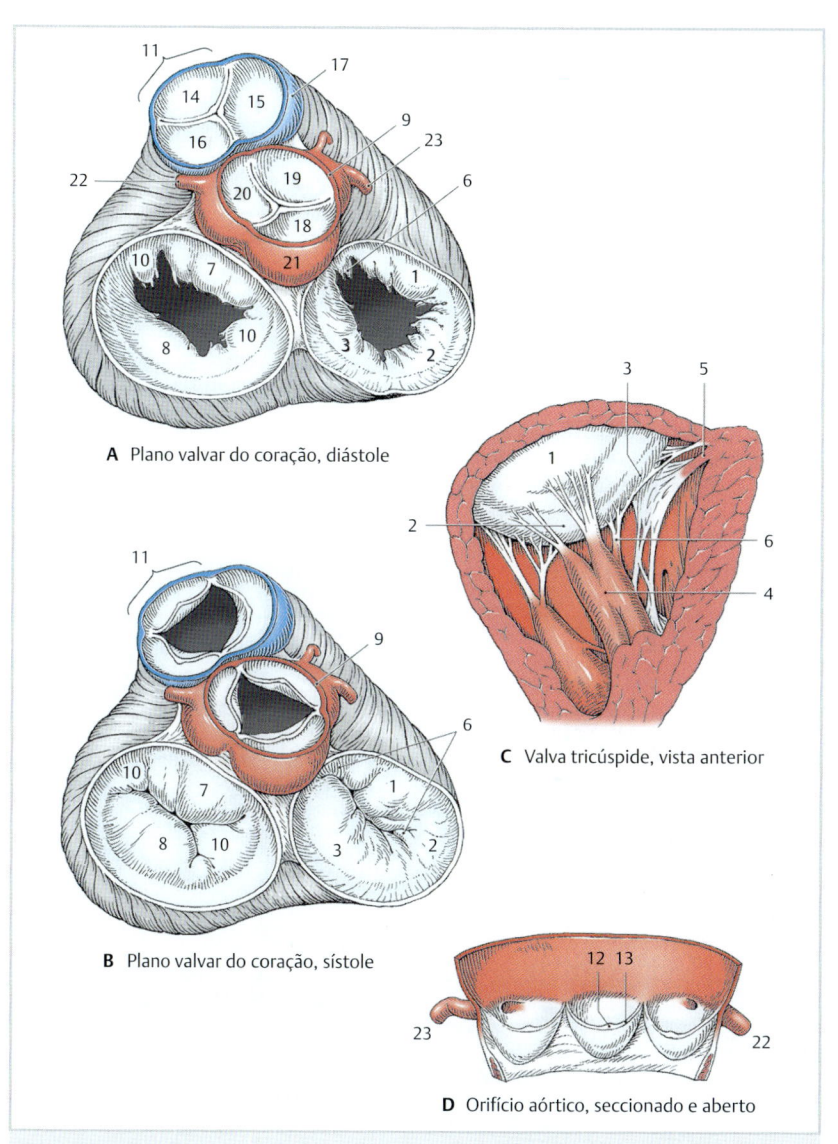

A Plano valvar do coração, diástole

B Plano valvar do coração, sístole

C Valva tricúspide, vista anterior

D Orifício aórtico, seccionado e aberto

Fig. 2.9 Valvas cardíacas.

Vasculatura do Coração

Os vasos coronários são os vasos sanguíneos que **suprem o próprio coração,** fornecendo nutrição ao tecido muscular cardíaco. Os vasos responsáveis por **suprir o corpo** são os grandes vasos "funcionais", situados na base do coração. O nome dos **vasos coronários** deriva da localização de seus troncos principais no sulco coronário. A curta **circulação coronária** compreende as *artérias coronárias* (os primeiros ramos da aorta), uma *rede de capilares* situada diretamente sob a superfície do miocárdio, e as *veias coronárias*, cuja maioria se abre dentro do *seio coronário*, drenando no átrio direito.

Artérias Coronárias (A-C)

Os troncos principais da **artéria coronária direita** (**AC1**) e da artéria coronária esquerda (**AC2**) surgem nos *seios aórticos* das valvas semilunares direita e esquerda.

Artéria coronária direita (**A1**). No local de sua entrada no *sulco coronário* (**A3**) no lado direito, a artéria coronária direita inicialmente é coberta pela aurícula direita (**A4**). Após distribuir ramos para o átrio direito e superfície anterior do ventrículo direito, e emitir a **artéria marginal direita** (**A5**), ela segue posteriormente no sulco coronário até o *sulco interventricular posterior* (**B6**), onde dá origem à **artéria interventricular posterior** (**B7**). Na maioria das pessoas (em **circulação equilibrada**), a artéria coronária direita supre o átrio direito, o sistema de condução do coração, a maior porção do ventrículo direito, a parte posterior do septo interventricular e a superfície diafragmática adjacente do coração.

Artéria coronária esquerda (A2). O curto tronco passa inicialmente entre o tronco pulmonar (**A8**) e a aurícula esquerda (**A9**) antes de se dividir em **artéria interventricular anterior** (**A10**), que segue caudalmente no *sulco interventricular anterior* (**A11**), e **artéria circunflexa** (**A12**), que segue posteriormente no *sulco coronário*. Os troncos das artérias coronárias, situados superficialmente nos sulcos, estão localizados na gordura subepicárdica, mas seus ramos geralmente são circundados pelo miocárdio ou pelas pontes miocárdicas. Na **circulação equilibrada**, a artéria coronária esquerda supre a maior parte do ventrículo esquerdo e a porção anterior do septo interventricular, parte do ventrículo direito na superfície esternocostal do coração, e o átrio esquerdo.

> **Nota clínica:** Embora as artérias coronárias formem pequenas anastomoses umas com as outras, isso será insuficiente para desenvolver uma circulação colateral se os vasos se tornarem ocluídos. As artérias coronárias são consideradas, portanto, **artérias terminais** em termos de função. As artérias ocluídas levam suprimento sanguíneo insuficiente para uma porção do miocárdio, resultando em um ataque **cardíaco**. Mais de 90% dos ataques cardíacos agudos surgem de trombose coronária fresca sobre uma placa aterosclerótica rota.

Veias Coronárias (A, B)

A maior parte do sangue desoxigenado que deixa as paredes do coração flui através das veias, que acompanham as artérias, para o **seio coronário** (**B13**) situado na porção posterior do *sulco coronário* (**AB3**). As tributárias maiores que escoam no seio coronário são a **veia interventricular anterior** (**A14**), que se torna a **grande veia cardíaca** (**B15**) no sulco coronário esquerdo, a **veia cardíaca média** (**B16**) situada no *sulco interventricular posterior* e a **veia cardíaca pequena** (**B17**) do lado direito. Cerca de dois terços do sangue desoxigenado fluem diretamente para dentro do átrio direito via grandes veias e seio coronário. As veias menores, as *veias ventriculares direitas*, abrem-se diretamente no átrio direito enquanto as veias menores, as *veias cardíacas pequenas*, drenam diretamente nos espaços internos do coração.

Vasos Linfáticos

A densa rede linfática do coração pode ser dividida em **rede endocárdica profunda**, rede **miocárdica média** e rede **epicárdica superficial**. Vasos coletores maiores percorrem o epicárdio, acompanhando a aorta e o tronco pulmonar. Os linfonodos regionais correspondentes pertencem aos linfonodos traqueobronquiais e **mediastinais anteriores** (ver p. 82).

2.2 Coração

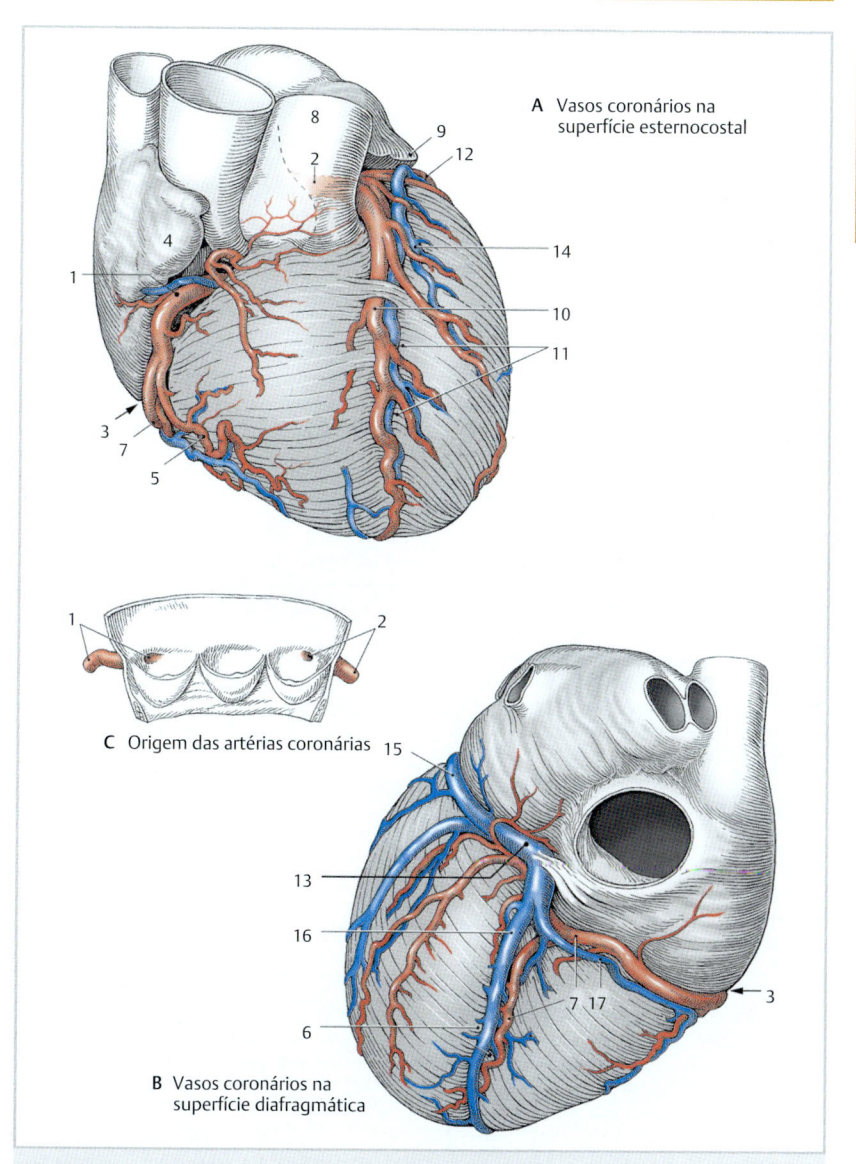

A Vasos coronários na superfície esternocostal

C Origem das artérias coronárias

B Vasos coronários na superfície diafragmática

Fig. 2.10 Vasos sanguíneos cardíacos.

Sistema de Condução do Coração

As células musculares cardíacas especializadas geram e conduzem impulsos rítmicos espontâneos que estimulam o batimento cardíaco. Estas células são coletivamente conhecidas como **sistema de condução do coração** e diferem em termos de histologia e função do resto do músculo cardíaco, o *miocárdio em funcionamento*.

Agrupamentos de células são encontrados em dois locais, onde elas formam **estruturas nodulares** conhecidas como *nó sinoatrial* e *nó atrioventricular* (*nó AV*). A maioria destas células, porém, é arranjada em **feixes**, que podem ser divididos em *feixe atrioventricular* e em *ramo direito* e *ramo esquerdo*, os ramos do feixe do sistema de condução ventricular. A via seguida por um impulso, a partir do local onde foi gerado até a sua difusão funcional para o miocárdio em funcionamento, é discutida nas seções seguintes com base nas estruturas morfológicas identificáveis (**A, B**).

O **nó sinoatrial** (**A1**) (nó de Keith-Flack) situa-se sob o epicárdio na superfície posterior do átrio direito, próximo à abertura da veia cava superior (**A2**) no *sulco terminal do coração*. O nó fusiforme, com cerca de 10 mm de comprimento, é referido como **marca-passo cardíaco**, pois gera de 60 a 80 impulsos por minuto, que se deslocam para o resto do sistema de condução. O segundo componente do tecido muscular cardíaco especializado é o **nó atrioventricular** (nó de Aschoff-Tawara) (**A3**), que tem cerca de 5 mm de comprimento e está localizado no septo atrioventricular no *septo interatrial* (**A4**) entre a abertura do seio coronário (**A5**) e a cúspide septal da valva tricúspide (**A6**). Os impulsos gerados pelo nó sinoatrial são conduzidos através do miocárdio em funcionamento do átrio direito para o nó atrioventricular, onde os feixes que pertencem ao sistema de condução se iniciam. Estes consistem em **feixe atrioventricular** (**A7**) ou **feixe de His**, cujo tronco, o **tronco do feixe atrioventricular**, penetra no esqueleto cardíaco quando segue na direção dos ventrículos. O feixe atrioventricular alcança a margem superior do septo interventricular muscular no lado do ventrículo direito e divide-se em ramos direito e esquerdo do feixe de condução.

Estes seguem bilateralmente sob o endocárdio no septo interventricular na direção do ápice cardíaco. O **ramo direito** (**A8**) curva-se inferiormente e entra na *trabécula septomarginal* (**A9**) para alcançar o *músculo papilar anterior* (**A10**). Seus ramos periféricos são os **ramos subendocárdicos** (A11), que formam um plexo subendocárdico. O plexo termina em conexões funcionais com os *músculos papilares* ou com o *miocárdio ventricular próximo ao ápice cardíaco* e então passa com os feixes recorrentes nas *trabéculas musculares* para alcançar o *miocárdio da base cardíaca*. Algumas células musculares cardíacas especializadas formam cordões pseudotendíneos, **fibras de Purkinje**, que passam para os músculos papilares.

O **ramo esquerdo** (**B12**) espalha-se em feixes planos ao longo do septo interventricular. Estes feixes são divididos geralmente em dois *feixes principais*, que prosseguem para a *base* dos *músculos papilares*, ramificam-se para formar as *redes subendocárdicas*, formam conexões funcionais com o *miocárdio ventricular próximo ao ápice cardíaco*, e seguem como feixes recorrentes para alcançar o *miocárdio da base cardíaca*.

Anatomia funcional. Todos os componentes do sistema de condução do coração são teoricamente capazes de gerar impulsos. No entanto, a frequência do impulso do nó sinoatrial, a uma velocidade de cerca de 70 por minuto, é mais rápida que a do nó AV, com 50–60 impulsos por minuto, e que a dos ventrículos, com 25–45 por minuto. Assim, o batimento cardíaco é normalmente determinado e coordenado pelo nó sinoatrial (**ritmo nodal sinoatrial**), enquanto os componentes subsequentes do sistema de condução permanecem silenciosos.

> **Nota clínica:** Condições patológicas podem interromper o sistema de condução do coração. O diagnóstico de anormalidades pode ser auxiliado por um **eletrocardiograma** (**ECG**). As arritmias cardíacas podem ser diagnosticadas com precisão pelo ECG intracardíaco.

2.2 Coração 27

A Sistema de condução do coração, visto a partir da direita

B Sistema de condução do coração, visto a partir da esquerda

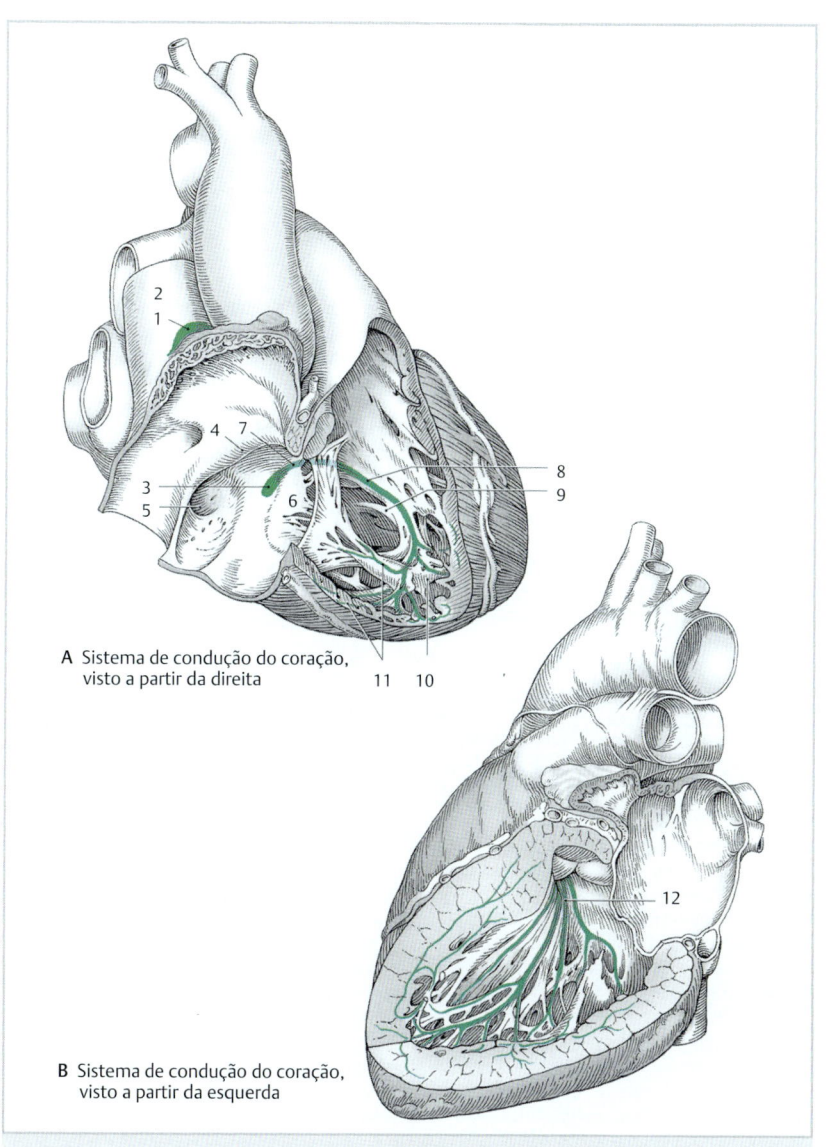

Fig. 2.11 Geração de impulso e sistema de condução.

Inervação do Coração

O batimento cardíaco, que é iniciado pelo nó sinoatrial, é influenciado pelo sistema nervoso autônomo (ver Vol. 3). O suprimento nervoso para o coração (**A**) é derivado das partes simpática e parassimpática do sistema nervoso autônomo. Os nervos cardíacos transportam fibras *eferentes autônomas* assim como fibras *aferentes sensoriais viscerais*.

Inervação simpática. Geralmente, três nervos cardíacos originam-se da porção cervical do tronco simpático no nível dos gânglios cervicais: o **nervo cardíaco cervical superior** (**A1**), o **nervo cardíaco cervical médio** (**A2**) e o **nervo cardíaco cervical inferior** (**A3**). Seguindo um curso posteriormente ao feixe neurovascular, passam caudalmente para o **plexo cardíaco** (**A4**). Os *ramos cardíacos torácicos* adicionais (**A5**) surgem dos gânglios torácicos superiores e igualmente passam para o plexo cardíaco. Os nervos cardíacos do sistema nervoso simpático transportam as *fibras autônomas pós-ganglionares*, cujos segmentos pré-ganglionares surgem dos segmentos superiores da medula espinal torácica. Os nervos cardíacos simpáticos também contêm *fibras sensoriais viscerais*, particularmente as *fibras relacionadas com a dor*, cujo pericárdio situa-se nos gânglios espinais cervicais e torácicos. A **estimulação dos nervos cardíacos simpáticos** leva ao aumento da frequência cardíaca, à maior força de contração e excitação, e à condução acelerada do impulso no nó atrioventricular.

Inervação parassimpática. Os nervos cardíacos parassimpáticos surgem do **nervo vago** (**A6**). Eles se ramificam em vários níveis das porções cervicais do nervo vago, como *ramos cardíacos cervicais superior* (**A7**) e *inferior* (**A8**), e passam para o **plexo cardíaco**. Os *ramos cardíacos torácicos* (**A9**) também se irradiam a partir das porções torácicas do nervo vago e passam para o plexo cardíaco. Os nervos cardíacos vagais contêm principalmente *fibras autônomas pré-ganglionares* que fazem sinapse com as fibras pós-ganglionares nos neurônios subepicárdicos na base cardíaca. As *fibras sensoriais viscerais* dos ramos cardíacos parassimpáticos conduzem principalmente impulsos dos *barorreceptores* e *receptores de estiramento*.

A **estimulação dos nervos cardíacos parassimpáticos** leva à diminuição da frequência cardíaca e da força de contração, bem como à excitação reduzida e condução de impulso mais lenta no nó atrioventricular.

Plexo Cardíaco

Os nervos cardíacos simpáticos e os ramos cardíacos parassimpáticos ramificam-se e seguem ao longo da base cardíaca, onde eles se unem para formar o **plexo cardíaco** (**A4**). Com base nas características topográficas, o plexo cardíaco pode ser dividido em partes superficial (**A4 a**) e profunda (**A4 b**). Incrustados no plexo encontram-se agregados menores e maiores de células nervosas, incluindo os *gânglios cardíacos* (**A10**). A porção **superficial**, ou anterior, do plexo situa-se abaixo do arco aórtico na frente da artéria pulmonar direita e é suprida principalmente por fibras dos *nervos cardíacos no lado esquerdo*. A porção **profunda**, ou posterior, do plexo situa-se atrás do arco aórtico e anterior à bifurcação traqueal (**A11**). Ela contém fibras dos *nervos cardíacos em ambos os lados*. As duas porções do plexo cardíaco são interconectadas e finalmente emitem os *ramos cardíacos verdadeiros*, suprindo via *plexos* todas as áreas do coração situadas ao longo das *artérias coronárias* e átrios.

Inervação sensorial (aferente). O plexo cardíaco também contém fibras sensoriais viscerais que terminam na coluna cervical (**C3-C4**) e torácica (principalmente T1-T7). Esta projeção nos segmentos cervicais e torácicos da coluna explica por que a dor cardíaca, por exemplo, decorrente de infarto, é projetada para o ombro esquerdo e região do pescoço até o lado ulnar do braço esquerdo (área da cabeça).

A12 Gânglio cervical superior, **A13** Gânglio cervical médio, **A14** Gânglio cervicotorácico (gânglio estrelado), **A15** Gânglios torácicos, **A16** Nervo laríngeo recorrente

2.2 Coração

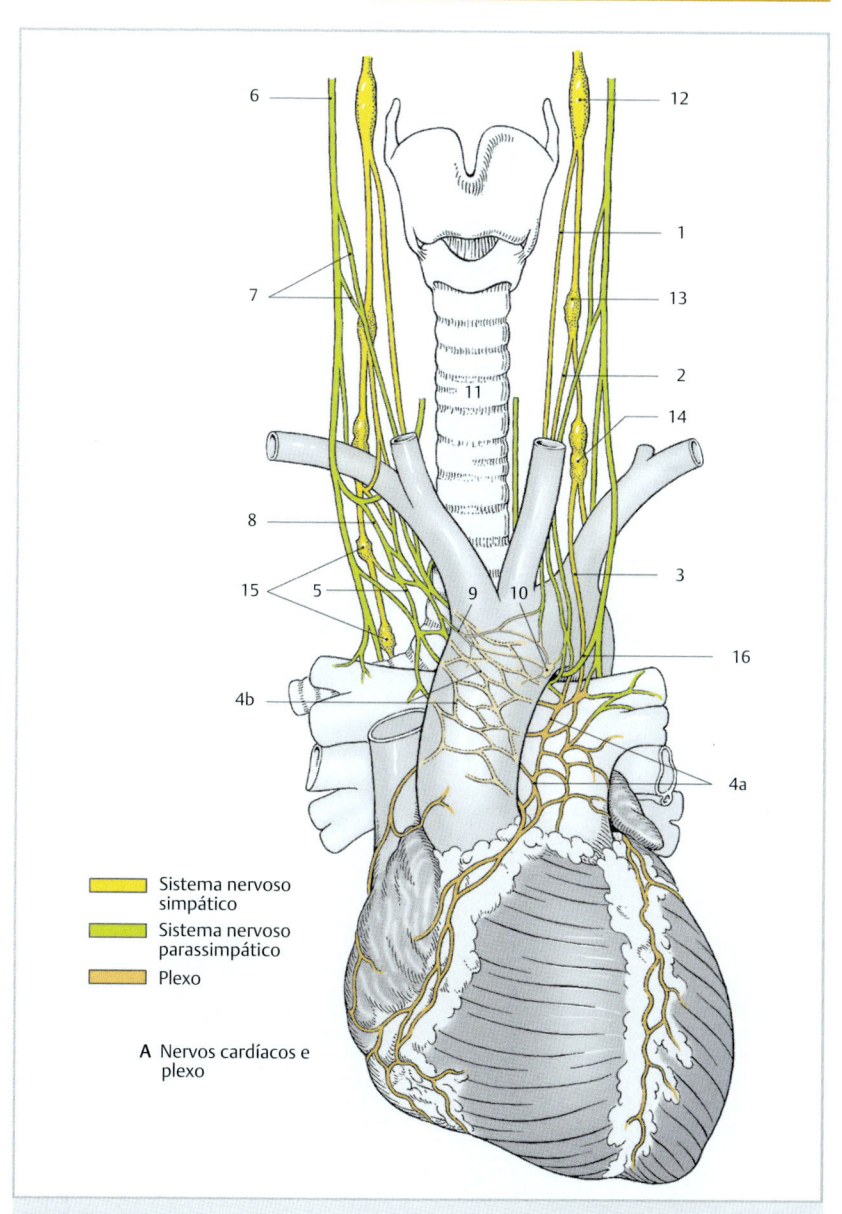

☐ Sistema nervoso simpático
☐ Sistema nervoso parassimpático
☐ Plexo

A Nervos cardíacos e plexo

Fig. 2.12 Inervação do coração.

Pericárdio

Como todos os órgãos viscerais que passam por alterações significativas em volume e deslocamento em relação aos órgãos adjacentes, o coração está contido no interior de uma cavidade serosa, a **cavidade pericárdica** (**B**).

O **pericárdio** (**AB1**) envolve o coração e porções dos grandes vasos próximos à sua base. Ele consiste em dois componentes, um pericárdio fibroso externo e um pericárdio seroso interno.

O **pericárdio fibroso** é um *saco cônico formado pelo tecido conjuntivo colagenoso, com fibras densas* que circundam o coração, sem realmente estar conectado a ele. O **pericárdio seroso** é um sistema fechado de dupla camada dentro do pericárdio fibroso. Como todas as membranas serosas, é composto de uma camada parietal e uma visceral. A *camada visceral* ou *epicárdio* situa-se diretamente na superfície do coração e nas raízes dos grandes vasos. Ela se dobra sobre si mesma para se tornar a *camada parietal* (**B2**), que reveste a superfície interna do pericárdio fibroso (**B3**).

Pericárdio fibroso. O pericárdio fibroso é fundido em vários lugares com as estruturas circundantes, ancorando o coração em sua posição no tórax. Sua porção **caudal** está unida ao tendão central do diafragma. Sua porção **anterior** é fixada pelos *ligamentos esternopericárdicos*, faixas variáveis, à superfície posterior do esterno (**B4**). As faixas de tecido conjuntivo também passam **posteriormente** para a traqueia e a coluna vertebral. **Lateralmente**, o pericárdio fibroso é separado da camada parietal da cavidade pleural por tecido conjuntivo frouxo.

Pericárdio seroso. A camada parietal e a **camada visceral** só podem ser visualizadas quando a cavidade pericárdica está aberta. Isso também revela as linhas de reflexão entre essas duas camadas, que formam uma borda cranial em torno da *veia cava superior* (**A-C5**), *aorta* (**A-C6**) e *tronco pulmonar* (**A-C7**). Um segmento da aorta e do tronco pulmonar de cerca de 3 cm de comprimento está contido dentro do pericárdio. As porções mais curtas da parte caudal da parede anterior da *veia cava inferior* (**BC8**) e das paredes posteriores das *veias pulmonares* (**BC9**) também são cobertas pelo pericárdio. Os **locais de reflexão** são arranjados de modo a formar dois tubos complexos (**C**), um que contém a aorta e o tronco pulmonar na **abertura arterial** (linha vermelha em **C**) e o outro que contém as veias pulmonares e as veias cavas na **abertura venosa** (linha azul em **C**). Estendendo-se entre os tubos nas aberturas arterial e venosa há um sulco, o seio pericárdico transverso (seta em **C**). A aorta e o tronco pulmonar situam-se anteriormente a essa via e as grandes veias situam-se posteriormente a ela. Os locais de reflexão da abertura venosa circundam vários recessos conhecidos como **recessos pericárdicos**. Entre as veias pulmonares inferiores, a veia cava inferior (**BC8**) e a superfície posterior do átrio esquerdo, existe um grande **seio pericárdico oblíquo** (**B10**).

O pericárdio é coberto em seus lados direito e esquerdo pela **pleura** (**A11**). Passando entre a pleura e o pericárdio, o *nervo frênico* (**A12**) segue bilateralmente, acompanhando a *artéria pericardicofrênica* (**A13**) e a *veia pericardiocofrênica*.

Suprimento sanguíneo e inervação. O suprimento sanguíneo arterial para o pericárdio é principalmente fornecido pela **artéria pericardicofrênica** (**A13**), que surge da *artéria torácica interna*. A drenagem venosa corre pela **veia pericardicofrênica** (**A14**) para dentro da *veia braquiocefálica*. A inervação do pericárdio é suprida pelo **nervo frênico** (**A12**), pelo **nervo vago** e pelo **tronco simpático**.

> **Nota clínica:** Sob condições patológicas, por exemplo, pericardite, maiores quantidades de fluido podem acumular-se nos recessos pericárdicos (**efusão pericárdica**). Após **inflamação fibrinosa**, podem-se formar aderências entre as camadas do pericárdio seroso, com potencial para grave restrição de movimento do coração. Estas aderências podem finalmente se tornar calcificadas, causando pericardite constritiva com grave comprometimento da função cardíaca. A ruptura da parede da aorta pode levar a um rápido derramamento de sangue na cavidade pericárdica, resultando em **tamponamento pericárdico**.

2.2 Coração

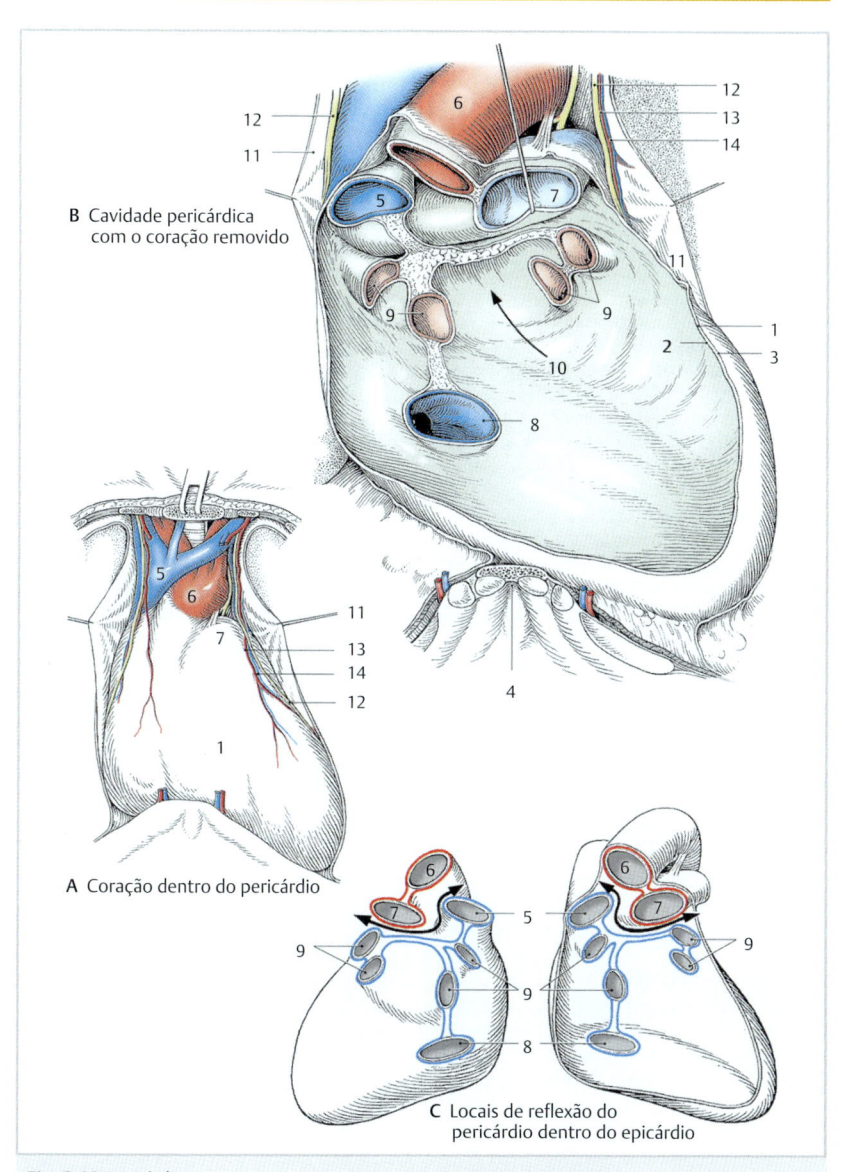

B Cavidade pericárdica com o coração removido

A Coração dentro do pericárdio

C Locais de reflexão do pericárdio dentro do epicárdio

Fig. 2.13 Pericárdio.

Posição do Coração e Margens Cardíacas

Mediastino (A). O coração e o pericárdio estão localizados no mediastino, uma *região da linha média do tecido conjuntivo no tórax*. O mediastino é limitado **cranialmente** no nível da *abertura torácica superior* (**A1**), onde ele se torna contínuo com o espaço visceral do pescoço e **caudalmente** com o *diafragma* (**A2**). Ele se estende da *superfície posterior do esterno* (**A3**) para a *superfície anterior da coluna vertebral torácica* (**A4**) no **plano sagital**. Seu limite **lateral** é formado pela *parte mediastinal da pleura parietal*. O mediastino pode ser dividido em **mediastino superior** (vermelho **A**) e **mediastino inferior** (verde/azul **A**). O limite entre o mediastino superior e o inferior é determinado por um *plano transverso* (**A5**) que se estende do *ângulo esternal*. O mediastino **superior** contém *vaso sanguíneo* e *vias nervosas*, assim como o *timo* (ver p. 406). O mediastino **inferior** é dividido pelas paredes anterior e posterior do pericárdio dentro do *mediastino anterior* (azul-verde), *mediastino médio* (azul) e *mediastino posterior* (azul mais escuro). O mediastino anterior é um espaço estreito preenchido por *tecido conjuntivo*, entre a parede torácica anterior e a superfície anterior do pericárdio. O mediastino médio contém o *coração* e o *pericárdio*. Ele se torna mais largo e mais profundo na direção do mediastino superior e contém não apenas tecido conjuntivo frouxo, mas também o corpo adiposo retroesternal, vasos linfáticos que drenam as glândulas mamárias e os ramos dos vasos torácicos internos. O mediastino posterior estende-se entre a parede posterior do pericárdio e a superfície anterior da coluna vertebral torácica (T5-12) e contém *grandes vasos sanguíneos* e *vias nervosas* e o *esôfago* (ver p. 176).

Margens cardíacas (**B**). No corpo vivo, o coração e o pericárdio são separados apenas por um espaço contendo uma camada capilar, de modo que seus contornos em grande parte se ajustam entre si. Para fins de descrição de sua localização, portanto, é suficiente limitar a discussão ao coração. Mesmo em indivíduos saudáveis, as margens cardíacas variam, dependendo da idade, do sexo e da postura. As dimensões descritas a seguir são baseadas no adulto médio. Em sua posição normal, dois terços do coração situam-se à esquerda da linha média. As margens do coração **que se projetam na direção da parede torácica anterior** formam um trapezoide. A **margem direita** segue da inserção esternal da terceira costela até a conexão com a sexta costela *em paralelo com a margem esternal direita*, e a uma distância de cerca de 2 cm dela. Esta linha corresponde ao *perfil lateral do átrio direito*. A continuação desta linha cranialmente marca a *margem direita da veia cava superior*, enquanto sua continuação caudal corresponde à *margem direita da veia cava inferior*. Na conexão com a sexta costela, a margem direita torna-se contínua com o contorno formado pela *margem direita* e prossegue para o *ápice cardíaco*. A **margem esquerda** do coração estende-se de seu ápice, localizado no quinto espaço intercostal, a cerca de 2 cm medialmente à *linha média clavicular*, e curva-se com uma convexidade esquerda, até um ponto localizado a 2 cm lateralmente à inserção da terceira costela.

A porção do coração está em contato direto com a parede torácica anterior, ou seja, o esterno. A percussão esternal revela uma área de hipofonese ou **macicez cardíaca absoluta**. A *cavidade pleural* (vermelha) estende-se em cada lado na frente do coração, cobrindo suas porções laterais. Dependendo do volume de ar no pulmão, uma quantidade variável do *tecido pulmonar* (azul) expande-se na cavidade pleural. Embora o som de percussão seja mais claro neste local do que na absoluta macicez cardíaca, não é tão ressonante sobre o tecido pulmonar adjacente. Por essa razão, é usado o termo **macicez cardíaca relativa**. Isso indica o verdadeiro tamanho do coração, com sua área correspondendo às margens da porção cardíaca que se projeta para a parede torácica.

2.2 Coração

A Partes do mediastino, corte sagital médio

B Projeção das margens do coração, pleura e pulmões na caixa torácica

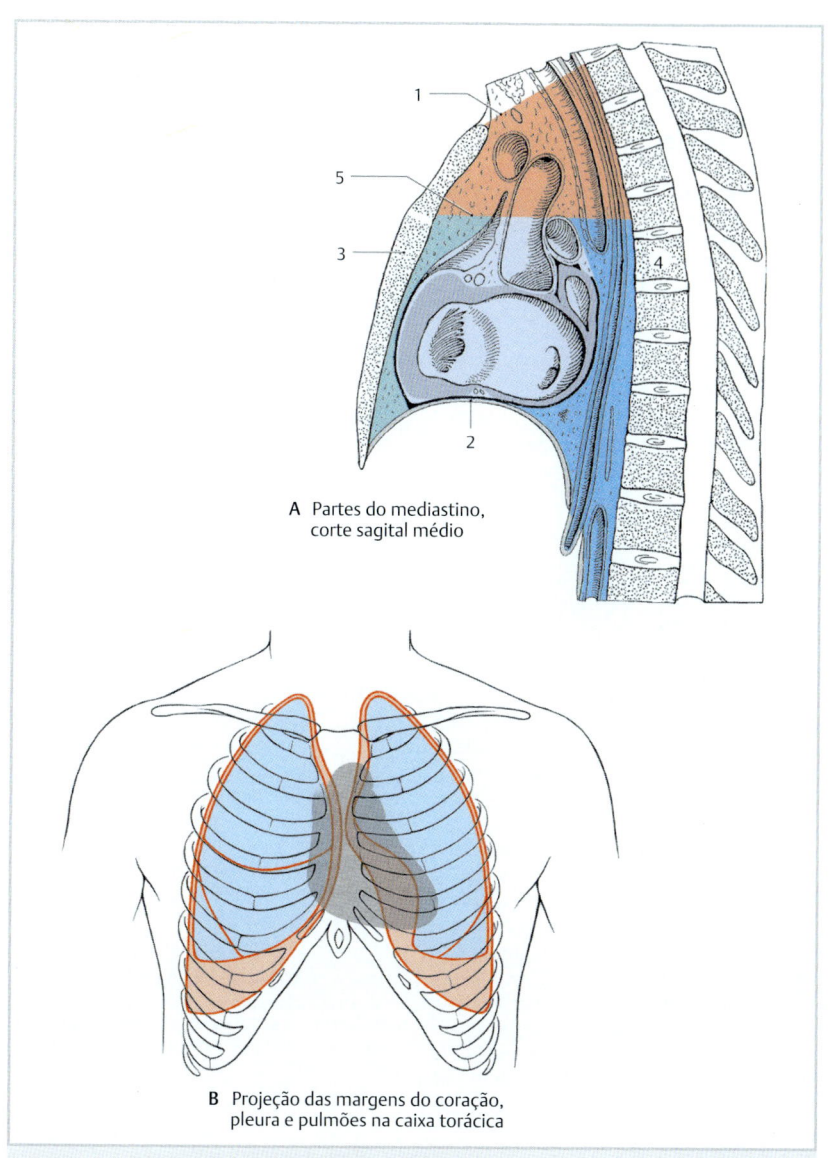

Fig. 2.14 Posição do coração e das margens cardíacas.

Anatomia Radiográfica

A radiografia convencional do tórax é parte do teste diagnóstico básico para a doença cardíaca. O método mais comum é a visualização do coração em **radiografia de tórax** (telerradiografia), obtendo uma vista **posteroanterior** com um **feixe de raios X paralelo** (**A**). Vistas oblíqua e lateral suplementam a vista posteroanterior.

Vista Posteroanterior

A maior parte do coração situa-se na **sombra mediastinal**, produzida principalmente pela *coluna vertebral, esterno, coração e grandes vasos*. A sombra mediastinal funde-se à sombra do pescoço, acima, e à sombra do fígado abaixo. Localizada em cada lado da sombra mediastinal, encontram-se os **pulmões** repletos de ar, e, portanto, lucentes. Os contornos do coração e dos vasos na sombra mediastinal normalmente consistem em **duas curvaturas à direita** e **quatro à esquerda**.

Lado direito. A comparação da imagem radiográfica com a orientação do coração que se projeta na direção da parede torácica anterior (ver p. 33 B) mostra que a curvatura superior, achatada, é produzida pela *veia cava superior* (**A1**) e que a curvatura inferior corresponde ao *átrio direito* (**A2**). A inspiração profunda pode fazer com que a *veia cava inferior* apareça na margem direita inferior.

Lado esquerdo. A mais superior das quatro curvaturas no lado esquerdo do coração é produzida pela porção distal do *arco aórtico* (**A3**). Abaixo do arco aórtico, o *tronco pulmonar* (**A4**) produz uma protuberância em formatos variáveis na sombra mediastinal. Sob esta, encontra-se uma pequena curva geralmente difícil de distinguir que corresponde à *aurícula esquerda* (**A5**). A curvatura inferior, que possui uma convexidade esquerda, forma a *margem do ventrículo esquerdo* (**A6**). A constrição na margem superior da curvatura ventricular também é chamada a "cintura" do coração.

Como a sombra cardíaca é contínua caudalmente com a do *diafragma* (**A7**) e dos *órgãos abdominais superiores*, é difícil discernir com precisão sua margem inferior.

Ausculta

A ausculta, ou ouvir os sons cardíacos, pode propiciar importantes informações sobre a função cardíaca (ver p. 42). Os sons cardíacos são vibrações causadas pelo batimento cardíaco e transmitidos para a parede torácica. O **primeiro som cardíaco** surge durante a **fase de contração da sístole**, decorrente de vibrações da parede ventricular. O **segundo som cardíaco** surge no **início da diástole**, com o fechamento das cúspides semilunares da aorta e do tronco pulmonar. Os **sons cardíacos** patológicos podem ser produzidos por *estenose* ou *insuficiência* valvar.

Geralmente, os pontos **de ausculta** ideais para as valvas cardíacas (**B**) não correspondem diretamente à sua projeção de superfície na parede torácica anterior. Os sons ou ruídos cardíacos são mais bem ouvidos onde o fluxo sanguíneo, que passa através da respectiva valva, torna-se mais próximo à parede torácica. Os seguintes pontos de ausculta, derivados do conhecimento empírico, estão, portanto, localizados a alguma distância das valvas:

- **valva aórtica** (**B8**) segundo espaço intercostal direito, próximo ao esterno
- **valva pulmonar** (**B9**) segundo espaço intercostal esquerdo, próximo ao esterno
- **valva bicúspide** (**B10**) linha média clavicular no quinto espaço intercostal esquerdo, próximo ao ápice cardíaco
- **valva tricúspide** (**B11**) extremidade caudal ao corpo do esterno no nível do quinto espaço intercostal direito

> **Nota clínica:** O **ponto de Erb** é o ponto de ausculta central do coração no terceiro espaço intercostal esquerdo ao lado do esterno; quase todos os sons e sopros cardíacos podem ser percebidos nesse ponto, especialmente os sons de alta frequência de insuficiências aórtica e pulmonar.

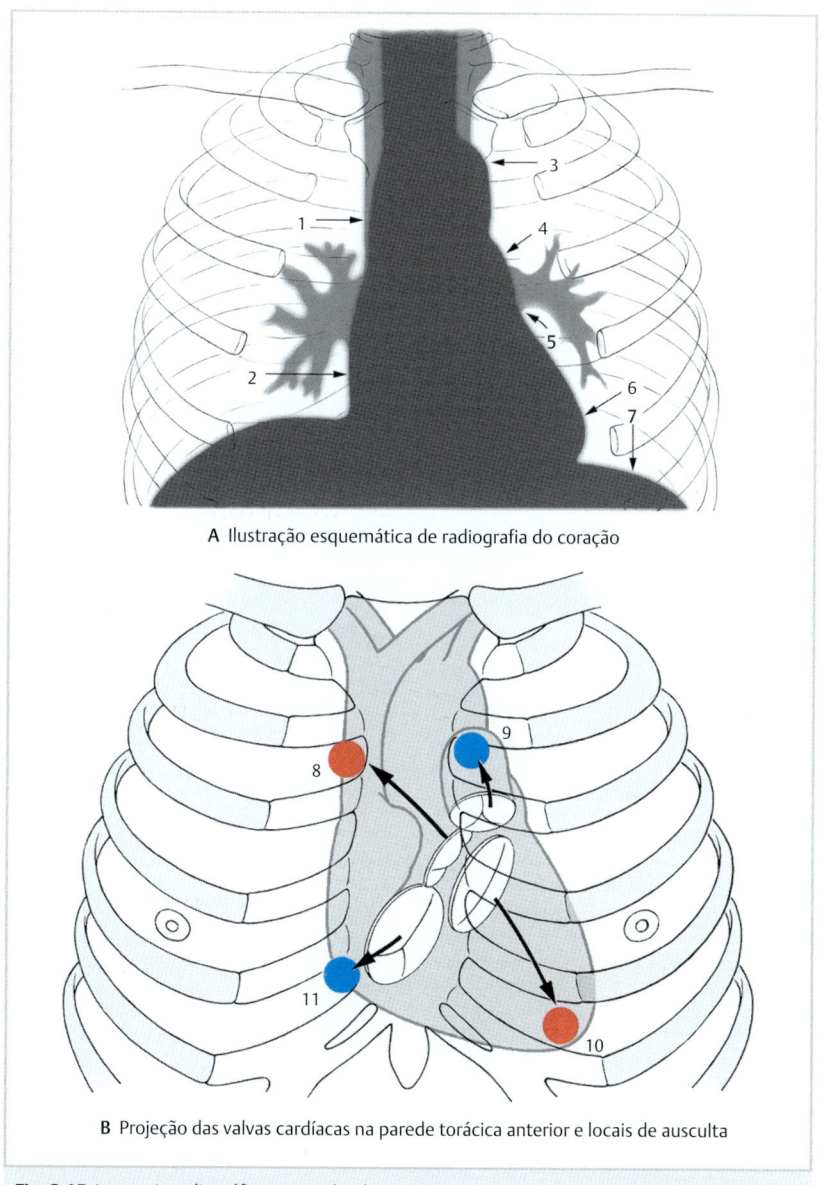

A Ilustração esquemática de radiografia do coração

B Projeção das valvas cardíacas na parede torácica anterior e locais de ausculta

Fig. 2.15 Anatomia radiográfica e ausculta do coração.

Anatomia em Corte Transversal

A radiografia convencional do coração é suplementada por **imagens em corte transversal**, que se tornaram possíveis com as modernas modalidades de imagem, como *tomografia computadorizada* (TC), *ressonância magnética* (RM) e *ultrassom*. O plano de imagem usado com mais frequência é o **plano transverso**, também referido em termos clínicos como **plano axial**. Procede-se à avaliação das imagens transversais a partir da vista caudal, com o paciente deitado em posição supina. Nos cortes das imagens, a *coluna vertebral*, localizada posteriormente, está abaixo e o esqueleto torácico, localizado *anteriormente*, está *acima*. Além disso, todas as *estruturas anatômicas do lado direito do corpo estão representadas à esquerda*. A seção a seguir apresenta exemplos de três planos de imagens anatômicas, quase transversais, através do coração e dos grandes vasos, de cranial a caudal. Os níveis do plano de imagens através do coração e do tórax estão marcados na ilustração mostrando a posição do coração (**A**).

Corte Transversal através do Corpo em T6 (B)

A imagem é através da bifurcação do tronco pulmonar (**B1**) em direção ao interior da *artéria pulmonar direita* (**B2**) e da *artéria pulmonar esquerda* (**B3**). Anteriormente ao tronco pulmonar, encontra-se *gordura subepicárdica* (**B4**), que se estende para a direita até o corte através da *aorta ascendente* (**B5**). Anteriormente à aorta e à gordura subepicárdica, encontra-se a *cavidade pericárdica* (**B6**), que aparece um tanto alargada nesse corte, limitada anteriormente por tecido conjuntivo e tecido adiposo do *coxim adiposo retroesternal* (**B7**) e pelo *esterno* (**B8**). No lado direito da aorta ascendente, a *veia cava superior* (**B9**) é visualizada. Entre a aorta e a veia cava superior situa-se o *seio pericárdico transverso* (**B10**). Posteriormente à bifurcação do tronco pulmonar, encontram-se os cortes através dos *brônquios principais esquerdo* (**B11**) e *direito* (**B12**). No local de sua ramificação no *pulmão direito* (**B13**), o brônquio principal direito é acompanhado de perto por um ramo da *artéria pulmonar direita* (**B2**), enquanto a raiz da *veia pulmonar direita* (**B14**) segue a uma maior distância desse ramo. Acompanhando os ramos dos brônquios principais encontram-se os *linfonodos broncopulmonares* (**B15**). Posteriormente aos brônquios principais encontra-se o corte através do *esôfago* (**B16**), que é acompanhado no lado direito de seu aspecto posterior pela *veia ázigo* (**B17**) e no lado esquerdo de seu aspecto posterior pela *aorta descendente* (**B18**). A aorta descendente situa-se diretamente adjacente ao lobo inferior do *pulmão esquerdo* (**B19**).

B20 Ducto torácico

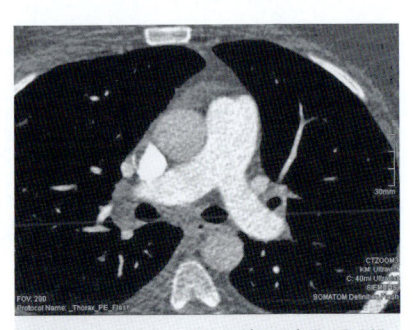

Fig. 2.16C Plano correspondente à Fig. 2.16B na TC.

2.2 Coração 37

A Posições dos planos transversos

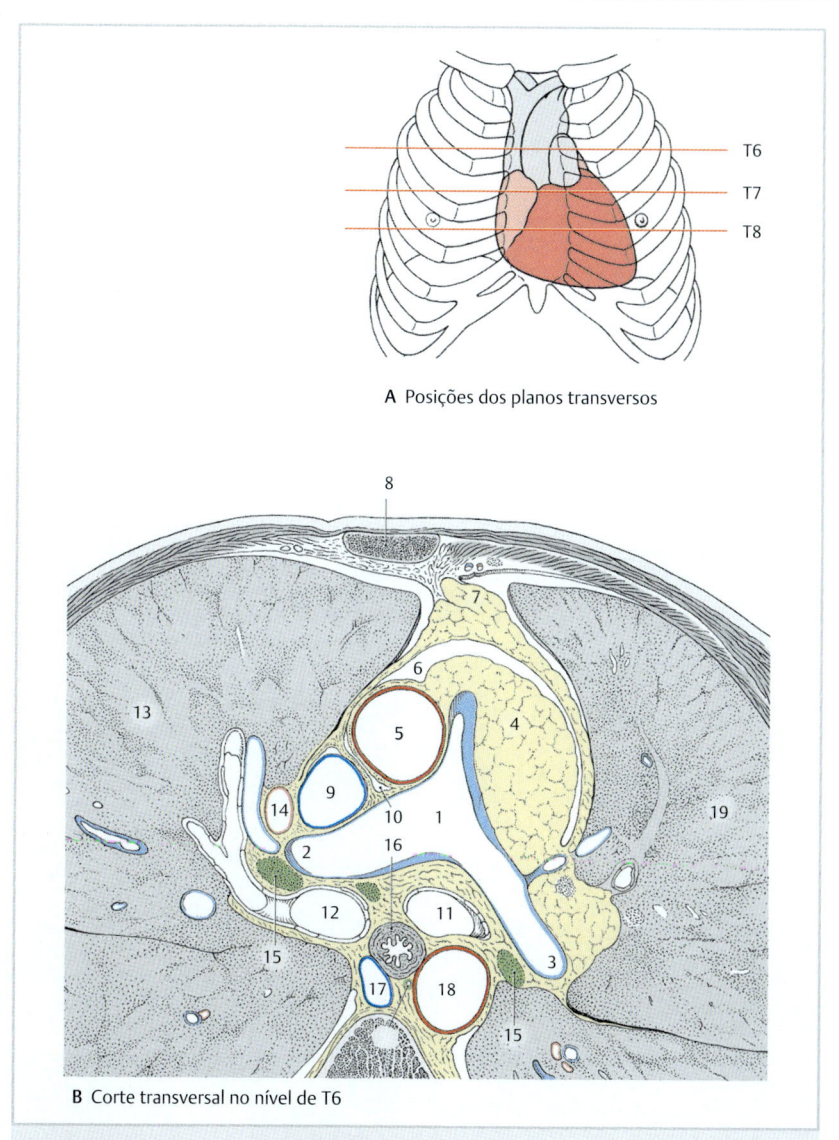

B Corte transversal no nível de T6

Fig. 2.16 Anatomia em corte transversal do coração.

Anatomia em Corte Transversal (cont.)

Corte Transversal através do Corpo no Nível da T7 (A)

A imagem é através da *aorta* no nível das *cúspides semilunares* (**A1**). Anteriormente à aorta, a via de saída do ventrículo direito, o *cone arterial* (**A2**), pode ser identificada. Curvando-se ao redor do lado direito da aorta encontra-se a *aurícula* (**A3**) do átrio direito. No lado esquerdo, na *gordura subepicárdica* (**A4**) próximo à aorta, um corte da *artéria coronária esquerda* (**A5**) e *aurícula esquerda* (**A6**) é visualizado. O corte posterior do coração é identificado pelo *átrio esquerdo* (**A7**), que é encontrado na área de parede lisa da abertura das *veias pulmonares* inferiores (**A8**). Situado posteriormente e em estreita proximidade com o átrio esquerdo, o *esôfago* (**A9**) é mostrado.

A10 Ramo da artéria pulmonar direita
A11 Ramo da artéria pulmonar esquerda
A12 Cavidade pericárdica
A13 Cartilagem costal
A14 Pulmão direito
A15 Veia pulmonar inferior direita
A16 Veia ázigo
A17 Aorta descendente
A18 Pulmão esquerdo
A19 Brônquio lobar direito
A20 Brônquio lobar esquerdo
A31 Ducto torácico

Corte Transversal no Nível da T8 (B)

Imagem através de todas as quatro câmaras do coração no nível da via de entrada através das valvas atrioventriculares. O *ventrículo esquerdo* (**B21**) forma o *ápice cardíaco* (**B22**), que na imagem parece ser direcionado para cima e para a direita. Os cortes através dos *ventrículos direito* e esquerdo (**B23**) são facilmente distinguidos por espessura miocárdica variável dos ventrículos. Nos cortes através da *gordura subepicárdica* (**B4**), a *artéria coronária direita* (**B24**) e a *artéria coronária esquerda* (**B5**) podem ser identificadas. A cúspide anterior da *valva tricúspide* (**B25**) projeta-se para o interior da via de entrada do ventrículo direito, e a cúspide anterior da *valva bicúspide* (**B26**), para o interior da via de entrada do ventrículo esquerdo. O forte *grupo do músculo papilar* anterior (**B27**) também pode ser identificado no ventrículo esquerdo. O *septo interatrial* (**B28**) pode ser identificado entre os dois átrios, e o *septo interventricular* (**B29**), entre os dois ventrículos. A estreita proximidade do átrio esquerdo com o *esôfago* (**B9**) é novamente representada. A *aorta descendente* (**B17**) situa-se no lado esquerdo do esôfago ao longo de seu aspecto posterior. A veia ázigo (**B16**) é visualizada diretamente anterior à vértebra.

B10 Ramo da artéria pulmonar direita
B11 Ramo da artéria pulmonar esquerda
B12 Cavidade Pericárdica (seio oblíquo)
B14 Pulmão direito
B15 Veia pulmonar inferior direita
B17 Aorta descendente
B18 Pulmão esquerdo
B19 Brônquio lobar direito
B20 Brônquio lobar esquerdo
B30 Átrio direito
B31 Ducto torácico

Nota clínica: Além da ecocardiografia transtorácica, podem-se obter imagens do coração por ecocardiografia transesofágica (ETE), em razão da proximidade do esôfago e do átrio esquerdo. Isto pode ser imensamente útil na avaliação das lesões valvares ou defeitos septais e para diagnosticar o trombo atrial.

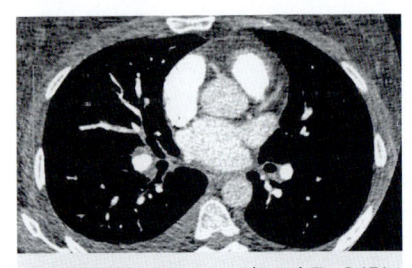

Fig. 2.17C Plano correspondente à Fig. 2.17A na TC.

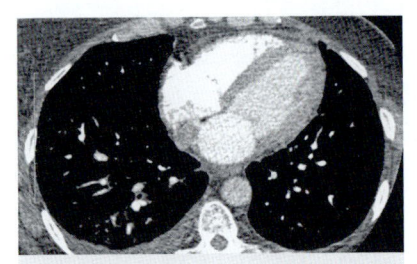

Fig. 2.17D Plano correspondente à Fig. 2.17B na TC.

2.2 Coração

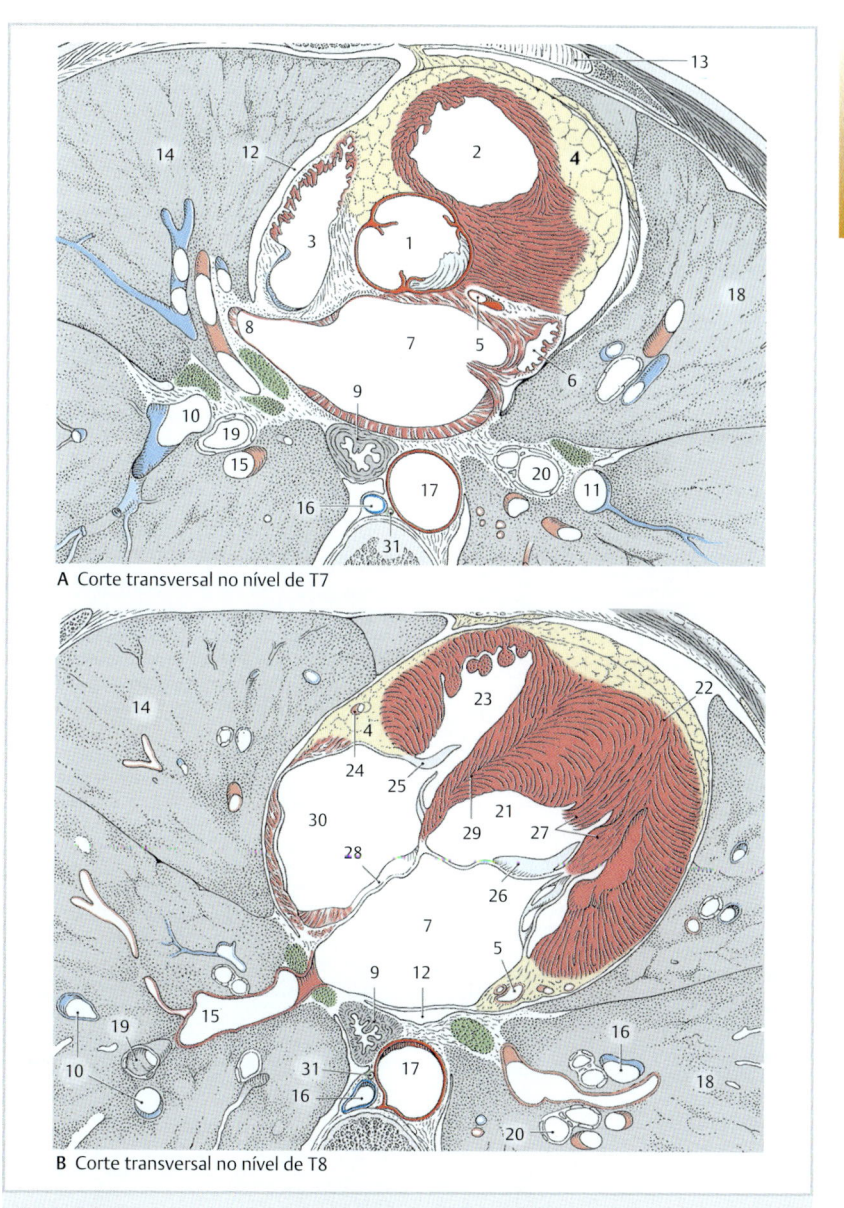

A Corte transversal no nível de T7

B Corte transversal no nível de T8

Fig. 2.17 Anatomia em corte transversal do coração, continuação.

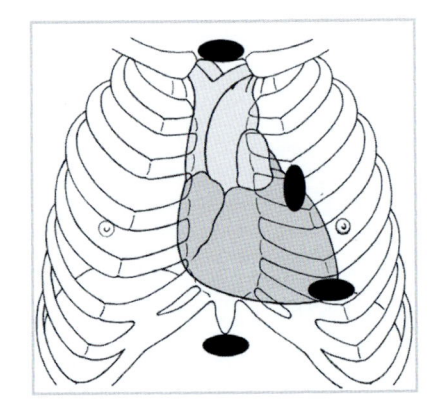

Ecocardiografia em Corte Transversal

Ecocardiografia, ou exame por ultrassom do coração, produz sinais de eco contendo informações que podem ser processadas e exibidas de várias maneiras. A ecocardiografia bidimensional (2-D) obtém imagens transversais, instantâneas, de diferentes níveis do coração e vasos dos pacientes, em tempo real. As ondas do ultrassom deslocam-se precariamente através do osso e são praticamente incapazes de penetrar o ar, limitando o acesso direto ao coração no tórax ósseo à algumas janelas acústicas para o exame por ultrassom. Os exames comuns usam as janelas paraesternal (I), apical (II), subcostal (III) e supraesternal (IV). Como o transdutor do ultrassom pode ser manipulado com flexibilidade em várias posições dentro de uma única janela acústica, os planos da ecocardiografia 2-D podem diferir consideravelmente dos planos de exame transversos comuns aplicados em outras técnicas de imagens em corte transversal.

Vista de quatro câmaras (**A**). A vista de quatro câmaras pode ser obtida a partir de uma posição apical ou subcostal do transdutor. Este plano corre quase paralelo à *parede anterior e posterior* do coração, através da *via de entrada de ambos os ventrículos*, para que sejam obtidas imagens de todas as quatro câmaras cardíacas simultaneamente. O *átrio esquerdo* (**A1**) e o *ventrículo esquerdo* (**A2**) estão do lado direito da imagem, o *ápice cardíaco* (A3) no alto, e o *átrio direito* (**A4**) e o *ventrículo direito* (**A5**) encontram-se do lado esquerdo da imagem. Além disso, o *septo interatrial* (**A6**) e o *septo interventricular* (**A7**), assim como a via de entrada através das *valvas bicúspide* (**A8**) e *tricúspide* (**A9**), são visualizados. Os ventrículos podem ser facilmente distinguidos, pois o miocárdio do ventrículo esquerdo é muito mais espesso do que o do ventrículo direito. Além disso, no ventrículo esquerdo, os *músculos papilares, anterior* (**A10**) e *posterior* (**A11**), são imediatamente visíveis. A característica mais importante deste plano é a capacidade de visualizar a *posição mutante das valvas bicúspide e tricúspide relativa à parte membranosa do septo*. Neste plano de imagem, a valva tricúspide está localizada mais no alto, ou seja, originando-se mais próxima do ápice cardíaco, do que a valva bicúspide, com parte do septo membranoso, o *septo atrioventricular* (**A12**), separando o átrio direito e o ventrículo esquerdo.

> **Nota clínica:** A vista de quatro câmaras é importante para **diagnosticar doença cardíaca congênita**. Também é útil para avaliar a valva mitral, especialmente a cúspide posterior.

Plano apical de eixo longo (**B**). Este plano de varredura é obtido a partir da **janela apical** para aquisição de imagens da *região apical do ventrículo esquerdo* (**B2**), que é direcionado para cima e para a esquerda. A *via de entrada* do átrio esquerdo (**B1**) para o ápice cardíaco, incluindo a valva bicúspide (**B8**), assim como a *via de saída* do ápice cardíaco para a *valva aórtica* (**B13**) são representadas. Na frente da aorta (**B15**), encontra-se a *via de saída do ventrículo direito* (**B5**). No ventrículo esquerdo, a *cúspide anterior* (**B14**) da valva bicúspide pode ser identificada. As *cúspides semilunares* (**B13**) da aorta também são visíveis quando a valva está fechada. O corte mostra como a cúspide anterior da valva mitral separa o trato de entrada e saída do ventrículo esquerdo.

> **Nota clínica:** A importância da vista apical de eixo longo está em seu potencial para avaliar a **função da região apical do coração**, especialmente, após o infarto do miocárdio.

2.2 Coração

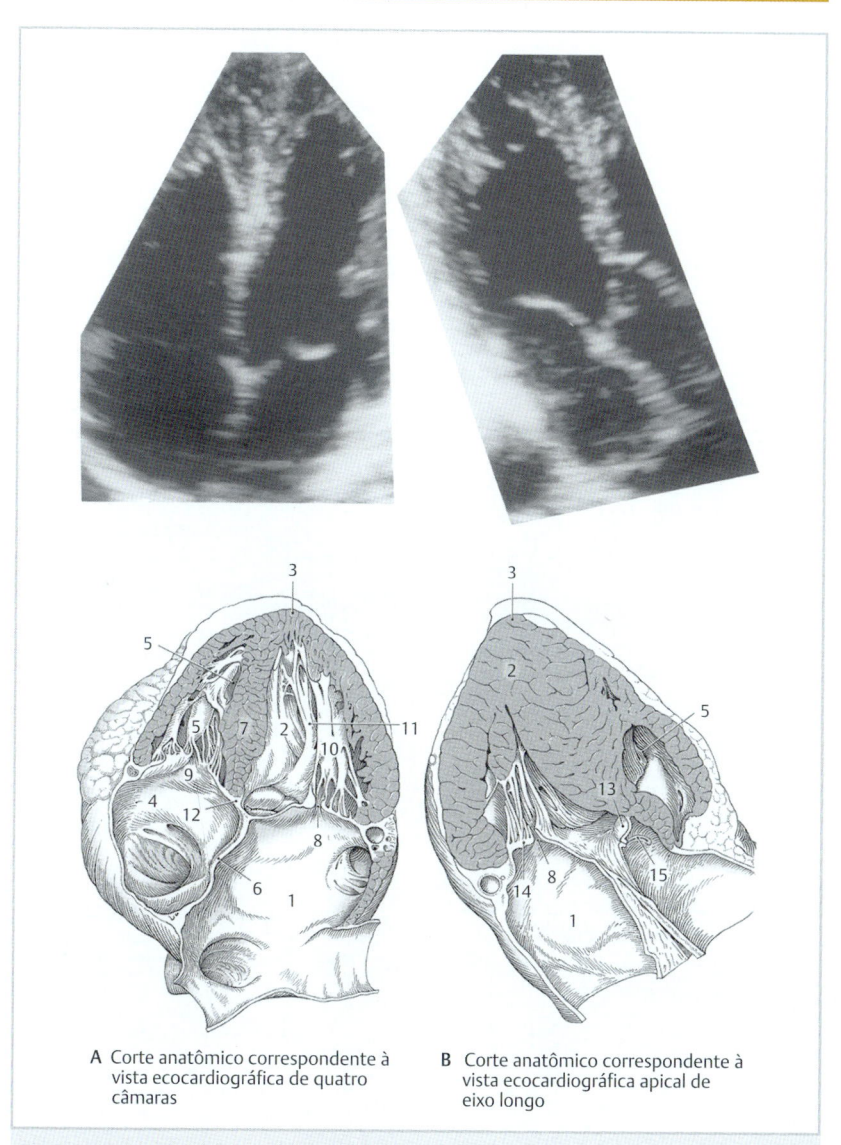

A Corte anatômico correspondente à vista ecocardiográfica de quatro câmaras

B Corte anatômico correspondente à vista ecocardiográfica apical de eixo longo

Fig. 2.18 Ecocardiografia em corte transversal.

Funções do Coração

Ciclo Cardíaco

O batimento cardíaco consiste em um **ciclo cardíaco em duas fases**, a sístole e a diástole, continuamente repetido durante a vida. Os ventrículos ejetam sangue intermitentemente para dentro da aorta e do tronco pulmonar. Na **sístole**, a largura e o comprimento dos ventrículos diminuem, o plano valvar é deslocado na direção do ápice cardíaco, e os átrios expandem-se (**A**). Na **diástole**, os ventrículos aumentam em comprimento e largura, o plano valvar é deslocado na direção da base cardíaca, e os átrios contraem-se (**B**). O volume de sangue ejetado durante a sístole do ventrículo direito ou esquerdo (70 mL cada) é o **volume de ejeção**. O funcionamento adequado da ação de bomba do coração depende do acoplamento intacto do sistema de condução do coração para o miocárdio em funcionamento. (Para mais informações, consulte livros de fisiologia.)

Sístole. A contração do miocárdio no início da sístole produz um *rápido aumento na pressão* nos ventrículos. Ambas as valvas atrioventriculares e as cúspides semilunares das artérias são fechadas inicialmente, para que o volume de sangue nos ventrículos permaneça inalterado, na chamada **contração isovolumétrica** (**C**). Depois que a pressão nos ventrículos excede a da aorta e do tronco pulmonar, as valvas arteriais abrem e a **fase de ejeção** (**D**) inicia. Durante esta fase, é ejetada uma porção de sangue, o *volume de ejeção*, dos ventrículos para o interior das artérias. Durante a fase de ejeção, o *plano valvar* (**D1**), junto com as valvas atrioventriculares, é puxado *na direção do ápice cardíaco* (**D2**). Isso faz com que os átrios se expandam, com um efeito de sucção no sangue venoso da veia cava.

Diástole. Após a ejeção do sangue durante a fase de ejeção, o miocárdio ventricular relaxa e ocorre uma *rápida diminuição na pressão*. A pressão na aorta e no tronco pulmonar faz com que suas valvas se fechem, na chamada **fase de relaxamento isovolumétrico** (**E**). O *plano valvar* (**E1**) retorna à sua *posição original*. Depois que a pressão ventricular cai abaixo da pressão dos átrios, as valvas atrioventriculares abrem-se, resultando em influxo passivo de sangue dos átrios para dentro dos ventrículos, no que é conhecido como a fase de **enchimento ventricular passivo** (**F**). Durante a diástole ventricular, a musculatura atrial já está se contraindo, forçando ativamente uma pequena quantidade de sangue atrial para dentro dos ventrículos no final do enchimento ventricular.

Durante a sístole, as artérias coronárias são fortemente comprimidas pela contração do músculo ventricular. O suprimento sanguíneo nutriente para o miocárdio, especialmente para o ventrículo esquerdo, ocorre apenas durante a diástole. Durante a sístole, as veias coronárias esvaziam-se.

Função Endócrina do Coração

Os átrios sensíveis ao estiramento, especialmente a *aurícula direita*, contém *células miocárdicas endócrinas produtoras de hormônio* altamente diferenciadas que produzem o **peptídeo natriurético atrial** (**PNA** ou cardiodilatina) (ver p. 362). Este hormônio regula o tônus vascular, assim como a excreção de sódio e água dos rins. A *distensão atrial* é um estímulo adequado para sua liberação.

> **Nota clínica:** Um nível elevado de PNB no sangue é um indicador precoce de **insuficiência cardíaca**. PNB significa peptídeo natriurético atrial tipo B e é um hormônio produzido na insuficiência cardíaca pelas células mioendócrinas do ventrículo esquerdo.

A Posição do coração no tórax durante a sístole

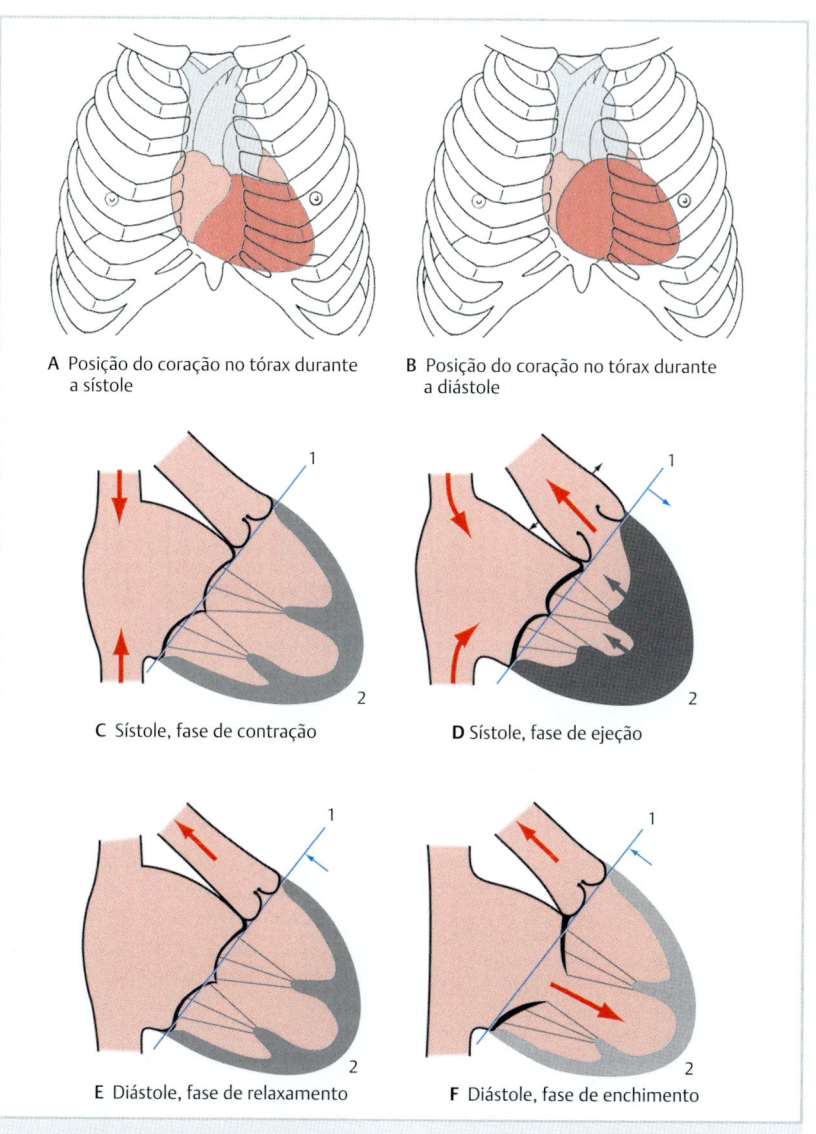

B Posição do coração no tórax durante a diástole

C Sístole, fase de contração

D Sístole, fase de ejeção

E Diástole, fase de relaxamento

F Diástole, fase de enchimento

Fig. 2.19 Funções do coração.

2.3 Sistema Arterial

Aorta

A aorta surge do *ventrículo esquerdo* do coração e inicialmente ascende atrás do tronco pulmonar à direita. A **aorta ascendente** (**I**) então se curva para formar o **arco aórtico** (**II**), continua posteriormente sobre a raiz do pulmão esquerdo e, após chegar ao nível da T4, desce do lado esquerdo do aspecto anterior da coluna vertebral como a **aorta descendente** (**III**).

Todas as artérias da circulação sistêmica surgem diretamente ou indiretamente da aorta. Os ramos a seguir surgem diretamente da aorta:

Aorta ascendente. Esta dá origem às **artérias coronárias direita e esquerda** como os primeiros ramos da aorta (ver p. 24).

Arco aórtico. Este dá origem aos grandes vasos que suprem a cabeça, o pescoço e os braços. O primeiro ramo surge do lado direito como **tronco braquiocefálico** (**A1**), com 2 a 3 cm de comprimento, do lado direito. Ele ascende obliquamente para a direita sobre a traqueia e divide-se em *artéria subclávia direita* (**A2**), para o ombro e braço direito, e *artéria carótida comum direita* (**A3**), para a metade direita da cabeça e pescoço. Ao longo do lado esquerdo do mediastino, a **artéria carótida comum esquerda** (**A4**), para a metade esquerda da cabeça e pescoço, e **artéria subclávia esquerda** (**A5**), para o ombro e braço esquerdos, emerge do arco aórtico.

Aorta Descendente

Distalmente à origem da artéria subclávia esquerda, a aorta afila-se levemente para se tornar o *istmo aórtico* (**A6**), formando a junção com a aorta descendente. A aorta descendente pode ser dividida em **aorta torácica** (**III a**), que se estende até o hiato aórtico do diafragma, e a **aorta abdominal** (**III b**), que inicia no hiato aórtico do diafragma e estende-se até a bifurcação aórtica no nível da L4.

Aorta torácica. A aorta torácica dá origem aos **ramos parietais** segmentadamente que passam como as **artérias intercostais posteriores** (**A7**) para os espaços intercostais 3-11, assim como inúmeros ramos que suprem a parede corporal e a medula espinal e suas meninges. A **artéria subcostal** corre abaixo da 12ª costela, de onde provém seu nome.

> **Nota clínica:** As artérias intercostais correm ao longo da margem inferior das costelas, assim a aspiração pleural deve sempre ser localizada na margem superior das costelas.

Ramos viscerais menores incluem os *ramos bronquiais*, que são emitidos no nível da bifurcação traqueal, e os *ramos esofágicos*, que surgem mais distalmente. Os *ramos mediastinais* passam para o mediastino posterior e os *ramos pericárdicos* passam para o aspecto posterior do pericárdio. As **artérias frênicas superiores** são derivadas da porção inferior da aorta torácica e são distribuídas para o diafragma.

Aorta abdominal. Os **ramos parietais** a seguir são emitidos pela aorta abdominal: a **artéria frênica inferior** (**A8**), que surge diretamente abaixo do diafragma e dá origem às *artérias suprarrenais superiores* (**A9**): as **artérias lombares** (**A10**), quatro pares de artérias segmentares que constituem uma série com as artérias intercostais; e a **artéria sacral média** (**A11**) não pareada, um pequeno vaso sanguíneo que forma a continuação caudal da aorta.

Os **ramos viscerais** incluem o **tronco celíaco** (**A12**), o tronco comum no nível da T12, do qual surgem a *artéria gástrica esquerda* (**A13**), a *artéria hepática comum* (**A14**) e a *artéria esplênica* (**A15**). Originando-se a cerca de 1 cm distalmente ao tronco celíaco encontra-se outro tronco não pareado, a **artéria mesentérica superior** (**A16**). Surgindo a alguma distância encontra-se a **artéria mesentérica inferior** (**A17**), emergindo no nível da L3-L4. Surgindo da aorta como ramos viscerais pareados, a **artéria suprarrenal média**, a **artéria renal** (**A18**) e a **artéria ovariana** ou **testicular** (**A19**) ramificam-se nessa ordem.

Na **bifurcação aórtica** (**A20**) no nível da L4, a aorta divide-se em *artérias ilíacas comuns* (**A21**), que se bifurcam no nível da articulação sacroilíaca em *artéria ilíaca externa* (**A22**) e *artéria ilíaca interna* (**A23**).

> **Nota clínica:** Durante o desenvolvimento embrionário, podem surgir numerosas variações envolvendo o arco aórtico. A artéria subclávia direita, por exemplo, pode emergir antes do final do arco aórtico e passa atrás do esôfago para o lado direito como a artéria **lusória**. Em 10% dos casos, a artéria tireóidea ima surge do arco aórtico e ascende até a glândula tireoide.

2.3 Sistema Arterial

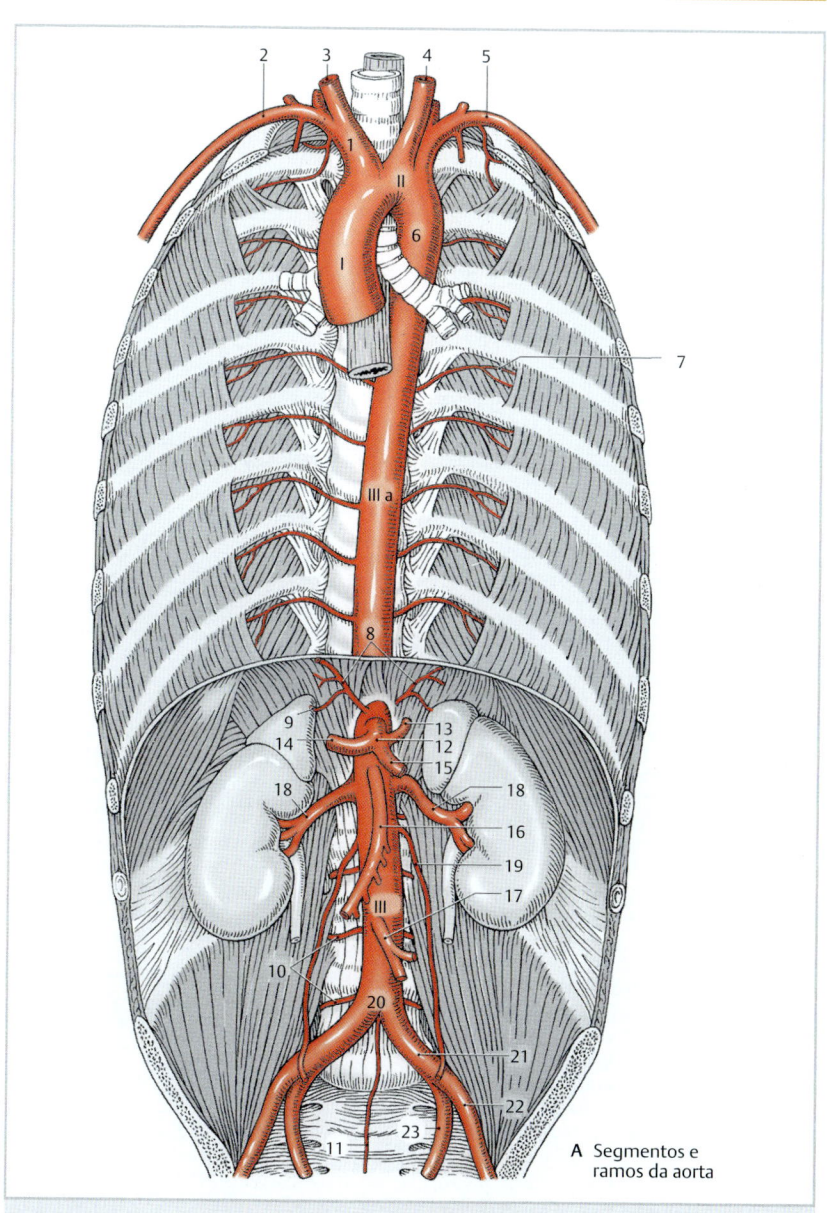

Fig. 2.20 Aorta.

A Segmentos e ramos da aorta

2.4 Artérias da Cabeça e Pescoço

Artéria Carótida Comum

A artéria carótida comum direita (**A1**), que se origina do *tronco braquiocefálico* (**A2**), e a artéria carótida comum esquerda, que surge diretamente do *arco aórtico*, ascendem ao longo de cada lado da traqueia e laringe, sem emitir quaisquer ramos.

Junto com a *veia jugular interna* e o *nervo vago*, a artéria carótida comum forma o feixe neurovascular do pescoço, que está envolvido em sua própria bainha de tecido conjuntivo. Sua porção inferior é coberta pelo esternocleidomastoide. Aproximadamente na metade do trajeto ao longo do feixe neurovascular, a artéria carótida comum passa para um trígono não muscular conhecido como **trígono carótico** (Vol. 1), onde ela é coberta somente por pele, platisma e fáscia cervical superficial. No nível da C6, a artéria carótida comum pode ser comprimida contra o espesso tubérculo anterior, o tubérculo **carótico** (**A3**), e pode ser comprometida.

No nível da C4, a artéria carótida comum divide-se em **artéria carótida externa** (**A4**) e em **artéria carótida interna** (**A5**). A bifurcação da artéria carótida comum (**B**) é dilatada para formar o **seio carótico** (**B6**), que possui *numerosos receptores* que monitoram as alterações na pressão sanguínea. Também localizado na bifurcação encontra-se um órgão quimiorreceptor, o *corpo carotídeo* (**B7**), que responde ao conteúdo de oxigênio do sangue. A artéria carótida interna ascende ao interior do crânio sem emitir quaisquer ramos. A artéria carótida externa distribui ramos para pescoço, face e cabeça.

Artéria Carótida Externa

Ramos Anteriores

Artéria tireóidea superior (**AC8**). Esta artéria surge no nível do osso hioide como o primeiro ramo anterior da artéria carótida externa e curva-se inferiormente para a superfície anterior da glândula tireóidea, suprindo partes dela. Ela também emite um ramo, a *artéria laríngea superior* (**AC9**), que perfura a membrana tíreo-hióidea para suprir partes inferiores da laringe. Os ramos menores, incluindo os ramos esternocleidomastóideo e cricotireóideo, ajudam a suprir os músculos na região circundante.

Artéria lingual (**AC10**). Esta artéria surge próximo ao corno maior do osso hioide como o segundo ramo anterior. Ela segue sob o hioglosso para a língua, onde dá origem à *artéria sublingual* (**C11**), que segue anterior e inferiormente, enviando um ramo terminal, a *artéria lingual profunda* (**C12**), para a ponta da língua.

Artéria facial (**AC13**). Esta artéria se ramifica logo acima da artéria lingual e inicialmente situa-se medialmente à mandíbula e, em seguida, cruza a margem da mandíbula antes da inserção do masseter. Neste local, o pulso da artéria facial pode ser palpado e a artéria pode ser comprometida. A artéria facial segue então um curso tortuoso e ascende para o ângulo medial do olho, que com o seu ramo terminal alcança a *artéria angular* (**A14**). Ramos adicionais incluem a *artéria palatina ascendente* (**A15**), *artéria submentual* (**A16**), ramo labial inferior (**A17**) e *ramo labial superior* (**A18**). O ramo terminal da artéria facial anastomosa-se com a *artéria oftálmica* (ver p. 50).

Ramos Medial, Posterior e Terminal

Artéria faríngea ascendente (**A19**). Esta artéria surge medialmente à artéria carótida externa, acima da artéria tireóidea superior, e ascende ao longo da parede lateral da faringe até a base craniana. Os principais ramos incluem a *artéria meníngea posterior* e *artéria timpânica inferior*.

Artéria occipital (**A20**). Esta surge posteriormente e segue no *sulco occipital* medialmente ao processo mastoide (**A21**) para alcançar o occipício.

Artéria auricular posterior (**A22**). Esta artéria, o maior ramo posterior, situa-se entre o processo mastoide e a aurícula. Os ramos principais são a *artéria estilomastóidea* e a *artéria timpânica posterior*.

Ramos terminais. Estes ramos são: a **artéria temporal superficial** (**A23**), que se divide na região temporal em *ramo frontal* (**A24**) e *ramo parietal* (**A25**) e também dá origem a ramos maiores, a *artéria facial transversa* (**A26**) e *artéria zigomático-orbital* (**A27**), e o ramo terminal maior, a **artéria maxilar** (**A28**), que supre as regiões profundas faciais (ver p. 48).

2.4 Artérias da Cabeça e Pescoço

B Bifurcação da carótida

A Artéria carótida comum e os ramos da artéria carótida externa

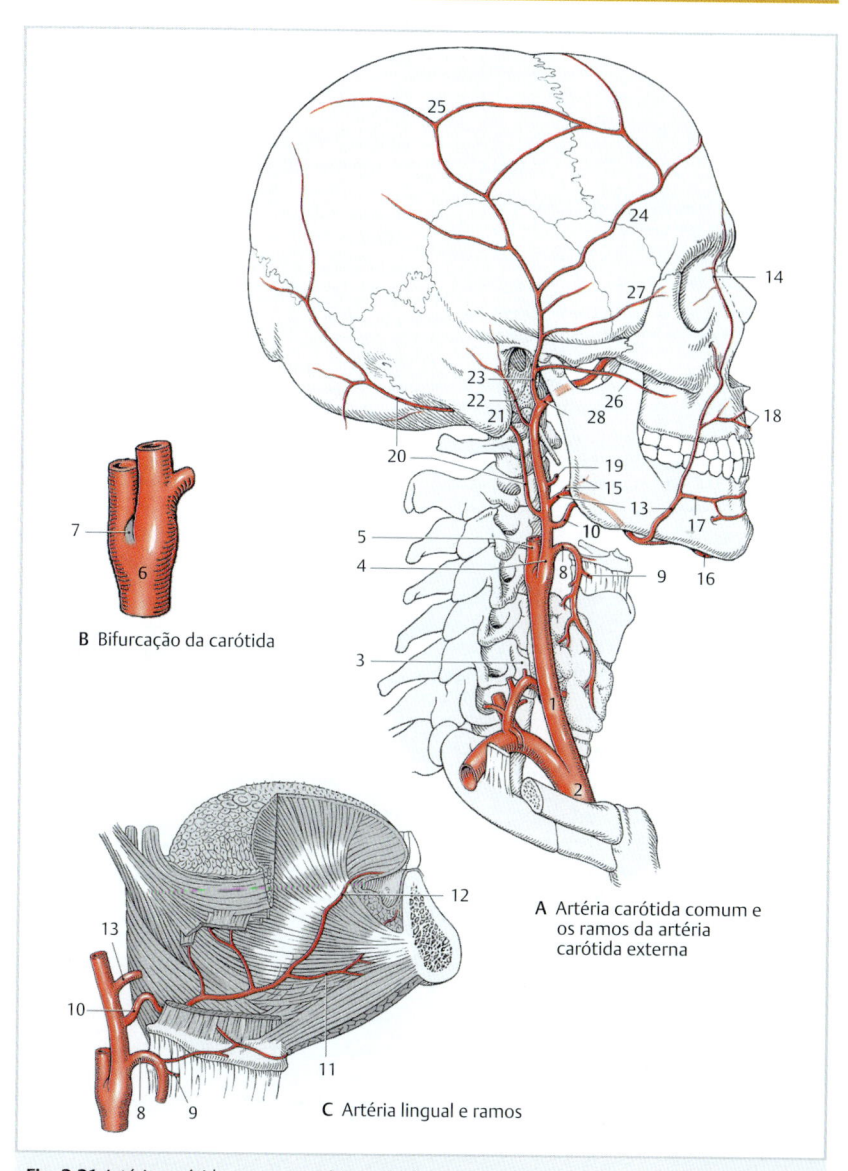

C Artéria lingual e ramos

Fig. 2.21 Artéria carótida comum, artéria carótida externa.

Artéria Maxilar

O maior ramo terminal da *artéria carótida externa* (**A2**), a artéria maxilar (**A-C1**), surge abaixo da articulação temporomandibular e vira-se posteriormente para o *colo da mandíbula* (**A3**) para seguir para as *estruturas profundas da face*. Ali ela corre entre os *músculos mastigatórios* e ascende em direção à *fossa pterigopalatina* (**A4**).

O curso da artéria maxilar pode ser dividido em três partes:

- a primeira porção, ou **porção mandibular** (**I**), passa horizontalmente atrás do colo da mandíbula
- a segunda porção, ou **porção pterigóidea** (**II**), ascende obliquamente para uma posição variável relativa aos músculos mastigatórios, suprindo, em particular, o pterigoide lateral
- a terceira porção, ou **porção pterigomaxilar** (**III**), continua a escalar, e passa através da fissura pterigomaxilar para entrar na fossa pterigopalatina.

Igualmente, os ramos da artéria maxilar podem ser divididos em três grupos:

Grupo mandibular. Surgindo da primeira porção da artéria encontram-se a **artéria auricular profunda** (**A5**), que passa para a articulação temporomandibular, meato acústico externo e membrana timpânica, assim como a **artéria timpânica anterior** (**A6**), que passa através da fissura petrotimpânica para a cavidade timpânica. A **artéria alveolar inferior** (**A7**) ramifica-se caudalmente. Antes de entrar no canal mandibular (**A8**), ela dá origem ao *ramo milo-hióideo* (**A9**). A artéria alveolar inferior supre os dentes, o osso e os tecidos moles da mandíbula. Ela termina como um *ramo mentual* (**A10**), que sai através do forame mentual e segue sob a pele do queixo.

A **artéria meníngea média** (**A11**) é um grande ramo ascendente que surge da primeira parte da artéria maxilar. Passa através do forame espinhoso para a fossa craniana média, onde dá origem ao *ramo frontal* (**A11 a**) e ao *ramo parietal* (**A11 b**). A artéria meníngea média é a maior artéria que supre a dura-máter. Ela distribui numerosos vasos menores, incluindo a *artéria timpânica superior*, que supre a cavidade timpânica.

Grupo pterigóideo. As **artérias que suprem os músculos mastigatórios** surgem da segunda porção da artéria maxilar. São a *artéria massetérica* (**A12**), a *artéria temporal profunda anterior* (**A13**), a *artéria temporal profunda posterior* (**A14**) e os *ramos pterigóideos*. A **artéria bucal** (**A15**) passa para a mucosa bucal e anastomosa-se com a artéria facial.

Grupo pterigomaxilar. Os ramos emitidos pela terceira porção seguem em todas as direções. A **artéria alveolar superior posterior** (**A16**) entra na maxila e no seio maxilar e termina como *ramos dentais* e *ramos peridentais*, que suprem os dentes do fundo, e ramos finos para o nariz, pálpebra inferior e lábio. A **artéria infraorbital** (**A17**) passa à frente através da fissura orbital inferior para a órbita, onde ela segue ao longo do assoalho da órbita no canal infraorbital e passa através do forame infraorbital (**A18**) para suprir a face. No curso da artéria, ela distribui as *artérias alveolares superiores anteriores* (**A19**) para os dentes frontais, que emitem os *ramos dentais* e *peridentais*. A **artéria palatina descendente** (**A-C20**) surge caudalmente e passa para a frente até o palato duro como *artéria palatina maior* (**B22**), através do canal palatino maior (**B21**). As *artérias palatinas menores* são derivadas diretamente da artéria palatina descendente e suprem o palato mole. A *artéria do canal pterigóideo* passa para trás através do canal pterigóideo para a tuba auditiva e faringe. A **artéria esfenopalatina** (**A-C23**) pode ser considerada o ramo terminal da artéria maxilar. Ela passa através do forame esfenopalatino para a cavidade nasal, onde se ramifica em *artérias nasais posteriores laterais* (**B24**) e *ramos septais posteriores* (**C25**).

Para a topografia e variantes anatômicas da artéria maxilar, ver Vol. 1.

2.4 Artérias da Cabeça e Pescoço

A Curso da artéria maxilar com ramos

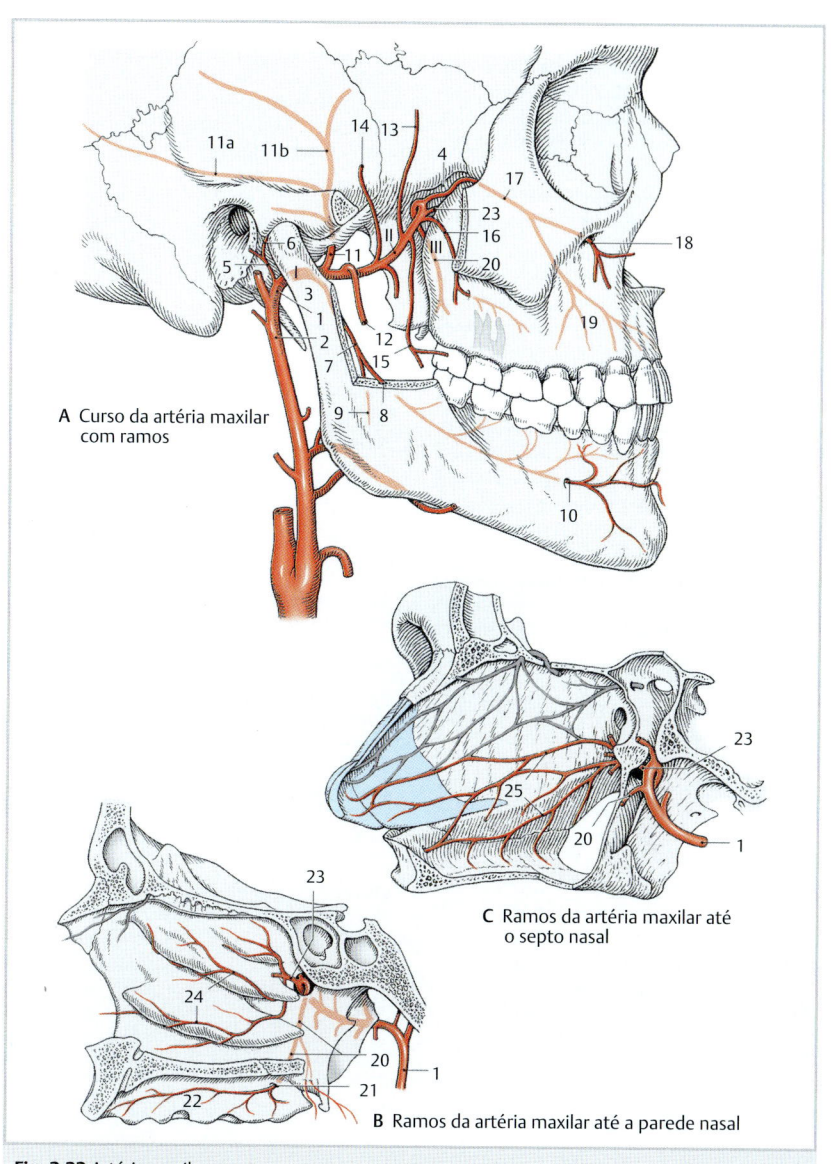

C Ramos da artéria maxilar até o septo nasal

B Ramos da artéria maxilar até a parede nasal

Fig. 2.22 Artéria maxilar.

Artéria Carótida Interna

A artéria carótida interna supre a maior parte do cérebro, a hipófise, os conteúdos orbitais, a testa, as partes da face adjacentes às órbitas e a mucosa das células etmoidais, o seio frontal e partes dos outros seios paranasais.

A artéria carótida interna pode ser dividida em quatro porções, com base em seu curso (**A**):

Parte cervical (I). A parte cervical da artéria carótida interna começa com a *bifurcação da carótida* (**A1**) e prossegue até a parede dorsolateral da faringe, normalmente sem emitir quaisquer ramos. Ela acompanha o *nervo vago* e a *veia jugular interna* para a superfície externa da base craniana, onde entra no osso através da abertura externa do canal carótico.

Parte petrosa (II). A porção da artéria carótida interna, que segue no canal ósseo, é conhecida como a parte petrosa. Esta primeira parte ascende no canal, então se curva anteromedialmente (*joelho carótico*) e ascende para o interior da cavidade craniana. Ramos importantes da parte petrosa da artéria carótida interna incluem as **artérias caroticotimpânicas**, que passam para a cavidade timpânica.

Parte cavernosa (III). A parte cavernosa da artéria carótida interna situa-se no seio cavernoso e normalmente possui dois arcos vasculares. O arco vascular, localizado próximo ao processo clinoide anterior, possui uma pronunciada convexidade anterior. Junto com a porção inicial da parte cerebral da artéria carótida interna, ela forma o **sifão carótico** (**A2**). Os ramos da parte cavernosa suprem a dura-máter circundante, o gânglio trigeminal e a via **artéria hipofisária inferior**, a neuro-hipófise.

Parte cerebral (IV). A parte cerebral da artéria carótida interna começa medialmente ao processo clinoide anterior, onde o vaso perfura a dura-máter. O primeiro ramo é a **artéria oftálmica** (**B3**), que segue com o nervo óptico para dentro da órbita, onde ela envia ramos para o olho, músculos extraoculares e estruturas visuais acessórias (ver Vol. 3). A parte cerebral da artéria carótida interna normalmente dá origem à **artéria comunicante posterior** (**B4**) posteriormente, que se conecta aos ramos da *artéria vertebral* (**B5**) (ver adiante). O ramo seguinte é a **artéria coróidea anterior**. A artéria carótida interna divide-se em dois ramos terminais espessos, a **artéria cerebral anterior** (**B6**) e a **artéria cerebral média** (**B7**), cada qual suprindo grandes porções do telencéfalo (os ramos adicionais e as regiões supridas por esses vasos são descritos no Vol. 3).

Círculo Arterial Cerebral

As **artérias cerebrais anteriores** estão conectadas entre si por meio da **artéria comunicante anterior** (**B8**). A **artéria comunicante posterior** (**B4**) conecta a *artéria carótida interna* em cada lado com os *vasos alimentados pelas artérias vertebrais* (**B5**), para formar o **círculo arterial do cérebro** (**círculo de Willis**), um anel de artérias que forma um circuito fechado em torno da sela turca na base do crânio e supre o cérebro.

A porção posterior do círculo arterial alimentada pela artéria vertebral é formado como segue: contribuindo para ela a partir de cada lado encontra-se a **artéria vertebral** que se origina da *artéria subclávia* (ver p. 52) e passa através do forame magno para dentro da cavidade craniana. As duas artérias vertebrais unem-se para formar a **artéria basilar** (**B9**), um grande tronco situado no clivo. A artéria basilar dá origem às *artérias que suprem a orelha interna e o cerebelo*, assim como a *artéria cerebral posterior* (**B10**). (Os ramos adicionais e regiões supridas pelo círculo arterial são descritos no Vol. 3.)

Ramos da artéria vertebral:
B11 Artéria espinal posterior
B12 Artéria espinal anterior
B13 Artéria cerebelar inferior posterior

Ramos da artéria basilar:
B14 Artéria cerebelar inferior anterior
B15 Artéria labiríntica
B16 Artéria cerebelar superior

2.4 Artérias da Cabeça e Pescoço 51

A Partes da artéria carótida interna

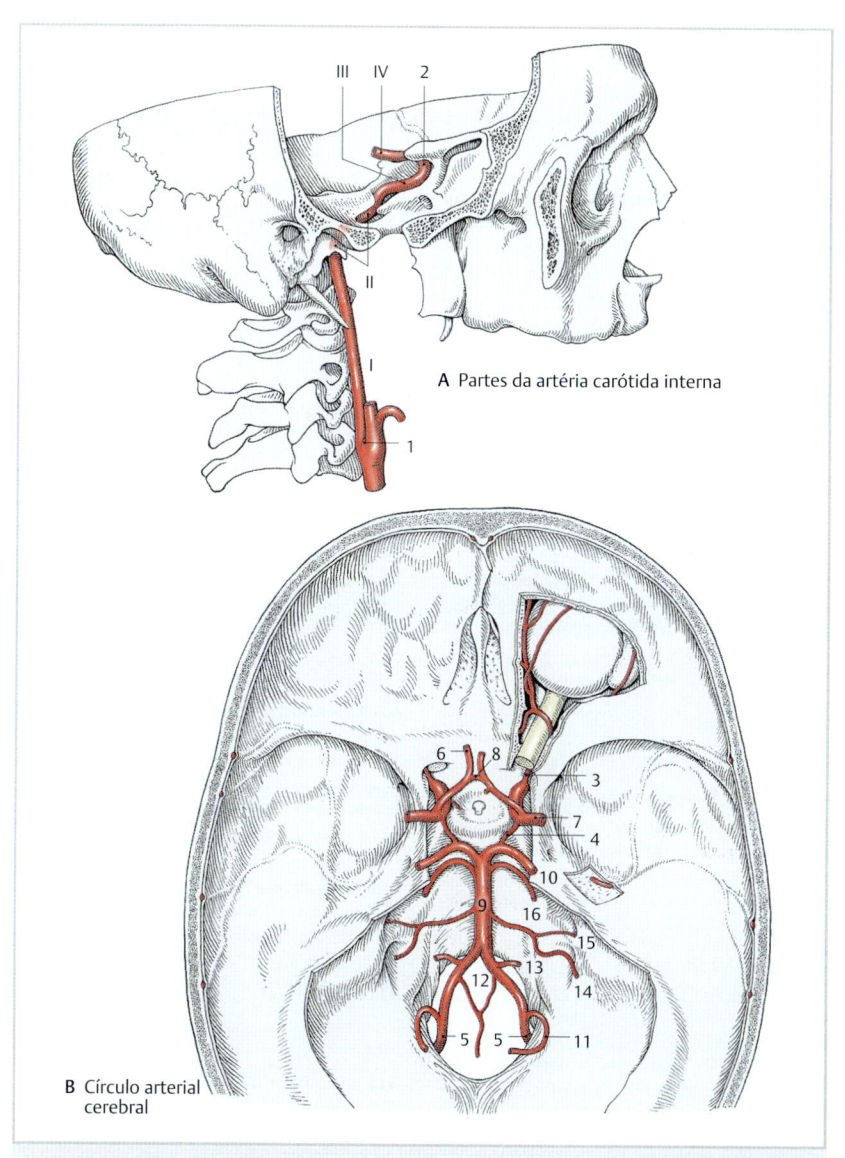

B Círculo arterial cerebral

Fig. 2.23 Artéria carótida interna.

Artéria Subclávia

A artéria subclávia transporta sangue para parte do pescoço, parede torácica anterior, cintura escapular e braço do mesmo lado. Ela supre a parte occipital do cérebro e a coluna cervical.

No **lado direito**, a artéria subclávia (**A1**) surge do *tronco braquiocefálico* e, **no esquerdo**, surge diretamente do *arco aórtico*. Pode ser dividida em três partes, com base em sua relação com o músculo *escaleno anterior* (**A2**): a **primeira porção** (**I**) estende-se desde a origem do vaso até a margem medial do músculo; a **segunda porção** (**II**) situa-se posteriormente ao músculo; e a **terceira porção** (**III**) estende-se da margem lateral do escaleno anterior até a borda inferior da primeira costela. A partir desse ponto, é conhecida como *artéria axilar*.

A artéria subclávia dá origem aos seguintes grandes ramos:

Artéria vertebral (A3). A artéria vertebral surge da parte posterior e superior do vaso. A partir do nível da C6, geralmente ela ascende através dos forames em cada um dos processos transversos. Ela se curva medialmente no arco do atlas e passa através do forame magno para dentro da cavidade craniana, onde se une à artéria vertebral do lado oposto para formar a *artéria basilar*. Os segmentos da artéria vertebral são divididos, em relação a seu curso, dentro da *parte pré-vertebral* (**A3 a**), *parte cervical* (**A3 b**), *parte atlântica* (**A3 c**) e *parte intracraniana* (**A3 d**) (ver p. 50 e Vol. 3).

Artéria torácica interna (AB4). A artéria torácica interna surge da concavidade da origem da artéria subclávia e passa em sentido anteroinferior à face posterior da primeira cartilagem costal, descendo paralelamente à borda lateral do esterno a cerca de 1 cm de distância dela. Dá origem aos **ramos intercostais anteriores** (**A5**), que se estendem na direção do diafragma, e supre ramos para as estruturas adjacentes. Outros ramos incluem a **artéria pericardiacofrênica**, que supre o pericárdio e o diafragma, assim como a **artéria musculofrênica**, que supre o diafragma. O ramo terminal ou o prolongamento da artéria torácica interna (**B**) é a **artéria epigástrica superior**, que, após passar através do diafragma, entra na bainha do reto. Ela supre os músculos abdominais e anastomosa-se com a *artéria epigástrica inferior*, que surge da artéria ilíaca externa.

Tronco tireocervical (A6). O tronco tireocervical surge normalmente da parte anterior e superior do vaso e é o tronco comum formado pelos três maiores vasos: a **artéria tireóidea inferior** (**A7**) primeiramente ascende, em seguida prossegue medialmente até alcançar o lado posterior da glândula tireoide, que ela supre ao longo da faringe, esôfago, traqueia e partes da laringe (via *artéria laríngea inferior*). A *artéria cervical ascendente* (**A8**), um pequeno ramo ascendente, também é geralmente derivado da artéria tireóidea inferior.

A **artéria supraescapular** (**A9**) passa lateral e posteriormente para entrar na fossa supraespinhosa acima do ligamento transverso superior da escápula. Ela continua ao redor do pescoço da escápula, onde normalmente se anastomosa com a *artéria circunflexa da escápula* (um ramo da artéria subescapular, ver p. 54).

A **artéria cervical transversa** (**A10**) segue transversalmente através do pescoço, passando entre os nervos que formam o plexo braquial. Sua origem, padrão de ramificação e curso são altamente variáveis.

A **artéria escapular posterior** (**A11**) surge como um vaso independente diretamente da artéria subclávia ou do ramo profundo da *artéria cervical transversa*. Ela passa em sentido ao levantador da escápula.

Tronco costocervical (A12). O tronco costocervical arqueia-se posterior e caudalmente e dá origem à **artéria intercostal suprema** (**A13**), que segue anteriormente para formar a origem comum das duas primeiras artérias intercostais, assim como a **artéria cervical profunda** (**A14**), que passa posteriormente para os músculos do pescoço.

> **Nota clínica:** A artéria subclávia pode ser constrita no escaleno, particularmente em pacientes com uma costela cervical. Certos movimentos comprometem o fluxo sanguíneo através do vaso, resultando em sintomas envolvendo o braço e as regiões do ombro. Isso é conhecido como síndrome do escaleno.

2.4 Artérias da Cabeça e Pescoço

B Curso e anastomose da artéria torácica interna

A Segmentos e ramos da artéria subclávia

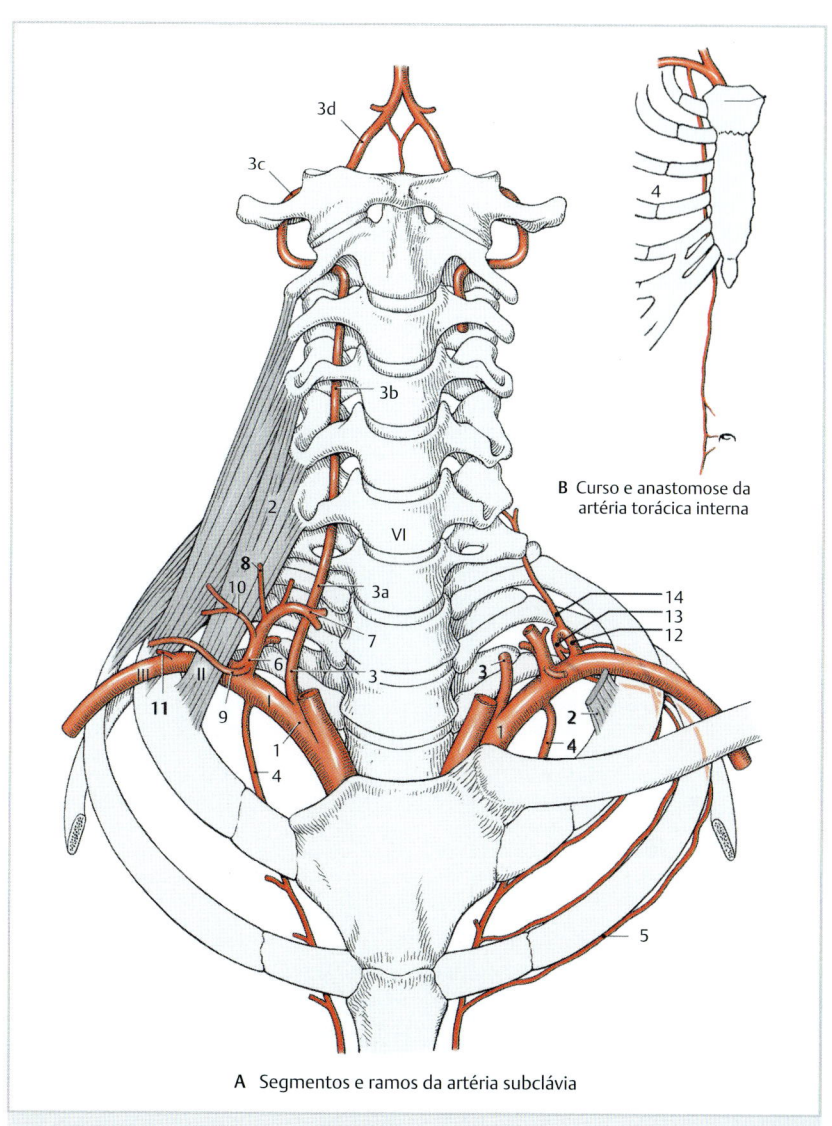

Fig. 2.24 Artéria subclávia.

2.5 Artérias do Ombro e Membro Superior

Artéria Axilar

A artéria axilar (**A1**), a principal artéria para o braço, passa como *continuação da artéria subclávia*, desde a borda inferior da primeira costela até a borda inferior do peitoral maior ou tendão do latíssimo do dorso (**A2 a**). É coberta em seu lado anterior pelo peitoral menor (**A2 b**) e pelo peitoral maior.

Surgindo da primeira parte da artéria axilar encontra-se a **artéria torácica superior** (**A3**) variável, que supre os músculos do primeiro e segundo espaços intercostais e os músculos peitoral, subclávio e parte superior do serrátil anterior. Distalmente a este vaso, surge um tronco curto denominado **artéria toracoacromial** (**A4**) e divide-se em numerosos ramos que passam em todas as direções, formando a *anastomose acromial*, uma rede de artérias próximas ao acrômio.

A **artéria torácica lateral** (**A5**) segue inferiormente no serrátil anterior, ao longo da parede torácica lateral. É mais espessa em mulheres pois fornece sangue para as glândulas mamárias.

A **artéria subescapular** (**A6**) surge de um vaso espesso na borda lateral do subescapular. Ela se divide em *artéria circunflexa da escápula* (**A7**), que passa através do espaço triangular (medial) entre os músculos redondos maior e menor, para a fossa infraespinhosa e anastomosa-se com a artéria supraescapular (ver p. 52 e Vol. 1) e *artéria posterior* (**A8**), que acompanha o nervo toracoposterior até o latíssimo do dorso (**A2 a**). Ela também supre os músculos redondo maior, subescapular e serrátil anterior. A **artéria circunflexa anterior do úmero** (**A9**) surge do aspecto lateral da artéria axilar e passa anteriormente ao redor do colo cirúrgico do úmero. A espessa **artéria circunflexa posterior do úmero** (**A10**) passa posteriormente através do espaço quadrangular (lateral) entre os músculos redondos maior e menor (ver Vol. 1) e supre a articulação glenoumeral e músculos circundantes.

Artéria Braquial

A artéria braquial (**A11**) é a *continuação da artéria axilar* da borda inferior do peitoral maior até sua divisão em artérias do antebraço (**ramos terminais:** *artéria ulnar* e *artéria interóssea comum*). Seu pulso é palpável em um sulco bicipital medial, onde ela pode ser comprimida contra o úmero em uma emergência. Seus ramos suprem principalmente o úmero, fazendo parte da **anastomose cubital**, um plexo vascular ao redor da articulação do cotovelo.

A **artéria braquial profunda** (**A12**) origina-se na margem inferior do redondo maior e passa posteriormente à diáfise umeral. Entre os ramos emitidos pelo vaso estão a *artéria colateral medial* e a *artéria colateral radial* que passam para a anastomose cubital.

A **artéria colateral ulnar superior** (**A13**) surge distalmente à origem da artéria braquial. Ela segue ao longo do nervo ulnar. A **artéria colateral ulnar inferior** (**A14**) surge mais distalmente, próximo à fossa do olécrano acima do epicôndilo medial. As variações anatômicas das artérias axilar e braquial são comuns.

Anastomose Cubital

Circundando a articulação do cotovelo encontra-se um plexo vascular formado por anastomoses entre numerosas artérias.

A anastomose cubital é formada pelos **ramos descendentes** que surgem da artéria braquial profunda e da artéria braquial (ver anteriormente), ou seja, artéria colateral ulnar superior (**A13**), artéria colateral ulnar inferior (**A14**), artéria colateral radial (**A15**) e artéria colateral medial (**A16**). Também contribuindo para sua formação encontram-se os **ramos ascendentes** (ver p. 56) derivados das artérias do antebraço, ou seja, a artéria radial (**A17**) e a artéria ulnar (**A18**), que passam como vasos recorrentes para o plexo arterial: artéria recorrente radial (**A19**), artéria recorrente ulnar (**A20**) e artéria interóssea recorrente (**A21**).

> **Nota clínica:** A anastomose cubital permite a ligadura da artéria braquial distalmente à origem da artéria braquial profunda. Uma anastomose cubital patente também permite a remoção de uma porção distal de uma artéria do antebraço (p. ex., artéria radial) para uso como enxerto, uma vez que a circulação colateral é provida ao longo de vasos recorrentes pela segunda grande artéria do antebraço (artéria ulnar).

2.5 Artérias do Ombro e Membro Superior

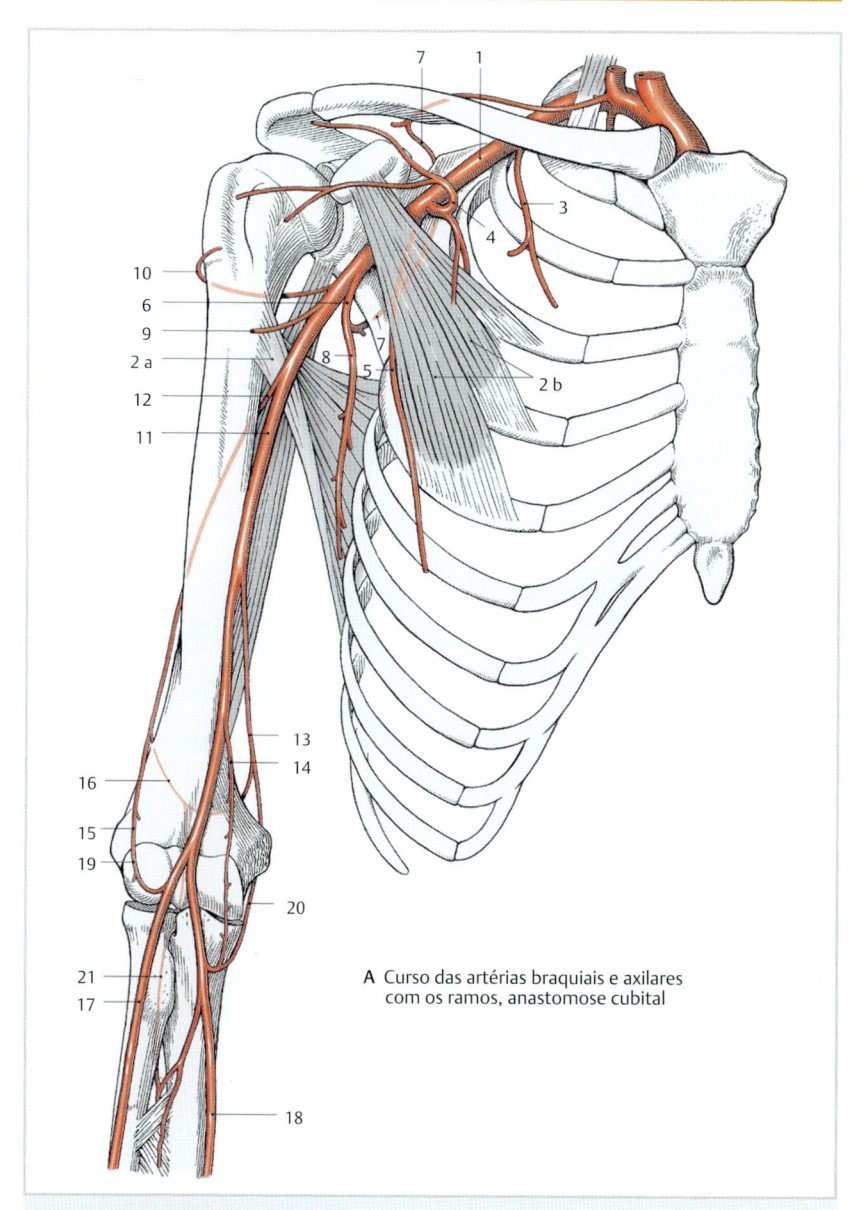

Fig. 2.25 Artéria axilar, artéria braquial.

A Curso das artérias braquiais e axilares com os ramos, anastomose cubital

Artéria Radial

Continuando na mesma direção da *artéria braquial* (**A1**) encontra-se a *artéria radial* (**A2**). A artéria radial segue ao longo do rádio. Sua porção proximal situa-se entre o pronador redondo e o braquiorradial e sua porção distal entre os tendões do braquiorradial e o flexor radial do carpo, onde seu pulso pode ser palpado. Ela vira posteriormente e passa entre os dois primeiros metacarpos, para alcançar a palma da mão (ver adiante).

Os ramos mais importantes da **artéria radial** são:

A **artéria recorrente radial** (**A3**) passa como um vaso recorrente na direção da *anastomose cubital* (ver p. 54).

O **ramo palmar superficial** (**A4**) passa para o *arco palmar superficial* (**A5**) (ver adiante).

O **ramo palmar do carpo** (**A6 a**) passa para o *arco palmar do carpo*, um plexo vascular no lado palmar do punho.

O **ramo posterior do carpo** (**B7 a**) passa para o *arco posterior do carpo* (**B**), um plexo vascular no lado posterior do punho.

A **artéria principal do polegar** (**A8**) surge da artéria radial durante o seu curso através do primeiro interósseo posterior e passa para a superfície flexora do polegar.

A **artéria radial do indicador** (**A9**) surge diretamente da artéria radial ou da artéria principal do polegar e passa para o lado radial do dedo indicador.

O **arco palmar profundo** (**A10**) forma a continuação da artéria radial e situa-se sob os tendões flexores longos (ver Vol. 1) nas bases dos metacarpos. Ele forma anastomoses com o *ramo palmar profundo da artéria ulnar* (ver adiante).

Artéria Ulnar

A artéria ulnar (**A11**) é a maior das duas artérias do antebraço. Inicialmente, ela segue profundamente para o pronador redondo em direção ulnar e, em seguida, acompanha o flexor ulnar do carpo.

Ela dá origem aos seguintes ramos:

A **artéria recorrente ulnar** (**A12**) passa como um vaso recorrente para a *anastomose cubital*.

A **artéria interóssea comum** (**A13**) surge embriologicamente como um dos ramos terminais da artéria braquial. Ela se divide em *artéria interóssea posterior* (**A14**), *artéria interóssea recorrente* (**A15**) e *artéria interóssea anterior* (**A16**).

O **ramo palmar do carpo** (**A6 b**) surge da porção distal do vaso e passa para o *arco palmar do carpo*.

O **ramo posterior do carpo** (**AB7 b**) passa para o *arco posterior do carpo*.

O **ramo palmar profundo** (**A17**) passa para o *arco palmar profundo*.

O **arco palmar superficial** (**A5**) é o ramo terminal verdadeiro da artéria ulnar. Situa-se entre a aponeurose palmar e os tendões flexores longos, e anastomosa-se com o *ramo palmar superficial* (**A4**) da *artéria radial*.

Arcos Vasculares da Mão

Arco palmar profundo. Este consiste no **ramo terminal da artéria radial** e no **ramo palmar profundo da artéria ulnar**. É alimentado principalmente pela artéria radial e dá origem a 3–4 vasos finos, as *artérias metacarpais palmares* (**A18**), que passam para os espaços interdigitais, assim como os *ramos perfurantes*, que passam para o dorso da mão.

Arco palmar superficial. O arco palmar superficial consiste no **ramo terminal da artéria ulnar** e no **ramo palmar superficial da artéria radial**. É alimentado principalmente pela artéria ulnar e dá origem a três *artérias digitais palmares comuns* (**A19**), cada qual enviando duas *artérias digitais palmares próprias* (**AC20**) para os lados radial e ulnar das superfícies flexoras dos dedos.

Arco posterior do carpo (B). O dorso da mão é suprido pelo **ramo posterior do carpo da artéria radial** (**B7 a**), que forma um plexo vascular com o **ramo posterior do carpo da artéria ulnar** (**B7 b**). O plexo dá origem a quatro *artérias metacarpais posteriores* (**B21**) e cada qual envia as *duas artérias digitais posteriores* (**BC22**) para os dedos.

2.5 Artérias do Ombro e Membro Superior

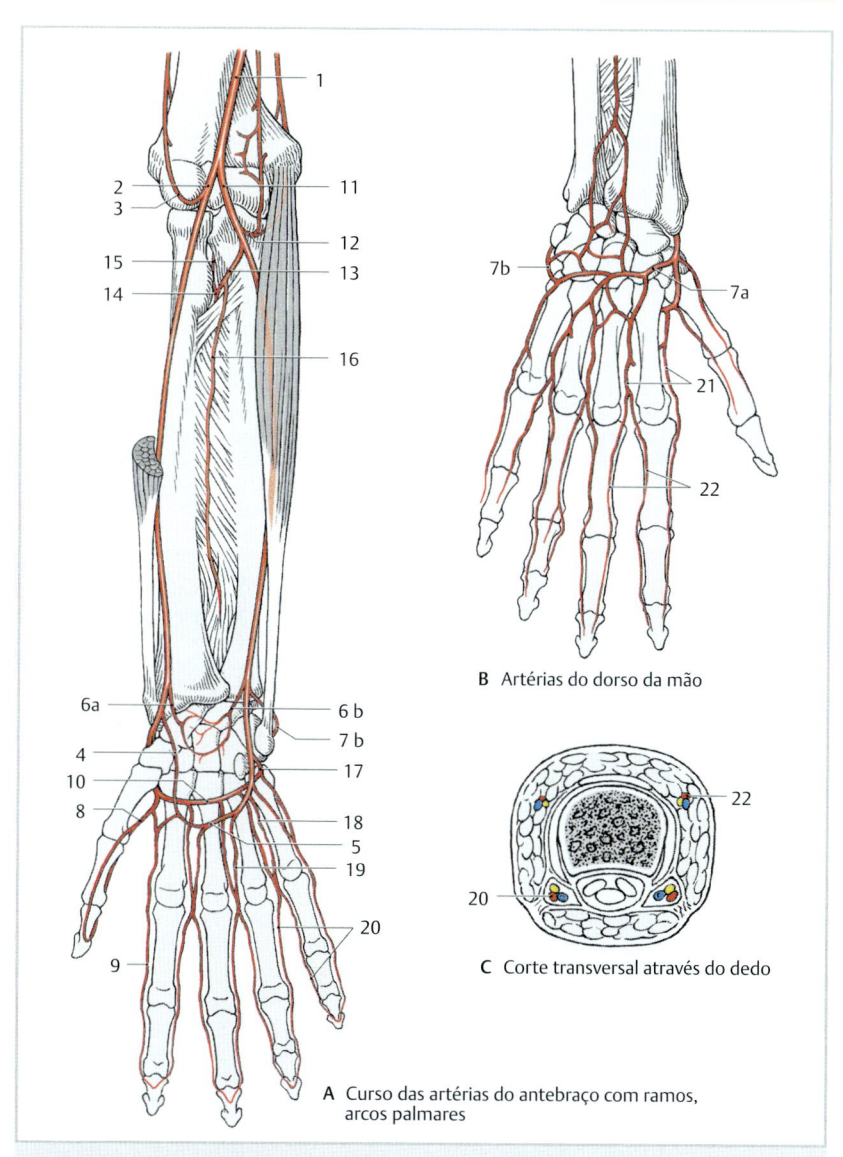

B Artérias do dorso da mão

C Corte transversal através do dedo

A Curso das artérias do antebraço com ramos, arcos palmares

Fig. 2.26 Artéria radial, artéria ulnar.

2.6 Artérias da Pelve e do Membro Inferior

A aorta abdominal (**A1**) divide-se na frente da L4 em dois grandes troncos conhecidos como as **artérias ilíacas comuns** (**A2**). Elas passam em cada lado na direção do plano de entrada pélvica, sem emitir quaisquer ramos significativos, e dividem-se na frente da articulação sacroilíaca em **artéria ilíaca interna** (**AC3**) e **artéria ilíaca externa** (**AC4**).

Artéria Ilíaca Interna

A artéria ilíaca interna entra na pelve menor através da linha terminal e ramifica-se no nível do forame isquiático maior, geralmente, em dois troncos com **ramos parietais** para a *parede da pelve menor* e **ramos viscerais** para as *vísceras pélvicas*. Seus ramos são altamente variáveis. Os principais ramos são:

Ramos Parietais

A **artéria iliolumbar** (**A5**) passa abaixo do psoas maior dentro da fossa ilíaca e dá origem ao *ramo ilíaco*, que se comunica com a *artéria circunflexa ilíaca profunda* da artéria ilíaca externa. As **artérias sacrais laterais** (**A6**) descem ao longo da porção lateral do sacro, enviando *ramos espinais* para o canal sacral. A **artéria obturadora** (**A7**) passa anteriormente ao longo da parede lateral da pelve, sai da pelve através do canal obturatório, e passa com o *ramo anterior* para os adutores da coxa. Ela dá origem a um *ramo púbico*, que se anastomosa com a *artéria epigástrica inferior* (**AC24**). O *ramo acetabular* passa através do ligamento da cabeça do fêmur para a cabeça do fêmur e um *ramo posterior* passa para os músculos externos profundos do quadril.

A **artéria glútea superior** (**AB8**) é o ramo mais espesso. Ela passa acima do piriforme (forame suprapiriforme) para os músculos glúteos, os quais ela supre por meio de um *ramo superficial* e um *ramo profundo*. A **artéria glútea inferior** (**AB9**) passa abaixo do piriforme (forame infrapiriforme) para os músculos circundantes. Ela dá origem à *artéria para o nervo isquiático* (**B10**), que acompanha o nervo isquiático. Em termos de desenvolvimento filogenético, ela é a principal artéria da perna e, em raras situações, pode servir como tal.

Ramos Viscerais

Durante a vida fetal, a **artéria umbilical** (**A11**) alimenta a placenta (ver p. 8). Na vida pós-natal, ela é dividida em duas partes: sua *parte patente proximal* (**A11 a**) e uma parte obliterada, a *parte ocluída* (**A11 b**), formando o cordão umbilical. A parte patente da artéria umbilical emite as *artérias vesicais superiores* (**A12**), que alimentam a parte superior da bexiga urinária, os *ramos uretéricos* e, na pelve masculina, a *artéria para o ducto deferente*.

A **artéria uterina** (**A13**) corresponde à *artéria para o ducto deferente*, mas, em geral, surge diretamente da artéria ilíaca interna. Ela supre o útero e envia ramos para a vagina, o ovário e a tuba uterina. A **artéria vesical inferior** (**A14**) supre a parte inferior da bexiga urinária. Ela envia *ramos vaginais* para a vagina e *ramos prostáticos* para a próstata e a vesícula seminal.

A **artéria vaginal** (**A15**), que geralmente ocorre como dois ou três vasos, supre a vagina. A **artéria retal média** (**A16**) variável segue ao longo do assoalho pélvico para a parede retal e supre os músculos do reto. A **artéria pudenda interna** (**AB17**) surge geralmente da artéria ilíaca interna, mas ocasionalmente brota da *artéria glútea inferior*. Sua porção inicial segue através do forame infrapiriforme, ao redor da espinha isquiática, e através do forame isquiático menor, para alcançar a parede lateral da fossa isquioanal. Seus ramos são: *artéria retal inferior* (**A18**), *artéria perineal* (**A19**), *ramos labial posterior ou escrotal posterior, artéria uretral* (**A20**), *artéria do bulbo do vestíbulo ou bulbo do pênis* (**A21**), *artéria profunda do clitóris ou do pênis* (**A22**) e *artéria posterior do clitóris ou artéria dorsal do pênis* (**A23**).

> **Nota clínica (C):** Se o vaso que conecta a artéria obturatória (**AC7**) e a artéria epigástrica inferior (**AC24**) for muito espesso, ou se a artéria obturatória surgir da artéria obturatória inferior, ela pode ser lesionada durante a cirurgia na região inguinal, resultando em morte por hemorragia. Daí a denominação de "**artéria obturatória aberrante**" (**corona mortis**) (**C25**).

2.6 Artérias da Pelve e do Membro Inferior

A Curso da artéria ilíaca interna com ramos

B Artérias glúteas

C Origem aberrante da artéria obturatória

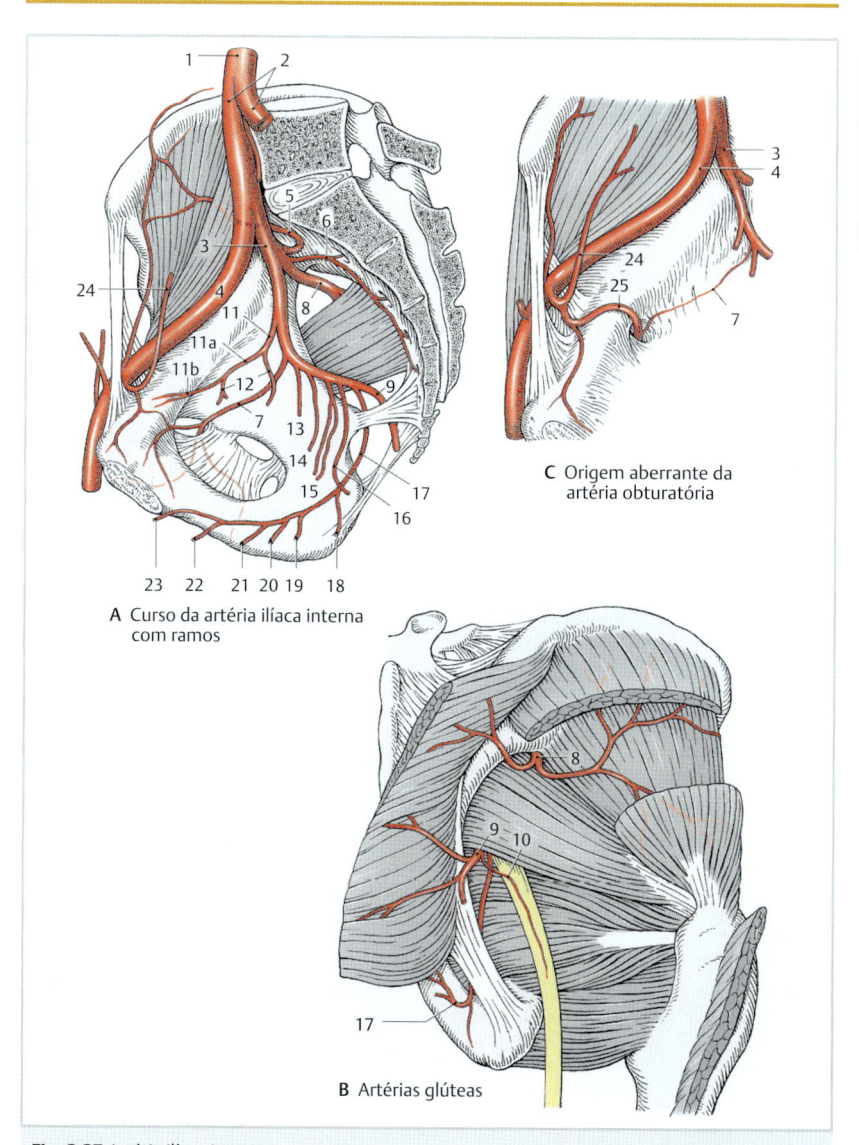

Fig. 2.27 Artéria ilíaca interna.

Artéria Ilíaca Externa

O *segundo ramo da artéria ilíaca comum* (**AC1**), a *artéria ilíaca externa* (**AC2**), é mais largo do que a artéria ilíaca interna (**AC3**). Ela segue paralelamente à linha terminal e medialmente ao iliopsoas, para o espaço vascular (ver Vol. 1). Após seguir através dessa passagem, ela continua como *artéria femoral* (**AC4**).

Com exceção dos ramos musculares menores, a artéria ilíaca externa não dá origem a quaisquer ramos durante o seu curso. Surgindo da **porção terminal** (**A, B**) da artéria ilíaca externa, imediatamente antes de sair do espaço vascular, encontra-se a **artéria epigástrica inferior** (**AB5**), que se origina acima do ligamento inguinal. Ela ascende no arco para a superfície posterior do reto do abdome, produzindo a *dobra umbilical lateral* na superfície interna da parede abdominal anterior. Anastomosa-se com a artéria epigástrica superior da artéria torácica interna (ver p. 52), no nível do umbigo. A artéria epigástrica inferior dá origem ao *ramo púbico*, que emite um *ramo obturatório*. O ramo obturatório anastomosa-se com o *ramo púbico da artéria obturatória*. A artéria epigástrica inferior também dá origem à *artéria cremastérica* ou à *artéria do ligamento redondo do útero*, que passa através do canal inguinal com o ligamento redondo para o lábio maior.

A **artéria circunflexa ilíaca profunda** (**AB6**) surge da artéria ilíaca externa oposta na artéria epigástrica inferior e arqueia-se lateralmente por trás do ligamento inguinal na direção da espinha ilíaca anterior superior. Um de seus ramos possui anastomoses com a *artéria iliolumbar*.

Artéria Femoral

A *artéria femoral* (**AC4**) é a *continuação da artéria ilíaca externa* distalmente ao ligamento inguinal onde ela sai da lacuna vascular. Ela segue medialmente e anteriormente passando pela articulação coxofemoral para alcançar a fossa iliopectínea, onde é coberta apenas por pele e fáscia da coxa. Posteriormente ao sartório, ela segue no canal adutor, que dá passagem para o lado posterior da coxa e fossa poplítea, onde ela se torna a *artéria poplítea*.

A artéria femoral dá origem aos seguintes ramos:

A **artéria epigástrica superficial** (**AB7**) surge distalmente ao ligamento inguinal e ascende na pele da parede abdominal anterior. A **artéria circunflexa ilíaca superficial** (**AB8**), que segue na direção da espinha ilíaca anterior superior.

As **artérias pudendas externas** (**B9**), que passam medialmente e emitem os *ramos escrotal anterior ou labial anterior*, assim como os *ramos inguinais*.

A **artéria genicular descendente** (**C10**), que, no canal adutor, divide-se em *ramo safeno*, que passa para a perna, e *ramo articular,* que passa para a *anastomose genicular* (ver adiante). A **artéria profunda da coxa** (**C11**) é o ramo mais espesso e surge da parte posterolateral do vaso a cerca de 3 a 6 cm abaixo do ligamento inguinal. Seus ramos e raminhos são altamente variáveis. Em geral, eles podem ser divididos em: *artéria circunflexa femoral medial* (**C12**), que passa medial e posteriormente e distribui ramos que suprem os músculos circundantes e a articulação coxofemoral. A *artéria circunflexa femoral lateral* (**C13**) surge lateralmente. Um de seus ramos forma normalmente um grande circuito ao redor do colo do fêmur com a *artéria circunflexa femoral medial*. As *artérias perfurantes* (**C14**) são ramos terminais (geralmente três, mas que equivalem a cinco). Elas perfuram os adutores próximo ao fêmur e passam para o aspecto posterior da coxa, que é suprida por seus ramos.

> **Nota clínica:** Por situar-se superficialmente abaixo do ligamento inguinal, a artéria femoral pode ser usada para fins diagnósticos e terapêuticos. Um cateter introduzido na artéria femoral pode ser avançado nas grandes artérias e na metade esquerda do coração. Em uma emergência, a artéria femoral pode ser comprimida contra a borda da pelve.

2.6 Artérias da Pelve e do Membro Inferior

C Curso da artéria femoral com ramos

B Ramos da artéria ilíaca externa e artéria femoral

A Ramos da artéria ilíaca externa

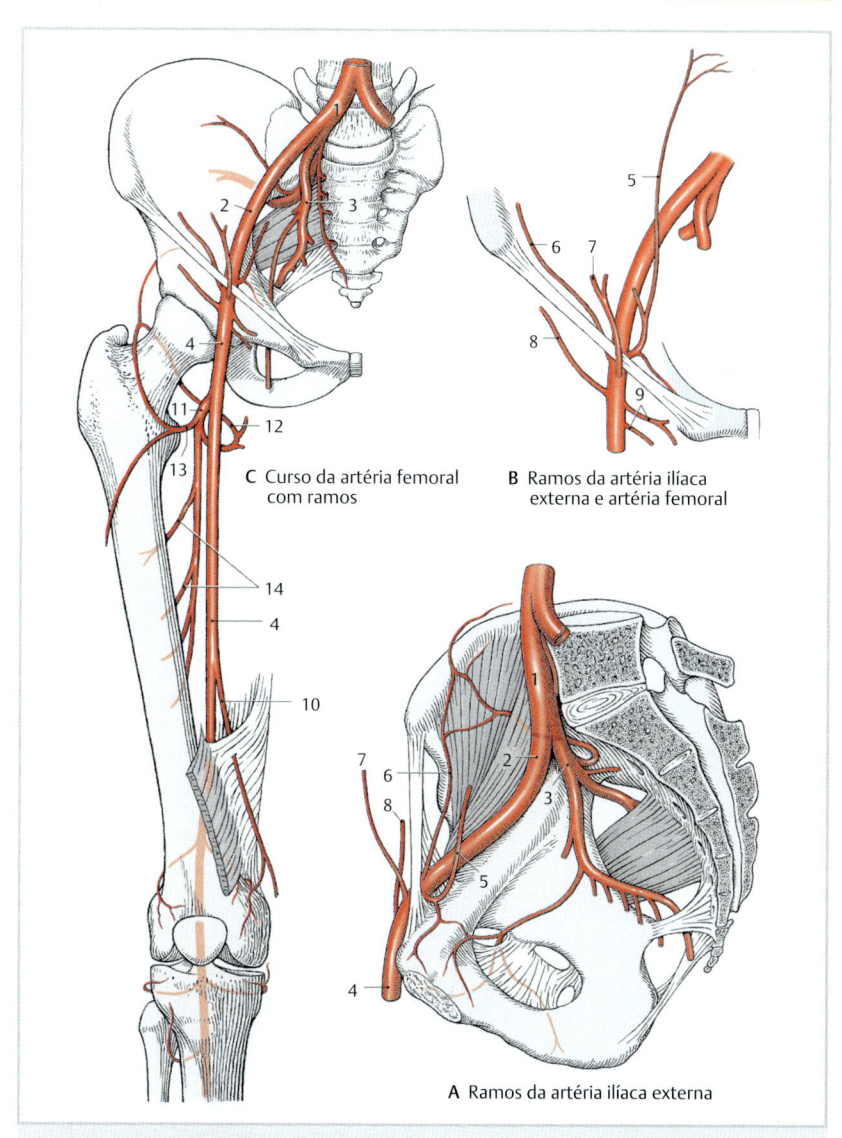

Fig. 2.28 Artéria ilíaca externa, artéria femoral.

Artéria Poplítea

A artéria poplítea (**A1**) é a porção da artéria ilíaca externa que cursa na perna desde o canal adutor até sua divisão na borda inferior do poplíteo. Situa-se profundamente dentro da fossa poplítea próximo à cápsula da articulação do joelho e se divide em duas artérias que suprem a perna, a **artéria tibial anterior** (**AB2**) e a **artéria tibial posterior** (**A3**).

A artéria poplítea distribui os seguintes ramos para as estruturas circundantes:

A **artéria genicular superior lateral** (**A4**) e a **artéria genicular superior medial** (**A5**), que passam lateral e medialmente na frente da *anastomose genicular*, um plexo arterial situado na face anterior da articulação do joelho.

A **artéria genicular média** (**A6**), que passa posteriormente a cápsula articular e ligamentos cruzados.

As **artérias surais** (**A7**), que são ramos dos músculos da panturrilha e da pele, assim como da fáscia da porção inferior da perna.

A **artéria genicular inferior lateral** (**A8**) e a **artéria genicular inferior medial** (**A9**), que passam anteriormente sob as cabeças lateral e medial (origens) do gastrocnêmio, para a *anastomose genicular*.

Anastomose Genicular

A anastomose genicular é um plexo arterial formado por numerosas tributárias menores (ver anteriormente). A circulação colateral geralmente é insuficiente quando a artéria poplítea é ligada.

Os **vasos descendentes** que passam para a anastomose genicular são a artéria genicular lateral superior (**A4**), a artéria genicular medial superior (**A5**) e o ramo safeno da artéria genicular descendente. Os **vasos ascendentes** são a artéria genicular lateral inferior (**A8**), a artéria genicular medial inferior (**A9**), a artéria recorrente tibial anterior (**AB10**) e o ramo circunflexo fibular da artéria tibial posterior (ver p. 364).

Nota clínica: A artéria poplítea não deve ser ligada, pois a circulação colateral através das artérias geniculares é insuficiente.

Artérias da Perna e do Pé

A **artéria tibial anterior** (**AB2**). A artéria tibial anterior perfura a membrana interóssea na borda inferior do poplíteo e passa para o aspecto anterior da perna, onde segue entre os extensores para o dorso do pé. Além dos *ramos musculares*, entre os ramos significativos estão:

A **artéria recorrente tibial posterior**, um vaso inconstante que passa para a fossa poplítea.

A **artéria recorrente tibial anterior** (**AB10**), que passa como um vaso recorrente para a *anastomose genicular*. A **artéria maleolar anterior lateral** (**B11**) e a **artéria maleolar anterior medial** (**B12**), que se ramificam para a *rede maleolar lateral* e a *rede maleolar medial* sobrejacente ao maléolo.

A **artéria posterior do pé** (**B13**). A artéria posterior do pé é a *continuação* da artéria tibial anterior no dorso do pé (limite: cavidade articular da articulação talocrural). Situa-se superficialmente e pode ser palpada (pulso posterior do pé) entre os tendões do extensor longo do hálux e extensor longo dos dedos. Ela dá origem aos seguintes ramos: A **artéria tarsal lateral** (**B14**) e **artérias tarsais mediais** (**B15**), que suprem a área ao redor dos lados posterolateral e posteromedial do tarso.

A **artéria plantar profunda** (**B16**), que passa profundamente para a planta do pé e contribui para o **arco plantar profundo**.

A **artéria arqueada** inconstante (**B17**), que segue ao longo das bases dos metatarsos e anastomosa-se com a *artéria tarsal lateral*. Surgindo da artéria arqueada encontram-se as *artérias metatarsais posteriores* (**B18**), que passam para os espaços intermetatarsais. Estas dividem-se distalmente em *artérias digitais posteriores* (**B19**), que passam para os dedos do pé.

Nota clínica: A compressão ou o sangramento da artéria tibial anterior em razão de traumatismo contuso pode levar à necrose muscular (síndrome do compartimento extensor).

2.6 Artérias da Pelve e do Membro Inferior

A Artéria poplítea

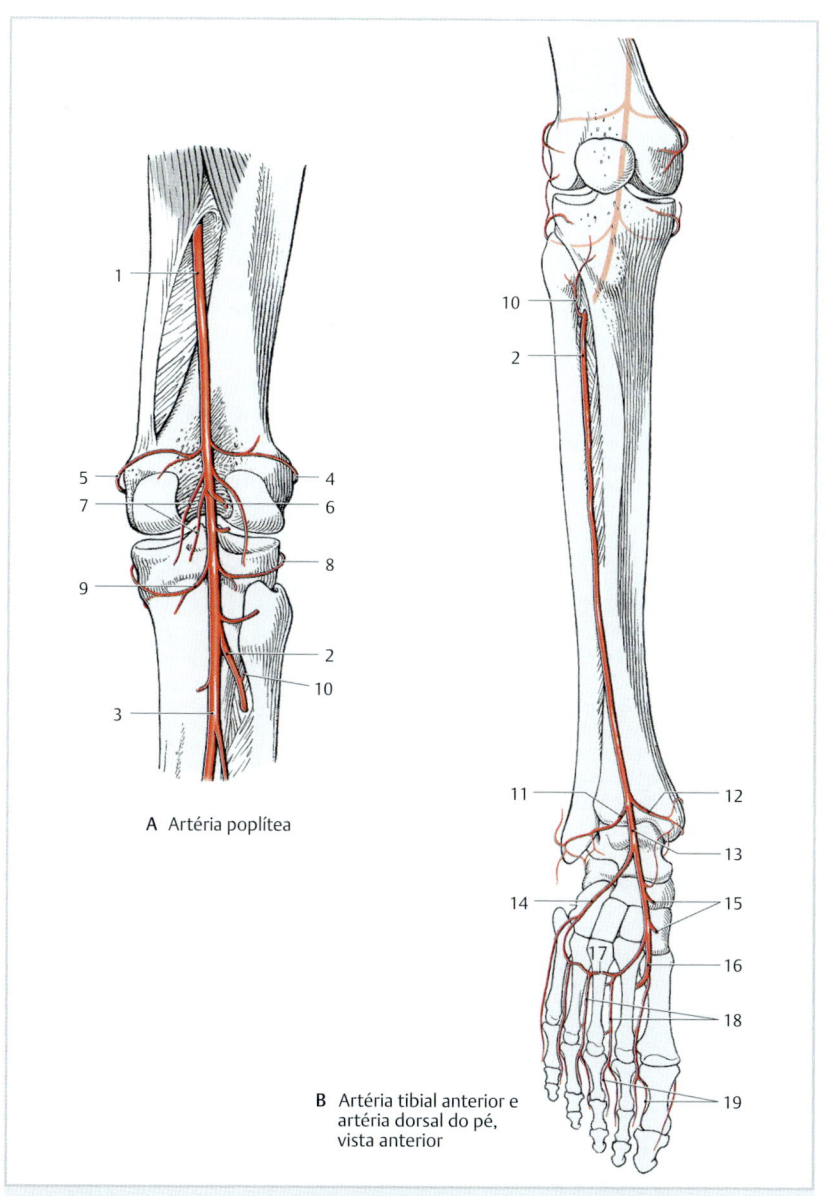

B Artéria tibial anterior e artéria dorsal do pé, vista anterior

Fig. 2.29 Artéria poplítea, artérias da perna e do pé.

Artérias da Perna e do Pé, cont.

Artéria tibial posterior (A1). A artéria tibial posterior continua na mesma direção como artéria poplítea e passa profundamente ao arco tendíneo do sóleo para seguir por baixo do grupo flexor superficial. Sua porção distal segue 2 cm na frente da borda medial do tendão do calcâneo atrás do maléolo medial, onde seu pulso pode ser palpado. Ela dá origem aos seguintes ramos:

O **ramo circunflexo fibular** (**A2**), que passa anteriormente através do músculo sóleo e ao redor da fíbula para a *anastomose genicular* (ver p. 62).

A **artéria fibular** (**A3**), que surge no ângulo agudo da artéria tibial posterior e segue sob a cobertura do flexor longo do hálux, próximo à fíbula, sobre o maléolo lateral para o calcâneo. Os principais ramos da artéria fibular são: a *artéria nutrícia fibular* (**A4**), que passa para a diáfise da fíbula; o *ramo perfurante* (**A5**), que passa para o dorso do pé; o *ramo comunicante* (**A6**), que se conecta à artéria tibial posterior; e os *ramos maleolares laterais* (**A7**) para o maléolo lateral. Seus ramos contribuem para a formação da *rede maleolar lateral* (**A8**) e *anastomose calcânea* (**A9**).

A **artéria nutrícia da tíbia** (**A10**), que surge distal e medialmente à origem da artéria fibular e passa para a diáfise da tíbia.

Os **ramos maleolares mediais** (**A11**), que passam atrás do maléolo medial para a *rede maleolar medial* (**A12**). Os **ramos calcâneos** (**A13**), que passam para a superfície medial do calcâneo e, junto com ramos da *artéria fibular*, formam a *anastomose calcânea* em seu aspecto posterior.

Após a passagem do maléolo medial, a artéria tibial posterior divide-se profundamente ao abdutor do hálux em dois ramos terminais, a **artéria plantar medial** (**B14**) e a **artéria plantar lateral** (**B15**).

Artéria plantar medial. A artéria plantar medial é o ramo terminal medial, e normalmente mais fino, que segue ao longo do lado medial da superfície plantar do pé entre o abdutor do hálux e o flexor curto dos dedos. Divide-se em um **ramo superficial** (**B16**), que passa para o hálux, e em um **ramo profundo** (**B17**), que normalmente se conecta ao *arco plantar profundo* (**B18**).

Artéria plantar lateral. A artéria plantar lateral é o ramo terminal mais espesso da artéria tibial posterior. Ela passa no arco entre o flexor curto dos dedos e o quadrado plantar, para a porção lateral da superfície plantar do pé, formando o *arco plantar profundo* (**B18**) acima dos metatarsos.

Arcos Vasculares dos Pés

Arco plantar profundo. O arco vascular profundo, na superfície plantar do pé, corresponde ao arco palmar profundo. Ele dá origem a quatro **artérias metatarsais plantares** (**B19**), que passam para os espaços intermetatarsais. Estas artérias enviam *ramos perfurantes* (**B20**) para o dorso do pé. Eles são contínuos com as **artérias digitais plantares comuns** (**B21**), que se ramificam em *artérias digitais plantares próprias* (**B22**).

O arco plantar superficial, um arco arterial superficial correspondente ao arco palmar superficial, normalmente está ausente.

> **Nota clínica:** O sangramento das artérias tibial posterior e peroneal pode levar a uma síndrome do compartimento flexor, que afeta os músculos flexores profundos.

2.6 Artérias da Pelve e do Membro Inferior 65

A Artéria tibial posterior e artéria fíbular

B Artérias plantares

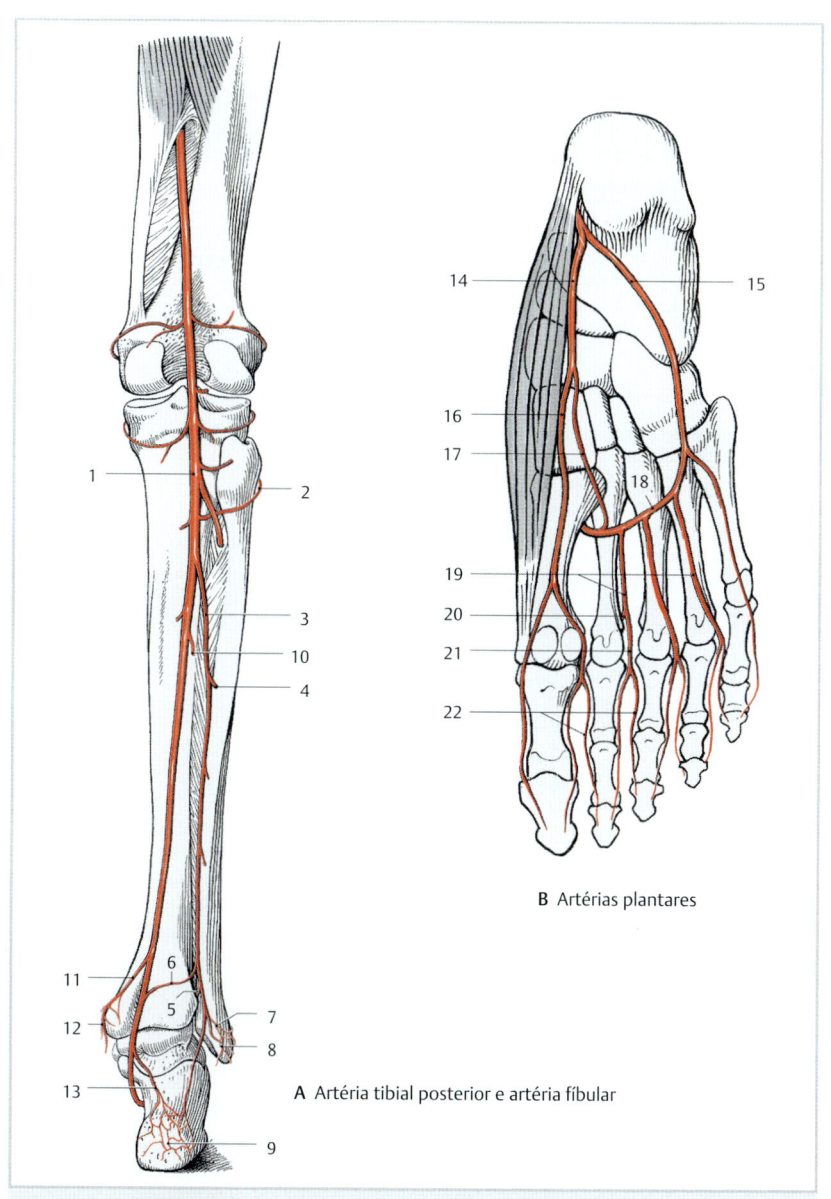

Fig. 2.30 Artérias da perna e do pé, continuação.

2.7 Sistema Venoso

O sistema venoso pode ser dividido em **veias pulmonares** da circulação pulmonar (ver p. 6), **sistema caval** da circulação sistêmica e **circulação portal** para o fígado (ver p. 216).

As veias da circulação sistêmica nem sempre seguem paralelas às artérias. Uma **rede superficial de veias subcutâneas**, que consistem em vasos situados entre a pele e a fáscia (veias epifasciais) sem artérias acompanhantes, distingue-se de uma **rede de veias subfasciais**, que normalmente é idêntica ao padrão de distribuição arterial. Os sistemas profundo e superficial de veias normalmente são conectados por **veias perfurantes**.

Os **troncos venosos principais da circulação sistêmica** (**A**) são a *veia cava superior* (**A1**) e a *veia cava inferior* (**A2**) (**sistema caval**). A aorta é acompanhada no tórax pela *veia ázigo* (**A3**) e *veia hemiázigo* (**A4**), que são consideradas restos dos troncos longitudinais pareados presentes durante o desenvolvimento embrionário (**sistema da veia ázigo**). Conexões e desvios entre as veias cavas inferior e superior são conhecidos como **anastomoses cavocavais**, enquanto as conexões entre a veia porta e as veias cavas são referidas como **anastomoses portocavais**.

Sistema Caval

Veia cava superior. A veia cava superior surge da união das **veias braquiocefálicas direita** (**A5**) e **esquerda** (**A6**), que transportam sangue para o coração proveniente da cabeça e do pescoço via *veia jugular interna* (**A7**), assim como dos braços via *veia subclávia* (**A8**). Os principais troncos linfáticos abrem-se na união da veia subclávia e da veia jugular interna, o *"ângulo venoso"*, ou seja, o *ducto linfático direito* (**A9**) do lado direito e o *ducto torácico* (**A10**) do lado esquerdo.

Veia cava inferior. A veia cava inferior surge da união das **veias ilíacas comuns** (**A11**), que coletam sangue de ambos os lados do corpo via *veia ilíaca interna* (**A12**), que drena sangue da pelve, e via *veia ilíaca externa* (**A13**), que drena sangue das pernas. Outras tributárias são: *veia sacral mediana* não pareada (**A14**), *veia testicular* ou *veia ovariana* do lado direito (**A15**), *veias lombares* (**A16**) e *veia renal* (**A17**) em ambos os lados e a *veia suprarrenal direita* (**A18**) do lado direito. As *veias hepáticas* (**A19**) e as *veias frênicas inferiores* (**A20**) abrem-se exatamente sob o diafragma.

Sistema da Veia Ázigo

Veia ázigo (**A3**). Localizada no lado direito do corpo, a veia ázigo começa na cavidade abdominal como **veia lombar ascendente** (**A21**) e drena no nível da L4 ou L5, via *arco da veia ázigo* (**A22**) na veia cava superior. As **tributárias no tórax** são: *veia intercostal superior direita* (**A23**) do segundo e terceiro espaços intercostais, *veia hemiázigo* (**A4**) (ver adiante), *veia hemiázigo acessória variável* (**A24**), que coleta sangue da quarta à oitava veia intercostal esquerda (**A25**) e das *veias esofágicas*, *veias bronquiais*, *veias pericárdicas*, *veias mediastinais* e *veias frênicas superiores*. A **porção abdominal** da veia ázigo, a veia lombar ascendente (**A21**), recebe as *veias lombares* (**A16**), a *veia subcostal* e as *veias intercostais posteriores direitas*.

Veia hemiázigo (**A4**). No lado esquerdo do corpo, a veia hemiázigo também surge da **veia lombar ascendente esquerda** e recebe as tributárias correspondentes. Ela drena no nível da T7 ou T8, na veia ázigo.

> **Nota clínica:** O sistema ázigo, que drena sangue do tórax e da parede abdominal através dos vários segmentares, pode prover a circulação colateral entre a veia cava superior e a inferior. Se a veia porta estiver ocluída, o sistema ázigo forma a circulação colateral para a veia cava superior.

Veias da Coluna Vertebral

A coluna vertebral possui redes bem desenvolvidas, que podem ser divididas em dois grupos: plexos venosos **externo** e **interno** (**B**).

O **plexo venoso vertebral anterior externo** (**B26**) forma uma rede no aspecto anterior dos corpos vertebrais. O **plexo venoso vertebral posterior externo** (**B27**) circunda o aspecto posterior dos arcos vertebrais e complexo ligamentar. Os plexos venosos vertebrais externos anastomosam-se com os plexos internos e drenam pelas *veias vertebrais*, *veias intercostais posteriores* e *veias lombares*. Os **plexos venosos vertebrais internos** (**B28** anterior, **B29** posterior) situam-se epiduralmente e são mais desenvolvidos do que os plexos venosos vertebrais externos. Os plexos venosos vertebrais internos são conectados aos plexos venosos vertebrais externos pelas **veias basivertebrais**.

2.7 Sistema Venoso

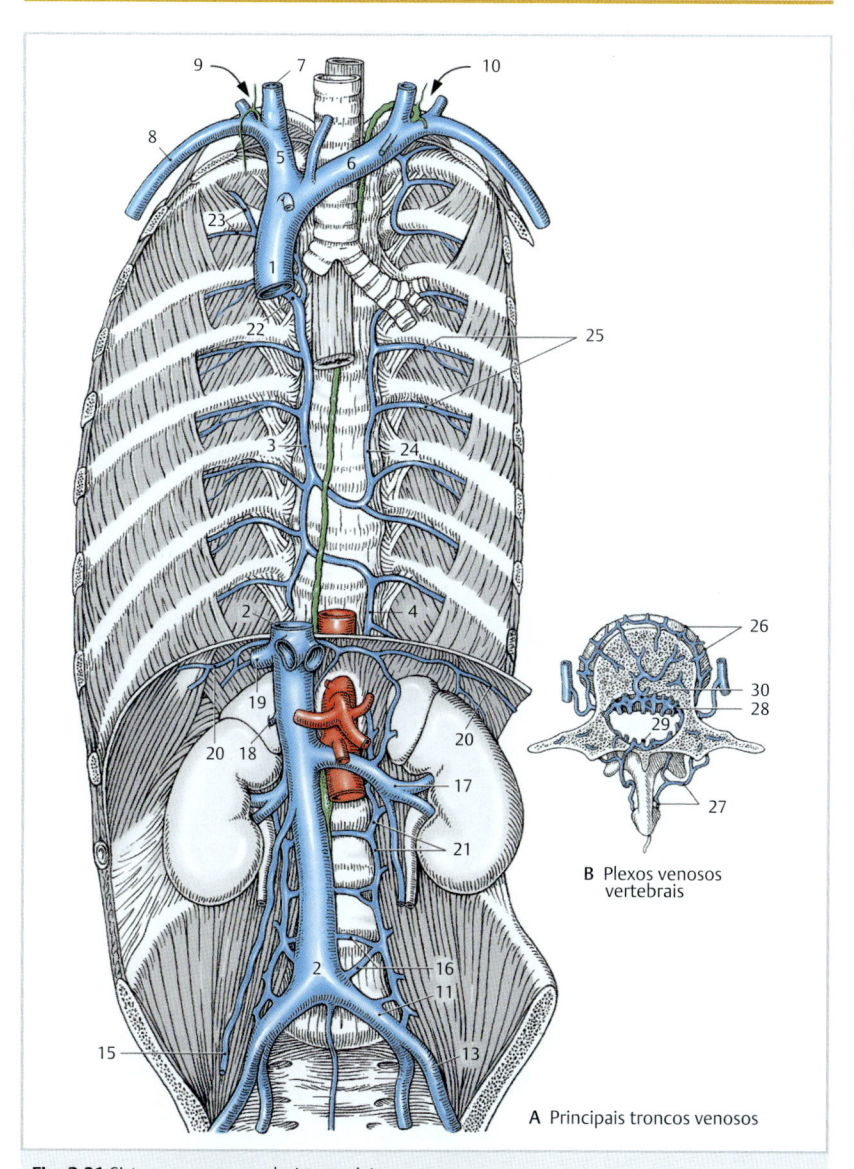

Fig. 2.31 Sistema venoso caval, sistema ázigo.

A Principais troncos venosos

B Plexos venosos vertebrais

2.8 Tributárias da Veia Cava Superior

O tronco da **veia cava superior** (**AB**1) é formado pela união das **veias braquiocefálicas direita** (**AB2**) e **esquerda** (**A3**). A veia braquiocefálica esquerda é maior do que a direita e passa obliquamente sobre o arco aórtico (**A4**) e seus ramos.

Veias Braquiocefálicas

As veias braquiocefálicas são formadas em ambos os lados, pela união da **veia jugular interna** (**AB5**) e **veia subclávia** (**AB6**). As veias que normalmente drenam nas veias braquiocefálicas são:

As **veias tireóideas inferiores** (**A7**), que drenam via **plexo tireóideo** (**A8**), **não pareado** na veia braquiocefálica esquerda.

Pequenas **veias das estruturas circundantes**, ou seja, o timo, o pericárdio, os brônquios, a traqueia e o esôfago.

A **veia vertebral** (**AB9**), que se comunica com as veias da cavidade craniana e plexos venosos vertebrais; o **plexo venoso suboccipital**, um plexo venoso entre o osso occipital e o atlas; a **veia cervical profunda**.

As **veias torácicas internas** (**A10**), as veias acompanhantes pareadas da artéria torácica interna; a **veia intercostal suprema** e a **veia intercostal superior esquerda**.

Veias Jugulares

Veia jugular interna. A veia jugular interna é a principal veia que drena o pescoço. Junto com a *artéria carótida comum* e o *nervo vago*, ela forma o *feixe neurovascular*, que é envolvido em uma bainha de tecido conjuntivo comum. A veia jugular interna começa no forame jugular com uma dilatação, o **bulbo superior da veia jugular** (**B11**), e estende-se para o *ângulo venoso*. Imediatamente antes dela se unir com a veia subclávia, apresenta uma dilatação conhecida como **bulbo inferior da veia jugular** (**AB12**). A veia jugular interna drena a cavidade craniana, a cabeça e grandes porções do pescoço. Suas tributárias extracranianas são:

As **veias faríngeas** do *plexo faríngeo* na parede lateral da faringe; as **veias meníngeas**, pequenas veias que drenam na dura-máter.

A **veia lingual** (**B13**), cujo curso e região de drenagem correspondem principalmente à área de distribuição da artéria lingual.

A **veia tireóidea superior** (**AB14**), que recebe a *veia laríngea superior*.

As **veias tireóideas médias**.

A **veia esternocleidomastóidea**.

A **veia facial** (**B15**), que começa no ângulo medial do olho como a *veia angular* (**B16**), que, por sua vez, anastomosa-se com a veia *oftálmica*. A veia facial recebe tributárias das estruturas superficiais e profundas da face. Como um grande tronco principal, ela recebe a *veia retromandibular* (**B17**), que recebe as *veias temporais superficiais* (**B18**) da calvária e do plexo pterigóideo (**B19**). O último situa-se entre os músculos mastigatórios na área de distribuição da artéria maxilar.

Veia jugular externa (**AB20**). A veia jugular externa surge da união da **veia occipital** (**B21**) e da **veia auricular posterior**. Ela forma um dos troncos venosos superficiais do pescoço situados na fáscia cervical. Atravessa o esternocleidomastóideo e drena próximo ao ângulo venoso, na *veia jugular interna* ou *veia subclávia*.

O segundo tronco venoso superficial do pescoço, a **veia jugular anterior** (**AB22**), frequentemente se abre na veia jugular externa. Ele começa no nível do osso hioide e pode ser conectado diretamente acima do esterno pelo *arco venoso jugular* (**A23**), um vaso transverso que os conecta à sua contraparte do lado oposto. As **veias cervicais transversas** e a **veia supraescapular** geralmente drenam na veia jugular externa.

B24 Seio sagital superior, **B25** Seio sagital inferior, **B26** Seio reto, **B27** Seio transverso, **B28** Seio sigmóideo, **B29** Seio cavernoso

2.8 Tributárias da Veia Cava Superior

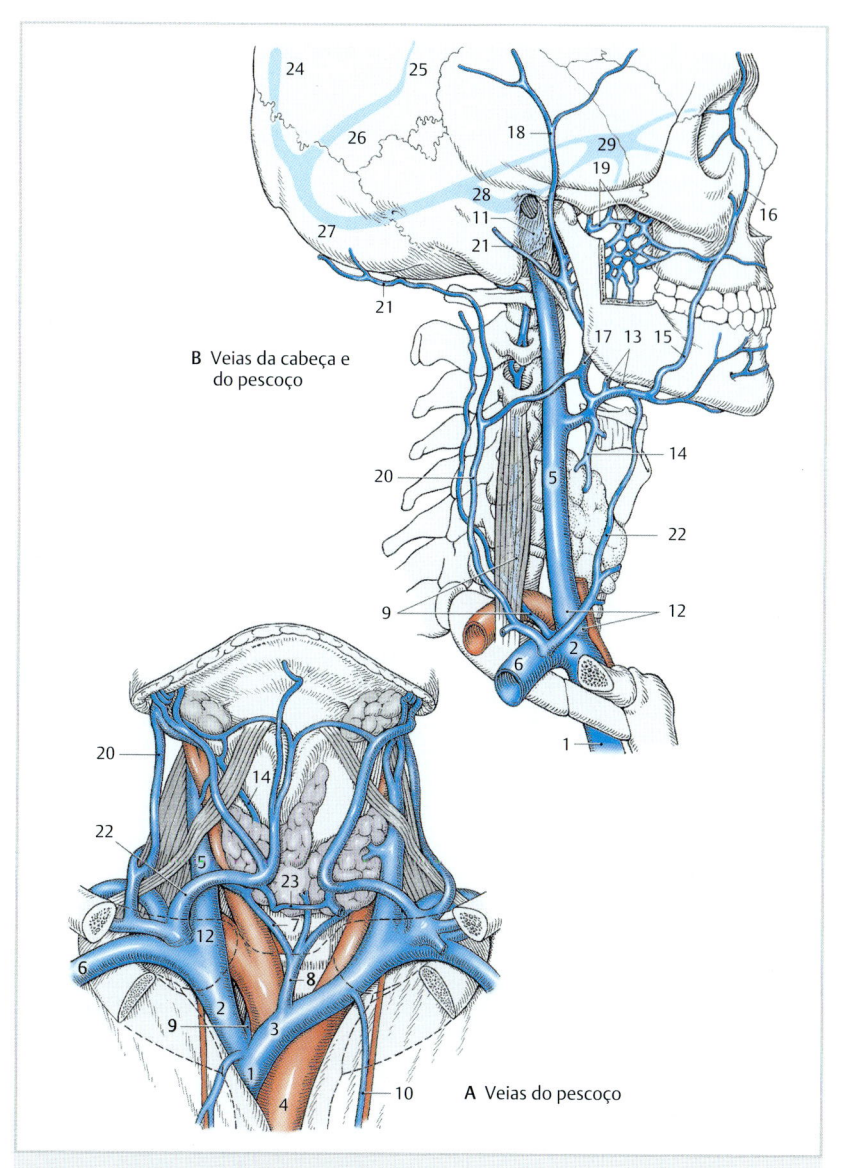

B Veias da cabeça e do pescoço

A Veias do pescoço

Fig. 2.32 Veias braquiocefálicas, veias jugulares.

Seios Venosos Durais

A veia jugular interna recebe tributárias do interior do crânio via canais venosos da dura-máter conhecidos como seios venosos durais. As *paredes rígidas* desses canais venosos são formadas pelo *periósteo craniano* e pela *dura-máter*. O interior desses seios sem valvas é revestido por *endotélio*.

No nível da protuberância occipital interna, vários seios venosos durais maiores se fundem para formar a **confluência dos seios** (**AB1**).

O **seio transverso** (**AB2**) inicia na confluência dos seios e continua lateralmente como o **seio sigmóideo** (**AB3**). O seio sigmóideo segue um curso em formato de "S" ao longo da borda inferior posterior da parte petrosa do osso temporal para o forame jugular, onde surge a *veia jugular interna*.

O **seio marginal** (**AB4**) circunda o forame magno e conecta os seios venosos durais aos plexos venosos vertebrais.

O **seio occipital** não pareado (**AB5**) inicia no forame magno e segue dentro da raiz da foice do cerebelo. Ele conecta o seio marginal com a confluência dos seios.

O **plexo basilar** (**AB6**) refere-se ao plexo venoso situado no clivo entre o seio marginal e seio cavernoso.

O **seio cavernoso** (**AB7**) situa-se em cada lado da sela turca e hipófise (**B8**). Passando através do seio cavernoso encontram-se a *artéria carótida interna* e o *nervo abducente*. Situado em sua parede lateral encontram-se o *nervo oculomotor*, o *nervo troclear*, o *nervo oftálmico* e o *nervo maxilar*.

Comunicando-se com o **seio cavernoso** encontram-se:

- a *veia angular* (veia facial) via veia oftálmica superior (**B9**)
- o *seio sagital superior* via *seio esfenoparietal* (**AB10**), que segue em ambos os lados ao longo da margem da asa menor do esfenoide
- o *seio cavernoso* do lado oposto via seios intercavernosos (**AB11**)
- a *veia jugular interna* via seio petroso inferior (**AB12**), que segue em ambos os lados, ao longo da borda inferior da parte petrosa do osso temporal, e recebe as veias labirintinas da orelha interna
- o *seio sigmóideo* via seio petroso superior (**AB13**).

O **seio sagital superior** (**A15**), um grande canal venoso, passa para a *confluência dos seios* (**AB1**) na raiz da foice do cérebro (**AB14**).

O **seio sagital inferior** (**A16**) corre dentro da borda inferior da foice do cérebro. Ele termina acima do **seio reto** (**A17**) na *confluência dos seios*. O seio reto conecta a foice do cérebro com o tentório do cerebelo (**A18**) e recebe a *veia cerebral magna* (**A19**).

Outras Vias de Drenagem Intracraniana e Extracraniana

Veias cerebrais. As veias cerebrais podem ser divididas em **veias cerebrais superficiais**, vasos superficiais, que drenam diretamente nos *seios venosos durais*, e **veias cerebrais profundas**, que drenam via *veia cerebral magna* nos *seios venosos durais* (para ilustrações e drenagem das veias cerebrais, ver Vol. 3).

Veias diploicas. As veias diploicas situam-se na diploe (substância esponjosa) dos ossos cranianos e comunicam-se com os seios venosos durais, assim como as veias superficiais da cabeça. Elas recebem sangue da dura-máter e do teto craniano. Podem ser divididas em: veia diploica frontal, veia diploica temporal anterior, veia diploica temporal posterior e veia diploica occipital.

Veias emissárias. As veias emissárias passam através de aberturas cranianas pré-formadas e conectam diretamente os seios venosos cranianos às veias extracranianas. Elas são:

- a *veia emissária parietal* (seio sagital superior-veia temporal superficial)
- a *veia emissária mastóidea* (seio sigmóideo-veia occipital)
- a *veia emissária condilar* (seio sigmóideo-plexo venoso vertebral externo)
- a *veia emissária occipital* (confluência dos seios-veia occipital)
- o plexo venoso do canal hipoglosso, o plexo venoso do forame oval, o plexo venoso carótico interno e as veias portas da hipófise.

2.8 Tributárias da Veia Cava Superior **71**

A Seios venosos durais da metade direita do crânio

B Seios venosos durais da base do crânio

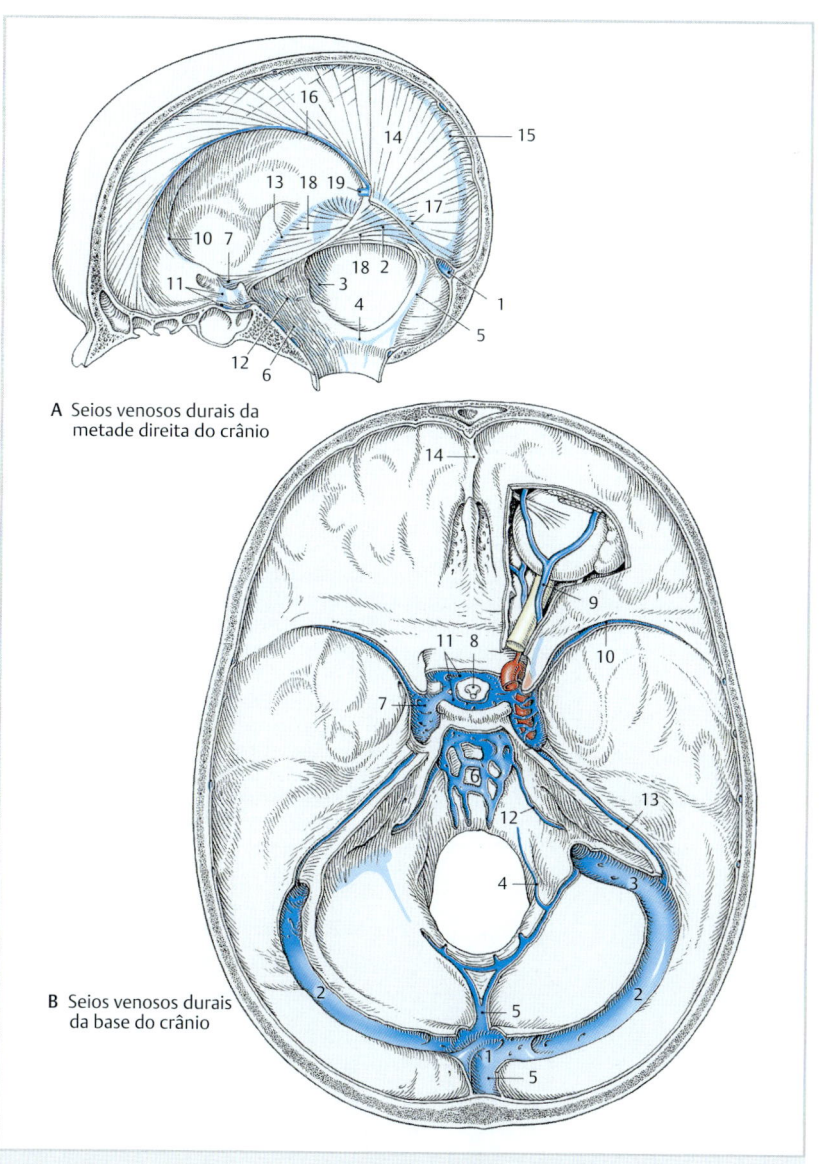

Fig. 2.33 Seios venosos durais.

Sistema Cardiovascular

Veias do Membro Superior

Veia subclávia (A1). A veia subclávia é a *continuação da veia axilar* (**A2**), drenando o membro superior do *ângulo venoso*. Situa-se entre os músculos esternocleidomastóideos e escaleno anterior e une-se, atrás da articulação esternoclavicular, à *veia jugular interna* para formar a *veia braquiocefálica*. As **veias peitorais**, a **veia escapular posterior** (ocasionalmente) e a **veia toracoacromial** (ocasionalmente) drenam na veia subclávia.

Veia axilar (AC2). A veia axilar segue na axila como veia acompanhante da artéria axilar e coleta sangue da área suprida por ela pelas **tributárias** a seguir: *veia subescapular, veia circunflexa escapular, veia toracoposterior, veia circunflexa do úmero posterior, veia circunflexa do úmero anterior, veia torácica lateral, veias toracoepigástricas* e *plexo venoso areolar* ao redor da aréola.

> **Nota clínica:** Por ser sua posição relativamente constante, a veia jugular interna profunda e a veia subclávia são usadas geralmente para **acesso venoso central**. A veia jugular interna é usada com mais frequência para obter o acesso, uma vez que pode ser imediatamente localizada até mesmo por profissionais menos experientes, e assim raramente causa complicações. A veia subclávia é a segunda rota mais usada e é acessada por abordagem supraclavicular ou infraclavicular. A punção subclávia pode resultar em lesão ao plexo braquial, artéria subclávia ou mesmo à pleura, com subsequente pneumotórax.

Veias profundas do membro superior. As veias profundas do braço são veias acompanhantes *pareadas* de artérias. São divididas em: **veias braquiais** (**A3**), que acompanham a *artéria braquial* e unem-se proximalmente para formar a *veia axilar*; **veias ulnares** (**A4**), situadas no feixe neurovascular ulnar; **veias radiais** (**A5**), veias acompanhantes da *artéria radial*; **veias interósseas anteriores** (**A6**) e **veias interósseas posteriores** (**A7**), artérias acompanhantes ao longo da membrana interóssea; **arco palmar venoso profundo** (**A8**) e **veias metacarpais palmares** (**A9**) da palma da mão.

Veias superficiais do membro superior. As veias superficiais do braço situam-se no tecido subcutâneo acima da fáscia muscular (veias epifasciais). Elas formam uma **rede venosa extensa**, que se origina principalmente da **rede venosa posterior da mão** (**B10**), um plexo venoso bem desenvolvido no dorso da mão que também recebe sangue do *arco palmar venoso superficial* (**C11**) menos desenvolvido na palma.

A **veia cefálica (A-C12)** surge da rede venosa posterior superficial da mão (**B**), passa para o lado flexor, ascende proximalmente no *lado radial* do antebraço e segue ao longo do braço no *sulco bicipital lateral* (**C**). Ela perfura a fáscia no *trígono clavipeitoral* e abre-se na *veia axilar* (ver Vol. 1).

A **veia basílica (AC13)** é uma veia subcutânea que surge acima da ulna distal e ascende no *lado ulnar* do antebraço. Ela perfura a fáscia muscular na porção média do braço, entra no *sulco bicipital medial*, e abre-se em duas *veias braquiais*.

As veias cefálica e basílica normalmente se conectam no nível da fossa cubital pela **veia cubital mediana** (**C14**), que passa de inferolateral a superomedial. As veias subcutâneas do cotovelo também se comunicam com as veias profundas. As veias subcutâneas são altamente variáveis (ver Vol. 1).

> **Nota clínica:** As veias subcutâneas da mão e do cotovelo são usadas geralmente para **injeção intravenosa** ou **extração de sangue**.

2.8 Tributárias da Veia Cava Superior

B Veias dorsais da mão

A Veias profundas do membro superior

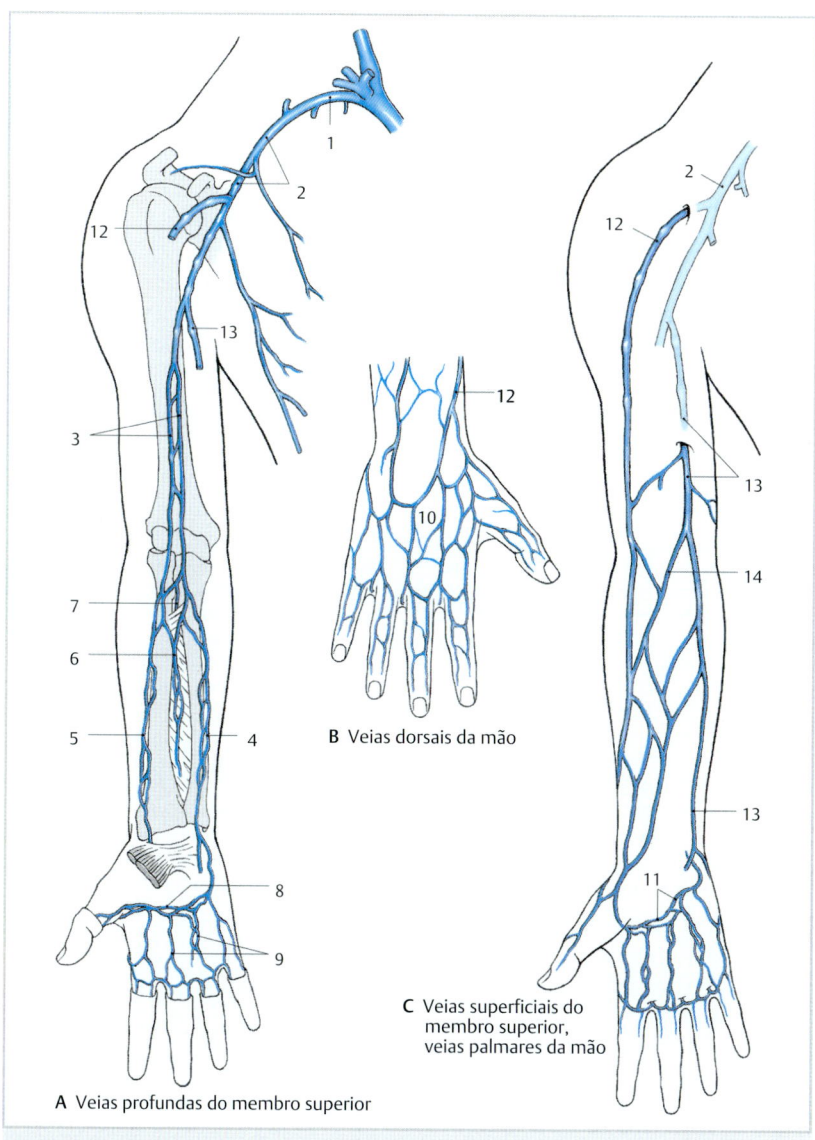

C Veias superficiais do membro superior, veias palmares da mão

Fig. 2.34 Veias do membro superior.

2.9 Tributárias da Veia Cava Inferior

Veias Ilíacas

Veia Ilíaca Comum

A veia cava inferior (**B1**) surge na união das veias ilíacas comuns direita e esquerda (**AB2**), as quais se estendem do nível da L4 até a articulação sacroilíaca e são derivadas da confluência das **veias ilíacas interna** e **externa**. A **veia iliolombar** abre-se em veias ilíacas comuns direita e esquerda, e a **veia sacral mediana**, em veia ilíaca comum esquerda (**AB3**).

Veia Ilíaca Interna

A **veia ilíaca interna** (**AB4**) sem valva é um tronco curto que recebe as seguintes veias das vísceras pélvicas, da parede pélvica e do períneo.

Veias das Paredes do Tronco

As **veias glúteas superiores** (**AB5**) da região da nádega, veias acompanhantes da *artéria glútea superior* que entra na pelve através do forame suprapiriforme e funde-se para formar um tronco que se abre em veia ilíaca interna; as **veias glúteas inferiores** (**AB6**) da região glútea, que acompanham a *artéria glútea inferior* e passam através do forame infrapiriforme; as **veias obturatórias** (**B7**), que drenam nos músculos adutores da coxa e emergem do forame obturatório na pelve; e as **veias sacrais laterais** (**AB8**), que coletam sangue do *plexo venoso sacral* (**B9**), uma rede venosa situada anteriormente ao sacro.

Plexos venosos maiores circundam os órgãos pélvicos. O **plexo venoso retal** (**AB10**) drena principalmente nas *veias retais médias* (**AB11**) e comunica-se com a *veia retal superior*.

Ramos viscerais. O **plexo venoso vesical** (**AB12**) recebe o *plexo venoso prostático* ou *plexo venoso vaginal* (**B13**), assim como a *veia posterior profunda do pênis* ou *veia posterior profunda do clitóris*. O **plexo venoso uterino** (**AB14**) drena nas *veias uterinas*. Os plexos venosos dos órgãos urogenitais são interconectados.

O sangue venoso do assoalho pélvico e do períneo é coletado pela **veia pudenda interna** (**B15**). Suas tributárias são:

- as *veias do pênis* ou as *veias profundas do clitóris* (**B16**)
- as *veias retais inferiores*
- as *veias escrotais posteriores* ou as *veias labiais posteriores*
- a *veia do bulbo do pênis* ou a *veia do bulbo do vestíbulo*.

Veia Ilíaca Externa

A veia ilíaca externa (**AB17**) é a *continuação* proximal *da veia femoral* (**AB18**) na lacuna vascular. Durante seu curso a partir da porção inferior do ligamento inguinal até a sua junção com a *veia ilíaca interna*, ela coleta sangue de apenas três tributárias: da **veia epigástrica inferior** (**AB19**), que segue na face posterior da parede abdominal anterior como veia acompanhante da *artéria epigástrica inferior*; da **veia púbica** (**B20**), que *se comunica com a veia obturatória* e, em raros casos, pode substituí-la (veia obturatória acessória); da **veia circunflexa ilíaca profunda** (**B21**), que surge das veias acompanhantes da artéria circunflexa ilíaca profunda.

2.9 Tributárias da Veia Cava Inferior

A Tributárias da veia cava inferior

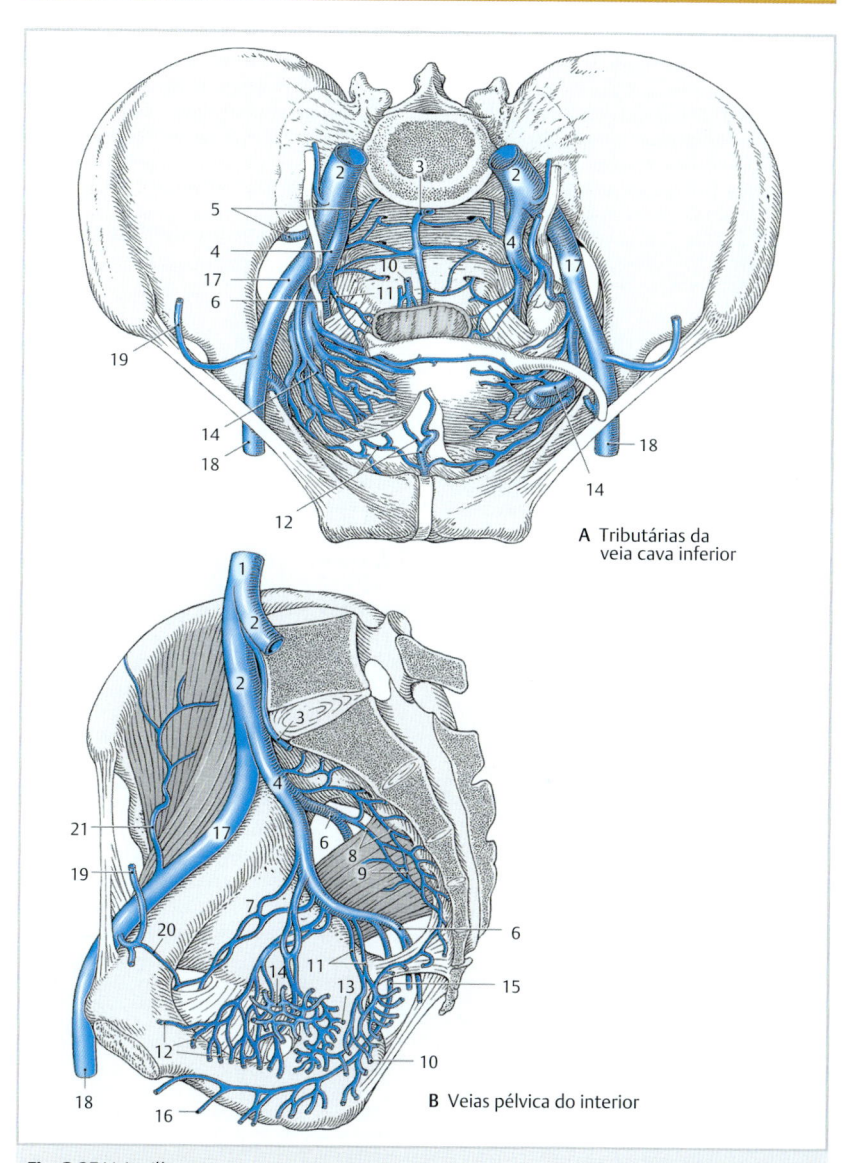

B Veias pélvica do interior

Fig. 2.35 Veias ilíacas.

Veias do Membro Inferior

Veias Profundas do Membro Inferior

Veia Femoral (A1). O tronco femoral é formado pelas veias profundas do membro inferior. Ela acompanha a *artéria femoral* e estende-se desde o hiato adutor do canal adutor até o ligamento inguinal. Próximo à abertura safena (ver Vol. 1), a veia femoral recebe as veias subcutâneas de várias regiões, que drenam diretamente em seu interior ou por meio da *veia safena magna* (**ABDE2**):

As **veias pudendas externas** (**AB3**), que transportam sangue da genitália externa via *veias superficiais posteriores do pênis* ou do *clitóris* e as *veias escrotais anteriores* ou *labiais*. A **veia circunflexa ilíaca superficial** (**AB4**), a veia acompanhante da artéria circunflexa ilíaca superficial na região inguinal. A **veia epigástrica superficial** (**AB5**), que segue ao longo da parede abdominal anterior (**B**) e anastomosa-se com a *veia toracoepigástrica* (**B6**) e *veias paraumbilicais* (**B7**). A veia epigástrica superficial, portanto, forma uma conexão entre os vasos que finalmente drenam na veia cava inferior e na veia cava superior, ou seja, ela forma uma **anastomose cavocaval**. Ela também é conectada via *veias paraumbilicais* à circulação portal (ver p. 216), formando uma **anastomose portocava**.

Outra importante tributária da veia femoral é a **veia profunda da coxa** (**A8**), que acompanha a artéria femoral profunda e recebe as seguintes veias:

- *veias circunflexas femorais mediais* (**A9**) e *veias circunflexas femorais laterais* (**A10**) da região circunjacente à articulação coxofemoral
- *veias perfurantes* do lado posterior da coxa.

Veia poplítea (AC11). A veia poplítea é a veia acompanhante da *artéria poplítea*. Ela recebe as **veias surais** da perna e as **veias geniculares** do joelho. A veia poplítea surge da união das **veias tibiais anteriores** pareadas (**AC12**) e **veias tibiais posteriores** (**AC13**), que acompanham as artérias tibiais anterior e posterior. As *veias fibulares* (**AC14**) abrem-se em veias tibiais posteriores.

As veias profundas da perna comunicam-se via *veias perfuradoras* (**C15**) com os troncos principais das veias subcutâneas. Elas recebem tributárias dos plexos venosos nas superfícies posterior e plantar do pé.

Veias Superficiais do Membro Inferior

Veia safena magna (ABDE2). Esta é a maior veia subcutânea da perna. Ela começa na borda medial do pé, ascende medialmente, e, na abertura safena, abre-se em *veia femoral*. Ela recebe **veia safena acessória** (**A16**), que algumas vezes se conecta com a *veia safena parva* (**ACE17**). Ela também se comunica com as veias profundas da perna, via **veias perfurantes** (**C15**), e recebe as **veias pudendas externas**, **veia circunflexa ilíaca superficial** e **veia epigástrica superficial** na abertura da safena, caso não se abram diretamente na veia femoral (ver anteriormente).

Veia safena parva (ACE17). Esta surge na borda lateral do pé e passa no aspecto posterior da perna para a *veia poplítea*.

Veias que drenam na veia safena parva (em parte também na veia safena magna ou nas veias tibiais) são: a **rede venosa posterior do pé** (**D18**) e o **arco venoso posterior do pé** (**D19**) no dorso do pé, que surge das *veias digitais posteriores do pé* (**D20**) e *veias metatarsais* posteriores; a **rede venosa plantar** (**E21**) e o **arco venoso plantar** (**E22**) na superfície plantar do pé, que surgem das *veias digitais plantares* (**E23**) e *veias metatarsais plantares* (**E24**). Os arcos posteriores e venosos plantares do pé são conectados pelas *veias intercapitulares*.

A **veia marginal lateral** (**E25**) comunica-se com a *veia safena parva*, enquanto a **veia marginal medial** (**E26**) comunica-se com a *veia safena magna*.

> **Nota clínica:** As veias safenas magna e parva podem-se tornar dilatadas e torcidas, formando as **veias varicosas**. As valvas na veia tornam-se insuficientes e não podem mais movimentar o sangue na direção do coração.

2.9 Tributárias da Veia Cava Inferior

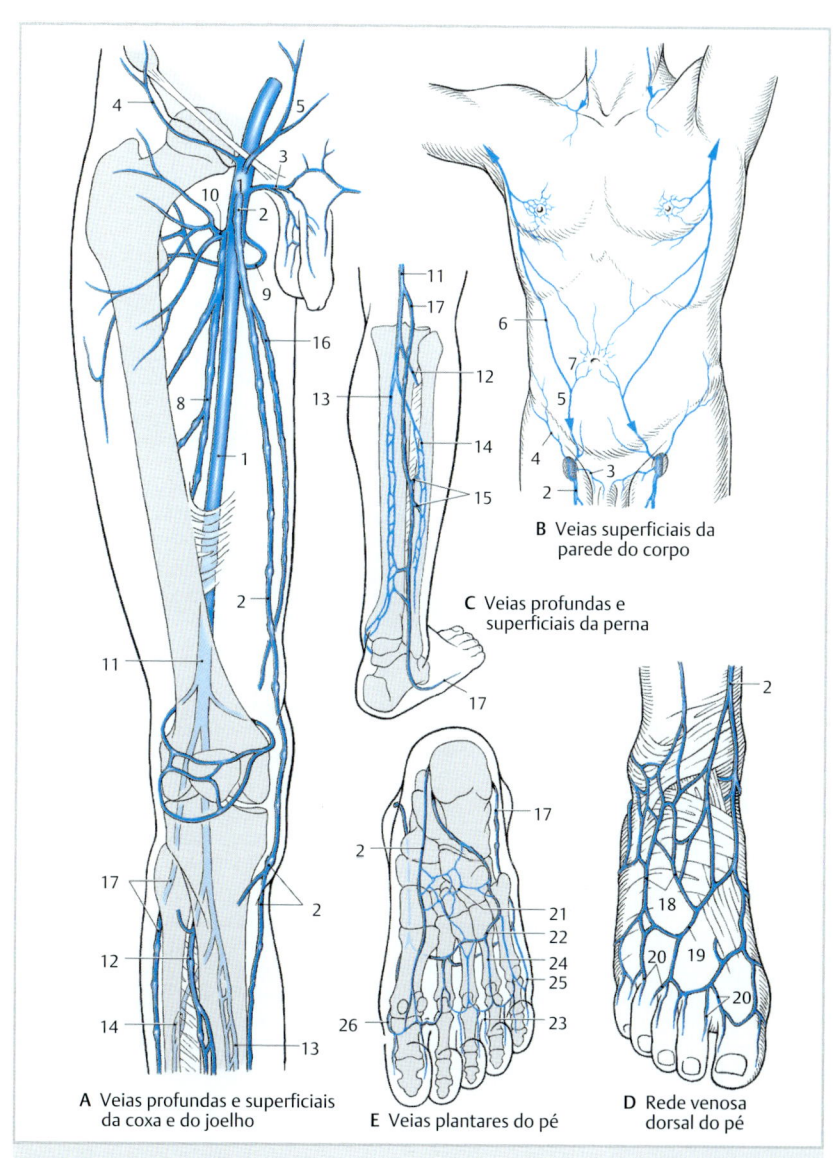

Sistema Cardiovascular

A Veias profundas e superficiais da coxa e do joelho
B Veias superficiais da parede do corpo
C Veias profundas e superficiais da perna
E Veias plantares do pé
D Rede venosa dorsal do pé

Fig. 2.36 Veias do membro inferior.

2.10 Sistema Linfático

Vasos Linfáticos

Os vasos linfáticos podem ser divididos basicamente nos seguintes segmentos:
- capilares linfáticos
- vasos linfáticos ou coletores
- troncos linfáticos maiores.

Sistema de vasos linfáticos. O sistema de vasos linfáticos inicia na periferia do corpo, com os **capilares linfáticos**, vasos sem valvas e de terminação cega que coletam linfa. A **linfa** é um *fluido claro* que surge pela *filtração de sangue da parte arterial dos capilares dentro dos espaços intersticiais*. Ela é transportada através do sistema de vasos linfáticos para o ângulo venoso e, portanto, retornado para a circulação sanguínea. Próximo à sua origem, os capilares linfáticos unem-se para formar uma rede chamada **rede linfática**, que se funde para formar os **vasos linfáticos** de parede fina, que se anastomosam livremente entre si. Os vasos linfáticos possuem *valvas* e direcionam o fluxo da linfa na direção dos **linfonodos**, que são intercalados em intervalos regulares ao longo do curso dos vasos linfáticos. Os vasos linfáticos podem ser divididos, de acordo com a sua relação com a camada geral de fáscia, em *vasos linfáticos superficiais* e *vasos linfáticos profundos*. A linfa coletada pelos vasos linfáticos flui finalmente em dois grandes troncos linfáticos, o **ducto torácico** à esquerda e o **ducto linfático dircito** à direita.

Troncos Linfáticos Principais

Ducto torácico (AB1). O ducto torácico é o principal tronco do sistema de vasos linfáticos. Situa-se abaixo do diafragma (**A2**) e é derivado de uma dilatação fusiforme constante, a **cisterna do quilo (AB3)**, localizada no lado direito da aorta (**A4**). O ducto torácico pode ser dividido nas seguintes porções (**B**): uma **parte abdominal** curta (**I**) na frente da L1, uma **parte torácica** longa (**II**), uma **parte cervical** curta (**III**) na frente da C7, e o **arco do ducto torácico** (**IV**), a porção curva anterior para a abertura ampuliforme dilatada dentro do *ângulo venoso esquerdo* (**AB5**).

A6 Veia ázigo, **A7** Tronco simpático direito, **A8** Tronco celíaco, **A9** Artéria mesentérica superior, **A10** Artéria renal direita.

O ducto torácico transporta *linfa de toda a metade inferior do corpo*, assim como das regiões no *lado esquerdo superior do corpo*. Ele recebe as seguintes tributárias:

Os **troncos lombares direito (B11)** e **esquerdo (B12)**, as principais tributárias que transportam linfa das *pernas, vísceras pélvicas*, parede pélvica, porções dos *órgãos abdominais* e da *parede abdominal* para sua união na *cisterna do quilo*.

Os **troncos intestinais (B13)**, que transportam a linfa dos *intestinos* e dos *órgãos abdominais não pareados remanescentes* para o ducto torácico. Os troncos intestinais unem-se com o tronco lombar para formar o ducto torácico.

O **tronco broncomediastinal esquerdo (B14)**, que coleta linfa da *cavidade torácica*. No lado esquerdo, ele pode surgir da união de vários troncos linfáticos e abre-se diretamente no ducto torácico.

O **tronco subclávio esquerdo (B15)**, que transporta linfa do *membro superior esquerdo* e dos *tecidos moles da metade esquerda do tórax* para o ducto torácico.

O **tronco jugular esquerdo (B16)**, que drena linfa da *cabeça* e do *pescoço* no ducto torácico, ou diretamente em uma das duas grandes veias no ângulo venoso.

Ducto linfático direito (B17). O ducto linfático direito drena as *regiões do lado superior direito do corpo* e abre-se no *ângulo venoso direito*. Ele recebe o **tronco broncomediastinal direito (B18)**, o **tronco subclávio (B19)** e o **tronco jugular direito (B20)**. As tributárias destes vasos correspondem àquelas do lado esquerdo do corpo.

2.10 Sistema Linfático

A Segmentos e curso do ducto torácico

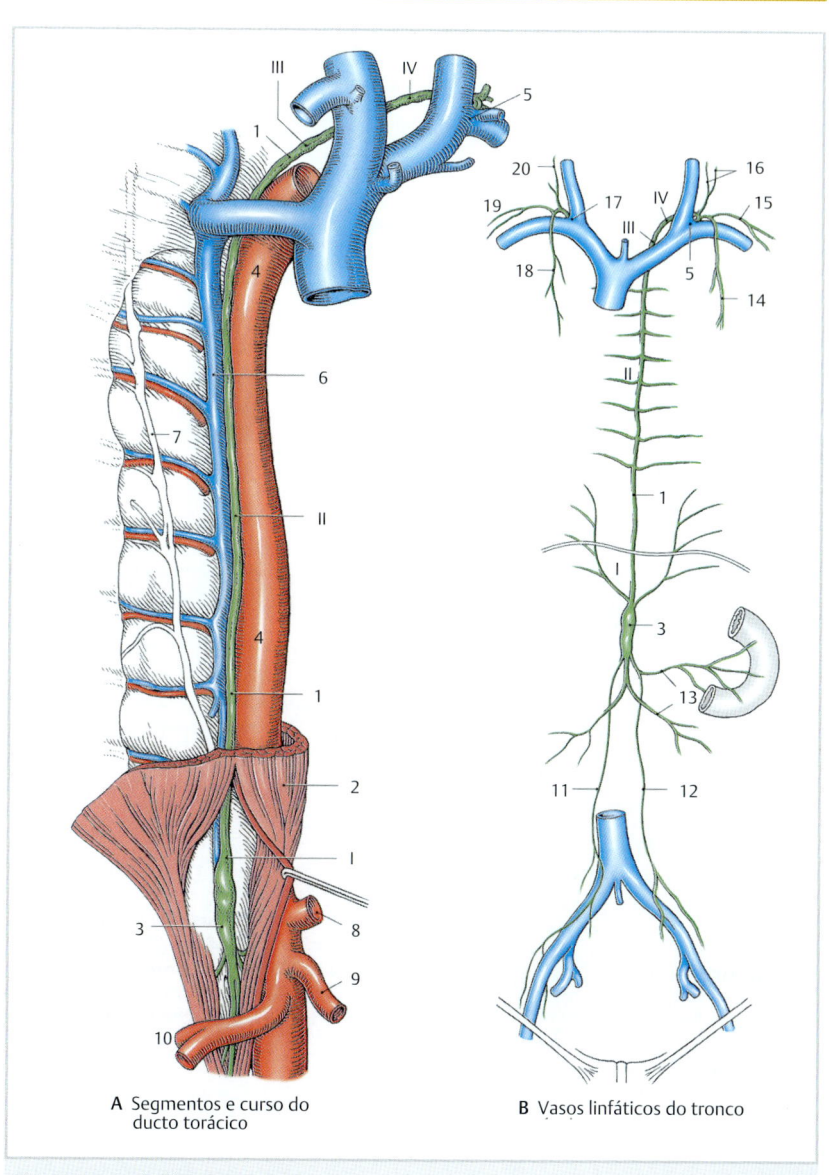

B Vasos linfáticos do tronco

Fig. 2.37 Vasos linfáticos.

Linfonodos Regionais da Cabeça, do Pescoço e do Braço

Os **linfonodos regionais** são grupos de linfonodos encontrados dentro de uma região específica do corpo ou órgão que drena nas **estações centrais** ou **coletoras de linfonodos**.

Cabeça. Os **linfonodos occipitais** (**A1**) localizados na borda do trapézio recebem linfa do *occipúcio* e *pescoço*; os **linfonodos mastóideos** (**A2**), localizados no processo mastoide, recebem linfa de *partes da orelha* e do *couro cabeludo*; e os **linfonodos parotídeos superficiais** (**A3**), situados na fáscia parotídea, e os **linfonodos parotídeos profundos** (**A4**), subjacentes à fáscia, recebem a linfa da *glândula parótida*, de partes das *pálpebras*, do *meato acústico externo* e do *nariz externo*. Estes três grupos de linfonodos compartilham uma via comum de drenagem para os *linfonodos cervicais profundos*.

Os **linfonodos faciais** (**A5**) são inconstantes. Eles recebem a linfa das *pálpebras, nariz, palato* e *faringe*. Os **linfonodos linguais** (**AB6**) principalmente drenam a linfa da *língua*, enquanto os **linfonodos submentuais** (**AB7**) drenam o assoalho da *cavidade oral, ponta da língua* e *lábio inferior*. Todos os três grupos de linfonodos drenam via **linfonodos submandibulares** (**AB8**), que estão localizados entre a mandíbula e a glândula submandibular e atuam como primeira e segunda estações. Estes recebem drenagem diretamente do *ângulo medial do olho, bochecha, nariz, lábios, gengiva* e partes da *língua*. Eles drenam nos *linfonodos cervicais profundos*.

Pescoço. Os **linfonodos cervicais anteriores** podem ser divididos em um grupo **superficial** de linfonodos, os *linfonodos superficiais* (**A9**) situados ao longo da veia jugular anterior, e um grupo **profundo**, os *linfonodos profundos* (**B10**), que podem ser divididos em vários subgrupos pelas vísceras cervicais. Todos os linfonodos anteriores finalmente drenam nos *linfonodos cervicais profundos*.

Os **linfonodos cervicais laterais** situam-se na parte lateral do pescoço e podem ser divididos em um grupo **superficial**, os *linfonodos superficiais* (**A11**), situados ao longo da veia jugular externa, que coleta linfa da *aurícula* e da parte inferior da *glândula parótida*, e um grupo **profundo**. O último normalmente é dividido em dois grupos, os *linfonodos profundos superiores* (**B12**), a segunda estação de linfonodos para quase todos os linfonodos da cabeça, e os *linfonodos profundos inferiores* (**B13**), a segunda estação de linfonodos para quase todos os linfonodos do pescoço e a última estação de filtração para os linfonodos da cabeça. Os linfonodos cervicais profundos drenam no respectivo *tronco jugular*.

Membro superior. A linfa da mão e do antebraço drena primeiramente no cotovelo, onde estão localizados os **linfonodos cubitais** superficiais e profundos (**C14**). Um ou dois **linfonodos supratrocleares** (**C15**) situam-se medialmente à veia braquial, e os **linfonodos braquiais** espalhados (**C16**) podem, algumas vezes, situar-se também ao longo do curso dos vasos braquiais.

Os **linfonodos axilares** (**C17**) constituem importantes estações de linfonodos que servem o membro superior e a parede torácica anterior. Eles estão interconectados pelos vasos linfáticos para formar uma rede na axila conhecida como o **plexo linfático axilar**. São encontradas na literatura várias classificações dos linfonodos axilares em grupos. Com base na nomenclatura anatômica, eles podem ser divididos em *linfonodos apicais* (**C18**) na borda superior do peitoral menor, *linfonodos braquiais* (**C16**) ao longo da artéria braquial ou axilar, *linfonodos subescapulares* (**C19**), *linfonodos peitorais* (**C20**) na borda inferior do peitoral menor, *linfonodos centrais* (**C21**), *linfonodos interpeitorais* (**C22**) entre o peitoral maior e peitoral menor, e *linfonodos deltopeitorais* (**C23**) no trígono deltopeitoral. Os linfonodos axilares servem como **linfonodos regionais que drenam a glândula mamária** e a *mama* e são extremamente importantes na prática clínica.

C24 Linfonodos paraesternais no aspecto interno da parede torácica (ver p. 82)

2.10 Sistema Linfático

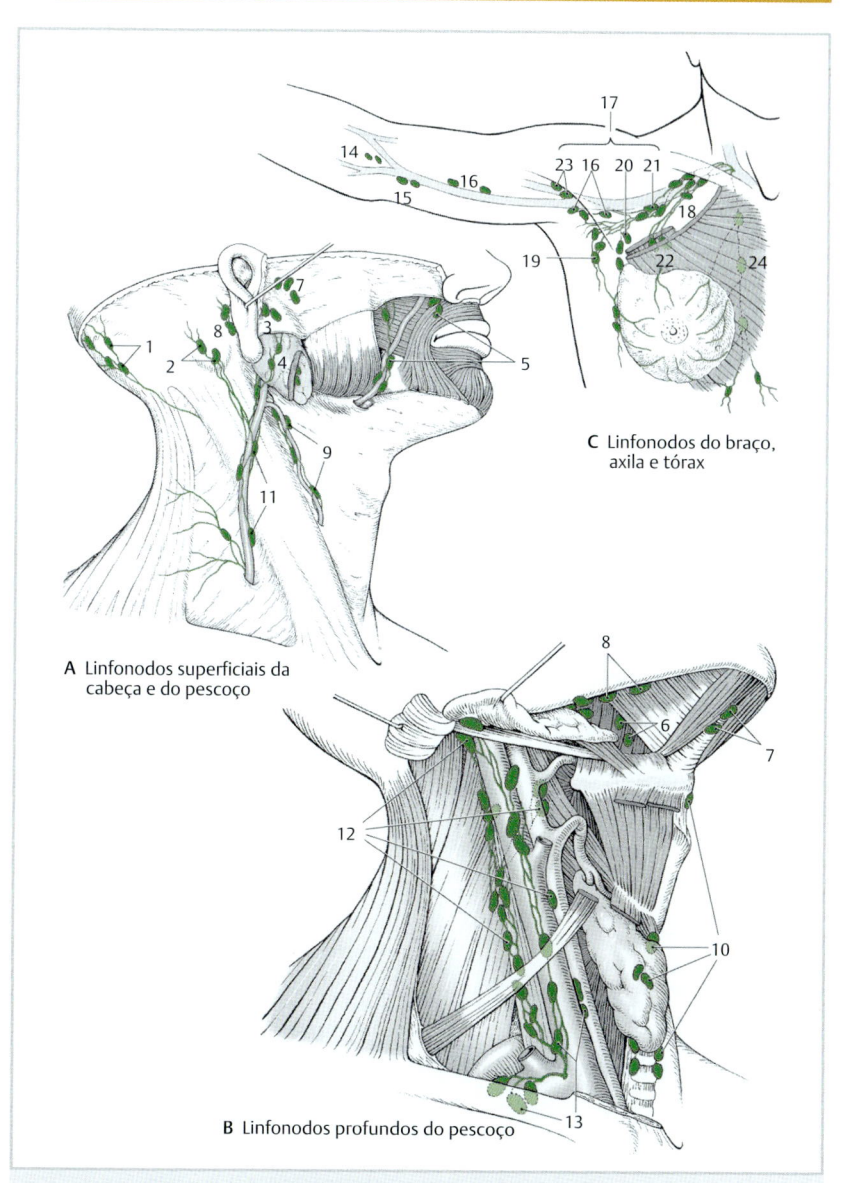

C Linfonodos do braço, axila e tórax

A Linfonodos superficiais da cabeça e do pescoço

B Linfonodos profundos do pescoço

Fig. 2.38 Linfonodos regionais da cabeça, pescoço e braço.

Linfonodos Regionais do Tórax e do Abdome

Os grupos de linfonodos das cavidades corporais podem ser divididos, em termos gerais, em linfonodos parietais, ou linfonodos que drenam as paredes de uma cavidade corporal, e linfonodos viscerais, ou linfonodos situados adjacentes aos órgãos.

Tórax

Os **linfonodos paramamários** situam-se externamente ao tórax na borda lateral da glândula mamária.

Na face interna da parede torácica, situados ao longo dos vasos torácicos internos, encontram-se os **linfonodos paraesternais** (ver p. 80), que recebem linfa da *glândula mamária*, dos *espaços intercostais*, da *pleura* e partes do *fígado* e do *diafragma*.

Os **linfonodos intercostais** (**A1**) situam-se na porção posterior dos espaços intercostais e recebem linfa dos *espaços da pleura* e *intercostal*; os **linfonodos pré-vertebrais** (**AC2**) situam-se entre o esôfago e a coluna vertebral e recebem linfa das regiões circundantes; os **linfonodos diafragmáticos superiores** (**A3**) estão localizados nas grandes aberturas no diafragma e recebem a linfa do *diafragma* e *fígado*; os **linfonodos pré-pericárdicos** (**B4**), situados entre o esterno e o pericárdio, e os **linfonodos pericárdicos laterais** (**B5**) entre a pleura mediastinal e o pericárdio recebem linfa das áreas vizinhas; o grupo de linfonodos que compreende os **linfonodos mediastinais anteriores** (**B6**) situa-se anteriormente ao arco aórtico e recebe a linfa das estruturas adjacentes. Os **linfonodos mediastinais posteriores** (**C7**) situam-se na parte posterior do mediastino. Eles são divididos em subgrupos pelos órgãos adjacentes e incluem os *linfonodos traqueobronquiais* e *linfonodos paratraqueais* ao longo da traqueia. Os linfonodos mediastinais posteriores recebem a drenagem linfática dos *pulmões*, dos *brônquios*, da *traqueia*, do *esôfago*, do *pericárdio*, do *diafragma* e do *fígado*.

Abdome

Linfonodos parietais. Estes incluem os **linfonodos lombares esquerdos** (**D8**), situados ao longo da aorta abdominal, e **linfonodos lombares direitos** (**D9**) ao longo da veia cava inferior. Cada um destes grupos de linfonodos é dividido em subgrupos de linfonodos, que recebem a linfa de *glândulas suprarrenais, rins, ureteres, testículos* e *ovários*, assim como o *fundo do útero* e a *parede abdominal*. Situado entre estes dois grupos de linfonodos encontram-se os **linfonodos lombares intermediários** (**D10**), que drenam as mesmas regiões. Os **linfonodos diafragmáticos inferiores** (**DE11**) situam-se na superfície inferior do diafragma e drenam linfa desta área. Os **linfonodos epigástricos inferiores** situam-se na superfície interna da parede abdominal ao longo da artéria epigástrica inferior.

Linfonodos viscerais. Os **linfonodos celíacos** (**DE12**) situam-se ao redor do tronco celíaco e formam a segunda estação de filtração para os órgãos abdominais superiores.

Os **linfonodos gástricos** (direito/esquerdo) (**E13**) situam-se ao longo da curvatura menor do estômago, e os linfonodos gastro-omentais (direito/esquerdo) (**E14**) situam-se ao longo da curvatura maior do estômago. Os **linfonodos pilóricos** (**E15**) normalmente situam-se atrás do piloro.

Os **linfonodos pancreáticos** (**DE16**) estão arranjados ao longo das bordas superior e inferior do pâncreas.

Os **linfonodos esplênicos** (**DE17**) situam-se no hilo esplênico.

Os **linfonodos pancreaticoduodenais** (**E18**) situam-se entre o pâncreas e o duodeno. Os **linfonodos hepáticos** (**E19**) estão localizados próximo à porta hepática.

Os 100-150 **linfonodos mesentéricos** (**EF20**) estão situados ao longo da raiz do mesentério e drenam via *linfonodos celíacos*. Os **linfonodos ileocólicos** (**F21**) situam-se ao longo da artéria ileocólica.

Os **linfonodos pré-cecais** (**F22**) e os **linfonodos retrocecais** estão localizados anterior e posteriormente ao ceco; os **linfonodos apendiculares** (**F23**) situam-se ao longo da artéria apendicular.

Os **linfonodos mesocólicos** (**F24**) situam-se ao longo do mesocólon. Grupos de linfonodos mesocólicos recebem a linfa do intestino grosso. Os **linfonodos mesentéricos inferiores** (**F25**) situam-se ao longo da artéria mesentérica inferior e recebem a linfa do cólon descendente, cólon sigmoide e reto.

2.10 Sistema Linfático

A Linfonodos do tórax

D Linfonodos profundos da cavidade abdominal

B Linfonodos do tórax

E Linfonodos da porção superior do abdome

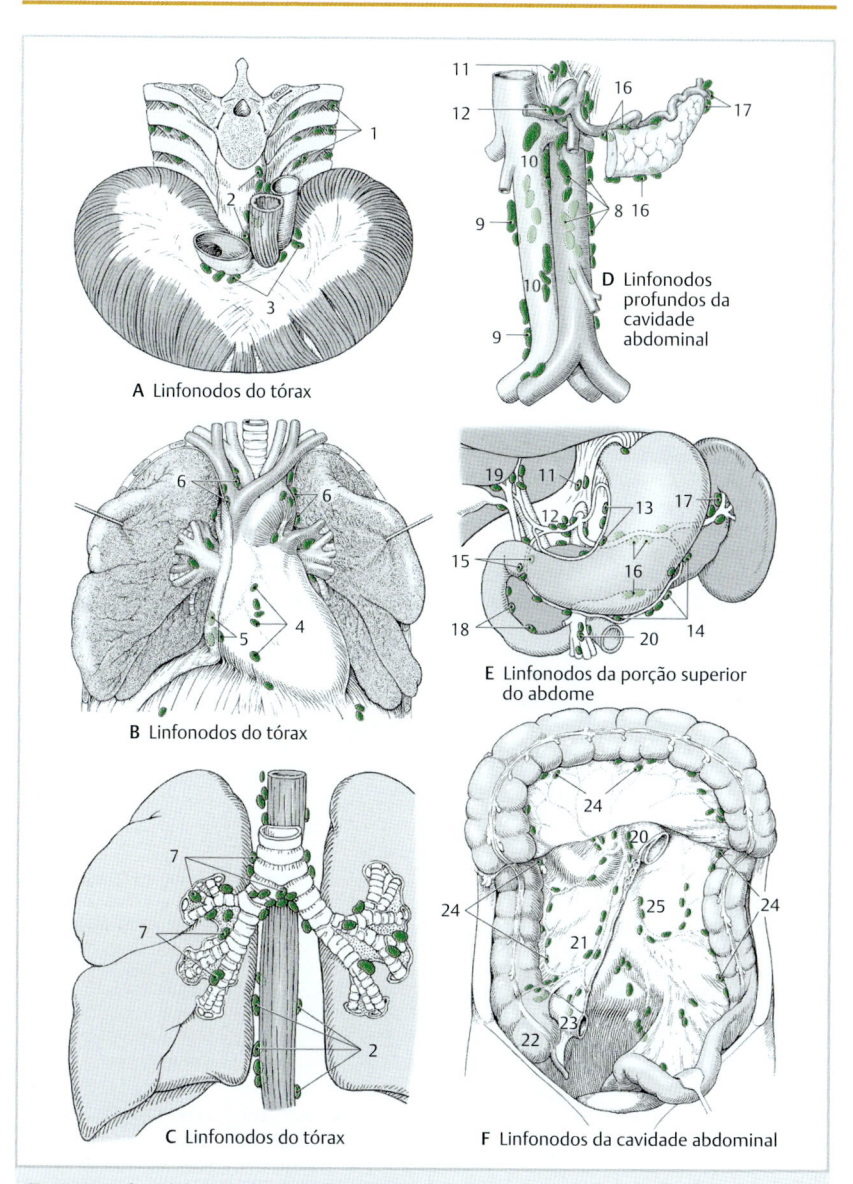

C Linfonodos do tórax

F Linfonodos da cavidade abdominal

Fig. 2.39 Linfonodos regionais do tórax e abdome.

Linfonodos Regionais da Pelve e Membro Inferior

Pelve

Os linfonodos pélvicos também podem ser divididos em **linfonodos parietais** e **viscerais** (**A**).

Grupos parietais. Os **linfonodos ilíacos comuns** (**A1**) constituem vários grupos de linfonodos parietais situados ao longo de cada lado dos vasos ilíacos comuns. Servem como a segunda estação de filtração e coleta de linfa da maioria das *vísceras pélvicas*, da *superfície interna da parede abdominal* e dos *músculos glúteos* e *quadril*. Eles drenam no *tronco lombar*.

Os **linfonodos ilíacos externos** (**A2**) são numerosos grupos de linfonodos que circundam os vasos ilíacos externos. Eles servem como a segunda estação de filtração para os *linfonodos inguinais* e como a primeira estação de filtração para as partes da *bexiga urinária* e *vagina*. Os **linfonodos ilíacos internos** parietais (**B3**) acompanham os vasos ilíacos internos e drenam as *vísceras pélvicas*, a *região perineal* e as *paredes pélvicas internas* e *externas*.

Grupos viscerais. Estes são os grupos de linfonodos situados próximo aos órgãos pélvicos individuais: os **linfonodos paravesicais** (**B4**), arranjados em vários grupos ao redor da *bexiga urinária*, drenando-a assim como a *próstata*. Os **linfonodos parauterinos** (**B5**) situam-se adjacentes ao útero e drenam principalmente o *colo do útero*.

Os **linfonodos paravaginais** (**B6**) situam-se adjacentes à vagina e drenam parte dela. Os **linfonodos pararretais** (**B7**) localizados no tecido conjuntivo lateral e posteriormente ao reto. Eles drenam a linfa do *reto* na direção dos *linfonodos mesentéricos inferiores*. Os **linfonodos anorretais** (**B8**), apesar de sua nomenclatura anatômica, não devem ser considerados sinônimos de linfonodos pararretais.

Os linfonodos anorretais recebem a linfa do *canal anal* e drenam via *linfonodos inguinais superficiais*.

Membro Inferior

Os **linfonodos inguinais superficiais** (**C9**) servem como as principais estações de linfonodo na *borda entre o membro inferior e o tronco*. Eles estão localizados na gordura subcutânea da região inguinal e podem ser facilmente palpados caso se tornem aumentados. Recebem a linfa dos *vasos superficiais* da *perna* assim como do *ânus*, *períneo* e *genitália externa*. Eles drenam via *linfonodos ilíacos externos* parietais.

Os **linfonodos inguinais profundos** (**C10**) situam-se profundamente à fáscia lata e recebem a linfa dos vasos *profundos* da *perna*. O linfonodo mais acima que pertence a este grupo, o *linfonodo de Rosenmüller* (*linfonodo proximal*), pode ser muito grande e ser encontrado no *canal femoral*.

No *membro inferior*, os linfonodos são encontrados, muitas vezes, na fossa poplítea. Os **linfonodos poplíteos superficiais** (**D11**) situam-se na extremidade proximal da veia safena parva e os **linfonodos poplíteos profundos** (**D12**) ao longo da artéria poplítea. Estes servem como uma estação de filtração para a linfa do *pé* e da *perna*, em que ocasionalmente são encontrados um *linfonodo tibial anterior*, um *linfonodo tibial posterior* ou um *linfonodo fibular*.

> **Nota clínica:** O conhecimento preciso dos linfonodos regionais adjacentes a um órgão é essencial para a **remoção de tumores cancerosos**. A cirurgia normalmente remove tanto o órgão afetado como os seus linfonodos, uma vez que as células cancerosas já podem ter se disseminado para os linfonodos (metástase). Deve-se notar que nem todos os cânceres metastatizam via sistema linfático. Em razão de sua importância clínica, os linfonodos regionais também são discutidos nas seções sobre os órgãos individuais.

2.10 Sistema Linfático

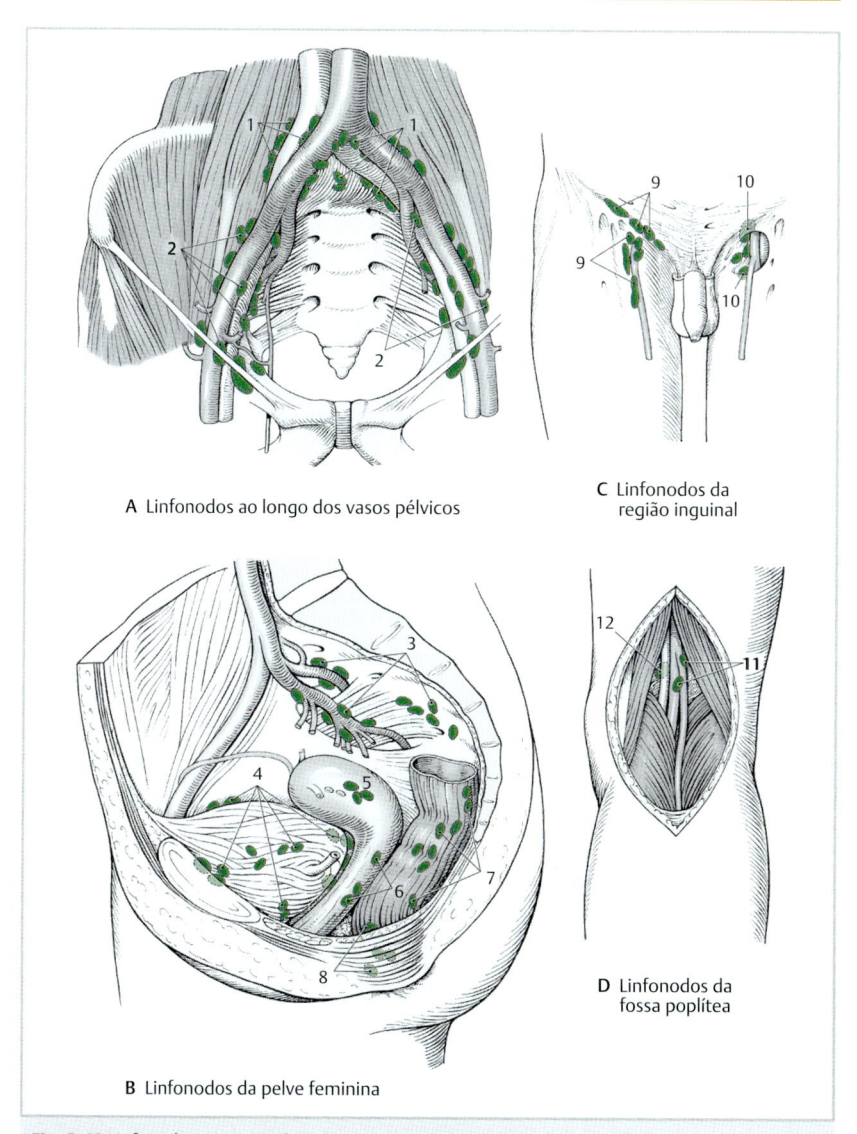

A Linfonodos ao longo dos vasos pélvicos

C Linfonodos da região inguinal

B Linfonodos da pelve feminina

D Linfonodos da fossa poplítea

Fig. 2.40 Linfonodos regionais da pelve e do membro inferior.

2.11 Estrutura e Função dos Vasos Sanguíneos e Linfáticos

As paredes dos vasos sanguíneos e linfáticos são muito semelhantes em termos de estrutura básica. A aparência da parede do vaso pode variar pela localização, apresentando as modificações características para acomodar as demandas funcionais e estresses.

Parede do Vaso

A parede do vaso consiste basicamente em **três camadas**, a **túnica interna** (**A1**), ou íntima; **túnica média** (A2), ou média; e **túnica externa** (**A3**), ou adventícia.

Túnica interna (íntima). Consiste em uma camada de células endoteliais planas em arranjos longitudinais (**A1 a**) (epitélio simples) que geralmente repousam sobre uma *membrana basal*. Sob esta camada de células, há uma pequena quantidade de tecido conjuntivo conhecida como camada subendotelial (**A1 b**). Além disso, as paredes arteriais contêm uma membrana elástica fenestrada, a membrana elástica interna (**A1 c**). A túnica íntima permite a *troca de substâncias, fluidos e gases* através da parede do vaso. Ela é diretamente afetada pela força de cisalhamento do sangue que flui através do vaso.

Em todos os vasos sanguíneos, as células endoteliais são conectadas por contatos célula-célula (consulte um livro de histologia para uma descrição detalhada). Estas variam em número e densidade, de acordo com o segmento do vaso e do órgão. As junções intercelulares entre as células endoteliais arteriais tendem a ser firmes, enquanto aquelas nos capilares e nas vênulas pós-capilares são geralmente mais permeáveis. Os capilares de alguns órgãos, porém, possuem uma barreira especialmente densa (*barreira hematoencefálica, barreira sangue-timo, barreira hematotesticular*, etc.).

Túnica média. A túnica média é uma camada muscular e consiste em espirais planas, quase concêntricas de células de músculo liso (**A2 a**), assim como em fibras elásticas entrelaçadas. Ela forma uma camada especialmente espessa em artérias e geralmente é mais fina em veias. A túnica média deve neutralizar a expansão da parede do vaso causada pela pressão do sangue e, pela mudança na tensão do músculo liso, ela pode ajustar o diâmetro luminal do vaso.

A média inclui a **membrana elástica externa** (**A3 a**), que constitui a borda com a túnica externa (adventícia).

Túnica externa (A3). A túnica externa consiste em tecido conjuntivo (**A3 b**) que, nas paredes das veias, é acompanhada pelas células do músculo liso. As células e fibras entrelaçadas da túnica externa são arranjadas longitudinalmente.

A túnica externa incrusta o vaso nos tecidos circundantes e neutraliza forças externas, como o estiramento longitudinal. Na maioria das veias, portanto, é especialmente proeminente. Nas áreas onde os vasos não estão sujeitos às forças de estiramento longitudinais, como o cérebro, a túnica externa pode ser menos proeminente ou até inteiramente ausente.

Em grandes vasos, os *vasa vasorum* (**A3 c**), os vasos sanguíneos que suprem as paredes do vaso, penetram a túnica externa até as camadas externas da parede do vaso. As camadas internas são supridas pelo sangue que flui através do vaso. Os nervos autônomos, que suprem a musculatura do vaso, entram na parede do vaso através da túnica externa.

Integração dos vasos sanguíneos no sistema musculoesquelético. As artérias e suas veias acompanhantes geralmente passam na superfície flexora de uma articulação (**B**). Quando uma articulação é flexionada, os vasos não são estirados nem comprimidos. O risco de torcedura é evitado, encerrando os vasos sanguíneos e os nervos acompanhantes em um corpo adiposo maleável. Isso permite que os vasos reduzam sua tensão longitudinal e, portanto, seu comprimento absoluto, para que possam acomodar uma flexão forte.

Formas Especiais de Artérias

As artérias, principalmente as pequenas, que podem se fechar ativamente para reduzir ou interromper completamente o fluxo sanguíneo para a microcirculação são conhecidas como artérias contráteis. Elas possuem um meio particularmente espesso e feixes musculares longitudinais internos óbvios sem uma membrana elástica interna. As artérias helicinas são pequenas artérias convolutas, tortuosas. Elas são encontradas no pênis e no útero.

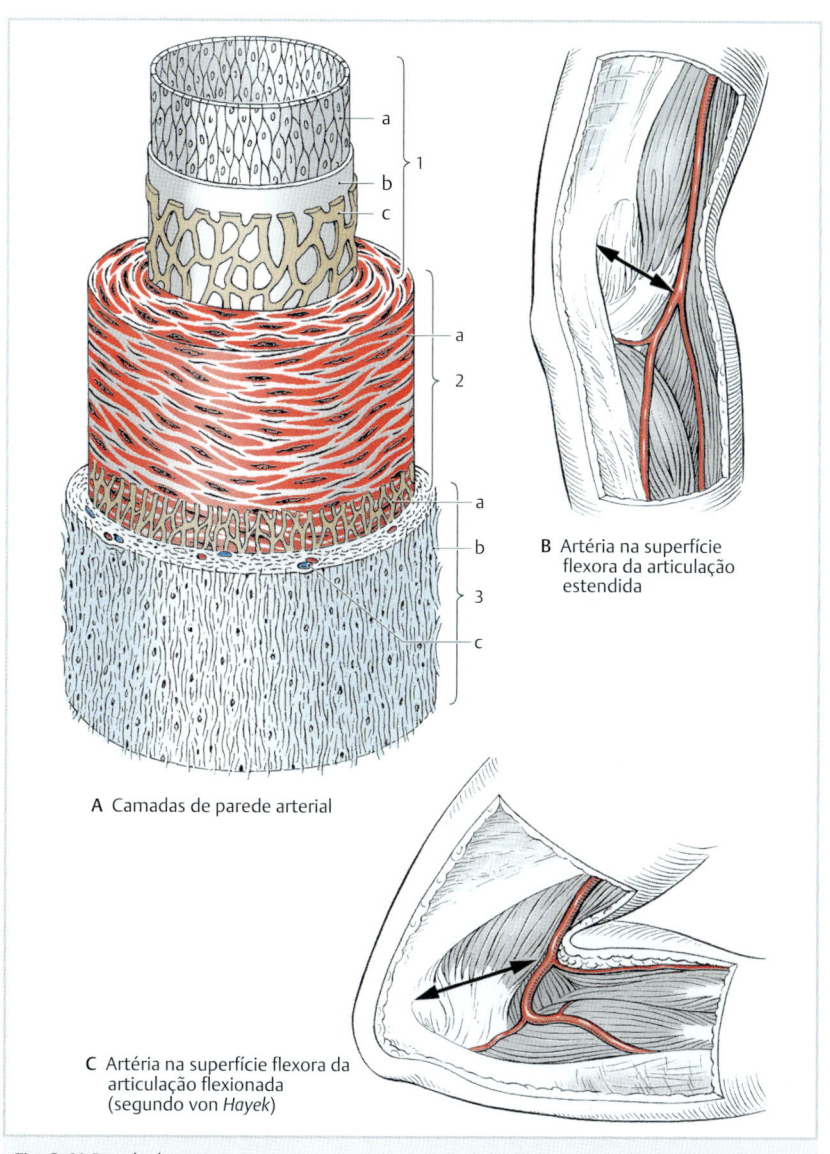

2.11 Estrutura e Função dos Vasos Sanguíneos e Linfáticos

A Camadas de parede arterial

B Artéria na superfície flexora da articulação estendida

C Artéria na superfície flexora da articulação flexionada (segundo von *Hayek*)

Fig. 2.41 Parede do vaso.

Variação Regional na Estrutura da Parede do Vaso – Vasos Arteriais

A estrutura das paredes das artérias varia dependendo de sua função e proximidade com o coração:

A aorta e as grandes artérias próximas ao coração são **artérias elásticas**. Suas paredes possuem uma **estrutura** distinta em **três camadas**. A *túnica íntima* (**A1**) é espessa devido à sua proeminente camada subendotelial. A *túnica média* (**A2**) consiste sobretudo em lamelas elásticas densamente arranjadas e quase concêntricas, com a aparência de membranas fenestradas em corte horizontal. As células do músculo liso da túnica média inserem-se diretamente nestas membranas e podem ajustar e regular suas tensões. A *túnica externa* (**A3**) contém os *vasa vasorum* e nervos autonômicos dentro de seu tecido conjuntivo.

Anatomia funcional. A aorta e as artérias próximas ao coração estão diretamente expostas ao débito cardíaco pulsátil. Durante a sístole (**B**), uma porção do sangue ejetada a cada batimento cardíaco é armazenada na parede do vaso, cuja expansão é facilitada pela membrana elástica. Durante a diástole (**C**), a membrana elástica atua como um tipo de **"reservatório de pressão"**, liberando a energia armazenada no sangue e propelindo-o na direção da periferia do corpo.

Artérias mais distantes do coração incluem grandes artérias periféricas (**D**), assim como todas as artérias pequenas e de tamanho médio da circulação sistêmica (**E**). Estas são **artérias musculares**. Sua *túnica íntima* em geral consiste em endotélio apenas em uma pequena quantidade de tecido conjuntivo subendotelial. A *membrana elástica interna* (**D4**) é uma camada distinta composta de fibras elásticas e situada entre a túnica íntima e a túnica média. Afastando-se do coração, a *túnica média* contém menos fibras elásticas de malha, e predominam células do músculo liso. A *túnica externa* é mais bem desenvolvida em artérias de tamanho médio e, muitas vezes, é separada da túnica média por uma *membrana elástica externa* (**D5**).

As **arteríolas** (**F**) são vasos pré-capilares (ramos terminais das artérias) com um diâmetro de apenas 20-40 μm. Sua *túnica íntima* consiste em endotélio e uma *membrana elástica interna*, que pode ser incompleta. A *túnica média* das arteríolas é composta de uma ou duas camadas *concêntricas* de células de músculo liso, que facilita sua função como esfíncteres pré-capilares, permitindo que o diâmetro do vaso se adapte para regular a pressão sanguínea e, ao mesmo tempo, o fluxo sanguíneo para os capilares.

Capilares (**G**). As arteríolas ramificam-se em capilares, que possuem um diâmetro médio de 5-15 μm e ausência de músculo liso em suas paredes. Os capilares geralmente formam **redes** que são alimentadas por numerosas artérias. A parede capilar pode ser vista como um tubo endotelial (**H**). As *células endoteliais* (**H6**) são circundadas por uma *membrana basal* (**H7**) e uma cobertura externa de *pericitos*, as quais são identificáveis por microscopia eletrônica. Vários **tipos estruturais** da parede capilar podem ser distinguidos por meio da função do órgão: endotélios hermeticamente selados sem fenestração e com uma membrana basal contínua (**I**); endotélios com fenestração intercelular com um diafragma (**II**) ou com poros intracelulares (**III**), mas em cada caso com uma membrana basal contínua; e endotélios com *gaps* intercelulares e uma membrana basal descontínua (**IV**). (Estes são encontrados, por exemplo, em: **I** músculo esquelético, **II** trato gastrintestinal, **III** glomérulos renais, **IV** seios hepáticos.) Alguns órgãos, como fígado, medula óssea, baço e alguns órgãos endócrinos, contêm capilares muito largos. Estes são conhecidos como capilares sinusoidais ou sinusoides.

Conexões vasculares entre arteríolas e vênulas pós-capilares (ver p. 90) podem desviar os capilares. Estas são referidas como **anastomoses arteriovenosas** e são mais predominantes em *regiões acrais* (nariz, pontas dos dedos, etc.) e *corpos cavernosos*.

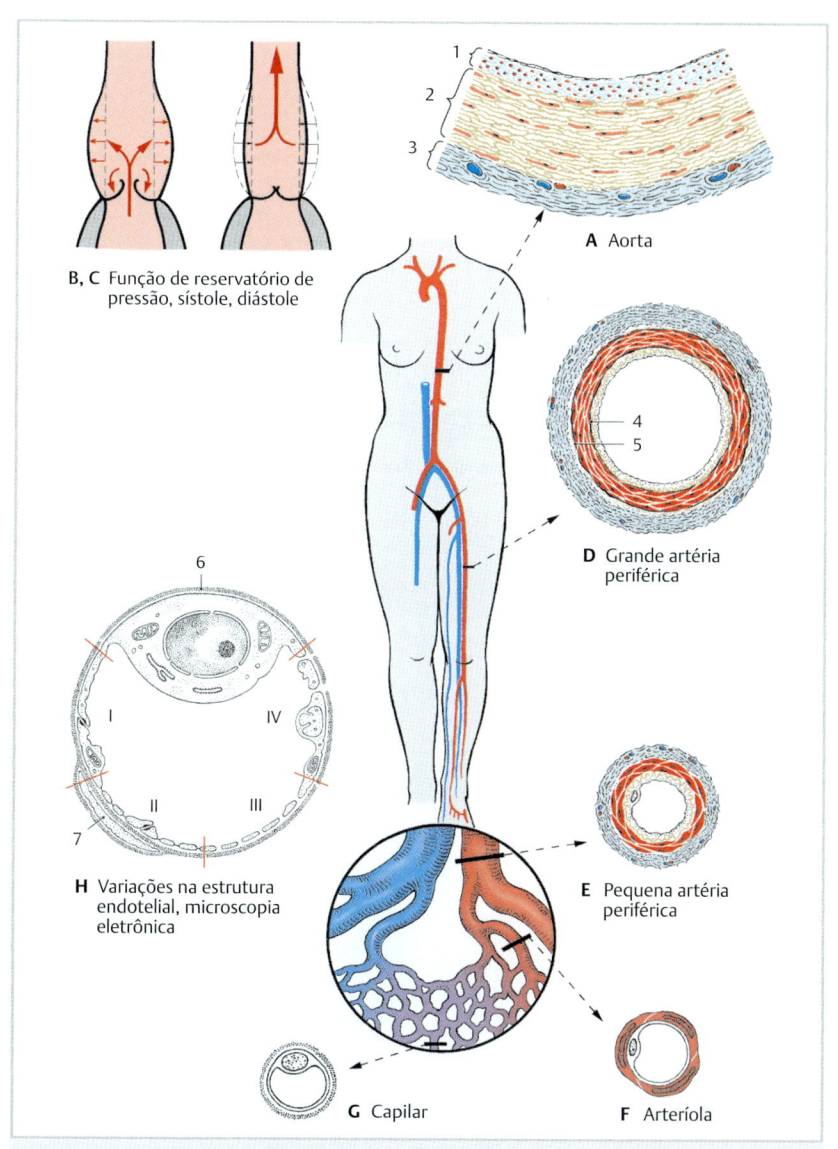

2.11 Estrutura e Função dos Vasos Sanguíneos e Linfáticos

A Aorta

B, C Função de reservatório de pressão, sístole, diástole

D Grande artéria periférica

H Variações na estrutura endotelial, microscopia eletrônica

E Pequena artéria periférica

G Capilar

F Arteríola

Fig. 2.42 Diferenças regionais na estrutura da parede do vaso – vasos arteriais.

Variação Regional na Estrutura da Parede do Vaso – Vasos Venosos

Vênulas (B). No lado venoso do leito capilar, os vasos são contínuos com vênulas. As vênulas podem ser divididas basicamente em três segmentos. As **vênulas pós-capilares** possuem diâmetro de até 30 μm, e, em suas paredes, ainda faltam células de músculo liso. As **vênulas coletoras** têm um diâmetro de até 50 μm e uma *túnica média* que consiste em fibrócitos e células contráteis. Estas vênulas são contínuas com as **vênulas musculares** (**B**), que têm um diâmetro de até 100 μm e contêm células de músculo liso arranjadas irregularmente na *túnica média* de suas paredes finas, que permite o ajuste do diâmetro do vaso. Em alguns órgãos, as vênulas são alargadas para formar pequenos "lagos", ou reservatórios de sangue. Estes vasos são referidos como veias sinusoidais ou **seios venosos**.

Veias periféricas distantes do coração (**C**). O sangue flui das vênulas para o interior de pequenas veias periféricas. Na maior parte, a estrutura de suas paredes varia de acordo com o tamanho do vaso e a respectiva região do corpo. As veias geralmente têm paredes mais finas do que suas artérias acompanhantes e, muitas vezes, é difícil discernir claramente as três camadas.

Em pequenas veias, a *túnica íntima* (**C1**) é mal desenvolvida e não possui tecido conjuntivo subendotelial; a fina *túnica média* (**C2**) é composta de células de músculo liso, em um arranjo plano, espiral, acompanhado por tecido conjuntivo. A túnica média funde-se com a *túnica externa* (**C3**), que consiste em fibras colágenas, fibras elásticas entrelaçadas e, com calibre crescente do vaso, feixes de células de músculo liso. As veias pequenas dão origem às **grandes veias periféricas** (**D**), cuja estrutura assemelha-se em grande parte à das veias menores. O número de células de músculo liso na *túnica externa* aumenta com o crescente calibre do vaso. As veias da parede corporal e dos membros contêm **valvas** (**DE**) formadas pela *túnica íntima*. As valvas, portanto, são compostas de tecido conjuntivo e suas superfícies são completamente revestidas por endotélio. Elas se assemelham às *valvas em formato de bolso com dois bolsos*.

Anatomia funcional. Embora as veias de alguns órgãos não contenham quaisquer valvas (p. ex., cérebro, rim, fígado), as valvas geralmente estão presentes na metade inferior do corpo: no membro inferior, as paredes das veias são comprimidas por meio de contração do músculo esquelético, que atua como um tipo de "**bomba muscular**" que direciona o sangue através das valvas em formato de bolso na direção do coração. O retorno venoso do sangue para o coração também é facilitado por feixes vasculares (**F**), que normalmente consistem em duas veias acompanhantes de uma artéria de tamanho médio ou pequeno, e fixada à parede arterial por tecido conjuntivo, de tal modo que a onda de pulso arterial estreite o lúmen da veia e propele o sangue da veia na direção do coração.

Grandes veias próximas ao coração. Na metade superior do corpo, as paredes das veias contêm escassos feixes de músculo liso. O principal tronco para a metade inferior do corpo, a *veia cava inferior* (**G**), por outro lado, contém abundantes células musculares: no tecido conjuntivo subendotelial da *túnica íntima* (**G1**), há feixes musculares em orientação longitudinal; a fina *túnica média* (**G2**) contém feixes em orientação circular; e, a *túnica externa* extremamente larga (**G3**) possui numerosos feixes de células musculares em orientação longitudinal.

Em geral, as veias coletam grandes quantidades de sangue com mínimas alterações na pressão, daí o termo "**vasos de capacitância**".

> **Nota clínica:** O aumento de veias (normalmente no membro inferior) pode levar à insuficiência valvular e subsequentes bolsas na parede da veia chamadas varizes ou **veias varicosas**.

Vasos linfáticos. A estrutura das paredes dos vasos e dos troncos linfáticos assemelha-se à das veias. Os capilares consistem em uma camada de células endoteliais e geralmente não possuem membrana basal.

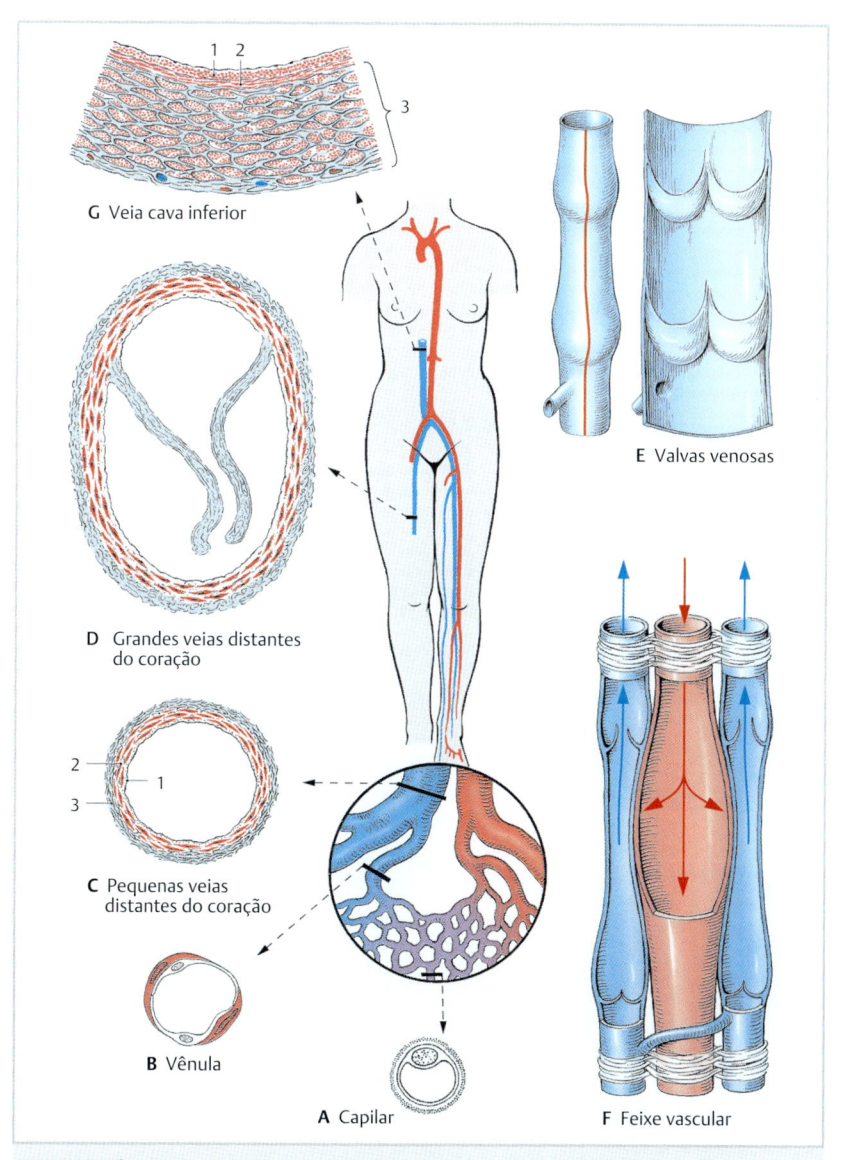

2.11 Estrutura e Função dos Vasos Sanguíneos e Linfáticos

G Veia cava inferior

D Grandes veias distantes do coração

C Pequenas veias distantes do coração

B Vênula

A Capilar

E Valvas venosas

F Feixe vascular

Fig. 2.43 Diferenças regionais na estrutura da parede do vaso – vasos venosos.

3 Sistema Respiratório

3.1 Visão Geral *94*
3.2 Nariz *96*
3.3 Laringe *108*
3.4 Traqueia *118*
3.5 Pulmão *122*
3.6 Mediastino *136*

3.1 Visão Geral

Divisão Anatômica do Sistema Respiratório

A tarefa primária dos órgãos da respiração, ou **aparelho respiratório**, é a **"respiração externa"**: extrair oxigênio do ar e liberar dióxido de carbono do sangue. O sistema respiratório é, portanto, composto de superfícies para a troca gasosa e de passagens que conduzem o ar. As **superfícies para troca gasosa** consistem em área de superfície combinada de todos os *alvéolos pulmonares* com terminação cega, a qual é muito grande, e mede 200 m². Os alvéolos pulmonares constituem uma porção significativa dos *pulmões* (**A1**). O ar inalado alcança os alvéolos pulmonares pelas **vias aéreas condutivas**, que consistem em *nariz* e *cavidade nasal* (**A2**), *faringe* (**A3**), *laringe* (**A4**), *traqueia* (**A5**) e numerosos níveis da *árvore bronquial* (**A6**). Embora os brônquios principais situem-se fora dos pulmões, a maioria dos ramos da árvore bronquial estão contidos em seu interior. Em seu trajeto através dos órgãos das vias condutivas, o ar inalado é filtrado, umidificado e aquecido.

Junto com a **troca gasosa**, os órgãos respiratórios também servem a outras funções. Dentre essas funções estão a **filtragem e a função protetora** de todo o aparelho respiratório; a produção de **sons** e a **vocalização** pela laringe e estruturas adjacentes, assim como a **percepção olfatória** pelo órgão olfatório situado no nariz.

Divisão Clínica do Sistema Respiratório

Na prática clínica, os órgãos respiratórios podem ser divididos em vias aéreas superiores e inferiores. As vias **aéreas superiores** encontram-se principalmente na *cabeça* e incluem todas as estruturas localizadas acima da laringe, ou seja, as **cavidades nasais**, os **seios paranasais** adjacentes e a **faringe**. Os seios paranasais são *espaços pneumatizados* que ocupam os ossos cranianos conectados à cavidade nasal. Na faringe, ocorre a intersecção das passagens respiratórias e alimentares. As **vias aéreas inferiores** situam-se no *pescoço* e no *tórax* e consistem em **laringe**, **traqueia** e **árvore bronquial**, incluindo seus ramos até as superfícies de troca gasosa dos **alvéolos**. Cada pulmão é contido dentro do tórax em uma *cavidade pleural* (**A7**), que é revestida por uma membrana serosa e limita-se medialmente com o *mediastino*.

Os órgãos respiratórios são derivados da **parte do tubo digestório localizada na cabeça**, a qual surge da camada germinativa interna conhecida como **endoderma**, ver sistema respiratório (p. 324).

> **Nota clínica:** Para compreender a topografia complexa das cavidades nasais e dos seios paranasais, recomenda-se a repetição do estudo do viscerocrânio e de cada um dos seus ossos. O osso turbinado nasal (concha nasal) inferior, a maxila, o osso etmoide, o osso nasal, o osso palatino, o osso esfenoide e o vômer estão envolvidos na estrutura das cavidades nasais e dos seios paranasais.

3.1 Visão Geral

A Órgãos do sistema respiratório

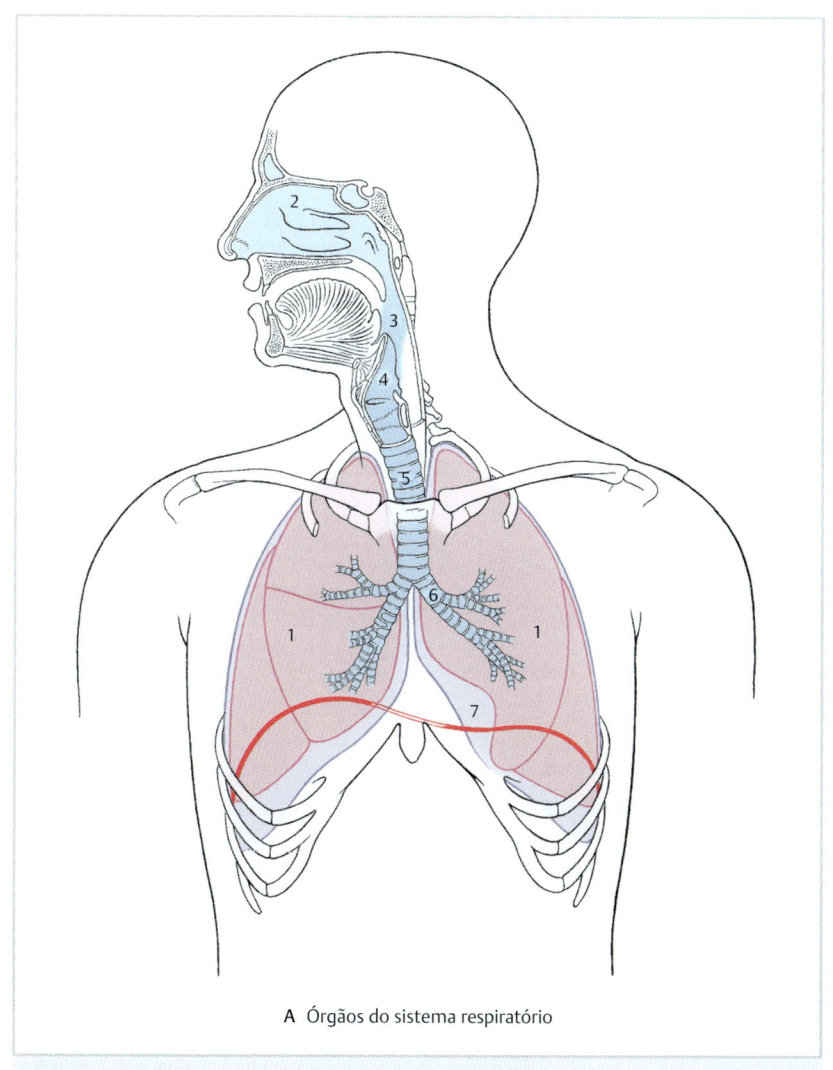

Fig. 3.1 Organização anatômica e clínica do sistema respiratório.

3.2 Nariz

Nariz Externo

O **nariz externo (A)** é exclusivo dos humanos e consiste naquela parte nasal que se projeta da face; é composto por uma estrutura osseocartilaginosa e concede ao rosto humano o seu perfil característico. A parte da estrutura formada pela **raiz do nariz (A1)** é composta de osso **(B)**. Ela consiste em dois *ossos nasais* **(B2)** e no *processo frontal da maxila* **(B3)** (ver Vol. 1), que emoldura a *abertura piriforme* **(B4)** anteriormente. A abertura piriforme é completada por placas e anéis de cartilagem hialina conhecidas como *cartilagens nasais* **(C)**. A placa cartilaginosa triangular pareada, do *processo lateral* **(C5)** forma a fundação da **parede nasal lateral** e o **dorso do nariz (AC6)**. Ela se curva medialmente para tornar-se contínua com a cartilagem do *septo nasal* (ver p. 100). A estrutura de suporte da **asa do nariz (AC7)** é formada em cada lado pela grande *cartilagem alar maior* curva **(C8)** e por três ou quatro pequenas *cartilagens alares menores*. A cartilagem alar maior circunda as **narinas (C9)**, sendo o *pilar lateral* **(C8 a)**, que as limita lateralmente, e o *pilar medial* **(C8 b)** direcionados para o septo. Um pequeno sulco é formado no **ápice do nariz (AD10)**, onde as duas principais cartilagens alares se curvam em ambos os lados. As cartilagens nasais são conectadas entre si e com o osso circundante por meio de tecido conjuntivo fibroso. Elas conferem ao nariz externo uma certa rigidez e asseguram que a cavidade nasal pareada e as narinas permaneçam abertas.

Ao redor do nariz há numerosos **músculos miméticos** subcutâneos (ver Vol. 1), cujas fibras inserem-se principalmente na pele da *asa do nariz* e do *sulco nasolabial* **(A11)**. Os músculos miméticos não apenas controlam o envolvimento do nariz na *expressão facial*, mas também servem para *dilatar e contrair as narinas*. A maior parte do nariz externo é coberta por uma fina camada de **pele**, que é mais espessa sobre as asas e o ápice. A pele do nariz contém numerosas *glândulas sebáceas* grandes.

As **narinas (D)**, que normalmente são elípticas, formam a entrada para a **cavidade nasal** à direita e à esquerda; na frente de cada uma delas situa-se o *vestíbulo nasal* **(D12)**. O lúmen do vestíbulo nasal é revestido por *pele* e normalmente contém *pelos curtos do vestíbulo do nariz*, semelhantes a uma escova **(D13)**, que atuam como uma barreira para capturar grandes partículas no ar inalado. As aberturas das narinas situam-se em um plano aproximadamente transverso.

Vasos, Nervos e Drenagem Linfática

O nariz externo é suprido pela **artéria angular**, que surge da *artéria facial*; pela **artéria nasal posterior** da *artéria oftálmica*; e pela **artéria infraorbital** da *artéria maxilar*. A drenagem venosa é suprida pela **veia facial** e pela **veia oftálmica superior** (ver Vol. 1). A inervação sensitiva da pele do nariz externo é suprida pelos ramos do **nervo oftálmico** e do **nervo maxilar** (ver Vol. 1). A inervação motora dos músculos miméticos em torno do nariz é provida pelos ramos bucais do **nervo facial**.

A linfa do nariz drena junto com a linfa do lábio superior e do lábio inferior, assim como da bochecha, para os *linfonodos submandibulares*.

> **Nota clínica.** As veias que drenam na veia facial e na veia oftálmica anastomosam-se entre o ângulo medial do olho e a raiz do nariz. Portanto, na inflamação que envolve a parte lateral da face e do nariz externo, as bactérias podem alcançar os seios venosos profundos da cavidade craniana e causar **trombose do seio venoso**.

3.2 Nariz

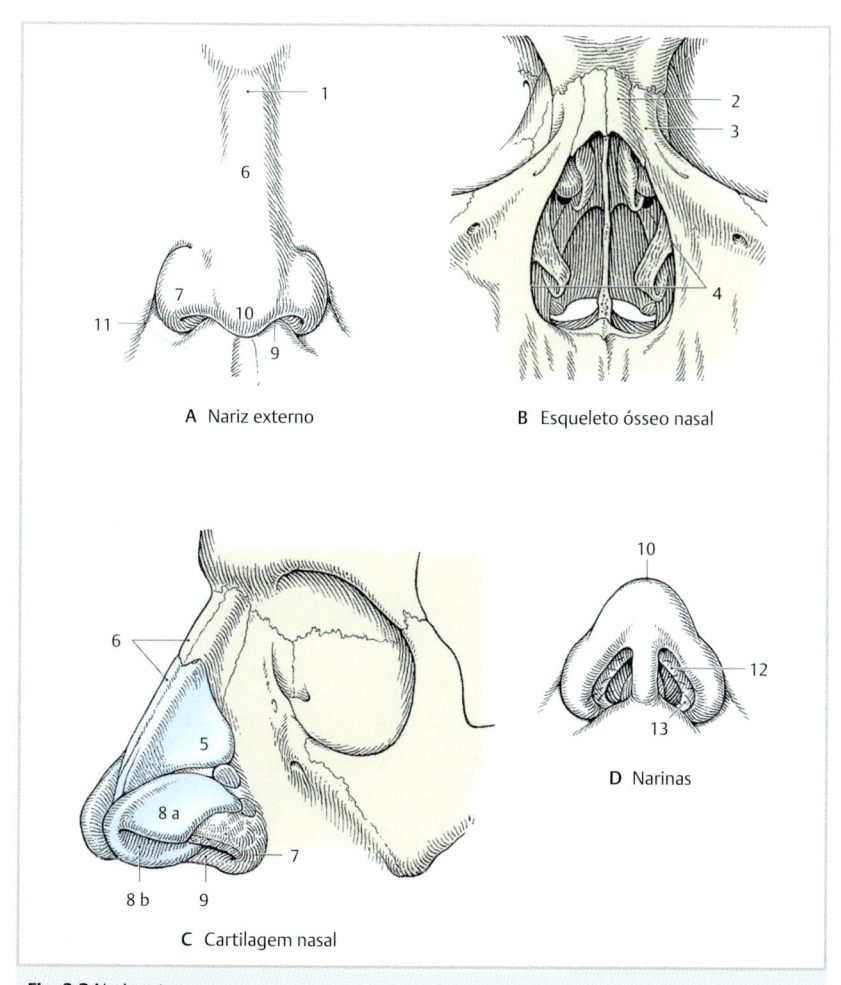

A Nariz externo

B Esqueleto ósseo nasal

C Cartilagem nasal

D Narinas

Fig. 3.2 Nariz externo.

Cavidade Nasal

A **cavidade nasal** é dividida em **metades direita** e **esquerda** pelo **septo nasal**. A abertura da cavidade nasal pareada nas *narinas externas* é direcionada para o exterior, em sentidos anterior e inferior. Cada metade da cavidade nasal abre-se posteriormente através de uma abertura nasal interna, a *cóana*, no interior da continuação da cavidade nasal, a *nasofaringe*. Cada metade da cavidade nasal tem um **assoalho**, um **teto** e **paredes lateral** e **medial**. O assoalho da cavidade nasal é mais amplo, e seu teto consiste apenas em uma crista estreita.

Parede Lateral

Estrutura óssea (A). A parede óssea lateral da cavidade nasal é formada anteriormente pela **maxila (A1)**, posteriormente pela **placa perpendicular do palatino (A2)** e superiormente pelo **etmoide (A3)**. O etmoide contém numerosas *células etmoidais* de tamanhos variáveis e forma o limite ósseo entre a cavidade nasal e a órbita. As duas placas ósseas finas que formam a **concha nasal superior (AB4)** e a **concha nasal média (AB5)** também fazem parte do etmoide; a **concha nasal inferior (AB6)** é formada por um osso separado. Cada concha projeta-se sobre o **meato nasal** de mesmo nome, dentro do qual se abrem os *seios paranasais* e o *ducto lacrimal* (ver p. 104). A pequena concha nasal superior projeta-se acima do **meato nasal superior**, em cujo interior se abrem as *células etmoidais posteriores*. Entre a concha nasal superior, o corpo adjacente do esfenoide (A7), e o septo nasal está situado o estreito **recesso esfenoetmoidal (A8)**, dentro do qual se abre o *seio esfenoidal*. Imediatamente abaixo encontra-se a **incisura esfenopalatina (A9)**, que leva à *fossa pterigopalatina*. A grande concha nasal média cobre o **meato nasal médio**, dentro do qual se abrem o *seio frontal*, o *seio maxilar* e as *células etmoidais anteriores*. A porção inferior do etmoide forma o *processo uncinado*, que se projeta no meato nasal médio e cobre o orifício do seio maxilar. Arqueando-se sobre processo uncinado encontra-se uma grande célula etmoidal anterior chamada *bolha etmoidal* (ver p. 104). A fina concha nasal inferior cobre o **meato nasal inferior**, que contém a abertura do *ducto nasolacrimal*.

Pontos de referência da mucosa (B). A mucosa nasal pode ser dividida em três partes: o vestíbulo nasal anterior, a região respiratória e a região olfatória. O **vestíbulo nasal** forma a entrada para a cavidade nasal. Situa-se dentro das narinas e é revestido por *pele* (epitélio escamoso queratinizado estratificado). Ele é separado da **região respiratória** por uma crista curva conhecida como *limite superior* ou *limen nasi* (B10). A região respiratória reflete o padrão de relevo ósseo da parede nasal lateral, especialmente as conchas nasais protuberantes. Sua mucosa é coberta por *epitélio ciliado pseudoestratificado* e contém numerosas glândulas mistas, as *glândulas nasais*. A **região olfatória** é uma área circunscrita na parede nasal lateral acima da concha nasal superior **(AB4)**.

Suprimento neurovascular (C). As partes anterior e superior da parede nasal lateral são supridas por ramos das **artérias etmoidais anterior (C11)** e **posterior (C12)**, que surgem da *artéria oftálmica*; as partes posterior e inferior são supridas pelos ramos da **artéria esfenopalatina (C13)**, que surge da *artéria maxilar*. As veias que drenam a região seguem paralelamente ao curso das artérias, que drenam via **veias etmoidais** na *veia oftálmica*; através da incisura esfenopalatina via **plexo pterigóideo** venoso; e do vestíbulo nasal via **veia facial**. As porções anterior e superior da mucosa nasal são supridas pelos ramos sensoriais do **nervo oftálmico**; as porções posterior e inferior são supridas pelos ramos do **nervo maxilar**. Os nervos têm o mesmo nome das artérias que eles acompanham. A inervação das glândulas nasais é idêntica à das glândulas lacrimais (ver Vol. 3).

> **Nota clínica.** A área de Kiesselbach (ou de Little) é uma área de mucosa de cerca de 1,5 mm de largura, com um rico suprimento capilar na junção entre o vestíbulo nasal e a cavidade nasal real. Este é um local de frequentes hemorragias nasais.

3.2 Nariz

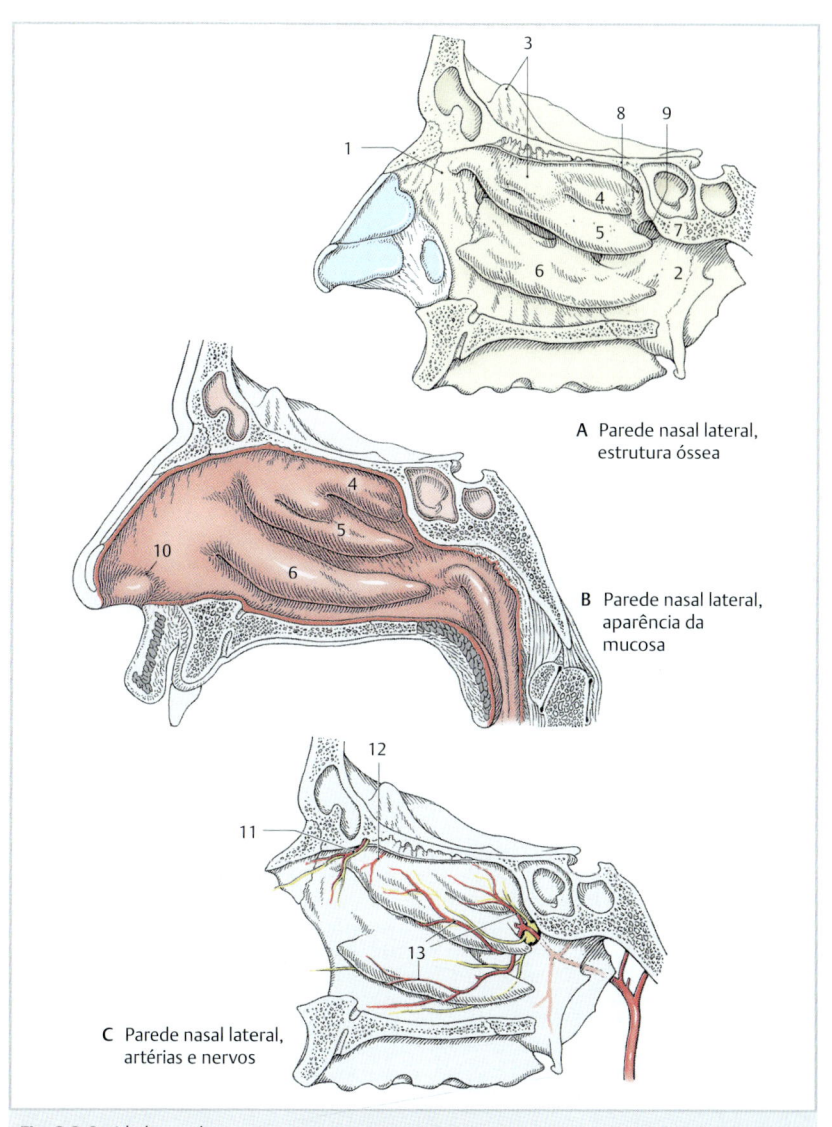

A Parede nasal lateral, estrutura óssea

B Parede nasal lateral, aparência da mucosa

C Parede nasal lateral, artérias e nervos

Fig. 3.3 Cavidade nasal.

Cavidade Nasal (cont.)
Parede Medial

O **septo nasal** (A) estende-se ligeiramente para fora da cavidade nasal para dentro do nariz externo. Suas porções posterior e inferior consistem em uma **parte óssea**, e sua porção anterior consiste em uma **parte cartilaginosa** e uma **parte membranosa**.

Parte óssea (A). A parte superior do septo nasal ósseo é formada pela **placa perpendicular do etmoide (A1)**, uma placa óssea, em orientação sagital, inserida no teto ósseo da cavidade nasal. As partes anterior e superior do teto ósseo da cavidade nasal são formadas pelo **osso nasal (A2)** e pela **parte nasal do osso frontal (A3)**; as partes central e superior são formadas pela **lâmina cribriforme do etmoide (A4)**; e a parte posterior é formada pelo **corpo do esfenoide (A5)**. Articulando-se com a parte anteroinferior da lâmina perpendicular do etmoide encontra-se o **vômer (A6)**. A porção caudal deste osso não pareado está inserida no assoalho ósseo da cavidade nasal, que é formada pelo **processo palatino da maxila (A7)** e pela **lâmina horizontal do osso palatino (A8)**. A parte posterossuperior do vômer articula-se com o esfenoide. A margem livre posterior do vômer forma o limite medial da *cóana* (**A9**).

Partes cartilaginosas e membranosas (A). Estendendo-se da **parte cartilaginosa do septo nasal (A10)**, o *processo posterior* fino, variavelmente longo (**A11**), está inserido na lacuna entre as duas lâminas ósseas finas na parte anterior do septo nasal. No dorso do nariz, a parte cartilaginosa do septo nasal contribui para a formação do nariz externo com o *processo lateral* em formato de "T" (ver p. 96). Inferiormente, o *pilar medial* (**A12**) da cartilagem alar maior insere-se no septo nasal cartilaginoso. A *cartilagem vomeronasal*, uma crista cartilaginosa espessa, situa-se entre as partes cartilaginosas e ósseas do septo nasal. No adulto, o septo nasal geralmente se desvia da linha média nesse local (*desvio do septo*), de modo que os dois lados das cavidades nasais são de tamanhos desiguais.

Mucosa (B). A mucosa situada em localização oposta às conchas nasais inferior e média reveste a **região respiratória**. Ela contém um plexo cavernoso bem desenvolvido, cuja parte anterior normalmente é identificável como espessamento da mucosa e é o local mais frequente de epistaxe. A **região olfatória** está localizada na parte superior do septo nasal onde ela se une à *lâmina cribriforme*.

Vasos, nervos e drenagem linfática (C). As porções anterior e superior do septo nasal são semelhantes às da parede nasal lateral, supridas pelos ramos das **artérias etmoidais anterior (C13 a)** e **posterior (C13 b)** que são emitidas pela *artéria oftálmica*. A porção posterior é suprida pelos ramos da **artéria esfenopalatina (C14)**, emitida pela *artéria maxilar*. A artéria esfenopalatina segue através do canal incisivo **(C15)** no palato duro, para anastomosar-se com a *artéria palatina maior*. A drenagem venosa do septo nasal corresponde na maior parte àquela da parede lateral nasal. A inervação sensitiva é proporcionada pelos ramos do **nervo oftálmico** e do **nervo maxilar**. Um dos ramos terminais do nervo maxilar para o septo nasal segue como *nervo nasopalatino* (**C16**), através do canal incisivo para o lado inferior do palato.

A linfa da porção **anterior** do nariz drena para os *linfonodos submandibulares* e para os *linfonodos superficiais* da porção frontal do pescoço. A linfa da porção **posterior** drena para os *linfonodos retrofaríngeos* e *cervicais profundos*.

Histologia da mucosa nasal. A mucosa da **região respiratória** é revestida por **epitélio pseudoestratificado ciliado**. Os cílios ondulam na direção da faringe, espalhando o muco produzido pelas **células caliciformes** e pelas **pequenas glândulas nasais** sobre a superfície. A mucosa nasal contém veias que formam o *plexo cavernoso das conchas* nas paredes das conchas. O **epitélio olfatório** é composto de **células olfatórias**, **células de suporte** e **células basais** e, com uma espessura de 400-500 μm, ele é mais espesso que o da região respiratória (ver Vol. 3).

> **Nota clínica.** Um grave **desvio do septo** pode comprometer a respiração nasal do lado afetado do nariz.

3.2 Nariz

A Septo nasal, partes óssea e cartilaginosa

B Septo nasal, aparência da mucosa

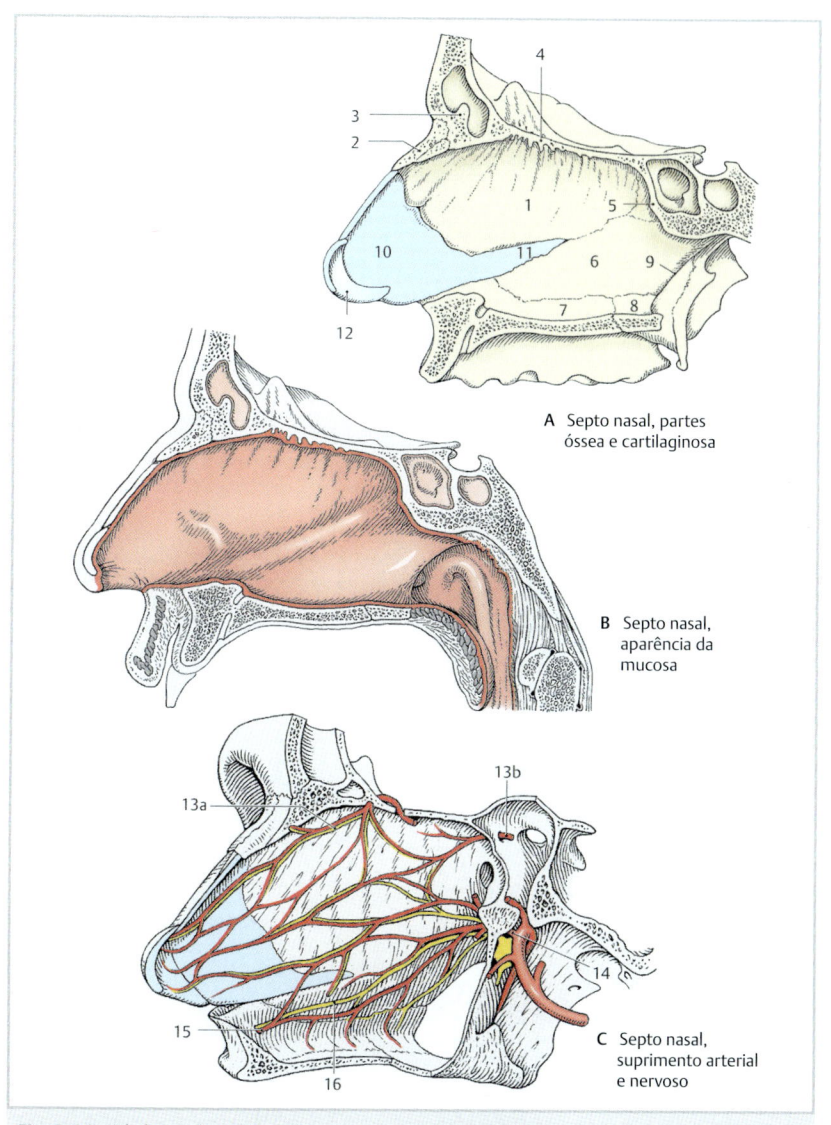

C Septo nasal, suprimento arterial e nervoso

Fig. 3.4 Cavidade nasal, continuação.

Seios Paranasais

Os **seios paranasais (A-C)** pareados são *cavidades revestidas por mucosa dentro dos ossos adjacentes à cavidade nasal*. Eles são conectados a cavidades nasais por pequenos óstios na parede nasal lateral, através dos quais o *epitélio respiratório* da cavidade nasal continua no interior dos seios paranasais, onde é mais fino e menos bem vascularizado. Os seios paranasais são rudimentares ao nascimento e só atingem seu tamanho total após a erupção dos dentes permanentes.

Seio frontal (AB1). Um seio frontal situa-se em cada lado atrás do *arco superciliar* **(AB2)** do osso frontal. Um **septo (A3)** variável separa os seios frontais direito e esquerdo, que normalmente dividem as cavidades assimetricamente irregulares, e muitas vezes se desviam da linha média. O **teto** e a **parede posterior** do seio frontal limitam-se com a *fossa craniana anterior*; seu **assoalho**, geralmente uma lâmina óssea fina, limita-se com a *órbita* **(A4)**. O seio frontal é drenado no *meato nasal médio*.

Células etmoidais (AB5). As células etmoidais são numerosas cavidades separadas por paredes finas e incompletas dentro do etmoide, que coletivamente formam o labirinto etmoidal. Em cada lado, as células etmoidais são divididas em grupos **anterior**, **médio** e **posterior**. As células são altamente variáveis. A maior célula, a **bolha etmoidal**, está localizada na parede nasal lateral acima do *hiato semilunar*. As células etmoidais limitam-se **medialmente** com a parte superior da *cavidade nasal* **(A6)** e **lateralmente** com a órbita, da qual estão separadas apenas por uma lâmina óssea fina como papel. Elas são adjacentes à *fossa craniana anterior* **acima** e ao *seio maxilar* **abaixo**. Dependendo de sua localização, os grupos de células etmoidais abrem-se no meato *nasal médio* ou *superior*.

Seio maxilar (A-C7). Com um volume de 12-15 mL, o seio maxilar é o maior dos seios paranasais, preenchendo completamente o *corpo da maxila*. Seu **teto** forma o *assoalho da órbita*. **Anterior** e **lateralmente**, o seio maxilar é limitado pela *superfície facial da maxila*; protraindo-se desta, **posteriormente**, encontra-se a *tuberosidade maxilar* **(B8)**; **medialmente** ela se limita com a *cavidade nasal*. O **assoalho** do seio maxilar estende-se para dentro do *arco dental da maxila*; seu ponto mais inferior está entre os dentes molares e o primeiro dente pré-molar. O seio maxilar abre-se através de seu teto para dentro do *meato nasal médio*.

Seio esfenoidal (BC9). O seio esfenoidal pareado situa-se no corpo do esfenoide atrás da cavidade nasal, de cuja porção posterior ele se desenvolve originalmente. Um **septo** divide os seios esfenoidais variáveis direito e esquerdo e pode desviar-se para um lado. O seio esfenoidal limita-se **anteriormente** com as *células etmoidais*; anterior e superiormente com o *canal óptico*; **posterior** e superiormente com a *fossa hipofisária* **(B10)**, que abriga a *hipófise* **(C1 L)**; e **lateralmente** com o *sulco carótico*, que possui relações topográficas com a *artéria carótida interna* **(C12)** e o *seio cavernoso* **(C13)**. O seio esfenoidal abre-se dentro do *recesso esfenoetmoidal*.

Vasos, nervos e drenagem linfática. O suprimento arterial, assim como as drenagens venosa e linfática dos seios paranasais, corresponde àquele da cavidade nasal.

> **Nota clínica.** As infecções envolvendo a mucosa nasal podem-se disseminar para os seios paranasais através das aberturas que os conectam com a cavidade nasal, causando sinusite. Uma circulação mais precária e aberturas situadas em localização desfavorável podem causar comprometimento da drenagem da secreção dos seios paranasais e levar à **inflamação crônica**. A inflamação das células etmoidais pode-se disseminar para a órbita pela penetração na fina lâmina orbital do osso etmoide. As abordagens cirúrgicas através da cavidade nasal e do seio esfenoidal podem ser usadas para o acesso à hipófise **(C)**.

3.2 Nariz

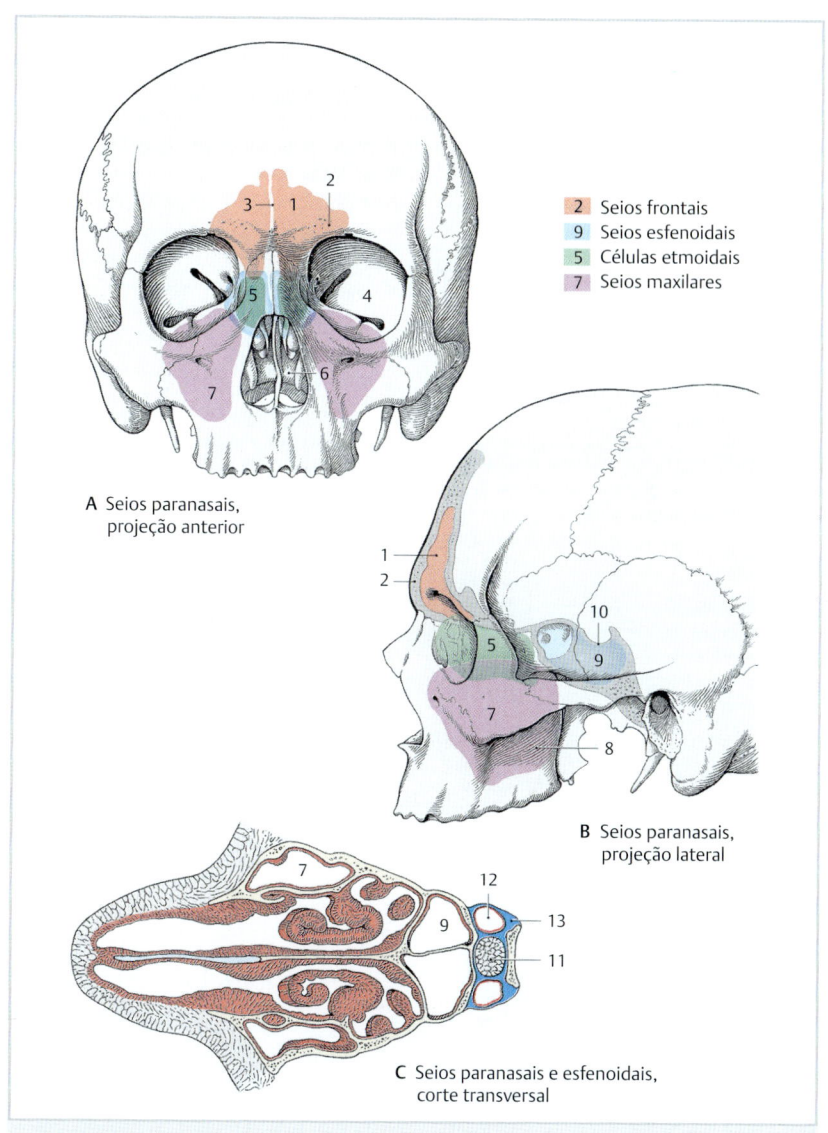

2	Seios frontais
9	Seios esfenoidais
5	Células etmoidais
7	Seios maxilares

A Seios paranasais, projeção anterior

B Seios paranasais, projeção lateral

C Seios paranasais e esfenoidais, corte transversal

Fig. 3.5 Seios paranasais.

Sistema Respiratório

Aberturas dos Seios Paranasais e Meatos Nasais

Entre a margem posterior da concha nasal superior (**A-C1**) e a margem anterior do corpo do esfenoide encontra-se o **recesso esfenoetmoidal** (**A2**), em cujo interior se abre o **seio esfenoidal** (**AB3**). As *células etmoidais posteriores* (**A4**) protuberantes cobrem a abertura do seio esfenoidal, que geralmente é de difícil acesso.

As **células etmoidais posteriores** possuem 1 a 2 aberturas, que se encontram abaixo da concha nasal superior no interior e abrem-se no **meato nasal superior** (**AC5**).

As relações complexas do **meato nasal médio** (**A-C7**), situado abaixo da concha nasal média, são visíveis somente após a remoção da concha nasal média. O meato nasal médio contém o **hiato semilunar** (**AB8**), uma fenda curva limitada inferiormente por uma dobra de mucosa que cobre o *processo uncinado* (**AC9**) e superiormente pela protuberante *bolha etmoidal* (**A10**). O **seio frontal** (**AB11**) abre-se anterior e superiormente acima do hiato semilunar; as **células etmoidais anteriores** abrem-se atrás do seio frontal, e, no ponto mais inferior, abre-se o **seio maxilar** (**C12**). As **células etmoidais médias** abrem-se acima da bolha etmoidal, as quais se abrem superiormente.

A porção anterior do **meato nasal inferior** (**AC14**), que se situa abaixo da **concha nasal inferior** (**A-C13**), contém a abertura do **ducto nasolacrimal** (**A15**). A abertura do ducto nasolacrimal é estreitada por uma dobra de mucosa.

O **meato nasofaríngeo** (**A16**) estende-se da borda posterior das conchas nasais para as cóanas. Ele contém o **forame esfenopalatino** (**A17**) no nível da concha nasal média.

Cortes Frontais através da Cavidade Nasal (C)

Um corte frontal entre os **terços anterior** e **médio** da cavidade nasal mostra apenas as *conchas nasais inferior* (**A-C13**) e *média* (**BC6**), assim como o *processo uncinado* (**AC9**). Nesta região, o *septo nasal* (**C18**) consiste em partes cartilaginosas e ósseas. O único seio paranasal identificável é o *seio maxilar* (C12), com sua abertura dentro do *meato nasal médio*.

Um corte frontal através do **terço posterior** da cavidade nasal mostra *todas as conchas nasais*. Nesse ponto, o *septo nasal* consiste totalmente em osso. Os seios paranasais visíveis neste corte são a porção posterior do *seio maxilar* e as *células etmoidais posteriores*.

O extenso plexo venoso das conchas nasais tem significância prática, pois ele atua como tecido erétil que pode dilatar ou contrair as estreitas aberturas dos seios paranasais, dependendo do estímulo.

C19 Células etmoidais

> **Nota clínica.** O meato nasal médio é a via de acesso para a cirurgia endoscópica para o tratamento de sinusite crônica do seio frontal, do seio maxilar e das células etmoidais.

3.2 Nariz

A Parede nasal óssea lateral, conchas nasais removidas

Seios frontais
Seios esfenoidais
Células etmoidais
Seio maxilares

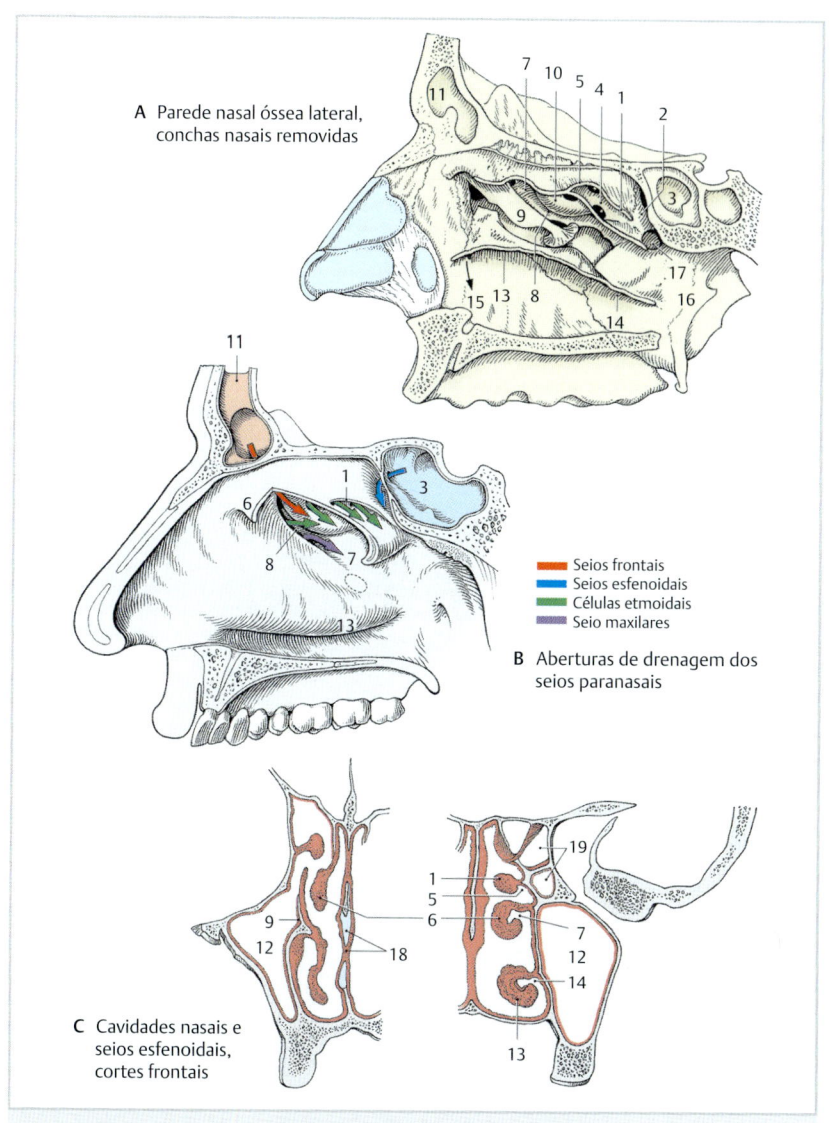

B Aberturas de drenagem dos seios paranasais

C Cavidades nasais e seios esfenoidais, cortes frontais

Fig. 3.6 Aberturas dos seios paranasais, passagens nasais.

Sistema Respiratório

Aberturas Nasais Posteriores

Cada uma das cavidades nasais abre-se através da abertura nasal posterior, a **cóana**, dentro da porção superior da faringe, a *nasofaringe* (ou epifaringe).

Margens ósseas (A). A margem óssea **superior** de cada cóana é formada pelo *corpo do esfenoide* (**AC1**), que é contínuo acima e lateralmente com a raiz da *lâmina medial* do *processo pterigoide* (**A2**). O último é penetrado pelo *canal pterigóideo* (**A3**). A parede **medial** da cóana é formada pelo *vômer* (**A4**), uma lâmina óssea em orientação sagital. A *asa do vômer* (**A5**) é inserida superiormente no teto da cóana. O vômer articula-se **inferiormente** com a *espinha nasal posterior* (**A6**) do *osso palatino*. A *lâmina horizontal do osso palatino* (**A7**) forma a borda inferior das cóanas. A borda **lateral** é formada pela *lâmina perpendicular do osso palatino*, que se articula ainda, lateralmente, com a *lâmina medial do processo pterigoide*. A vista posterior das cóanas permite visualizar-se as *conchas nasais inferior* (**A8**) e *média* (**A9**), assim como a *bolha etmoidal* (**A10**) e o *processo uncinado* (**A11**).

A12 Parte basilar do osso occipital, **A13** Parte petrosa do osso temporal

Pontos de referência da mucosa (B). A estrutura da mucosa difere de acordo com as estruturas ósseas, assim como os músculos e tendões do palato mole, que emolduram as aberturas nasais posteriores.

BC14 Margem de corte da parede posterior da faringe, **BC15** Úvula, **B16** Base da língua, **B17** Palato mole

Nasofaringe

A seção a seguir aborda a estrutura mucosa da **nasofaringe (C)**, que serve exclusivamente como uma via de passagem de ar (a faringe é discutida com o sistema alimentar na p. 168).

A nasofaringe é contínua com as cóanas. Ela é limitada **superiormente** pela *base craniana*, e **lateral** e **posteriormente** pela *parede faríngea*. O limite **inferior** entre a nasofaringe e o segmento médio da faringe, a orofaringe, é formado pelo palato mole (**BC17**) (ver p. 146). Na cúpula da **abóbada da faringe (C18)** e nas porções superiores das paredes nasofaríngeas posterior e lateral situa-se *tecido linfoide*, que é coletivamente referido como *tonsila faríngea* (**C19**) (ver p. 416). Na parede lateral localizada a 1–1,5 cm da borda posterior da concha nasal inferior, está a **abertura faríngea da tuba auditiva (C20)**, que leva ao interior da *tuba auditiva* conectando a nasofaringe e a orelha média. A abertura da tuba é formada pela *parte cartilaginosa da tuba auditiva*, que produz uma elevação na mucosa conhecida como o *toro tubário* (**C21**) na frente, acima e atrás da abertura. Atrás do toro tubário, encontra-se o **recesso faríngeo (C22)**. Abaixo da abertura faríngea da tuba auditiva encontra-se uma elevação menos proeminente da mucosa conhecida como **toro do levantador (C23)**, que é produzida pelo *levantador do véu palatino*, um músculo do palato mole. Se grandes massas de tecido linfoide estiverem presentes, a tonsila faríngea poderá se estender até a região ao redor da abertura faríngea da tuba auditiva, formando a *tonsila tubária* (ver p. 416).

> **Nota clínica.** Pode ocorrer aumento de volume da tonsila faríngea em crianças, deslocando as cóanas e comprometendo a respiração nasal, ou deslocando a abertura faríngea da tuba auditiva, levando a uma ventilação anormal da tuba auditiva. Uma sonda e um cateter podem ser introduzidos, através do meato nasal inferior, no interior da abertura faríngea da tuba auditiva. O toro tubário e o toro do levantador podem servir de pontos de referência anatômica.

3.2 Nariz **107**

Sistema Respiratório

A Margens ósseas das aberturas nasais posteriores

B Aberturas nasais posteriores, estrutura mucosa

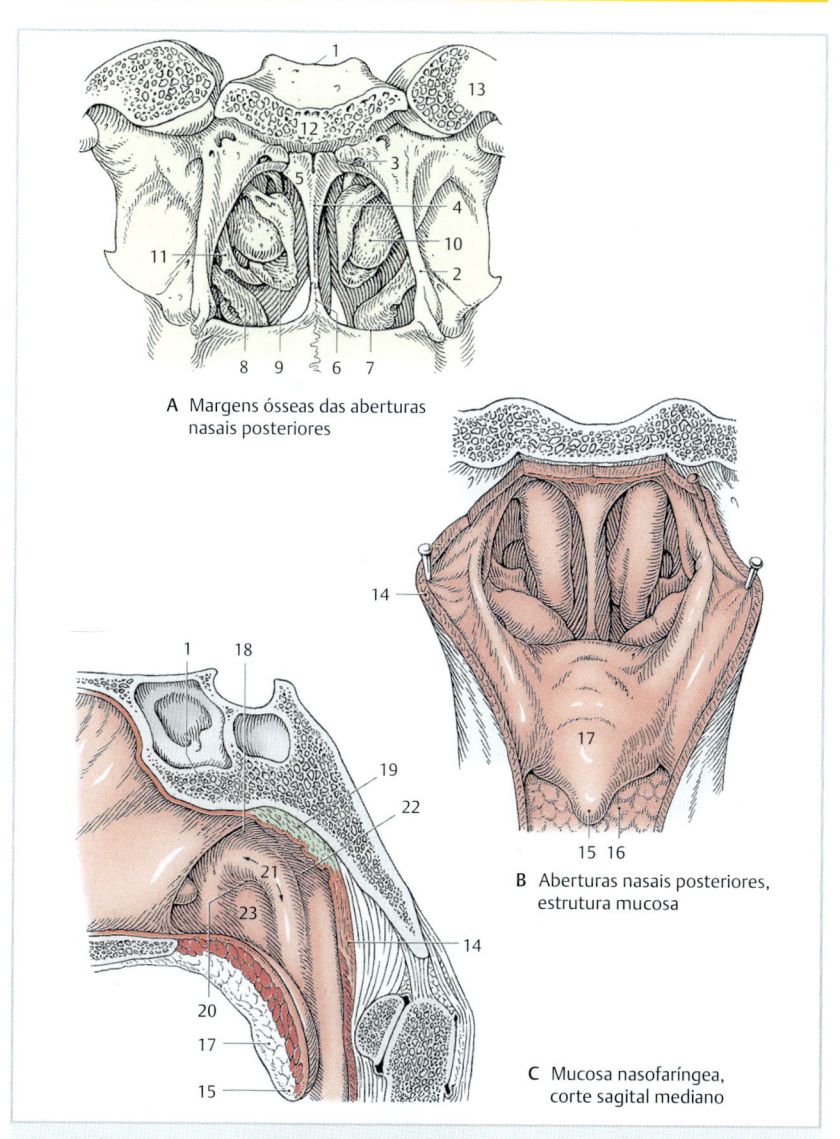

C Mucosa nasofaríngea, corte sagital mediano

Fig. 3.7 Aberturas nasais posteriores e nasofaringe.

3.3 Laringe

A **laringe** é um **órgão da via aérea condutiva** que se estende da *parte laríngea* inferior, *da faringe* até à *traqueia* (**A**). A laringe tem a importante tarefa de *fechar as vias aéreas inferiores da faringe*. Além disso, ela também contribui para a regulação da vocalização, ou *fonação*. A laringe está em localização oposta a C3-C6 em homens, mas, em mulheres e crianças, é mais alta. A estrutura de suporte da laringe, o **esqueleto laríngeo**, consiste em cartilagens que são unidas por ligamentos e membranas e movidas por músculo.

Esqueleto Laríngeo

Cartilagem tireóidea (B). A cartilagem tireóidea consiste em duas lâminas de cartilagem hialina de quatro lados conhecidas como lâminas **direita (B1)** e **esquerda (B2)**. As porções inferiores das lâminas unem-se em sentido anterior para formar uma cunha na linha média. Em razão do formato das lâminas, a parte superior da cunha projeta-se mais externamente sendo visível e palpável, especialmente em homens, como **proeminência laríngea (B3)**, conhecida geralmente como "pomo de adão". Acima da proeminência laríngea há uma incisura na margem mais superior, a **incisura tireóidea superior (B4)**. As lâminas divergem posteriormente e suas bordas posteriores dão origem a duas estreitas projeções, o **corno superior (B5)**, que se projeta superiormente, e o **corno inferior (B6)**, que se projeta inferiormente. O último sustenta uma faceta articular, a *superfície articular cricóidea* (**B7**), para articulação com a cartilagem cricóidea. A superfície externa de cada lâmina possui uma crista conhecida como **linha oblíqua (B8)**, que se divide em facetas anterior e posterior. A faceta *anterior* dá origem à faceta *tíreo-hióidea*, enquanto a faceta *posterior* proporciona inserção ao *músculo esternotireóideo* e ao *músculo constritor inferior da faringe*.

Cartilagem cricóidea (C). A cartilagem cricóidea é composta de cartilagem hialina. Seu formato assemelha-se ao de um anel de sinete que circunda a via aérea com uma lâmina posterior, a **lâmina da cartilagem cricóidea (C9)**, e um arco anterior, o **arco da cartilagem cricóidea (C10)**. Na junção da lâmina e do arco, em cada lado, há uma faceta articular caudal conhecida como *superfície articular tireóidea* (**C11**), que se articula com o corno inferior da cartilagem tireóidea. A borda superior de cada lâmina da cartilagem cricóidea sustenta duas facetas articulares, as *superfícies articulares aritenóideas* (**C12**), para articulação com as duas cartilagens aritenóideas. Em adultos, a cartilagem cricóidea encontra-se no nível da C6.

Cartilagem aritenóidea (D). As duas cartilagens aritenóideas em formato de pirâmide, ou aritenoides, consistem principalmente em cartilagem hialina. Cada uma possui **três superfícies** (*anterolateral*, *medial* e *posterior*) assim como **três bordas**, um ápice, a base e dois processos. O **ápice da cartilagem aritenóidea (D13)** está inclinado medial e posteriormente e sustenta a *cartilagem corniculada* (**D14**). A **base de cada cartilagem aritenóidea (D15)** possui uma *superfície articular* (**D16**) que é revestida por cartilagem e articula-se com a cartilagem cricóidea. A base afila-se em **dois processos**: o *processo muscular* direcionado lateral e posteriormente (**D17**) que proporciona inserção para *dois músculos laríngeos*, enquanto o *processo vocal*, que se projeta anteriormente (**D18**), proporciona inserção para o *ligamento vocal*.

Cartilagem epiglótica (E). A cartilagem epiglótica, em formato de folha, é composta de cartilagem elástica e é fixada por sua haste, o **pecíolo epiglótico (E19)**, na superfície interna da cartilagem tireóidea (ver **A**). A **superfície anterior** convexa (**E20**) da epiglote está voltada para a faringe. Ela é revestida por *epitélio escamoso estratificado não queratinizado*. A **superfície posterior** côncava é voltada para a entrada laríngea e é revestida por *epitélio respiratório*. A cartilagem epiglótica assemelha-se a uma peneira, com perfurações que dão passagem a *vasos* e "*volumes" de tecido glandular*.

A cartilagem hialina das cartilagens laríngeas torna-se mineralizada e **ossifica-se** no final da puberdade em ambos os sexos. A ossificação ocorre mais cedo e de forma mais extensa em meninos do que em meninas. A cartilagem elástica epiglótica passa por alterações regressivas, mas não se ossifica.

> **Nota clínica.** Podem-se desenvolver pericondrite e periostite após traumatismo e radioterapia. As fraturas do esqueleto laríngeo levam a distúrbios da fonação e a obstrução grave das vias aéreas, com risco de sufocação.

3.3 Laringe

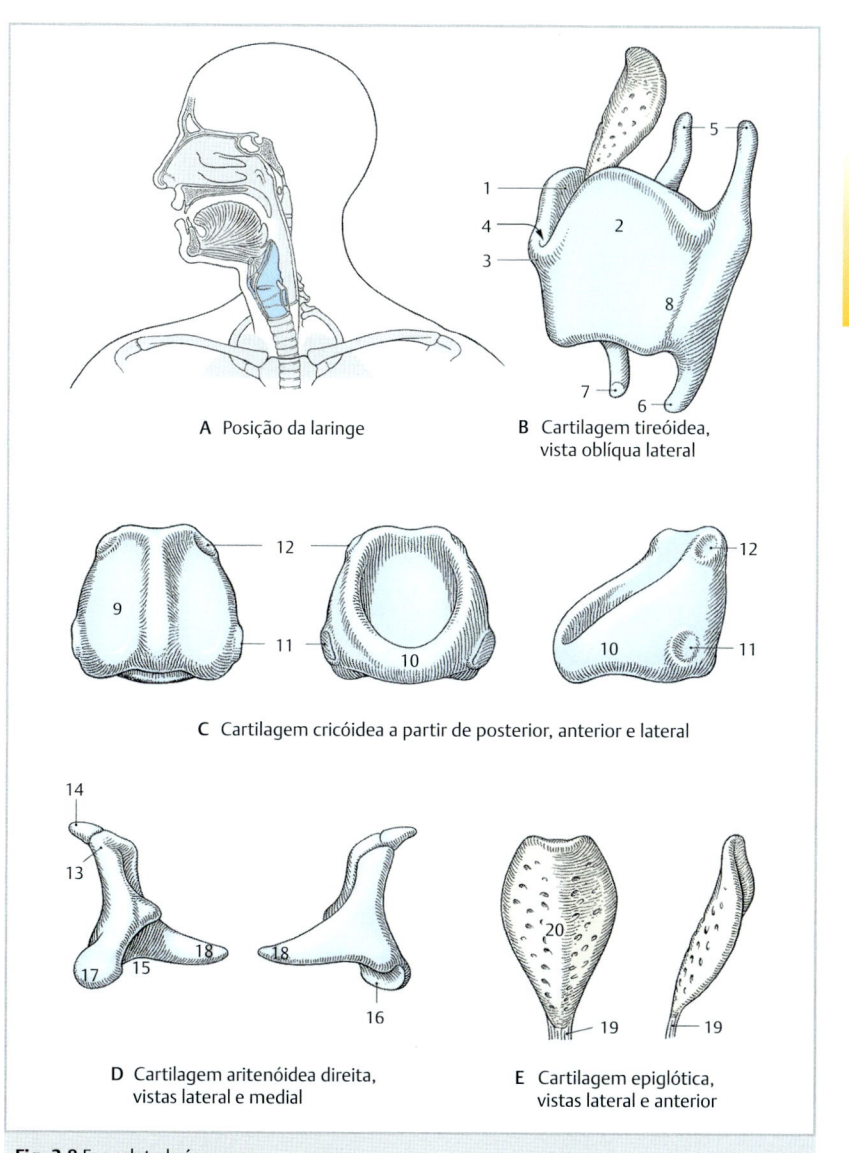

A Posição da laringe

B Cartilagem tireóidea, vista oblíqua lateral

C Cartilagem cricóidea a partir de posterior, anterior e lateral

D Cartilagem aritenóidea direita, vistas lateral e medial

E Cartilagem epiglótica, vistas lateral e anterior

Fig. 3.8 Esqueleto laríngeo.

Estruturas que Conectam as Cartilagens Laríngeas

As cartilagens laríngeas são conectadas entre si, com o osso hioide e com a traqueia por meio de ligamentos, articulações e membranas.

Ligamentos Laríngeos (A-C)

Estirada entre a *borda superior da cartilagem tireóidea* (**A1**) e o *osso hioide* (**A2**) encontra-se a *membrana tíreo-hióidea* (**AB3**). A porção espessa da membrana forma uma faixa de fibras que se estendem entre a incisura tireóidea superior (**A4**) e o corpo do osso hioide (**A5**), conhecido como **ligamento tíreo-hióideo mediano** (**A6**). A porção da membrana, situada lateralmente a ele, é mais fina e perfurada, para permitir a passagem dos *vasos laríngeos superiores* e do *ramo interno do nervo laríngeo superior* (**A7**). Outra porção espessa da membrana, o **ligamento tíreo-hióideo lateral** (**A-C10**), passa entre o corno superior da cartilagem tireóidea (**A8**) e a extremidade posterior do corno maior do osso hioide (**AB9**). Contém uma pequena cartilagem conhecida como *cartilagem tritícea* (**A-C11**). A *borda inferior da cartilagem tireóidea* é conectada anteriormente com o arco da cartilagem cricóidea, pelo **ligamento cricotireóideo mediano** (**AC12**), que consiste principalmente em fibras elásticas. Esta faixa faz parte do **cone elástico** (**AC13**). A *cartilagem cricóidea* está conectada caudalmente à primeira cartilagem traqueal pelo **ligamento cricotraqueal** (**AC14**). O *pecíolo epiglótico* está conectado pelo **ligamento tireoepiglótico** (**BC15**) a uma *superfície interna da projeção, em formato de proa, da lâmina da cartilagem tireóidea*. A epiglote está conectada anterossuperiormente ao *corpo do osso hioide* pelo **ligamento hioepiglótico** (**C16**).

Articulações Laríngeas (A-C)

A **articulação cricotireóidea** (**A-C17**) é uma articulação bilateral formada entre o *corno inferior da cartilagem tireóidea* e a *superfície lateral posterior da lâmina da cartilagem cricóidea*. Ela permite a inclinação da cartilagem cricóidea contra a cartilagem tireóidea, ao redor de um eixo horizontal que passa através de ambas as articulações. Este **movimento de inclinação** altera a distância entre a superfície interna da projeção em formato de proa da lâmina da cartilagem tireóidea e os processos vocais. A **articulação cricoaritenóidea** (**BC18**) é uma articulação bilateral entre as superfícies articulares na *base da cartilagem aritenóidea* e a *borda superior da lâmina da cartilagem cricóidea*. A articulação é frouxamente circundada por uma cápsula que é reforçada posteriormente pelo *ligamento cricoaritenóideo* (**C19**). As articulações cricoaritenóideas permitem dois movimentos diferentes. A cartilagem aritenóidea permite os **movimentos rotacional e de deslizamento**, pelos quais o processo vocal desliza medial ou lateralmente. O movimento rotacional é acompanhado de **inclinação** das cartilagens aritenóideas. O **movimento de deslizamento** permite que as cartilagens aritenóideas movimentem-se em direção uma à outra ou se afastem uma da outra. Os movimentos individuais podem ser combinados, permitindo ao processo vocal um grande raio de movimento.

> **Nota clínica.** Alterações degenerativas (artrose) ocorrem na articulação cricoaritenóidea na idade avançada.

Membranas Laríngeas (C, D)

O tecido conjuntivo submucoso da laringe contém abundantes fibras elásticas e é coletivamente referido como **membrana fibroelástica da laringe**. A **porção superior** situa-se sob a mucosa laríngea, estende-se até a dobra vestibular (ver p. 114), e é composta de uma fina **membrana quadrangular** (**D20**). A margem livre inferior da membrana quadrangular forma o *ligamento vestibular* (**D21**). A **porção inferior** da membrana fibroelástica da laringe é mais espessa e é conhecida como **cone elástico** (**D13**). Surge da *superfície interna da cartilagem cricóidea* e é contínua com a *prega vocal*, cuja margem espessa forma o *ligamento vocal* bilateral (**CD22**). A porção anterior do cone elástico é resistente e forma o *ligamento cricotireóideo mediano* (**AC12**), que se estende entre as cartilagens cricóidea e tireóidea.

> **Nota clínica.** Se ocorrer um fechamento potencialmente fatal da rima da glote, uma via aérea pode ser estabelecida por meio de incisão ou punção através do ligamento cricotireóideo mediano, que se situa abaixo do nível da rima da glote. Este procedimento é conhecido como cricotireotomia.

3.3 Laringe

A Cartilagens laríngeas e ligamentos, vistas oblíqua e lateral

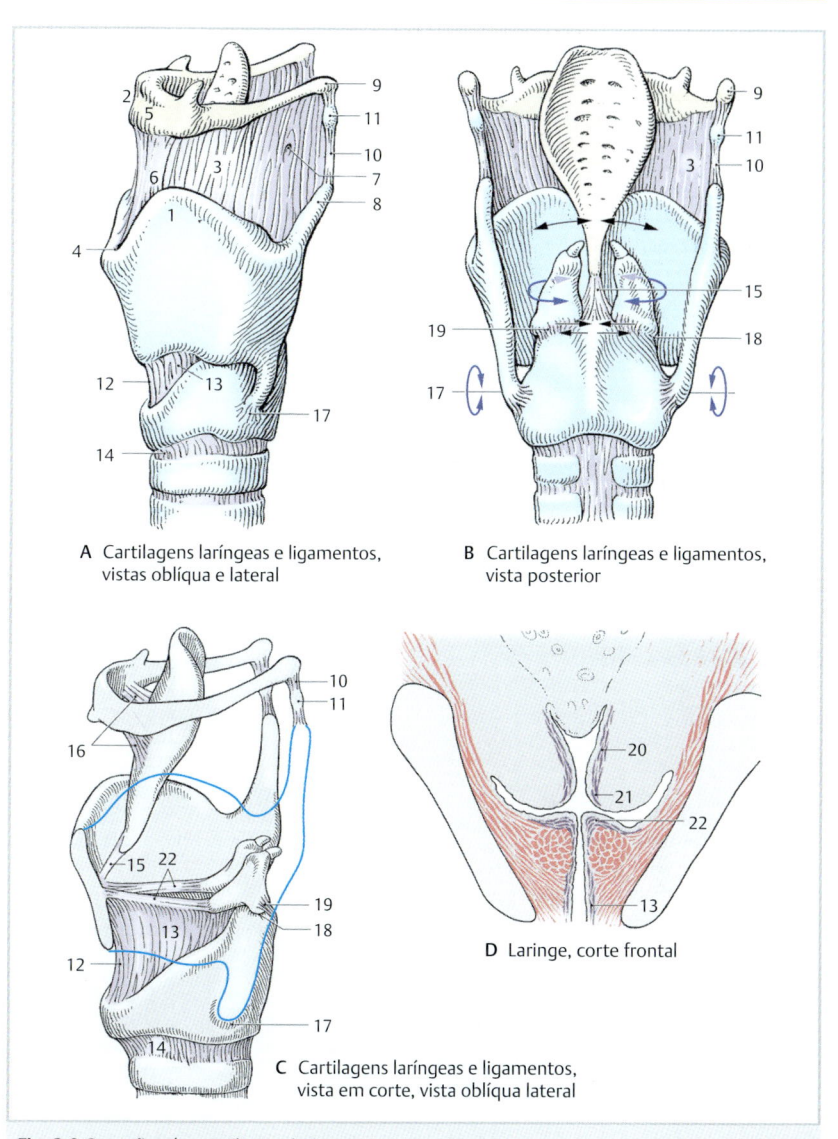

B Cartilagens laríngeas e ligamentos, vista posterior

C Cartilagens laríngeas e ligamentos, vista em corte, vista oblíqua lateral

D Laringe, corte frontal

Fig. 3.9 Conexões das cartilagens laríngeas.

Músculos Laríngeos

Os verdadeiros músculos laríngeos atuam para movimentar as *cartilagens laríngeas uma contra a outra* e influenciar a *posição e a tensão dos ligamentos vocais*. Dependendo de sua posição e origem, os músculos da laringe podem ser divididos em **músculos laríngeos extrínsecos** e **intrínsecos**. Além disso, há músculos que movimentam a laringe como um todo (*músculos infra-hióideos*, ver Vol. 1; *músculos supra-hióideos e músculo constritor inferior da faringe*, ver p. 168).

Músculos Laríngeos Extrínsecos

O músculo **cricotireóideo (A1)** é o único músculo laríngeo extrínseco. Surge bilateralmente, anteriormente à *cartilagem cricóidea*, e consiste em duas porções, uma parte **reta (interna) (A1 a)** e uma parte **oblíqua (externa) (A1 b)**, que passa para a *borda inferior da cartilagem tireóidea* e para a *superfície interna do corno inferior da cartilagem tireóidea*. Se a cartilagem tireóidea estiver fixada, o cricotireóideo inclina a cartilagem cricóidea posteriormente contra a cartilagem tireóidea, tensionando o ligamento vocal.

O cricotireóideo é o único músculo laríngeo que é inervado pelo *ramo externo do nervo laríngeo superior*.

Os *músculos constritor inferior e tireo-hióideo* pertencem funcionalmente aos músculos laríngeos extrínsecos.

Músculos Laríngeos Intrínsecos

Os músculos laríngeos intrínsecos são inervados pelo *nervo laríngeo recorrente*, um ramo do *nervo vago*. São eles:

Cricoaritenóideo posterior (B-D2). Origina-se bilateralmente da *superfície posterior da lâmina da cartilagem cricóidea* e estende-se até a superfície lateral do *processo muscular da cartilagem aritenóidea* (**B3**). Atua para puxar o processo muscular posteriormente, provocando o movimento lateral do processo vocal, alargando assim a rima da glote. Este é o **único músculo que abre toda a rima da glote** para a inspiração.

Cricoaritenóideo lateral (BD4). Este músculo origina-se da *borda superior* e da *superfície externa do arco da cartilagem cricóidea* e passa para o *processo muscular da cartilagem aritenóidea*, que ele puxa anteriormente. Isso faz com que o processo vocal se mova na direção da linha média, fechando a rima da glote.

Vocal (B5). Este músculo surge bilateralmente da *superfície posterior da cartilagem tireóidea* e passa para o *processo vocal da cartilagem aritenóidea*. Ele puxa a cartilagem tireóidea na direção do processo vocal e fecha completamente a rima da glote tornando-a mais espessa ao se contrair. A contração principalmente isométrica do músculo tensiona a prega vocal e ajusta a tensão. O músculo vocal é contínuo lateralmente com a camada larga e fina do músculo conhecido como *tireoaritenóideo*.

Tireoaritenóideo (CD6). O tireoaritenóideo origina-se da *superfície interna da cartilagem tireóidea* e insere-se na *superfície lateral da cartilagem aritenóidea*. A contração do tireoaritenóideo puxa as cartilagens aritenóideas para a frente, encurta a prega vocal e fecha a porção anterior, maior, da rima da glote, a *parte intermembranosa*. Algumas de suas fibras formam a **parte tireoepiglótica (D6 a)** do tireoaritenóideo, que passa para a epiglote e auxilia no estreitamento da entrada laríngea.

Aritenóideo transverso (C7). O músculo aritenóideo transverso é um músculo único, não pareado, que se origina na *superfície posterior de um lado de uma cartilagem aritenóidea* e passa para o seu lado oposto. Ele puxa as cartilagens aritenóideas em direção uma à outra e fecha a porção posterior da rima da glote, a *parte intercartilaginosa*. Ele também tensiona o ligamento vocal.

Aritenóideo oblíquo (C8). Este músculo situa-se próximo à superfície do aritenóideo transverso; origina-se da *superfície posterior do processo muscular de uma cartilagem aritenóidea em um lado* e insere-se no *ápice da cartilagem aritenóidea contralateral*. Ele auxilia no estreitamento da entrada laríngea puxando as *pregas ariepiglóticas* (**D9**), pregas vocais situadas entre as cartilagens aritenóideas e a epiglote, aproximando-as mais. As fibras da **parte ariepiglótica** do aritenóideo oblíquo têm função similar e continuam dentro da *prega ariepiglótica*.

3.3 Laringe

A Cricotireóideo

B Cricoaritenóideo posterior e lateral

C Músculos laríngeos, vista posterior

D Músculos laríngeos, laterais

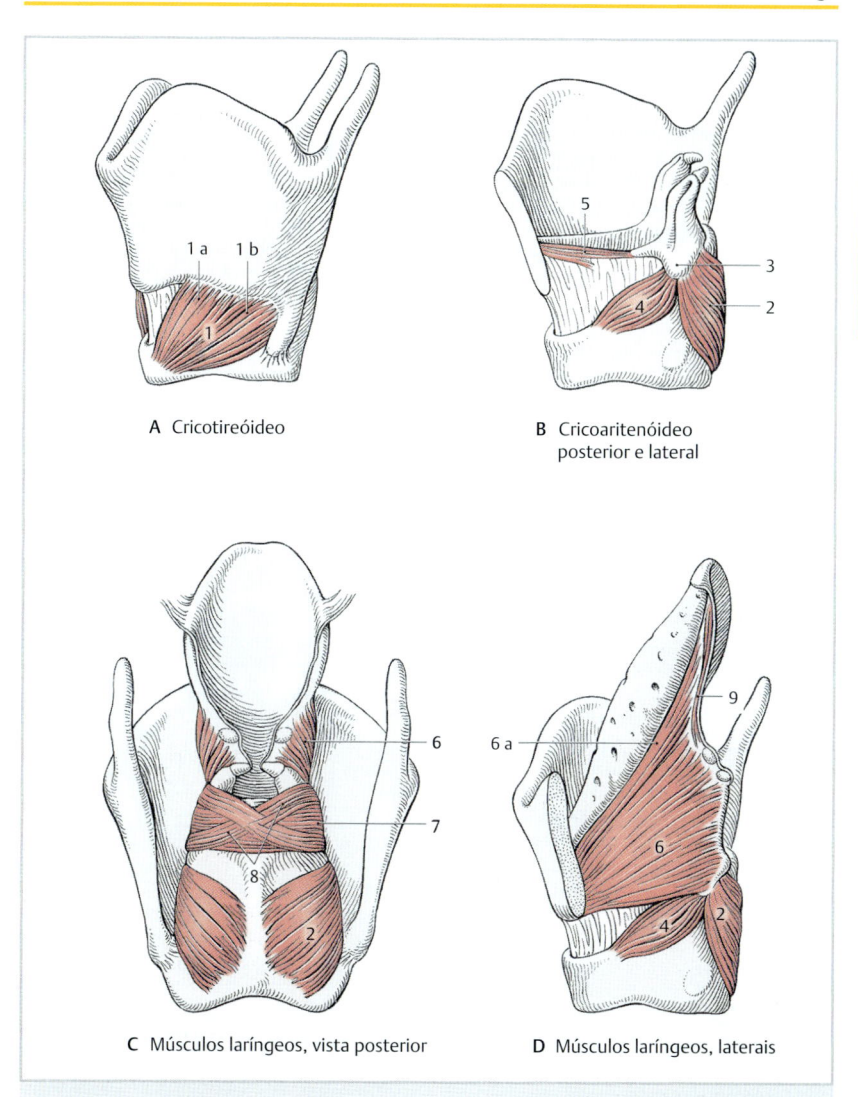

Fig. 3.10 Músculos laríngeos.

Cavidade Laríngea

A **cavidade laríngea (A, B)** é o espaço revestido por mucosa entre a *entrada laríngea* e a *borda inferior da cartilagem cricóidea*. É dividida em dois pares de pregas laterais, uma acima da outra, em partes **superior**, **média** e **inferior**.

Parte superior. A **entrada laríngea (A1)**, em orientação oblíqua, leva ao **vestíbulo laríngeo (I)**, que se estende até as **pregas vestibulares (AB2)**. A entrada laríngea é limitada pela **epiglote (A3)** e por duas pregas de mucosa conhecidas como **pregas ariepiglóticas (A4)**, as quais se estendem das margens laterais da epiglote até as *cartilagens corniculadas* no ápice das cartilagens aritenóideas. Cada prega ariepiglótica também contém um pedaço adicional de cartilagem, a *cartilagem cuneiforme*. Estas duas cartilagens produzem o *tubérculo corniculado* **(A5)** e o *tubérculo cuneiforme* **(A6)**. Entre as duas cartilagens aritenóideas há uma incisura posterior na mucosa chamada *incisura interaritenóidea*. Em cada lado da entrada laríngea, ou seja, nas pregas ariepiglóticas, encontra-se a parte inferior da *faringe*, que contém uma fossa na mucosa, conhecida como *recesso piriforme* **(A7)** (ver p. 168). Esta depressão conduz o fluido pela entrada laríngea para o interior do esôfago.

A **parede anterior** do vestíbulo laríngeo é formada pela epiglote, com 4 a 5 cm de comprimento, e é conectada pelas pregas de mucosa à base da língua. A **parede posterior** plana, próximo à incisura interaritenóidea, situa-se aproximadamente no nível das pregas vestibulares.

Parte média. A **cavidade laríngea intermediária (II)** é a menor parte da cavidade laríngea, que se estende das **pregas vestibulares (AB2)** até as **pregas vocais (AB8)**. Ela é expandida em cada lado por um sáculo mucoso, o **ventrículo laríngeo (BC9)**. É limitada acima pela prega vestibular e abaixo pela prega vocal e termina anterossuperiormente em um saco cego chamado *sáculo laríngeo* **(C10)**.

Parte inferior. A porção inferior da cavidade laríngea, a subglote ou **cavidade infraglótica** **(III)**, estira-se das **pregas vocais** até **a margem inferior da cartilagem cricóidea**. Tornando-se mais larga de cranial a caudal, ela é contínua com a *traqueia*. A parede da cavidade infraglótica é formada quase inteiramente pelo **cone elástico (C11)** e é revestida por mucosa.

Histologia. Com exceção da prega vocal, a mucosa da cavidade laríngea é revestida por **epitélio ciliado respiratório**. Ela contém numerosas **glândulas mistas** no vestíbulo laríngeo e pregas vestibulares.

Pregas Vestibulares e Pregas Vocais (C)

Pregas vestibulares (A2) (falsas pregas vocais). As pregas vestibulares contêm o **ligamento vestibular**, formado pela margem livre inferior da *membrana quadrangular* **(C12)**, assim como por numerosas **glândulas (C13)**. As pregas vestibulares não se protraem até o interior da cavidade laríngea como as pregas vocais. Desse modo, o espaço entre as pregas vestibulares em cada lado, a *rima do vestíbulo* **(C14)**, é mais largo que o espaço sob ela, situado entre as pregas vocais, a *rima da glote* **(C15)**.

Pregas vocais. As pregas vocais **(AB8)** contêm o **ligamento vocal (C16)** e o músculo **vocal (C17)**. Elas se limitam com a parte anterior da *rima da glote*.

Histologia. As pregas vocais são cobertas por **epitélio escamoso estratificado não queratinizado**, que está firmemente inserido no ligamento vocal subjacente. As pregas vocais não possuem submucosa nem vasos sanguíneos e, portanto, têm aparência **esbranquiçada**, o que as torna facilmente distinguíveis da mucosa circundante que tem aparência avermelhada brilhante.

> **Nota clínica.** O tecido conjuntivo frouxo, na mucosa da entrada laríngea, permite o acúmulo de consideráveis quantidades de fluido do sistema vascular. Desse modo, inflamação ou picadas de insetos podem causar um inchaço potencialmente fatal na mucosa, o **edema laríngeo**, em geral incorretamente referido como edema glótico.

3.3 Laringe

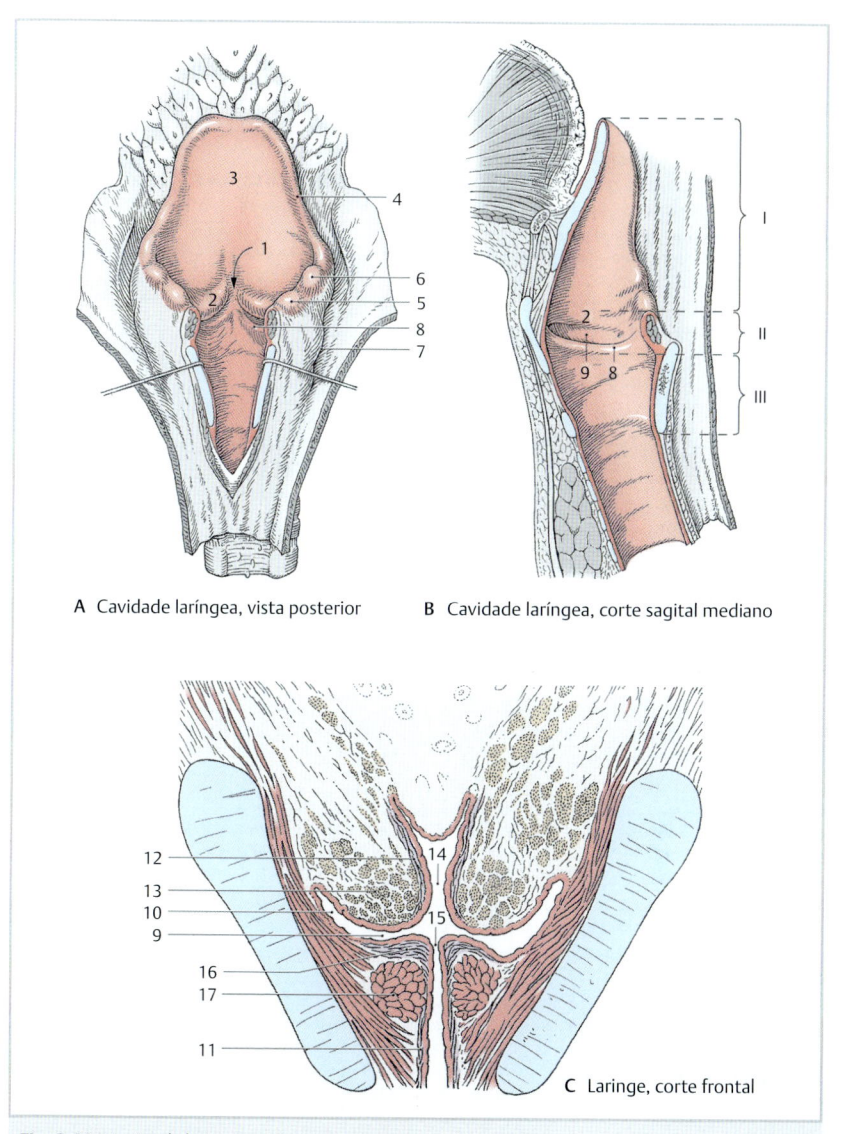

A Cavidade laríngea, vista posterior

B Cavidade laríngea, corte sagital mediano

C Laringe, corte frontal

Fig. 3.11 Interior da laringe.

Glote

A glote (**A**) é a **parte da laringe envolvida na produção de voz**, que consiste em duas **pregas vocais** e **estruturas em suas paredes**. Cada prega vocal contém em sua longa parte anterior o *ligamento vocal* (**A1**) e *vocalis* (**A2**). A parte posterior, mais curta, contém a *cartilagem aritenóidea* (**A3**) e o *processo vocal* (**A4**). A **rima da glote** (**AD5**) pode igualmente ser dividida em uma parte anterior longa e uma parte posterior mais curta. A parte anterior consiste na *parte intermembranosa* (**A6**) e situa-se no topo do ligamento vocal. A *parte intercartilaginosa* (**A7**) posterior situa-se entre as cartilagens aritenóideas. Ambas as porções da rima da glote podem ser abertas em vários graus.

> **Nota clínica. Laringoscopia** (**B**) é um exame em que um laringoscópio é introduzido na faringe. A imagem é invertida: as áreas anteriores da entrada laríngea encontram-se no topo da imagem e as áreas posteriores na base.

Anatomia Funcional

O formato da **rima da glote** modifica-se de acordo com a função. Durante a *respiração silenciosa* e o *sussurro*, a parte intermembranosa é fechada, e a parte intercartilaginosa forma a abertura triangular (**C**). Com a *respiração progressivamente mais profunda*, a parte anterior também se abre na posição intermediária (**D**). A rima da glote alcança sua largura máxima (**E**) com respiração profunda ou ao tossir (abertura explosiva). A **fonação** ocorre quando a rima da glote é fechada primeiro (**F**) e os ligamentos vocais são tensionados. A rima da glote é aberta então por uma corrente de ar expiratório, que provoca a vibração das pregas vocais, produzindo as ondas sonoras. O *volume* destas ondas sonoras depende da *força da corrente de ar*, enquanto o *timbre* depende da *frequência da vibração*, que, por sua vez, varia conforme o comprimento, a espessura e a tensão dos ligamentos vocais. O fechamento involuntário da rima da glote também ocorre quando um corpo estranho entra na via aérea; e o reflexo da tosse provoca sua reabertura de forma explosiva.

D8 Epiglote, **D9** Prega vocal, **D10** Prega ariepiglótica, **D11** Tubérculo cuneiforme, **D12** Tubérculo corniculado, **C13** Incisura interaritenóidea

Vasos, Nervos e Drenagem Linfática

Todas as estruturas laríngeas são supridas pela **artéria laríngea superior**, que surge da *artéria tireóidea superior*, e pela **artéria laríngea inferior**, que surge da *artéria tireóidea inferior*. A drenagem venosa é provida pelas veias acompanhantes de mesmo nome, que drenam na veia jugular interna.

A mucosa laríngea é inervada até as pregas vocais pelo *ramo interno* puramente sensitivo do **nervo laríngeo superior**. Abaixo deste nível, ela é inervada pelo **nervo laríngeo inferior**. Os músculos laríngeos *intrínsecos* são todos supridos pelo **nervo laríngeo recorrente** (inferior). O único músculo laríngeo extrínseco, o *cricotireóideo*, é inervado pelo *ramo externo* do nervo laríngeo superior.

> **Nota clínica.** A lesão unilateral do **nervo laríngeo recorrente** resulta em paralisia de todos os músculos laríngeos intrínsecos. A prega vocal do lado afetado situa-se em posição paramediana aduzida. Em pacientes com lesão bilateral aguda do nervo laríngeo recorrente, as pregas vocais paralisadas unem-se na rima da glote, causando estridor e dispneia, que podem necessitar de traqueostomia (ver p. 120).

A drenagem linfática da parte *superior* da laringe até as pregas vocais é para o grupo **superior** dos *linfonodos cervicais profundos*. A drenagem da metade *inferior* da laringe, ou seja, do nível das pregas vocais inferiormente, é para os grupos **médio** e **inferior** dos *linfonodos cervicais profundos* e para os *linfonodos pré-traqueais* e *paratraqueais*.

> **Nota clínica.** Os vasos linfáticos formam uma rede capilar superficial na mucosa laríngea, que drena para os vasos linfáticos profundos na lâmina própria. No câncer laríngeo avançado, com mais frequência os linfonodos cervicais laterais (linfonodos superiores profundos) estão envolvidos.

3.3 Laringe

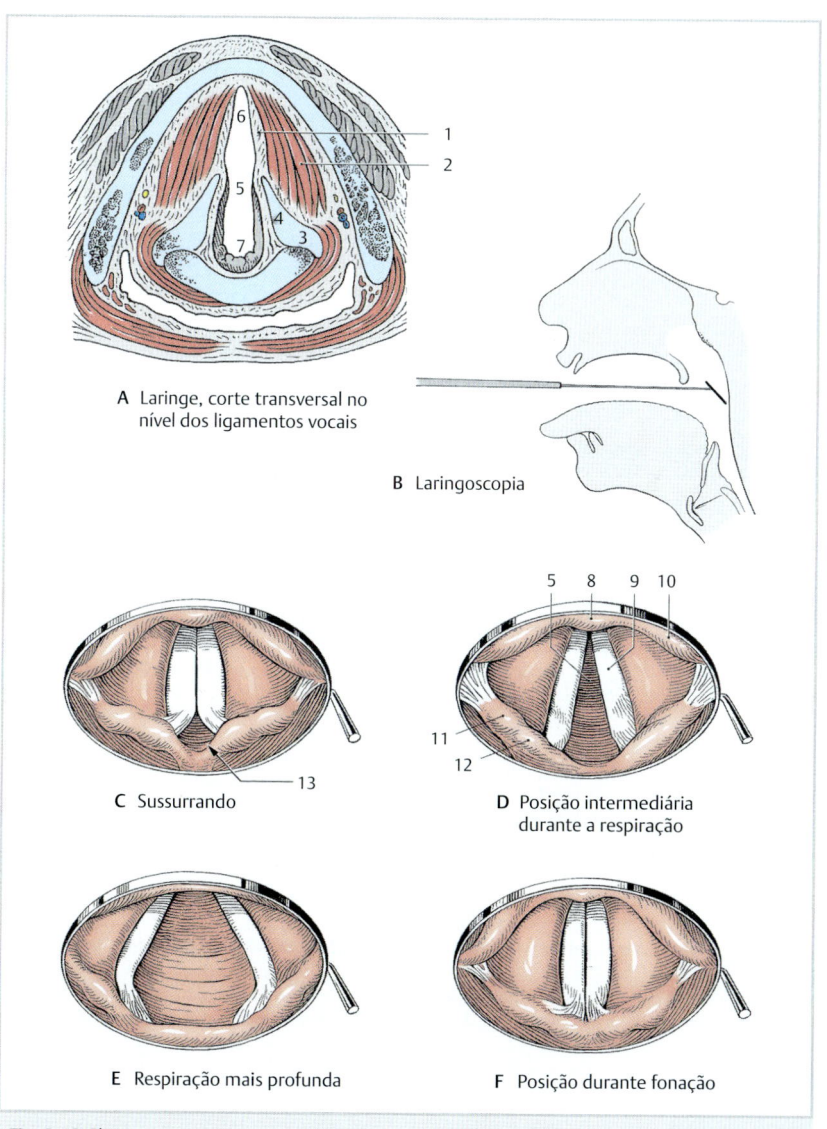

A Laringe, corte transversal no nível dos ligamentos vocais

B Laringoscopia

C Sussurrando

D Posição intermediária durante a respiração

E Respiração mais profunda

F Posição durante fonação

Fig. 3.12 Glote.

3.4 Traqueia

Traqueia e Brônquios Extrapulmonares Principais

A **traqueia (A)** consiste em um tubo flexível de 10 a 12 cm de comprimento, que se estende da *cartilagem cricóidea* até a *bifurcação traqueal*. Ela pode ser dividida em uma **parte cervical (I)** e uma **parte torácica (II)**. A parte cervical estende-se da vértebra C6 à C7, enquanto a parte torácica, mais longa, da T1 à T4.

A **parede** da traqueia **(B)** é composta de 16 a 20 cartilagens hialinas em formato de ferradura, conhecidas como **cartilagens traqueais (B1)**, que reforçam as paredes anterior e lateral da traqueia. As cartilagens traqueais estão ligadas entre si pelos **ligamentos anulares (B2)**. Ao longo da parede posterior **(C)** da traqueia, as cartilagens traqueais estão fechadas para formar um anel da **parede membranosa (C3)**, uma lâmina de tecido conjuntivo contendo músculo liso. Na **bifurcação traqueal (BC4)** assimétrica, a traqueia divide-se em **brônquios principais direito (BC5)** e **esquerdo (BC6)**. O brônquio principal direito é o menor dos dois e o seu lúmen é maior. Ele sai da traqueia no ângulo de apenas 20° e, portanto, continua quase na mesma direção da traqueia. O brônquio principal esquerdo é mais longo e seu lúmen é mais estreito. Ele sai da traqueia em um ângulo de cerca de 35°.

Na **divisão** da traqueia **(D)**, há uma crista em orientação sagital sobrejacente à cartilagem, a **carina da traqueia (D7)**, que se projeta no interior do lúmen e divide a corrente de ar durante a inspiração. O diâmetro transverso da traqueia é maior que o seu diâmetro sagital.

Microscopia. As paredes da traqueia e os brônquios principais **(E)** são quase idênticos em termos de estrutura e consistem em três camadas: uma camada mucosa interna, a **mucosa (E8)**, com *epitélio respiratório* estratificado e *glândulas traqueais* mistas; uma **camada fibromusculocartilaginosa** média **(E9)**, que é composta de *cartilagens traqueais* e de *ligamentos anulares* anterior e lateralmente, assim como tecido conjuntivo contendo músculo liso *traqueal* posteriormente; e a **adventícia (E10)**, uma camada externa deslizante. O tecido conjuntivo na parede da traqueia, especialmente os ligamentos anulares, é rico em redes de fibras elásticas. As fibras colágenas e elásticas são, portanto, integradas à parede da traqueia, de tal modo que as cartilagens traqueais estão sob tensão transversa e longitudinal.

Vasos, nervos e drenagem linfática. A *traqueia* é suprida pelos ramos traqueais da **artéria tireóidea inferior**, e os *brônquios principais*, pelos **ramos bronquiais**. A drenagem venosa é suprida pelas veias acompanhantes respectivas. O músculo *traqueal* consiste em músculo liso e é inervado pelo **nervo laríngeo recorrente**, um ramo do **nervo vago**, que também é responsável pela inervação sensitiva e secretora. A drenagem linfática é para os **linfonodos paratraqueais** situados ao longo da adventícia da traqueia, e os **linfonodos traqueobronquiais superior e inferior** próximos à bifurcação traqueal.

> **Nota clínica.** Especialmente em crianças, é mais provável que os **corpos estranhos aspirados** entrem no brônquio principal direito em orientação mais vertical e consequentemente no pulmão direito, onde podem causar pneumonia por aspiração.

O epitélio respiratório estratificado possui cílios em sua superfície, que batem para expulsar para fora as partículas inaladas e patógenos, formando assim uma parte importante do sistema imunológico inespecífico do corpo. Em fumantes excessivos, o epitélio respiratório é convertido em epitélio escamoso estratificado (metaplasia escamosa da traqueia). O tabagismo também leva à aderência e imobilização dos cílios, de modo que a limpeza mucociliar de substâncias nocivas não pode mais ser assegurada. O comprometimento da limpeza mucociliar também leva a infecções recorrentes do trato respiratório em pacientes com mucoviscidose.

3.4 Traqueia

A Posição da traqueia

D Bifurcação da traqueia, vista superior

E Traqueia, corte transversal

B Laringe, traqueia e brônquios principais, vista anterior

C Laringe, traqueia e brônquios principais, vista posterior

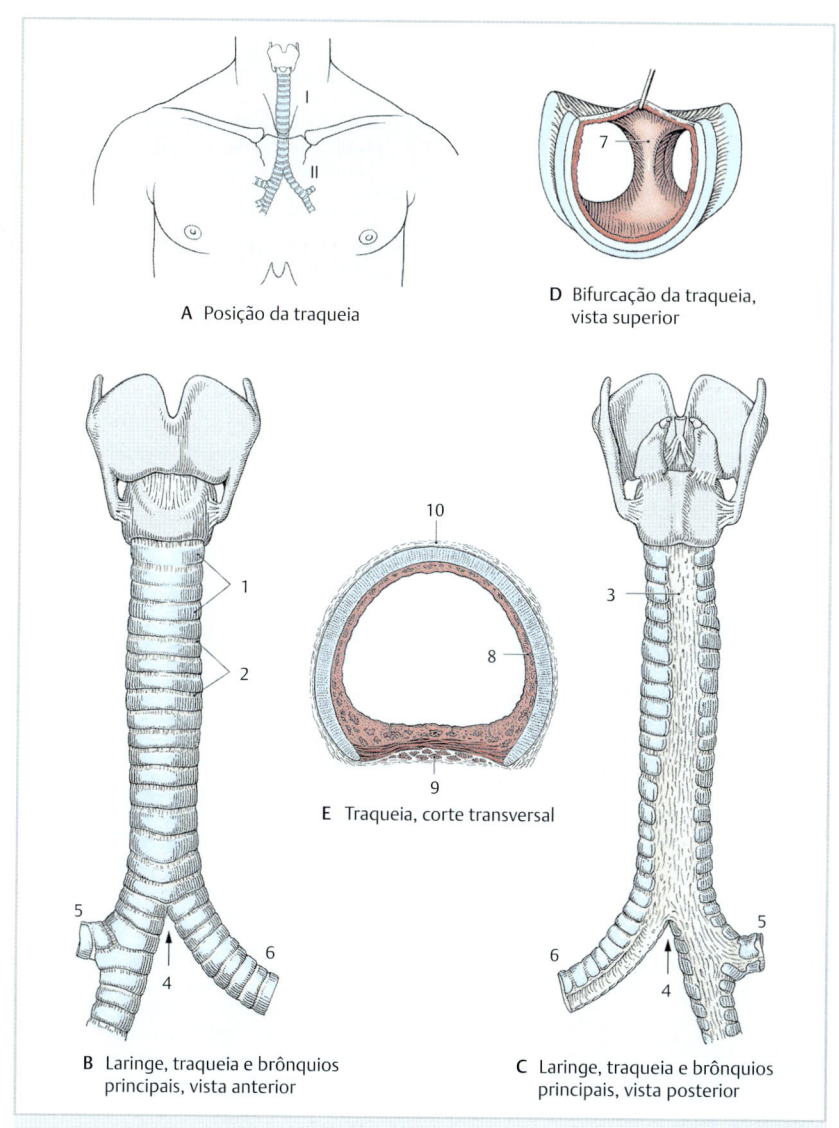

Fig. 3.13 Traqueia e brônquios principais extrapulmonares.

Topografia da Traqueia e da Laringe

A **laringe** e a **parte cervical da traqueia** são partes componentes das **vísceras do pescoço** e situam-se na parte média da região cervical anterior (**A**). O contorno externo desta região é formado pela *proeminência laríngea* com projeção variável (**A1**), pois parte da laringe localizada próximo à *cartilagem tireóidea* (**A2**) encontra-se logo abaixo da pele. A proeminência laríngea, a cartilagem tireóidea e o *ligamento cricotireóideo* (**A3**) podem todos ser palpados sob a pele. Distalmente a este ponto, na direção da abertura torácica superior, as vísceras do pescoço afastam-se gradualmente da superfície externa do pescoço, adaptando-se às curvaturas da coluna vertebral.

As vísceras do pescoço estão inseridas no **espaço visceral do pescoço** (**B**), situadas entre as camadas média e profunda da fáscia cervical, a **camada pré-traqueal** (**AB4**) e as **camadas pré-vertebrais** (**AB5**) da **fáscia cervical**, e são contínuas com os espaços de tecido conjuntivo da *cabeça* e do *tórax*. Em seu lado anterior, a laringe é coberta diretamente pela camada média da fáscia cervical, e a **camada superficial** (**B6**) é situada quase diretamente sobre ela. Posteriormente à laringe encontra-se a *parte laríngea da faringe* (**A7**). A *traqueia* é separada pela *glândula tireoide* (**A-C8**), que se situa anteriormente a ela a partir das camadas média e superficial da fáscia cervical. Situado atrás da traqueia encontra-se o *esôfago*.

Anatomia funcional. As vísceras do pescoço estão inseridas em suas adjacências, de tal modo que podem ser levantadas e abaixadas; são livremente móveis uma contra a outra. A laringe é suspensa a partir do osso hioide e, indiretamente, da base do crânio, acima, e sustentada pela caixa torácica, abaixo, mediante tração das estruturas elásticas da traqueia e da árvore bronquial.

Movimentos da laringe no eixo longo do corpo ocorrem durante a *deglutição* (elevação de 2–3 cm), *vocalização* e *respiração profunda*. A *extensão* da cabeça e da vértebra cervical eleva a laringe até aproximadamente o nível vertebral subsequente, enquanto a flexão da cabeça e das vértebras cervicais abaixa a cartilagem cricóidea (**A10**) dentro da abertura torácica superior. A distância total do possível movimento para cima e para baixo é de até 4 cm.

> **Nota clínica.** O fechamento potencialmente fatal da rima da glote, por exemplo, em decorrência de edema de mucosa, pode ser tratado pelo estabelecimento da via aérea abaixo dela. Pode-se fazer uma incisão através do ligamento cricotireóideo mediano (**cricotireotomia**, seta vermelha), ou na traqueia, acima do istmo da tireoide (**traqueostomia alta**, seta preta), ou abaixo dele (**traqueostomia baixa**, seta azul).

Topografia dos Nervos Laríngeos (C)

A inervação da laringe e da traqueia é provida pelos ramos do **nervo vago** (**BC11**). O **nervo laríngeo superior** (**C12**) ramifica-se do tronco do nervo vago, abaixo do gânglio inferior, e passa medialmente à *artéria carótida interna* (**BC13**) e aos ramos da *artéria carótida externa* (**C14**). Próximo ao nível do osso hioide (**AC9**), ele se divide em um **ramo externo** (**C12 a**), um **ramo motor** que supre o músculo cricotireóideo (**C15**) e o músculo constritor inferior da faringe (**C16**), e um **ramo interno** (**C12 b**), um **ramo sensitivo** que perfura a membrana tíreo-hióidea (**C17**) e passa sob a mucosa do recesso piriforme, onde, às vezes, anastomosa-se com o *nervo laríngeo recorrente* (**BC18**). O ramo interno supre a mucosa laríngea até a rima da glote. O **nervo laríngeo recorrente** (**C19**) ramifica-se do nervo vago no tórax. À **esquerda**, ele se curva ao redor do *arco da aorta* e, após emitir um ramo, ele passa de volta para cima como nervo laríngeo inferior no sulco entre o esôfago e a traqueia até a laringe, distribuindo ramos em seu trajeto. À **direita**, ele se curva ao redor da *artéria subclávia* (**C20**) e segue cranialmente ao longo da traqueia. Em seu trajeto para a traqueia, o nervo laríngeo recorrente segue atrás da glândula tireoide (**A-C8**). Seu **ramo terminal** (**BC18**) passa na borda caudal do músculo constritor inferior da faringe (**C16**) para o *interior da laringe*. Divide-se em **ramos anterior** e **posterior** e proporciona a inervação *motora* a todos os músculos laríngeos com exceção das inervações cricotireóidea e *sensitiva* para a mucosa laríngea abaixo do nível da rima da glote.

> **Nota clínica.** A cirurgia de tireoide apresenta risco de lesão por estiramento ou traumatismo ao nervo laríngeo recorrente (ver também p. 116).

B21 Artéria vertebral

3.4 Traqueia

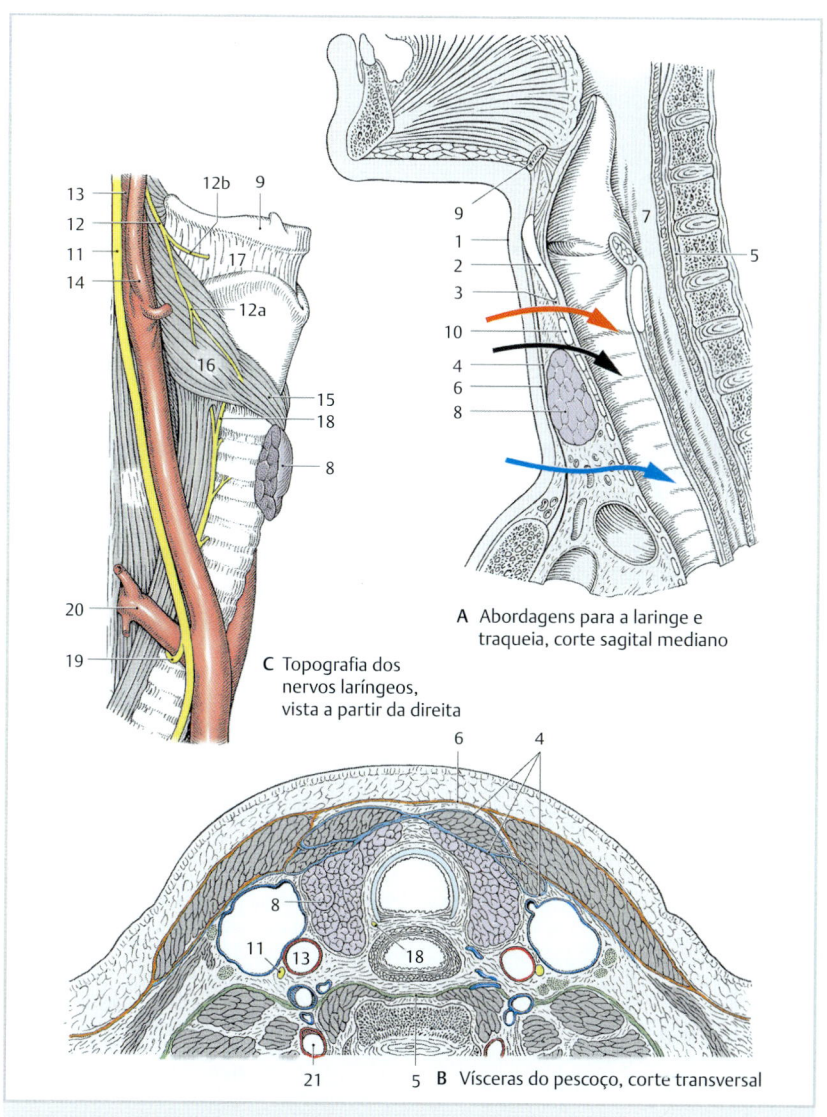

A Abordagens para a laringe e traqueia, corte sagital mediano

C Topografia dos nervos laríngeos, vista a partir da direita

B Vísceras do pescoço, corte transversal

Fig. 3.14 Topografia da laringe e traqueia.

3.5 Pulmão

Os **pulmões** pareados situam-se no tórax, um em cada lado do *mediastino*, encerrados em uma *cavidade pleural* revestida por uma membrana serosa (para posição, ver Visão Geral do sistema respiratório, p. 94).

Superfícies do Pulmão

Cada um dos pulmões tem formato semelhante a um *meio cone*. Em crianças, a superfície do pulmão tem coloração rosa pálida, mas, com o avanço da idade, a coloração torna-se cinza ardósia em consequência de depósitos de poluentes no ar inalado.

Superfície externa. A superfície externa do pulmão adapta-se às estruturas adjacentes, ou seja, parede torácica, diafragma e mediastino. Isso pode ser especialmente bem visualizado no pulmão *in situ*. Cada um dos dois pulmões consiste em um **ápice (AB1)** em formato de cúpula, que se projeta anteriormente alguns centímetros acima da *abertura torácica superior*. A **base do pulmão (AC2)**, ou **superfície diafragmática (AC3)**, é *côncava* e situa-se no diafragma. A superfície externa do pulmão, que repousa contra as costelas, é convexa e conhecida como **superfície costal (A, B)**. A superfície voltada para o mediastino, a **superfície mediastinal (C, D)**, é dividida pelo *hilo do pulmão* **(CD4)** em *superfície mediastinal* **(CD5)** anterior e uma *parte vertebral* **(CD6)** posterior. Cada uma das superfícies mediastinais possui uma indentação produzida pelo coração, a *impressão cardíaca* **(CD7)**. Na superfície medial do pulmão direito encontram-se as impressões produzidas pela *artéria subclávia direita* **(C8 a)**, pela *veia ázigo* e pelo *esôfago* **(C9)**. A superfície do pulmão esquerdo é marcada por sulcos visíveis desde o *arco da aorta* **(D10 a)**, *aorta torácica* (**D 10 b**) e *artéria subclávia esquerda* **(D8 b)**.

Hilo do pulmão. A **raiz do pulmão** é formada por agregados de vasos e brônquios que entram e saem do pulmão no centro de sua superfície medial. Estes conectam os pulmões com o coração e a traqueia e são igualmente arranjados nos lados direito e esquerdo.

As **veias pulmonares** situam-se anteriormente, os **brônquios** posteriormente e as **artérias pulmonares** medialmente. O arranjo dessas estruturas varia ao longo do eixo craniocaudal.

No lado **direito**, o corte transversal através do **brônquio lobar superior (C11)** encontra-se acima do corte através da **artéria pulmonar (C12 a)** (*posição eparterial*). Abaixo deste encontra-se o corte através do **brônquio principal direito (C13 a)** (*posição hiparterial*) e as **veias pulmonares inferiores (C14 a)**. No lado **esquerdo**, o corte transversal através da **artéria pulmonar (D12 b)** encontra-se mais cranial, e o corte através do **brônquio principal esquerdo (D13 b)** está abaixo dele (*posição hiparterial*), seguido de cortes horizontais através das **veias pulmonares inferiores (D14 b)**.

As estruturas que entram e saem do pulmão no hilo são circundadas completamente por uma **reflexão da pleura**, que se estende caudalmente na frente da impressão cardíaca. As pregas anterior e posterior encontram-se quase diretamente adjacentes, formando o **ligamento pulmonar (CD15)**. A reflexão pleural separa as estruturas do hilo do pulmão da cavidade pleural. O hilo e as estruturas que entram e saem do pulmão estão situados do lado de fora da pleura e estão diretamente conectados com o tecido conjuntivo do mediastino.

Bordas pulmonares. As superfícies anterior e inferior dos pulmões possuem bordas finas nítidas. A *superfície costal* e a *superfície mediastinal* unem-se anteriormente na **borda anterior** nítida **(A-D16)**. No lado esquerdo do pulmão, esta borda possui uma incisura conhecida como *incisura cardíaca do pulmão esquerdo* **(BD17)**, que é produzida pela *impressão cardíaca*. Entre a *superfície costal* e a *superfície* diafragmática encontra-se a **margem inferior (A-D18)**.

Lobos e fissuras pulmonares. Cada pulmão é dividido em lobos por meio de profundas depressões ou fissuras. O **pulmão direito** normalmente possui um **lobo superior (A19)**, um **lobo médio (A20)** e um **lobo inferior (A21)**. O *lobo superior* e o *lobo inferior* são divididos pela **fissura oblíqua (AC22)**, que segue diagonalmente de posterossuperior a anteroinferior. O *lobo superior* e o *lobo médio* são divididos pela **fissura horizontal (A23)**, situados anterior e lateralmente. O **pulmão esquerdo**, menor, consiste apenas em um **lobo superior (B19)** e um **lobo inferior (B21)**, que também são separados por uma **fissura oblíqua (BD22)**. A extremidade anteroinferior do lobo superior do pulmão esquerdo geralmente possui uma projeção semelhante a uma língua, conhecida como *língula* **(B24)**. As superfícies opostas entre lobos individuais são denominadas *superfícies interlobares*.

3.5 Pulmão **123**

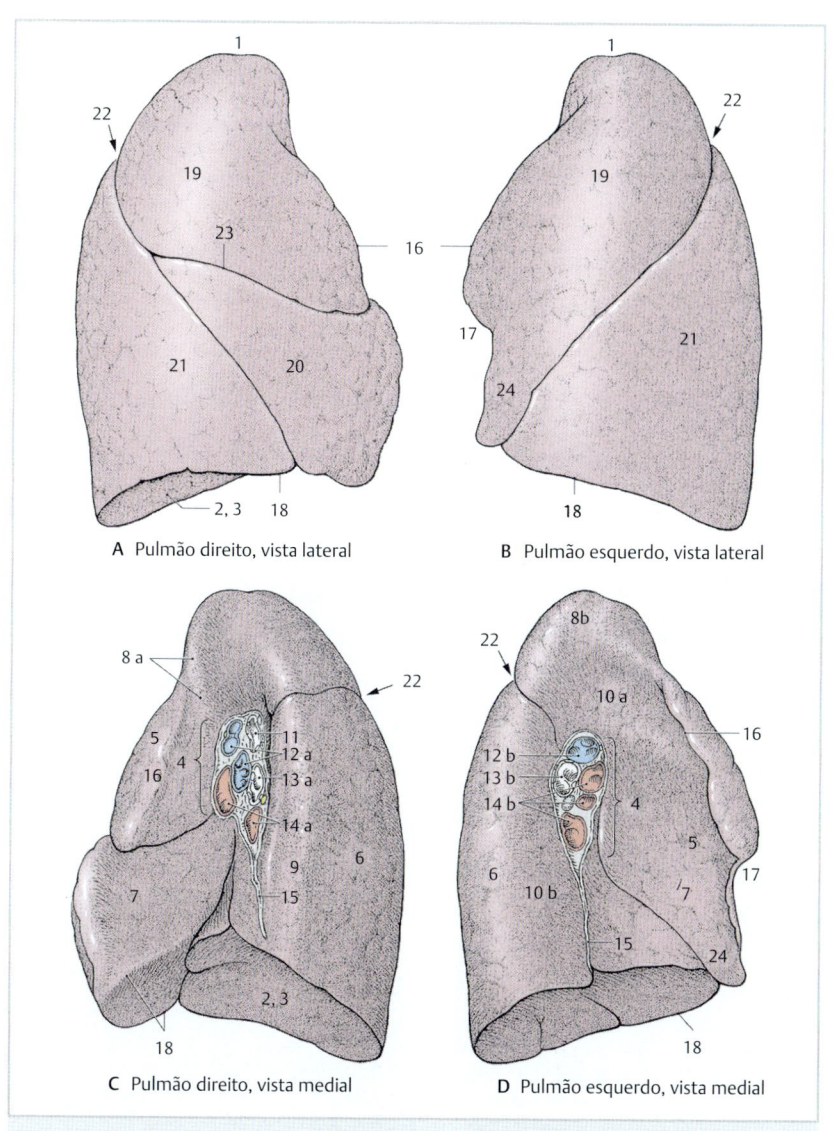

A Pulmão direito, vista lateral

B Pulmão esquerdo, vista lateral

C Pulmão direito, vista medial

D Pulmão esquerdo, vista medial

Fig. 3.15 Superfície pulmonar.

Divisões dos Brônquios e Segmentos Broncopulmonares (A, B)

Os **brônquios principais** direito e esquerdo dividem-se, *no lado direito, em três* **brônquios lobares** e, *no lado esquerdo, em dois* (ver adiante), com diâmetro de 8 a 12 mm. No lado **direito**, ramificam-se do brônquio principal como *brônquio lobar superior direito* a cerca de 1 a 2,5 cm da bifurcação traqueal, e como *brônquios lobares direito médio* e *direito inferior* a cerca de 5 cm da bifurcação traqueal. No lado **esquerdo**, o brônquio principal também se divide a cerca de 5 cm da bifurcação nos *brônquios lobares esquerdos superior* e *inferior*. Os brônquios lobares dividem-se, no lado direito, em dez **brônquios segmentares** e, *no lado esquerdo,* em nove. Procedentes do brônquio lobar **direito** superior, encontram-se os *brônquios segmentares 1 a 3*; ramificando-se do brônquio lobar médio, encontram-se os *brônquios segmentares 4 a 5*; e, do brônquio lobar inferior direito, os *brônquios segmentares 6 a 10*. No lado **esquerdo**, o brônquio lobar superior divide-se em *brônquios segmentares 1 e 2*, assim como 3 a 5, e o brônquio lobar inferior esquerdo divide-se em *brônquios segmentares 6 a 10*.

Segmentos Broncopulmonares e Lóbulos

Segmentos broncopulmonares. Os segmentos broncopulmonares são *subunidades dos lóbulos pulmonares* organizadas por meio de brônquios segmentares. Os segmentos broncopulmonares podem ser concebidos como **unidades broncoarteriais**: cada um contém um **brônquio segmentar** em localização central (i.e., intrassegmentar) e um ramo acompanhante da **artéria pulmonar**. Outros ramos de um brônquio segmentar são limitados ao respectivo segmento.

Os **ramos das veias pulmonares** seguem dentro do tecido conjuntivo na superfície de um segmento, ou seja, possuem um curso *intersegmentar* e demarcam os **limites entre segmentos**. Quando se aproximam do hilo do pulmão, os ramos convergem para formar as grandes *veias pulmonares*. Cada um dos segmentos broncopulmonares forma uma *unidade* tridimensional *em forma de cunha* ou *estrutura piramidal*, com seu ápice direcionado *para o hilo*.

Lóbulos pulmonares. Os brônquios segmentares dividem-se em várias etapas dentro dos **brônquios de tamanhos médio e pequeno**, que se subdividem em **bronquíolos**. Cada bronquíolo supre um **lóbulo pulmonar**. Os lóbulos são *subunidades dos segmentos broncopulmonares*.

Os lóbulos não são encontrados ao longo dos pulmões, mas são situados principalmente em sua *superfície*. Eles são identificáveis como *regiões poligonais* com os lados medindo de 0,5 a 3 cm, limitados pelo tecido conjuntivo, os quais podem conter sólidos suspensos inalados. Estes conferem a aparência azul ou negra às bordas dos lóbulos.

Cada bronquíolo situado dentro de um lóbulo divide-se de 3 a 4 vezes e finalmente subdivide-se em ramos terminais da árvore bronquial que sustentam os alvéolos. Os ramos terminais consistem em várias gerações de **bronquíolos respiratórios** e **ductos alveolares** contendo **alvéolo**s em suas paredes para troca gasosa.

Cada pulmão contém dois sistemas de tecido conjuntivo. O **tecido conjuntivo peribronquial** ou **periarterial** circunda os *ramos da árvore bronquial* e *a artéria pulmonar* até os bronquíolos e facilita seu movimento contra o tecido circundante de troca gasosa do pulmão. O segundo, o sistema externo, consiste em **tecido conjuntivo subpleural**, que reveste a *superfície dos lobos* e forma septos que se dividem em segmentos e lóbulos broncopulmonares. O tecido conjuntivo subpleural atua como uma camada deslizante, mas também protege contra a superexpansão.

Azul: Lobo superior, **Verde:** Lobo médio, **Vermelho:** Lobo inferior

I Brônquio lobar superior direito, **I** Brônquio lobar médio direito, **II** Brônquio lobar inferior direito, **IV** Brônquio lobar superior esquerdo, **V** Brônquio lobar inferior esquerdo, **1** Segmento apical e brônquio segmentar apical (pulmão direito somente), **2** Segmento posterior e brônquio segmentar posterior (pulmão direito somente), **1 + 2** Segmento apicoposterior e brônquio segmentar apicoposterior (pulmão esquerdo somente), **3** Segmento anterior e brônquio segmentar anterior, **4** Segmento lateral e brônquio segmentar lateral, **5** Segmento medial e brônquio segmentar medial, **6** Segmento superior e brônquio segmentar superior, **7** Segmento basal medial e brônquio segmentar basal medial, **8** Segmento basal anterior e brônquio segmentar basal anterior, **9** Segmento basal lateral e brônquio segmentar basal lateral, **10** Segmento basal posterior e brônquio segmentar basal posterior, **11** Bifurcação traqueal, **12** Brônquio principal direito, **13** Brônquio principal esquerdo

3.5 Pulmão

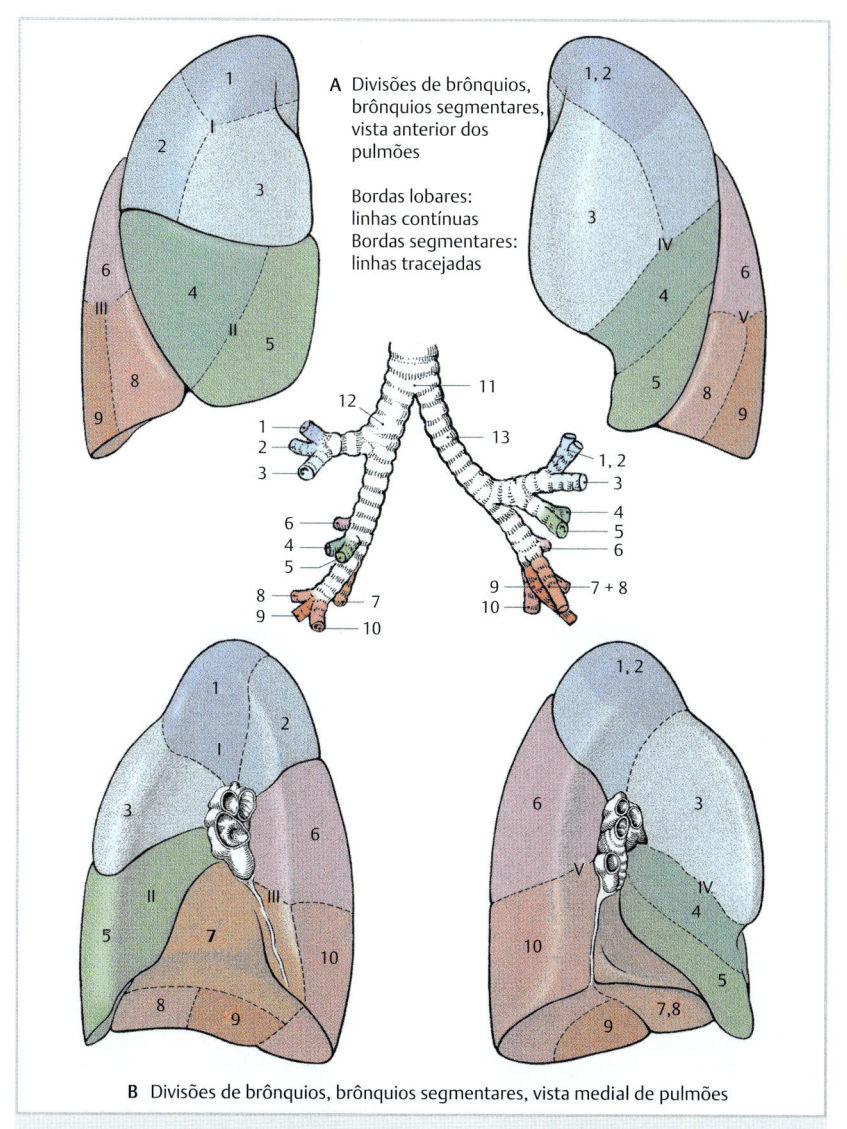

A Divisões de brônquios, brônquios segmentares, vista anterior dos pulmões

Bordas lobares: linhas contínuas
Bordas segmentares: linhas tracejadas

B Divisões de brônquios, brônquios segmentares, vista medial de pulmões

Fig. 3.16 Divisões bronquiais e segmentos broncopulmonares.

Anatomia Microscópica

O **tecido pulmonar** consiste em *porções condutivas e de troca gasosa da árvore bronquial*, assim como em *vasos pulmonares, tecido conjuntivo e músculo liso*. Quando a árvore bronquial e os vasos pulmonares se dividem, sua estrutura microscópica se altera. A seção transversa total da árvore bronquial aumenta a cada divisão.

Porção Condutiva

Brônquios intrapulmonares (A). As paredes dos brônquios lobares e segmentares possuem três camadas, que consistem em mucosa **(A1)**, camada musculocartilaginosa **(A2)** e adventícia **(A3)**. A **mucosa** é revestida por *epitélio respiratório ciliado* **(A1 a)**, que repousa em uma *lâmina própria* **(A1 b)** no tecido conjuntivo que é rica em fibras elásticas. Ao contrário dos brônquios extrapulmonares, abaixo destes encontra-se uma **camada musculocartilaginosa**, que consiste em uma camada quase completa formada por um arranjo espiral das células de músculo liso conhecido como *músculo espiral* **(A2 a)**. A *cartilagem bronquial* em formato irregular **(A2 b)**, lâminas planas ou curvas de cartilagem na parede bronquial, é composta de *cartilagem hialina* nos brônquios maiores, mas cada vez mais substituída por *cartilagem elástica* nos brônquios menores. Situadas entre as peças de cartilagem estão as *glândulas bronquiais* **(A2 c)** seromucosas mistas. Além disso, o tecido conjuntivo da camada musculocartilaginosa contém um plexo venoso.

Uma **adventícia (A3)** estreita de tecido conjuntivo conecta a parede bronquial a suas circunjacências e transporta os *ramos bronquiais* nutritivos **(A3 a)** até o brônquio. Os *linfonodos broncopulmonares* **(A3 b)** geralmente estão localizados nas divisões dos brônquios. Acompanhando cada brônquio encontra-se um *ramo da artéria pulmonar*.

Bronquíolos (B). Surgindo desses pequenos brônquios, os bronquíolos têm diâmetro de 0,3 a 0,5 mm. Suas paredes consistem em **mucosa**, uma **camada muscular** e **adventícia** e *não contêm cartilagem*. As paredes dos bronquíolos possuem uma rede de abundantes *fibras elásticas*, que impedem o colapso das paredes não cartilaginosas se o músculo se tornar flácido **(B)**. Os bronquíolos terminam nos **bronquíolos terminais (B4)**. *Ramos menores da artéria pulmonar* acompanham os bronquíolos.

Até os bronquíolos menores, a árvore bronquial serve apenas como via condutora de ar para o pulmão, fazendo parte do "**espaço morto anatômico**". Suas tarefas consistem em filtrar, umidificar e aquecer o ar inalado.

Porção de Troca Gasosa

Bronquíolos respiratórios e ductos alveolares (B). Os bronquíolos terminais ramificam-se em **brônquios respiratórios (B5)**, que podem ser vistos como passagens de conexão entre as porções condutivas e respiratórias do pulmão. Os brônquios respiratórios têm, em média, um diâmetro de 0,4 mm. Suas paredes são revestidas por *epitélio cuboide* e contêm *músculo liso*. As interrupções na parede, em certos locais, formam saculações de parede fina chamadas *alvéolos pulmonares*. Os bronquíolos respiratórios são acompanhados por *arteríolas que surgem da artéria pulmonar*, e dividem-se de 3 a 6 vezes. Eles são contínuos com os **ductos alveolares (B6)**, cujas paredes são compostas totalmente de *alvéolos* **(B7)**, os quais, por sua vez, dividem-se em *sacos alveolares* de terminação cega. Seguindo ao lado dos ductos alveolares encontram-se os *pré-capilares*, e acompanhando os alvéolos encontram-se os *capilares*.

Alvéolos. A troca gasosa ocorre nos alvéolos. Cada pulmão contém cerca de 300 milhões de alvéolos, com uma área de superfície total de 140 m². Dois alvéolos adjacentes compartilham uma fina parede chamada **septo interalveolar**, contendo *tecido conjuntivo e capilares*, e revestidos em cada lado por epitélio plano. O **epitélio alveolar** é composto de dois tipos de células. Os *pneumócitos tipo I* compõem mais de 90% das células epiteliais cobrindo a superfície dos alvéolos. Os restantes 10% são *pneumócitos tipo II*, que produzem *surfactante* (um fator na redução da tensão de superfície) e atuam como *células-tronco para pneumócitos tipo I*. A **barreira hematoencefálica** descreve aquela porção através da qual ocorre a troca gasosa entre os lumens alveolares e capilares. Tem espessura de 0,3 a 0,7 μm e consiste em *epitélio alveolar, membranas basais fundidas e epitélio capilar*.

> **Nota clínica.** O tecido conjuntivo bronquial e os septos alveolares também contêm mastócitos, que têm participação importante nos distúrbios alérgicos das vias aéreas (*asma bronquial*). A redução ou destruição dos alvéolos e dos septos interalveolares levam ao enfisema pulmonar, uma condição em que a capacidade aérea é limitada. Por outro lado, um aumento no tecido conjuntivo nos septos alveolares leva à *fibrose pulmonar*, com comprometimento da difusão no pulmão.

3.5 Pulmão

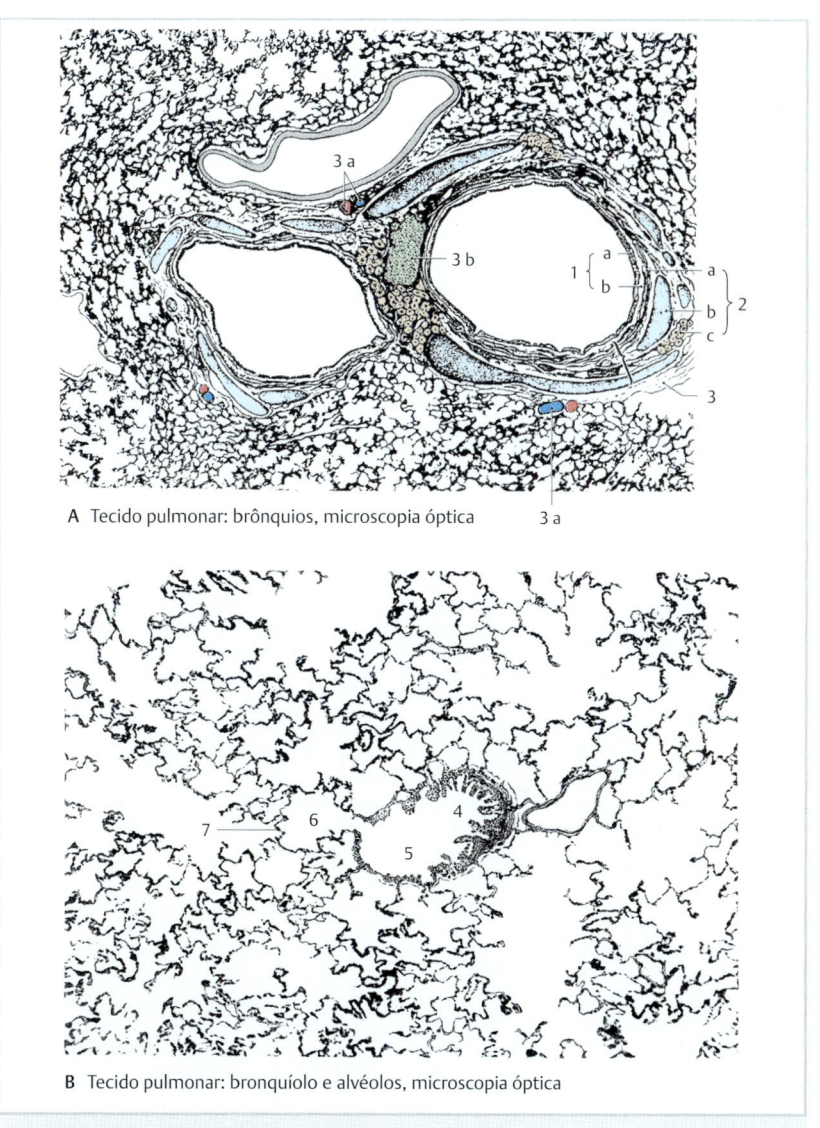

A Tecido pulmonar: brônquios, microscopia óptica

B Tecido pulmonar: bronquíolo e alvéolos, microscopia óptica

Fig. 3.17 Estrutura microscópica do pulmão.

Sistema Vascular e Inervação

Cada pulmão possui vasos funcionais, **vasos pulmonares**, que pertencem à *circulação pulmonar*, assim como **vasos nutritivos**, que surgem da *circulação sistêmica*.

Vasos pulmonares (A). Imediatamente abaixo da bifurcação traqueal (**A1**), o **tronco pulmonar** (**A2**) divide-se em duas **artérias pulmonares**, que transportam o sangue desoxigenado para os alvéolos. A *artéria pulmonar direita* (**A3**) é mais longa e mais larga que a *artéria pulmonar esquerda* (**A4**). Ambas as artérias pulmonares se situam anteriormente aos brônquios principais (**A5**) e ramificam-se antes de alcançar o hilo do pulmão, emitindo ramos que ainda se dividem e são paralelos à árvore bronquial. Os **ramos da artéria pulmonar** situam-se em estreita proximidade (geralmente no lado posterolateral) com os tubos bronquiais, que eles acompanham no centro de cada segmento broncopulmonar. As artérias pulmonares e seus grandes ramos são as *artérias elásticas*. Os ramos arteriais menores que acompanham os brônquios menores e os bronquíolos são as *artérias musculares*.

O sangue oxigenado é transportado para fora dos pulmões pelas **veias interlobular** e **intersegmentar**, que seguem na direção do hilo e unem-se para formar as **veias pulmonares direita** e **esquerda** (**A6** e **A7**). No hilo do pulmão, as veias pulmonares sem válvulas situam-se anterior e caudalmente às artérias.

Sistema de vaso linfático e de linfonodos regionais. Assim como o tecido conjuntivo dos pulmões, o sistema de vaso linfático pode igualmente ser dividido em duas partes: o **sistema de vaso linfático profundo** ou **peribronquial** (**B8**) estende-se ao longo do *tecido conjuntivo peribronquial*. Os *linfonodos broncopulmonares* (**B9**) formam as estações de linfonodo nas divisões dos brônquios lobulares em brônquios segmentares. A estação seguinte é formada pelos *linfonodos traqueobronquiais inferior* (**A10**) e *superior* (**A11**), localizados nos brônquios principais e na bifurcação. O segundo grupo de vasos linfáticos, **sistema de vaso linfático superficial ou segmentar** (**B12**) começa com os *capilares linfáticos em tecido conjuntivo subpleural frouxo*

e nos *septos interlobulares de tecido conjuntivo intersegmentar*, que se unem para formar os vasos linfáticos que seguem as veias pulmonares. As primeiras estações de linfonodo são os *linfonodos traqueobronquiais*, que são contínuas com os *linfonodos paratraqueais* situados ao longo da traqueia.

> **Nota clínica.** Os linfonodos localizados no hilo são referidos como **linfonodos hilares**. Este termo geralmente se refere aos linfonodos broncopulmonares nas divisões dos brônquios e ao longo dos ramos dos vasos. Os linfonodos hilares e paratraqueais são as estações de filtragem mais importantes na *tuberculose* e no *câncer de pulmão*.

Vasos bronquiais (C). O tecido pulmonar é nutrido pelos **ramos bronquiais**, que surgem da *aorta torácica* (**C13**). Normalmente dois ramos bronquiais (**C14**) surgem diretamente da aorta e passam para o pulmão esquerdo. O pulmão direito é suprido por um ramo bronquial (**C15**) que surge da terceira ou quarta *artéria intercostal posterior*. Os ramos bronquiais seguem no tecido conjuntivo peribronquial e suprem as paredes da árvore bronquial e aquelas das artérias acompanhantes. A drenagem venosa é provida pelas **veias bronquiais**, que drenam na *veia ázigo*, na *veia hemiázigo* e, em parte, também nas *veias pulmonares*.

Inervação. O *nervo vago* e o *tronco simpático* formam o **plexo pulmonar** (ver Vol. 3) ao longo dos brônquios principais, seguindo os brônquios e os vasos, suprindo-os, assim como a pleura visceral.

Eferentes do nervo vago causam contração, enquanto eferentes simpáticos causam dilatação da musculatura bronquial e estreitamento dos vasos no pulmão. As **fibras aferentes** do nervo vago conduzem impulsos dos receptores de estiramento localizados ao longo da traqueia, dos brônquios, dos bronquíolos e da pleura visceral. As fibras aferentes simpáticas são predominantemente fibras dolorosas.

> **Nota clínica.** Na **asma bronquial**, há inervação anormal de músculo liso nos pequenos brônquios e bronquíolos em resposta aos estímulos, que levam à contração e, portanto, estreitando o lúmen durante a expiração.

3.5 Pulmão

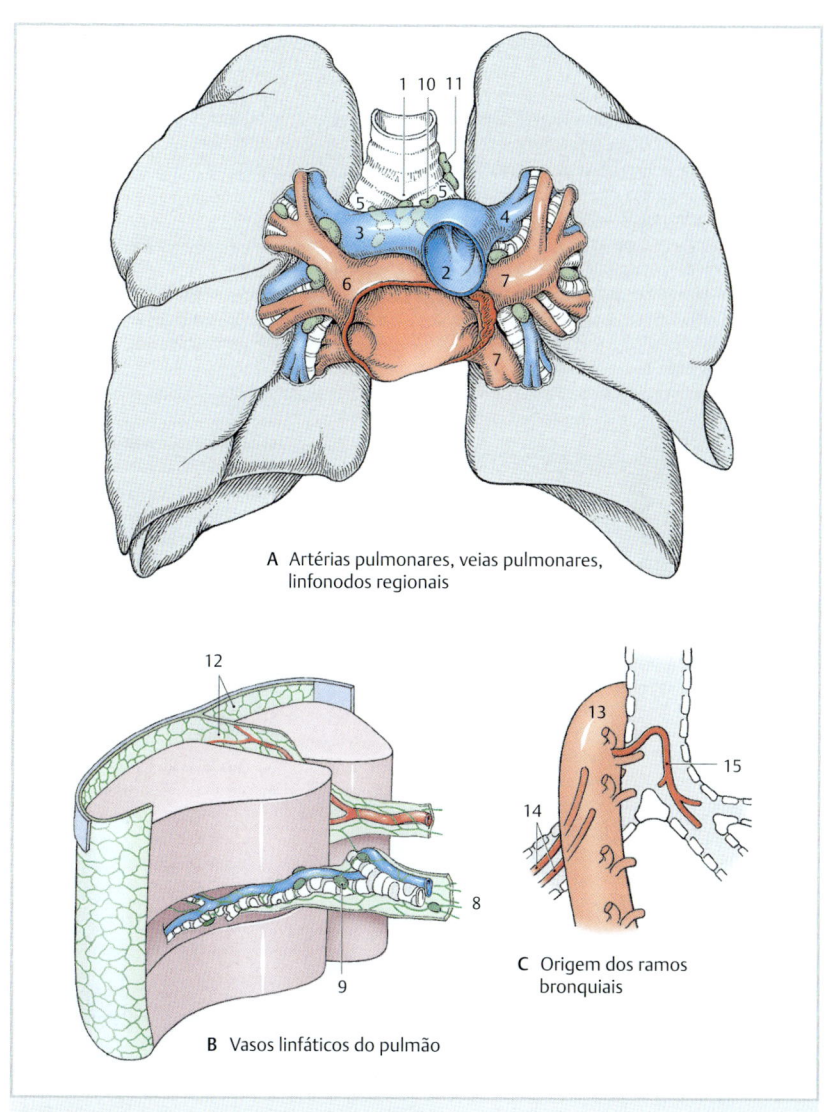

A Artérias pulmonares, veias pulmonares, linfonodos regionais

B Vasos linfáticos do pulmão

C Origem dos ramos bronquiais

Fig. 3.18 Sistema vascular e inervação dos pulmões.

Sistema Respiratório

Pleura

A membrana serosa que cobre o pulmão é referida como **pleura (A, B)**. Ela consiste em pleura visceral (ou **pleura pulmonar**) **(A1)** e **pleura parietal (A2)**, que reveste o espaço em cada lado da cavidade torácica que abriga cada pulmão. A pleura visceral e a pleura parietal são contínuas no hilo do pulmão. Entre as duas camadas pleurais encontra-se uma cavidade que contém uma camada capilar, conhecida como **cavidade pleural**, e contém alguns mililitros de *fluido seroso*. Atua para *reduzir a fricção* e permite o movimento de deslizamento dos pulmões durante a respiração.

Pleura visceral. A pleura visceral cobre o pulmão quase totalmente e não pode ser removida da *superfície do pulmão*. Ela também mergulha nas *fissuras interlobulares*, mas não cobre aquelas regiões que são circundadas pela reflexão da pleura visceral sobre a pleura parietal, ou seja, o hilo e a porção entre o pulmão e o ligamento pulmonar.

Pleura parietal. A pleura parietal forma a parede periférica da cavidade pleural e pode ser dividida em partes de acordo com a região com a qual faz limite. A **parte costal (AB3)** limita-se com a parede torácica óssea; a **parte diafragmática (AB4)**, o diafragma; e a **parte mediastinal (AB5)**, o *espaço do tecido conjuntivo mediastinal*. A *cúpula pleural* **(AB6)** é a continuação da parte costal, que se protrai anteriormente acima da abertura torácica superior e estende-se posteriormente até a cabeça da primeira costela. É preenchida pelo ápice do pulmão. Entre a pleura parietal e a parede torácica encontra-se uma camada deslizante de tecido conjuntivo, conhecida como **fáscia endotorácica**. Sua porção espessa forma a *membrana suprapleural* na cúpula pleural, na qual está fixada.

Recessos pleurais. Os recessos pleurais são espaços complementares que se desenvolvem nas junções entre as diferentes partes da pleura. Entre os lados inclinados inferiormente do diafragma e a parede torácica, a *pleura costal* e a *pleura diafragmática* limitam o **recesso costodiafragmático (AB7)**, um espaço dentro do qual o pulmão pode se expandir durante a inspiração profunda. Outro espaço semelhante a um bolso está localizado anteriormente entre a parede torácica e o mediastino. É limitado pela *pleura costal* e *pleura mediastinal*, daí a denominação **recesso costomediastinal (AB8)**. À esquerda, ele é amplo no nível da incisura cardíaca, mas, à direita, é estreito.

Vasos, nervos e drenagem linfática. A pleura pulmonar é parte integrante do pulmão, e seu suprimento neurovascular e a drenagem linfática assemelham-se ao do pulmão. A pleura parietal é suprida pelas **artérias da parede torácica** adjacentes, ou seja, ramos das *artérias intercostais posteriores*, *artéria torácica interna* e *artéria musculofrênica*. A drenagem venosa é pelas **veias da parede torácica**. A pleura parietal é altamente sensível à dor e é inervada pelos **nervos intercostais** e pelo **nervo frênico**.

Pulmão e bordas pleurais. Um bom conhecimento das projeções de superfície do pulmão e das bordas pleurais **(A)** sobre a parede torácica é essencial para um exame clínico. As bordas do pulmão alteram-se durante as fases de respiração, enquanto as da pleura não. Durante a respiração normal, as margens inferiores de ambos os pulmões se estendem em 1 a 2 espaços intercostais além das bordas pleurais (ver tabela adiante).

> **Nota clínica.** A **inflamação** pode levar ao acúmulo de fluido seroso na cavidade pleural, a níveis elevados de proteína, ou à aderência das duas camadas pleurais, restringindo a expansão do pulmão.

	Linha esternal	Linha clavicular média	Linha axilar	Linha escapular	Linha paravertebral
Bordas pulmonares	6ª costela	6ª costela	8ª costela	10ª costela	Processo espinhoso da T10
Bordas pleurais	6ª costela	7ª costela	9ª costela	11ª costela	Processo espinhoso da T11

3.5 Pulmão

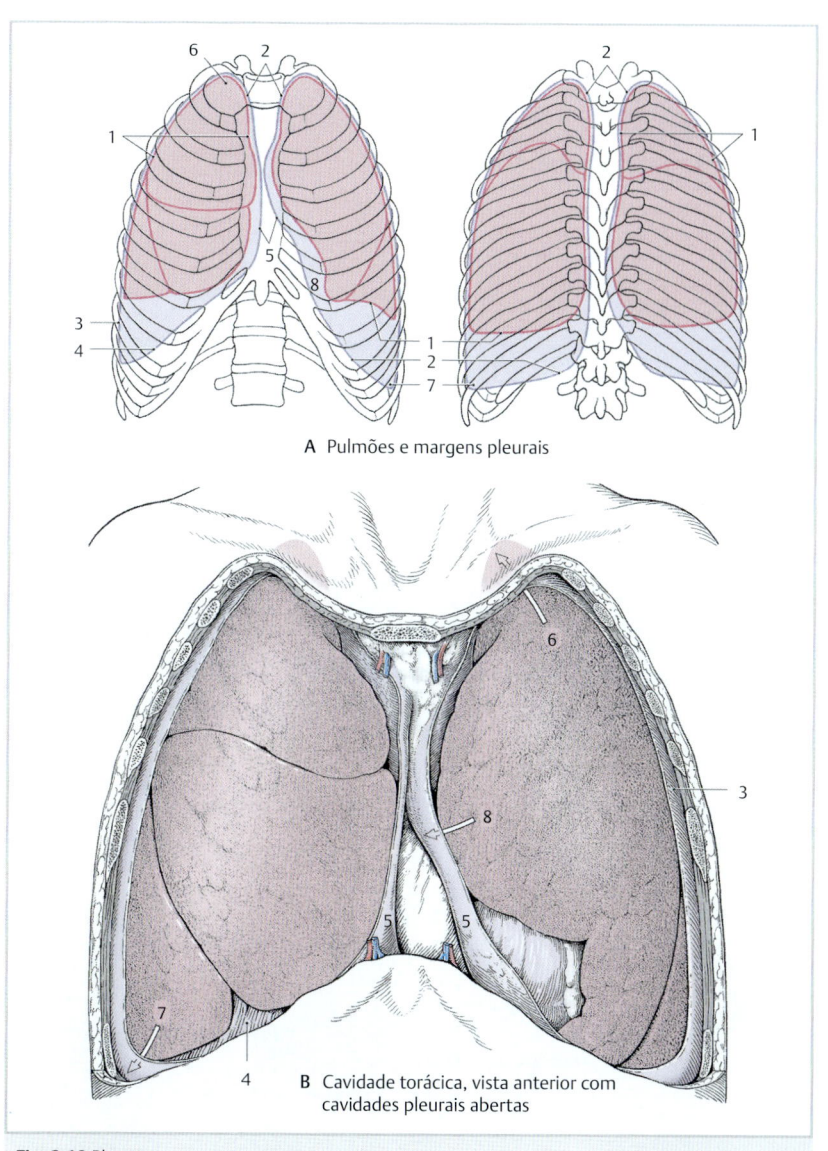

A Pulmões e margens pleurais

B Cavidade torácica, vista anterior com cavidades pleurais abertas

Fig. 3.19 Pleura.

Anatomia em Corte Transversal

Imagens em cortes transversais disponíveis pelas modernas modalidades de imagens e cortes transversais cadavéricos do tecido pulmonar podem demonstrar claramente o curso de brônquios grandes e de tamanho médio, assim como de vasos e seus ramos. Os **cortes da cúpula pleural (A)** e os **cortes no nível da divisão dos brônquios principais e artérias (B)** podem aumentar nossa compreensão sobre a anatomia topográfica. A posição dos planos quase transversos é indicada nas ilustrações dos pulmões (ver adiante).

Corte Transversal na Altura da T2 (A)

Este corte transverso é feito através do *ápice pulmonar* (A1) e da *cúpula pleural* (A2). Lateralmente à cúpula pleural, o corte é realizado através da *primeira costela* (A3). Anterolateralmente a ela, o músculo *escaleno médio* (A4) pode ser identificado. Entre o *escaleno* médio e o *anterior* (A5), ou seja, na frente do último, encontra-se o *espaço do escaleno* (ver Vol. 1), que dá passagem à *artéria subclávia* (A6) e ao *plexo braquial* (A7). A estreita proximidade da artéria subclávia com o ápice do pulmão explica por que a artéria produz uma impressão sobre a superfície anteromedial fixada do pulmão. A *veia subclávia* (A8) situa-se anteriormente à artéria e segue na pleura e no ápice pulmonar. Posteromedialmente ao corte através do pulmão encontra-se o *tronco simpático* (A9).

A10 Traqueia
A11 Esôfago
A12 Tronco braquiocefálico
A13 Veia jugular interna
A14 Glândula tireoide
A15 Nervo vago
A16 Artéria carótida comum
A17 Ducto torácico
A18 Nervo laríngeo recorrente

Corte Transversal no Nível de T5 (B)

O corte é realizado abaixo do nível da bifurcação traqueal e mostra ambos os *hilos dos pulmões*. No lado direito, pode ser identificado o curso da *artéria pulmonar direita* (B19) até o hilo direito do pulmão. Anteriormente à artéria, o corte é feito através da *veia pulmonar* (B20). Posteriormente à artéria, o corte é feito através do *brônquio principal direito* (B21), depois que este emite o *brônquio lobar superior direito* mais cranialmente. Os ramos deste brônquio podem ser identificados no tecido do *lobo superior direito* (B22). O brônquio principal direito é circundado pelos *linfonodos traqueobronquiais inferiores* (B23). No lado esquerdo, o *brônquio principal esquerdo* (B24) pode ser visto na bifurcação. Anteriormente a ele, a *veia pulmonar esquerda* (B25) é mostrada no corte transversal. Suas tributárias podem ser acompanhadas no interior do *lobo superior esquerdo* (B26). Posteriormente, o corte é feito através da *artéria pulmonar esquerda* (A27), que é paralela ao brônquio e ramifica-se. Os linfonodos maiores, situados no hilo do pulmão esquerdo, são os *linfonodos traqueobronquiais inferiores* (B23). O linfonodo menor, localizado posteromedialmente à artéria no *lobo inferior esquerdo* (B28), é um *linfonodo broncopulmonar* (B29).

B30 Veia cava superior
B31 Aorta ascendente
B32 Tecido adiposo subepicárdico
B33 Tronco pulmonar
B34 Aorta descendente
B35 Veia ázigo
B11 Esôfago

> **Nota clínica.** O ápice do pulmão, que não é altamente ventilado em razão da construção relativamente rígida da cúpula pleural (A2), pode ser percutido e auscultado na *fossa supraclavicular*. Processos patológicos envolvendo o ápice pulmonar podem afetar todas as estruturas adjacentes. Tumores infiltrativos do ápice do pulmão, como o *tumor Pancoast*, podem circundar o plexo braquial (A7) e causar intensa dor no braço.

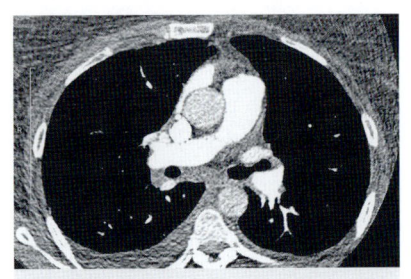

Fig. 3.20C Plano correspondente à Fig. 3.20B na TC.

3.5 Pulmão

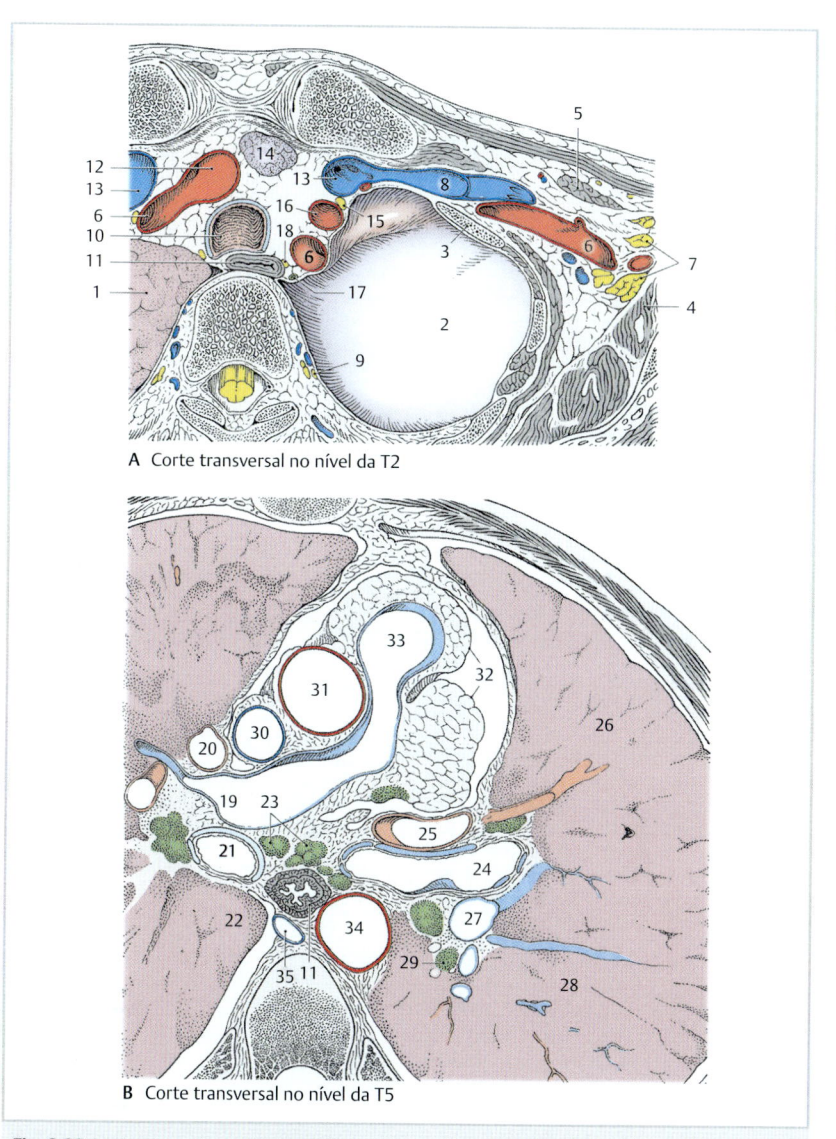

A Corte transversal no nível da T2

B Corte transversal no nível da T5

Fig. 3.20 Anatomia em corte transversal.

Mecânica da Respiração

A troca de gases entre os alvéolos pulmonares e o ambiente, ou seja, a aeração e a ventilação ideal dos alvéolos, requer **alterações da pressão no tórax**. Estas são geradas por forças *ativas* e *passivas*.

A **estrutura óssea da parede torácica** é formada por *costelas, vértebras torácicas* e *esterno*. As costelas altamente elásticas variam em formato, comprimento e posição (ver Vol. 1). Os principais **músculos responsáveis pelo movimento do tórax ósseo** são os *músculos intercostais* (ver Vol. 1), situados entre as costelas, e os *músculos escalenos* (ver Vol. 1). O *diafragma* (ver Vol. 1), que divide as cavidades abdominal e torácica, é outro importante músculo respiratório. O volume do pulmão aumenta ou diminui durante a inspiração ou a expiração, quando a cavidade torácica se expande ou se contrai (ver adiante). Por se aderir à parede torácica, a superfície do pulmão acompanha a expansão do tórax, mas, por sua própria elasticidade, o pulmão tem tendência a se contrair na direção do hilo.

Inspiração (A). Durante a inspiração, a cavidade torácica e o volume pulmonar aumentam. As costelas movem-se para cima, aumentando assim os diâmetros transverso (**A1**) e sagital (**A2**) do tórax e, também, o ângulo epigástrico (**A3**). Isso requer a ação dos *músculos escalenos* e/ou os *músculos intercostais externos*. A **contração do diafragma** (**A4**) faz com que o *tendão central do diafragma desça, as cúpulas do diafragma aplanem-se e o tórax expanda-se caudalmente* (**A5**). Quanto mais profunda a inspiração, mais plano se torna o recesso costodiafragmático, permitindo maior expansão da borda inferior do pulmão dentro deste espaço suplementar.

Expiração (B). Durante a expiração, a caixa torácica e o volume pulmonar diminuem novamente. Durante a respiração silenciosa, a caixa torácica elástica retorna à sua posição original, a *posição de repouso no tórax*. Seus diâmetros transverso (**B1**) e sagital (**B2**) diminuem, reduzindo por sua vez o ângulo epigástrico (**B3**). A contração dos *músculos intercostais internos* expiratórios pode auxiliar este processo. As cúpulas do diafragma (**B4**) movem-se para cima, diminuindo o tamanho da porção inferior da cavidade torácica (**B5**). A expiração mais profunda é auxiliada pela *pressão intra-abdominal*, na qual os *músculos abdominais transversos*, em especial, estão ativos.

Respiração Torácica e Abdominal

Como se pode presumir pelas descrições anteriores, a respiração no adulto saudável envolve a combinação de dois mecanismos.

A **respiração torácica** envolve alterações no volume do tórax pelo movimento das costelas (**1–3**), enquanto na **respiração diafragmática**, o volume torácico varia com deslocamento do assoalho da cavidade torácica (**4–5**).

Os bebês e os idosos dependem principalmente da respiração abdominal, os primeiros pela posição horizontal das costelas e os últimos pela diminuição da elasticidade do tórax.

> **Nota clínica.** É necessária uma cavidade pleural intacta para a respiração normal. Se o ar entrar do lado externo ou interno do corpo, a pressão negativa se perde e resulta em **pneumotórax**. Na ausência de forças capilares, os pulmões param de acompanhar os movimentos do tórax e a força de retração do pulmão elástico provoca o colapso de um terço de seu volume original.

3.5 Pulmão

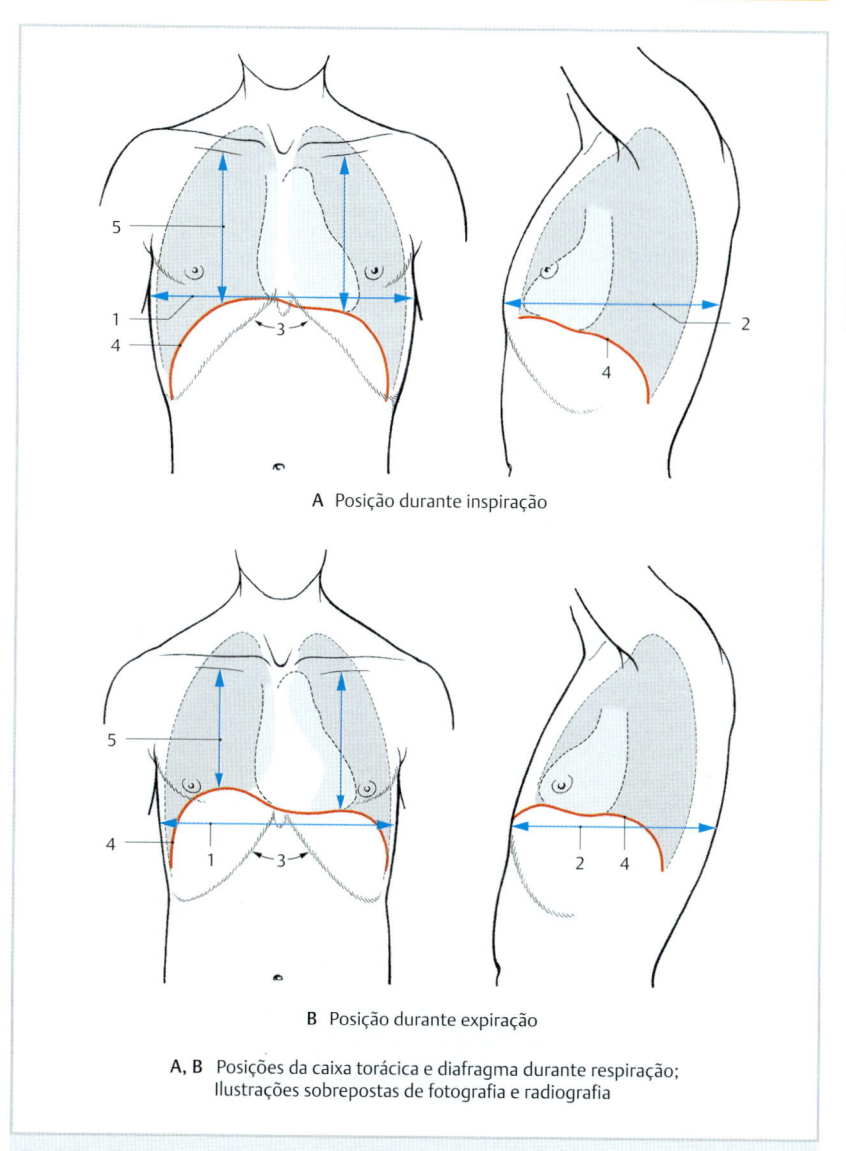

A Posição durante inspiração

B Posição durante expiração

A, B Posições da caixa torácica e diafragma durante respiração; Ilustrações sobrepostas de fotografia e radiografia

Fig. 3.21 Mecânica de respiração.

3.6 Mediastino

O mediastino é a **região da linha média do tecido conjuntivo no tórax** situada entre as duas *cavidades pleurais* (para organização das estruturas, ver p. 32). Contribuindo para a parede lateral do mediastino em cada lado encontra-se a *pleura mediastinal*. Se o pulmão for removido de uma metade do tórax e a *pleura mediastinal* retirada, será possível visualizar todas as estruturas mediastinais *in situ*, especialmente as estruturas que compõem a raiz do pulmão.

Vista Direita do Mediastino

Visualizando o mediastino a partir da direita, após a remoção do pulmão direito, é evidente que, de cranial para caudal, o mediastino forma um espaço conectado contínuo. As bordas (ver p. 32) que dividem o mediastino superior e inferior, assim como aquelas que subdividem mais o mediastino inferior, são de natureza puramente descritiva. No entanto, elas servem de guia para a seguinte descrição da topografia do mediastino.

Mediastino superior. Os órgãos que podem ser observados no mediastino superior, a região acima do coração, são o *esôfago* (**A1**) e a *traqueia* (**A2**). Eles são acompanhados pelo *nervo vago direito* (**A3**) e pelos *linfonodos paratraqueais* (**A4**). Anteriormente a estes órgãos encontra-se a veia cava superior (**A5**), que surge da união das *veias braquiocefálicas direita* (**A6**) e *esquerda*. A veia braquiocefálica direita cobre o *tronco braquiocefálico* (**A7**), que surge do arco da aorta e dá origem à *artéria subclávia direita* (**A8**). Circundando a artéria subclávia direita encontra-se o *nervo laríngeo recorrente* (**A9**), um ramo do nervo vago. Anteriormente à veia cava superior encontra-se a parte intrapericárdica da *aorta ascendente* (**A10**). Os grandes vasos são cobertos anteriormente pelo *tecido tímico residual*, que é obscurecido da visão na Figura A, pois a *pleura mediastinal* sobrejacente (**A11**) não foi completamente removida. Visualizado a partir da direita, o limite entre o mediastino superior e o inferior está aproximadamente demarcado pelo curso da *veia ázigo* (**A12**), que se curva sobre as estruturas da raiz do pulmão direito e estende-se além delas.

Mediastino inferior. A **parte posterior do mediastino inferior** contém o *ducto torácico* (**A13**), o *esôfago* (A1), o *nervo vago direito* (**A3**) e o *nervo esplâncnico maior* (**A14**). O largo **mediastino médio** contém o *pericárdio* (**A15**) e o *coração*, assim como as porções intrapericárdicas dos *grandes vasos*. Seguindo entre o pericárdio e a pleura mediastinal removida encontra-se o nervo frênico (**A16**), que acompanha os *vasos pericardiofrênicos* (**A17**). O mediastino médio também abriga o *brônquio principal direito* e seus brônquios (**A18**), a artéria pulmonar direita (**A19**) e as *veias pulmonares direitas* (**A20**), assim como os *linfonodos traqueobronquiais* (**A21**).

Entre o esterno e o pericárdio situa-se o **mediastino anterior**, que contém apenas *tecido conjuntivo frouxo*, alguns *linfonodos* e ramos dos *vasos torácicos internos*.

A superfície medial do pulmão direito situa-se em estreita proximidade com o esôfago e ramos acompanhantes do nervo vago.

Parede torácica posterior. O tronco simpático (**A22**) situa-se ao lado da coluna vertebral na parede torácica posterior, que é parcialmente visível em (**A**). Na borda inferior das costelas, os *nervos intercostais* (**A23**) acompanham os *vasos intercostais* (**A24**). Estas estruturas situam-se dentro da *fáscia endotorácica* ou profundamente a ela e, portanto, não são consideradas estruturas mediastinais. A fáscia endotorácica funde-se à *pleura parietal* na parede torácica posterior.

> **Nota clínica.** Na terminologia clínica, geralmente, faz-se referência apenas aos mediastinos anterior e posterior, sendo a traqueia considerada como um limite entre ambos.

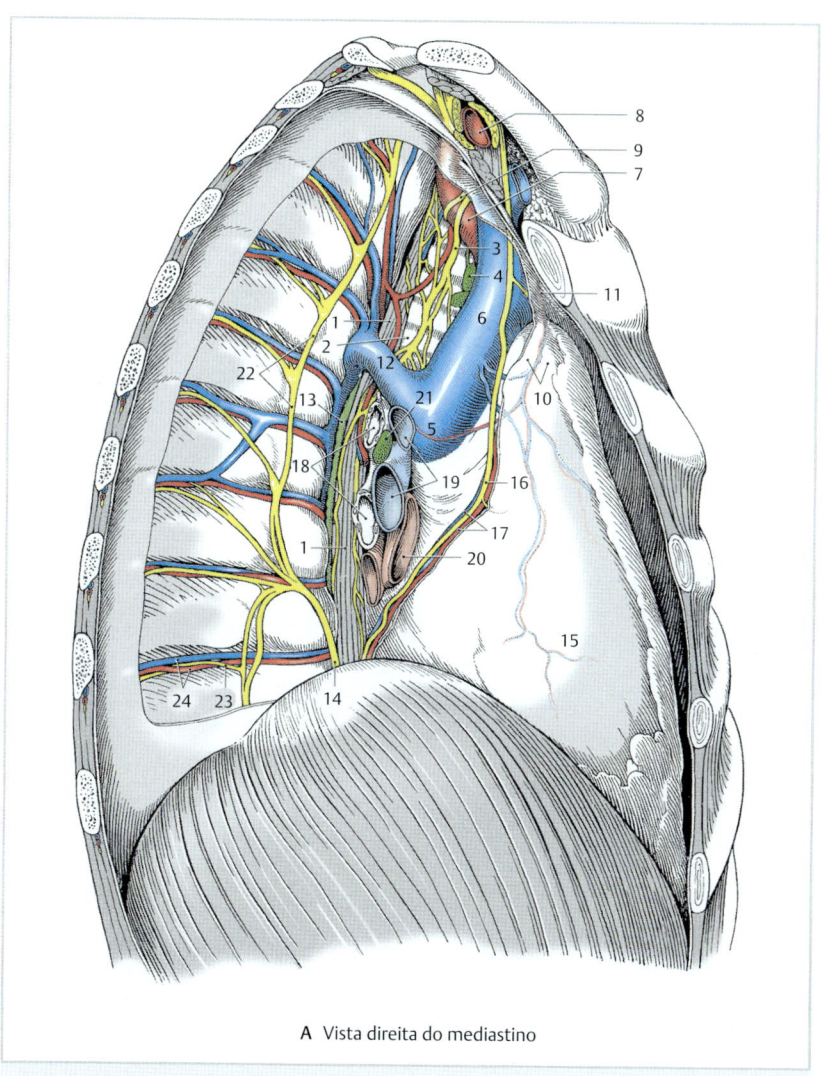

Fig. 3.22 Mediastino do lado direito.

A Vista direita do mediastino

Vista Esquerda do Mediastino

Mediastino superior. Após a remoção do pulmão esquerdo, o proeminente *arco da aorta* (**A1**) pode ser visto; ele dá origem à *artéria carótida comum esquerda* (**A2**) e à *artéria subclávia esquerda* (**A3**). Anteriormente ao arco da aorta encontram-se as partes superficiais do *plexo cardíaco* (**A4**), um plexo autônomico e o *nervo vago esquerdo* (**A5**), que se ramifica em *nervo laríngeo recorrente esquerdo* (**A6**). Este nervo circunda por trás do arco da aorta e do *ligamento arterial* (**A7**). Anteriormente ao arco da aorta, a *veia braquiocefálica esquerda* (**A8**) é visível antes de desaparecer de vista. Posteriormente ao arco da aorta, o *esôfago* (**A9**) e o *ducto torácico* (**A10**) são visíveis.

Mediastino inferior. Na parte posterior do mediastino inferior, o *esôfago* (**A9**) é acompanhado pela *aorta descendente* (**A11**). O plexo formado pelo *nervo vago esquerdo* passa entre eles caudalmente. As estruturas mediastinais mais posteriores, no lado esquerdo, são a *veia hemiázigo* (**A12**) e a *veia hemiázigo acessória* (**A13**).

A **parte média do mediastino inferior** é quase totalmente preenchida pelo *pericárdio* (**A14**) e pelo *coração*. Passando através do pericárdio encontra-se o *nervo frênico esquerdo* (**A15**), que acompanha os *vasos pericardiofrênicos* (**A16**). As estruturas *da raiz do pulmão*, situadas na parte superior do mediastino médio, são emolduradas pelo *arco da aorta* e pela *parte torácica da aorta*. Embutida na curvatura do arco aórtico encontra-se a *artéria pulmonar esquerda* (**A17**), da qual o *ligamento arterial* (**A7**) se estende para a face inferior do arco da aorta. Abaixo da artéria pulmonar situam-se o *brônquio principal esquerdo* (**A18**) e as *veias pulmonares esquerdas* (**A19**).

As poucas estruturas na parte anterior do **mediastino inferior** não são distinguíveis em (**A**).

As impressões pronunciadas na *superfície medial* do *pulmão esquerdo* são formadas pelo *arco da aorta* e pela *parte torácica da aorta*.

> **Nota clínica.** A inflamação envolvendo os espaços de tecido conjuntivo do pescoço podem disseminar-se sem impedimento para o mediastino. As modernas modalidades de imagens, como a tomografia computadorizada (TC) e a ressonância magnética (RM) constituem uma significativa contribuição e melhora superiores à radiografia convencional no diagnóstico de **processos mediastinais**. Os tumores mediastinais surgem de uma variedade de tecidos. Eles são classificados de acordo com sua localização; os tumores no mediastino superior incluem *bócio retroesternal, timomas, linfomas, hemangiomas, cistos dermoides e teratomas* em crianças; os lipomas são encontrados no mediastino anterior; *tumores hilares, metástases para os linfonodos hilares, cistos broncogênicos e cistos pericárdicos*, no mediastino médio; *tumores esofágicos, linfomas, neurinomas, fibrossarcomas e ganglioneuromas*, no mediastino posterior. A **mediastinoscopia** permite a visualização direta do mediastino anterior superior e, portanto, das regiões paratraqueal e traqueobronquial do mediastino.

A Vista esquerda do mediastino

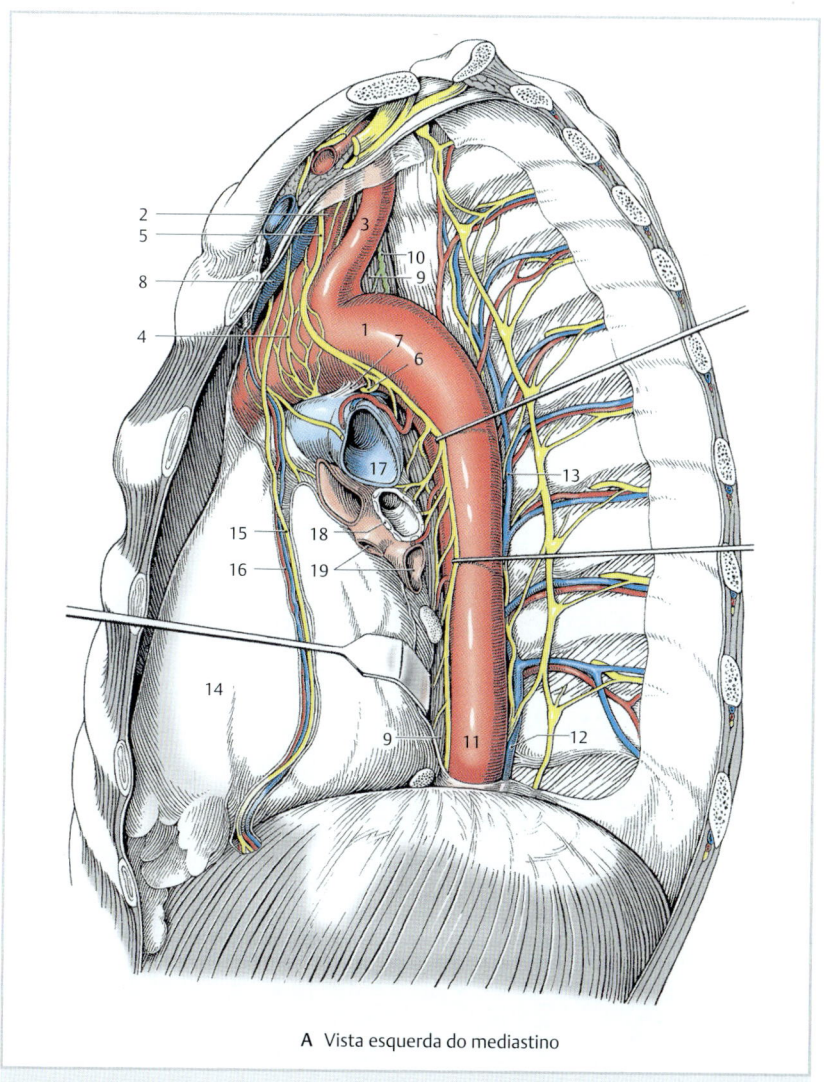

Fig. 3.23 Mediastino do lado esquerdo.

4 Sistema Alimentar

4.1 Visão Geral *142*
4.2 Cavidade Oral *144*
4.3 Faringe *168*
4.4 Anatomia Topográfica I *172*
4.5 Esôfago *176*
4.6 Cavidade Abdominal *182*
4.7 Estômago *190*
4.8 Intestino Delgado *196*
4.9 Intestino Grosso *202*
4.10 Fígado *212*
4.11 Pâncreas *220*
4.12 Anatomia Topográfica II *224*

4.1 Visão Geral

Estrutura Geral e Funções

A principal finalidade do **sistema alimentar** é a ingestão do alimento, sua decomposição mecânica e enzimática e a utilização de seus nutrientes. O alimento supre o corpo humano com energia, principalmente a partir de proteínas, gorduras e carboidratos, assim como fornece suplementos nutricionais vitais, como as vitaminas.

O sistema alimentar humano pode ser dividido em duas partes, com base em suas tarefas. A primeira parte, que consiste nos órgãos digestórios contidos na **cabeça**, está relacionada com a ingestão e a decomposição mecânica do alimento. Na segunda parte, **iniciando com o esôfago**, as enzimas transformam o alimento ingerido em nutrientes, que são submetidos à decomposição química e absorvidos, e em resíduos, que são eliminados.

Boca e faringe (A). A parte inicial do canal alimentar consiste na **cavidade oral (A1)**, junto com as **glândulas salivares** maior e menor, e as **porções média e inferior da faringe (A2)**. Na primeira parte do trato digestório, o alimento é ingerido e decomposto com a ajuda dos *lábios* **(A3)**, *dentes* **(A4)** e *língua* **(A5)**. A saliva lubrifica o bolo alimentar, que então é engolido em porções individuais e transportado para dentro da faringe.

Trato digestório propriamente dito. A segunda parte do sistema alimentar começa com o **esôfago (A6)** e inclui o restante do canal alimentar, assim como os órgãos digestórios acessórios que consistem em **fígado (A7)** e **pâncreas (A8)**. O esôfago transporta o bolo alimentar para o **estômago (A9)**, onde se inicia a decomposição enzimática do alimento em nutrientes. A digestão é completada no **intestino delgado (A10)**, onde os nutrientes do componente são absorvidos após este ser ainda decomposto pelas secreções liberadas das numerosas glândulas. A principal função do **intestino grosso (A11)** é absorver água e eletrólitos dos conteúdos intestinais, que são transformados pela fermentação e decomposição em fezes e transportados para o **ânus (A12)**.

Estrutura das Paredes dos Órgãos Digestórios

O sistema alimentar consiste basicamente em um **tubo muscular revestido por epitélio** e adaptado regionalmente às várias funções dos órgãos digestórios. A maior parte do tubo revestido por epitélio é derivada do endoderma (ver p. 326).

Boca e faringe. Cada órgão da parte inicial do canal alimentar possui uma função diferente e, portanto, uma estrutura diferente. A língua, por exemplo, é composta por músculo estriado revestido por células epiteliais altamente diferenciadas e especializadas. Na cavidade oral também se encontram os dentes, que são compostos por vários tecidos duros.

Órgãos do trato digestório propriamente dito. A maioria dos órgãos que compõem o trato digestório propriamente dito está envolvida na *absorção*; suas **paredes são formadas por várias camadas (B)** estruturalmente semelhantes, que consistem em mucosa **(B13)**, submucosa **(B14)**, camada muscular **(B15)**, serosa e subserosa ou adventícia **(B16)**. A **mucosa** é composta de três camadas: um *revestimento epitelial*, que varia regionalmente e é característico de cada segmento; uma camada de tecido conjuntivo (*lâmina própria*) e uma camada muscular (*muscular da mucosa*). A **submucosa** consiste em uma camada de tecido conjuntivo subjacente. A **camada muscular** contém duas camadas de músculo liso: uma *camada circular* e *uma camada longitudinal*. Em sua superfície externa, o canal intestinal é ainda recoberto pela **serosa** peritoneal ou incrustado nas estruturas circundadas pela **adventícia**.

O canal intestinal é todo inervado pelo **sistema nervoso autônomo**. O sistema nervoso **intrínseco** ou entérico consiste nos plexos intramurais, ou seja, o **plexo submucoso** (plexo de Meissner) da submucosa e o **plexo mioentérico** (plexo de Auerbach) (ver Vol. 3) entre as camadas da cobertura muscular. O plexo intramural está diretamente conectado ao sistema nervoso **extrínseco** (autônomo) localizado fora do tubo intestinal.

4.1 Visão Geral

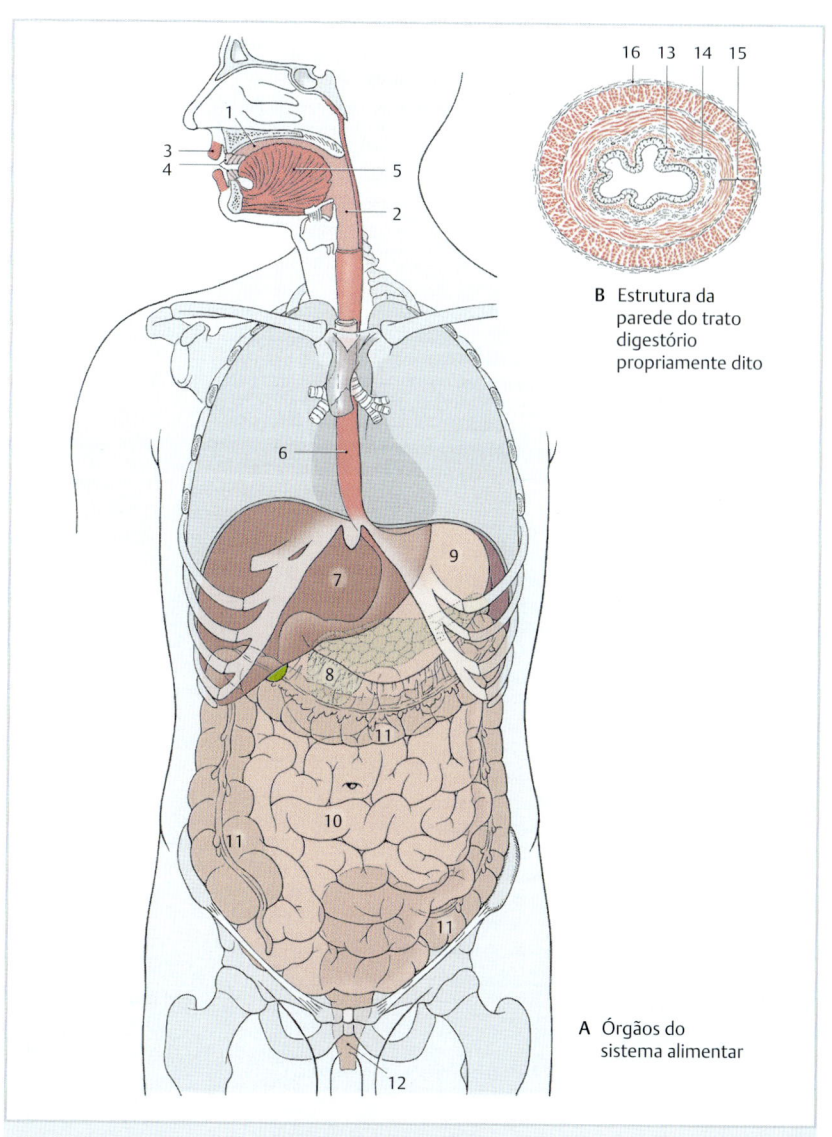

B Estrutura da parede do trato digestório propriamente dito

A Órgãos do sistema alimentar

Fig. 4.1 Estrutura geral e funções do sistema digestório.

4.2 Cavidade Oral

Estrutura Geral

A **cavidade oral** é o espaço revestido pela **membrana mucosa da boca**. Pode ser dividida em três segmentos consecutivos: o **vestíbulo oral (A1)**, a **cavidade oral propriamente dita (A2)** e as **fauces**. O **istmo das fauces (A3)** forma a junção da cavidade oral com a faringe.

Vestíbulo oral. O vestíbulo oral é limitado **anteriormente** pelos *lábios* **(A4)**, **lateralmente** pelas *bochechas* **(A5)** e **internamente** pelos *dentes* **(A6)** e pelos *processos alveolares* **(A7)** da maxila e mandíbula. A *gengiva* **(CD8)** é a parte da membrana mucosa sobrejacente aos processos alveolares e está firmemente fixada ao osso. A mucosa gengival reflete-se sobre os lábios e as bochechas, formando o *fórnice* **(C9)**, que possui uma membrana mucosa com movimento livre. Cada lábio é fixado a seu ponto médio, na gengiva da maxila ou da mandíbula, por uma dobra de membrana mucosa conhecida como *frênulo do lábio superior* **(A10)** ou *frênulo do lábio inferior* **(A11)**. Numerosas glândulas salivares menores, assim como o ducto da glândula parótida (ver p. 154), abrem-se dentro do vestíbulo oral. Quando os dentes estão ocluídos, a única comunicação entre o vestíbulo oral e a cavidade oral propriamente dita é atrás do terceiro dente molar.

Cavidade oral propriamente dita. Os limites **anterior** e **lateral** da cavidade oral propriamente dita são formados pelos *processos alveolares*, *dentes* e *gengiva*. Ela se comunica **posteriormente** com o *istmo das fauces*. O **teto** da cavidade oral, formado pelo *palato duro* **(A12)** e *palato mole* **(A13)**, separa-a da cavidade nasal. Seu **assoalho** é formado pelo *assoalho muscular da boca* (ver p. 152), onde a *língua* **(ACD14)** repousa.

A15 Arco palatoglosso, **A16** Arco palatofaríngeo, **A17** Tonsila palatina, **A18** Úvula

O limite entre as bochechas e os lábios é demarcado na face pelo *sulco nasolabial* **(B19)**.

Lábios. O lábio superior estende-se até a base do nariz externo; o lábio inferior estende-se até o *sulco mentolabial* **(B20)**. O **lábio superior (B21)** e o **lábio inferior (B22)**, que se unem em cada lado para formar o **ângulo da boca (B23)** (comissura labial), circundam a **fissura oral (B24)**. Ao redor da fissura oral, a pele da face une-se à membrana mucosa da boca em uma zona de transição chamada **borda do vermelhão**. Um espessamento da borda do vermelhão do lábio superior forma um *tubérculo*, de onde um sulco na pele, chamado *filtro* **(B25)**, passa na direção do nariz.

Histologia. Os lábios são **pregas** fibromusculares que consistem em **pele facial e mucosa oral** sobrejacentes ao **orbicular da boca (C26)**, o músculo que forma seu volume é um dos músculos da expressão facial. Em sua superfície **externa**, os lábios são recobertos por *epiderme*, assim como por pelos e glândulas sudoríparas e sebáceas. A **zona de transição**, ou *borda do vermelhão* **(C27)**, onde o músculo orbicular da boca dobra-se externamente em formato de gancho, é caracterizada por *epitélio ligeiramente queratinizado*. A superfície **interna** da borda do vermelhão é contínua com a mucosa oral, que é revestida por *epitélio escamoso estratificado, não queratinizado*, e contém *glândulas labiais seromucosas* **(C28)**.

Bochechas (D). O principal músculo das bochechas é o **bucinador (D29)**, uma lâmina muscular que pertence aos músculos de expressão facial. Em seu aspecto interno, o bucinador é revestido pela *membrana mucosa da boca*, que contém pequenas glândulas salivares chamadas *glândulas bucais*. Em seu aspecto externo, situa-se o *coxim adiposo bucal* (coxim adiposo de Bichat) **(D30)**, seguido pelo músculo masseter **(D31)**.

Vasos, nervos e drenagem linfática. As bochechas e os lábios são supridos pelos ramos da **artéria facial**. A drenagem venosa é feita através da veia facial. A inervação **sensitiva** do lábio superior é provida pelo *nervo infraorbital* (um ramo do nervo maxilar) e a do lábio inferior é provida pelo *nervo mentual* (um ramo do nervo mandibular), enquanto a da membrana mucosa da bochecha é provida pelo *nervo bucal* (um ramo do nervo mandibular). A **linfa** do lábio superior drena para os linfonodos submandibulares e para o grupo superior dos linfonodos cervicais. A linfa da porção lateral do lábio inferior drena para os linfonodos submandibulares e a linfa da porção média do lábio inferior drena para os linfonodos submentonianos.

D32 Platisma, **D33** Gênio-hióideo, **D34** Milo-hióideo

4.2 Cavidade Oral

A Cavidade oral

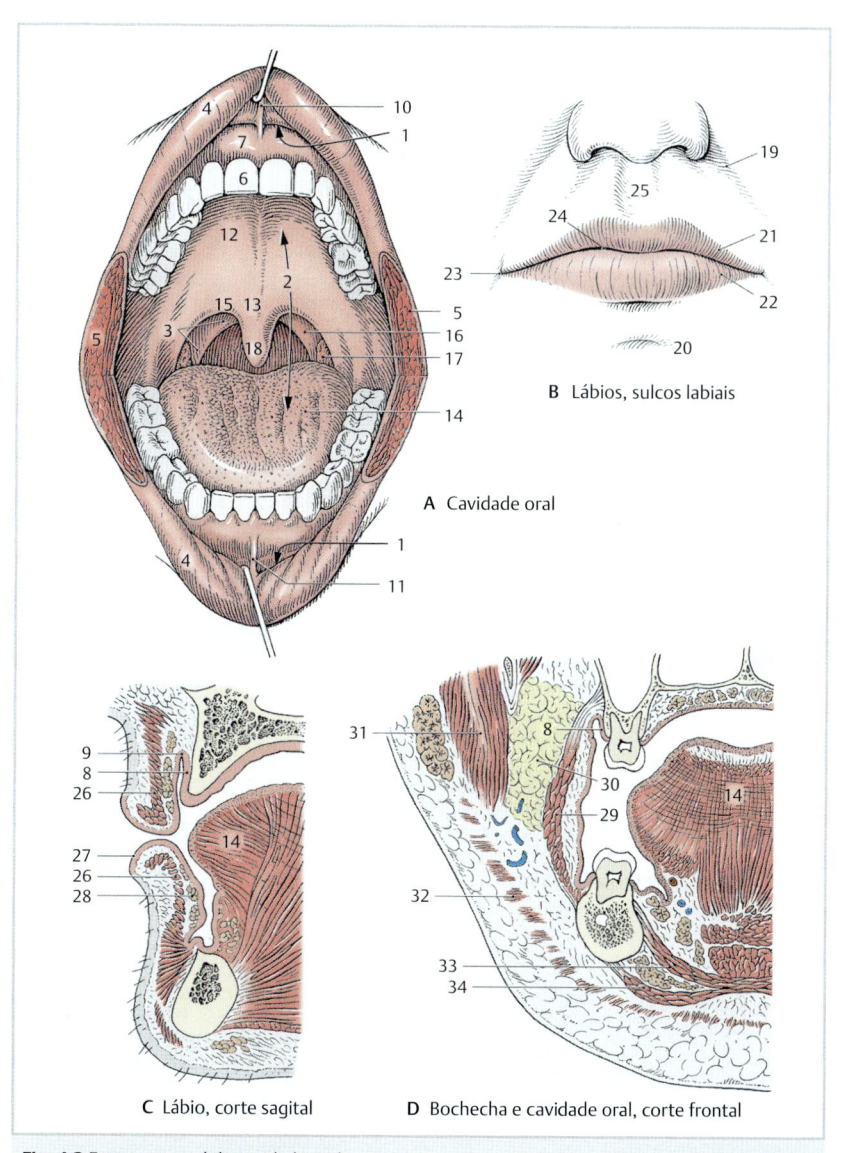

B Lábios, sulcos labiais

C Lábio, corte sagital

D Bochecha e cavidade oral, corte frontal

Fig. 4.2 Estrutura geral da cavidade oral.

Palato

Palato duro (A). Os dois terços anteriores do teto da cavidade oral são formados pelo palato duro. A estrutura **esquelética** do palato duro consiste no *processo palatino da maxila* e *lâmina horizontal do osso palatino* (ver Vol. 1). Os ossos do palato duro são recobertos pelo **periósteo** e por uma **mucosa espessa** que está firmemente inserida no periósteo e é contínua anteriormente com a *gengiva*. Na linha média, há uma crista mucosa conhecida como **rafe palatina (A1)**, uma elevação tecidual sobrejacente à sutura palatina óssea mediana e termina anteriormente em uma pequena eminência conhecida como *papila incisiva* **(A2)**. Em cada lado da rafe palatina, a mucosa forma cristas transversais achatadas chamadas **rugas palatinas (A3)**. Quando o alimento é ingerido, a língua pressiona-o contra estas cristas e sulcos. À direita e à esquerda da linha média, na porção posterior do revestimento mucoso do palato duro, situam-se pequenas **glândulas palatinas** secretoras de muco **(A4)**, que produzem a saliva que lubrifica o alimento ingerido.

Palato mole (B). O terço posterior do teto da cavidade oral é formado pelo **palato mole**, uma estrutura musculotendinosa que se estende obliquamente em direção retrógrada a partir do palato duro, semelhante a uma vela de navegação. Pendente da linha média da borda posterior do palato mole, encontra-se a **úvula (A-C5)**, uma pequena massa cônica de tecido. Em cada lado da úvula, dois **arcos palatinos** estendem-se inferiormente, divergindo à medida que passam caudalmente. As duas pregas de cada lado envolvem um nicho contendo a **tonsila palatina (B6)**. A anterior das duas, o **arco palatoglosso (B7)**, passa para a margem lateral da língua, enquanto o arco posterior, o **arco palatofaríngeo (B8)**, estende-se para dentro da parede da faringe. A porção estreitada das fauces produzida pelos dois arcos, o **istmo das fauces**, forma a entrada da faringe e pode ser fechada pela ação muscular. A mucosa e as glândulas do palato duro são contínuas com aquelas do palato mole.

Músculos palatinos

Os músculos palatinos inserem-se na **aponeurose palatina (C9)** firme e fibrosa, uma continuação do periósteo, que contribui para a formação do palato mole.

Tensor do véu palatino (C10). O músculo tensor do palato mole surge como uma fina lâmina triangular do músculo da *base do crânio* e da *parede da tuba auditiva*. Ele segue inferiormente e termina em um tendão que passa ao redor do hâmulo pterigóideo **(C11)** e continua horizontalmente para se fundir com a *aponeurose palatina*. O tensor do véu palatino tensiona e eleva o palato mole até este situar-se no plano horizontal, abrindo assim o orifício da tuba auditiva. Ele é inervado por um ramo do *nervo mandibular*.

Levantador do véu palatino (C12). O levantador do véu palatino surge na *base do crânio*, posterior e medialmente ao tensor do véu palatino e ao *toro tubário*. Ele passa obliquamente em sentido anteroinferior e medialmente, para se inserir na *aponeurose palatina*. Eleva e retrai o palato mole. A inervação é realizada pelo *plexo faríngeo* (nervo vagal e nervo glossofaríngeo).

Junto com o músculo constritor superior da faringe, o tensor do véu palatino e o levantador do véu palatino contribuem para a formação da parede lateral da faringe.

Palatoglosso (B13). O músculo palatoglosso situa-se no arco palatino *anterior*. Ele surge da *aponeurose palatina* e passa para dentro da *margem lateral da base da língua*. Atua para contrair o istmo das fauces por meio de elevação da raiz da língua ou abaixamento do palato mole e é inervado pelo *nervo glossofaríngeo*.

Palatofaríngeo (B14). O palatofaríngeo situa-se no arco palatino *posterior*. Ele também surge da *aponeurose palatina* e é um dos músculos que elevam a faringe. A inervação é realizada pelo *nervo glossofaríngeo*.

Músculo uvular (B15). O músculo uvular é um músculo pareado que surge da aponeurose palatina e, algumas vezes, do *palato duro* ósseo. Insere-se atrás do levantador do véu palatino na *aponeurose da úvula*, estendendo-se dentro da úvula até a sua ponta. Ele encurta a úvula e é inervado pelo *plexo faríngeo*.

> **Nota clínica.** A fenda palatina interfere na função do palato mole e, portanto, na ventilação da orelha média via tuba auditiva.

4.2 Cavidade Oral

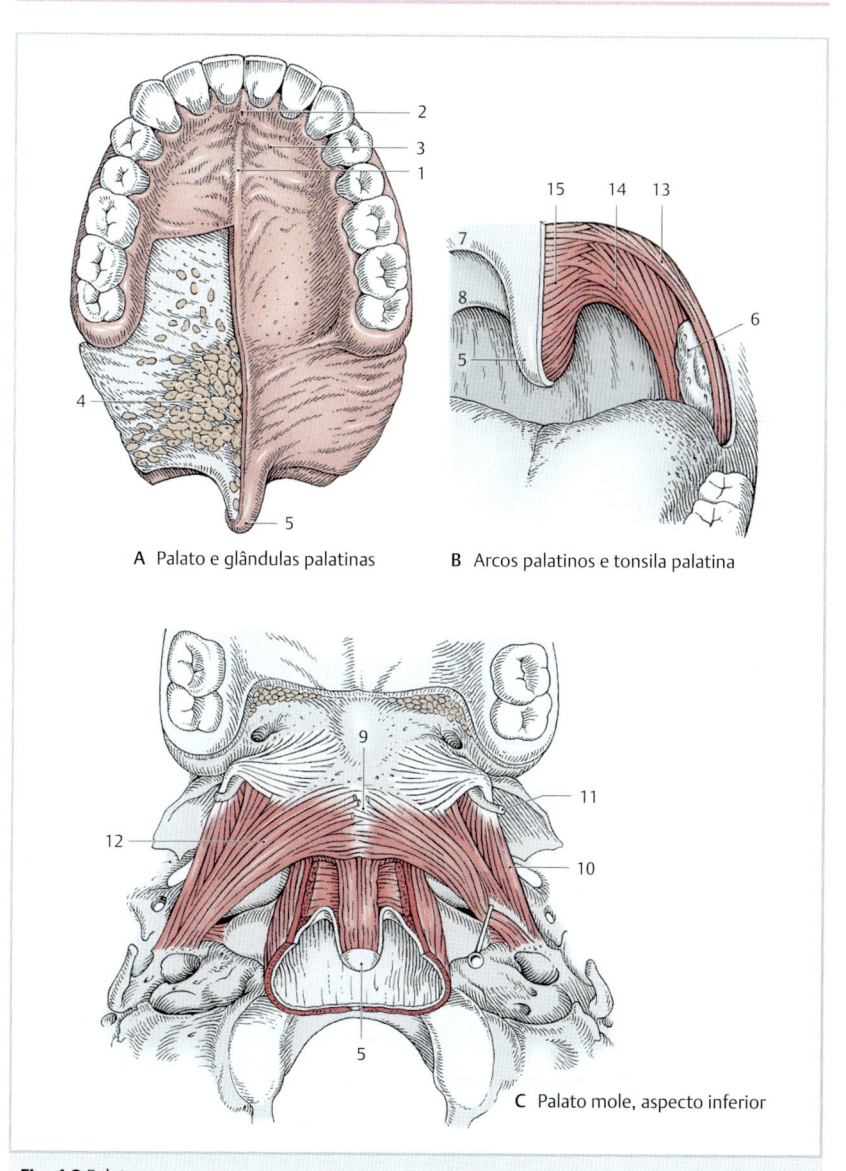

A Palato e glândulas palatinas

B Arcos palatinos e tonsila palatina

C Palato mole, aspecto inferior

Fig. 4.3 Palato.

Sistema Alimentar

Língua

A **língua** é um **órgão muscular forte** capaz de alterar seu formato e possui uma **membrana mucosa** altamente diferenciada. Pode ser dividida em **corpo**, **ponta** (**ápice**) (**A1**) e uma raiz que a insere nas estruturas ósseas circundantes. Sua superfície convexa, o **dorso da língua** (**A2**), é dividida em duas porções por um sulco em formato de "V", conhecido como **sulco terminal** (**A3**). Na ponta do sulco terminal, encontra-se o *forame cego* (**A4**), do qual deriva o precursor da tireoide.

Cerca de dois terços da língua situam-se na frente do sulco. Esta parte forma a língua oral, também conhecida como **parte anterior** ou **parte pré-sulco** (**A5**). Posteriormente ao sulco, o terço restante forma a parte faríngea, também conhecida como **parte posterior** ou **parte pós-sulco** (**A6**). Esta parte da língua situa-se atrás do arco palatoglosso na orofaringe e é quase vertical. As partes anterior e posterior da língua diferem em termos de estrutura mucosa, inervação e origem embriológica.

Parte anterior. A língua oral situa-se no assoalho da boca. O dorso da parte anterior da língua está em contato com o palato, a ponta toca os dentes incisivos e a *margem da língua* (**A7**) toca os dentes pré-molares. O dorso da língua é contínuo em sua margem com a *superfície inferior da língua* (ver p. 152). A **membrana mucosa** que cobre o dorso da língua é composta de *epitélio escamoso estratificado, não queratinizado*, e está firmemente inserida na lâmina subjacente de tecido conjuntivo conhecida como *aponeurose lingual*. A membrana mucosa que cobre a língua oral apresenta um sulco de linha média conhecido como **sulco mediano da língua** (**A8**). As várias **papilas da língua** (**A9, B-E**), que conferem à estrutura mucosa do dorso da língua sua aparência característica, são macroscopicamente visíveis e consistem em tecido conjuntivo central com cobertura epitelial.

Papilas da língua. As papilas da língua podem ser divididas em **quatro tipos**, de acordo com o formato: **papilas filiformes** (**B10, C**) são papilas filamentares que possuem projeções compostas de epitélio queratinizado e dividem-se em suas pontas. Estão distribuídas sobre a maior parte do dorso da língua e principalmente transmitem *informação tátil*. Não contêm botões gustativos. As **papilas fungiformes** (**B11, D**) são projeções epiteliais em formato de cogumelo, com superfície lisa, localizadas principalmente na margem da língua. Contêm *botões gustativos* assim como mecanorreceptores e termorreceptores. Sua principal função é perceber sabores dissolvidos.

Papilas foliadas (**A12**) são papilas em formato de folha, arranjadas em séries, ao longo da margem posterior da língua, que possuem abundantes *botões gustativos*. Há de 7 a 12 **papilas valadas** (**B13, E**), situadas anteriormente ao sulco terminal. São circundadas por um estreito sulco circular profundo com uma parede elevada, e contêm numerosos *botões gustativos* (ver Vol. 3). Os ductos das glândulas serosas secretoras (glândulas de von Ebner) abrem-se na base do sulco.

Parte posterior. A parte faríngea, pós-sulco, da língua (também referida como base ou raiz da língua) forma a *parede anterior da orofaringe*. A base da língua é contínua lateralmente com a *tonsila palatina* (**A14**) e com a *parede lateral da faringe*. Três pregas mucosas estendem-se da parte posterior da língua para a epiglote: a **prega glossoepiglótica mediana** (**A15**) na linha média e a **prega glossoepiglótica lateral** (**A16**) de cada lado. Entre estas pregas encontram-se duas depressões conhecidas como **valéculas epiglóticas** (**A17**). A superfície irregular e com protuberâncias da base da língua é formada por folículos linfoides subepiteliais conhecidos como **folículos linguais** (**AB18**). Os folículos linguais coletivamente formam a **tonsila lingual** (ver p. 416). Não há papilas nesse local.

Inervação da membrana mucosa da língua. A inervação sensitiva geral da **parte pré-sulco** é proporcionada pelo *nervo lingual* (que surge do nervo mandibular). A inervação dos órgãos receptores sensitivos, com exceção das papilas valadas, é realizada pela *corda do tímpano* (que surge do nervo intermediário, parte do nervo facial). A **parte pós-sulco**, com exceção das valéculas epiglóticas, recebe inervação sensitiva do *nervo glossofaríngeo*. As valéculas epiglóticas são inervadas pelo *nervo vago*. As fibras aferentes sensitivas dos botões gustativos no terço posterior da língua também seguem via *nervo glossofaríngeo*, e os da região ao redor das valéculas epiglóticas seguem via *nervo vago*.

4.2 Cavidade Oral

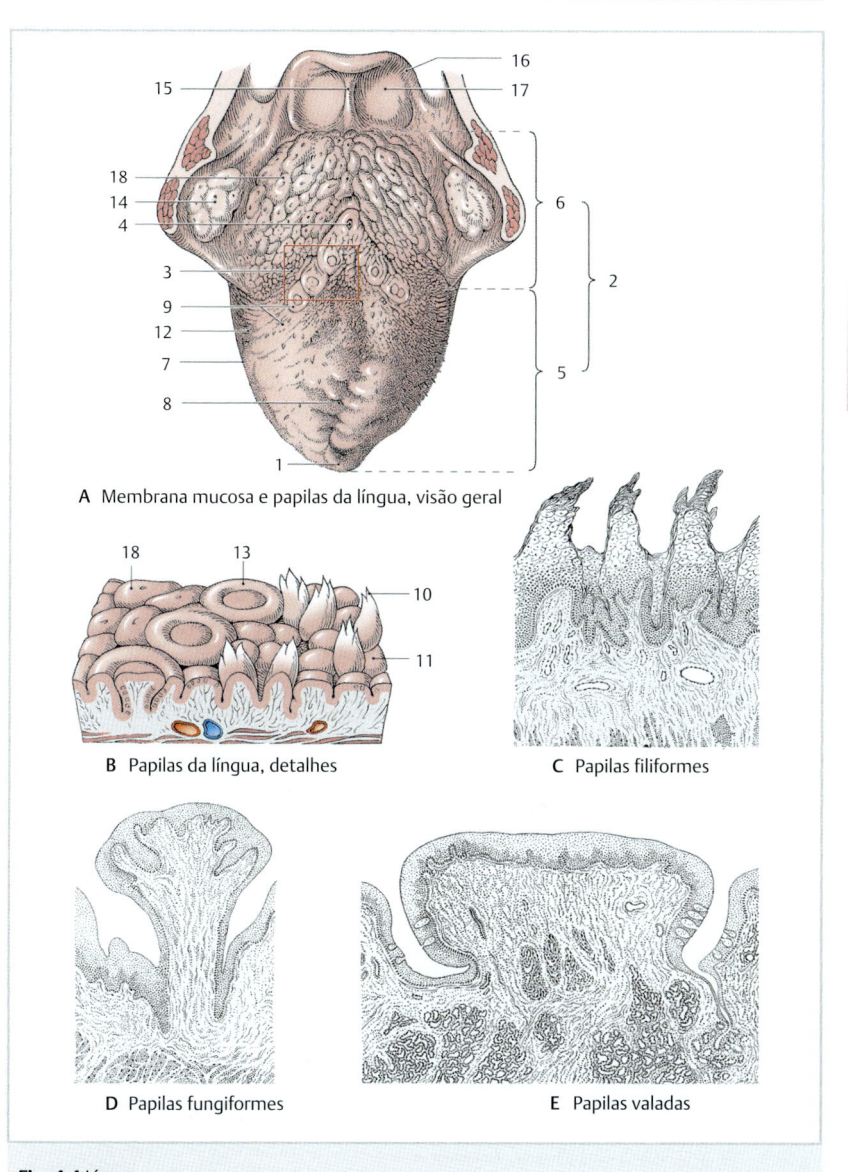

A Membrana mucosa e papilas da língua, visão geral

B Papilas da língua, detalhes

C Papilas filiformes

D Papilas fungiformes

E Papilas valadas

Fig. 4.4 Língua.

Músculos da Língua

Os **músculos da língua** são divididos em músculos **extrínsecos**, que surgem das estruturas esqueléticas, e músculos **intrínsecos**, que estão localizados somente dentro da língua e não estão fixados ao osso.

Músculos Extrínsecos da Língua

Os músculos extrínsecos da língua incluem o genioglosso, o hioglosso, o estiloglosso e o palatoglosso. Para informações sobre o palatoglosso, ver a discussão sobre os músculos do palato mole (ver p. 146).

Genioglosso (AB1). O genioglosso é um músculo pareado que surge da *espinha mentoniana* da mandíbula acima do gênio-hióideo. Espalha-se posterior e superiormente da ponta para dentro do *corpo da língua*, onde suas fibras se inserem na aponeurose lingual e fundem-se com aquelas dos músculos intrínsecos da língua. O genioglosso move a língua para a frente e puxa-a para o assoalho da boca. O genioglosso é recoberto lateralmente pelo hioglosso.

Hioglosso (A2). O hioglosso surge de uma lâmina fina, de quatro lados, do músculo do *corno maior do osso hioide* (A3) e do *corpo do osso hioide* (A4). Ele passa quase verticalmente para se irradiar dentro da *língua* lateralmente ao genioglosso. Se o osso hioide estiver fixo, o hioglosso puxa a língua para trás e para cima.

Estiloglosso (A5). O estiloglosso surge do processo estiloide e irradia-se para a língua no arco palatino posterior. Suas fibras passam anteriormente na borda lateral da língua até o *ápice da língua*. O estiloglosso puxa a língua para trás e para cima.

Vasos e nervos. Com exceção do palatoglosso, os músculos extrínsecos da língua são inervados pelo **nervo hipoglosso (A6)**. O nervo hipoglosso situa-se no músculo hioglosso, que emite um pequeno ramo para sua borda anterior, que passa anteriormente dentro do gênio-hióideo. Também dá origem a um espesso ramo ascendente para os músculos genioglosso e intrínseco da língua. O ramo terminal ascendente do nervo hipoglosso atravessa abaixo do ducto da glândula submandibular (A7) e do nervo lingual (A8). O suprimento sanguíneo dos músculos da língua é proveniente da **artéria lingual (A9)**, que corre a partir da parte posterior e passa profundamente sob o hioglosso, distribuindo suas porções terminais, a *artéria lingual profunda* e a *artéria sublingual*, sob o músculo.

AB10 Gênio-hióideo, **A11** Palatoglosso, **A12** Palatofaríngeo, **A13** Músculo constritor superior da faringe.

Músculos Intrínsecos da Língua

Os músculos intrínsecos da língua consistem em grupos de fibras que seguem em cada um dos três planos principais e estão inseridos na estrutura de tecido conjuntivo da língua. A estrutura de tecido conjuntivo consiste no *septo lingual*, um septo de tecido verticalmente fibroso mediano, que divide incompletamente a língua em duas metades, e a *aponeurose lingual* (C14), uma lâmina resistente de tecido conjuntivo, no dorso da língua, entre a membrana mucosa e os músculos da língua. Em cada lado do septo lingual, são encontrados os feixes de fibras a seguir.

Músculos longitudinais superior e inferior (B15). Esses músculos longitudinais superior e inferior são feixes bem definidos que passam próximo ao dorso da língua sob a aponeurose lingual e a superfície inferior da língua desde sua *ponta* até a *base*.

Músculo transverso da língua (C17). O músculo transverso da língua é um poderoso músculo que consiste em fibras transversais, algumas das quais se irradiam para dentro do *septo lingual*, da *aponeurose lingual* e da *margem lateral da língua*. Um pequeno número de fibras cruza sobre o septo.

Músculo vertical da língua (C18). O músculo vertical da língua é composto de fibras verticais que passam em uma leve curva da *superfície da língua* para a *aponeurose lingual*.

Os músculos intrínsecos **alteram o formato da língua**. Dois músculos normalmente atuam como agonistas, forçando o terceiro a relaxar. Os músculos intrínsecos da língua são inervados pelo **nervo hipoglosso**.

> **Nota clínica.** Os distúrbios do nervo hipoglosso podem levar à paralisia de metade da língua. A metade não afetada move-se na direção da metade afetada, e a ponta da língua aponta para o lado afetado por paralisia. A superfície da língua na metade afetada parece enrugada, em consequência de atrofia dos músculos intrínsecos.

BC19 Milo-hióideo, **C20** Platisma

4.2 Cavidade Oral

A Músculos da língua

C Músculos da língua, corte frontal

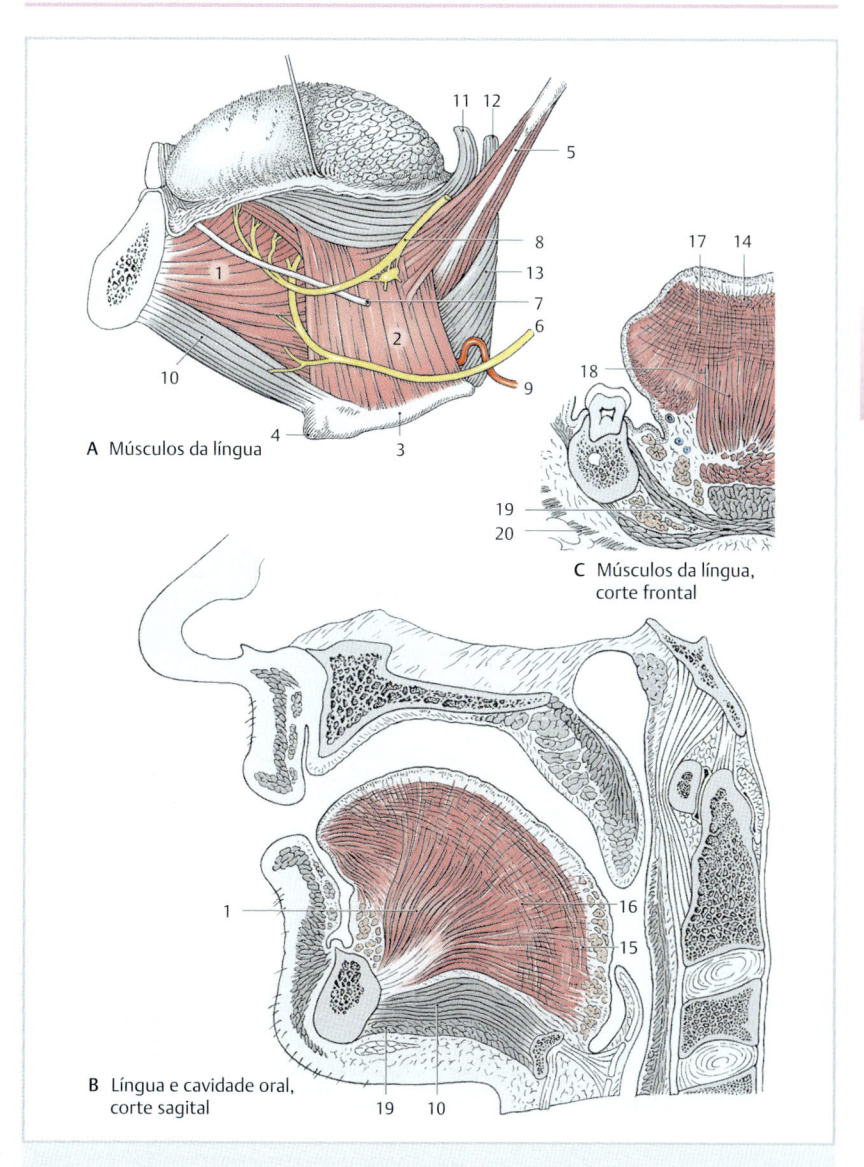

B Língua e cavidade oral, corte sagital

Fig. 4.5 Músculos da língua.

Superfície Inferior da Língua (A)

A superfície inferior da língua repousa no assoalho da boca e só pode ser observada quando a língua é levantada. A mucosa na superfície inferior da língua é fina e adere-se frouxamente ao corpo da língua. Na linha média, a mucosa forma o **frênulo da língua (A1)**, uma prega mucosa que se estende até a gengiva da mandíbula. Em cada lado do frênulo da língua, a **veia lingual profunda (A2)**, espessa e azulada, pode ser visualizada brilhando através da mucosa. A **prega fimbriada (A3)**, com franjas, normalmente situada lateralmente a ela, é um rudimento da sublíngua, que está presente em animais. Próximo à ponta da língua, uma pequena glândula sublingual pode produzir uma elevação mucosa em cada lado. No assoalho da cavidade oral, a mucosa contém uma estreita prega longitudinal em cada lado, conhecida como **prega sublingual (A4)**, que oculta a glândula sublingual (ver p. 154). Na extremidade anterior da prega, encontra-se uma proeminência verrucosa conhecida como **carúncula sublingual (A5)**, onde os ductos da grande glândula sublingual e da glândula submandibular se abrem juntos ou próximos uns aos outros.

> **Nota clínica.** Alguns fármacos podem ser absorvidos rapidamente através da fina mucosa do assoalho da boca e da superfície inferior da língua (*administração sublingual*), por exemplo, trinitrato de glicerol para tratar os sintomas de angina.

Assoalho da Boca

O assoalho da cavidade oral situa-se entre as porções anteriores dos ramos da mandíbula. É formado por uma lâmina muscular conhecida como **diafragma oral**, que é formado principalmente pelos músculos milo-hióideos.

Milo-hióideo (B6). O músculo milo-hióideo origina-se da *linha milo-hióidea* **(B7)** na mandíbula e passa inferior, medial e retrogradamente à *rafe* mediana e ao *osso hioide* **(B8)**. A inervação do milo-hióideo é suprida pelo *nervo para o milo-hióideo* (que surge do nervo mandibular).

Genio-hióideo (B9). O genio-hióideo situa-se em cada lado da linha média do assoalho da cavidade oral e reforça-a a partir de dentro.

Ele surge na *espinha mentoniana* no corpo da mandíbula e passa para o corpo do *osso hioide*. A inervação é suprida pelos ramos anteriores do *primeiro e segundo nervos cervicais* (plexo cervical), via fibras que seguem no nervo hipoglosso.

Digástrico. O músculo digástrico consiste em dois ventres. Seu **ventre posterior** surge da *incisura mastóidea* do osso temporal e é contínuo no nível do corpo do osso hioide com um tendão intermediário; a inervação é provida pelo *nervo facial*. Seu **ventre anterior** origina-se da *fossa digástrica* da mandíbula e é contínuo com o tendão intermediário, que está fixado no *osso hioide* por uma alça de tecido conjuntivo (ver Fig. **A** das glândulas salivares maiores, p. 155). A inervação do ventre anterior é suprida pelo *nervo para o milo-hióideo*.

Estilo-hióideo. O músculo estilo-hióideo origina-se do *processo estiloide* e insere-se no *corpo e corno maior do osso hioide*. Seu tendão de inserção divide-se para envolver o tendão intermediário do digástrico. O estilo-hióideo é inervado pelo *nervo facial*.

Os músculos discutidos anteriormente, e todos localizados acima do osso hioide, são referidos como **músculos supra-hióideos**. Os músculos supra-hióideos estão envolvidos na abertura ativa da boca e elevam o osso hioide para cima e para a frente durante a deglutição.

B10 Hioglosso, **B11** Estilo-hióideo, **B12** Artéria lingual, **B13** Genioglosso

> **Nota clínica.** Pode-se desenvolver inflamação difusa e mal demarcada por infecções *estafilocócicas* e *estreptocócicas* no tecido frouxo do assoalho da boca, levando à **celulite oral**. Pode ser causada por cárie dental, estomatite ou abscesso em linfonodo local. A infiltração dolorosa produz edema palpável no assoalho da boca, dificuldade na deglutição e sintomas gerais de sepse.

4.2 Cavidade Oral

A Membrana mucosa da língua, aspecto inferior

B Músculos do assoalho da boca

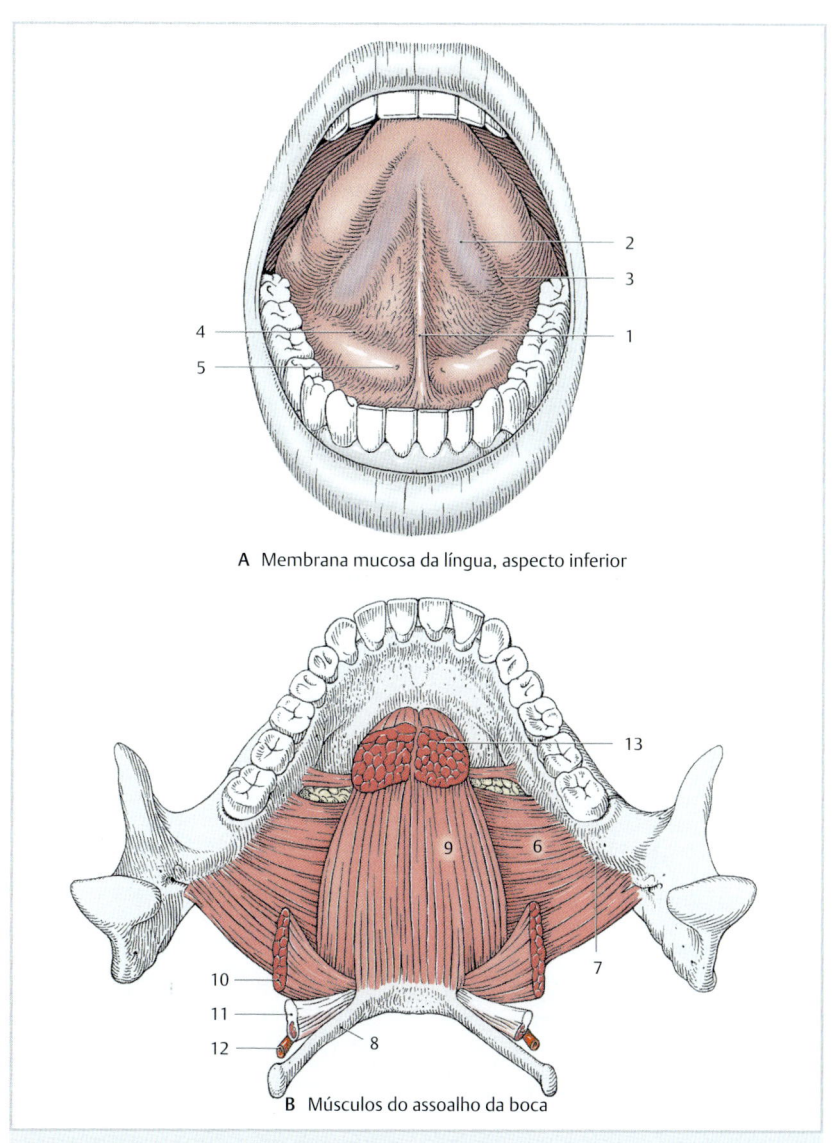

Fig. 4.6 Superfície inferior da língua e assoalho da boca.

Glândulas Salivares

Os ductos de numerosas glândulas salivares pequenas, conhecidas como **glândulas salivares menores**, assim como de três **glândulas salivares maiores** pareadas, drenam na cavidade oral e no vestíbulo.

Glândulas Salivares Menores

As glândulas salivares menores incluem os "pacotes" de *tecido glandular situados na mucosa dos lábios, das bochechas, da língua, e do palato* contendo unidades secretoras mucosas (ver p. 156), assim como as *glândulas linguais anteriores*, que estão localizadas na ponta da língua, algumas vezes, no aspecto interno de seu ápice. No topo das papilas linguais, encontram-se pequenas glândulas conhecidas como *glândulas de limpeza* que contêm apenas unidades secretoras serosas (ver p. 156). A função das glândulas salivares menores é **umedecer a mucosa oral**.

Glândulas Salivares Maiores

Glândula parótida (A1). A glândula parótida **puramente serosa** ("parótida", para abreviar) é a maior das glândulas salivares. É envolvida por uma resistente **fáscia parotídea** e situa-se na frente e abaixo do *meato acústico externo*, na parte posterior do masseter **(A2)**. Cobre a articulação temporomandibular e é dividida pelos ramos do *nervo facial* em **parte superficial** e **parte profunda**. A glândula parótida estende-se superiormente até *arco zigomático* **(A3)**, inferiormente até o *ângulo da mandíbula* **(A4)** e profundamente, atrás do ramo da mandíbula na *fossa retromandibular* (ver Vol. 1), para a parede da faringe. O **ducto parotídeo (A5)**, com 3 a 4 mm de espessura, projeta-se da borda anterior da glândula e passa paralelo ao arco zigomático sobre o masseter e coxim adiposo bucal, penetrando no bucinador obliquamente **(A6)** e no *vestíbulo oral* no nível do segundo dente molar superior na **papila parotídea**. Uma pequena **glândula parótida acessória (A7)**, geralmente, situa-se adjacente ao ducto. A produção e liberação das secreções glandulares são reguladas pelo sistema nervoso autônomo. As **fibras parassimpáticas** pré-ganglionares seguem no *nervo glossofaríngeo* (ver Vol. 3), fazem sinapse no *gânglio ótico* e são distribuídas para a glândula em *ramos do nervo facial*.

As fibras **simpáticas** surgem do *plexo carótico externo* e acompanham os vasos para a glândula.

Glândula submandibular (AB8). A glândula submandibular **predominantemente serosa** situa-se no *trígono submandibular* abaixo do assoalho da boca (ver Vol. 1), que é limitada pela mandíbula e ventres anterior **(A9)** e posterior **(A10)** do músculo digástrico. O corpo da glândula está encerrado em uma cápsula e situa-se sob o *milo-hióideo* **(A11)**, estendendo-se profundamente ao *hioglosso* **(B12)** e *estiloglosso*. O **ducto submandibular (B13)** é acompanhado por um processo uncinado de tecido glandular. Segue ao longo da superfície superior da borda posterior do milo-hióideo, então passa para a frente, medialmente à glândula sublingual **(B14)**, para se abrir na **carúncula sublingual (B15)**. As fibras **parassimpáticas** pré-ganglionares para a glândula submandibular surgem da *corda do tímpano*, um ramo do nervo facial (ver Vol. 3), passam para o *gânglio submandibular*, e saem dele como fibras pós-ganglionares que inervam a glândula. As fibras **simpáticas** alcançam a glândula via vasos sanguíneos adjacentes.

Glândula sublingual (B14). A glândula sublingual **predominantemente mucosa** situa-se no *milo-hióideo e produz a prega sublingual* **(B16)**. Estende-se lateralmente até a *mandíbula* e medialmente até o *genioglosso* **(B17)**. O ducto da **glândula principal** do complexo de glândulas sublinguais, o **ducto sublingual maior**, abre-se na **carúncula sublingual** ao lado do frênulo isoladamente ou após se unir ao ducto submandibular. As numerosas **glândulas sublinguais menores** possuem ductos curtos que se abrem ao longo da *prega sublingual* diretamente dentro da cavidade oral. As fibras **parassimpáticas** alcançam a glândula sublingual pela mesma via daquelas para a glândula submandibular. As fibras **simpáticas** seguem para ela via plexo vascular ao longo da artéria lingual.

B18 Nervo hipoglosso, **B19** Artéria lingual

4.2 Cavidade Oral

A Glândulas parótida e submandibulares

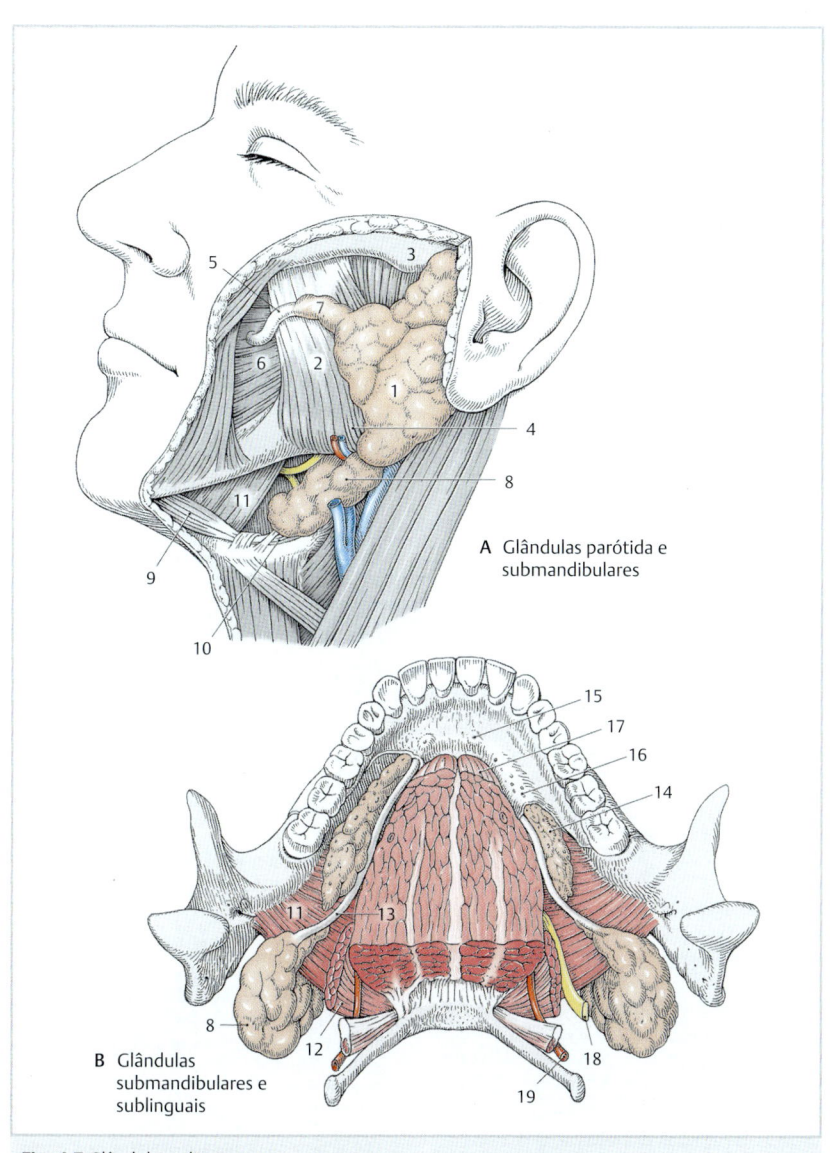

B Glândulas submandibulares e sublinguais

Fig. 4.7 Glândulas salivares.

Anatomia Microscópica das Glândulas Salivares

As glândulas salivares são **glândulas exócrinas** que secretam **saliva** através de seus ductos dentro da cavidade oral. A saliva aumenta a qualidade escorregadia do alimento mastigado, possui propriedades bactericidas e contém uma enzima que decompõe os carboidratos. Um total de 0,5 a 2,0 L de saliva é secretado diariamente em resposta ao estímulo dos quimiorreceptores na boca, como resultado dos movimentos de mastigação, e devido aos estímulos psicológicos. A **composição** da saliva depende da glândula que a secretou e de seu estado funcional. A saliva pode estar na forma de *saliva aquosa, serosa*, contendo a enzima α-amilase, ou como *saliva viscosa, mucosa*, contendo *mucopolissacarídeos* e *glicoproteínas*. As características microscópicas das glândulas salivares individuais variam em conformidade. Cada glândula consiste em grupos de células exócrinas que compõem a **unidade secretora (I)** e um **sistema de ductos (II)**. As *unidades secretoras* podem consistir em *células serosas* somente (**A-C1**), *células mucosas* somente (**ACD2**) ou *células mistas* em várias proporções (**D**).

Unidade secretora. As células **serosas** normalmente formam uma unidade secretora (peça final) chamada **ácino**, com formato semelhante a uma fruta silvestre e contém um pequeno lúmen (**A1**). As células acinares são altas e em formato piramidal, possuem citoplasma finamente granulado e um núcleo redondo em localização central.

As células **mucosas** tendem a formar unidades secretoras que consistem em pequenos **túbulos** com lúmen largo (**A2**). As células tubulares são altas, seu citoplasma tem aparência de favo de mel e seus núcleos achatados situam-se próximos à base das células. Entre as células mucosas e suas membranas basais situam-se as **células mioepiteliais**, células contráteis que supostamente facilitam a secreção de saliva.

Sistema de ductos excretores. O sistema de ductos procede de unidades secretoras e é composto de várias porções, algumas das quais não estão presentes em cada glândula. O **ducto intercalar (A3)**, que possui pequeno diâmetro e é revestido por baixo epitélio, drena na unidade secretora. Este segmento é seguido por um **ducto secretor (estriado) (A-C4)**.

Os ductos secretores possuem grande diâmetro e são revestidos por epitélio simples, que consiste em células prismáticas altas com estriações basais. Estas estriações são produzidas por invaginações da membrana plasmática com colunas de mitocôndrias verticalmente distribuídas entre elas. Os ductos secretores abrem-se em **ductos excretores (A5)** progressivamente maiores, que possuem lúmen largo, contendo epitélio simples ou pseudoestratificado que consiste em células prismáticas altas, estratificadas.

As glândulas salivares são subdivididas pelo tecido conjuntivo em lobos e lóbulos. As *unidades secretoras*, os *ductos intercalares* e os *ductos secretores* são estruturas **intralobulares** situadas dentro dos lóbulos da glândula. Os *ductos excretores* situam-se no tecido conjuntivo entre os lóbulos e, portanto, são estruturas **interlobulares**.

A **glândula parótida (B)** é uma glândula **puramente serosa** que contém todos os componentes do sistema de ductos. As células adiposas e os plasmócitos são encontrados geralmente no tecido conjuntivo interlobular.

A **glândula submandibular (C)** é uma glândula **mista, predominantemente serosa**, e alguns de seus ductos intercalares são convertidos em túbulos mucosos. Os túbulos em formato de crescente repousam no topo das unidades secretoras serosas. A glândula submandibular também contém todos os outros componentes do sistema de ductos.

A **glândula sublingual (D)** é uma glândula **mista, predominantemente mucosa**, e praticamente não possui ductos intercalares ou secretores.

> **Nota clínica.** Os cálculos (sialólitos) podem-se formar nos grandes ductos, devido à deposição de fosfato de cálcio ou carbonato de cálcio, causando bloqueio e edema doloroso da glândula. O tártaro dental também é um produto de saliva. A **caxumba** (parotidite **epidêmica**) é uma infecção causada pelo vírus da caxumba, que pode causar edema típico da(s) glândula(s) parótida(s). Os movimentos mastigatórios são muito dolorosos, pois a cápsula resistente que envolve a glândula parótida é incapaz de se estirar. A caxumba é a causa mais comum de surdez unilateral no início da infância. A orquite por caxumba também pode ocorrer, com risco de atrofia testicular e infertilidade.

4.2 Cavidade Oral

A Microanatomia esquemática das glândulas salivares

B Glândulas salivares serosas

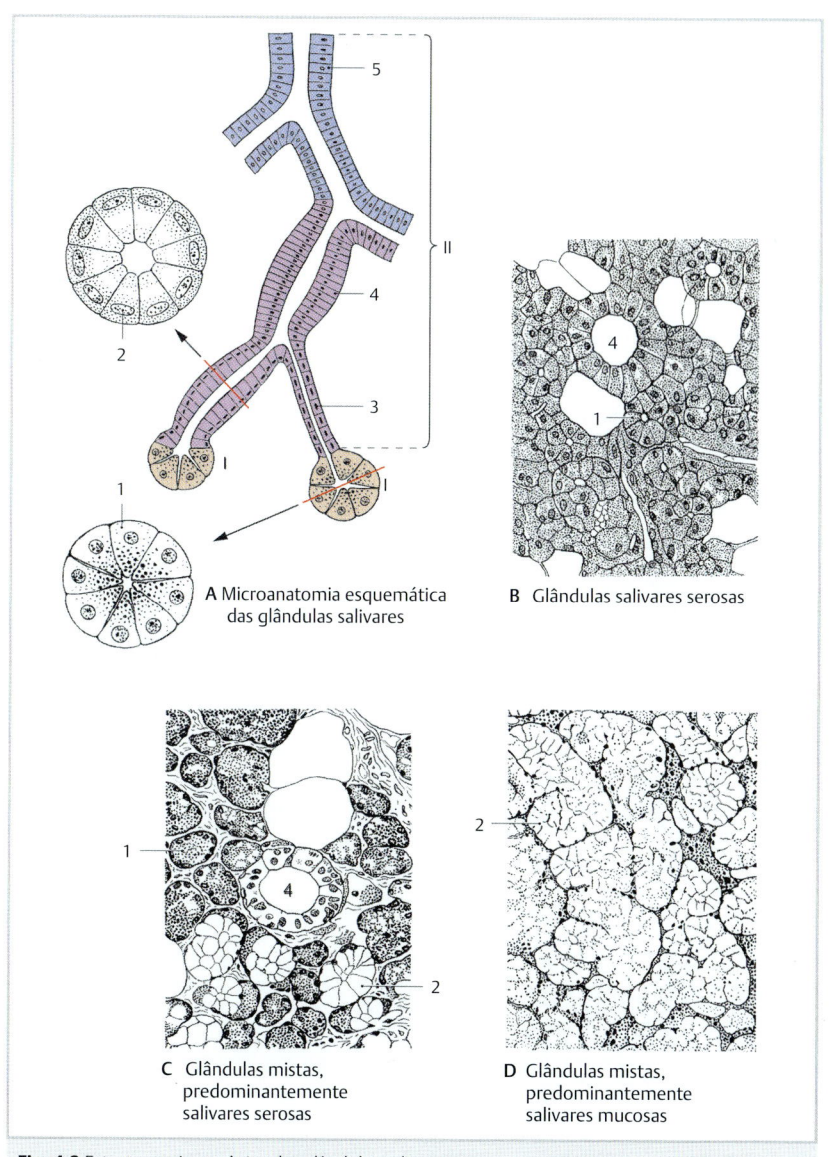

C Glândulas mistas, predominantemente salivares serosas

D Glândulas mistas, predominantemente salivares mucosas

Fig. 4.8 Estrutura microscópica das glândulas salivares.

Dentes

Na dentição humana, os **dentes** são contidos em alvéolos ósseos da mandíbula e da maxila, sem qualquer espaço (*diastema*) entre os dentes adjacentes. Os humanos possuem dentição **heterodonte**, ou seja, os dentes individuais têm formatos diferentes de acordo com a função. Na arcada dentária humana, uma série de dentes substitui uma outra dentição, ou seja, os humanos são **difiodontes**. A primeira série de dentes consiste em *dentes decíduos*, que posteriormente são substituídos pelos *dentes permanentes*.

Segmentos dentais. Cada dente pode ser dividido em três segmentos: **coroa (A1), colo (A2)** e **raiz (A3)**. A raiz é a parte do dente situada dentro do alvéolo ósseo; é presa pelo periodonto. O colo do dente descreve a estreita junção entre a coroa e a raiz; ele se projeta acima do alvéolo, mas é coberto pela gengiva. O colo corresponde à junção amelodentinária.

Coroa. A coroa é a parte do dente que é visível acima da gengiva. Várias superfícies podem ser distinguidas: a **superfície oclusal (B4)**, que tem contato com o dente na arcada dentária oposta; a **superfície vestibular (B5)** frontalmente aos *lábios* **(B5 a)** ou *bochechas* **(B5 b)**; a **superfície lingual (B6)** ou **superfície palatal (B7)**, ou seja, a superfície interna; e a **superfície proximal (B8)** frontalmente ao dente adjacente. A superfície proximal é subdividida em *superfície mesial* **(B8 a)**, voltada para anterior ou medialmente, e a *superfície distal* **(B8 b)**, voltada para posterior ou lateralmente.

Arcadas dentárias. Os dentes da maxila e da mandíbula estão arranjados em arcos dentais conhecidos como **arcadas dentárias superior** e **inferior**.

O formato da arcada dentária maxilar assemelha-se à metade de uma elipse, enquanto o formato da arcada dentária mandibular assemelha-se a uma parábola. Com a **oclusão** normal, portanto, os dentes não se unem exatamente; os dentes incisivos da maxila sobrepõem-se aos da mandíbula, ou seja, as arcadas dentárias não são congruentes. Se a arcada dentária for dividida na metade, ao longo do plano mediano, os dentes de uma metade estão dispostos em imagem espelhada dos dentes da outra metade. Os dentes permanentes são ordenados de acordo com a função. De mesial a distal, são eles: os dois **dentes incisivos (B9)**, seguidos por um **dente canino (B10)**, então por dois **dentes pré-molares (B11)** e finalmente por **três dentes molares (B12)** (4 × 8 = 32 dentes).

Anatomia funcional. Os **dentes incisivos** são usados para *morder* e possuem uma coroa em formato de cinzel com uma borda cortante horizontal. Normalmente, há uma eminência na superfície lingual ou palatal conhecida como *tubérculo do dente* **(B13)**. O dente incisivo possui raiz cônica longa e única. Os **dentes caninos** são usados para *rasgar* e *apreender*. Cada dente canino possui duas bordas cortantes, uma ponta em cúspide e raiz única, muito longa. Os **dentes pré-molares** são usados para *moer* o alimento. Cada dente pré-molar possui duas *cúspides* em sua superfície oclusal, que termina em um *ápice* da *cúspide*. As raízes dos *dentes pré-molares superiores* são divididas, enquanto os *pré-molares inferiores* possuem raízes simples. Os **dentes molares** são responsáveis pelo *volume mastigatório*. Suas superfícies oclusais possuem quatro ou cinco cúspides cada **(B14)**. Os dentes molares da maxila possuem três raízes cada e os da mandíbula possuem duas raízes cada.

Alvéolos dentários. Os dentes são abrigados nos alvéolos ósseos dos processos alveolares da maxila e da mandíbula. Os alvéolos individuais são separados entre si por **septos interalveolares (B15)**. Os alvéolos, que seguram os dentes com múltiplas raízes, são subdivididos em seu interior pelos **septos inter-radiculares (B16)**.

Fórmula dentária (dentição permanente). Vários sistemas de numeração são usados para identificar os dentes e estes geralmente diferem internacionalmente. A Federation Dentaire Internationale **(FDI)** introduziu um sistema computadorizado para numerar os dentes por quadrantes, iniciando pelo quadrante superior direito com 1-4 (primeiro dígito) e então numerando os dentes de mesial a distalmente como 1-8 (segundo dígito).

Quadrante maxilar direito: 11, 12, 13, 14, 15, 16, 17, 18

Quadrante maxilar esquerdo: 21, 22, 23, 24, 25, 26, 27, 28

Quadrante mandibular esquerdo: 31, 32, 33, 34, 35, 36, 37, 38

Quadrante mandibular direito: 41, 42, 43, 44, 45, 46, 47, 48

4.2 Cavidade Oral

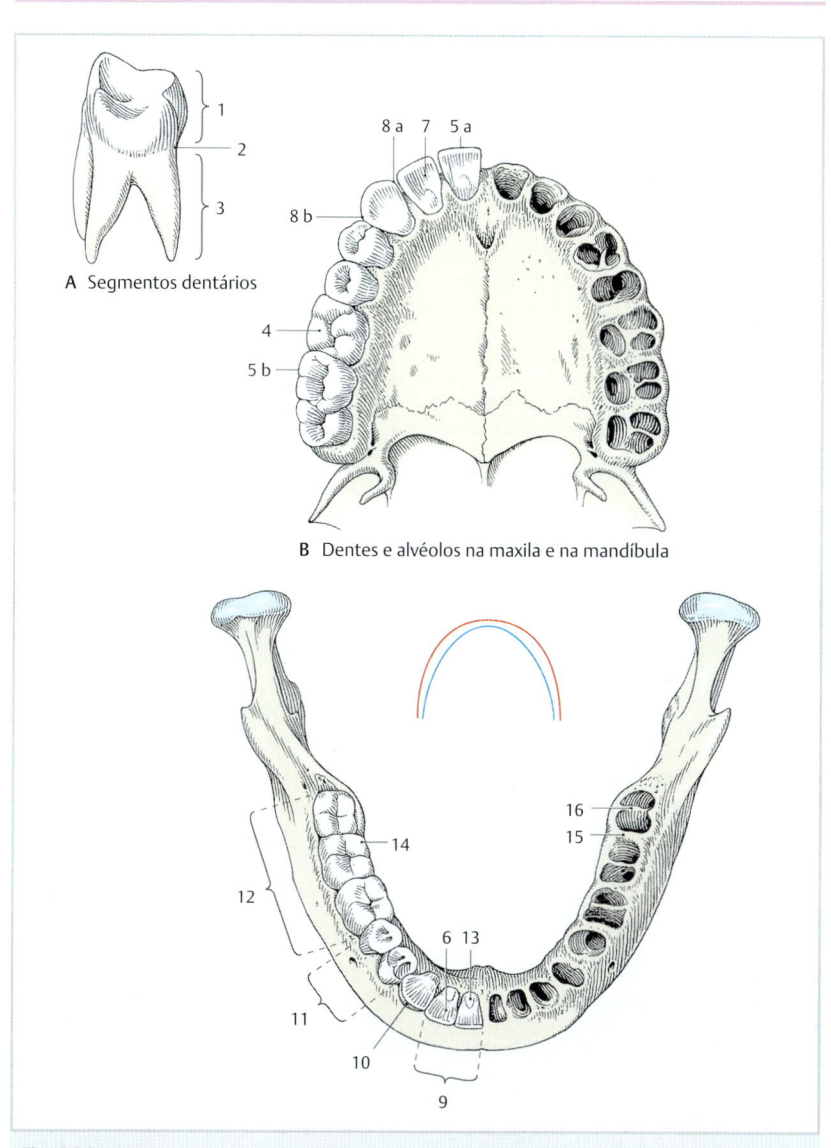

A Segmentos dentários

B Dentes e alvéolos na maxila e na mandíbula

Fig. 4.9 Dentes.

Partes do Dente e Periodonto

O volume do dente consiste em **dentina (AB1)** que circunda a **cavidade pulpar (AB2)** preenchida por tecido conjuntivo frouxo conhecido como **polpa dental**. A cavidade pulpar consiste em *cavidade pulpar da coroa* **(B2 a)**, *canal radicular* **(B2 b)** e *forame apical* **(B2 c)**, uma abertura na ponta da raiz. A porção da dentina na coroa dentária é circundada por **esmalte (AB3)** e a dentina da raiz dentária é coberta por uma substância semelhante ao tecido ósseo, chamada **cemento (AB4)**. O esmalte e o cemento unem-se no colo do dente. O dente é preso no alvéolo ósseo por um **ligamento periodontal (B5)** fibroso que conecta a raiz ao osso alveolar e permite ligeira mobilidade. Em conjunto, as *fibras periodontais*, o *cemento*, a *gengiva* e a *parede alveolar* são coletivamente conhecidos como **periodonto**. A **gengiva (B6)**, que se projeta acima da borda do alvéolo, é revestida em sua superfície voltada para o dente por células epiteliais que formam o *epitélio juncional* **(B7)**. O epitélio juncional é sobrejacente à junção ameolodentinária do colo do dente e reveste o *sulco gengival* **(B8)**, um sulco entre o dente e a margem gengival.

Anatomia Microscópica do Dente e Periodonto

A dentina, o esmalte e o cemento do dente são todos compostos de tecido duro semelhante a osso. Eles contêm os mesmos componentes químicos do osso, mas em diferentes proporções.

Dentina. A dentina, de cor amarelada, é formada pelos **odontoblastos** que, em formação epitelial, situam-se adjacentes à sua superfície interna. Os odontoblastos enviam projeções do citoplasma chamadas *processos odontoblásticos* (*fibras de Tomes*) dentro dos **canalículos dentais (B9)**, que se estendem até a junção ameolodentinária ou cementodentinária, que confere à dentina sua característica decapagem radial **(B10)**. As paredes dos canalículos dentários são constituídas de **substância fundamental**, que, de modo similar ao osso, consiste em *matriz orgânica, fibrilas de colágeno* e *sais de cálcio*. Não há vasos sanguíneos na dentina. Os odontoblastos sintetizam constantemente nova pré-dentina na superfície interna da cavidade pulpar, mesmo após a erupção do dente **(B11)**.

Esmalte. Esmalte, a *substância mais dura no corpo humano*, consiste em cerca de 97% de material inorgânico, 90% do qual é hidroxiapatita. O esmalte é acelular e não contém vasos ou nervos; é composto de **prismas de esmalte**, que são produzidos por células epiteliais do esmalte interno, após diferenciação em *ameloblastos* (adamantoblastos), e unidos por uma matriz interprismática orgânica calcificada.

Cemento. O cemento, produzido por cementoblastos, contém **poucas células e assemelha-se a tecido ósseo**. É conectado por fibras de colágeno à dentina e à parede alveolar. As fibras de colágeno (fibras de Sharpey) correm no ligamento periodontal **(B5)** entre o cemento e o alvéolo ósseo e são ancoradas nestes dois tecidos duros.

Polpa dentária. A polpa dentária preenche a cavidade dentária com **tecido conjuntivo frouxo**. É bem vascularizada e contém nervos mielinizados e não mielinizados. Os *odontoblastos* são dispostos em paliçada na junção da dentina e continuam a produzir dentina, mesmo na idade avançada.

> **Nota clínica**. O aprofundamento do sulco gengival leva à formação de bolsas, que deixam o colo do dente exposto. No uso clínico, a parte do dente que se projeta acima da gengiva é referida como **coroa clínica**, e a parte abaixo da margem gengival como **raiz clínica**. A **periodontite** é uma condição em que a gengiva se separa do dente. A colonização de bactérias nas "bolsas" periodontais pode finalmente levar à inflamação e ao dano ao periodonto (doença periodontal).

4.2 Cavidade Oral

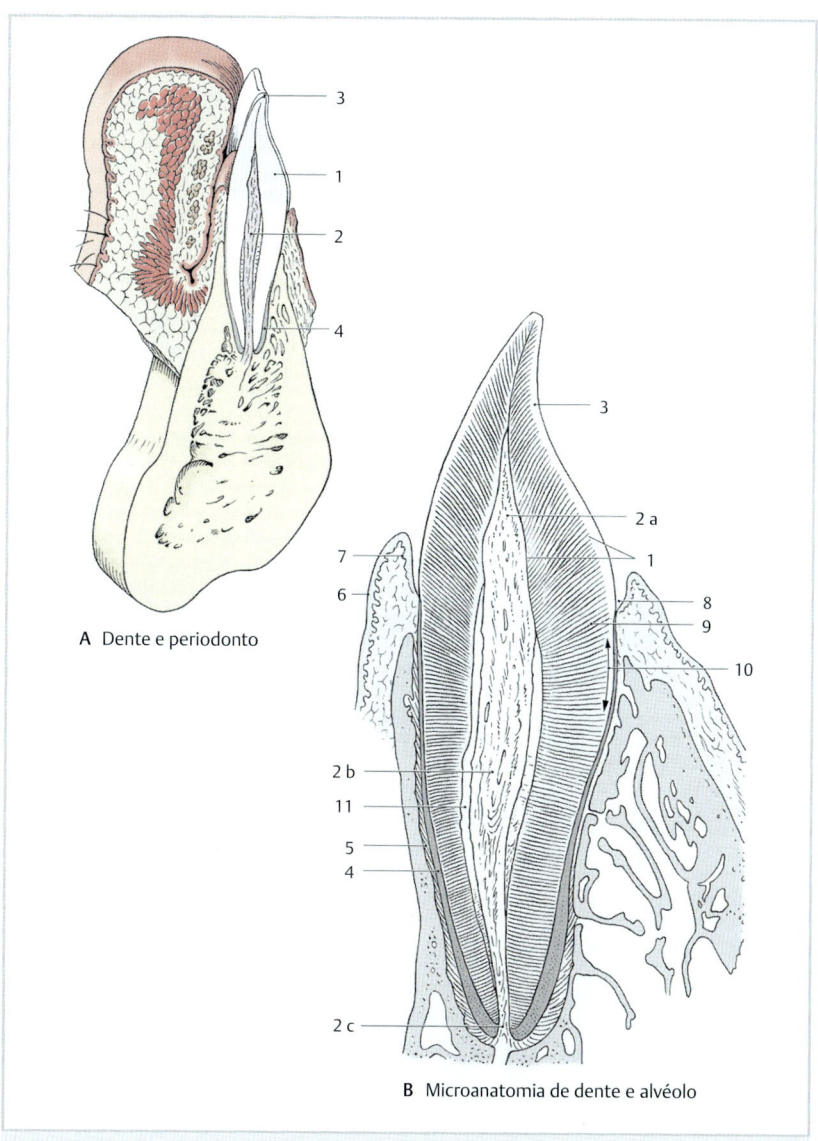

A Dente e periodonto

B Microanatomia de dente e alvéolo

Fig. 4.10 Dentes e componentes do periodonto.

Dentes Decíduos

Os **dentes decíduos (primários)** têm coloração azul-clara e aparência translúcida, semelhante à da porcelana. A arcada dentária contém um total de **20** dentes, e cada metade do arco dentário contém **dois dentes incisivos (A1)**, **um dente canino (A2)** e **dois molares decíduos ou primários (A3)**. O formato dos dentes decíduos assemelha-se ao dos dentes permanentes. A dentina é mais fina e menos durável que a dos dentes permanentes.

Os dentes decíduos e permanentes desenvolvem-se em duas fases. Os germes dos dentes decíduos começam a se formar no segundo mês do desenvolvimento embrionário no local das futuras maxila e mandíbula (ver p. 164, Desenvolvimento dos Dentes).

Fórmula dentária para os dentes decíduos. Com base no sistema **FDI** (ver p. 158), a dentição decídua é numerada como segue: o primeiro dígito (5-8) corresponde aos quadrantes de superior direito a inferior direito, e o segundo dígito (1-5) identifica os dentes de mesial a distal:
Quadrante maxilar direito: 51, 52, 53, 54, 55.
Quadrante maxilar esquerdo: 61, 62, 63, 64, 65.
Quadrante mandibular esquerdo: 71, 72, 73, 74, 75.
Quadrante mandibular direito: 81, 82, 83, 84, 85.

Erupção das Dentições Decídua e Permanente

A erupção da **dentição decídua** começa no pós-natal entre os *meses 6 e 8* e completa-se aos *2 anos de idade*. Os dentes incisivos são os primeiros a aparecer, seguidos pelo primeiro molar decíduo e pelos dentes caninos, e finalmente pelo segundo dente molar decíduo. Os dentes decíduos irrompem após a coroa ter se formado completamente, nesse ponto, a formação da raiz ainda é incompleta, e o canal radicular é largo. Antes da erupção, a gengiva em torno do local do dente emergente torna-se edemaciada e descolorida. O ápice branco do dente aparece sob o epitélio gengival, que logo é perfurado. Após a erupção, a raiz dentária cresce consideravelmente, e inicia-se a diferenciação do tecido do ligamento periodontal. A cutícula primária do esmalte que cobre a coroa do dente erupcionado é gradualmente reabsorvida.

As coroas dos **dentes permanentes (B)** situam-se abaixo dos dentes decíduos. Na maxila, eles estão situados principalmente no local do futuro desenvolvimento do seio maxilar. Os dentes pré-molares situam-se entre as raízes dos dentes molares primários. Distalmente aos molares decíduos, encontram-se os germes dentários dos três dentes molares verdadeiros. Embora erupcionem posteriormente, eles são considerados uma parte da dentição decídua e, portanto, também são chamados "dentes de acesso" **(B4)**. Em contraste, os dentes incisivos, os dentes caninos e os dentes molares primários são substituídos pelos dentes permanentes.

> **Nota clínica.** Os dentes primários servem como marcadores de posição para os dentes permanentes. No caso de dano, eles devem ser retidos pelo maior tempo possível, para assegurar o posicionamento adequado dos dentes permanentes. A perda prematura dos dentes decíduos tem sério impacto sobre os dentes permanentes, pois estes podem-se mover para dentro das resultantes lacunas não obstruídas e normalmente mal direcionados. As posições dentárias anormais resultantes, em geral, levam à inibição do crescimento da mandíbula, com discrepância entre as mandíbulas superior e inferior. O tratamento ortodôntico então é necessário.

Tabela 4.1 Ordem e Idade à Erupção dos Dentes Decíduos e Permanentes.

Dentes	Mês (dentição decídua)	Ano (dentição permanente)
Dente incisivo 1	6–8	7–8
Dente incisivo 2	8–12	8–9
Dente canino	16–20	11–13
Dente pré-molar	12–16	9–11
Dente pré-molar	20–24	11–13
Dente molar 1		6–7
Dente molar 2		12–14
Dente molar 3		17–40

4.2 Cavidade Oral

A Dentição decídua de maxila e mandíbula

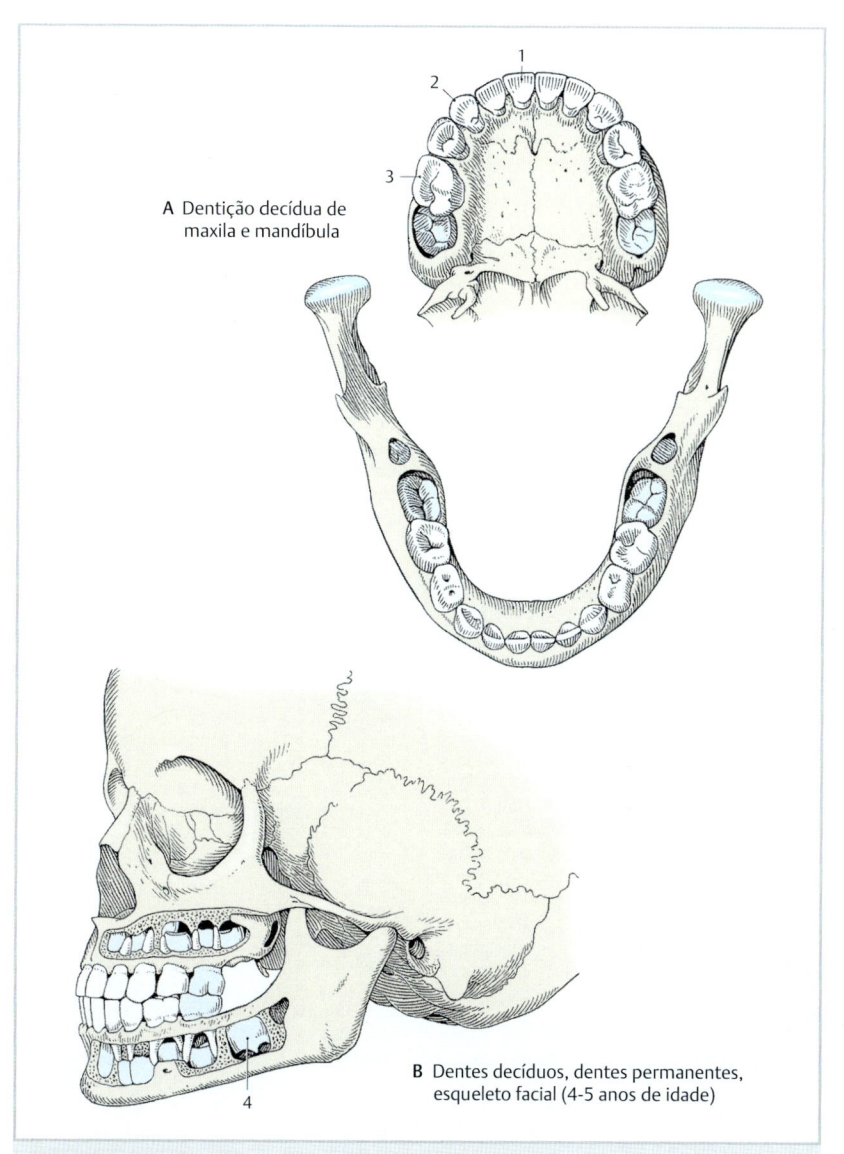

B Dentes decíduos, dentes permanentes, esqueleto facial (4-5 anos de idade)

Fig. 4.11 Dentes decíduos.

Desenvolvimento dos Dentes

Duas camadas germinativas estão envolvidas no desenvolvimento de cada dente: *ectoderma*, que produz o esmalte, e *mesoderma*, que forma a polpa dentária, pré-dentina e dentina. Os processos de desenvolvimento dos dentes decíduos e permanentes são idênticos, mas ocorrem em dois estágios separados.

Desenvolvimento do Germe Dentário (A)

Durante o segundo mês do desenvolvimento embrionário, uma banda curva de epitélio, a **lâmina dentária (A2)**, forma-se nos tecidos conjuntivos mais profundos **(A3)** nos locais das futuras maxila e mandíbula. A lâmina dentária produz 10 **órgãos dentários** epiteliais nodulares em sua superfície labial, que inicialmente assumem o formato de *boné* ou de *sino* e eventualmente formam os 10 dentes decíduos. O órgão dentário em formato de sino possui uma parede de dupla camada, que consiste em uma camada externa de *epitélio externo do esmalte* **(A4)** e uma camada interna de *epitélio interno do esmalte* **(A5, B8)**, que constitui o formato básico da futura coroa. O sino circunda uma condensação de *tecido conjuntivo mesenquimal*, que forma a **papila dentária**, e é um precursor da **polpa dentária (AB6)**. O órgão dentário e a polpa dentária estão encerrados no **saco dentário**, constituído por *tecido conjuntivo altamente rico em células*. No quarto mês de desenvolvimento pré-natal, surgem os primeiros tecidos duros. O esmalte é formado pelo *epitélio interno do esmalte*, enquanto a dentina e o cemento são formados pelos *odontoblastos na polpa dentária*. A conexão entre a lâmina dentária e germe dentário e o epitélio oral é perdida durante o quarto mês de vida fetal, e posteriormente a lâmina dentária desintegra-se gradualmente. Lingualmente aos germes dentários dos dentes decíduos, desenvolvem-se os germes dentários de sucessão dos dentes permanentes, a partir de porções da lâmina dentária.

Anatomia Microscópica do Germe Dentário (B)

Formação do esmalte. O órgão dentário pode ser dividido em **epitélio externo do esmalte**, que forma o limite com o saco dentário mesenquimal circundante; a **polpa do esmalte (B7)** dentro do órgão; e o **epitélio interno do esmalte (B8)**. As células do epitélio interno do esmalte submetem-se à diferenciação em **ameloblastos** produtores de esmalte, que secretam primeiramente a *matriz orgânica de esmalte* **(B9)** e posteriormente *cálcio e fosfato*. O esmalte começa a se formar logo após a dentina, iniciando na coroa do dente próximo à futura superfície oclusal. No processo posterior de desenvolvimento, o órgão dentário é reduzido a um pequeno número de células apenas (ver adiante).

Formação de dentina. A formação de dentina inicia próximo ao local da futura coroa do dente. A dentina é produzida pelos **odontoblastos (B10)**, que surgem da diferenciação das *células mesenquimais da polpa dentária* **(B6)**. Os **componentes da matriz de dentina** são secretados no polo apical dos odontoblastos. Junto com as fibrilas de colágeno que se estendem dos odontoblastos, a matriz forma a **pré-dentina (B11)**, a **dentina não calcificada**, que se mineraliza para se tornar **dentina (B12)**. À medida que a zona pré-dentina se espessa, os odontoblastos estendem processos radiculares alongados, cujas paredes são constituídas por pré-dentina. Estes processos dão origem aos *túbulos dentinários em arranjo radial*, contendo os processos de odontoblastos conhecidos como **fibras de Tomes (B13)**. Os odontoblastos podem continuar a formar pré-dentina não calcificada ao longo da vida.

Formação da raiz e erupção dentária (C). Depois de formada a coroa, as raízes do dente começam a se desenvolver. A **margem do epitélio interno do esmalte** começa a crescer na direção do **epitélio externo do esmalte (C14)** e inicia a formação de bainhas para o número correspondente de raízes. Novos odontoblastos acumulam-se nos aspectos internos das bainhas da raiz, alongando a dentina. Antes da erupção, o órgão dentário degenera-se, e as células remanescentes posteriormente estarão envolvidas na formação do epitélio juncional **(C15)**. O alongamento da raiz dentária causa erupção, que destrói parte do tecido localizado acima da coroa (epitélio da cavidade oral e epitélio do esmalte).

Tecidos de suporte do dente. O *cemento*, o *ligamento periodontal* e o *osso alveolar* surgem do **saco dentário**, e seu desenvolvimento coincide com o da raiz dentária; ou seja, desenvolvem-se posteriormente às estruturas que formam a coroa. O desenvolvimento da raiz dentária e dos tecidos de suporte (periodonto) não se completa até que a erupção seja concluída.

A formação do **cemento** é semelhante à do processo de *ossificação intramembranosa* (ver Vol. 1). O cemento é formado por cementoblastos, as células que surgem ao lado do saco dentário voltado para o germe dentário. O **osso alveolar** surge da camada externa do saco dentário e submete-se à ossificação intramembranosa. As **fibras do ligamento periodontal** desenvolvem-se a partir da porção média do saco dentário.

4.2 Cavidade Oral

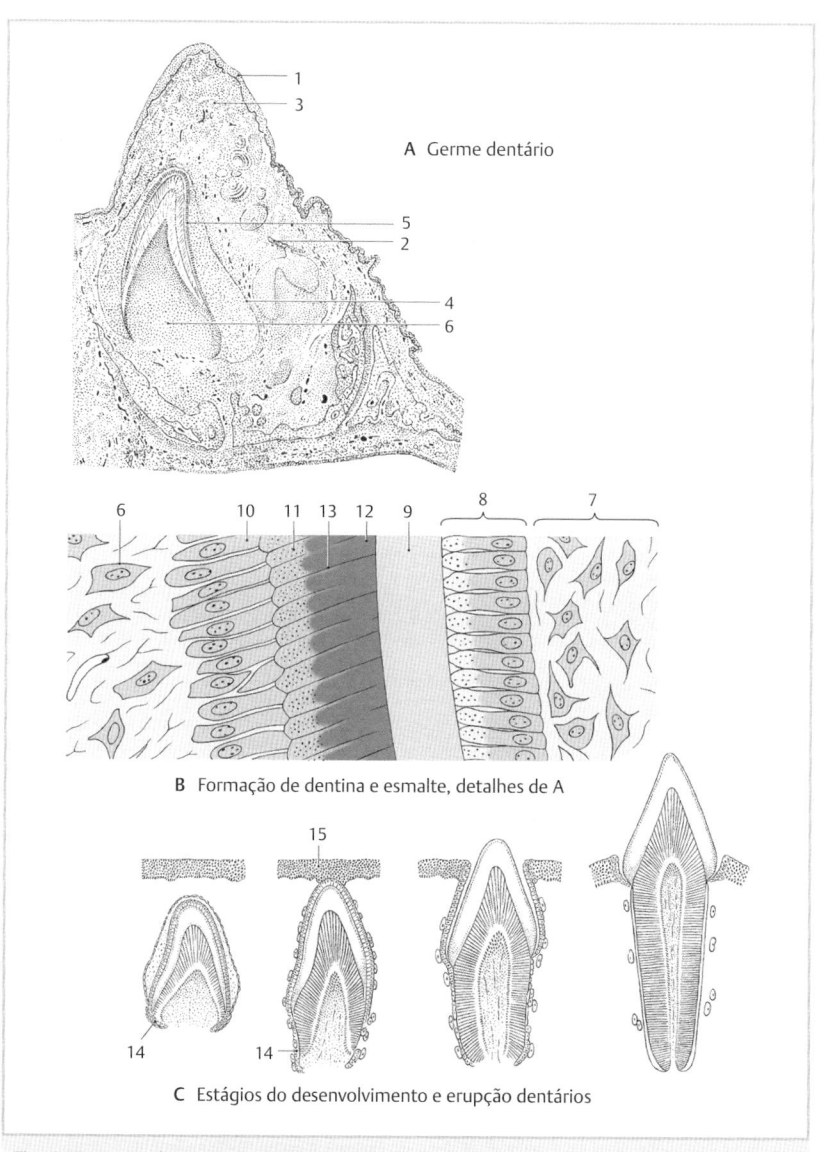

A Germe dentário

B Formação de dentina e esmalte, detalhes de A

C Estágios do desenvolvimento e erupção dentários

Fig. 4.12 Desenvolvimento do dente.

Posição dos Dentes nas Arcadas Dentárias

Na oclusão normal, ou **eugnatia**, as coroas dos incisivos maxilares são anguladas ligeiramente para fora na direção do vestíbulo oral e as coroas dos dentes mandibulares ligeiramente para dentro na direção da língua (**A**). Isso permite que as bordas incisais dos dentes incisivos superiores e inferiores passem umas pelas outras como um par de lâminas de tesoura. Quando as mandíbulas estão fechadas, as bordas incisais dos dentes incisivos superiores situam-se anteriormente àquelas dos incisivos inferiores na **oclusão neutra (mordida em tesoura)**.

As superfícies externas de mastigação dos dentes pré-molar e molar superiores sobrepõem-se às dos dentes inferiores, enquanto as superfícies internas de mastigação dos dentes inferiores estendem-se além daquelas dos dentes superiores (**B**). A interdigitação dos dentes mandibulares e maxilares opostos permite que cada dente articule-se com dois dentes opostos: o **antagonista principal**, o dente com o qual ele tem mais contato, e o **antagonista secundário (C)**. O primeiro dente incisivo inferior e o terceiro dente molar superior têm somente um antagonista cada.

Articulação refere-se ao movimento dos dentes maxilares e dos dentes mandibulares uns contra os outros. Na posição de repouso, ou **oclusão terminal**, os dentes unem-se no **plano oclusal**. Um dente que não possui um antagonista pode crescer além do plano oclusal. Ao longo da vida, os dentes são desgastados pelos processos fisiológicos que auxiliam na manutenção do fechamento terminal.

> **Nota clínica.** A disgnatia é uma anormalidade dos dentes que envolve as mandíbulas, como resultado de mau desenvolvimento. A protrusão da mandíbula é chamada **prognatismo**, enquanto a **progênia** é um queixo proeminente decorrente de desenvolvimento excessivo da mandíbula. Essas anomalias podem interferir na deglutição, respiração nasal e fala.

Vasos, Nervos e Drenagem Linfática

Suprimento arterial. Os dentes, os processos alveolares, e a gengiva da maxila e mandíbula são supridos direta e indiretamente pelos ramos da artéria maxilar.

Na parte posterior da **maxila**, os dentes e a gengiva são supridos pela **artéria alveolar superior posterior** (**C1**) e, na porção anterior, eles são supridos pelas **artérias alveolares superiores anteriores** (**C2**), que surgem da artéria infraorbital. Ambas as artérias maxilares seguem na parede do seio maxilar e estão interconectadas, emitindo os ramos dentais e peridentais. A mandíbula é suprida pela **artéria alveolar inferior** (**C3**), que segue no canal mandibular, onde ela distribui *ramos dentais* (**C4**) para os dentes e *ramos peridentais* para a gengiva e para os ligamentos periodontais. O ramo terminal da artéria alveolar inferior emerge do forame mentual como o *ramo mentual*, para suprir a pele do queixo e do lábio inferior.

Veias. O sangue venoso da maxila e da mandíbula é drenado pelas veias que seguem paralelas ao curso das artérias e flui principalmente para o **plexo pterigóideo**.

Inervação. O suprimento nervoso é provido pela segunda e terceira divisões do nervo trigêmeo (**V**), ou seja, o **nervo maxilar** (**V2**) e o **nervo mandibular** (**V3**). O **nervo infraorbital** (divisão de **V2**) dá origem a vários *ramos alveolares superiores posteriores*, um *ramo alveolar médio superior* e alguns *ramos alveolares superiores anteriores*, que se unem no assoalho do seio maxilar para formar o **plexo dentário superior** (**C5**) e suprir os dentes e a gengiva da maxila. Os dentes da mandíbula são supridos pelo **nervo alveolar inferior** (**C6**) (ramo de **V3**), que acompanha os vasos alveolares inferiores no canal alveolar. Um bloqueio do nervo alveolar inferior pode anestesiar o nervo à sua entrada no canal alveolar.

A **linfa** da maxila e da mandíbula drena para os linfonodos submentonianos, submandibulares e cervicais profundos.

> **Nota clínica.** A estreita proximidade do seio maxilar, nervos e raízes dentárias próximos aos dentes molares superiores é extremamente importante na prática clínica e deve ser considerada em qualquer **inflamação** que afete esta área.

4.2 Cavidade Oral

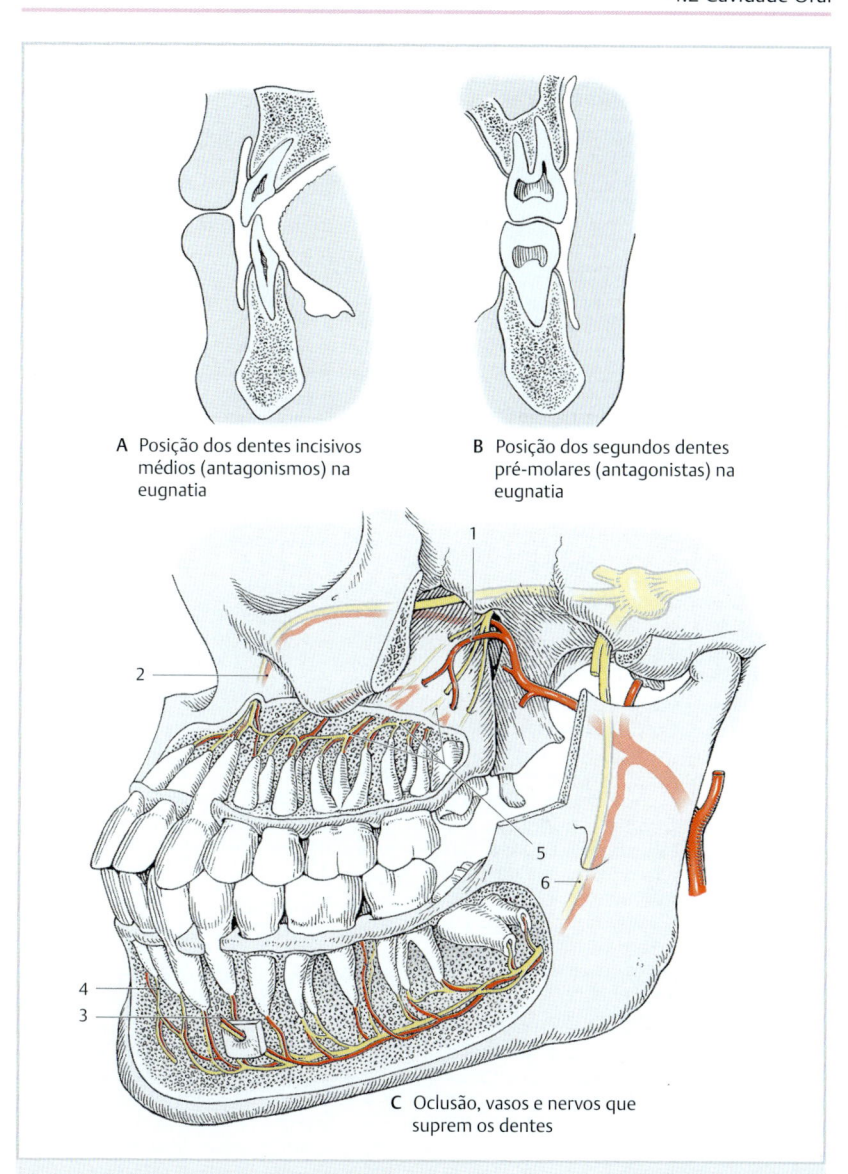

A Posição dos dentes incisivos médios (antagonismos) na eugnatia

B Posição dos segundos dentes pré-molares (antagonistas) na eugnatia

C Oclusão, vasos e nervos que suprem os dentes

Fig. 4.13 Posição dos dentes, vasos e nervos.

4.3 Faringe

Organização e Estrutura Geral

A faringe é um longo **tubo muscular**, de 12 a 15 cm, que se estende de sua inserção na *base do crânio* até o nível da *cartilagem cricóidea* (**A1**), onde ela se torna contínua com o esôfago (**A2**). Suas paredes posterior e lateral formam uma superfície contínua sem quaisquer aberturas. Anteriormente, ela se comunica com a *cavidade nasal, a cavidade oral* e a *laringe*, e, portanto, pode ser dividida nas três porções a seguir: a **nasofaringe (I)** (epifaringe), que se comunica com a *cavidade nasal* através do meato nasofaríngeo nas *cóanas*; a **orofaringe (II)** (mesofaringe), que é contínua no *istmo das fauces* com a *cavidade oral*. As vias para ar e alimento fazem intersecção nas proximidades da orofaringe; a **laringofaringe (III)** (hipofaringe), que se abre anteriormente na *laringe* na *entrada laríngea*.

Estrutura da Parede Laríngea

A parede da laringe é composta de quatro camadas: a mucosa, a submucosa, a camada muscular e a adventícia do tecido conjuntivo. Não há muscular da mucosa.

Mucosa. O revestimento mucoso da nasofaringe é contínuo com o **epitélio ciliado respiratório** da cavidade nasal. A mucosa que reveste a orofaringe e a laringofaringe é contínua com aquela da cavidade oral e consiste em **epitélio escamoso não queratinizado, estratificado**, cuja superfície é lubrificada pela saliva secretada por numerosas *glândulas faríngeas* produtoras de muco. O **tecido conjuntivo subepitelial** contém *fibras elásticas* abundantes, permitindo a parede faríngea estirar-se e recuar. Na junção com o esôfago, a mucosa é amortecida contra o esqueleto laríngeo frontalmente, e a coluna vertebral, atrás, pelo *tecido conjuntivo* e *plexos venosos* ricos.

Pontos de referência mucosos. A estrutura mucosa da **nasofaringe** (ver p. 106) é principalmente produzida pela *abertura da tuba auditiva* (**A3**), *do toro tubário* (**A4**) e *do toro do levantador*. A **orofaringe** é limitada pela *base da língua* (**AB5**) e lateralmente pelos *arcos palatinos* e pela *fossa tonsilar* (**A6**), ou seja, as estruturas do *istmo das fauces* (ver p. 144). Na laringofaringe, lateralmente à entrada laríngea onde a laringe projeta-se até a faringe, situa-se uma fossa denominada *recesso piriforme* (**B7**).

Camada muscular. Dois sistemas de músculo estriado podem ser distinguidos; aqueles que atuam para contrair e aqueles que elevam a faringe. Os três **músculos constritores da faringe** consistem em fibras ascendentes posteriormente, sobrepostas de modo semelhante a telhas, e unem-se na linha média para formar a rafe resistente de tecido conjuntivo conhecida como **rafe faríngea (C8)**, que se insere no *tubérculo faríngeo* (**C9**) na base do crânio. As fibras horizontais da borda superior do músculo constritor superior estão inseridas na base do crânio por uma membrana resistente de tecido conjuntivo conhecida como *fáscia faringobasilar* (**C10**). A maioria das fibras do **músculo constritor superior da faringe (C11)** origina-se do *processo pterigoide* e da *rafe pterigomandibular* (uma banda tendínea que se estende entre o hâmulo pterigóideo e a mandíbula). As fibras do **músculo constritor médio da faringe (C12)** originam-se principalmente do *osso hioide* (**C13**) e aquelas do **músculo constritor inferior da faringe (C14)**, da *tireoide* e *cartilagens cricóideas*. Os músculos constritores da faringe atuam para estreitar a faringe e elevam a laringe e o osso hioide. Os **músculos que elevam a faringe** são músculos mal desenvolvidos que incluem o *músculo estilofaríngeo* (**C15**), *músculo palatofaríngeo* (**B16**) e *músculo salpingofaríngeo*. Os feixes de fibras musculares irradiam-se superiormente para dentro da parede da faringe.

Espaço perifaríngeo. O espaço perifaríngeo é uma camada periférica de tecido conjuntivo que permite o movimento livre da faringe contra a coluna vertebral e outras estruturas adjacentes. Pode ser dividido topograficamente em **espaço retrofaríngeo**, situado entre a parede faríngea posterior e a camada pré-vertebral da fáscia cervical, e **espaço parafaríngeo** lateral à faringe. Os dois espaços de tecido conjuntivo comunicam-se com o *mediastino*, em suas extremidades caudais. Cobrindo a camada muscular de toda a faringe encontra-se uma fáscia fina conhecida como **fáscia bucofaríngea**.

4.3 Faringe

C Parede muscular da faringe

B Aspecto posterior da faringe, aberta

A Faringe, corte sagital mediano

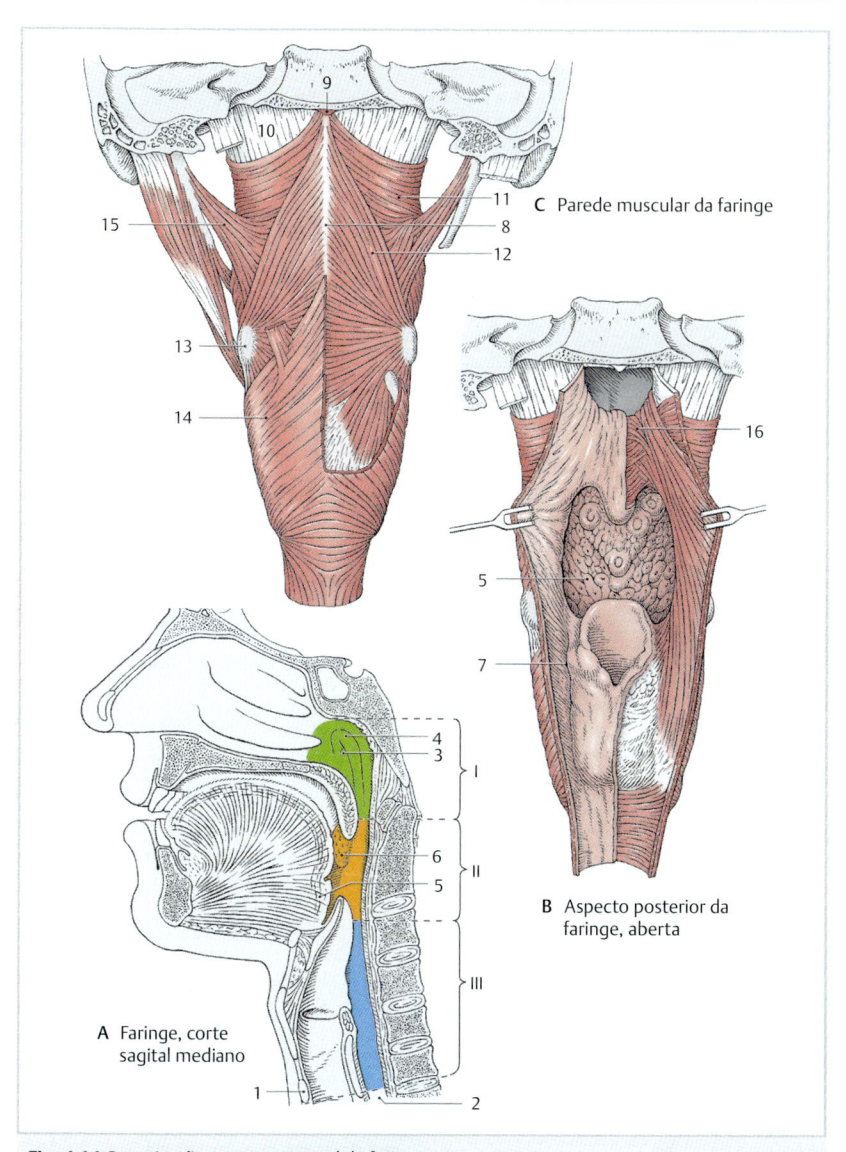

Fig. 4.14 Organização e estrutura geral da faringe.

Vasos, Nervos e Drenagem Linfática

O **suprimento arterial** da faringe é derivado principalmente da *artéria faríngea ascendente*, que surge da artéria carótida externa, e dos *ramos faríngeos*, que surgem das artérias tireóideas inferior e superior. O **sangue venoso** drena para o *plexo faríngeo* situado posteriormente à faringe. Os músculos e a mucosa da faringe recebem **inervação** dos ramos do *nervo glossofaríngeo* (**IX**) e *nervo vago* (**X**), que formam um plexo nervoso no lado externo da faringe conhecido como **plexo faríngeo do nervo vago**. Os **linfonodos** regionais que drenam a faringe são os *linfonodos retrofaríngeos*, que, por sua vez, drenam nos *linfonodos cervicais profundos*.

O Ato de Deglutição

No adulto, a entrada laríngea está localizada na passagem do alimento (**A**). Para impedir que o alimento ingerido entre na laringe ou nas vias aéreas durante a deglutição (**B**), a laringe deve-se fechar brevemente e ser selada. Este processo pode ser dividido nas seguintes fases:

1. Início voluntário. Durante a fase voluntária de deglutição, o assoalho da boca (**AB1**) contrai-se e a língua (**AB2**) pressiona o bolo alimentar contra o palato mole (**AB3**). Os eventos subsequentes são iniciados pela estimulação dos receptores sensitivos localizados na mucosa do palato.

2. Selamento reflexivo das vias aéreas. O palato mole é elevado, tensionado e pressionado contra a parede posterior da faringe. O músculo constritor superior da faringe contrai-se, formando uma proeminência chamada *crista de Passavant* (**B4**). O palato mole e a porção superior da parede faríngea posterior são pressionados juntos, selando as vias aéreas *superiores* à passagem do alimento. A contração dos músculos do assoalho da boca (os músculos milo-hióideo e digástricos), auxiliada pelos músculos tireo-hióideos (**AB5**) (ver Vol. 1), eleva de maneira visível e palpável o osso hioide (**AB6**) e a laringe (**AB7**).

A entrada laríngea aproxima a epiglote (**AB8**), que por sua vez é abaixada pelos músculos da base da língua (**AB9**) e os músculos ariepiglóticos. Ao mesmo tempo, a rima da glote fecha-se, e a respiração é interrompida brevemente: as vias aéreas *inferiores* agora também são seladas à passagem do alimento.

3. Transporte do bolo alimentar através da faringe e do esôfago. Quando a laringe é elevada, a faringe expande-se anterior e superiormente. A língua é puxada posteriormente pelo estiloglosso e pelo hioglosso, propelindo o bolo alimentar através do istmo das fauces para dentro da faringe alargada. A maior parte do alimento segue através do recesso piriforme, e uma parte desliza sobre a epiglote. A contração dos músculos constritores propele o bolo alimentar através do esôfago amplamente aberto para dentro da entrada do estômago.

Os fluidos alcançam a faringe via porção achatada da língua que forma um tipo de canal. Na postura ereta, a contração rápida do assoalho da boca propele o líquido para dentro do óstio cárdico, ou orifício esofágico inferior, e a língua atua como o êmbolo de uma seringa.

O **reflexo de deglutição** é mantido durante o sono. O centro de deglutição é localizado na medula oblonga ou bulbo (ver Vol. 3) acima do centro respiratório. As fibras eferentes e aferentes envolvidas no reflexo de deglutição são transportadas por vários nervos cranianos, assegurando a manutenção do reflexo de deglutição.

Em **neonatos** e **bebês**, a posição elevada da laringe e a projeção da epiglote além da base da língua permitem que os líquidos passem através do recesso piriforme para dentro do esôfago, sem pôr em risco a via aérea. Portanto, os bebês podem beber e respirar simultaneamente.

> **Nota clínica.** Se o palato mole estiver paralisado, por exemplo, devido à difteria, o alimento poderá entrar na cavidade nasal. A **faringite** causa dor à deglutição, com irritabilidade, queimação e secura na garganta; a mucosa faríngea é avermelhada.

4.3 Faringe

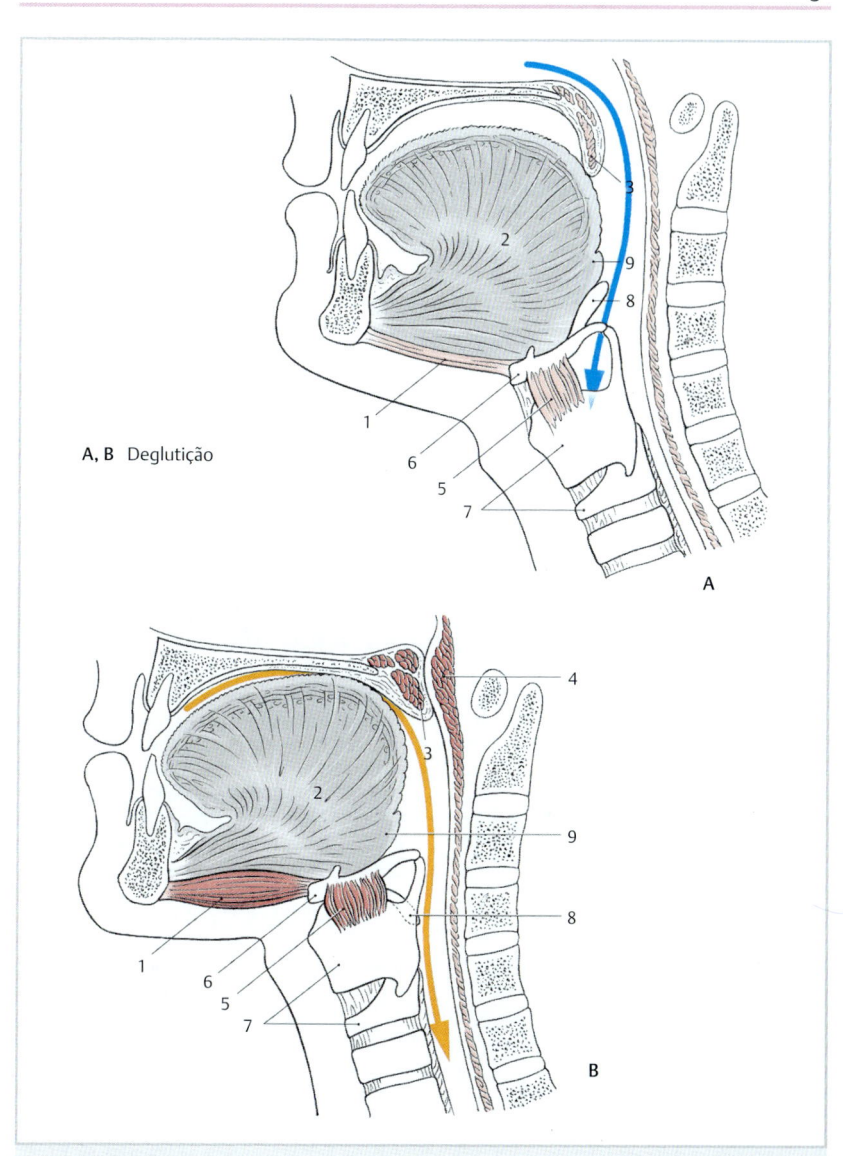

A, B Deglutição

Fig. 4.15 Deglutição.

4.4 Anatomia Topográfica I

Anatomia em Corte Transversal de Cabeça e Pescoço

A anatomia em corte transversal de cabeça e pescoço é complicada pela presença de numerosas estruturas dentro de um espaço limitado. Nos cortes a seguir, através das regiões da cabeça e do pescoço, as estruturas são discutidas puramente em termos de topografia e não por sua relação com os sistemas de órgãos. Isso é útil para empregar e interpretar com sucesso os modernos métodos de imagens diagnósticas.

Neurocrânio

Na porção superior do corte, o *osso temporal* (**A1**) é visível em cada lado na região da *fossa craniana média* que sustenta os *lobos temporais do cérebro* (**A2**). No centro da imagem, são mostrados o *corpo do esfenoide* e a extremidade posterior do *seio esfenoidal* (**A3**). O corpo do esfenoide contém uma depressão que recebe a *glândula hipófise* (**A4**). Em cada lado da depressão, pode-se visualizar a porção da *artéria carótida interna* que segue no *canal carótico* (ver Vol. 3).

Viscerocrânio

Na região ao redor do viscerocrânio, o corte é realizado através dos *ramos da mandíbula* (**A5**) em cada lado, assim como na extremidade anterior da cabeça da *mandíbula* (**A6**) e na *cápsula* da *articulação temporomandibular* (**A7**). O aspecto lateral do ramo da mandíbula é coberto pela *glândula parótida* (**A8**). Entre a mandíbula e a glândula parótida, o corte é realizado através da *artéria carótida externa* (**A9**) e *veia retromandibular* (**A10**). Os *músculos pterigóideos medial* (**A11**) e *lateral* (**A12**), músculos da mastigação, inserem-se no lado medial do ramo da mandíbula. O corte é realizado através das veias que formam o *plexo pterigóideo* (**A13**), o qual se situa no nicho entre os dois músculos. No lado esquerdo da imagem, o *nervo mandibular* (**A14**) é visualizado ao emergir do forame oval medial para o pterigóideo lateral e dá origem ao *nervo massetérico* (**A15**), um nervo motor que segue lateralmente. O lúmen da *nasofaringe* (**A16**) está no centro da imagem, com as paredes laterais da *abertura da tuba auditiva* (**A17**) em cada lado. A abertura da tuba auditiva é circundada acima pela *parte cartilaginosa da tuba auditiva* (**A18**) e abaixo pelo *levantador do véu palatino* (**A19**). Abaixo do lúmen da faringe, as fibras dos músculos *levantador do véu palatino* e *tensor do véu palatino* (**A20**) podem ser identificadas, à medida que se irradiam no interior de cada lado do *palato mole* (**A21**). Sob este, a inserção do *estioglosso* (**A22**) na língua é visível. Os músculos intrínsecos da língua que podem ser visualizados neste corte incluem os *músculos transversos* (**A23**) e *verticais da língua* (**A24**). Embaixo da língua, situa-se o *osso hioide* (**A25**). Sua superfície lateral proporciona inserção ao milo-hióideo (**A26**), enquanto sua superfície caudal insere-se nos *músculos infra-hióideos* (**A27**). Lateralmente ao milo-hióideo, o corte é feito através da *glândula submandibular* (**A28**) e da *artéria facial* (**A29**) situadas lateralmente a ele. O *platisma* (**A30**), um dos músculos da expressão facial, pode ser identificado dentro do tecido subcutâneo. Não é possível diferenciar as estruturas ao redor do arco palatofaríngeo e da fossa tonsilar neste corte.

4.4 Anatomia Topográfica I

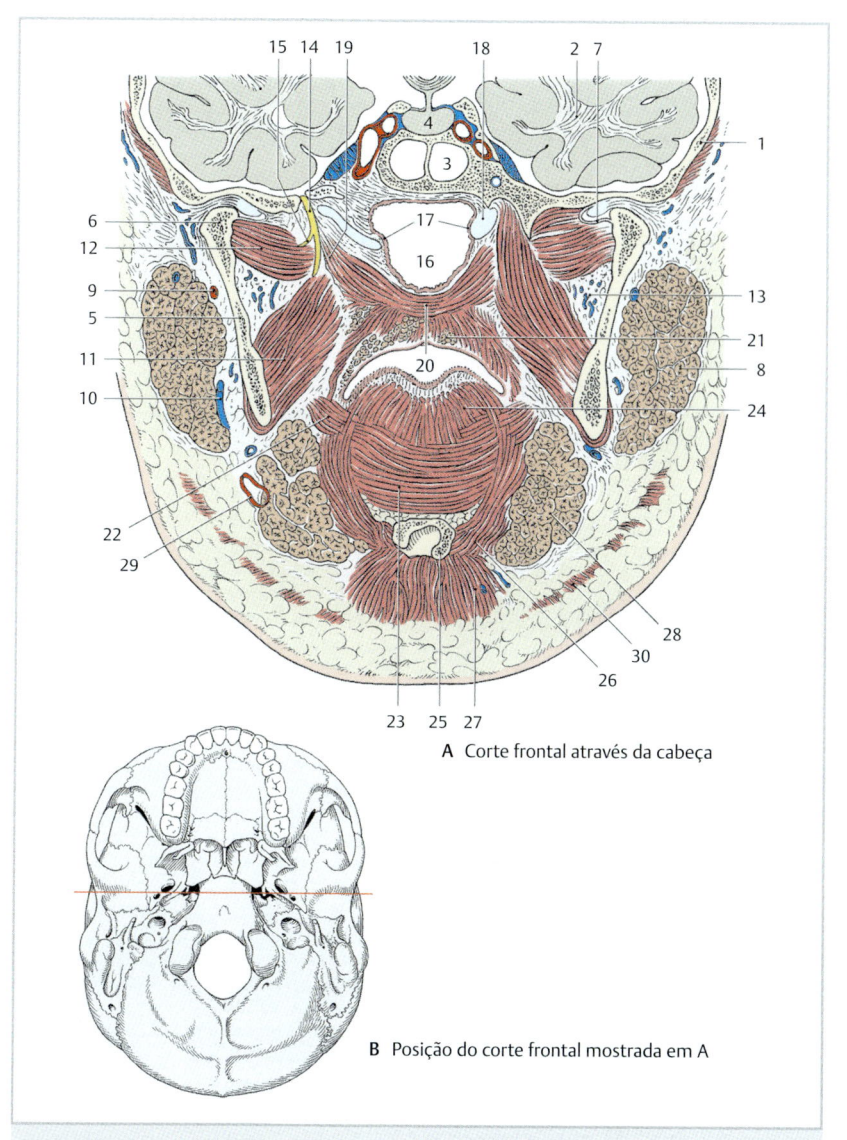

A Corte frontal através da cabeça

B Posição do corte frontal mostrada em A

Fig. 4.16 Anatomia em corte transversal de cabeça e pescoço.

Sistema Alimentar

Anatomia em Corte Transversal da Cabeça e Pescoço (cont.)

Corte Transversal no Nível do Atlas (A)

O corte é através da parte posterior da *articulação atlantoaxial* (**A1**). As estruturas visíveis neste corte são discutidas de posterior para anteriormente.

Este corte é realizado através do *forame transversário do atlas* (**A2**) e da *artéria vertebral* (**A3**) que emergem dele. Na frente da coluna vertebral situam-se os *músculos profundos do pescoço* (**A4**), com o feixe neurovascular do pescoço, que consiste em *veia jugular interna* (**A5**), *artéria carótida interna* (**A6**) e *nervo vago* (**A7**), situados lateralmente a eles. O lúmen da *faringe* (**A8**) pode ser visto anteriormente aos músculos profundos do pescoço. O corte é feito no nível da *orofaringe*, cuja parede posterior é formada pelo *músculo constritor médio da faringe* (**A9**). Sua parede lateral contém a *fossa tonsilar*, o *palatofaríngeo* (**A10**), a *tonsila palatina* (**A11**) e o *palatoglosso* (**A12**). Posterolateralmente à fossa tonsilar, o corte transversal é feito através do processo estiloide (**A13**), assim como da *artéria carótida externa* (**A14**) e da *veia retromandibular* (**A15**) que correm lateralmente a ele. Neste corte, ambos os vasos são visíveis adjacentes à *glândula parótida* (**A16**). Dentro da glândula, o grande lúmen do *ducto parotídeo* (**A17**) pode ser visualizado. A glândula parótida circunda a borda posterior do *ramo da mandíbula* (**A18**) como uma pinça, estendendo-se profundamente a partir de sua localização superficial no tecido subcutâneo da *fossa retromandibular*. Dentro do ramo da mandíbula, o corte mostra o *canal mandibular*, com o *nervo mandibular* (**A19**) e a *artéria alveolar inferior* (**A20**) seguindo através dele. Os aspectos medial e lateral do ramo da mandíbula são circundados pela alça muscular formada pelos músculos *pterigóideo medial* (**A21**) e *masseter* (**A22**). Anteriormente ao pterigóideo medial, o corte apresenta o *nervo lingual* (**A23**) e o *gânglio submandibular* adjacente. Ao longo da borda anterior do masseter, a *veia facial* (**A24**) e a *artéria facial* (**A25**) são visualizadas. O corte é feito através do *corpo da mandíbula* no nível da borda inferior do processo alveolar, que ainda contém as raízes dos *dentes caninos* (**A26**) e é coberto em seu aspecto externo pelos *músculos de expressão facial* (**A27**). Ao longo do lado interno da mandíbula, a estreita cavidade do *vestíbulo oral* (**A28**) pode ser observada. O nível do corte, logo acima do assoalho da boca, permite a visualização da *glândula sublingual* (**A29**), da *carúncula sublingual* e da *abertura do ducto submandibular* (**A30**). Posteriormente a ele, a porção do curso tortuoso da grossa *veia sublingual* (**A31**) é visível. Os músculos intrínsecos da língua, que são visíveis neste corte, são o *genioglosso* (A32) e, especialmente, o *músculo transverso da língua* (**A33**) e o *músculo longitudinal inferior*.

Corte Transversal através do Pescoço em C5 (B)

Este corte é feito através da porção posterior do pescoço no nível dos *forames intervertebrais* bilaterais (**B34**), dos quais emergem os *nervos espinais* (**B35**). Nas proximidades, a *artéria vertebral* (**B3**) e *veia vertebral* (**B36**) correm anteriormente às vértebras cervicais, que passam externamente aos *foramens transversários* entre as vértebras consecutivas. Os *músculos profundos do pescoço* (**B4**) novamente são apresentados na frente da coluna vertebral, como no corte anterior. Lateralmente aos músculos profundos do pescoço, encontram-se os músculos do *grupo do escaleno* (**B37**), e, situado em seu aspecto anterior, o feixe neurovascular do pescoço, contendo a *artéria carótida comum* (**B38**), a *veia jugular interna* (**B5**) e o *nervo vago* (**B7**). Acompanhando o feixe neurovascular, que segue sob a cobertura do *esternocleidomastóideo* (**B39**), encontram-se os *linfonodos cervicais profundos* (**B40**). As vísceras do pescoço, situadas anteromedialmente, são cobertas em suas superfícies anteriores pelos *músculos infra-hióideos* (**B41**). As vísceras consistem na *laringofaringe* (**B42**), cujo lúmen é reduzido a um estreito espaço, e na *laringe*, visualizada abaixo do nível da rima da glote. A *cartilagem tireóidea* (**B43**), as *cartilagens aritenóideas* (**B44**) e as partes dos *músculos laríngeos intrínsecos* (**B45**) também são visíveis. O aspecto externo da parede lateral da laringe é coberto, em cada lado, pelos polos superiores da *glândula tireoide* (**B46**).

4.4 Anatomia Topográfica I   175

A Corte transversal através da cabeça no nível da fossa tonsilar

B Corte transversal através do pescoço no nível da rima da glote

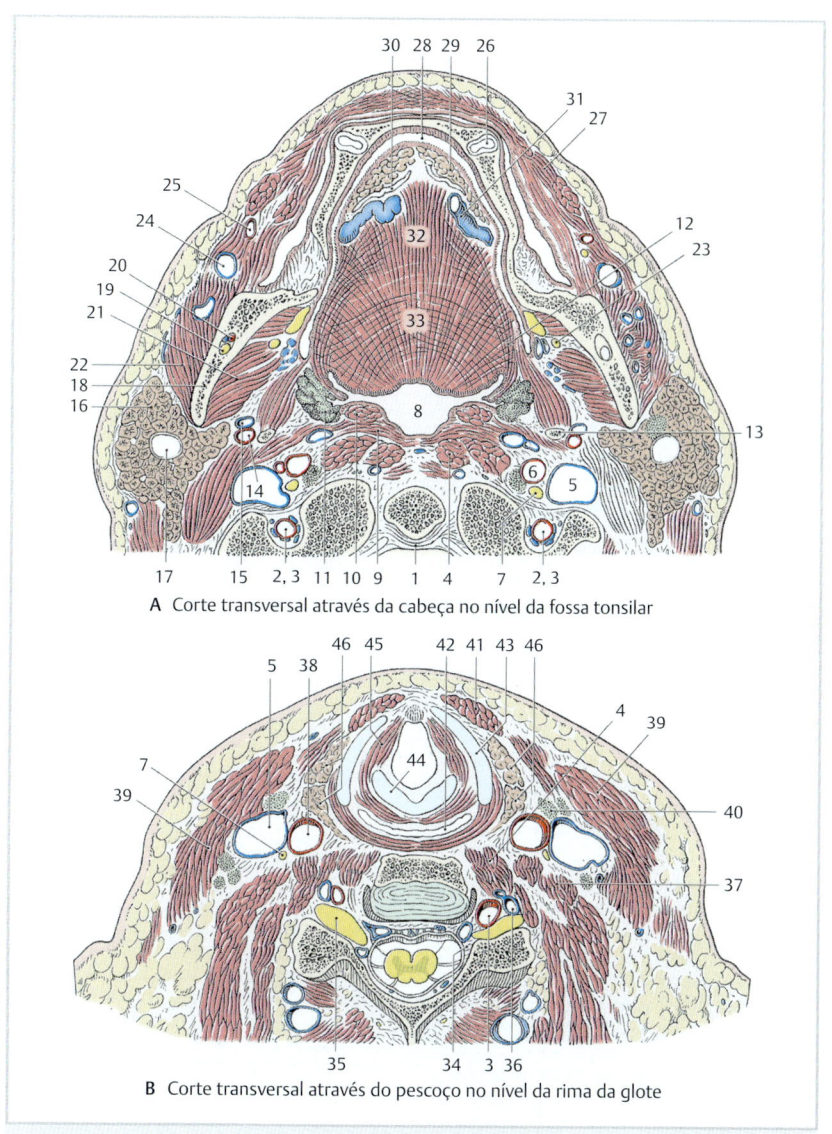

Fig. 4.17 Anatomia em corte transversal de cabeça e pescoço.

4.5 Esôfago

Organização Geral e Anatomia Microscópica

O esôfago é um tubo muscular flexível que transporta o alimento da *faringe* (**AB1**) para o *estômago* (**A2**). Tem cerca de 25 cm de comprimento, e inicia na *borda inferior da cartilagem cricóidea* (**A3**) à frente da C6/C7 e abre-se no nível da T10/T11 dentro do *óstio cárdico* (**A4**). O esôfago pode ser dividido em três partes, com base nas respectivas regiões do corpo que ele atravessa:

Parte cervical (A5). A parede posterior da parte cervical curta do esôfago repousa contra a coluna vertebral, e a parede anterior repousa contra a traqueia (**B8**).

Parte torácica (A6). Durante seu curso, a parte torácica do esôfago, com 16 cm de comprimento, afasta-se gradualmente da coluna vertebral. Ela corre paralelamente à traqueia, frontalmente, até a bifurcação traqueal (**B9**) no nível da T4. Neste ponto, o arco da aorta (**B10**) cruza sobre ela. A aorta torácica passa inicialmente ao longo do lado esquerdo do esôfago, mas como este continua distalmente, ela segue mais atrás dele. O átrio esquerdo do coração repousa diretamente contra a parte torácica do esôfago (ver Fig. **B** Parte torácica, p. 179).

Parte abdominal (A7). A parte abdominal do esôfago é muito curta, tem apenas 1 a 3 cm. Estende-se do *hiato esofágico* do diafragma (**B11**), ao qual está conectado por tecido conjuntivo frouxo que permite o movimento até o óstio cárdico do *estômago*.

Constrições esofágicas. O esôfago possui três constrições: a **primeira, ou constrição superior (I)**, a **constrição faringoesofágica**, está localizada *atrás da cartilagem cricóidea* (**AB3**) e é produzida pelas fibras circulares do músculo esofágico. Esta é a mais estreita das três constrições, e seu lúmen é apenas uma fenda horizontal com diâmetro máximo de cerca de 14 mm, quando aberto. A **segunda, ou constrição média (II)**, a constrição broncoaórtica, está localizada próximo ao *cruzamento do arco da aorta sobre* o esôfago, a cerca de 10 cm distalmente da primeira constrição. A **terceira constrição, ou inferior (III)**, a **constrição diafragmática**, encontra-se no *hiato esofágico do diafragma*. Este estreitamento é produzido pelo arranjo em espiral das fibras musculares na parede do esôfago e plexos venosos sob a mucosa, os quais servem para selar o óstio cárdico.

Camadas da parede esofágica e microanatomia (C). A estrutura da parede esofágica compartilha a estrutura básica encontrada no resto do canal alimentar (ver p. 142). Sua **mucosa (C12)** é revestida por *epitélio escamoso não queratinizado estratificado* (**C12 a**). Sob o tecido conjuntivo (*lâmina própria*) (**C12 b**), contém uma proeminente *muscular da mucosa* (**C12 c**). No estado de repouso, a mucosa possui 5 a 8 pregas longitudinais, que conferem ao lúmen a aparência estrelada. O epitélio escamoso não queratinizado estratificado do esôfago termina abruptamente na junção com o óstio cárdico e é substituído pelo *epitélio colunar* da mucosa gástrica. A **submucosa (C13)** consiste em uma camada de tecido conjuntivo frouxo que contém *vasos*, ou seja, *plexos venosos* e *nervos* (plexo submucoso de Meissner), assim como glândulas mistas difusas conhecidas como *glândulas esofágicas* (**C13 a**). A **camada muscular (C14)** é composta de uma *camada interna de músculo circular* (**C14 a**), que ajuda a propelir o bolo alimentar na direção do estômago por meio de contrações musculares ondulatórias, e uma *camada longitudinal externa* (**C14 b**), que é responsável pela tensão longitudinal e pelo encurtamento de segmentos do esôfago. Nos dois terços superiores do esôfago, a camada muscular contém fibras musculares estriadas dos músculos faríngeos; no terço inferior, ela é composta totalmente de musculatura lisa. O plexo mioentérico de Auerbach está localizado entre as camadas de músculos circulares e longitudinais. O esôfago está conectado a suas adjacências pela **adventícia (C15)**.

Anatomia funcional. O esôfago é estabilizado dentro de suas vizinhanças por meio de tensão longitudinal, que também ajuda a transportar o bolo alimentar durante a deglutição. A constrição superior do esôfago abre-se brevemente para permitir a passagem de sólidos ou líquidos para o estômago. Os sólidos são transportados em três segundos, por ondas peristálticas, para o estômago, enquanto os líquidos são propelidos para dentro do óstio cárdico em alguns décimos de segundo. A distância total dos dentes incisivos até o óstio cárdico é de cerca de 40 cm.

> **Nota clínica.** A parede do esôfago contém uma área fina que representa um ponto fraco (*trígono de Laimer*) muscular entre o músculo constritor inferior da faringe e a camada muscular circular. Esta fraqueza pode dar origem a **divertículos**, que são saculações na parede do esôfago. O **enfraquecimento** do tecido conjuntivo do hiato esofágico do diafragma pode resultar em **hérnia de hiato**, em que uma parte abdominal do esôfago assim como partes do estômago protraem-se dentro da cavidade torácica.

4.5 Esôfago

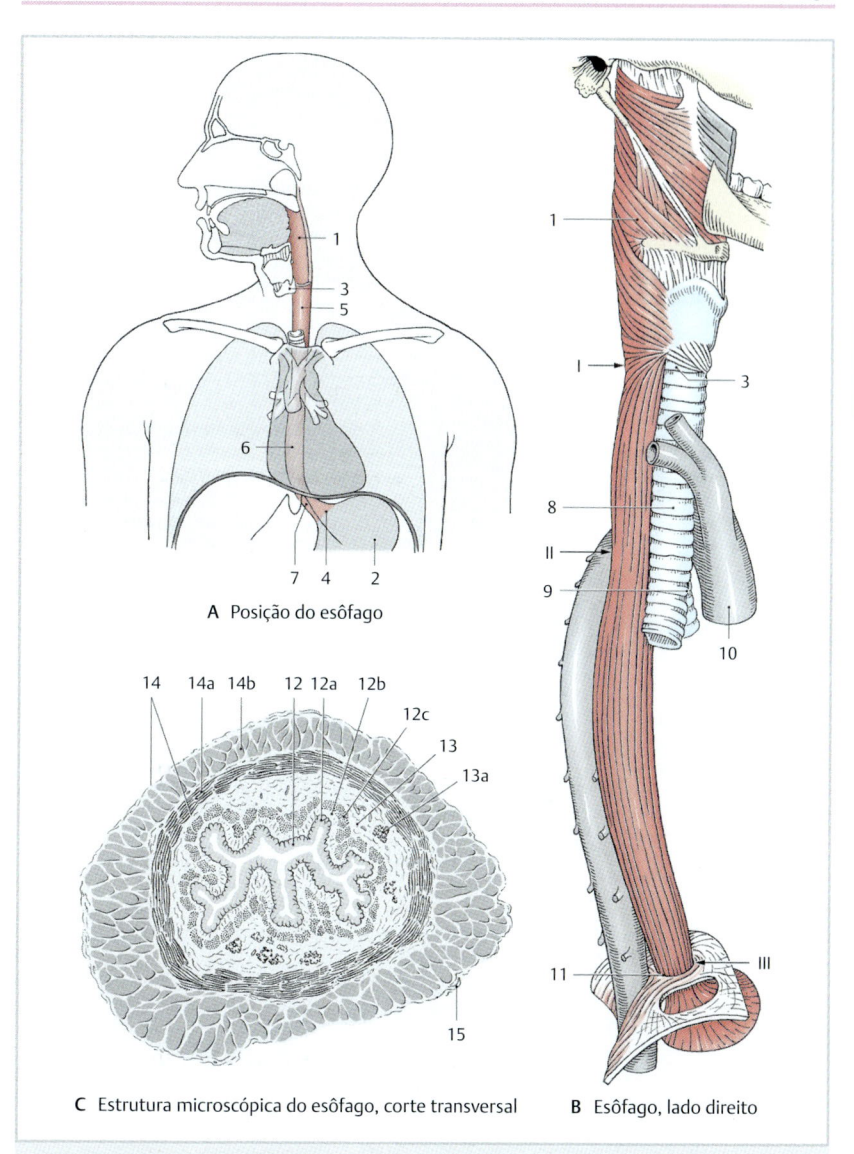

A Posição do esôfago

C Estrutura microscópica do esôfago, corte transversal

B Esôfago, lado direito

Fig. 4.18 Organização geral e estrutura microscópica.

Anatomia Topográfica do Esôfago e do Mediastino Posterior

Parte Cervical

A parte cervical curta do esôfago (**A-C1**) situa-se *atrás da traqueia* (**AC2**) (ver também Topografia da Traqueia e Laringe, p. 120) e na frente da coluna vertebral, ligeiramente à esquerda da linha média. O esôfago cervical, portanto, está em contato direto com o *lobo tireóideo* (**AC3**) e com a *artéria tireóidea inferior* (**A4**). O lobo esquerdo da tireoide cobre o sulco entre o esôfago e a traqueia, onde os nervos laríngeos recorrentes ascendem para a laringe. Os ramos supridores da artéria tireóidea inferior passam anteroposteriormente à parede esofágica. O *nervo laríngeo recorrente* esquerdo (**A5**) segue ao lado e então quase anteriormente ao esôfago. Seu aspecto posterior está separado dos músculos profundos do pescoço pela *camada pré-vertebral da fáscia cervical*.

Parte Torácica

A parte torácica do esôfago situa-se ligeiramente à esquerda do mediastino superior e então é ocultada na *parte posterior do mediastino inferior* (**B**). Esta é a parte mais longa do esôfago e está posicionada em relação à *traqueia* (**AC2**) frontalmente, à *artéria subclávia* esquerda (**A6**) à esquerda e ao *tronco braquiocefálico* (**A7**) à direita. O *ducto torácico* (**B8**) cruza atrás dela. Abaixo do nível da *bifurcação traqueal*, o esôfago curva-se à direita posteriormente ao *pericárdio* do átrio esquerdo. Este segmento, também conhecido como *parte retropericárdica*, está posicionado em relação à *aorta descendente* (**B9**) à esquerda e a *veia ázigo* (**B10**) à direita. Inicialmente, situa-se adjacente à coluna vertebral (ver também **C**), mas afasta-se gradualmente dela, à medida que segue caudalmente; em alguns indivíduos, a *pleura parietal* (**Bl1**) pode deslizar entre o esôfago e a aorta a partir do lado direito. Atrás do esôfago, o *ducto torácico* (**B8**) ascende através do mediastino posterior entre a aorta e a veia ázigo. A maior parte do esôfago está localizada à direita da linha média; ela não se situa à esquerda do centro até que alcance o nível do *arco da aorta* (**B12**). Ao longo do aspecto posterior do esôfago situam-se as partes do *plexo esofágico* autonômico e o *tronco vagal posterior* (**B13**). Correndo ao longo de cada lado da coluna vertebral encontram-se o *tronco simpático* torácico (**B14**) e o *nervo esplâncnico maior* (**B15**). A estreita proximidade do esôfago (**A-C1**), do pericárdio e do átrio esquerdo (**C16**) pode ser visualizada claramente em corte sagital paramediano (**C**) através do tórax. Na prática clínica, a estreita proximidade destas estruturas é útil para ecocardiografia transesofágica.

C17 Átrio esquerdo do coração, **C18** Arco da aorta, **C19** Artéria pulmonar esquerda, **C20** Veia braquiocefálica, **C21** Esterno, **C22** Diafragma

> **Nota clínica.** Divertículos de tração epibrônquica do esôfago ocorrem no nível da bifurcação traqueal. Estes são responsáveis por cerca de 20% dos divertículos esofágicos e normalmente são assintomáticos.

4.5 Esôfago

A Topografia da parte cervical do esôfago

B Topografia da parte torácica do esôfago

C Tórax, corte sagital mediano

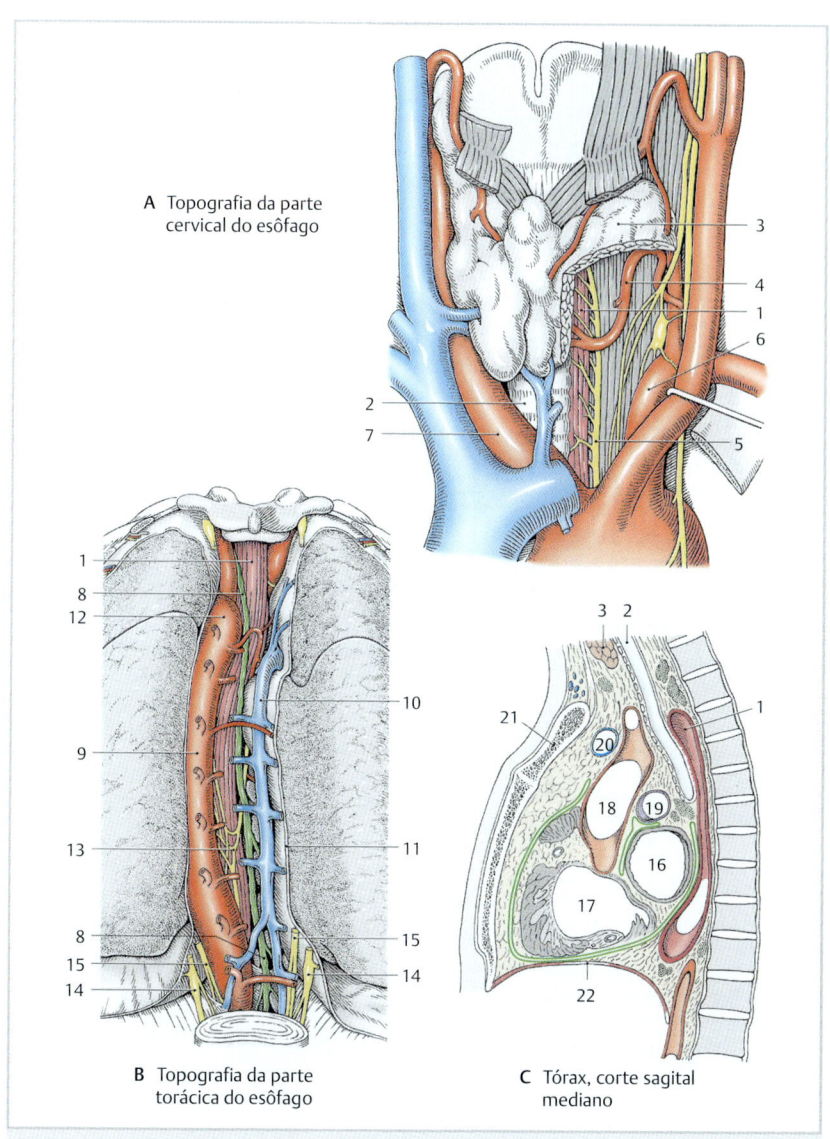

Fig. 4.19 Anatomia topográfica do esôfago e mediastino posterior.

Vasos, Nervos e Drenagem Linfática

Artérias. A *parte cervical* do esôfago é suprida pelos ramos da **artéria tireóidea inferior**; a *parte torácica*, pelos **ramos esofágicos** segmentares que surgem da aorta; e a *parte abdominal*, pelas **artérias frênica inferior** e **gástrica esquerda**.

Veias. O sangue do esôfago drena finalmente na **veia cava superior (A1)** *acima* e na **veia porta hepática (A2)** *abaixo*. O sangue da *parte cervical* drena na **veia tireóidea** inferior **(A3)** e, via veia braquiocefálica **(A4)**, na veia cava superior. As veias esofágicas da *parte torácica* escoam diretamente na **veia ázigo (A5)** e na **veia hemiázigo (A6)**, que por sua vez drena na veia cava superior. O sangue da *parte abdominal* flui na **veia gástrica esquerda (A7)**, que corre ao longo da margem superior do estômago e drena via veia mesentérica superior **(A8)**, ou, diretamente, na veia porta hepática.

As veias esofágicas formam **ricos plexos venosos** situados na adventícia e na submucosa.

Estes podem formar anastomoses que conectam as circulações sistêmica e portal.

> **Nota clínica.** A elevação patológica da pressão venosa portal (hipertensão portal) pode resultar em fluxo retrógrado de sangue nas veias que drenam a porção inferior do esôfago. O sangue das regiões normalmente drenadas pela veia porta hepática em vez disso flui via veia gástrica esquerda, através das veias esofágicas, nas veias ázigo e hemiázigo. Isso leva à elevação da pressão no plexo esofágico venoso e ao desenvolvimento de varizes **esofágicas**, que podem se romper e causar hemorragia massiva, potencialmente fatal.

Nervos. A **inervação parassimpática** é provida pelo **nervo vago (B9)**. A *parte cervical* do esôfago e a *porção superior* da *parte torácica* são inervadas pelos ramos do **nervo laríngeo recorrente**. Na porção da *parte torácica* abaixo da bifurcação traqueal, os nervos vagos direito e esquerdo formam um plexo na adventícia chamado **plexo esofágico** (ver Vol. 3). Surgindo deste plexo há o *tronco vagal anterior* (**B10**), situado na frente do esôfago, e o *tronco vagal posterior*, ao longo de sua parede posterior, os quais seguem com o esôfago para dentro da cavidade abdominal. A **inervação simpática pós-sináptica** do esôfago surge do **gânglio cervicotorácico** (gânglio estrelado), **tronco simpático torácico** e **plexo aórtico abdominal**. Os nervos simpático e parassimpático estão diretamente conectados ao **sistema nervoso entérico** do esôfago, que, como qualquer parte da parede intestinal, consiste em um *plexo mioentérico* e um *plexo submucoso*.

Drenagem linfática. A linfa da parte do esôfago localizada *acima do nível* da *bifurcação traqueal* flui cranialmente e é drenada principalmente pelo **grupo inferior de linfonodos profundos cervicais** e **linfonodos paratraqueais (C11)**. A linfa das partes do esôfago situadas *abaixo da bifurcação traqueal* drena principalmente para os **linfonodos traqueobronquiais (C12)** e os **linfonodos pré-vertebrais (C13)**. A linfa da parte abdominal do esôfago drena para os **linfonodos perigástricos** e **subfrênicos** adjacentes.

> **Nota clínica.** A inervação autônomica compartilhada do esôfago e coração é responsável pelo fato de que tanto a dor no peito cardíaca como a não cardíaca (esofágica) podem ter sintomas clínicos idênticos, apesar de sua origem diferente.
>
> As **conexões entre** as inervações esofágica e traqueobrônquicas explicam o reflexo da tosse, causado pela passagem de ácido gástrico dentro do esôfago ("refluxo ácido"). Aproximadamente 5% dos tumores malignos gastrointestinais envolvem o esôfago e são 2 a 3 vezes mais comuns em homens do que em mulheres. Eles são classificados de acordo com sua localização: esôfago cervical (15%), próximo à bifurcação traqueal (50%), e abaixo da bifurcação traqueal (35%). O **câncer esofágico** (carcinoma epitelial escamoso ou não diferenciado) em geral cresce longitudinalmente dentro da parede do esôfago inicialmente. A metástase linfática ocorre primariamente para os linfonodos cervicais, paraesofágicos e mediastinais. Disfagia crescente é o sintoma clássico do câncer esofágico.

4.5 Esôfago

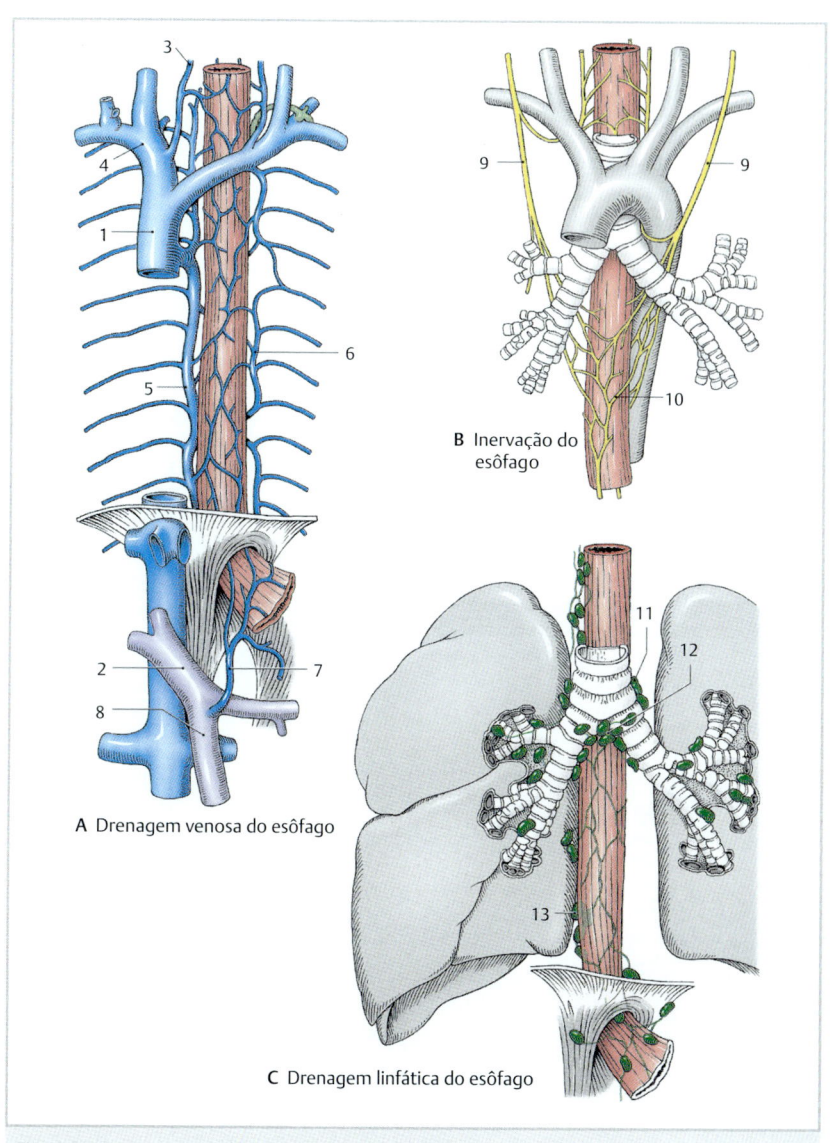

Fig. 4.20 Vasos, nervos e drenagem linfática do esôfago.

A Drenagem venosa do esôfago

B Inervação do esôfago

C Drenagem linfática do esôfago

4.6 Cavidade Abdominal

Visão Geral

Os órgãos descritos na seção a seguir situam-se na **cavidade abdominal**, que será discutida antes de serem apresentados cada um dos órgãos.

Limites (A). O limite **superior** da cavidade abdominal é formado pelas *cúpulas do diafragma* **(A1)**, que a separam da cavidade torácica. Seu limite **posterior** é formado pela *coluna vertebral lombar* **(A2)**, pelo *sacro* e pelos *músculos abdominais posteriores* (ver Vol. 1). Os limites **lateral e anterior** são formados pelos *grupos lateral e medial dos músculos abdominais* e suas *aponeuroses* (ver Vol. 1). A porção superior da parede muscular da cavidade abdominal é reforçada pela *margem costal* e pelo *esterno* **(A3)**, enquanto as partes inferior e lateral o são pelas *asas ósseas do ílio*. O limite **inferior** da cavidade abdominal é formado pelo *diafragma pélvico* (ver Vol. 1).

Cavidade peritoneal e espaços de tecido conjuntivo (B). A cavidade abdominal contém a **cavidade peritoneal** (verde), um espaço revestido por peritônio; o **espaço retroperitoneal** (amarelo), uma área limitada pelo tecido conjuntivo situada na frente da coluna vertebral; e o **espaço subperitoneal**, localizado na pelve menor sob o peritônio. A cavidade peritoneal é completamente circundada por um revestimento de *peritônio parietal* **(B4)**. O peritônio parietal cobre o aspecto anterior do espaço retroperitoneal, que o separa da cavidade peritoneal. Abaixo da *linha terminal* (ver Vol. 1), o peritônio parietal cobre porções das vísceras pélvicas, incluindo partes do *reto* **(B5)**, *útero* **(B6)** e *bexiga urinária* **(B7)**. Sua reflexão sobre a *parede abdominal anterior* **(B8)** separa o espaço subperitoneal da cavidade peritoneal verdadeira. O espaço retroperitoneal é contínuo com o espaço subperitoneal; ambos contribuem para o **espaço extraperitoneal**.

A cavidade abdominal abriga a maior parte dos órgãos da digestão. Suas **relações com o peritônio (C)** variam: os órgãos **intraperitoneais** situam-se na *cavidade peritoneal* e são revestidos pelo *peritônio visceral* **(C9)** (p. ex., o estômago, **C10**), enquanto os órgãos **retroperitoneais** situam-se na parede posterior da cavidade peritoneal, ou seja, *atrás do peritônio parietal*, que cobre sua superfície anterior. Os órgãos que inicialmente se situam intraperitonealmente durante o desenvolvimento pré-natal, mas posteriormente são posicionados na parede abdominal posterior, onde crescem atrás do peritônio parietal, são considerados órgãos **retroperitoneais secundários** (p. ex., o pâncreas, **C11**). Um órgão **extraperitoneal** é aquele sem qualquer relação com o peritônio (p. ex., a próstata).

Na cavidade peritoneal, como em todas as outras cavidades serosas, as **camadas parietal** e **visceral** do peritônio são contínuas no **local de reflexões** ou **pregas**. As reflexões consistem em lâminas de tecido conjuntivo que são revestidas em ambos os lados por peritônio e, portanto, são chamadas de *pregas peritoneais*. Estas camadas duplas de peritônio formam **mesentérios** ou **ligamentos peritoneais**. Um mesentério ou ligamento **conecta** um **órgão intraperitoneal à parede abdominal** e transporta os vasos embutidos no tecido conjuntivo para o respectivo órgão.

Os órgãos abdominais intraperitoneais situados *acima do umbigo* são fixados pelos *mesentérios anterior e posterior* às paredes abdominais anterior e posterior. *Abaixo do umbigo*, as partes intraperitoneais do intestino estão suspensas apenas por um mesentério posterior da parede posterior abdominal (ver p. 329).

Microanatomia do peritônio. A **serosa** do peritônio é composta de células epiteliais escamosas simples, achatadas, com borda em escova. Sob esta, encontra-se tecido conjuntivo frouxo, conhecido como **subserosa**. Apenas o peritônio parietal recebe inervação sensitiva.

4.6 Cavidade Abdominal

B Organização da cavidade abdominal

A Cavidade abdominal

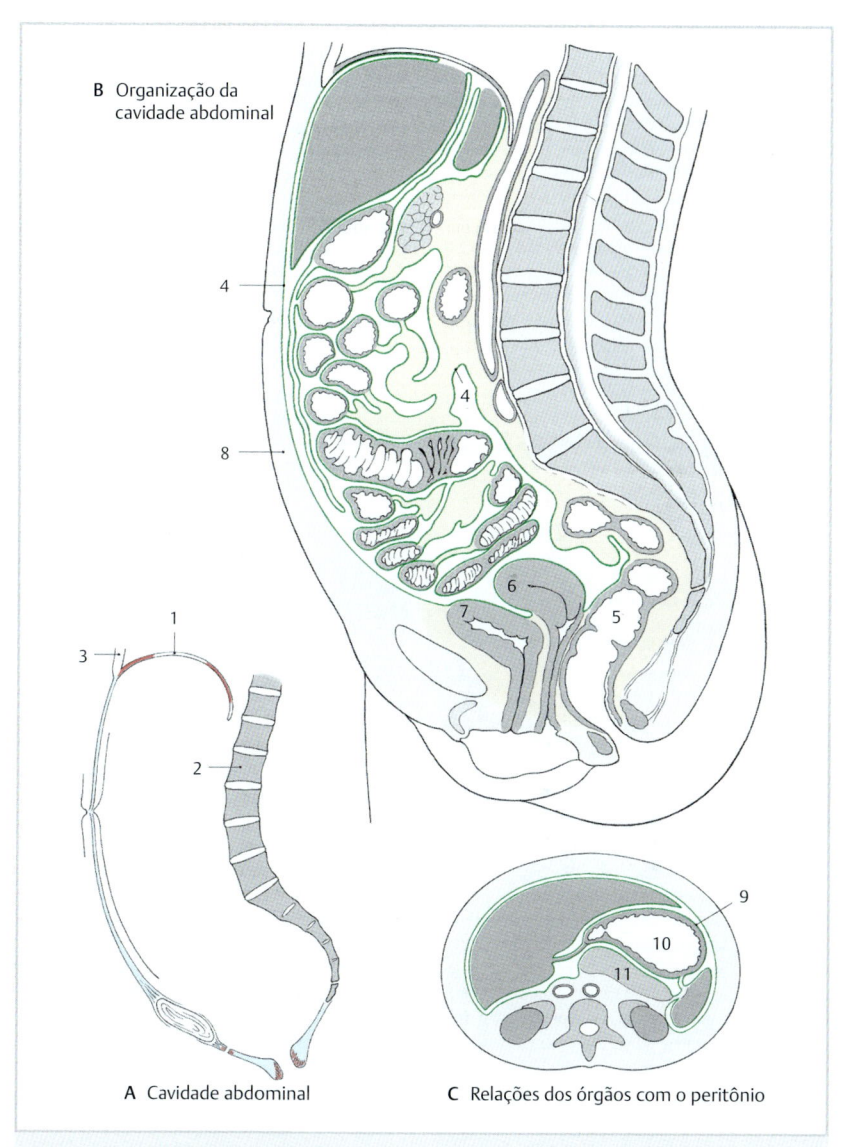

C Relações dos órgãos com o peritônio

Fig. 4.21 Visão geral da cavidade abdominal.

Topografia da Cavidade Abdominal Aberta

A cavidade abdominal aberta pode ser dividida em diferentes partes: **parte supracólica (I)**, **parte infracólica (II)** e **parte pélvica**. O **limite horizontal** que divide as duas primeiras encontra-se no **mesocólon** do **cólon transverso (A1)**, aproximadamente no nível da L1. Inserido na superfície anterior do cólon transverso encontra-se o *omento maior* **(A2)**, que pende como um avental cobrindo as alças intestinais, deixando visíveis apenas partes do intestino grosso, ou seja, o *cólon ascendente* **(A3)** e o *cólon descendente* **(A4)**. O cólon emoldura as alças do intestino delgado.

Parte Supracólica

A parte supracólica contém o **fígado (AB5)**, a **vesícula biliar (AB6)**, o **estômago (AB7)**, a parte superior do **duodeno (B8)**, o pâncreas e o baço **(AB9)**.

Cavidade abdominal aberta (A). Na cavidade abdominal aberta, a **borda inferior do lobo direito do fígado (A10)** e o **fundo da vesícula biliar (AB6)** podem ser visualizados projetando-se abaixo da margem costal direita. A **borda inferior** do **lobo esquerdo do fígado** estende-se para dentro da área entre as margens costais conhecida como *epigástrio*. O **ligamento falciforme (A11)** passa entre os lobos direito e esquerdo do fígado para a parede abdominal anterior. Sua margem inferior livre espessa-se formando o **ligamento redondo do fígado (AB12)**, que contém a *veia umbilical obliterada* (ver p. 8). Dependendo da distensão do estômago, a parte da **superfície anterior do estômago (AB7)** pode ser visível abaixo da margem costal esquerda e entre esta e a margem costal direita. Estendendo-se entre a borda inferior do estômago, conhecida como *curvatura maior do estômago* **(B13)** e *cólon transverso* **(A1)**, encontra-se uma prega peritoneal chamada de **ligamento gastrocólico (AB14)**.

Fígado levantado (B). Os órgãos abdominais superiores e o **omento menor (B15)** podem ser visualizados após o levantamento do fígado. O **lobo quadrado do fígado (B16)** e grande parte da **superfície visceral do lobo esquerdo do fígado** são visíveis. Entre os lobos direito e esquerdo, o ligamento redondo continua como uma *fissura para o ligamento redondo* **(B17)**. As partes da **vesícula biliar** situadas na *fossa para a vesícula biliar* do fígado, ou seja, o *fundo* **(B19)**, o *corpo* **(B20)** e o *colo da vesícula biliar* **(B21)**, podem ser visualizados em sua totalidade. As partes da **parede anterior do estômago**, ou seja, a *cárdia* **(B22)**, o *fundo do estômago* **(B23)**, o *corpo do estômago* **(B24)** e a *parte pilórica do estômago* **(B25)**, são visíveis. À esquerda do estômago, a *borda superior* **(B26)** do *baço* **(B9)** pode ser vista. O **omento menor (B15)** estende-se em um plano quase frontal entre o fígado e o estômago. Sua margem direita livre espessa-se, formando o **ligamento hepatoduodenal (B27)**, que se estende entre o fígado e a parte inicial do duodeno **(B8)**, situada intraperitonealmente. Ele contém o *ducto biliar*, a *veia porta hepática* e a *artéria hepática própria*. A parte adjacente do omento menor, que se estende entre o fígado e a borda superior do estômago, ou seja, a curvatura menor do estômago **(B28)**, é o **ligamento hepatogástrico (B29)**. Brilhando através da parte média do ligamento, encontra-se o **lobo caudado (B30)** do fígado. Atrás do omento menor encontra-se a **bolsa omental** (para a qual a seta está apontando), uma cavidade sacular que forma uma parte menor da cavidade peritoneal. A entrada estreita para a bolsa omental está localizada atrás da margem livre do omento menor, ou seja, posteriormente ao ligamento hepatoduodenal, e é conhecida como **forame omental** (anteriormente conhecido como *forame epiploico* e ainda referido na prática clínica como *forame de Winslow*) (seta).

> **Nota clínica.** Os níveis da cavidade peritoneal não são separados, mas amplamente conectados. Portanto, as infecções em uma parte podem espalhar-se por toda a cavidade, levando à **peritonite**. O aumento do acúmulo de líquido na cavidade peritoneal, causado por uma variedade de doenças, é denominado **ascite**.

4.6 Cavidade Abdominal

A Cavidade abdominal aberta

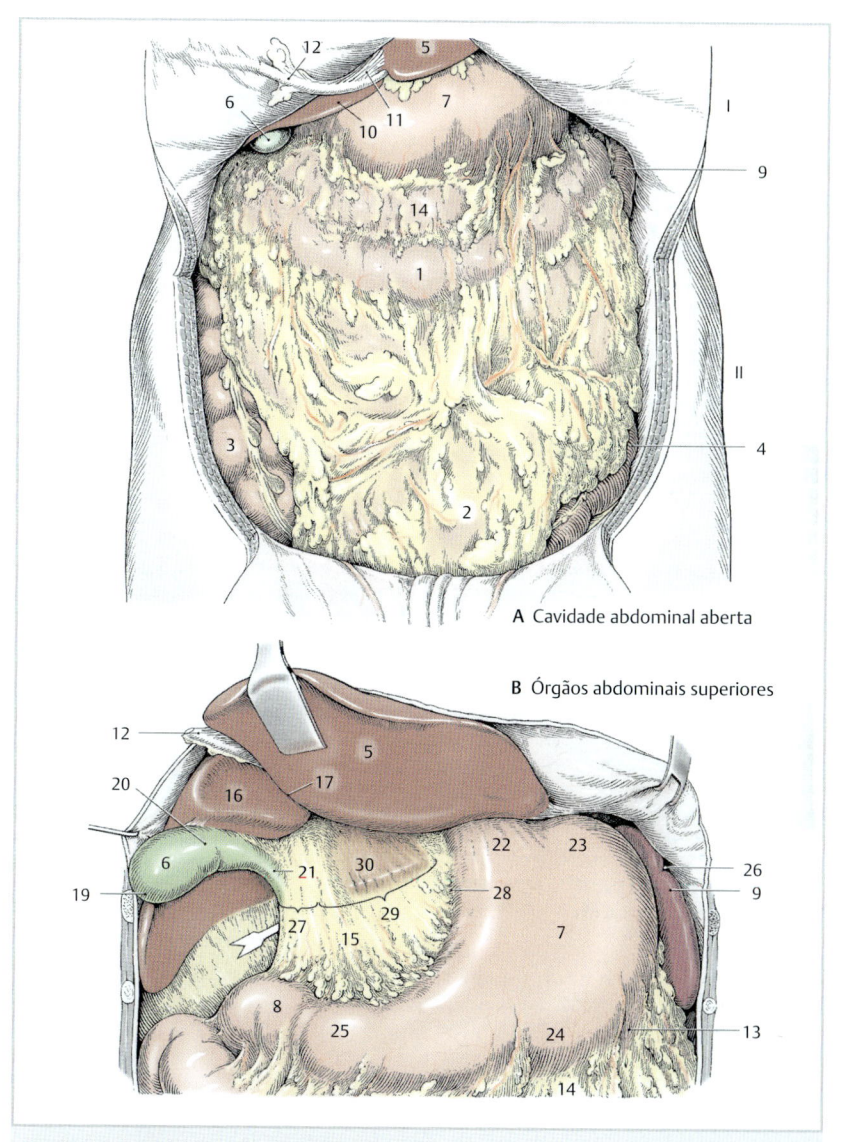

B Órgãos abdominais superiores

Fig. 4.22 Topografia da cavidade abdominal aberta.

Topografia da Cavidade Abdominal Aberta (cont.)

Parte Infracólica

Os órgãos da parte infracólica do abdome, que incluem os **intestinos delgado** e **grosso**, estão localizados abaixo do cólon transverso, situados entre o seu mesentério e a linha terminal. No abdome aberto, os órgãos abdominais inferiores são principalmente cobertos pelo *omento maior* (ver p. 185 **A**).

Vista em (A). Depois de *refletir o omento maior* (**AB1**) e o *cólon transverso* (**AB2**) e mover as *alças do intestino delgado para o lado esquerdo*, quase todos os órgãos da parte infracólica são visíveis. O **intestino delgado** consiste em **duodeno** (**AB3**), **jejuno** (**AB4**) e **íleo** (**AB5**). Com exceção de sua parte inicial (superior), o duodeno é um órgão *secundariamente retroperitoneal* e pode ser visualizado brilhando através do peritônio parietal (**AB3**). O jejuno *intraperitoneal* e o íleo estão fixados na parede abdominal posterior por um largo **mesentério** (**AB6**). A **raiz do mesentério** (**A7**) tem de 15 a 18 cm de comprimento e passa obliquamente da esquerda superiormente (no nível de L2), e desce até a fossa ilíaca direita. Na fossa ilíaca direita, o íleo torna-se contínuo com a parte inicial do intestino grosso conhecida como **ceco** (**AB8**), que é seguido pelo **cólon ascendente** (**A9**). Próximo à junção do íleo intraperitoneal e do ceco, muitas vezes *secundariamente retroperitoneal*, há *pregas peritoneais* e *recessos peritoneais*. Acima da junção ileocecal encontra-se o **recesso ileocecal superior** (**A10**) produzido pela **prega vascular do ceco** (**A11**), que contém vasos. Quase todas as **características típicas do cólon** são aparentes no ceco e no cólon ascendente: as *haustrações do cólon* (**A12**), saculações espaçadas uniformemente na parede do cólon; uma das **tênias cólicas** (**A13**), uma parte espessada da camada muscular longitudinal; e os *apêndices omentais* (**A14**), apêndices adiposos cobertos pelo peritônio. Na **flexura cólica direita** (**A15**), o cólon ascendente torna-se contínuo com o **cólon transverso** intraperitoneal (**AB2**), que está fixado à parede abdominal posterior pelo **mesocólon transverso** (**AB16**).

Os segmentos restantes do intestino grosso (cólon descendente e cólon sigmoide) são cobertos pelas alças do intestino delgado que foram movidas para o lado esquerdo.

Vista em B. Após mover as alças do intestino delgado e seu mesentério para o lado direito, a junção do duodeno (**AB3**) e a do jejuno (**AB4**), assim como a parte descendente do cólon, são facilmente visíveis. A parte secundariamente retroperitoneal do duodeno passa, na **flexura duodenojejunal** (**B17**), para dentro do jejuno. De modo similar à junção ileocecal, também há pregas peritoneais e recessos próximo à flexura duodenojejunal. A **prega duodenal superior** (**B18**) cobre a **fossa duodenal superior** (**B19**) enquanto a **prega duodenal inferior** (**B20**) cobre a **fossa duodenal inferior** (**B21**). Como as alças do intestino delgado foram movidas para a direita, a terminação cega do **ceco** (**AB8**) e seu apêndice, o **apêndice vermiforme** (**B22**), podem ser observados. Este pequeno apêndice intraperitoneal está fixado pelo **mesoapêndice** (**B23**) à parede abdominal posterior. O **cólon transverso** (**AB2**) e o **mesocólon transverso** (**AB16**) são visíveis quase até a **flexura cólica esquerda** (**B24**), ou seja, até a junção com o **cólon descendente** (**B25**). O cólon descendente é secundariamente retroperitoneal; sua superfície anterior é recoberta por peritônio parietal. Ele é contínuo, na fossa ilíaca esquerda, onde se situa no músculo ilíaco, com o **cólon sigmoide** (**B26**) intraperitoneal. O cólon sigmoide está fixado à parede abdominal posterior pelo **mesocólon sigmoide** (**B27**), cuja raiz pode conter um recesso peritoneal chamado **recesso intersigmóideo** (**B28**).

> **Nota clínica.** As alças do intestino delgado ou partes do omento maior podem adentrar estes recessos para produzir hérnias internas. Elas não são visíveis externamente e normalmente são descobertas apenas durante cirurgia. O encarceramento das alças intestinais causa dor abdominal, náusea, vômito e problemas com a digestão. A obstrução intestinal (íleo) ocorre raramente. As numerosas bolsas e recessos entre as alças dos intestinos delgado e grosso podem conter até meio litro de líquido livre, que pode escapar à detecção clínica e ao exame ultrassonográfico.

4.6 Cavidade Abdominal

A Órgãos abdominais inferiores, alças do intestino delgado movidas para o lado esquerdo

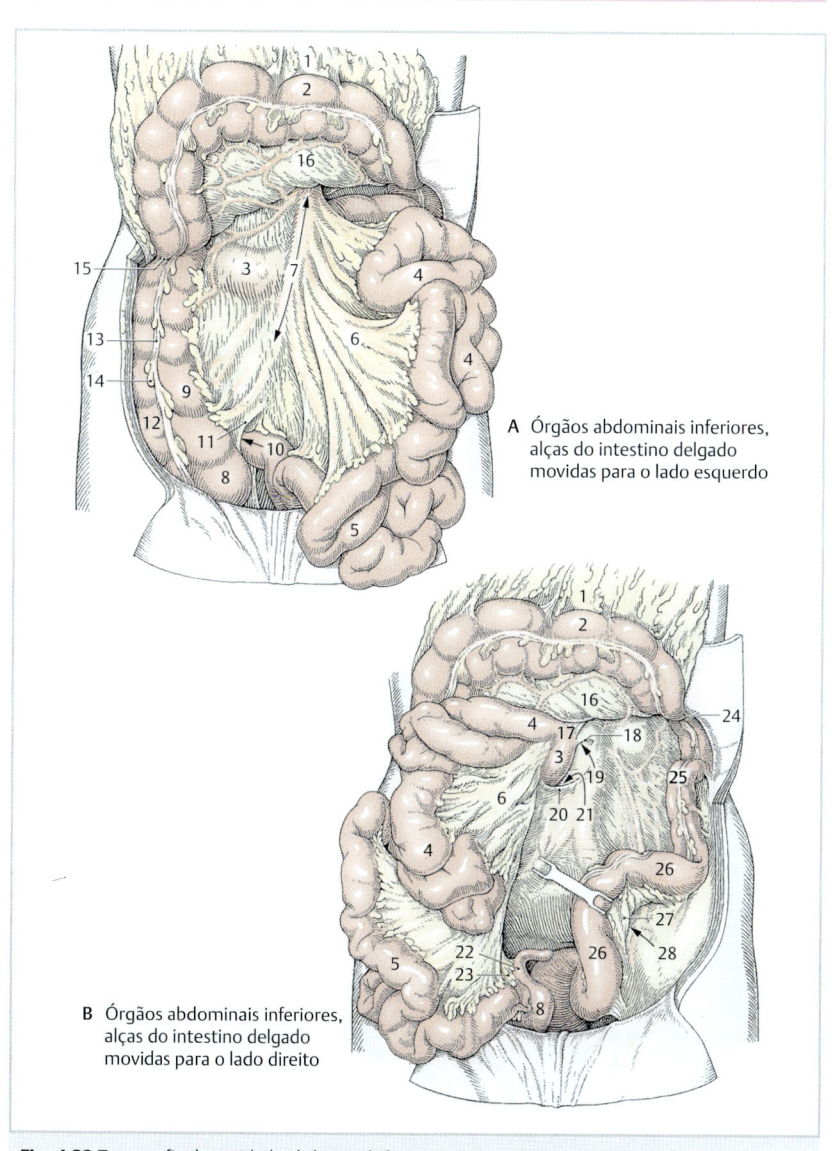

B Órgãos abdominais inferiores, alças do intestino delgado movidas para o lado direito

Fig. 4.23 Topografia da cavidade abdominal aberta, continuação.

Peritônio Parietal: Relações

Parede abdominal posterior. Após a remoção dos órgãos intraperitoneais (fígado, estômago, baço, jejuno, íleo, cólon transverso e cólon sigmoide), a parede posterior da cavidade peritoneal, incluindo as linhas de inserção das pregas peritoneais e os locais de inserção do fígado, assim como os órgãos retroperitoneais podem ser visualizados **(A)**. Próximo à **área nua (A1)** do fígado, que não possui cobertura peritoneal, o órgão está inserido no diafragma. Esta área é circundada pelo local de reflexão do peritônio visceral do fígado sobre o peritônio parietal do diafragma, conhecido como **ligamento coronário (A2)**. O ligamento coronário continua lateralmente, com suas margens pontiagudas formando o *ligamento triangular direito* **(A3)** e o *ligamento triangular esquerdo* **(A4)**. A parte do ligamento coronário direito, que está fixada ao leito renal direito **(A5)**, é conhecida como *ligamento hepatorrenal* **(A6)**. As superfícies anterior e superior do **ligamento falciforme (A7)** estão em contato com o peritônio parietal do diafragma. Posteriormente ao fígado, a veia cava inferior retroperitoneal **(A8)** e a aorta **(A9)** podem ser identificadas. No lado esquerdo da aorta, encontra-se a borda cortada através do óstio cárdico **(A10)**. Passando do óstio cárdico para o diafragma encontra-se o **ligamento gastrofrênico (A11)**, que continua como **ligamento gastroesplênico (A12)**, entre a curvatura maior do estômago e o baço. Abaixo do polo inferior do baço, a prega peritoneal, conhecida como **ligamento frenocólico (A13)**, estende-se entre o diafragma e o cólon descendente. A raiz do **mesocólon transverso (A14)** está cortada no centro da parede abdominal posterior. Acima dela, o peritônio parietal, que recobre a parede posterior da bolsa omental (ver p. 222), pode ser visualizado atrás do pâncreas **(A15)**. Na borda superior do duodeno **(A16)**, o **ligamento hepatoduodenal (A17)** está cortado. Atrás dele situa-se o **forame omental (A18)**. Na parte infracólica do abdome, a parede abdominal posterior é subdividida pela **raiz do mesentério (A19)**, que corre diagonalmente e o **mesocólon sigmoide (A20)**. O mesocólon sigmoide continua inferiormente para dentro da pelve menor, onde o cólon sigmoide une-se ao reto **(AB21)**. Em cada lado da parede abdominal posterior situam-se o cólon ascendente **(A22)**, à direita, e o cólon descendente **(A23)**, à esquerda.

Pelve. O peritônio da parede abdominal posterior estende-se inferiormente, passando a linha terminal, para o interior da pelve menor **(B)**, como **peritônio urogenital**. O peritônio cobre a parte das superfícies anterior e lateral do reto **(AB21)** e, na pelve feminina, reflete-se sobre a genitália feminina interna, distribuído no plano frontal, e consiste em útero **(B24)**, tubas uterinas **(B25)** e ovários **(B26)**. Entre o útero e o reto encontra-se uma profunda depressão conhecida como **escavação retouterina (B27)**, o ponto mais profundo na cavidade peritoneal. Passando de cada parede lateral do útero para a parede da pelve menor, encontra-se a prega peritoneal chamada de **ligamento largo do útero (B28)**. A **bolsa vesicouterina (B29)**, mais rasa, é formada pela reflexão do peritônio a partir da parede posterior sobre a superfície posterior da bexiga urinária **(B30)**. Em homens, o peritônio recobre o reto e a bexiga urinária, assim como a vesícula seminal, situada atrás da bexiga urinária. Portanto, há somente uma bolsa peritoneal, a **bolsa retovesical**, entre o reto e a bexiga urinária. Lateralmente, o peritônio parietal reveste a parede da pelve, cobrindo os vasos ilíacos internos e ureteres.

Parede abdominal anterior. A superfície interna da parede abdominal anterior é revestida pelo **peritônio parietal anterior**, que possui uma arquitetura característica de superfície. Estendendo-se na linha média da parede abdominal até o umbigo, encontra-se a **prega umbilical mediana (B31)**, a prega peritoneal que contém o *úraco obliterado*, que conecta a bexiga primordial ao alantoide no embrião. Passando lateralmente à prega umbilical mediana, em cada lado, encontra-se a **prega umbilical medial (B32)**, que contém a *artéria umbilical obliterada*. A área delimitada pelas três pregas e a bexiga urinária é a **fossa supravesical (B33)**. Na parte lateral da parede abdominal anterior situa-se a **prega umbilical lateral (B34)**, que contém os *vasos epigástricos inferiores* e achata-se ao passar cranialmente. Próxima à sua extremidade inferior, entre ela e a prega umbilical medial, encontra-se uma pequena depressão conhecida como **fossa inguinal medial (B35)**, que corresponde ao *anel inguinal superficial*. Lateralmente à prega umbilical lateral, encontra-se a **fossa inguinal lateral (B36)**, correspondente ao *anel inguinal profundo* sob ela.

4.6 Cavidade Abdominal

A Relações do peritônio parietal, parede abdominal posterior

B Relações do peritônio parietal da parede abdominal anterior, retalho refletido inferiormente, pelve menor

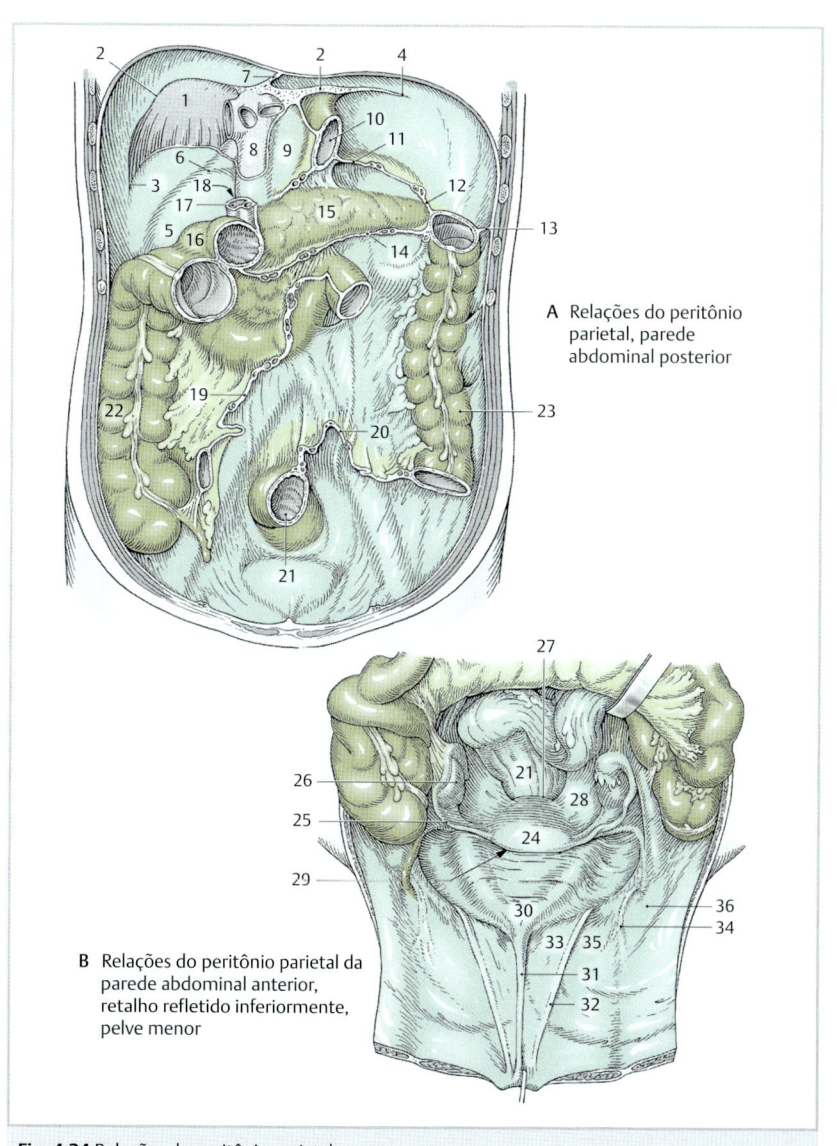

Fig. 4.24 Relações do peritônio parietal.

4.7 Estômago

O **estômago** é um órgão intraperitoneal oco, amplo, em formato crescente. Situa-se na parte superior do abdome (**A**), abaixo da cúpula esquerda do diafragma e acima do cólon transverso, parcialmente oculto atrás da margem costal esquerda, no hipocôndrio esquerdo. Dependendo de seu formato e quantidade de seus conteúdos, ele pode se estender a uma distância variável dentro da região epigástrica.

Anatomia Macroscópica

A parte abdominal do esôfago (**B1**) abre-se via **óstio cárdico** (**C2**) na entrada afunilada do estômago chamada **cárdia** (**B3**), que é contínua com o **fundo do estômago** (**B4**), o ponto mais alto do estômago. O fundo está localizado abaixo da cúpula esquerda do diafragma, e, em um indivíduo em pé, ereto, contém ar engolido (*bolha gástrica*). O fundo está separado do coração apenas pelo tendão central do diafragma. A junção do esôfago e o fundo do estômago forma um ângulo agudo chamado de **incisura cárdica** (**B5**). O **corpo do estômago** (**B6**) compõe a maior parte do estômago. Ele é contínuo com a **parte pilórica** (**BC7**), que pode ser dividida em *antro pilórico* (**BC7 a**) e *canal pilórico* (**BC7 b**). A parte pilórica abre-se via *orifício pilórico* (**C8**), que é circundado por um anel muscular conhecido como *piloro*, dentro do duodeno (**BC9**).

O nível do piloro varia, dependendo do formato do estômago. Em posição supina, ele se encontra normalmente à direita da linha média, no nível da primeira vértebra lombar, e cai para a quarta vértebra lombar em posição ereta, mas está sempre na frente da veia cava inferior.

Em termos de suas características externas, o estômago pode ser dividido em **superfícies anterior** e **posterior**. Estas superfícies são separadas pela **curvatura menor** (**B10**) e pela **curvatura maior** (**B11**), assim como pelas inserções da prega peritoneal. A curvatura menor (côncava) do estômago aponta para cima e para a direita; seu ponto mais baixo é a *incisura angular* (**B12**), uma curva acentuada que marca o início da parte pilórica e geralmente é visível em radiografias. A curvatura maior (convexa) do estômago aponta para baixo, e sua borda convexa, oposta à incisura angular, é referida como *ângulo do estômago* (**B13**). Surgindo da curvatura menor do estômago, encontra-se a maior porção do **omento menor**, o *ligamento hepatogástrico*. O **omento maior** estende-se da curvatura maior, formando o *ligamento gastrocólico*, que se estende entre o estômago e o cólon transverso; o *ligamento gastrofrênico* entre o fundo do estômago e o diafragma; e o *ligamento gastroesplênico* entre a curvatura maior do estômago e o baço. Se a borda inferior do fígado for levantada, o omento menor poderá ser visualizado.

Parede e mucosa do estômago. A superfície externa da parede do estômago é lisa e coberta pelo *peritônio visceral*. No interior do estômago, a mucosa gástrica projeta-se em grandes **pregas gástricas** longitudinais, tortuosas (**C14**), que são visíveis a olho nu. A mucosa na curvatura menor contém algumas cristas paralelas que formam o **canal gástrico**. No resto da mucosa, as pregas têm formato irregular.

Ao **microscópio**, as áreas elevadas e as endentações rasas, que formam a microestrutura (**D**) da mucosa gástrica, podem ser visualizadas. A estrutura da mucosa é caracterizada por áreas elevadas chamadas **áreas gástricas** (**D15**), nas quais se abrem as **fovéolas gástricas** (**D16**) uniformemente espaçadas. A parede do estômago tem apenas alguns milímetros de espessura. Assim como em outras partes do canal intestinal, suas camadas consistem em uma *mucosa* (**D17**), uma *submucosa* (**D18**), uma *camada muscular* (**D19**), uma *subserosa* (**D20**) fina e uma *serosa* (**D20**).

4.7 Estômago

A Posição do estômago

B Partes do estômago, aspecto anterior

D Camadas de mucosa gástrica, microestrutura

C Estrutura da mucosa gástrica

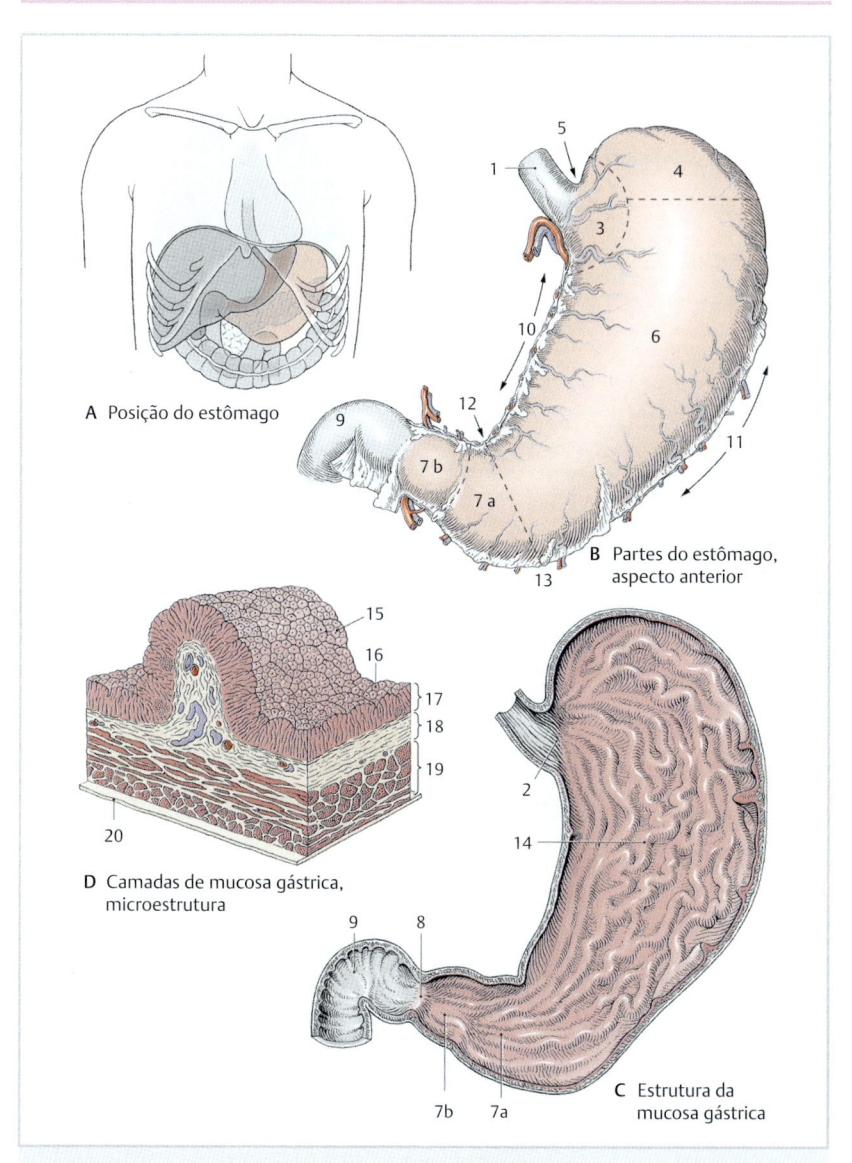

Fig. 4.25 Estrutura macroscópica do estômago.

Anatomia Microscópica do Estômago

Visto que a estrutura das paredes do canal alimentar é basicamente a mesma em toda parte (ver p. 142), apenas as características específicas de segmentos individuais serão destacados.

Mucosa

Em todo o estômago, a superfície da mucosa e das fovéolas gástricas (**AB1**), com espessura combinada de cerca de 1 a 2 mm, é revestida por um **epitélio colunar simples (AB2)**, que passa abruptamente no óstio cárdico proveniente do epitélio esofágico. O epitélio da superfície do estômago produz um *muco neutro altamente viscoso*, que protege a parede do estômago contra danos. O tecido conjuntivo mucoso (*lâmina própria*) (**A3**) é ocupado por **glândulas gástricas tubulares (AB4)** que se estendem até a *camada muscular* (**A5**) e abrem-se nas fovéolas gástricas. As glândulas do estômago podem ser divididas por região, formato, composição celular e função. As *glândulas no corpo e no fundo* são conhecidas como **glândulas gástricas propriamente ditas**; aquelas na *cárdia* são referidas como **glândulas cardíacas**; e aquelas na *parte pilórica* do estômago são chamadas **glândulas pilóricas**.

Glândulas gástricas propriamente ditas. As glândulas fúndicas e no corpo do estômago (**A**) são glândulas retas, longas, com 1,5 mm de comprimento e compactadas. São compostas de três tipos celulares diferentes, que ocorrem em diferentes proporções nas diferentes regiões da glândula (**B**). O **colo da glândula** contém principalmente **células do colo mucoso (AB6)** produtoras de muco, que diferem morfologicamente das células epiteliais de superfície. A divisão frequente das células do colo serve para reposição do epitélio de superfície. A **porção seguinte da glândula** possui abundantes células principais e células parietais. As **células principais (AB7)** são colunares e altamente basofílicas. Elas produzem *pepsinogênios*, precursores da enzima digestiva pepsina, que hidrolisam proteínas. As **células parietais (AB8)** parecem repousar sobre os túbulos. São grandes, altamente acidófilas e de formato triangular. O ápice da célula está em contato com o lúmen da glândula, e sua base projeta-se além das bordas das células adjacentes.

As células parietais produzem *ácido clorídrico para o suco gástrico* e *fator intrínseco*, que é necessário para a absorção de vitamina B12 no íleo. A **base das glândulas gástricas** contém células principais e **células enteroendócrinas** (ver p. 384).

Glândulas cardíacas. A cárdia contém glândulas gástricas tubulares com numerosos ramos e dilatações císticas. As glândulas secretam muco e lisozima antibacteriana. Elas não contêm quaisquer células principais ou parietais.

Glândulas pilóricas. Na parte pilórica (**C**), as fovéolas gástricas geralmente são mais profundas que em outra parte da mucosa. Os ramos das glândulas estendem-se profundamente para baixo, formando espirais. São predominantemente revestidas por **células colunares** que secretam **muco neutro a ligeiramente ácido**. As glândulas pilóricas também contêm **células endócrinas** produtoras de gastrina (células G) (ver p. 387).

Camada Muscular (D)

A camada muscular do estômago consiste em **três camadas**. Além daquelas normalmente encontradas na parede intestinal, ou seja, a camada longitudinal (**D9**) e a camada circular (**D10**), o estômago possui uma terceira camada que consiste em fibras oblíquas (**D11**). As fibras da **camada longitudinal** externa são especialmente espessas. Elas passam ao longo da curvatura maior da cárdia para o piloro e ao longo da curvatura menor para a incisura angular. Após a incisura angular, novas fibras musculares longitudinais iniciam-se e estendem-se além da parte pilórica do estômago para continuar dentro do duodeno. A *incisura angular* marca, portanto, o *limite entre duas partes funcionalmente distintas do estômago*: um *saco digestório* superior com funções digestivas e um *canal pilórico* inferior, com funções de esvaziamento. A camada muscular longitudinal atua para regular a expansão longitudinal do estômago. A **camada circular** média, bem desenvolvida, é espessada ao redor do piloro formando o *esfíncter pilórico* (**D12**), que se projeta para o interior do estômago. A camada mais interna da cobertura muscular consiste em **fibras oblíquas**, que passam diagonalmente sobre o corpo do estômago, sem cobrir a curvatura menor, e são contínuas com a camada circular.

4.7 Estômago

A Mucosa do fundo do estômago

B Glândula gástrica do fundo, ilustração esquemática

C Mucosa da parte pilórica do estômago

D Camadas musculares da parede do estômago

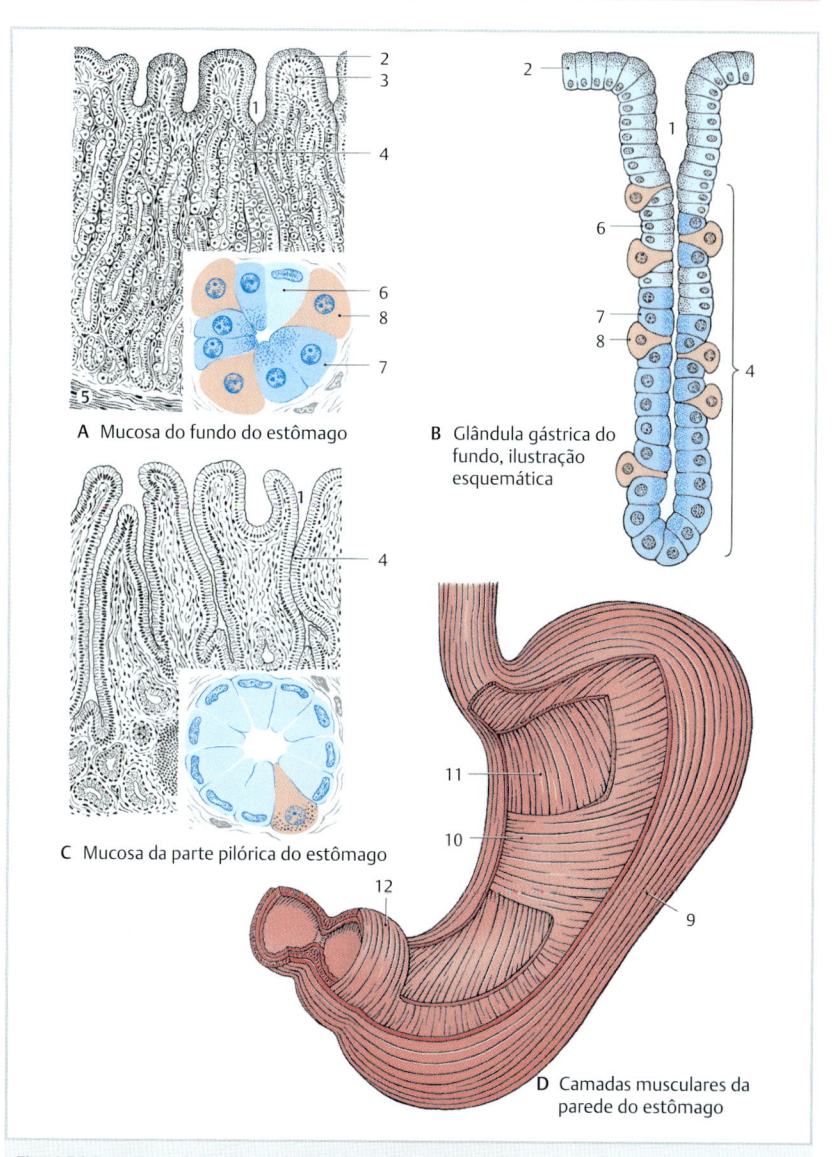

Fig. 4.26 Estrutura microscópica da parede do estômago.

Vasos, Nervos, Drenagem Linfática

Artérias. As artérias que suprem o estômago normalmente surgem de **ramos do tronco celíaco (A1)** e unem-se para formar os **plexos vasculares** ao longo das curvaturas menor e maior. O arco vascular na **curvatura menor** é formado pela artéria gástrica esquerda **(A2)** e pela artéria gástrica direita **(A3)**. A **artéria gástrica esquerda** surge do *tronco celíaco* e inicialmente ascende na prega do peritônio conhecida como prega gastropancreática superior, antes de se curvar na direção da curvatura menor. No nível da cárdia, ela distribui pequenos ramos para o esôfago e ramos maiores para o estômago, e anastomosa-se com a artéria gástrica direita, que normalmente surge da *artéria hepática própria* **(A4)**. Durante seu curso, a **artéria gástrica direita** situa-se primeiro superficialmente no ligamento hepatoduodenal do omento menor e então prossegue no ligamento hepatogástrico até a curvatura menor do estômago. Ali, une-se à artéria gástrica esquerda para formar o arco vascular. O arco vascular na **curvatura maior** é formado pelas artérias gastromentais. A **artéria gastromental esquerda (A5)** passa como um ramo da *artéria esplênica* **(A6)** através do ligamento gastroesplênico até a curvatura maior, onde segue no ligamento gastrocólico e anastomosa-se com a **artéria gastromental direita (A7)**, que se origina da *artéria gastroduodenal* **(A8)**. A região fúndica do estômago recebe nutrição adicional de **artérias gástricas curtas** pequenas, ramos da *artéria esplênica*.

Veias. As veias gástricas seguem **paralelas às artérias** das quais recebem suas denominações. O sangue drena diretamente através da *veia gástrica esquerda* **(A9)** na *veia porta hepática* **(A10)**, ou flui primeiro para a *veia esplênica* e *veia mesentérica superior* e, em seguida, para a veia porta hepática.

Nervos. As **fibras simpáticas** pós-ganglionares que inervam o estômago surgem do **plexo celíaco nervoso (A11)** e acompanham as artérias até a parede do estômago. A estimulação do sistema nervoso simpático causa *constrição dos vasos sanguíneos do estômago* e *inibe a motilidade gástrica*. As **fibras parassimpáticas** surgem de **ramos do nervo vago**, que formam o *tronco vagal anterior* na superfície anterior do estômago e o *tronco vagal posterior* na superfície posterior. A estimulação do sistema parassimpático leva ao aumento da *circulação*, maior *secreção de suco gástrico e ácido clorídrico*, além de aumento dos *movimentos estomacais*.

Linfonodos regionais (B). A linfa drena da rede mucosa e submucosa e da rede muscular e subserosa dos vasos linfáticos do estômago em três direções: a linfa da cárdia e de grande parte das paredes anterior e posterior drena ao longo da curvatura menor até alcançar os linfonodos **gástricos (B12)**, situados em sua maioria ao longo da *artéria gástrica esquerda*; a linfa da região fúndica do estômago e das partes da curvatura maior adjacentes ao baço drena nos **linfonodos esplênicos (B13)**; e o restante da linfa da curvatura maior drena para os linfonodos **gastromentais (B14)**. A linfa coletada pelos linfonodos mencionados anteriormente drena finalmente para os *linfonodos celíacos* **(B15)**. A linfa da região pilórica drena para os linfonodos **gastromentais (B14)** e normalmente para os **linfonodos pilóricos (B16)** situados atrás do piloro. A maior parte da linfa também é transportada para os *linfonodos celíacos*, e uma quantidade menor flui para os *linfonodos mesentéricos superiores* **(B17)**. Existem numerosas conexões entre estes territórios de drenagem linfática altamente complicados.

> **Nota clínica.** A metástase para os linfonodos pilóricos pode resultar em sua fusão com o pâncreas **(B18)** atrás deles, o que pode representar um considerável desafio intraoperatório.

Função gástrica. Uma vez no estômago, os bolos alimentares são acumulados, decompostos quimicamente e transformados em quimo. O quimo é circundado pela parede do estômago sem aumentar a tensão da parede. Estas contrações tônicas da parede do estômago em torno de seus conteúdos são referidas como **peristaltismo** e ocorrem somente naquela parte do estômago que forma o saco digestório. O conteúdo do estômago é gradualmente propelido distalmente na direção do canal pilórico, a região inferior do estômago, para esvaziamento gástrico. Ondas peristálticas, ou contrações musculares, então propelem os conteúdos estomacais na direção do piloro, que esvazia os conteúdos do estômago em pequenas porções no duodeno.

> **Nota clínica. Gastrite**, caracterizada por múltiplos defeitos pontilhados da mucosa superficial é a inflamação aguda mais comum do estômago. Acredita-se atualmente que a causa seja a colonização por *Helicobacter pylori*, uma bactéria flagelada Gram-negativa, espiralada. **Doença ulcerosa** é o termo coletivo para várias formas de úlceras do estômago.

4.7 Estômago

A Vasos e nervos do estômago

B Linfonodos e drenagem linfática do estômago

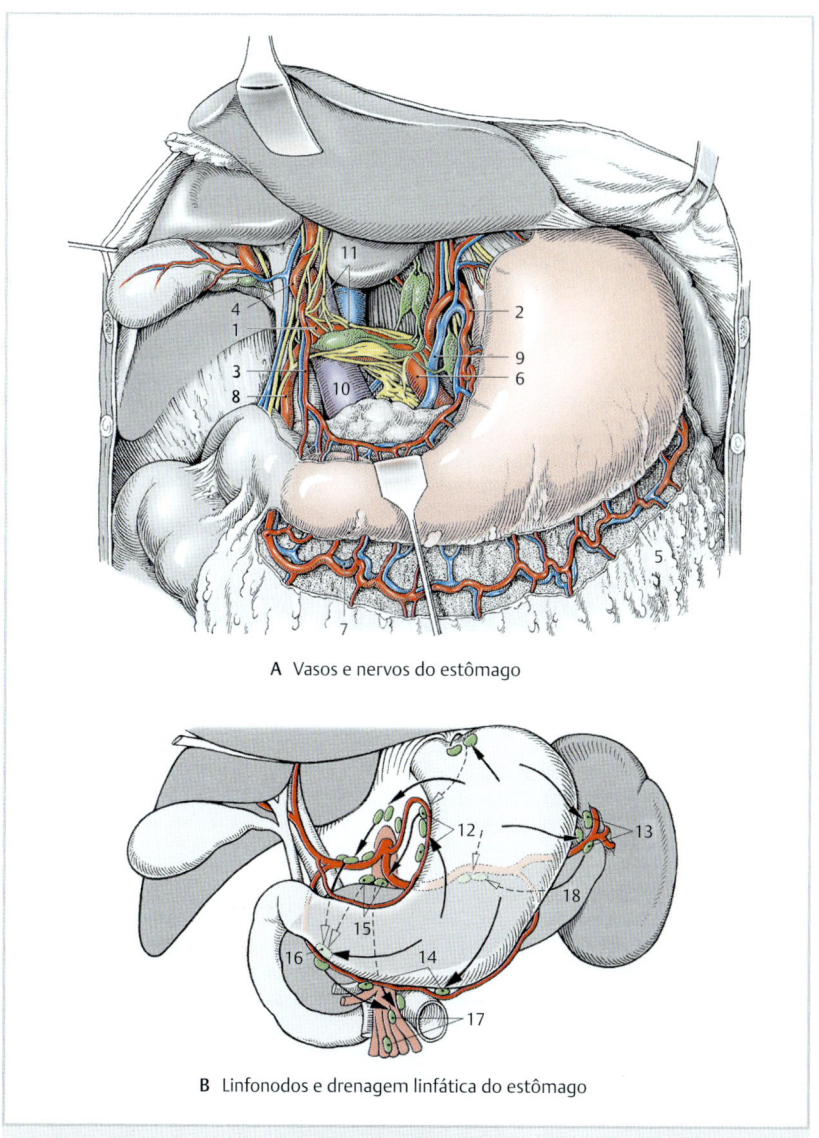

Fig. 4.27 Vasos, nervos e drenagem linfática do estômago.

4.8 Intestino Delgado

Abaixo do estômago, o canal alimentar é contínuo com o **intestino delgado**. Seus segmentos consistem em **duodeno (A1)**, **jejuno (AC2)** e **íleo (AC3)**, o qual se abre na fossa ilíaca direita dentro do intestino grosso (**A4**). O comprimento médio de todo o intestino delgado é de aproximadamente 5 metros.

Anatomia Macroscópica

Duodeno

O duodeno, em forma de ferradura ou de "C", com 25 a 30 cm de comprimento, projeta-se na direção do *umbigo*. Situado na parede abdominal posterior, a maior parte do duodeno situa-se no lado direito da coluna vertebral e envolve a cabeça do pâncreas (**B5**).

O duodeno pode ser dividido em **quatro segmentos**: a primeira parte, ou **parte superior (B6)**, começa no **piloro (B7)** no nível da L1 à direita da linha média. Ascende ligeiramente a partir de anteroposteriormente e torna-se contínua na *flexura superior do duodeno* (**B8**) com a parte descendente. Por sua aparência dilatada em radiografias, a primeira parte do duodeno é referida, no uso clínico, como *cápsula* ou *ampola do duodeno*. A parte superior é cruzada posteriormente pela veia porta e pelo ducto biliar comum. A veia cava inferior é profunda a estas estruturas. A **parte descendente (B9)** desce no lado direito da coluna vertebral até o nível da L3. Ela é contínua na *flexura inferior do duodeno* (**B10**) com a **parte horizontal (B11)**, que segue abaixo da cabeça do pâncreas sobre a coluna vertebral. Após alcançar o lado esquerdo da coluna vertebral, ela segue na **parte ascendente (B12)** até a *flexura duodenojejunal* (**B13**), situada no nível da L2, onde passa para dentro do jejuno.

A *parte superior* do duodeno está situada *intraperitonealmente*. Sua inserção no fígado pelo ligamento hepatoduodenal (**B14**) permite o movimento. A *parte descendente* e *todos os segmentos consecutivos* são *estruturas secundariamente retroperitoneais*, assim apenas suas superfícies anteriores são cobertas pelo peritônio. O intestino delgado torna-se *intraperitoneal* novamente na flexura duodenojejunal, com pregas peritoneais e recessos próximos. A **fossa duodenal superior (B15)** é emoldurada pela **prega superior do duodeno (B16)** e a **fossa inferior do duodeno (B17)** pela **prega inferior do duodeno (B18)**. Feixes de células de fibras musculares lisas, que formam o **músculo suspensor do duodeno** (ligamento de Treitz), conectam a parte ascendente do duodeno com o tronco da artéria mesentérica superior.

> **Nota clínica.** Os encarceramentos das alças do intestino delgado em recessos peritoneais são referidos como hérnias internas (**hérnias de Treitz**). Estas têm potencial para levar à necrose intestinal fatal.

Jejuno e Íleo

O intestino delgado começa a curvar-se na **flexura duodenojejunal (B13)**. O **jejuno (AC2)** forma até dois quintos de seu comprimento total e o **íleo (AC3)** até três quintos. As alças do intestino delgado situam-se na parte infracólica da cavidade abdominal, emolduradas pelo intestino grosso (**A4**) e são cobertas pelo omento maior. Na fossa ilíaca direita, o íleo abre-se via **orifício ileal** no interior do intestino grosso. Em cerca de 2% dos indivíduos, há um saco cego localizado a 50–100 cm da valva, conhecido como divertículo ileal, ou **divertículo de Meckel**, um remanescente do *ducto vitelino embrionário*.

O jejuno e o íleo são situados *intraperitonealmente* e estão suspensos da parede abdominal posterior por um **mesentério (C19)**, que permite o seu movimento. A **raiz do mesentério (BC20)** tem 15 a 18 cm de comprimento e passa ao longo da parede abdominal posterior em uma linha a partir da flexura duodenojejunal até a fossa ilíaca direita. A **inserção do mesentério no intestino delgado** tem cerca de 4 metros de comprimento e consiste em numerosas pregas, que formam um tipo de colar ao redor do intestino delgado. As paredes do jejuno e do íleo possuem uma superfície externa lisa e revestimento peritoneal, e não podem ser distinguidas umas das outras macroscopicamente.

> **Nota clínica.** A inflamação do divertículo de Meckel pode ser confundida com apendicite.

4.8 Intestino Delgado

A Intestino delgado: posição e segmentos

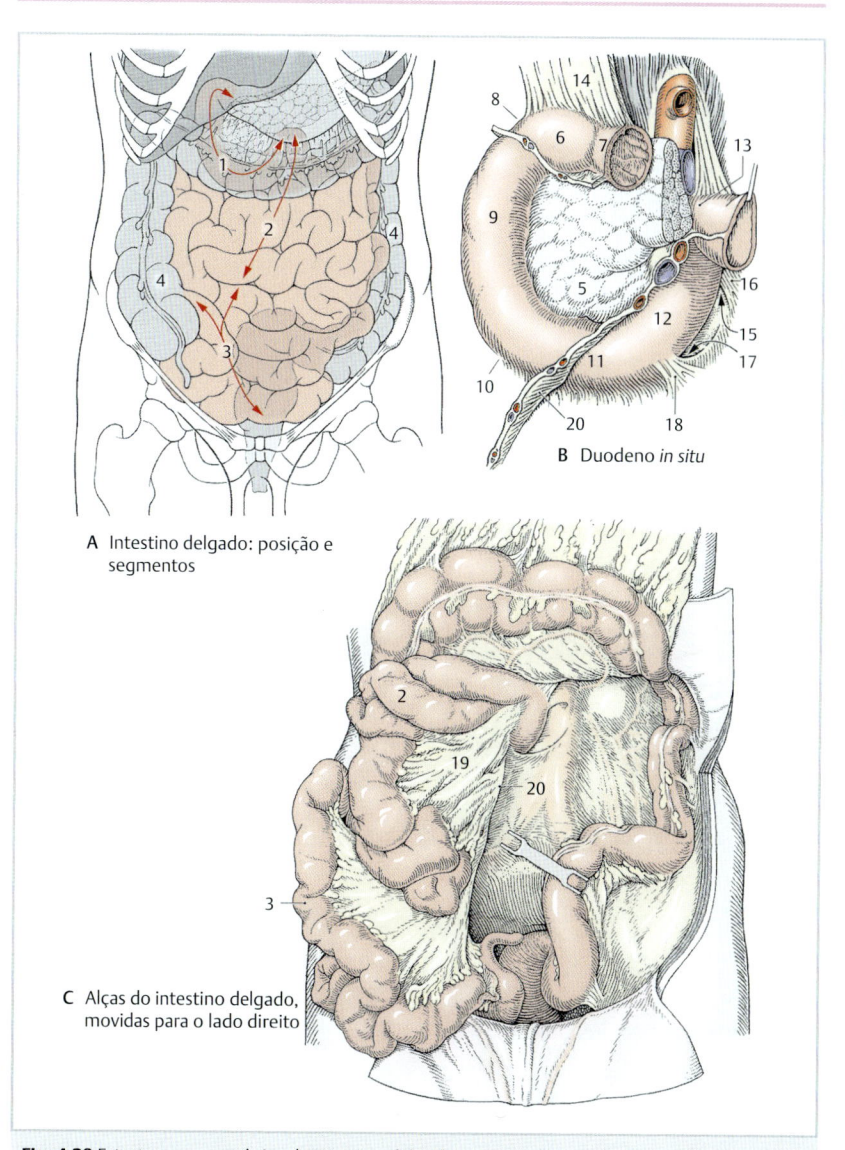

B Duodeno *in situ*

C Alças do intestino delgado, movidas para o lado direito

Fig. 4.28 Estrutura macroscópica do intestino delgado.

Estrutura da Parede do Intestino Delgado

Pontos de Referência da Mucosa

Duodeno. O revestimento mucoso do duodeno contém **pregas circulares** altas, densamente compactadas (válvulas de Kerckring) **(A1)** que são visíveis a olho nu. As pregas circulares, que consistem em mucosa e submucosa, aumentam a área de superfície da mucosa em 50%. A parte descendente do duodeno contém as aberturas das passagens excretoras do fígado e do pâncreas, ou seja, o *ducto biliar* **(A2)** e o *ducto pancreático* **(A3)**. Estes produzem uma prega longitudinal na mucosa, conhecida como **prega longitudinal do duodeno (A4)**, e unem-se normalmente para se abrir em uma projeção da mucosa, situada no alto da prega, denominada **papila maior do duodeno (A5)**. Localizada cranialmente à papila maior do duodeno, há a **papila menor do duodeno**, onde o *ducto pancreático acessório* normalmente se abre.

Jejuno e íleo. A porção inicial do revestimento mucoso do jejuno **(B)** também possui **pregas circulares** altas em densa distribuição. Próximas ao íleo **(C)**, as pregas tornam-se mais curtas e mais espaçadas, e, na segunda metade do íleo, normalmente estão ausentes. Em localização oposta à inserção mesentérica, a mucosa do íleo dilata-se visivelmente no lúmen, devido aos **folículos linfoides agregados (C6)** subjacentes (placas de Peyer) na mucosa e submucosa.

Anatomia Microscópica

Mucosa. A microestrutura da mucosa do intestino delgado corresponde à estrutura geral encontrada no intestino (ver p. 142). Além das pregas circulares, a superfície de todos os segmentos do intestino delgado também está aumentada por vilosidades e criptas.

Vilosidades intestinais (D-F7). As vilosidades intestinais são *projeções mucosas foliformes ou digitiformes do epitélio* e *lâmina própria* que conferem uma aparência aveludada à mucosa do intestino delgado. O epitélio contém vários tipos celulares, todos derivados das mesmas células-tronco. Em sua superfície, as vilosidades são cobertas por células epiteliais absortivas conhecidas como *enterócitos* **(E9)** com células caliciformes difusas. A área de superfície do lado luminal dos enterócitos está amplamente aumentada por um arranjo de microvilosidades que formam uma *borda em escova*. Cada **núcleo de vilosidade** é ocupado por *tecido conjuntivo* (lâmina própria), contendo célula de musculatura lisa para a *motilidade da vilosidade* individual, assim como um *vaso sanguíneo* **(E10)** e um *vaso linfático*, junto com linfócitos, plasmócitos e mastócitos.

Glândulas intestinais (D-F8) (criptas de Lieberkühn). As glândulas intestinais, tubulares, curtas, que se abrem nas bases das vilosidades adjacentes, estendem-se para a muscular da mucosa. O epitélio das glândulas tem função secretora e ajuda na regeneração das células epiteliais. Consiste principalmente em *enterócitos*; *células caliciformes* **(E11)**; *células de Paneth* com grânulos apicais que contêm enzimas lisossomais e peptidase; e *células enteroendócrinas* produtoras de hormônio (ver p. 384). As células de Paneth são encontradas principalmente no fundo das criptas.

Submucosa. O tecido conjuntivo da submucosa contém o **plexo nervoso submucoso (plexo de Meissner)** e redes frouxas de **vasos sanguíneos e linfáticos**. A submucosa do duodeno **(D)** contém ramificação de **glândulas duodenais** tubuloalveolares **(D12)**, também conhecidas como glândulas de Brunner. Suas secreções mucilaginosas neutralizam as substâncias no quimo recebido do estômago.

Camada muscular. Em todo o intestino delgado, a camada muscular consiste em uma **camada circular interna** bem desenvolvida e uma **camada longitudinal externa** menos proeminente. O tecido conjuntivo entre as duas camadas contém **plexo nervoso mioentérico** (autonômico) **(plexo de Auerbach)**.

As camadas longitudinal externa e circular interna de músculo atuam como **antagonistas**: a contração da camada longitudinal encurta e expande um segmento intestinal, enquanto a contração da camada circular o alonga e estreita. Isso produz *contrações da segmentação pendulares* e *rítmicas* que misturam os conteúdos intestinais, e *contrações* ou *ondas peristálticas* que os transportam.

Resumo

O **duodeno (D)** possui pregas circulares altas; vilosidades altas, em formato de folha; e criptas rasas. Sua submucosa contém glândulas duodenais.

O **jejuno (E)** é caracterizado por pregas circulares altas e densamente compactadas; vilosidades altas digitiformes; e criptas que se tornam gradualmente mais profundas.

O **íleo (F)** contém vilosidades mais curtas e as criptas se tornam progressivamente mais profundas. Sua submucosa contém folículos linfoides agregados que se estendem para dentro da lâmina própria.

4.8 Intestino Delgado

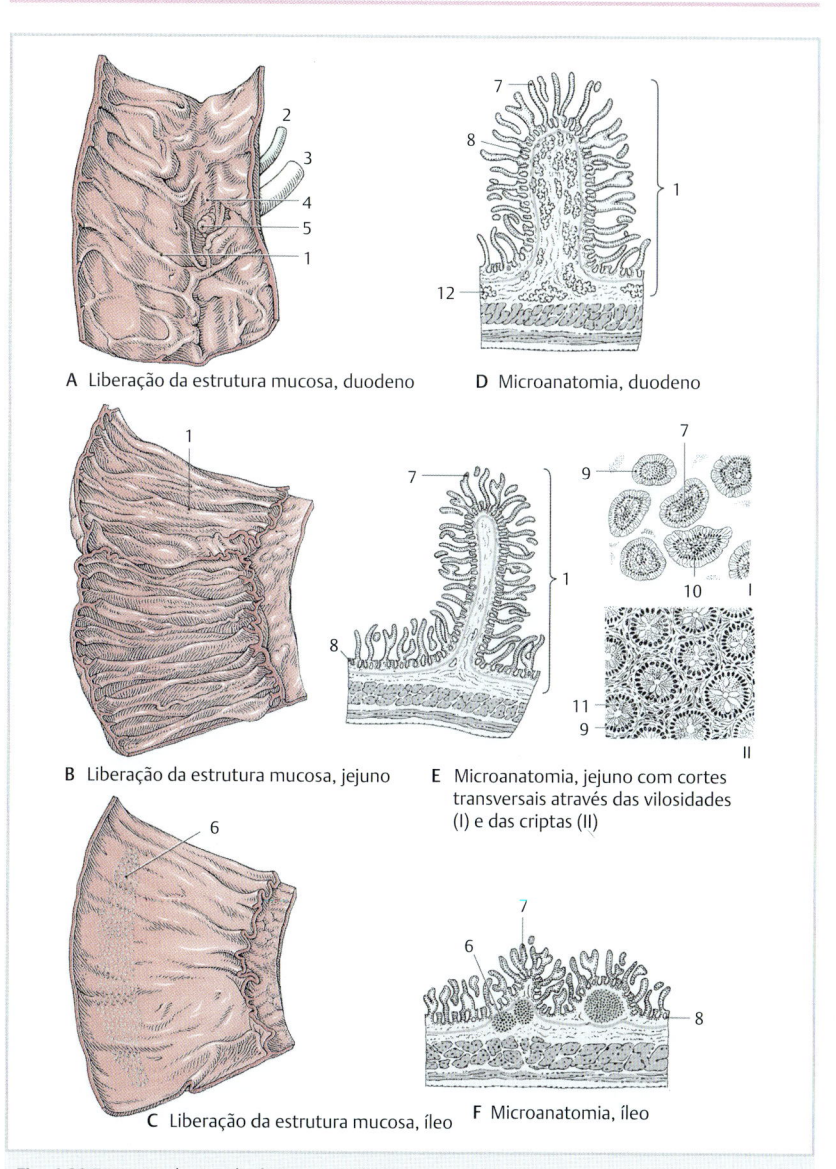

A Liberação da estrutura mucosa, duodeno

D Microanatomia, duodeno

B Liberação da estrutura mucosa, jejuno

E Microanatomia, jejuno com cortes transversais através das vilosidades (I) e das criptas (II)

C Liberação da estrutura mucosa, íleo

F Microanatomia, íleo

Fig. 4.29 Estrutura da parede do intestino delgado.

Vasos, Nervos e Drenagem Linfática

Duodeno

Artérias. Os vasos que suprem o duodeno correspondem em grande parte àqueles que suprem a cabeça do pâncreas. A **artéria pancreaticoduodenal superior anterior (A1)** e a **artéria pancreaticoduodenal superior posterior (A2)** surgem da *artéria gastroduodenal* **(A3)**, um ramo da *artéria hepática comum* **(A4)**, que, por sua vez, é um ramo do *tronco celíaco* **(A5)**. Elas se unem com a **artéria pancreaticoduodenal inferior (A6)**, que surge da *artéria mesentérica superior* **(AB7)**, para formar uma alça vascular ao redor do duodeno e da cabeça do pâncreas, estabelecendo uma conexão entre os sistemas arteriais do tronco celíaco e a artéria mesentérica superior.

Veias. A drenagem venosa do duodeno e do pâncreas ocorre através da **veia esplênica (A8)** e da **veia mesentérica superior (AB9)** dentro da *veia porta hepática* **(A10)**.

Nervos. A inervação autônomica extrínseca de todo o intestino delgado é suprida pelos plexos nervosos ao redor dos vasos mesentéricos. As fibras **parassimpáticas** surgem dos *troncos vagais* e as fibras **simpáticas**, dos *gânglios celíacos* e do *gânglio mesentérico superior*.

Linfonodos regionais. A linfa drena para um pequeno grupo de linfonodos **pilóricos** (ver p. 194) e os linfonodos pancreaticoduodenais. Os *linfonodos hepáticos* servem como a segunda estação de filtração, escoando nos *linfonodos celíacos*, que por sua vez drenam nos *troncos intestinais*.

Jejuno e Íleo

Artérias. O jejuno e o íleo recebem seu suprimento sanguíneo dos **ramos** da **artéria mesentérica superior (AB7)**. Cerca de **4 a 5 artérias jejunais (B11)** e cerca de **12 artérias ileais (B12)** correm no mesentério para o jejuno e o íleo. Cada uma destas artérias jejunais ou ileais inicialmente dá origem a dois ramos que se comunicam com a artéria adjacente. Em seu curso, há interconexões cada vez mais numerosas entre os vasos, dando origem a **arcadas arteriais (B13)** progressivamente menores. Os ramos que passam das arcadas periféricas para a parede intestinal são as artérias terminais. Por isso, a oclusão destes vasos pode resultar em dano intestinal regional.

Veias. As veias que acompanham as artérias drenam o jejuno e o íleo através da *veia mesentérica superior* para a *veia porta hepática* **(A10)**.

Nervos. A inervação corresponde à do duodeno.

Linfonodos regionais. A linfa das vilosidades do intestino delgado e do resto da parede intestinal drena via vasos linfáticos situados ao longo das artérias. A drenagem é primeiramente para o grupo de *linfonodos mesentéricos justaintestinais* **(B14)**, próximos às arcadas arteriais primárias, e dali para os *linfonodos mesentéricos superiores* que se encontram adjacentes aos *linfonodos pancreaticoduodenais* e, também, via *linfonodos celíacos* dentro dos *troncos intestinais*.

Função do Intestino Delgado

A principal função do intestino delgado é a digestão e absorção de nutrientes. A digestão pode ser definida como a *hidrólise enzimática dos nutrientes em componentes absorvíveis*: os carboidratos são decompostos em monossacarídeos; as proteínas, em aminoácidos; e as gorduras, em ácidos graxos e glicerina. As secreções pancreáticas liberadas no duodeno fornecem uma importante *fonte de proteína*. A digestão de gordura requer ácidos biliares, que também são secretados no interior do duodeno. A mucosa intestinal contém células epiteliais *absortivas e produtoras de muco*, assim como *células endócrinas*. As últimas secretam hormônios que regulam a secreção pancreática e da vesícula biliar, assim como a motilidade intestinal. O quimo é movido através do intestino delgado mediante *movimentos de mistura e propulsão*.

Nota clínica. A proliferação de células epiteliais duodenais do segundo ao terceiro mês de desenvolvimento do embrião causa oclusão temporária completa do lúmen. A não recanalização na fase avançada da gravidez resulta em **estenose duodenal**, em que o lúmen está estreitado, ou **atresia**, em que está completamente ocluído.

O intestino delgado é crucial para a absorção de quase todos os componentes da dieta. Ele absorve entre 7 e 12 L de líquidos diariamente. As doenças inflamatórias do intestino delgado inevitavelmente levam ao distúrbio do líquido intestinal e do equilíbrio eletrolítico, cuja manifestação clínica normalmente é a diarreia.

As úlceras são a doença mais comum no duodeno. Geralmente, elas ocorrem no bulbo duodenal, com um pico de incidência entre 30 e 50 anos de idade. Os homens são afetados geralmente quatro vezes mais que as mulheres. Os sintomas típicos incluem dor epigástrica à noite ou em jejum, junto com timpanismo, eructação, meteorismo e vômito.

4.8 Intestino Delgado

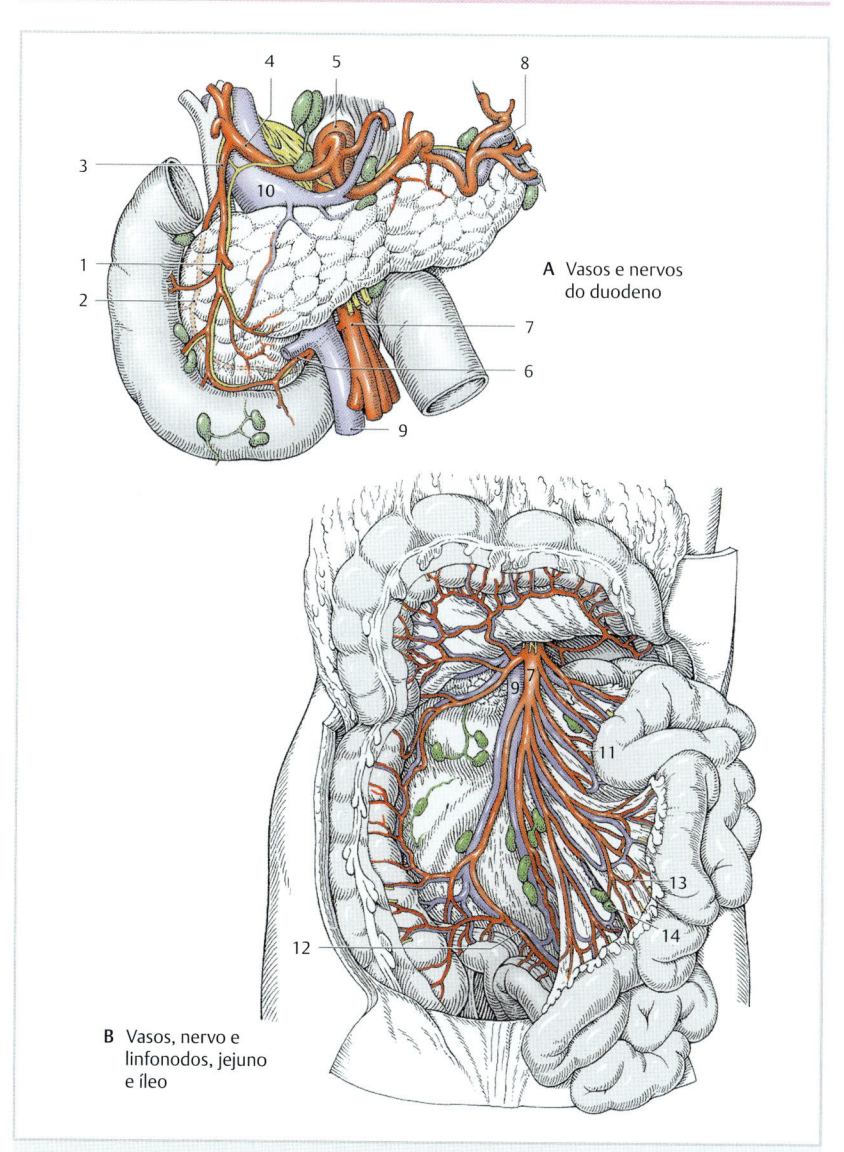

A Vasos e nervos do duodeno

B Vasos, nervo e linfonodos, jejuno e íleo

Fig. 4.30 Vasos, nervos e drenagem linfática do intestino delgado.

4.9 Intestino Grosso

Segmentos do Intestino Grosso: Visão Geral

O **intestino grosso** tem de 1,5 a 1,8 m de comprimento. Situa-se na parte infracólica da cavidade abdominal, emoldurando as alças do intestino delgado. O intestino grosso pode ser subdividido em quatro partes: o **ceco (A1)** e o **apêndice vermiforme (AC2)**; o **cólon**, que consiste em *cólon ascendente* **(A3)**, *cólon transverso* **(A4)**, *cólon descendente* **(A5)** e *cólon sigmoide* **(A6)**; o **reto (A7)** e o **canal anal (A8)**. Com exceção do canal anal, que se origina do ectoderma, todo o intestino grosso origina-se do endoderma.

Características Típicas

O ceco e o cólon são caracterizados pelas particularidades típicas em suas superfícies externas que os tornam imediatamente distinguíveis do intestino delgado. As **tênias cólicas (B9)** são *bandas espessas da camada muscular longitudinal externa* de cerca de 1 cm de largura. São referidas por sua localização no cólon transverso como *tênias mesocólicas*, *tênias omentais* e *tênias livres* **(B10)**. Projetando-se no lúmen intestinal, encontram-se as **pregas semilunares do cólon (B11)**. Consistindo em todas as camadas da parede, elas são produzidas por contrações musculares e, portanto, variam em número e localização. Ao redor da parte externa da parede do intestino grosso, elas criam sulcos constritivos transversos. Entre os sulcos adjacentes, a parede do cólon projeta-se para fora, formando saculações conhecidas como **haustrações do cólon (B12)**. Também na superfície externa há plicaturas adiposas subserosas chamadas **apêndices omentais (ou epiploicos) (B13)**.

Ceco e Apêndice Vermiforme

Ceco. O segmento inicial do intestino grosso tem de 6 a 8 cm de comprimento, é sacular, localiza-se na *fossa ilíaca direita*, e contém a abertura do íleo **(C14)** em sua parede medial. A **tênia mesocólica** está voltada em direção posteromedial; a **tênia omental**, posterolateralmente; e a **tênia livre (B10)** situa-se entre elas e é visível pela vista anterior.

Apêndice vermiforme (AC2). O apêndice vermiforme é contínuo com a *extremidade posteromedial do ceco*. Sua posição depende daquela do ceco e, portanto, é altamente variável **(D)**: em cerca de 65%, o apêndice vermiforme situa-se posteriormente ao ceco na *posição retrocecal* (ascendente); em 31%, ele se estende além da linha terminal na pelve menor, situado em *posição subcecal* (descendente); em mais de 2% dos indivíduos, ele situa-se posteriormente ao ceco na *posição retrocecal* (transverso); em 1%, ele situa-se anteriormente ao íleo na *posição paracecal, pré-ileal* (ascendente); em cerca de 0,5%, ele situa-se posterior ao íleo na *posição paracecal, retroileal* (ascendente). Na **posição retrocecal ascendente**, que é a mais comum, a base do apêndice vermiforme projeta-se na direção do **ponto de McBurney** na parede anterior abdominal **(E)**. Este ponto situa-se a cerca de um terço da distância do início de uma linha imaginária desenhada desde a espinha ilíaca anterior superior até o umbigo. O apêndice vermiforme tem, em média, 10 cm de comprimento e 6 mm de espessura. As três tênias do ceco **(C)** convergem na abertura do apêndice vermiforme, e não formam bandas na *camada muscular longitudinal* do apêndice vermiforme, que não possui tênia.

Relações peritoneais. As relações peritoneais do intestino grosso são variáveis. O ceco pode ser quase completamente coberto em todos os lados pelo peritônio, caso em que ele é referido como **ceco livre**, algumas vezes com o seu próprio mesocólon. Um **ceco fixo** é um ceco secundariamente retroperitoneal, ou seja, está afixado à fáscia do músculo ilíaco. Acima e abaixo da junção ileocecal, e ocultos atrás das duas pregas peritoneais, ou seja, da **prega vascular do ceco** e da **prega ileocecal**, estão localizados o **recesso ileocecal superior** e o **recesso ileocecal inferior (C15)**. Atrás do lado direito do ceco, geralmente, há um **recesso retrocecal (C16)**.

O apêndice vermiforme situa-se na posição intraperitoneal e possui seu próprio **mesoapêndice (C17)**.

> **Nota clínica.** O curso das tênias pode ajudar o cirurgião a localizar rapidamente o apêndice vermiforme.

4.9 Intestino Grosso

A Segmentos do intestino grosso, posição

B Características do intestino grosso, flexura cólica direita

C Ceco e apêndice vermiforme

D Variações na posição do apêndice vermiforme

65,28 %   31,01 %   2,26 %   1,0 %   0,5 %

E Projeção do apêndice vermiforme na parede abdominal

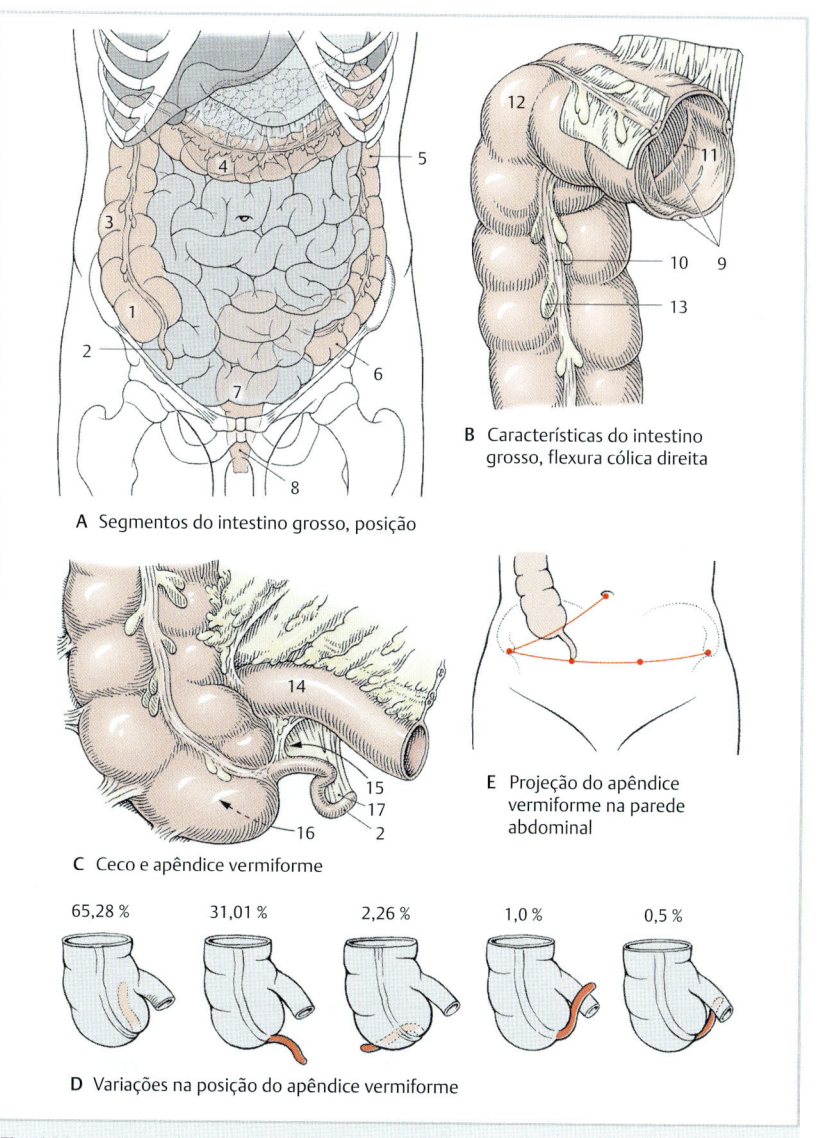

Fig. 4.31 Segmentos do intestino grosso, ceco.

Ceco e Apêndice Vermiforme (cont.)

Pontos de Referência de Mucosa

As **pregas semilunares do cólon** (**A1**) são visíveis no interior do ceco. Abrindo-se dentro de sua parede encontra-se o íleo (**AB2**), com seus dois lábios de válvula recobertos por mucosa conhecidos como **lábio ileocecal** (**AB3**) e **lábio ileocólico** (**AB4**), que se projetam dentro do lúmen cecal. Estes formam a válvula ileocecal que circunda o **orifício ileal** (**AB5**). No cadáver, o orifício ileal é uma abertura transversal; no corpo vivo, o par de lábios projeta-se até o interior do ceco, formando a papila ileal (**B6**) e conferindo à abertura a aparência de estrela. Os lábios recobertos por mucosa unem-se em suas extremidades externas para produzir uma prega chamada **frênulo do orifício ileal** (**A7**). Os lábios e as pregas recobertos por mucosa, produzidos em sua maior parte pela camada muscular invaginada do íleo terminal, atuam para impedir o refluxo dos conteúdos do intestino grosso no interior do intestino delgado. A uma curta distância, distalmente ao íleo, o apêndice vermiforme abre-se via orifício do **apêndice vermiforme** (**AB8**) dentro do ceco.

Anatomia Microscópica

Ceco (C). A mucosa colônica, que é a mesma em todos os segmentos, começa diretamente após a válvula ileocecal. A mucosa do ceco *não contém vilosidades*; ela possui apenas criptas, ou *glândulas intestinais* (**C9**), que são especialmente profundas e compactadas nesta parte do intestino grosso. O epitélio de superfície é composto de *enterócitos* (**C10**) com uma elevada *borda em escova*, assim como *células caliciformes* (**C11**). A submucosa contém áreas de *folículos linfáticos*. A *camada circular* da camada muscular forma uma camada contínua, enquanto a *camada longitudinal* é limitada principalmente às três tênias.

Apêndice vermiforme (D). A aparência histológica do apêndice vermiforme também é similar à do resto do intestino grosso, mas suas criptas irregulares são rasas. Uma característica típica é o acúmulo massivo de folículos linfáticos, ou **folículos linfoides agregados** (**D12**), que se estendem da lâmina própria através da muscular da mucosa para a submucosa. O apêndice vermiforme é um **importante componente do sistema imunológico** (ver p. 384). Sua camada muscular é contínua, consistindo em uma *camada circular* e uma *camada longitudinal*.

C17 Muscular da mucosa, **C18** Submucosa, **C19** Camada muscular circular, **C20** Camada muscular longitudinal, **C21** Serosa, **D22** Mesoapêndice

Vasos, Nervos e Drenagem Linfática

Artérias (E). O ceco e o apêndice são supridos pela **artéria ileocólica** (**E13**), que surge do último ramo da *artéria mesentérica superior*. Ela dá origem aos seguintes ramos:
artéria apendicular (**E14**), que corre no mesoapêndice para o apêndice vermiforme;
artéria cecal anterior (**E15**), que corre na prega vascular do ceco até a parede anterior do ceco;
artéria cecal posterior (**E16**) até a parede posterior do ceco;
ramos ileais até o íleo terminal (E17).

Veias. A drenagem venosa é feita pelas veias de mesmo nome, que drenam pela veia mesentérica superior na veia porta hepática.

Nervos. A inervação autonômica é idêntica àquela do intestino delgado.

Linfonodos regionais. Situados no ângulo entre o íleo e o ceco, os linfonodos ileocólicos, os linfonodos pré-cecais, os linfonodos retrocecais e os linfonodos apendiculares coletam a linfa do ceco e do apêndice vermiforme e drenam via linfonodos mesentéricos nos troncos intestinais.

Função. A principal função do **ceco** e do **cólon** é a **reabsorção de água e eletrólitos**, que entram no lúmen intestinal junto com os sucos digestivos. Depois de se completarem os processos digestórios no íleo, o intestino grosso recebe os resíduos indigeríveis, que são decompostos pelas bactérias. Os conteúdos intestinais são transportados através do intestino grosso e convertidos em resíduos sólidos por meio de lento peristaltismo e antiperistaltismo. Alguns movimentos propulsivos são suficientes para propelir os conteúdos intestinais distalmente para dentro do cólon.

O **apêndice vermiforme** é um local importante que serve ao **sistema imunológico do trato digestório** (ver p. 418).

> **Nota clínica.** Em sua função como parte do sistema imunológico, o apêndice vermiforme pode reagir exageradamente à infecção. A inflamação, ou **apendicite**, pode resultar em perfuração, com resultante disseminação da inflamação para a cavidade abdominal (**peritonite**). A ileíte terminal (doença de Crohn) pode-se apresentar como apendicite devido à proximidade com o apêndice vermiforme.

4.9 Intestino Grosso

A Pontos de referência de mucosa, parede posterior do apêndice

B Invaginação do íleo e base do apêndice vermiforme

D Microanatomia do apêndice vermiforme

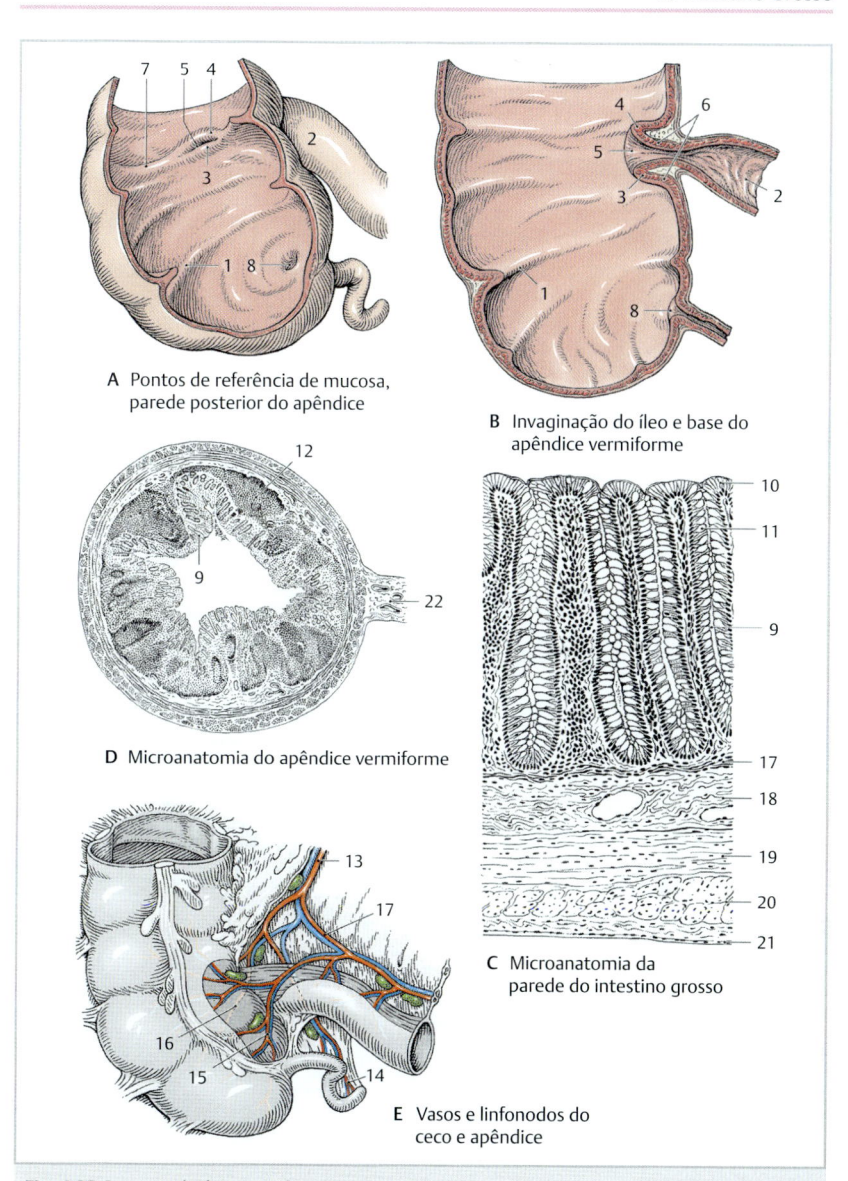

C Microanatomia da parede do intestino grosso

E Vasos e linfonodos do ceco e apêndice

Fig. 4.32 Ceco e apêndice vermiforme, continuação.

Segmentos do Cólon

Cólon ascendente. Acima do orifício ileal, o ceco **(A1)** é contínuo com o cólon ascendente **(A2)**. O cólon ascendente situa-se na parte inferior direita do abdome e estende-se até a **flexura cólica direita (A3)**, que normalmente está situada entre o polo inferior direito do rim e o lobo direito do fígado, onde produz a *impressão cólica*. O cólon ascendente é um órgão **secundariamente retroperitoneal**.

Cólon transverso (A4). O cólon transverso inicia na flexura cólica direita. Ele é um órgão **intraperitoneal** e sua posição pode variar consideravelmente; algumas vezes situa-se tão alto quanto no nível do umbigo ou, em casos extremos, tão baixo quanto na pelve menor. Está fixado pelo **mesocólon transverso (B5)** à parede abdominal posterior, mas é móvel (ver p. 188 **A**), fixado ao fígado pelo **ligamento hepatocólico** e ao estômago pelo **ligamento gastrocólico**.

Cólon descendente. O cólon transverso vira bruscamente na **flexura cólica esquerda (A6)**, abaixo da cúpula esquerda do diafragma e une-se ao cólon descendente **(A7)**. A curva acentuada no cólon é fixada em posição pelo **ligamento frenocólico**. Sua posição fixa pode obstruir a passagem dos conteúdos intestinais. O cólon descendente situa-se no lado esquerdo da porção inferior do abdome e, sendo um órgão **secundariamente retroperitoneal**, está afixado à parede abdominal posterior.

Cólon sigmoide. O cólon descendente torna-se contínuo com o cólon sigmoide **(AB8)** na fossa ilíaca esquerda. A porção sigmóidea do cólon é novamente **intraperitoneal**. Está fixado à parede abdominal posterior pelo **mesocólon sigmoide (A9)**, cuja raiz pode conter o **recesso intersigmoide**. O cólon sigmoide segue um curso em formato de "S", na direção da linha média do corpo, onde se torna contínuo com o reto no nível da L2 ou L3.

Todos os segmentos do cólon têm **particularidades características do intestino grosso**; cada um possui três tênias, das quais somente a *tênia livre* **(A10)** é *diretamente visível*. Em todas as partes retroperitoneais secundariamente, as tênias mesocólica e omental estão voltadas para a parede abdominal posterior; no cólon transverso, a tênia mesocólica está localizada na inserção do mesocólon transverso, e a tênia omental na inserção do omento maior **(A11)**.

Pontos de referência de mucosa e microanatomia. A estrutura de superfície da mucosa é formada pelas **pregas** semilunares do **cólon** e é similar à do ceco (ver p. 204). As criptas tornam-se progressivamente mais rasas na direção do ânus.

Vasos, Nervos e Drenagem Linfática

Artérias (B). O cólon ascendente e cerca de dois terços do cólon transverso recebem seu suprimento sanguíneo da **artéria cólica direita** e da **artéria cólica média (B12)**, que surgem da *artéria mesentérica superior* (ver p. 200 **B**). A artéria cólica direita normalmente se anastomosa com a *artéria ileocólica* e com a *artéria cólica média*. O terço esquerdo do cólon transverso é nutrido, assim como o cólon descendente, pela **artéria cólica esquerda (B13)**, que surge da *artéria mesentérica inferior* **(B14)**. A artéria cólica média anastomosa-se com a artéria cólica esquerda; por isso, há comunicação entre os sistemas arteriais mesentéricos superior e inferior. A **artéria sigmóidea (B15)** une-se à artéria cólica esquerda e anastomosa-se com este vaso e com a artéria retal superior.

Veias. As veias de mesmo nome seguem o curso das respectivas artérias e drenam através da *veia mesentérica superior* ou *veia mesentérica inferior* **(B16)** para a *veia porta hepática*.

Nervos. As fibras que surgem do *nervo vago* suprem a inervação **parassimpática** do cólon até um ponto entre os terços médio e esquerdo do cólon transverso (**ponto Cannon-Boehm**); além deste ponto, as fibras parassimpáticas para o cólon originam-se na *medula espinal sacral* no nível de S2–S5 e passam cranialmente, via *nervos esplâncnicos sacrais*, até os plexos autonômicos situados ao longo dos vasos sanguíneos. As fibras **simpáticas** surgem do *plexo mesentérico superior* ou do *plexo mesentérico inferior* **(B17)**.

Linfonodos regionais. Os vasos linfáticos seguem o curso das artérias e veias cólicas. Os **linfonodos paracólicos** situam-se diretamente no cólon. Os **linfonodos cólicos (B18)** estão localizados ao longo dos vasos nutrícios. Eles drenam para os *linfonodos mesocólicos*, que, por sua vez, drenam para os *linfonodos celíacos*.

4.9 Intestino Grosso

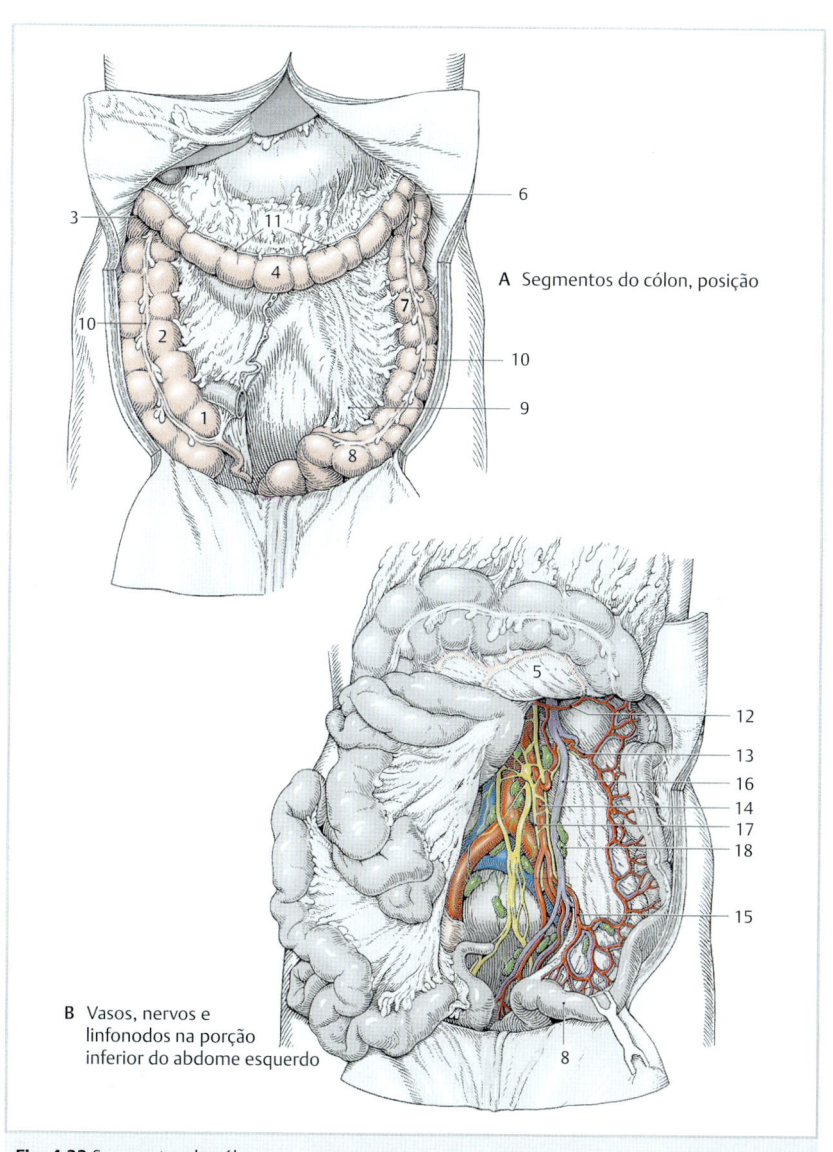

A Segmentos do cólon, posição

B Vasos, nervos e linfonodos na porção inferior do abdome esquerdo

Fig. 4.33 Segmentos do cólon.

Reto e Canal Anal

No nível da S2 ou S3, o cólon sigmoide **(A1)** torna-se contínuo com o **reto (A2)**. O reto tem cerca de 15 cm de comprimento. A porção do reto na pelve menor, ou seja, a **flexura sacral do reto (A3)**, segue a concavidade anterior da curva sacrococcígea. Na **flexura anorretal do reto (A4)**, uma convexidade anterior do reto, ele se curva para passar posteriormente através do *diafragma pélvico* e tornar-se contínuo com o canal anal. Além das *curvaturas no plano sagital*, o reto também se *curva no plano frontal* **(flexuras laterais)**. O reto não compartilha as características específicas de haustrações do intestino grosso, apêndices omentais e tênias, e sua *camada muscular longitudinal* é uma *camada contínua* em vez de bandas agregadas.

O **canal anal (A5)** tem cerca de 4 cm de comprimento, e é a porção final do canal intestinal. É circundado por um complexo aparelho esfincteriano e abre-se no **ânus (A6)**.

A parte superior do reto é coberta em seu aspecto anterior e lateralmente pelo peritônio. Na pelve masculina, o peritônio reflete-se sobre a bexiga urinária, formando a **bolsa retovesical**. Na pelve feminina, ele se reflete sobre o útero, formando a **bolsa retouterina (A7)**. A *porção superior do reto, portanto, é retroperitoneal*. Assim como o canal anal, a porção distal do reto *não possui cobertura peritoneal*.

Pontos de Referência de Mucosa e Microanatomia

Acima do canal anal, na região da flexura sacral, o reto pode formar uma dilatação conhecida como **ampola do reto**. Normalmente há três pregas transversas constantes que se projetam para o interior do reto, conhecidas como **pregas transversas do reto**. As pregas superiores e inferiores projetam-se da esquerda, enquanto a média e maior das três, a **prega de Kohlrausch (A8)**, projeta-se da direita. Ela está localizada a cerca de 6 cm do ânus. Na pelve feminina, a prega de Kohlrausch situa-se à altura da bolsa retouterina, o ponto mais baixo na cavidade peritoneal.

A **estrutura das** paredes **do reto** assemelha-se àquelas de outra parte do intestino grosso.

Aparelho Esfincteriano

Circundando o canal anal encontra-se um aparelho esfincteriano complexo. Seus componentes consistem na camada mais interna do músculo liso que forma o **esfíncter anal interno (B-D9)**, e uma camada externa de músculo estriado que forma o **esfíncter anal externo (B-D10)**, cujas fibras passam caudalmente à musculatura do assoalho pélvico para misturarem-se com o músculo *levantador do ânus*.

Esfíncter anal interno. Esta é uma *espessa continuação da camada muscular circular* do intestino grosso, com cerca de 2 cm de comprimento. Estende-se até a **linha anocutânea** e pode ser palpado ali como um anel muscular que circunda o canal anal.

Esfíncter anal externo. Este circunda a superfície externa do músculo liso do esfíncter anal interno. É dividido em três componentes: uma *parte subcutânea* **(B10 a)**, uma *parte superficial* **(B10 b)** e uma *parte profunda* **(B10 c)**. O esfíncter anal externo é conectado pelo *corpo anococcígeo* **(AD11)** ao cóccix. Sua porção inferior mistura-se com a parte **puborretal (B12)** do músculo *levantador do ânus*.

Os esfíncteres anais externo e interno são separados por uma fina camada de células de musculatura lisa longitudinal **(B-D13)**. Estes feixes longitudinais são a continuação da *camada muscular longitudinal* da parede intestinal e espalham-se como o **músculo corrugador da pele anal**, no interior da pele perianal. Durante o seu curso, eles permeiam a parte subcutânea do músculo estriado do esfíncter.

O **esfíncter anal interno** normalmente encontra-se em um *estado de contração*, que é principalmente influenciado pela inervação simpática. Embora o esfíncter **anal externo** também esteja em um estado de contração *tônica involuntária*, o nervo pudendo também é mediador da *contração voluntária*.

CD14 Corpo do períneo, **CD15** Fossa ísquioanal, **D16** Bulbo do pênis

4.9 Intestino Grosso

A Reto e canal anal

B Aparelho esfincteriano, corte frontal

C Parte subcutânea do esfíncter em mulheres, corte transversal

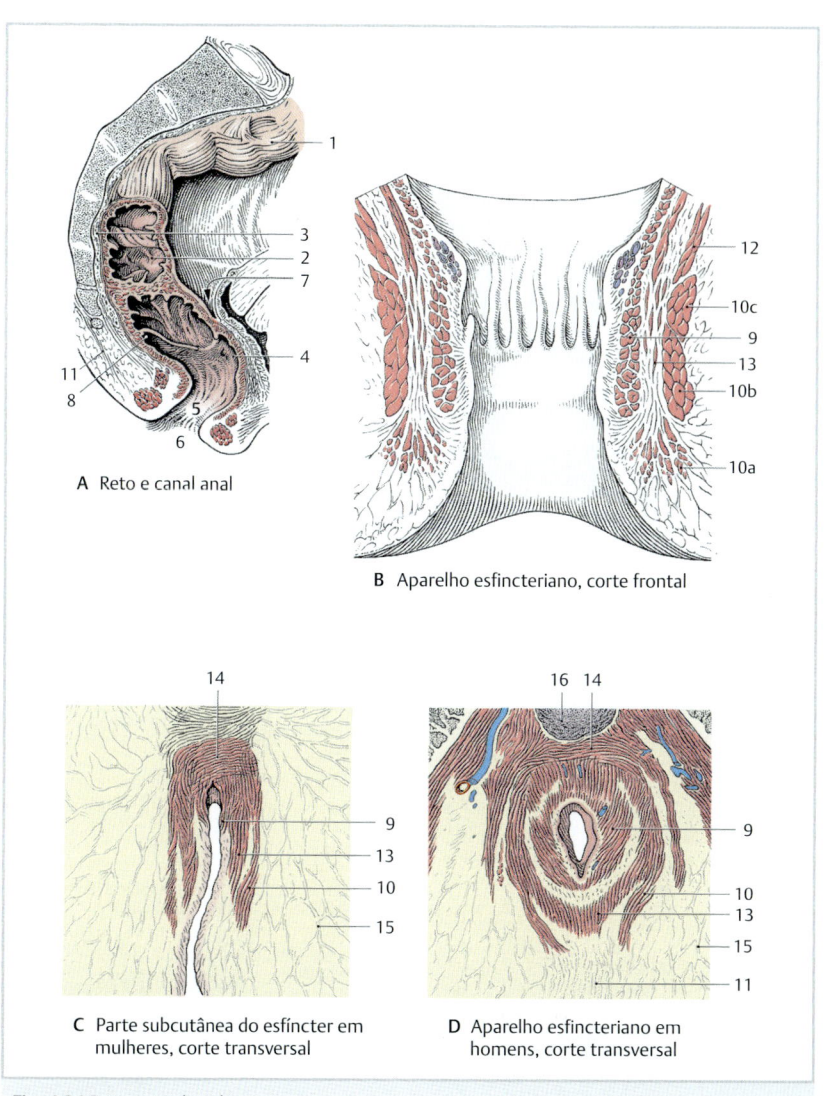

D Aparelho esfincteriano em homens, corte transversal

Fig. 4.34 Reto e canal anal.

Reto e Canal Anal (cont.)

Pontos de Referência de Mucosa e Anatomia Microscópica do Canal Anal

Pontos de referência de mucosa. Situada na extremidade superior das **colunas anais (A1)**, a **junção anorretal (A2)** marca a junção entre o reto e o canal anal, e a transição da mucosa retal para a mucosa irregular do canal anal. As colunas anais consistem em *seis a dez pregas mucosas longitudinais* entre as quais encontram-se depressões chamadas **seios anais (A3)**. Em suas extremidades inferiores, as colunas anais são conectadas por pregas transversas conhecidas como **válvulas anais (A4)**, demarcadas pela linha pectinada ligeiramente irregular. As colunas anais encontram-se sobrejacentes ao plexo arteriovenoso que circunda o **reto (A5)**, as quais são alimentadas pela *artéria retal superior*.

Histologia. A composição mucosa do canal anal alterna-se nas colunas anais entre o *epitélio colunar* e o *epitélio escamoso não queratinizado estratificado*. Distalmente às colunas anais, encontra-se a zona de transição anal (**A6**), uma faixa de mucosa que parece esbranquiçada a olho nu e consiste totalmente em *epitélio escamoso não queratinizado estratificado*. A mucosa da zona de transição anal é altamente sensível à dor e está firmemente inserida nas camadas subjacentes. Ela termina na linha anocutânea (**A7**), onde o epitélio escamoso não queratinizado estratificado da mucosa passa para dentro do *epitélio escamoso queratinizado estratificado* da pele.

> **Nota clínica.** Hemorroidas internas resultam de prolapso dos plexos arteriovenosos subjacentes às colunas anais, com perda de sangue, ou seja, sangue de cor vermelha brilhante, indicando sua fonte arterial.

Vasos, Nervos e Drenagem Linfática

Artérias. A maior parte do reto é nutrida pela **artéria retal superior (B8)**, que surge da *artéria mesentérica inferior*. A **artéria retal média (B9)** inconstante (a partir da *artéria ilíaca interna*) passa para a parede do reto no nível do assoalho pélvico. A **artéria retal inferior (B10)** origina-se da *artéria pudenda interna* e supre o canal anal e o esfíncter anal externo.

Veias. As veias que drenam o reto anastomosam-se para formar o **plexo venoso retal** que o circunda. A drenagem venosa corresponde ao suprimento arterial: a drenagem é através da **veia retal superior** para a *veia mesentérica inferior* e então para a *veia porta hepática* (circulação portal), ou pelas veias retais média e inferior para a *veia ilíaca interna* e *veia cava inferior* (circulação sistêmica).

Nervos. O **suprimento nervoso autonômico para o reto e o canal anal é proveniente** da porção sacral do *sistema nervoso parassimpático* e do *tronco simpático lombar*. As fibras nervosas passam para o intestino via **plexo hipogástrico inferior (B11)**. A inervação sensitiva da pele anal é realizada pelos **nervos retais inferiores**, que são ramos do **nervo pudendo**.

Linfonodos regionais. A linfa do reto drena via linfonodos retais superiores situados ao longo da *artéria retal superior* para os *linfonodos mesentéricos inferiores*. A linfa do canal anal drena para os **linfonodos inguinais superficiais**.

Função

As funções do reto e do canal anal podem-se resumir a duas palavras: **continência** e **defecação**.

Continência. A contração tônica sustentada do **esfíncter** normalmente mantém o ânus fechado. O **puborretal** forma uma alça muscular ao redor da flexura anorretal, puxando-a para a frente e fechando o canal anal. Os **plexos arteriovenosos** repletos de sangue **que circundam o corpo do reto** também ajudam a assegurar o fechamento completo do canal anal.

Defecação. A defecação é precedida pelo movimento dos conteúdos do cólon dentro do reto. O acúmulo de fezes no reto aumenta a tensão da parede, estimulando a defecação, que, por sua vez, leva ao **relaxamento reflexivo** do esfíncter anal interno. O *relaxamento* **voluntário** *do músculo puborretal e do esfíncter anal interno*, e o uso de *pressão intra-abdominal*, leva à defecação voluntária.

> **Nota clínica.** Na prática clínica, o aparelho esfincteriano é visualizado como um só componente em todo o **órgão de continência** (que consiste em *reto, canal anal, aparelho esfincteriano, puborretal, plexo arteriovenoso do reto e nervos autonômicos*) que trabalha como uma unidade para realizar o fechamento apropriado do reto e assegurar continência.

4.9 Intestino Grosso

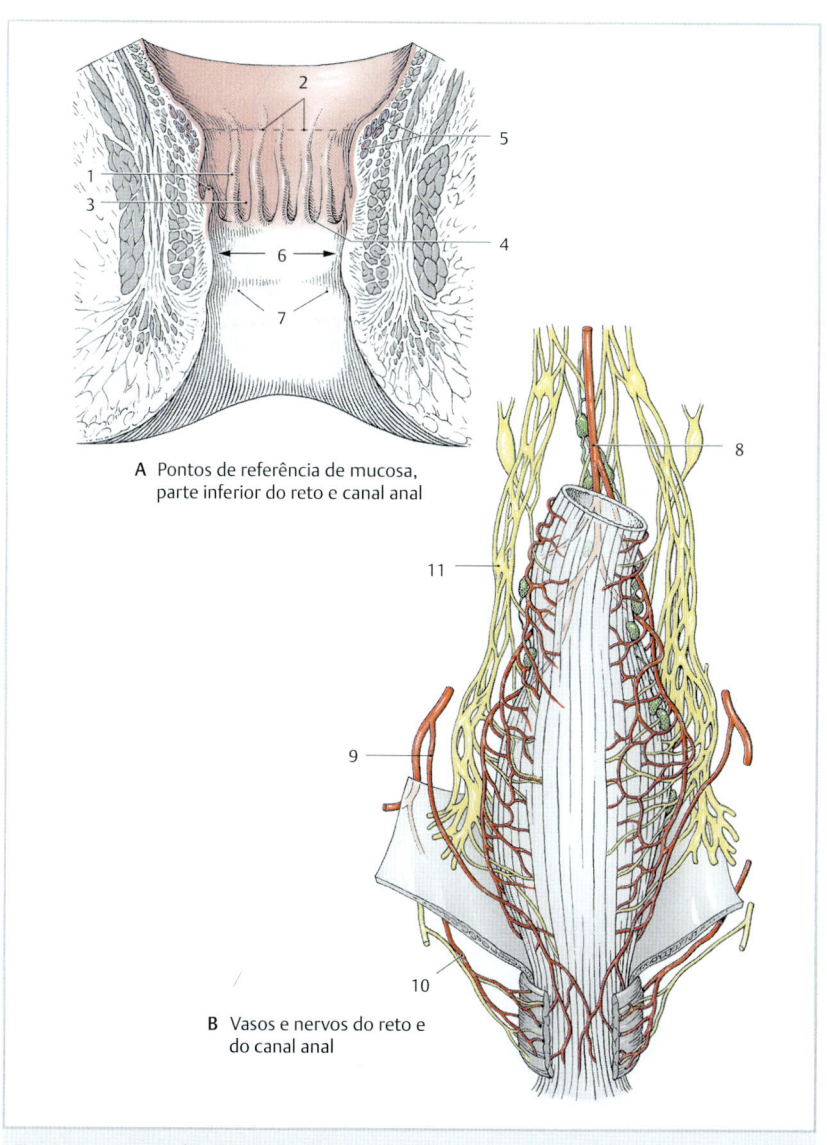

A Pontos de referência de mucosa, parte inferior do reto e canal anal

B Vasos e nervos do reto e do canal anal

Fig. 4.35 Reto e canal anal, continuação.

4.10 Fígado

Anatomia Macroscópica

O **fígado** (**A1**) situa-se em sua maior parte sob a cúpula direita do diafragma. A borda inferior deste órgão marrom avermelhado é quase nivelada com a margem costal direita. A borda do fígado segue diagonalmente para a esquerda e passa através da região epigástrica quando faz intersecção com a linha clavicular média. O fígado é um órgão **intraperitoneal** e, com exceção da área triangular nua (**C7**), é completamente coberto pelo peritônio visceral. Está fixado pelo *ligamento falciforme* ao peritônio parietal da parede abdominal anterior, pelo *omento menor* ou *ligamento hepatoduodenal* ao duodeno, e pelo *ligamento hepatogástrico* à curvatura menor do estômago. O peritônio que circunda o fígado confere-lhe uma aparência lisa e brilhante. A olho nu, uma **superfície diafragmática** convexa e uma **superfície visceral** com um complexo arranjo de estruturas podem ser visualizadas.

Superfície Diafragmática

A superfície diafragmática consiste em várias partes, a **parte anterior** (**B**), que é a maior, está voltada em direção anterior. A parte anterior é dividida na superfície pelo **ligamento falciforme** (**BC2**), orientado, sagitalmente, para dentro de um **lobo direito do fígado** (**BC3**) e de um **lobo esquerdo do fígado** (**BC4**). A superfície anterior converge com a superfície visceral, que ascende retrogradamente na nítida **borda inferior** (**B5**). O fundo da vesícula biliar projeta-se sobre a borda inferior, à direita do ligamento falciforme. A **parte superior** (**C**) do fígado está voltada cranialmente. Próximo à veia cava inferior (**CD6**), o fígado está fixado ao diafragma na **área nua** (**C7**), que não é coberta pelo peritônio visceral. Depois que o fígado é liberado de suas inserções, sua área nua é emoldurada pelas reflexões do peritônio visceral sobre o peritônio parietal: o **ligamento coronário** (**C8**) continua no lado direito como *ligamento triangular direito* (**C9**) e no lado esquerdo como *ligamento triangular esquerdo* (**C10**). O último termina em uma banda fibrosa denominada *apêndice fibroso do fígado* (**C11**). O ligamento coronário passa anteriormente, em cada lado, para se tornar contínuo com o ligamento falciforme (**BC2**). No lado esquerdo, à frente da veia cava inferior, o coração situa-se adjacente à parte superior do fígado,

separado da *impressão cardíaca* pelo diafragma. A **parte direita** refere-se à porção lateral direita da superfície diafragmática e a **parte posterior** refere-se à pequena porção direcionada posteriormente.

Superfície Visceral

A superfície visceral ligeiramente côncava do fígado estende-se diagonalmente da direção posterosuperior para a anteroinferior; situa-se em estreita proximidade aos órgãos adjacentes. Ela é subdividida por uma série de **sulcos em formato de "H"**. A **porta hepática** (**D12**) forma a barra (horizontal) do "H". Adentrando o fígado na porta hepática, encontram-se as *veias portas* (**D13**), *dois ramos* da *artéria hepática própria* (**D14**) e *nervos*; o *ducto hepático direito* (**D15**), o *ducto hepático esquerdo* (**D16**) e os *vasos linfáticos* saem através da porta hepática. A haste **esquerda** (sagital) do "H" é formada pela **fissura do ligamento redondo** (**D17**), contendo o *ligamento redondo do fígado* (**D18**), um vestígio da *veia umbilical*; e a **fissura do ligamento venoso** (**D19**) que abriga o *ligamento venoso* (**D20**), um remanescente do *ducto venoso* (ducto de Arantius). A haste **direita** (sagital) do "H" é formada por um sulco denominado **fossa da vesícula biliar**, que abriga a *vesícula biliar* (**D21**) e o **sulco da veia cava** (**D22**), que contém a *veia cava inferior* (**CD6**). A haste esquerda do "H" divide-se em lobos direito e esquerdo do fígado, enquanto a haste direita separa o lobo direito do fígado do **lobo quadrado** (**D23**) na frente, e do **lobo caudado** (**CD24**) atrás. O *processo papilar* projeta-se inferiormente do lobo caudado; o *processo caudado* projeta-se no lobo direito do fígado.

A superfície visceral do fígado é marcada por impressões visíveis dos órgãos adjacentes fixados a ele: seu **lado esquerdo** é marcado por uma elevação conhecida como *túber omental* (**D25**), assim como a *impressão esofágica* (**D26**) e a *impressão gástrica* (**D27**). Endentando o **lado direito** do fígado encontram-se a *impressão duodenal* (**D28**), a *impressão cólica* (**D29**), a *impressão renal* (**D30**) e a *impressão suprarrenal* (**D31**).

CD32 Ligamento da veia cava.

Nota para D: O fígado é orientado conforme aparece quando o paciente está em posição supina, de acordo com a incidência tomográfica internacionalmente aceita (posterior abaixo e anterior acima).

4.10 Fígado

A Posição do fígado

B Fígado, aspecto anterior

C Fígado, aspecto superior

D Superfície visceral do fígado

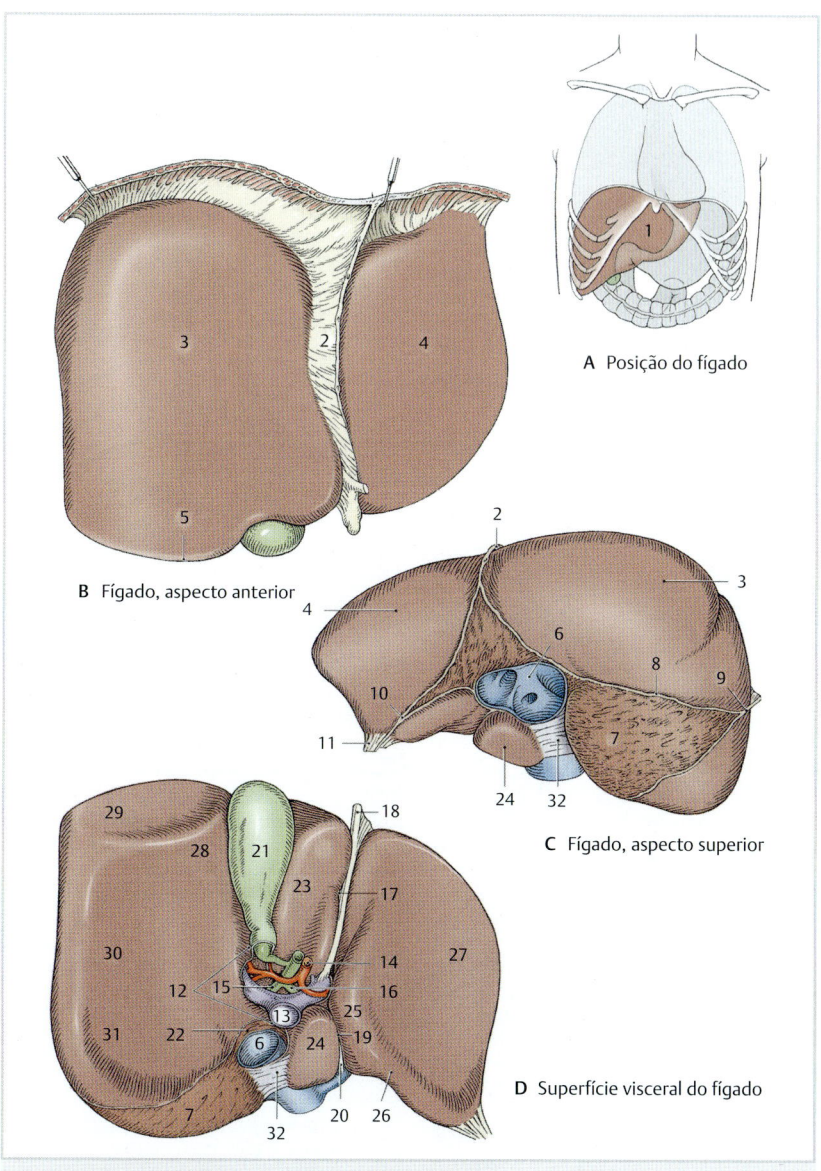

Fig. 4.36 Estrutura macroscópica do fígado.

Segmentos Hepáticos

O fígado pode ser dividido em lobos com base nas características macroscópicas, ou em **segmentos hepáticos** com base na **distribuição de vasos intra-hepáticos**, ou seja, *veia porta hepática, artéria hepática própria e ductos biliares*. Estes segmentos são variáveis e sua descrição também é diferente na literatura, mas geralmente sua visualização consiste em uma **parte direita do fígado** e uma **parte esquerda do fígado**. A parte esquerda do fígado pode, ainda, ser subdividida em partes medial e lateral (ver Fig. **BC**, p. 216 **A**). Os limites entre estes segmentos, ou unidades funcionais, diferem dos limites entre os lobos direito e esquerdo.

Anatomia Microscópica

O fígado está encerrado no peritônio visceral e a **cápsula fibrosa** que acompanha os vasos hepáticos quando estes passam para dentro do órgão, formando uma estrutura de sustentação do tecido conjuntivo, também conhecida como *cápsula fibrosa perivascular (cápsula de Glisson)*. Nos espaços dentro da estrutura de tecido conjuntivo situam-se os **hepatócitos (A1)**, as células epiteliais do fígado. Em conjunto, o tecido conjuntivo, os hepatócitos e os vasos formam as unidades estruturais arquitetônicas do fígado conhecidas como **lóbulos do fígado (AB2)**.

Lóbulos do Fígado

Modelo clássico de lóbulo. No centro de cada unidade funcional localiza-se uma **veia central (AB3)**. Cada lóbulo poligonal é circundado por uma pequena quantidade de tecido conjuntivo que se torna mais denso nos cantos entre os lóbulos adjacentes, formando as regiões triangulares chamadas **áreas portais (B4)**. Cada área portal contém três estruturas principais – um ramo da veia porta hepática, ou seja, uma *veia interlobular* **(A5)**; um ramo da artéria hepática própria, ou seja, uma *artéria interlobular* **(A6)** e um ducto biliar, ou seja, um *ducto interlobular* **(A7)** – envolvido no tecido conjuntivo da cápsula de Glisson e coletivamente conhecida como **tríade portal ou de Glisson**. Os hepatócitos irradiam-se na direção da periferia do lóbulo. Eles são compostos de placas celulares entre as quais os **capilares sinusoidais (A8)** longos também se irradiam externamente. Os capilares sinusoidais recebem sangue tanto da *artéria hepática própria* como da *veia porta hepática*; em outras palavras, eles recebem sangue oxigenado, rico em nutrientes. Após a transferência de substâncias dentro dos sinusoides entre o sangue e os hepatócitos, o sangue drena via *veia central* nas *veias coletoras* e então nas *veias hepáticas*. Entre as paredes do vaso dos sinusoides hepáticos e as superfícies dos hepatócitos encontra-se um espaço chamado **espaço perissinusoidal (CD9)** (espaço de Disse). As *microvilosidades* **(D10)** dos hepatócitos projetam-se neste espaço, que também contém células armazenadoras de gordura chamadas *células de Ito*. As células endoteliais dos sinusoides são achatadas, com grandes poros transcelulares (largura de cerca de 100 nm) que não são fechados por um diafragma, ou seja, um **endotélio descontínuo (D11)**. Não há membrana basal. Os macrófagos hepáticos conhecidos como células de Kupffer, que são parte do sistema mononuclear fagocitário (SMF), são encontrados na superfície luminal do endotélio. As microvilosidades que se projetam no espaço perissinusoidal estão em contato direto com o sangue que é filtrado através dos poros endoteliais até alcançá-las.

Modelo de lóbulo portal (B). Este modelo coloca a **área portal** no centro do lóbulo, enfatizando a **direção do fluxo biliar**. A bile é produzida pelos hepatócitos e secretada nos **canalículos biliares (C12)**. Os canalículos biliares assemelham-se a canais, cujos lados são formados pelos contatos celulares nos *espaços entre os hepatócitos* **(D13)**. A bile flui da região ao redor das veias centrais para os ductos interlobulares, os quais por sua vez formam os **dúctulos biliares** que drenam no **ducto hepático direito** e no **ducto hepático esquerdo**. O lóbulo portal tem formato *triangular* e contém as veias centrais em seus cantos.

O eixo do **ácino hepático em formato de losango (B)** contém um ramo da artéria hepática própria. Na **zona externa** (zona 1), os hepatócitos adjacentes possuem uma alta *taxa metabólica*. As células da zona externa recebem sangue altamente oxigenado devido à sua proximidade com as artérias distributivas. Na **zona interna** (zona 3), a *taxa metabólica* dos hepatócitos, assim como seu *suprimento de oxigênio*, está *diminuída*.

Funções do fígado. Como **o maior órgão metabólico** do corpo, o fígado preenche funções importantes, como auxiliar no metabolismo de carboidratos, proteínas e gorduras assim como nos processos de desintoxicação. Em sua função como **glândula exócrina**, ele produz *bile*, que é secretada, se necessário, no duodeno via sistema de ductos. Durante a *vida fetal*, ele está envolvido na *hematopoiese*.

4.10 Fígado

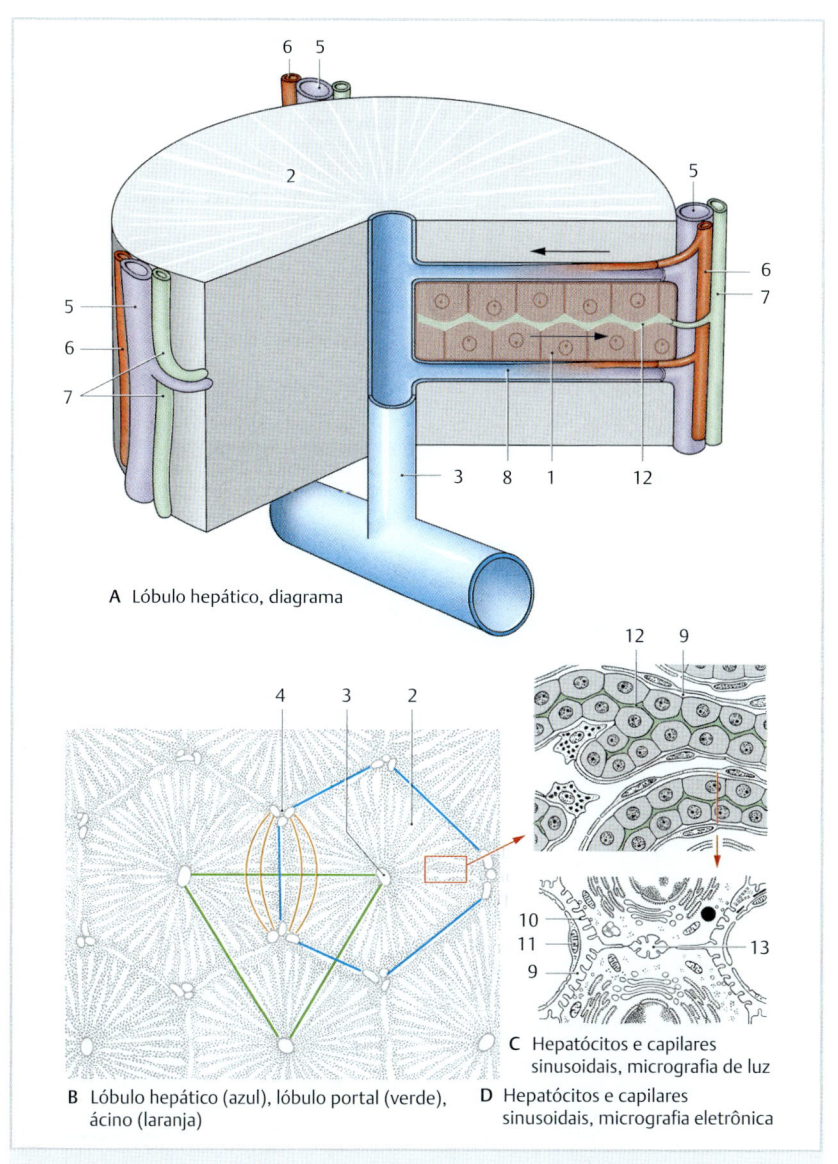

A Lóbulo hepático, diagrama

B Lóbulo hepático (azul), lóbulo portal (verde), ácino (laranja)

C Hepatócitos e capilares sinusoidais, micrografia de luz

D Hepatócitos e capilares sinusoidais, micrografia eletrônica

Fig. 4.37 Estrutura segmentar e microscópica do fígado.

Vasos, Nervos e Drenagem Linfática

Artérias (B). O fígado recebe sangue oxigenado da **artéria hepática própria (B1)** (da *artéria hepática comum* do *tronco celíaco*), que passa no ligamento hepatoduodenal para a porta hepática e divide-se em dois ramos, um *ramo direito* **(B2)** e um *ramo esquerdo* **(B3)**.

Veias. O sangue venoso drena do fígado através de várias **veias hepáticas** curtas para a *veia cava inferior*. O sangue rico em nutrientes do trato gastrointestinal flui pelas **veias portas** para o fígado (ver adiante).

Nervos. O suprimento nervoso para o fígado é suprido pelos nervos autonômicos, o plexo hepático, uma continuação do **plexo nervoso celíaco**.

Linfonodos regionais. A linfa é drenada via **linfonodos hepáticos**, situados ao longo da porta hepática, para os *linfonodos diafragmáticos superiores* e *linfonodos paraesternais*.

Sistema da Veia Porta Hepática (C)

Veia porta hepática (BC4). A veia porta hepática recebe *sangue das* **três principais tributárias** (ver adiante) que *drenam os órgãos abdominais não pareados*. Isso permite que os nutrientes absorvidos no intestino cheguem ao fígado pelo trajeto mais curto. Após entrar no fígado, a veia porta hepática divide-se em **ramo direito** para o lobo hepático direito e um **ramo esquerdo** para o lobo hepático esquerdo. Cada um destes grandes ramos hepáticos portais ramifica-se em *veias interlobulares*.

Tributárias. A **veia esplênica (BC5)** acompanha a artéria esplênica ao longo da borda superior do pâncreas. Ela recebe as *veias pancreáticas*, as *veias gástricas curtas* e a *veia gastromental esquerda*. A **veia mesentérica inferior (BC6)**, que se abre na veia esplênica atrás do corpo do pâncreas, recebe a *veia cólica esquerda* **(C7)**, as *veias sigmóideas* e a *veia retal superior*. Ela segue em uma prega do peritônio, conhecida como prega duodenal superior sobre a flexura duodenojejunal, para trás do pâncreas. Atrás da cabeça do pâncreas, a veia esplênica une-se com a veia mesentérica superior para formar a veia porta que tem de 5 a 8 cm de comprimento. A **veia mesentérica superior (BC8)** recebe as *veias jejunal e ileal* **(C9)**, a *veia gastromental direita*, as *veias pancreáticas*, as *veias pancreaticoduodenais*, *veia ileocólica* **(C10)**, a *veia cólica direita* **(C11)** e a *veia cólica média* **(C12)**. A veia mesentérica superior e suas tributárias acompanham as artérias correspondentes de mesmo nome. Algumas veias menores circundantes drenam diretamente no tronco da veia porta hepática; estas são a *veia cística*, as *veias gástricas direita e esquerda*, a *veia pré-pilórica* e as *veias paraumbilicais*. As *veias paraumbilicais* acompanham o ligamento redondo do fígado e comunicam-se com as veias subcutâneas da parede abdominal e da veia porta hepática.

Anastomoses Portocavas

Em regiões específicas do corpo, a área de drenagem da veia porta hepática comunica-se com aquela das veias cavas superior e inferior. A área de drenagem portal hepática une-se ao sistema caval nas seguintes localizações:

1. **Esôfago.** As **veias gástricas** conectam-se com as **veias esofágicas**, que drenam através da *veia ázigo* e da *veia hemiázigo* na *veia cava superior* (I). Na oclusão da veia porta hepática, o aumento da drenagem para as veias esofágicas pode resultar em dilatação dos vasos sanguíneos, conhecida como **varizes esofágicas**.

2. **Parede abdominal.** A veia porta hepática é conectada via **veias paraumbilicais (II)** com as veias superficiais do abdome que drenam através das *veias toracoepigástricas* na *veia cava superior*. O aumento de volume do sangue na região abdominal pode causar dilatação dos vasos abdominais superficiais e resultar em uma condição chamada **cabeça de medusa**.

3. **Reto.** A **veia retal superior**, que drena através da *veia mesentérica inferior* na *veia porta hepática*, conecta-se com as **veias retais média e inferior (III)**, que drenam através da *veia ilíaca interna* na *veia cava inferior*. Um acúmulo de sangue portal nesta região pode resultar em **hemorroidas**.

> **Nota clínica.** Quando o fluxo da veia porta através do fígado para o coração está impedido, a pressão do sangue na veia porta eleva-se, resultando em *hipertensão portal*. O principal risco da hipertensão portal é o sangramento de varizes esofágicas, que é difícil de controlar e é fatal em cerca de 60% dos casos.

4.10 Fígado

A Segmentos hepáticos, aspectos anterior e posterior

C Sistema venoso portal e circulação colateral

B Vasos e ductos biliares

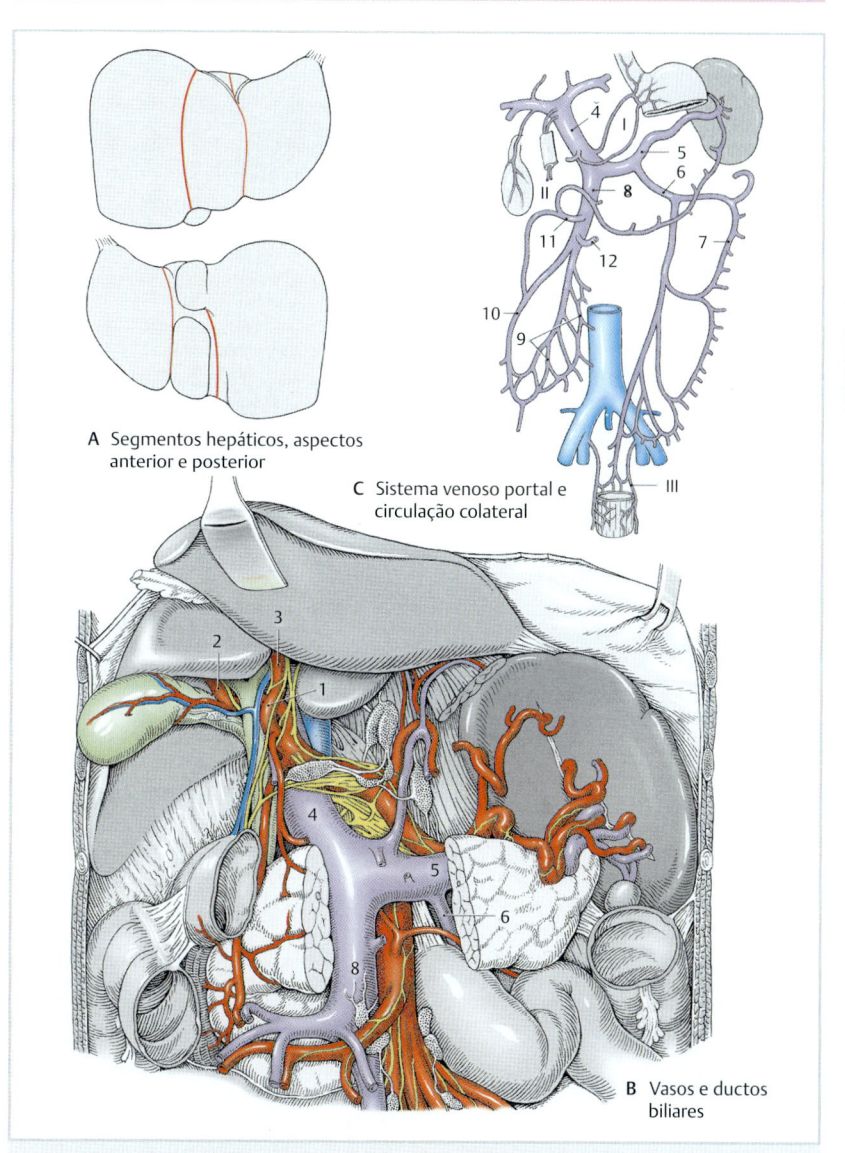

Fig. 4.38 Sistema venoso portal.

Ductos Biliares

Para propósitos clínicos, os ductos biliares podem ser divididos em partes **intra-hepáticas** e **extra-hepáticas**.

Ductos biliares intra-hepáticos. Os ductos biliares intra-hepáticos começam nos **canalículos biliares** entre os hepatócitos (ver p. 214). Estes minúsculos canais se abrem, através dos curtos *canais de Hering*, em **ductos biliares interlobulares**, que se unem para formar **ductos biliares maiores**. Os ductos biliares maiores acompanham os vasos hepáticos e drenam no **ducto hepático direito** e no **ducto hepático esquerdo**, que surgem dos lobos direito e esquerdo do fígado e recebem um *ducto direito* do lobo caudado direito e um ducto esquerdo do *lobo* caudado esquerdo, respectivamente.

Ductos biliares extra-hepáticos. Próximo à porta **hepática**, o ducto hepático direito (**AB1**) e o *ducto hepático esquerdo* (**AB2**) unem-se para formar o **ducto hepático comum (AB3)**. O ducto hepático comum é a parte inicial do sistema de ductos extra-hepáticos; ele tem de 4 a 6 cm de comprimento e é envolvido pelo ligamento hepatoduodenal, anteriormente e à direita da veia porta direita. Após receber o **ducto cístico (AB4)**, que se une a um ângulo agudo, ele continua como **ducto biliar (AB5)** com 6 a 8 cm de comprimento. O ducto biliar situa-se inicialmente na borda livre do ligamento hepatoduodenal, antes de seguir atrás da parte superior do duodeno até o lado medial da parte descendente do duodeno. Ali, normalmente, ele se une ao *ducto pancreático* (**B6**), com o qual se abre na **papila duodenal maior (B7)** (ver p. 198). Antes de sua junção com o ducto pancreático, o ducto biliar é circundado por um esfíncter **chamado** esfíncter do ducto biliar. **A junção** dos dois ductos geralmente é expandida para formar a **ampola hepatopancreática (B8)**, que possui seu próprio esfíncter da ampola. A mucosa dos ductos extra-hepáticos biliares quase não possui pregas, com exceção do ducto cístico, que possui uma complexa prega *espiral*.

Microanatomia. Os ductos biliares extra-hepáticos são revestidos por **epitélio colunar** sobrejacente a uma fina camada de tecido conjuntivo (**lâmina própria**). Sob esta, a **camada muscular** consiste em uma fina camada de células de musculatura lisa. A **adventícia** de tecido conjuntivo contém as *glândulas do ducto biliar*.

Vesícula Biliar

A **vesícula biliar (C9)** é um saco em formato de pera, de paredes finas, de 8 a 12 cm de comprimento e 4 a 5 cm de largura, que pode conter de 30 a 50 mL de líquido. Ela pode ser dividida em **fundo da vesícula biliar (C10)**, **corpo da vesícula biliar (C11)** e **colo da vesícula biliar (C12)**. A vesícula biliar repousa sobre a fossa da vesícula biliar do fígado e é fixada pelo tecido conjuntivo. O fundo da vesícula biliar estende-se para além da borda inferior do fígado. O colo, situado acima da parte superior do duodeno, está voltado para trás e para cima. A vesícula biliar é recoberta por peritônio apenas na superfície voltada para o intestino.

A mucosa forma *pregas de mucosa semelhantes a cristas interligadas, as quais permitem a expansão da vesícula biliar*, produzindo um *padrão de áreas poligonais* visíveis a olho nu.

Microanatomia. A **mucosa** é composta *de epitélio colunar com células caliciformes e tecido conjuntivo subepitelial altamente vascularizado*. A **camada muscular** contém *um arranjo espiral de células de musculatura lisa* e é coberta em seu aspecto externo por uma espessa subserosa e uma **camada serosa**.

Vasos, Nervos e Drenagem Linfática

Artérias. A vesícula biliar é suprida pela artéria cística (do *ramo direito da artéria hepática própria*).

Veias. As **veias císticas** drenam diretamente na veia porta hepática.

Nervos. As fibras nervosas autonômicas para os ductos biliares e vesícula biliar surgem do **plexo nervoso celíaco**. A cobertura peritoneal que circunda a vesícula biliar e o fígado é inervada pelas fibras sensitivas do **nervo frênico direito**.

Linfonodos regionais. A linfa das paredes da vesícula biliar drena para os **linfonodos hepáticos** na porta hepática.

Função. A vesícula biliar armazena e concentra a bile, e os ductos biliares a transportam.

> **Nota clínica.** A vesícula biliar e os ductos biliares podem ser visualizados com o uso de radiografia ou ultrassonografia com contraste, que são outros meios excelentes para visualização destas estruturas.

4.10 Fígado

A Vesícula biliar e ductos biliares

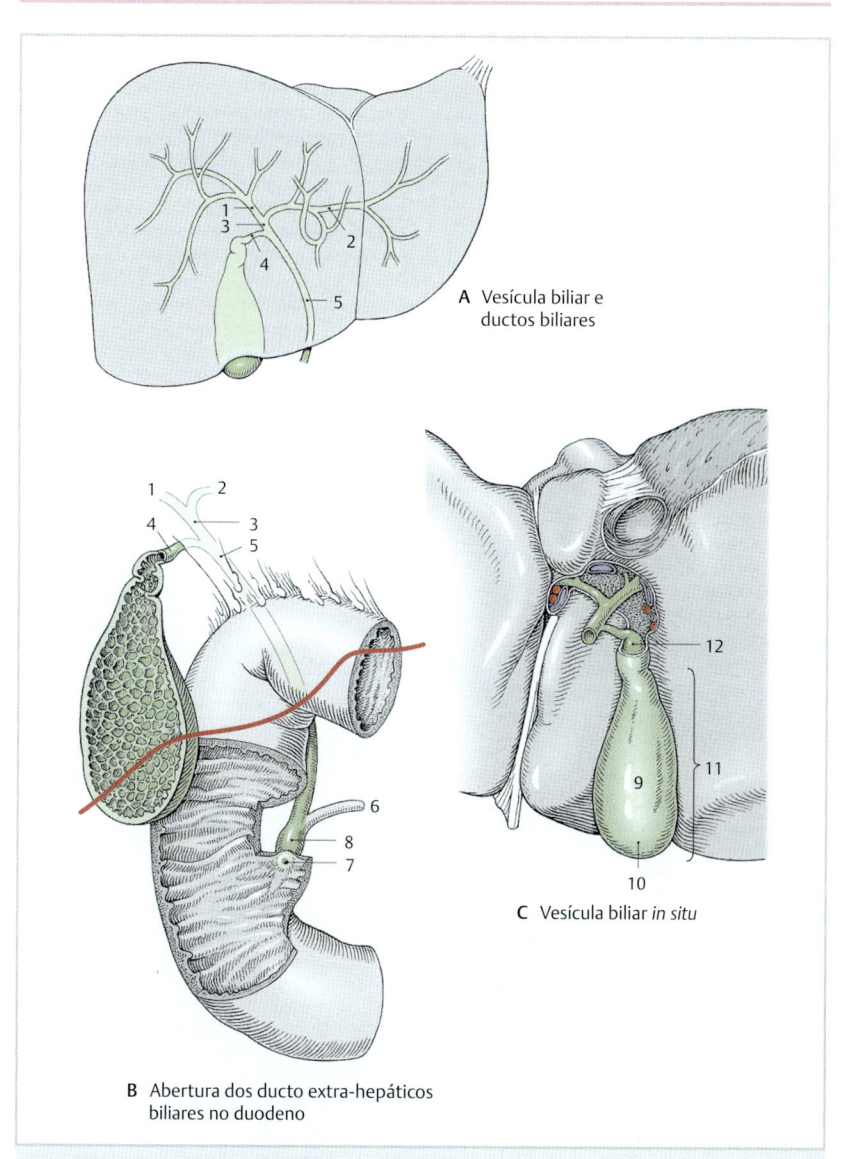

B Abertura dos ducto extra-hepáticos biliares no duodeno

C Vesícula biliar *in situ*

Fig. 4.39 Ductos biliares e vesícula biliar.

4.11 Pâncreas
Anatomia Macro e Microscópica

O **pâncreas (A1)** é um órgão cuneiforme, de 13 a 15 cm de comprimento, situado na parede abdominal posterior, no nível da L1-L2. Estende-se quase horizontalmente a partir do duodeno em formato de "C" até o hilo esplênico; pode ser dividido por suas características macroscópicas em **três partes**:

Cabeça do pâncreas (B2). A cabeça do pâncreas, situada na alça duodenal em formato de "C", é a parte mais espessa do órgão. O **processo uncinado (B3)**, em formato de gancho, projeta-se posterior e inferiormente da cabeça do pâncreas circundando os *vasos mesentéricos* **(B4)**. Entre a cabeça do pâncreas e o processo uncinado há um sulco denominado *incisura pancreática* **(B5)**.

Corpo do pâncreas (B6). A maior parte do corpo mais fino e horizontal do pâncreas situa-se à frente da coluna vertebral e da aorta abdominal. O corpo possui uma eminência, próxima ao colo, chamada **túber omental (B7)**, que se projeta no interior da bolsa omental (ver p. 222).

Cauda do pâncreas (B8). A cauda do pâncreas estende-se até o ligamento esplenorrenal do baço.

O pâncreas **retroperitoneal** é coberto, em todos os lados, por tecido conjuntivo. O *mesocólon transverso* **(B9)** passa horizontalmente ao longo da superfície diafragmática anterior de sua cabeça e corpo. A superfície anterior do pâncreas é dividida pela *raiz do mesocólon* em uma **superfície anterossuperior (B10)**, voltada para cima, e uma **superfície anteroinferior (B11)**, voltada para baixo.

O **ducto pancreático (B12)**, com 2 mm de espessura, segue ao longo do eixo longo da glândula próximo à sua **superfície posterior**. Normalmente ele se abre com o ducto biliar sobre a *papila maior do duodeno* **(B13)**. Em raros casos, os ductos podem se abrir independentemente dentro do duodeno. Um **ducto pancreático acessório (B14)** patente não é raro; ele drena acima do ducto excretor principal dentro da *papila menor do duodeno*.

Microanatomia. O pâncreas é uma **glândula predominantemente exócrina**. A parte endócrina consiste em ilhotas pancreáticas (ver p. 344). A parte exócrina **(C)** é **puramente serosa**, e suas unidades secretoras, ou **ácinos (C15)**, contêm *células epiteliais* polarizadas. Drenando nas unidades secretoras, encontram-se os **ductos intercalares longos (C16)**, que começam dentro dos ácinos e formam a primeira parte do sistema de ductos excretores. Em corte transversal, os ductos intercalares invaginados aparecem como *células centroacinares* **(CD17)**. Vários ductos intercalares combinam-se para formar os ductos intralobulares, que drenam nos **ductos excretores interlobulares**. Estes finalmente se unem para formar o **ducto pancreático** através do qual a secreção drena no duodeno. A cápsula fibrosa que circunda o pâncreas envia delicados septos fibrosos no interior do órgão, dividindo o parênquima em lobos e lóbulos.

Vasos, Nervos e Drenagem Linfática

Artérias. O suprimento arterial para a cabeça do pâncreas, assim como aquele do duodeno (ver p. 200), é realizado pelos **ramos da artéria gastroduodenal** (provenientes da *artéria hepática comum*): a *artéria pancreaticoduodenal superior posterior* e a *artéria pancreaticoduodenal superior anterior*. Ambos os vasos anastomosam-se com a *artéria pancreaticoduodenal inferior* proveniente da artéria mesentérica superior. O corpo e a cauda do pâncreas recebem seu suprimento sanguíneo dos ramos pancreáticos, que são **ramos da artéria esplênica**.

Veias. A drenagem venosa é realizada pelas veias curtas de mesmo nome das artérias correspondentes. Elas drenam através da *veia esplênica* e da *veia mesentérica superior* na *veia porta hepática*.

Nervos. As fibras simpáticas para o pâncreas surgem do **plexo celíaco**; as fibras parassimpáticas surgem do **nervo vago**.

Linfonodos regionais. A linfa da cabeça do pâncreas drena nos **linfonodos pancreaticoduodenais** e, destes, normalmente para os *linfonodos hepáticos*. A linfa do corpo e da cauda do pâncreas drena para os **linfonodos pancreáticos** situados ao longo das bordas superior e inferior do pâncreas. Os linfonodos pancreáticos drenam nos *linfonodos celíacos*.

Função. O pâncreas exócrino produz uma secreção contendo *lipase*, que decompõe a gordura; *amilase*, que decompõe os carboidratos, e precursores da *protease*, que decompõem a proteína.

> **Nota clínica**. A **pancreatite** aguda é uma doença potencialmente fatal que surge em consequência de ativação das enzimas pancreáticas dentro da própria glândula, destruindo assim o parênquima ("autodigestão").

4.11 Pâncreas

A Posição do pâncreas

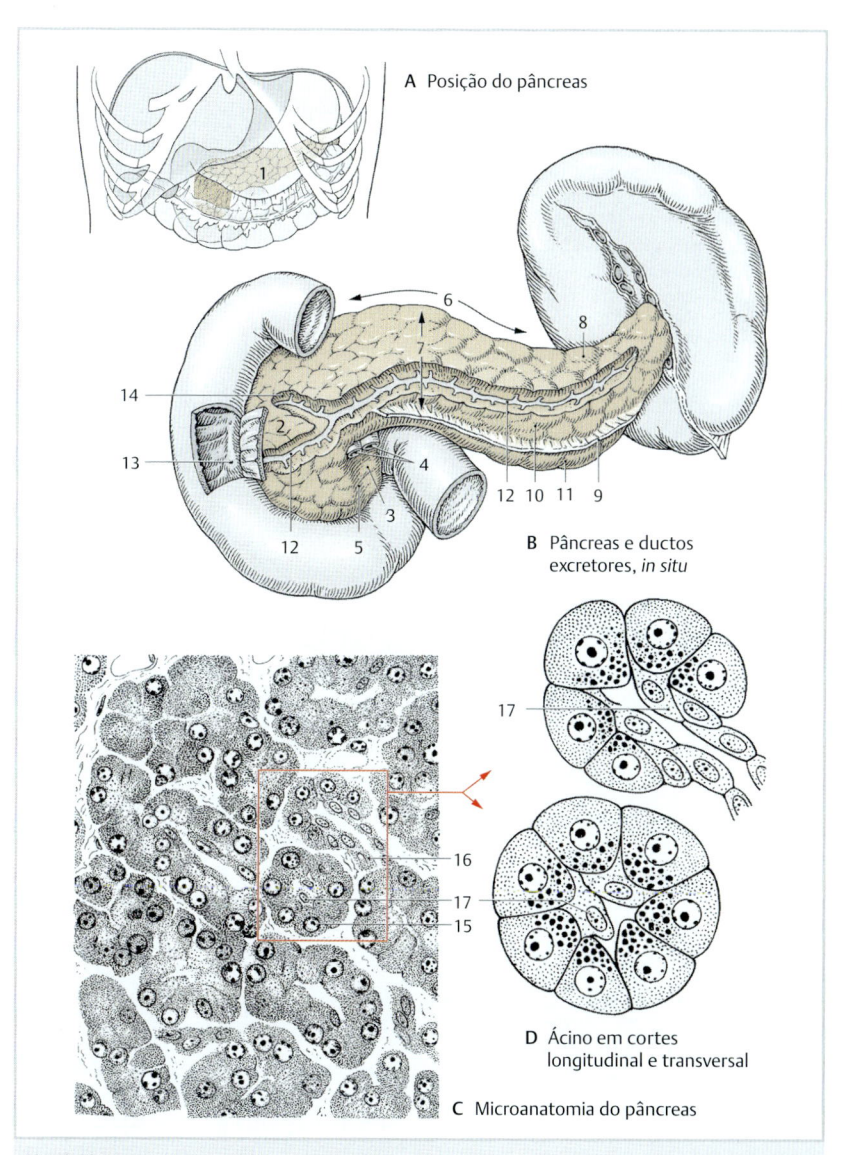

B Pâncreas e ductos excretores, *in situ*

C Microanatomia do pâncreas

D Ácino em cortes longitudinal e transversal

Fig. 4.40 Estrutura macroscópica e estrutura microscópica.

Topografia da Bolsa Omental e do Pâncreas

Bolsa Omental

A bolsa omental é uma **cavidade peritoneal** quase completamente fechada, **contendo uma película capilar**, situada *atrás* do estômago (**A1**) e do omento menor, e *na frente do* pâncreas recoberto por peritônio parietal (**A2**). O **forame omental** (seta) é a única entrada natural da bolsa omental. As relações peritoneais dentro e em torno da bolsa omental já foram discutidas em maiores detalhes (ver p. 188).

A bolsa omental é visível em sua totalidade somente após ter sido liberada de uma de suas várias rotas cirúrgicas (seccionando o omento menor, o ligamento gastrocólico ou o mesocólon transverso).

Forame omental. O limite anterior do forame omental é formado pelo **ligamento hepatoduodenal**, uma parte do omento menor. No ligamento hepatoduodenal, situam-se a *artéria hepática própria* (**B7**), o *ducto biliar* (**B8**) e a *veia porta hepática* (**B9**). Quando se insere o dedo no forame omental, a veia porta hepática, situada mais posteriormente no ligamento hepatoduodenal, pode ser sentida no limite anterior do forame omental; atrás da veia porta hepática, pode-se palpar a veia cava inferior. O pulso da artéria gástrica esquerda (**B10**) pode ser palpado na prega gastropancreática (**A4**). O *lobo caudado do fígado* está acima e a *parte superior do duodeno* está abaixo.

Vestíbulo da bolsa omental. O forame omental leva ao vestíbulo da bolsa omental, que é limitada anteriormente pelo *omento menor* e posteriormente pelo *peritônio parietal*. Projetando-se no interior do vestíbulo, encontra-se o **processo papilar** do lobo caudado do fígado (**AB3**). À esquerda do processo papilar, encontra-se a proeminente **prega gastropancreática (A4)**, que separa o vestíbulo da parte principal da cavidade.

Cavidade principal. A maior parte da bolsa omental consiste em **recesso superior da bolsa omental**, que se estende para cima, entre o *esôfago* e a *veia cava inferior*, até o fundo gástrico; **recesso esplênico da bolsa omental (A5)**, que se estende à esquerda entre os *ligamentos esplênicos* e o *estômago*; e **recesso inferior da bolsa omental (A6)**, que se estende inferiormente, entre a *curvatura maior do estômago* e o *cólon transverso*.

Pâncreas

O **pâncreas** forma a **parede posterior da bolsa omental**. Sua **superfície anterior** é coberta pelo peritônio parietal, e sua cabeça é circundada pelo duodeno. O pâncreas situa-se em estreita proximidade com os **grandes troncos na porção superior do abdome**. Seguindo ao longo de sua *borda superior* (**B11**), encontra-se a *artéria esplênica* (**B12**), que é acompanhada pela *veia esplênica* (**B13**), que passa profundamente a ela. Atrás do corpo do pâncreas, a veia esplênica recebe a *veia mesentérica inferior*, que se une atrás da cabeça do pâncreas com a *veia mesentérica superior* (**B14**), para formar a *veia porta hepática* (**B9**). A *artéria mesentérica superior* (**B15**), que se origina da aorta, passa atrás do pâncreas, e desce ao longo da flexura duodenojejunal (**B16**) antes de prosseguir através da incisura pancreática até o processo uncinado, sobre a borda superior da parte horizontal do duodeno e dentro da raiz dos mesentérios.

Outras estruturas situadas **posteriores** ao pâncreas são (da direita para a esquerda): o *ducto biliar*, a *veia cava inferior*, a *aorta*, a *glândula suprarrenal esquerda*, o *rim esquerdo* e os *vasos do rim esquerdo*. A cauda do pâncreas projeta-se dentro do hilo esplênico e, portanto, também tem relações topográficas com a *flexura cólica esquerda* e o *cólon descendente* (**B17**).

> **Nota clínica.** Os **distúrbios do pâncreas** (inflamação, câncer da cabeça pancreática) podem-se disseminar para o duodeno adjacente ou causar obstrução dos ductos hepáticos, biliares e pancreáticos, com resultante **icterícia obstrutiva**. A doença pancreática também pode causar um acúmulo na veia porta hepática ou na veia cava inferior, levando à ascite e ao edema dos membros inferiores.

O **diagnóstico de doença pancreática** melhorou muito com o uso das modernas técnicas de imagens, como tomografia computadorizada (TC) e ultrassonografia.

AB18 Lobo direito do fígado, **AB19** Vesícula biliar, **A20** Ligamento redondo do fígado, **AB21** Lobo esquerdo do fígado, **AB22** Baço

4.11 Pâncreas

A Topografia da bolsa omental

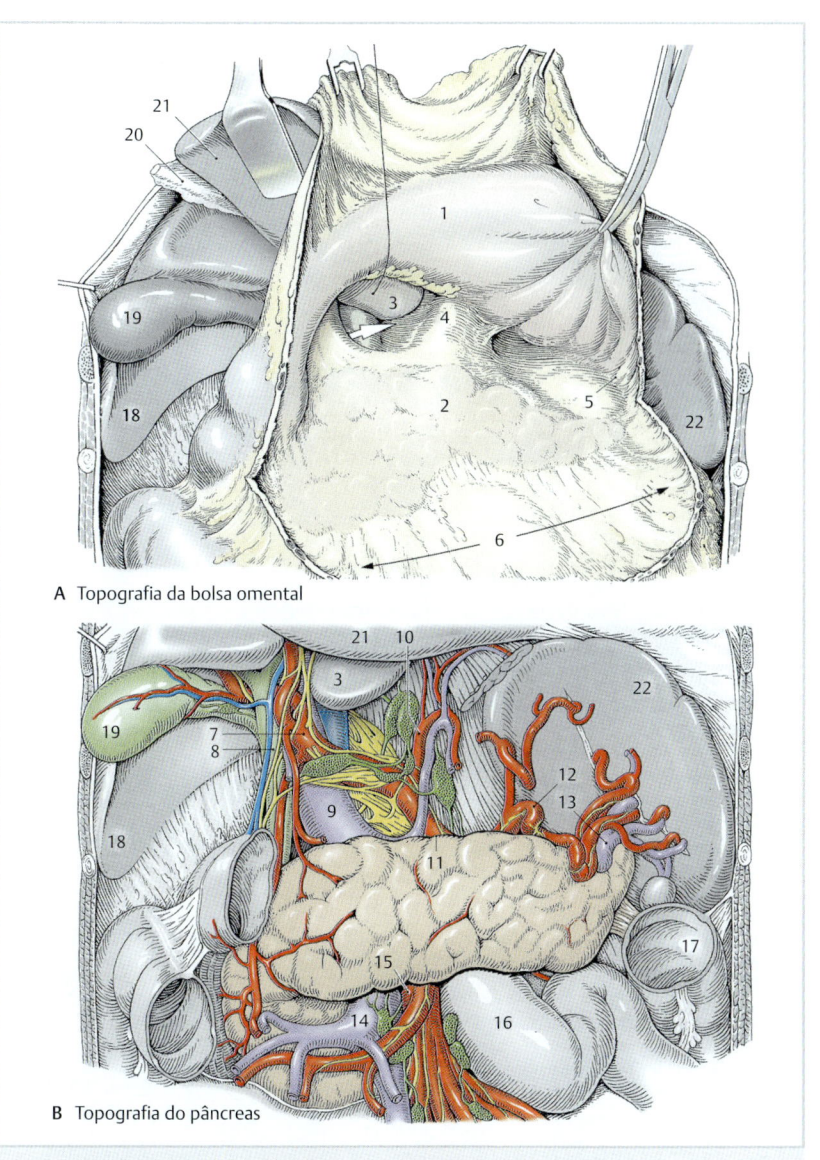

B Topografia do pâncreas

Fig. 4.41 Topografia da bolsa omental e do pâncreas.

4.12 Anatomia Topográfica II

Anatomia em Corte Transversal da Porção Superior do Abdome

As modernas técnicas de imagens são usadas com frequência para diagnosticar distúrbios abdominais, especialmente aqueles que envolvem a região abdominal superior. O **plano padrão de imagens** é o **plano transverso**. Assim, são descritos, a seguir, três cortes transversais através da porção superior do abdome e um corte transversal através da porção inferior do abdome.

Corte Transversal através do Corpo em T11/T12

O primeiro corte é no nível do disco intervertebral entre T11 e T12. Na parte posterolateral do abdome, o corte é feito através do *recesso costodiafragmático* (**A1**). O corte através do *diafragma* (**A2**) situa-se entre o *hiato esofágico* e o *hiato aórtico*. A *aorta* (**A3**) é representada, portanto, no nível da parte torácica, ou seja, antes de passar através do diafragma. O corte é realizado através do fígado acima da porta hepática. Os *lobos direito* (**A4**) e *esquerdo do fígado* (**A5**), assim como o *lobo caudado* (**A6**), circundando a *veia cava inferior* (**A7**), podem ser identificados. No tecido conjuntivo, dentro do parênquima hepático, a divisão da veia porta hepática em *ramo direito* (**A8**) e *ramo esquerdo* (**A9**) pode ser identificada. O corte é feito através do estômago logo abaixo da abertura do *esôfago* (**A10**), ou seja, próximo à *cárdia* (**A11**). Atrás do estômago, o corte é realizado através do polo superior do *baço* (**A12**). Entre o estômago e o baço, o *ligamento gastrofrênico* (**A13**) pode ser identificado.

Corte Transversal através do Corpo em T12

O segundo corte transversal é na borda inferior da T12. É realizado através da porção inferior do *recesso costodiafragmático* (**B1**) e no nível da passagem da *aorta* (**B3**) através do diafragma. Neste corte, a parte superior do *espaço retroperitoneal*, à direita do corpo, é ocupada pela *glândula suprarrenal* e, no lado esquerdo, é ocupada pela *glândula suprarrenal* (**B14**) e pelo *rim* (**B15**).

O corte é realizado através do fígado, logo acima da *porta hepática* e através da *vesícula biliar*, no nível do *colo da vesícula biliar* (**B16**). Adjacente a este, o corte é realizado através da *veia porta hepática* (**B17**) e da *artéria hepática comum* (**B18**) do outro lado dela. As origens da artéria hepática comum, assim como da *artéria esplênica* (**B19**), que surge do *tronco celíaco* (**B20**), também podem ser visualizadas. Em razão do curso tortuoso da *artéria esplênica*, ela aparece várias vezes neste corte. Próximo ao *tronco celíaco* encontram-se grandes *linfonodos* (**B21**). O corte é realizado através do *estômago* próximo ao *corpo do estômago* (**B22**). A estrutura mucosa exibe as típicas pregas longitudinais. Atrás do estômago e à sua esquerda, o *baço* (**B12**) pode ser identificado. O corte é realizado através da *flexura cólica esquerda* (**B23**) situada atrás e entre o estômago e o baço. Esta não é uma a posição típica da flexura cólica esquerda e possivelmente é uma variação anatômica.

> **Nota clínica.** As doenças dos órgãos sólidos abdominais superiores (fígado, trato biliar, pâncreas, baço e linfonodos) podem ser diagnosticadas com sensibilidade e especificidade aproximadamente iguais às dos métodos de imagens. Na porção inferior do abdome, a **ultrassonografia** é usada para diagnosticar doenças dos órgãos sólidos, enquanto a tomografia computadorizada (**TC**) ou a ressonância magnética (**RM**) é mais útil na aquisição de imagens de doenças dos intestinos delgado e grosso. Uma exceção é a doença intestinal inflamatória crônica ou a diverticulite, uma vez que a parede intestinal espessada geralmente pode ser imediatamente detectada por ultrassonografia.

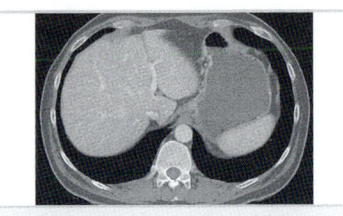

Fig. 4.42C Plano correspondente à Figura 4.42A na TC.

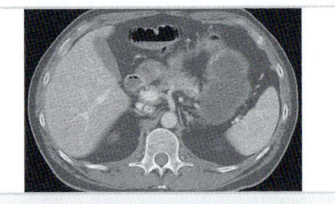

Fig. 4.42D Plano correspondente à Figura 4.42B na TC.

4.12 Anatomia Topográfica II

A Corte transversal através corpo em T11/T12

B Corte transversal através corpo em T12

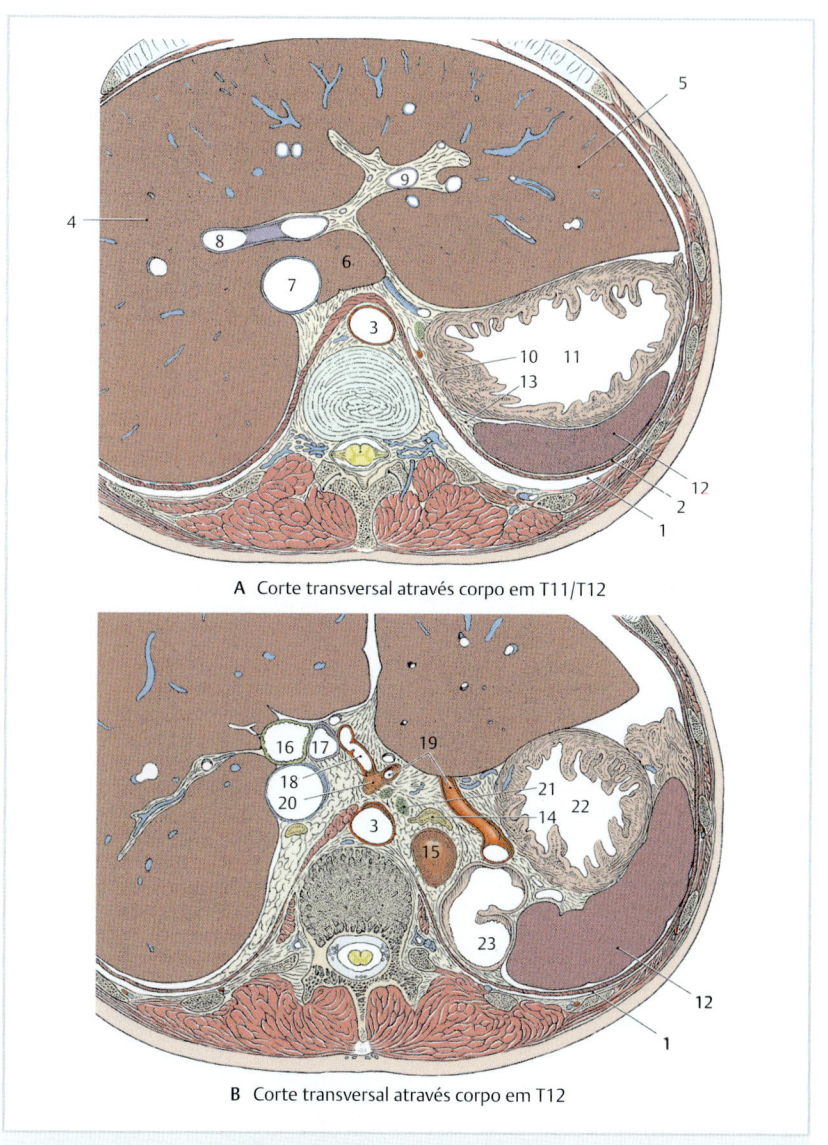

Fig. 4.42 Anatomia em corte transversal da porção superior do abdome.

Anatomia em Corte Transversal das Porções Superior e Inferior do Abdome

Corte Transversal através do Corpo em L1

O corte é realizado através da L1 no nível do *processo costal* (**A1**). Somente a parte lateral da cavidade pleural é visível no estreito *recesso costodiafragmático* (**A2**). No *espaço retroperitoneal*, à direita do corpo, a *glândula suprarrenal* (**A3**) pode ser visualizada adjacente ao *polo superior do rim* (**A4**). No lado esquerdo do corpo, apenas o *rim* (**A4**) é visível. Imediatamente adjacente à glândula suprarrenal direita encontra-se a *veia cava inferior* (**A5**), e diretamente na frente da coluna vertebral encontra-se a *aorta* (**A6**). Do fígado (**A7**), somente o *lobo direito* é visível. Aninhada na *fossa da vesícula biliar*, no *lobo direito*, encontra-se a *vesícula biliar* (**A8**). Diretamente adjacente à vesícula biliar encontra-se a *parte descendente do duodeno* (**A9**). Um corte da *parte superior* (**A10**) também é visível, em cujo interior o estômago se abre via *esfíncter pilórico* (**A11**). As *paredes anterior* (**A12**) e *posterior* (**A13**) do *estômago* são visíveis. Atrás do estômago, a cavidade que constitui a *bolsa omental* (**A14**) é facilmente identificada. Na parede posterior da bolsa omental, encontra-se o *pâncreas* (**A15**), com o *processo uncinado* (**A16**), projetando-se dele e circundando a *artéria mesentérica superior* (**A17**) e a *veia mesentérica superior* (**A18**). Adjacente a estes vasos, parte do curso da *veia esplênica* (**A19**) pode ser rastreada. Neste indivíduo, a *cauda do pâncreas* (**A20**) não alcança o *hilo esplênico* (**A21**). Entre os dois órgãos, a *flexura cólica esquerda* (**A22**) pode ser observada. Anteriormente ao fígado e ao estômago, o corte é feito através do *cólon transverso* dilatado (**A23**), que está conectado com o estômago pelo *ligamento gastrocólico* (**A24**).

Corte Transversal através do Corpo da L3

O corte transversal é feito no nível da L3 e mostra os órgãos abdominais inferiores. Nos lados direito e esquerdo da parede abdominal posterior, o corte é realizado através dos *músculos psoas maior* (**B25**) e *ilíaco* (**B26**). Situado diretamente na frente da coluna vertebral, o corte é através das *veias ilíacas comuns* (**B27**) e *artérias ilíacas comuns* (**B28**). No espaço retroperitoneal no lado esquerdo do corpo, o corte é realizado através do *cólon descendente* (**B29**). A cavidade peritoneal é preenchida principalmente pelas *alças do intestino delgado* (**B30**) e pelos *mesentérios* (**B31**). Do lado direito, o corte é através do *ceco* distendido (**B32**).

As camadas da parede abdominal anterior podem ser facilmente distinguidas. Em seu aspecto lateral, encontram-se o *músculo oblíquo externo do abdome* (**B33**), o *músculo oblíquo interno do abdome* (**B34**) e o *músculo transverso do abdome* (**B35**). Adjacente à linha média, encontra-se o músculo *reto do abdome* (**B36**), e, exatamente no centro da parede abdominal anterior, encontra-se a borda inferior do umbigo (**B37**).

> **Nota clínica.** Na porção inferior do abdome, a *ultrassonografia* é usada primariamente no diagnóstico de doenças dos rins e do trato urinário, bexiga e próstata. Em contrapartida, nem sempre se obtém sucesso na aquisição de imagens dos processos patológicos do intestino. A **colonoscopia virtual** pode então ser empregada: esta consiste em reconstrução 3D, assistida por computador, de imagens seriais de tomografia computadorizada (TC) ou ressonância magnética (RM) da cavidade abdominal.

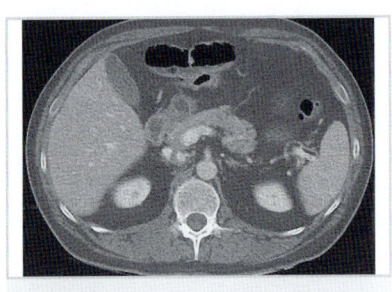

Fig. 4.43C Plano correspondente à Figura 4.43A na CT.

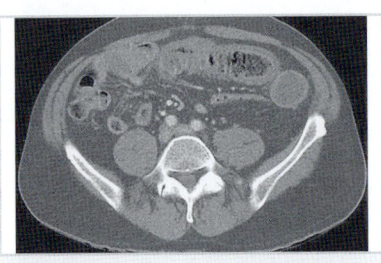

Fig. 4.43D Plano correspondente à Figura 4.43B na TC.

4.12 Anatomia Topográfica II

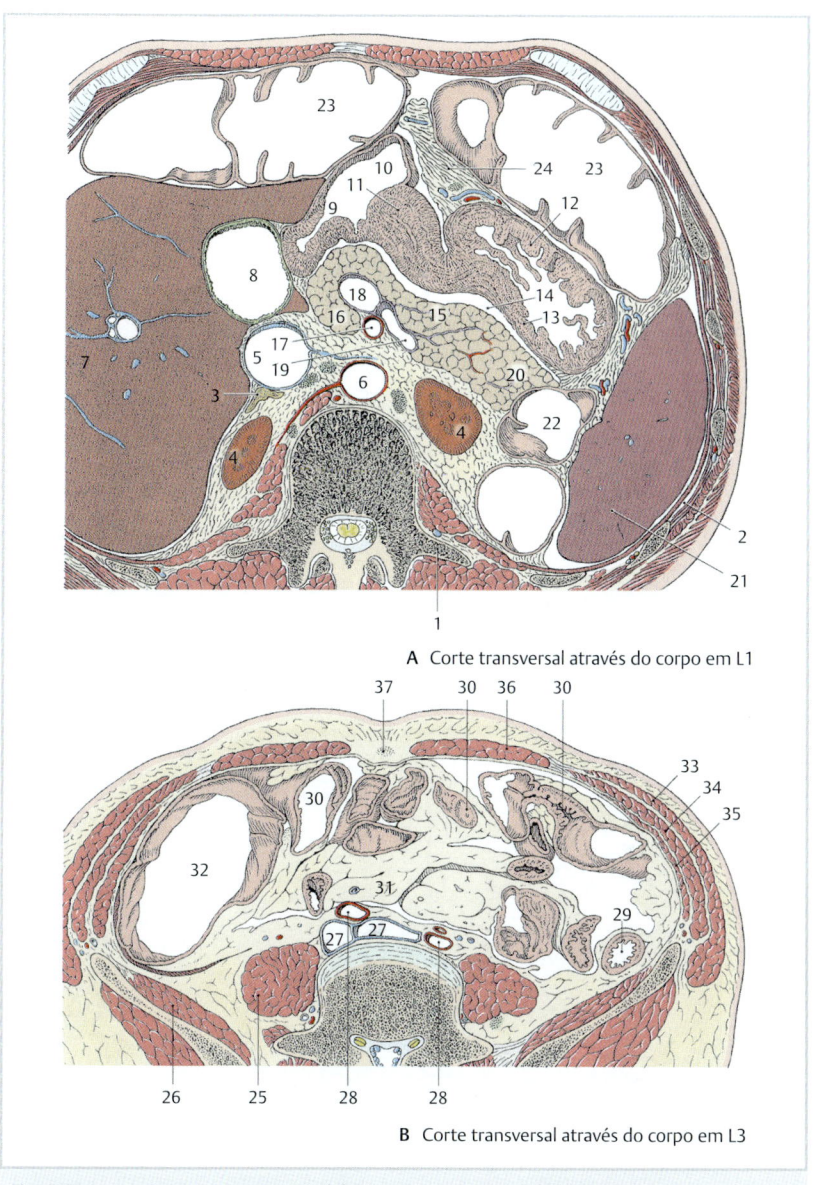

A Corte transversal através do corpo em L1

B Corte transversal através do corpo em L3

Fig. 4.43 Anatomia em corte transversal das porções superior e inferior do abdome.

5 Sistema Urinário

5.1 Visão Geral *230*
5.2 Rim *232*
5.3 Órgãos Excretores *240*

5.1 Visão Geral

Tradicionalmente, os órgãos dos sistemas urinário e genital têm sido agrupados como o "sistema urogenital", um termo que reflete a sua origem embriológica comum (ver p. 332 e seguintes), porém é menos adequado para descrever aspectos morfológicos e funcionais dos sistemas orgânicos maduros. Assim sendo, este livro apresenta os órgãos do sistema urinário e dos sistemas genitais masculino e feminino em capítulos separados e consecutivos, seguidos por uma seção comparando a anatomia topográfica das pelves masculina e feminina, as quais abrigam a maioria dos órgãos dos sistemas urinário e genital.

Organização e Posição dos Órgãos Urinários

Os órgãos do sistema urinário consistem em: rins pareados (A-C1), pelves renais pareadas (BC2), ureteres pareados (A-C3), bexiga urinária não pareada (AB4) e uretra (A5).

Organização funcional. Os órgãos do sistema urinário são divididos em: aqueles que estão envolvidos na **formação da urina** e aqueles envolvidos na sua **excreção**. A urina é produzida e concentrada no rim a partir de um infiltrado do plasma sanguíneo; ela é coletada pela pelve renal e transportada até o ureter, que escoa na bexiga urinária. Ali ela é brevemente armazenada antes de ser excretada através da uretra.

Organização regional. Os órgãos do sistema urinário localizam-se externos ao peritônio que reveste a cavidade abdominal. Eles estão situados no espaço retroperitoneal ou no tecido conjuntivo da pelve menor, conhecido como espaço subperitoneal (ver p. 2). Os *rins* e a *maior parte proximal do ureter* estão situados no **espaço retroperitoneal**, enquanto a *parte distal do ureter*, a *bexiga urinária* e a *uretra feminina* estão localizadas no **espaço subperitoneal**. A *uretra masculina* deixa a pelve menor depois de uma curta distância e então continua no órgão sexual masculino, o **pênis**.

Espaço Retroperitoneal

O espaço retroperitoneal (**C**) está localizado em **frente à** coluna vertebral e **atrás** da cavidade peritoneal. Em cada lado da coluna vertebral encontram-se **músculos subjacentes a cada rim**, ou seja, o *quadrado lombar* (**C6**) e o *psoas maior* (**C7**). Próxima a estes músculos encontra-se uma indentação ao longo de cada lado da coluna vertebral, referida como goteira lombar. As goteiras lombares estendem-se da 12ª costela até a crista ilíaca e são delimitadas lateralmente pela borda do quadrado lombar. O espaço retroperitoneal estende-se **superiormente** até o diafragma e é contínuo **inferiormente** com o espaço subperitoneal da pelve menor.

> **Nota Clínica.** Inflamação envolvendo o espaço retroperitoneal pode-se espalhar via *espaço muscular* ao longo do psoas maior até o trocanter menor do fêmur. Os rins movem-se com a respiração e sua posição também é afetada pela postura. Durante a inspiração e, quando ereto, o polo inferior do rim está 3 cm mais baixo do que na expiração e quando na posição deitado.

Órgãos no espaço retroperitoneal. Além dos **órgãos do sistema urinário**, o espaço retroperitoneal também contém as **glândulas adrenais** (**C8**), os grandes vasos, isto é, a **aorta** (**C9**) e a **veia cava inferior** (**C10**), e o **tronco simpático** (**C11**). Os órgãos retroperitoneais são circundados por *tecido conjuntivo frouxo e tecido adiposo*.

Para a anatomia topográfica do espaço peritoneal (ver p. 240).

5.1 Visão Geral

A Aspecto anterior

A, B Órgãos do sistema urinário

B Aspecto posterior

C Espaço retroperitoneal

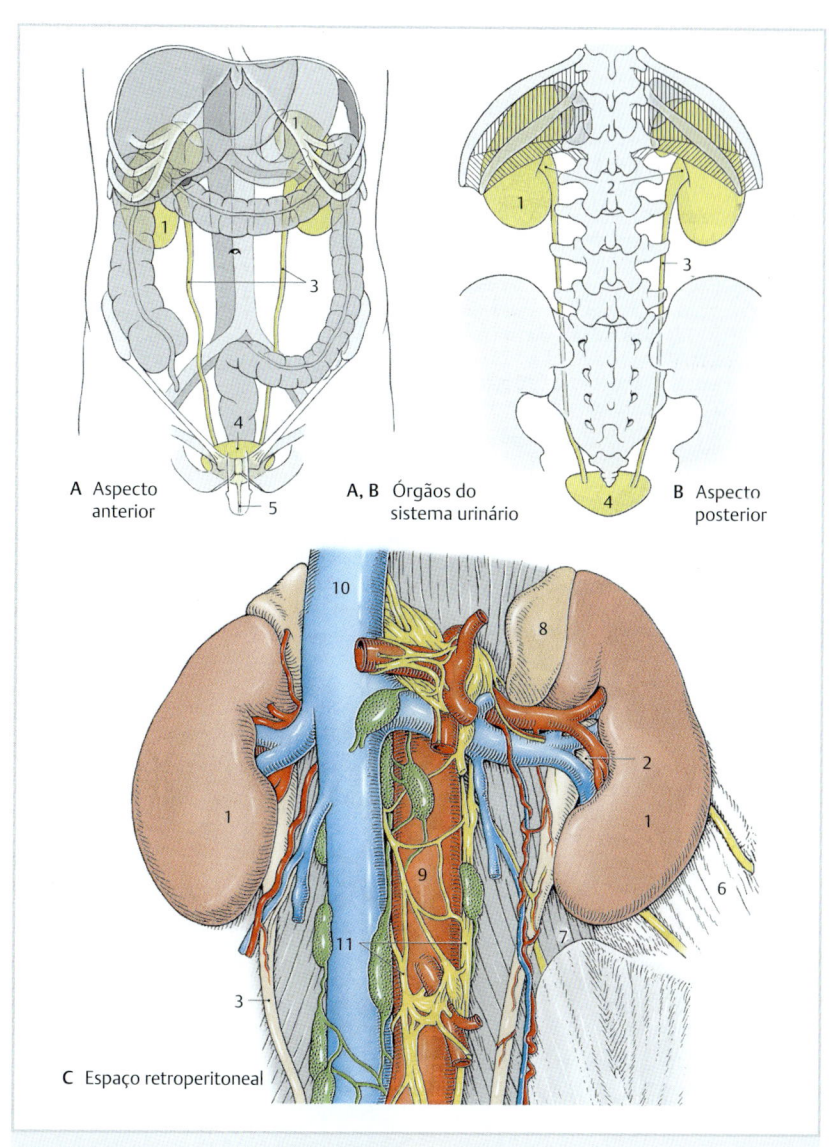

Fig. 5.1 Organização e posição dos órgãos urinários.

5.2 Rim

Anatomia Macroscópica e Características Externas

O **rim** pode ser dividido em duas superfícies, uma **superfície anterior (A)** e uma **superfície posterior (B)**, além de um **polo superior (AB1)** largo e o **polo inferior (AB2)** cônico. As superfícies anterior e posterior são delimitadas pela **borda lateral (AB3)** convexa, que é contínua com os polos superior e inferior, e uma **borda medial (A4)** côncava. Na borda medial há uma depressão denominada como **hilo renal (A5)** que permite a passagem dos vasos que entram e saem do órgão e abriga a pelve renal. O hilo renal **(C)** dirige-se até o **seio renal (C6)**, uma cavidade rodeada por todos os lados pelo parênquima.

Um rim adulto mede de 10 a 12 cm de comprimento, 5 a 6 cm de largura e 4 cm de espessura. Cada rim pesa 120 a 300 g, e o rim direito geralmente é menor que o esquerdo.

Seio renal. O seio renal é uma cavidade envolvida pelo parênquima renal. Ele pode ser visualizado depois da remoção de vasos, nervos, gordura e pelve renal. A delimitação em torno da sua entrada é formada por uma indentação semelhante a um lábio na borda medial. Projetando-se no seio renal encontram-se as elevações piramidais denominadas **papilas renais (C7)**. O rim humano tem mais de uma papila (7 a 14); elas são múltiplas porque o rim é desenvolvido a partir de múltiplos lobos renais que posteriormente se unem. Os vestígios da estrutura dos múltiplos lobos renais ainda podem ser identificados (*rim lobulado*) no rim de um recém-nascido.

Superfície. No adulto, a superfície dos rins é usualmente lisa. Ela é recoberta por uma **cápsula fibrosa (D8)** resistente que contém fibras de colágeno e é ligada ao parênquima renal pelo tecido conjuntivo frouxo. A cápsula fibrosa pode ser removida facilmente de um rim saudável.

Estrutura Interna

Uma secção transversal ou longitudinal do rim revela duas regiões distintas formando sua estrutura interna: a **medula renal (D9)** e o **córtex renal externo (D10)**. A aparência macroscópica do rim seccionado é produzida pela organização de túbulos e vasos uriníferos (ver pp. 234-236).

Medula renal. A medula renal é composta pelas **pirâmides renais cônicas (D11)** que têm aparência pálida e estriada no corte transversal devido aos segmentos retos dos túbulos renais. As *bases das pirâmides renais* **(D12)** são direcionadas para o córtex do rim. Os ápices arredondados e semelhantes a verrugas formam as *papilas renais* **(D13)**, as quais se projetam no hilo e nos cálices renais da pelve renal. Na sua superfície, cada papila renal possui uma *área cribriforme* de numerosas perfurações produzidas pelas *aberturas dos ductos papilares*, as aberturas dos túbulos uriníferos. Um exame mais atento mostra que uma pirâmide renal pode ser subdividida em uma **zona externa** avermelhada e uma **zona interna** mais clara.

Córtex renal. O córtex renal localiza-se imediatamente abaixo da cápsula fibrosa. Ele tem cerca de 1 cm de espessura e, na amostra não montada, tem uma cor castanho-avermelhada. Recobre as pirâmides da medula renal como uma taça virada para cima entre os aspectos laterais das pirâmides renais, enviando extensões denominadas **colunas renais (D14)** para o interior do órgão. O córtex renal é permeado por estriações longitudinais conhecidas como **raios medulares (D15)**, que são continuações da substância medular se irradiando das bases das pirâmides até a cápsula. A parte cortical contendo os raios medulares é conhecida como **córtex cortical**, e a substância cortical entre os raios medulares é o **labirinto cortical**.

Lobos renais. Cada lobo renal consiste em uma **pirâmide renal** e seu **córtex envolvente** (ver acima). Cada lobo renal é delimitado pelas colunas renais.

5.2 Rim

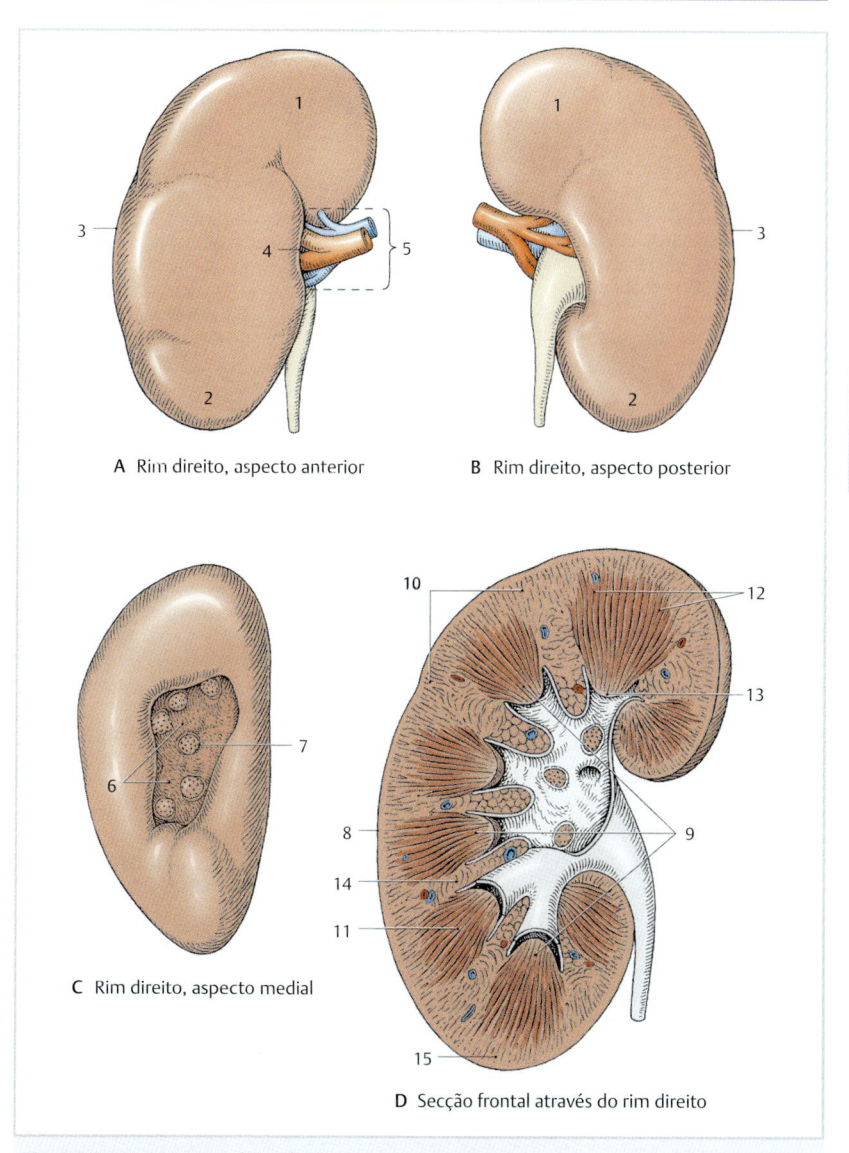

A Rim direito, aspecto anterior

B Rim direito, aspecto posterior

C Rim direito, aspecto medial

D Secção frontal através do rim direito

Fig. 5.2 Estrutura macroscópica do rim.

Sistema Urinário

Anatomia Microscópica

As porções do parênquima renal macroscopicamente distintas (ver p. 232) são produzidas por um padrão de distribuição característico de diferentes unidades estruturais do órgão. Estas unidades estruturais incluem os numerosos e densamente compactados **túbulos uriníferos**, bem como os **vasos sanguíneos** e o **tecido conjuntivo** contendo **nervos** e **vasos linfáticos**.

Túbulos Uriníferos

Os túbulos uriníferos consistem em dois componentes, um néfron e ductos coletores, que têm origens embriológicas diferentes.

Cada **néfron**, ou unidade funcional básica do rim, consiste em um corpúsculo renal e um túbulo renal associado, que é um segmento dos túbulos uriníferos.

Corpúsculo renal (A1). Cada corpúsculo renal consiste em um conjunto de capilares denominado **glomérulo (A2)** e uma **cápsula glomerular** envolvente **(A3)**.

Túbulo renal. Conectado ao corpúsculo renal, é um sistema contínuo de túbulos renais que podem ser divididos em vários segmentos. Eles podem ser contorcidos ou retos. Os túbulos renais começam como um **túbulo proximal**, o qual tem uma parte torcida conhecida como *túbulo contorcido proximal* **(A4)** e uma parte reta denominada *túbulo reto proximal* **(A5)**. Depois do túbulo proximal encontra-se o **túbulo intermediário**, ou túbulo fino **(A6)**, que pode ser dividido em *ramo fino descendente* **(A6a)** e *ramo fino ascendente* **(A6b)**. O túbulo intermediário é contínuo com o **túbulo distal**, consistindo em um *túbulo reto distal* **(A7)** seguido pelo *túbulo contorcido distal* **(A8)**.

O segmento tortuoso do túbulo distal é conectado por um **túbulo juncional (A9)** com um **ducto coletor (A10)**. Cada ducto coletor recebe fluido de aproximadamente 10 néfrons e esvazia em um **ducto papilar (A11)**, que se abre na ponta da papila.

Vasos Sanguíneos Intrarrenais

As funções do rim dependem intimamente da interação entre os néfrons, os ductos coletores e os vasos sanguíneos intrarrenais.

A **artéria renal** transporta o sangue carregado de resíduos para os rins. Suas ramificações principais se dividem e irradiam-se para as **artérias interlobares do rim (A12)**, que passam entre as pirâmides renais adjacentes, movendo-se pelo parênquima e indo na direção do córtex, tornando-se contínuas com as **artérias arqueadas do rim (A13)** na borda corticomedular. Brotando das artérias arqueadas, encontram-se numerosas **artérias interlobulares do rim (A14)**. Estas se irradiam na direção da cápsula fibrosa e das **arteríolas glomerulares aferentes (A15)** que alimentam os tufos de capilares (**glomérulos**) **(A2)** dos corpúsculos renais. O sangue escoa dos glomérulos via **arteríolas glomerulares eferentes (A16)** para dentro da rede capilar do córtex renal via **veias interlobulares (A17)**, **veias arqueadas (A18)** e **veias interlobulares (A19)** até a **veia renal**. As **arteríolas retas (A20)** são ramificações das arteríolas eferentes, que se irradiam dos glomérulos próximos ao córtex renal, descendo até a medula renal. Ascendendo paralelas a estas estão as **vênulas retas (A21)**, que transportam o sangue via *veias arqueadas* até as *veias interlobares*.

Nota: Os rins recebem aproximadamente 1.500 L de sangue diariamente (cerca de 20% do débito cardíaco). Os mesmos vasos suprem o parênquima, onde o sangue é filtrado para produzir urina. Portanto, são artérias tanto nutrientes quanto funcionais.

Os capilares glomerulares encontram-se no ramo arterial da circulação local e constituem uma *rete mirabile* (rede maravilhosa) arterial.

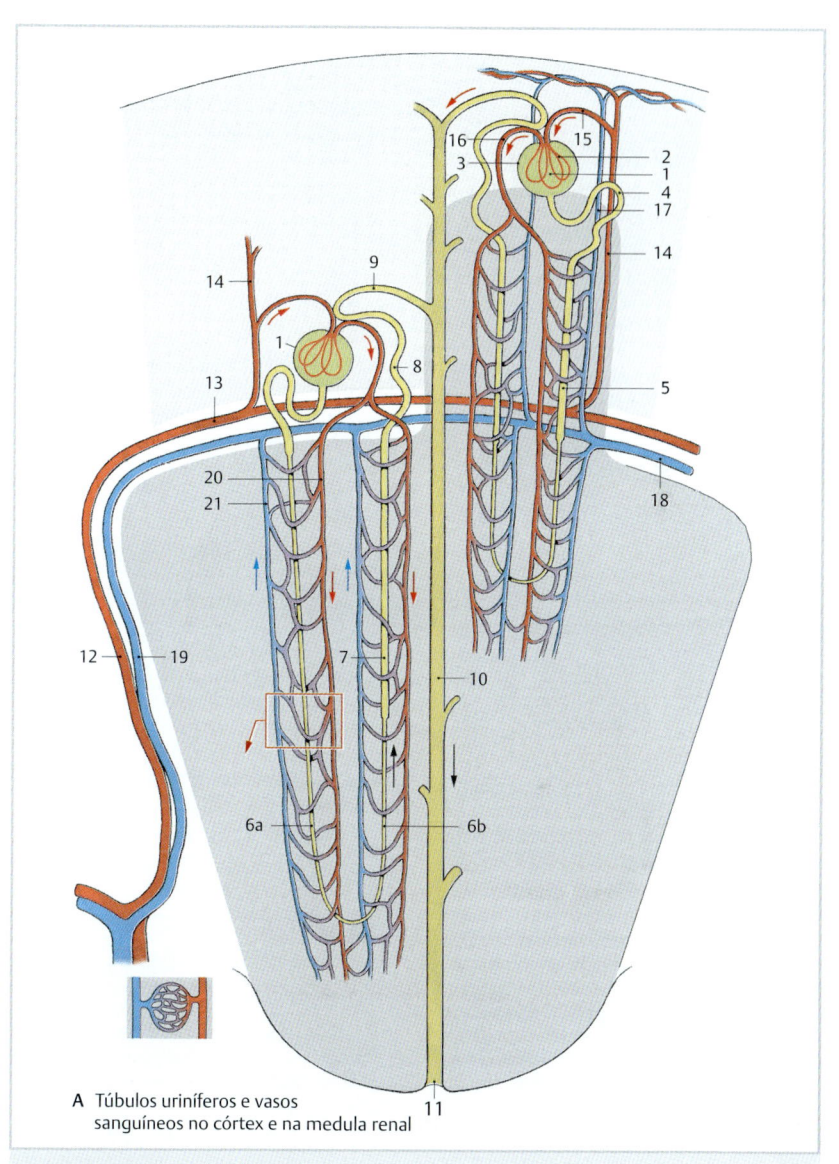

A Túbulos uriníferos e vasos sanguíneos no córtex e na medula renal

Fig. 5.3 Estrutura microscópica do rim.

Anatomia Microscópica do Rim (cont.)
Corpúsculos Renais

Glomérulo (A1). O glomérulo que forma o corpúsculo renal consiste em 30 a 40 alças capilares e está situado entre uma *arteríola glomerular aferente* **(A2)**, conduzindo até ele, e uma *arteríola glomerular eferente* **(A3)**, drenando-o. As arteríolas aferentes e eferentes fazem anastomose e encontram-se em grande proximidade uma da outra, formando o **polo vascular (A4)** do corpúsculo renal. Cada glomérulo é envolvido por uma **cápsula glomerular** composta por duas camadas (cápsula de Bowman). A *parte interna* **(A5)** encontra-se adjacente às alças capilares como uma "camada visceral", e a *parte externa* atua como uma "camada parietal" **(A6)**, para separar o glomérulo dos seus arredores. O espaço entre as duas camadas, o espaço capsular, coleta o filtrado glomerular e o conduz via **polo urinário (AB18)** até o sistema tubular.

Capilares glomerulares (B). Os capilares glomerulares são compostos de um **endotélio (B7)**, com **fenestrações** abertas (50 a 100 μm de diâmetro) entre as células endoteliais, e **uma membrana basal contínua composta de três camadas**, cuja camada intermediária atua como um filtro mecânico. A camada externa, voltada para o espaço capsular, é recoberta pelos **podócitos (A8)**, células ramificadas com numerosos processos. Os *processos primários longos* **(A9)** dos podócitos dão origem aos *processos secundários* ou podais, que se interdigitam como dedos com os dos podócitos adjacentes, deixando espaços estreitos, ou *lâminas de filtração*, entre eles.

As células especiais do tecido conjuntivo, conhecidas como células mesangiais (**células mesangiais intraglomerulares**) **(B10)**, localizam-se entre os capilares adjacentes de um glomérulo. As células mesangiais também são encontradas no polo vascular, entre a arteríola aferente e a arteríola eferente (**células mesangiais extramerulares**) **(B11)**. As células mesangiais fazem parte do **aparelho justaglomerular** do rim, que também inclui a mácula densa **(AB12)** e a almofada polar **(AB13)**. **Mácula densa** refere-se a células epiteliais especializadas, situadas ao longo do túbulo convoluto distal, em pontos de contato com o polo vascular. **Almofada polar** refere-se às células mioepiteliais (granulares) do aparelho justaglomerular na parte pré-glomerular da arteríola aferente. Renina e angiotensinase A foram detectadas em células da almofada polar.

Túbulos Renais de Ductos Coletores (C)

As paredes dos túbulos renais são revestidas por **epitélio simples**, que varia de acordo com a região, mas sempre tem as características típicas dos epitélios de transporte.

O **túbulo proximal (C14)** é revestido por células epiteliais cuboides com uma alta borda em escova, além de dobramentos da membrana celular na base da célula e mitocôndrias abundantes.

O **túbulo intermediário (C15)** é revestido por células epiteliais achatadas com pequenas microvilosidades.

No **túbulo distal (C16)** as células cuboides altas são baixas, com estriações basais (interdigitações basolaterais). As células são um pouco mais achatadas do que aquelas do túbulo proximal e têm somente pequenas microvilosidades se projetando delas.

Parte da área de conexão dos túbulos tem células epiteliais altas com muitas mitocôndrias e parte tem epitélio cuboide com dobras basais em vez de interdigitações.

Os **ductos coletores (C17)** são compostos de aproximadamente dois terços de células epiteliais de coloração clara com bordas celulares distintas, e um terço é composto de células intercaladas de coloração escura. As células epiteliais que revestem os ductos coletores se tornam progressivamente mais achatadas quando o ducto avança na direção das papilas.

Função dos rins. Os corpúsculos renais formam o **filtro** que "espreme" diariamente 180 L de **ultrafiltrado** (**urina primária**) do sangue. Destes, 178 L são reabsorvidos no sistema tubular e 1,5 a 2 L de **urina final** (urina secundária) são formados por dia. A urina é excretada pelos órgãos excretores. O aparelho justaglomerular funciona como parte do sistema da renina-angiotensina envolvido na **regulação da pressão arterial** e controle da **produção do filtrado**.

5.2 Rim

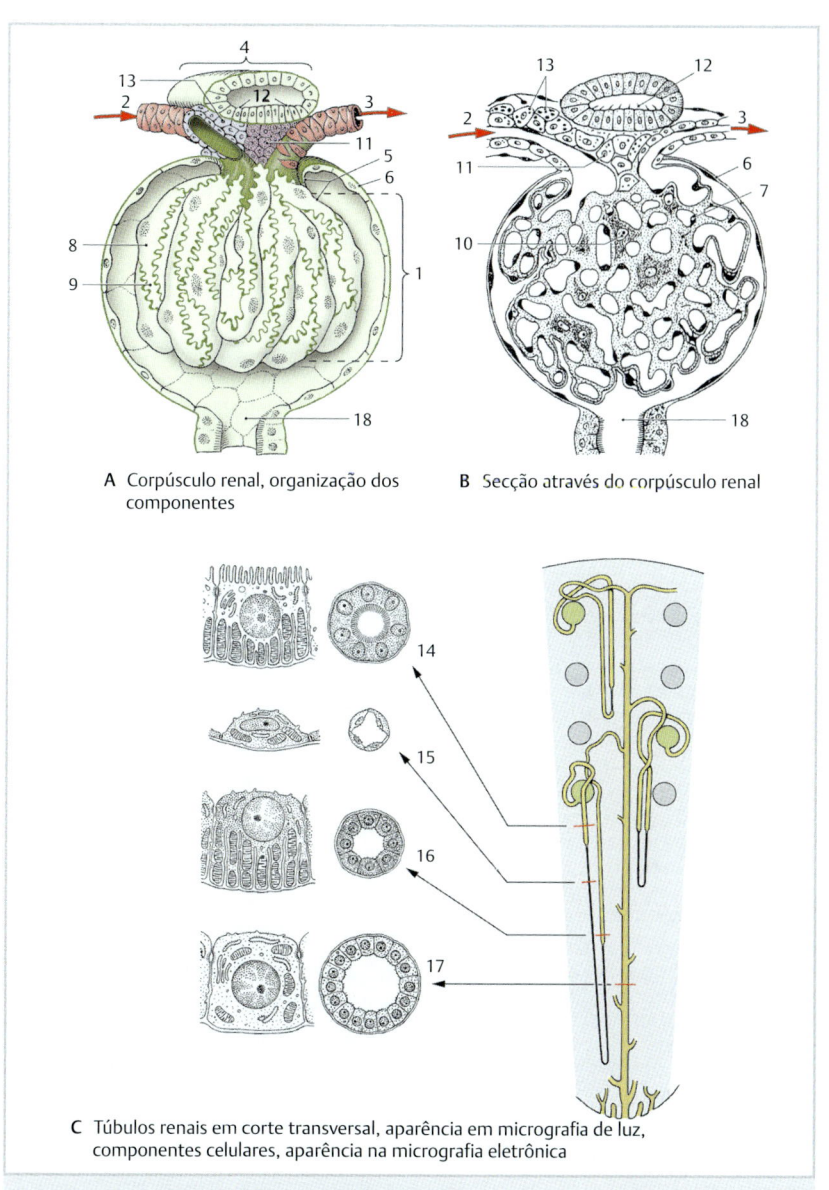

A Corpúsculo renal, organização dos componentes

B Secção através do corpúsculo renal

C Túbulos renais em corte transversal, aparência em micrografia de luz, componentes celulares, aparência na micrografia eletrônica

Fig. 5.4 Estrutura microscópica do rim, continuação.

Vasos, Nervos e Drenagem Linfática

Artérias. As substâncias residuais são transportadas para os rins pela **artéria renal (A1)**. A *artéria renal direita* brota da aorta abdominal **(A2)** no nível de L1. Na maioria das pessoas, a *artéria renal esquerda* surge a uma curta distância acima dela. A artéria renal esquerda geralmente é mais curta do que a artéria renal direita. As ramificações intrarrenais primárias das duas artérias principais são as **artérias terminais** e abastecem regiões específicas do parênquima. Estas regiões podem ser classificadas como **segmentos renais**: *segmento superior, segmento superior anterior, segmento inferior anterior, segmento inferior* e *segmento posterior*. Dada a natureza complexa do desenvolvimento do rim, estes segmentos podem variar consideravelmente; anomalias no curso da artéria renal também ocorrem.

Veias. A drenagem venosa do rim se dá via **veia renal (AC3)**. A veia renal direita é curta e tem um curso reto, ao passo que o caminho da veia renal esquerda é mais longo e curvo. Durante seu curso, ela recebe a *veia suprarrenal esquerda* e a *veia testicular esquerda* ou a *veia ovariana esquerda*.

Nervos. As fibras simpáticas para os rins se originam do **plexo nervoso renal**, que acompanha a artéria renal e é formado principalmente por fibras provenientes do *plexo celíaco* adjacente. Os vasos intrarrenais são acompanhados e inervados pelas fibras simpáticas até a piscina vascular glomerular.

Linfonodos regionais. A linfa dos rins drena para os **nodos aórticos laterais** através dos capilares linfáticos no tecido conjuntivo perivascular.

Topografia dos Rins

Posição. Os rins localizam-se em cada lado da coluna vertebral no **sulco lombar**. Seus eixos longos são direcionados para cima, de modo que, se uma linha imaginária fosse traçada como uma continuação de cada eixo, estas linhas se cruzariam. O **polo superior** localiza-se no nível de T12, e o **polo inferior**, no nível de L3. O **hilo do rim** está localizado no nível de L1. O rim direito usualmente se localiza cerca de meia vértebra abaixo do rim esquerdo. A posição dos rins varia com a respiração e a postura. **Posterior** ao rim, a *12ª costela* **(A4)** passa diagonalmente sobre a delimitação entre os terços superior e médio do órgão. No cruzamento entre o rim e a parede abdominal posterior, quase paralelo à 12ª costela em uma direção cranial-caudal-lateral, encontram-se o *nervo subcostal* **(A5)**, o *nervo ílio-hipogástrico* **(A6)** e o *nervo ilioinguinal*.

O recesso costodiafragmático da pleura localiza-se entre a 12ª costela e o rim, de modo que não há contato entre a costela e a superfície posterior do rim.

Órgãos e vasos adjacentes. Localizados anteriormente nos polos superiores dos rins, encontram-se as *glândulas suprarrenais/adrenais* **(A7)**. A superfície anterior do rim direito está em contato com o fígado e a *flexura cólica direita*; perto do hilo do rim direito estão a *veia cava inferior* **(A8)** e o *duodeno*. A superfície anterior do rim esquerdo está em contato com o *estômago*, *pâncreas* e a *flexura cólica esquerda*; a *aorta* passa próxima ao hilo do rim esquerdo.

A9 Ureter

Cápsulas do Rim

As cápsulas que envolvem o rim são importantes para fixar o órgão na posição. Elas consistem em uma bolsa conhecida como a *fáscia renal* **(B10)** e uma cápsula de gordura perirrenal **(BC11)**. A **bolsa fascial** é composta por uma *camada anterior fina* e uma *camada posterior resistente*. As duas camadas estão conectadas, entre si, nas suas bordas superior e lateral, e envolvem o rim, a glândula adrenal e a cápsula de gordura perirrenal. O lado *medial* da bolsa da fáscia é aberto e seu lado *inferior* é fechado apenas pelo tecido adiposo. O volume da **cápsula de gordura perirrenal** varia, dependendo do estado nutricional do indivíduo; com extrema emaciação, pode até mesmo estar ausente. A perda da cápsula de gordura perirrenal pode resultar em mobilidade do rim, o qual pode descer na direção da pelve – uma condição anormal conhecida como **rim flutuante**.

> **Nota clínica.** **Variações** anatômicas e **anomalias renais** são comuns. As anormalidades comuns incluem presença de rins extra, deslocamento dos rins, fusão dos rins e rins em ferradura. Aplasia renal é a ausência completa de um rim, e hipoplasia renal significa subdesenvolvimento. Rins aumentados com duplicação de pelve, ureter ou sistema coletor são chamados de rins duplos.
> **Inflamação do** rim pode envolver os nervos subcostal retrorrenal, ílio-hipogástrico e ilioinguinal, com a dor irradiando até a virilha e a genitália externa.

5.2 Rim **239**

A Vasos, nervos e topografia dos rins

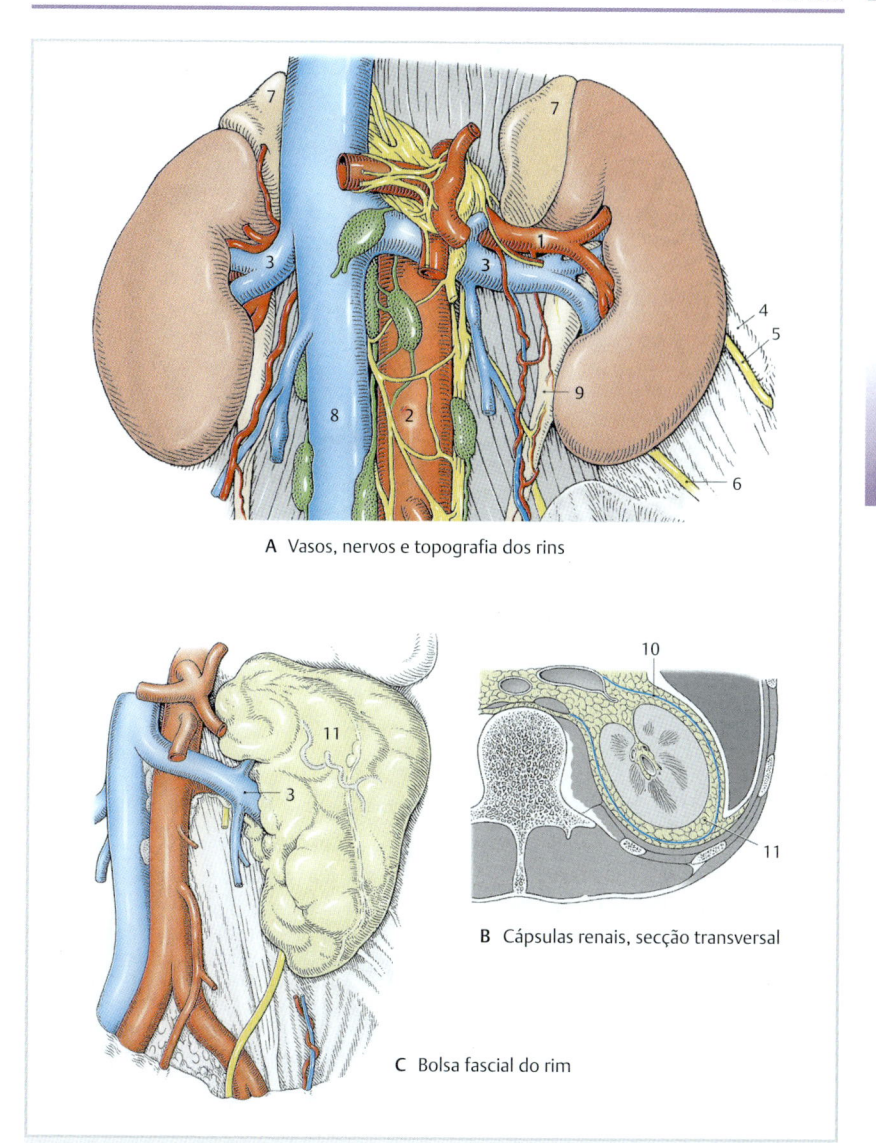

B Cápsulas renais, secção transversal

C Bolsa fascial do rim

Fig. 5.5 Topografia dos rins.

Sistema Urinário

5.3 Órgãos Excretores

Pelve Renal e Ureter

Anatomia Macroscópica

Pelve e cálices renais (A). A **pelve renal (AB1)** é um reservatório para a coleta de urina, formada pela união dos 8 a 10 **cálices renais (A2)** que se esvaziam nela. Os *cálices menores* **(A2a)** são pequenos cálices renais em forma de trompete que envolvem uma ou, ocasionalmente, duas ou três papilas renais. Eles dão origem aos 2 a 3 *cálices maiores* **(A2b)**, que se abrem na pelve renal.

O **formato da pelve renal** varia **(A)** de acordo com o padrão da ramificação dos cálices renais. Se os cálices menores se abrem consistentemente em cálices maiores, a pelve renal é do **tipo ramificado** ou **dendrítico**; se os cálices menores também se abrirem diretamente na pelve renal, formando uma pelve renal alargada, ele é considerado um **tipo ampular**. O volume da pelve renal é de 3 a 8 mL.

Ureter (B3). O ureter é um tubo levemente achatado de paredes espessas que conecta a pelve renal com a bexiga urinária. Ele tem 25 a 30 cm de comprimento e é dividido em duas partes com base no seu curso: uma **parte abdominal (B3a)** e uma **parte pélvica (B3b)**. Sua parte terminal segue um curso oblíquo na parede da bexiga urinária e é conhecida como a **parte intramural**.

B4 Rim, **B5** Hilo do rim, **B6** Artéria renal, **B7** Veia renal, **B8** Aorta, **B9** Veia cava inferior, **B10** Artéria ovariana, **B11** Artéria ilíaca interna, **B12** Artéria uterina

Microanatomia. A parede da pelve renal é fina, enquanto a do ureter é muito espessa. Na secção transversal, o ureter tem um lúmen em forma de estrela **(C)**. As paredes dos dois órgãos são compostas de três camadas: a **mucosa (C13)** consiste do epitélio de transição, ou *urotélio*, que é característico dos ductos excretores urinários e uma camada de *tecido conjuntivo frouxo*; o **urotélio** consiste em 5 a 7 *camadas de células* e pode-se adaptar à quantidade de distensão do ureter alterando a altura e o número de camadas celulares; as *membranas apicais espessadas* na camada superior das células que são visíveis na microscopia de luz protegem a superfície epitelial da urina hipertônica. Na pelve renal, a **camada muscular** consiste em uma *camada longitudinal interna* e uma *camada circular externa*. As fibras musculares são entrelaçadas para formar *estruturas semelhantes a esfíncteres* nos cálices e na junção da pelve renal com o ureter. O ureter possui uma camada muscular especialmente forte **(C14)**. Quando avança na direção da bexiga urinária, ele é aumentado por uma *terceira camada longitudinal externa de músculo*. O *tecido conjuntivo frouxo* da **adventícia (C15)** integra a pelve renal e o ureter nas suas imediações. O tecido conjuntivo da pelve renal, que contém vasos sanguíneos e nervos em abundância, também contém células musculares lisas que controlam sua distensão.

Vasos, Nervos e Drenagem Linfática

Os vasos da **pelve renal (B)** originam-se na **artéria** e **veia renais (B6, B7)**. A drenagem linfática corresponde à dos rins. A pelve renal recebe inervação sensorial e, por isso, sua distensão é dolorosa.

O **ureter** é abastecido por ramificações das grandes **artérias que o envolvem**: *artéria renal* **(B6)**, *artéria testicular* ou *artéria ovariana* **(B10)**, *artéria pudenda interna* e *artéria vesical superior*. As artérias são acompanhadas por veias do mesmo nome. A linfa drena para os **nodos lombares**. A inervação é pelos **nervos esplâncnicos**, com as fibras parassimpáticas suprindo a parede muscular e as fibras simpáticas suprindo a parede dos vasos. Os aferentes sensoriais viajam nos nervos esplâncnicos.

Topografia da Pelve Renal e a Parte Abdominal do Ureter

A maior parte da **pelve renal (A)** está escondida no seio renal. A **parte abdominal do ureter** inicia na sua saída da pelve renal, com o **primeiro ponto de constrição do ureter**. O ureter, então, prossegue caudalmente até o lado medial do psoas maior **(B16)**, onde se situa entre a fáscia muscular (posterior a ele) e o peritônio (cobrindo seu aspecto anterior). Durante seu curso, o caminho do ureter é atravessado pela veia testicular ou ovariana **(B10)**, e o próprio ureter atravessa o nervo genitofemoral. Ele entra na pelve menor no nível dos vasos ilíacos comuns ou vasos ilíacos externos. Esta é a localização do **segundo ponto de constrição do ureter** (ver também p. 244, para a topografia da **parte pélvica do ureter**).

5.3 Órgãos Excretores

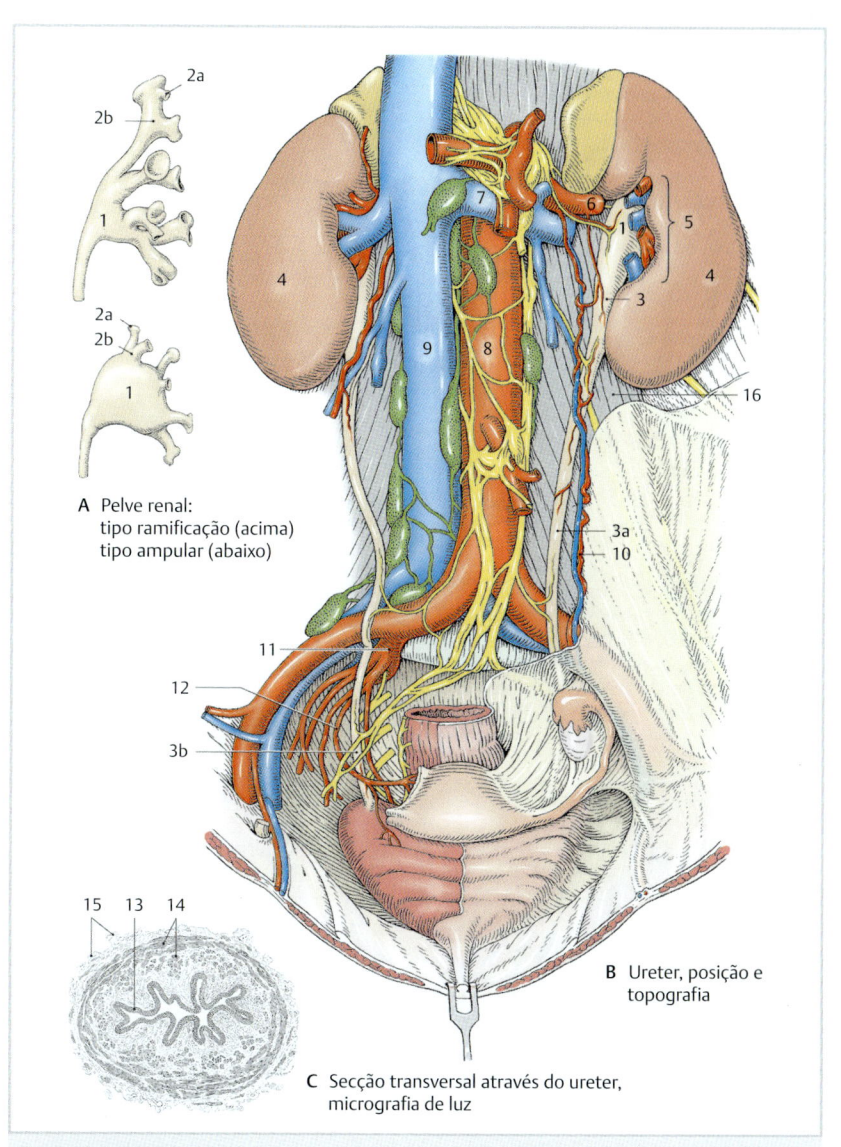

A Pelve renal:
tipo ramificação (acima)
tipo ampular (abaixo)

B Ureter, posição e topografia

C Secção transversal através do ureter, micrografia de luz

Fig. 5.6 Pelve renal e ureter.

Sistema Urinário

Bexiga Urinária

A **bexiga urinária (A1)** é um órgão muscular oco, cujo tamanho varia com a quantidade de urina contida. Ela está localizada atrás do púbis **(A2)**, no tecido conjuntivo subperitoneal da pelve menor.

Partes da bexiga urinária. O **corpo da bexiga (AB3)** constitui a maior parte do órgão. Ele é contínuo anterossuperiormente com o *ápice da bexiga* **(AB4)**. O ápice é conectado ao úraco obliterado, que passa no ligamento umbilical mediano **(AB5)** (ver p. 188) até o umbigo. Abrindo para dentro dos aspectos lateral e posterior do **fundo da bexiga (A6)**, que esvazia posteriormente e inferiormente, encontram-se os ureteres **(B7)**. O **pescoço da bexiga (B8)** é contínuo anteriormente com a **uretra (AB9)**.

Quando a bexiga urinária esvazia, o ápice da bexiga e a porção superior da parede descem e o órgão assume a forma de uma taça. Quando ela enche, o ápice e a parede são estendidos para a frente e para cima entre o peritônio e a parede abdominal, para assumir uma forma ovoide. Dependendo da quantidade do seu conteúdo, a bexiga urinária pode-se alargar até a borda superior da sínfise púbica. A **capacidade da bexiga urinária** é normalmente cerca de 500 mL; a vontade de urinar ocorre com cerca de 300 mL. É possível, no entanto, reter voluntariamente quantidades maiores de urina.

> **Nota clínica.** A bexiga cheia pode ser puncionada através da parede abdominal acima da sínfise, sem lesionar o espaço peritoneal (drenagem da urina suprapúbica).

Superfície interna (C). A superfície interna da bexiga urinária tem uma cor de vermelho pálido. Duas partes podem ser identificadas: na maior parte da bexiga urinária, a mucosa contém pregas devido à sua mobilidade contra a camada muscular subjacente. Quando a bexiga está muito cheia, as pregas desaparecem. A região triangular formada no fundo da bexiga, que é delimitada pelas duas aberturas dos ureteres, conhecidas como **orifícios uretéricos, (CD10)** e a saída da uretra, chamada de **orifício uretral interno, (C11)**, é conhecida como o **trígono da bexiga (CD12)**. A mucosa do trígono da bexiga é lisa; ela está firmemente presa à camada muscular subjacente e, assim, não contém pregas. No homem, a *úvula da bexiga* **(D13)**, uma elevação cônica produzida pela próstata subjacente, projeta-se no orifício uretral interno.

Microanatomia. As paredes da bexiga urinária são compostas de três camadas. A **mucosa** consiste no *epitélio transicional* (urotélio) suprajacente ao tecido conjuntivo frouxo (*lâmina própria*), que está ausente no trígono da bexiga. A maior parte da **camada muscular** é composta de três camadas distintas que são conhecidas coletivamente como o *músculo detrusor*. No trígono da bexiga, a camada muscular constitui uma continuação da camada muscular do ureter e assim consiste em apenas duas camadas. Nas aberturas dos ureteres na bexiga, o músculo liso é organizado em um *arranjo circular* complexo. A **serosa**, que é acompanhada por tecido conjuntivo da subserosa, cobre a superfície superior da bexiga urinária e a porção da superfície posterior acima do trígono da bexiga.

Vasos, Nervos e Drenagem Linfática

Artérias. A bexiga urinária é nutrida por ramificações das **artérias ilíacas internas**, ou seja, a *artéria vesical superior* (da artéria umbilical) e a *artéria vesical inferior*.

Veias. O **plexo venoso vesical**, que envolve o fundo da bexiga, coleta o sangue da bexiga urinária e usualmente o esvazia diretamente nas *veias ilíacas internas*.

Nervos. Semelhante ao intestino, a inervação da bexiga urinária é dividida em **sistema nervoso extrínseco** e **intrínseco** (isto é, dentro e fora da parede da bexiga urinária). As fibras **parassimpáticas** do sistema extrínseco originam-se de S2-S4 e atuam para contrair o detrusor (micturação). As fibras **simpáticas** suprem o músculo liso das paredes dos vasos e, presumivelmente, causam a contração do músculo em torno do pescoço da bexiga e a porção superior da uretra.

Linfonodos regionais. A linfa circula em várias direções desde a bexiga urinária: os **nodos ilíacos externos** coletam a linfa das porções superior e lateral da parede; os **nodos ilíacos internos** coletam a linfa do fundo e do trígono da bexiga. A linfa da parede anterior da bexiga urinária também acaba drenando para os nodos ilíacos internos.

5.3 Órgãos Excretores

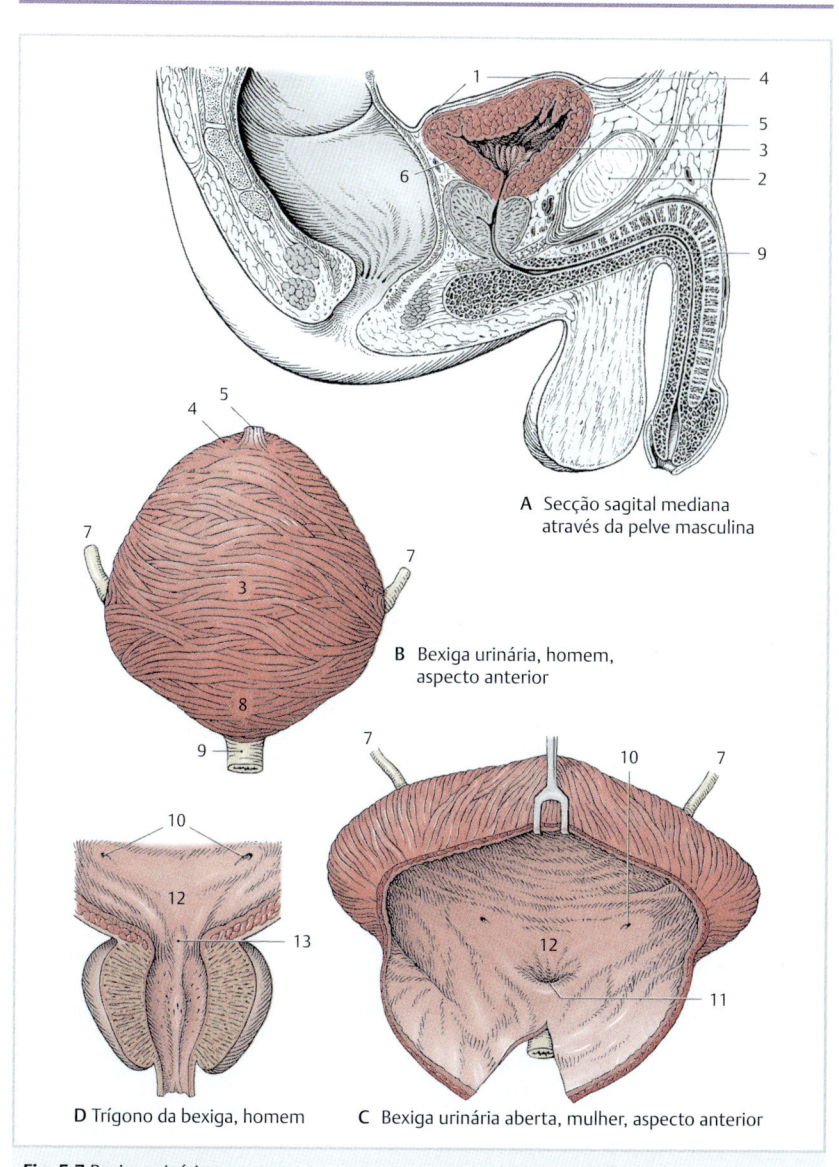

A Secção sagital mediana através da pelve masculina

B Bexiga urinária, homem, aspecto anterior

D Trígono da bexiga, homem

C Bexiga urinária aberta, mulher, aspecto anterior

Fig. 5.7 Bexiga urinária.

Uretra Feminina

A **uretra** feminina (**A1**) é muito curta, apenas 3 a 5 cm, e localiza-se atrás da sínfise púbica (**A2**). Ela começa no **orifício uretral interno** (**A3**) e volta-se para cima em uma curvatura anteriormente côncava, em grande proximidade com a parede anterior da vagina (**A4**). Ela termina em uma fenda lateral, ou seja, o **orifício uretral externo** (**A5**) no *vestíbulo da vagina* 2 a 3 cm atrás da glande do clitóris (**A6**).

Anatomia Microscópica

As paredes da uretra consistem em uma **mucosa** que se localiza nas pregas longitudinais e é revestida por *epitélio transicional* típico repousando sobre uma *lâmina própria* altamente vascularizada ou camada esponjosa que contém veias e glândulas abundantes (glândulas uretrais); e uma **camada muscular** que é derivada da camada muscular das paredes da bexiga urinária e é organizada em uma *camada longitudinal interna* e uma *camada circular externa*.

A uretra é envolvida pelo **esfíncter uretral externo**, uma organização circular do músculo estriado que forma um tipo de alça de fibras que é aberta posteriormente e estende-se até o pescoço da bexiga.

A uretra masculina é discutida na p. 262.

Função dos órgãos excretores. A urina expelida das papilas renais é primeiramente coletada nos **cálices renais** e depois transportada para a **pelve renal**. Depois de atingir um determinado volume, a urina é ejetada no **ureter** por movimentos rápidos. Depois que está no ureter, ondas peristálticas transportam a urina distalmente e a esvaziam em porções na **bexiga urinária**. Quando a bexiga urinária está cheia até a sua capacidade (individual), estímulos mediados pelo sistema nervoso iniciam seu esvaziamento, ou **micturação (urinação)**.

Topografia dos Órgãos Excretores

Pelve feminina. Depois de sair da pelve renal (**primeiro ponto de constrição do ureter**) e completar seu curso intra-abdominal (ver p. 241 B), o **ureter** entra na pelve menor na frente da junção sacroilíaca, no nível da bifurcação da artéria ilíaca comum (**B7**) ou no nível da artéria ilíaca externa. Esta é a localização do **segundo ponto de constrição do ureter**. Na pelve menor feminina, o ureter segue superficialmente ao longo da parede lateral da pelve e imediatamente abaixo do peritônio. Aproximadamente no nível da espinha isquiática, ele deixa a parede lateral da pelve e percorre a base do ligamento largo do útero (**B8**), seguindo medialmente e anteriormente. Ele cruza abaixo da artéria uterina (**B9**) e, a uma distância variável da vagina, chega até a parede posterolateral da bexiga urinária, a qual penetra diagonalmente de posterolateral para anteromedial. Esta parte intramural do ureter tem aproximadamente 2 cm de comprimento e forma o **terceiro ponto de constrição do ureter**.

A **bexiga urinária** (**AB10**) localiza-se no tecido conjuntivo subperitoneal por trás da sínfise púbica. O **espaço retropúbico** (**A11**), uma região de tecido conjuntivo frouxo, encontra-se à sua frente. O espaço retropúbico estende-se entre a parede abdominal anterior e o peritônio, até o umbigo, e permite o movimento da bexiga urinária quando ela incha para cima durante o enchimento. A parte superior da bexiga urinária é coberta pelo peritônio; sua superfície inferoposterior é firmemente presa às estruturas circundantes.

A **uretra feminina** localiza-se entre a sínfise púbica e na parede anterior da vagina (**A4**).

Pelve masculina. Na pelve menor dos homens (ver p. 254B), o **ureter** também passa imediatamente abaixo do peritônio ao longo da parede lateral. Atinge a parede posterolateral da bexiga urinária em um ponto acima da vesícula seminal, cruzando abaixo do ducto deferente.

> **Nota clínica.** Os **cálculos renais** podem ficar presos próximos às partes contraídas do ureter. O ureter tenta passar o cálculo na direção da bexiga, contraindo o músculo em suas paredes, o que está associado à dor violenta (cólica). A estenose do segmento pré-vesical do ureter terminal acima do óstio causa dilatação do ureter (megaureter).
> **Ocorre uma duplicação** dos ureteres em aproximadamente 2% da população: ureter duplex = ureter duplo; ureter *fissus* = ureter bífido.

5.3 Órgãos Excretores

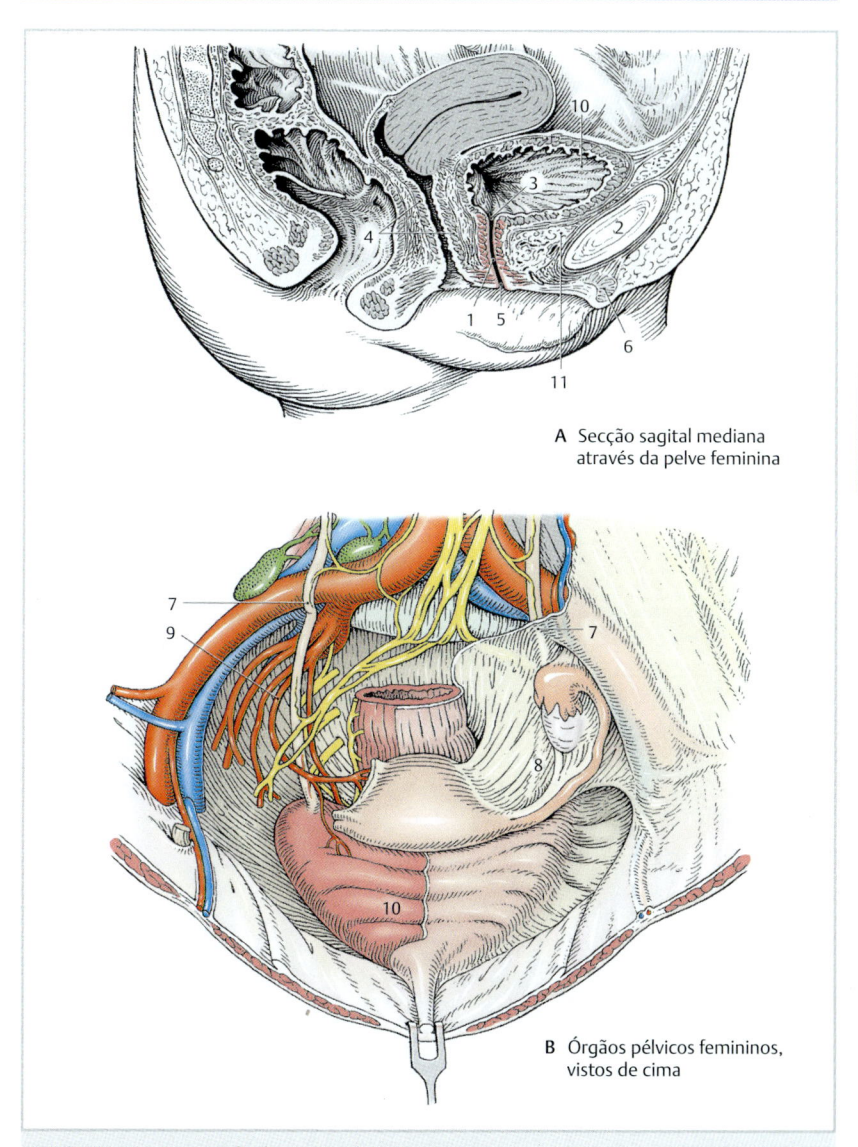

A Secção sagital mediana através da pelve feminina

B Órgãos pélvicos femininos, vistos de cima

Fig. 5.8 Uretra e topografia dos órgãos do trato urinário.

6 Sistema Genital Masculino

6.1 Visão Geral   *248*
6.2 Testículos e Epidídimo   *250*
6.3 Ductos Seminais e
     Glândulas Sexuais Acessórias   *256*
6.4 Genitália Externa Masculina   *260*
6.5 Anatomia Topográfica   *264*

6.1 Visão Geral

Órgãos Reprodutivos Masculinos

Os órgãos do **sistema genital masculino** podem ser divididos, topograficamente e quanto ao desenvolvimento, em genitália interna e externa.

A genitália **interna** consiste em testículos **(A1)**, epidídimo **(A2)**, ductos deferentes **(A3)** e glândulas sexuais acessórias, ou seja, próstata **(A4)**, vesícula seminal/glândula seminal **(A5)** e glândula bulbouretral (glândulas de Cowper) **(A6)**.

A genitália masculina **externa** inclui o pênis **(A7)**, o escroto **(A8)** e a túnica dos testículos.

A genitália interna origina-se acima do assoalho pélvico da crista urogenital, enquanto a genitália externa é derivada do seio urogenital abaixo do assoalho pélvico.

Função. As células germinais masculinas, ou **espermatozoides**, são produzidas nos **testículos** e transportadas através do sistema de pequenos canais até o **epidídimo**, onde amadurecem. Os espermatozoides são transportados pelo **cordão espermático** até a **uretra masculina**, através da qual eles podem sair da cavidade corporal. Quando viajam através do ducto seminal, as células germinais são misturadas com secreções das **glândulas sexuais acessórias**. A ejaculação é o produto final. A testosterona, o hormônio masculino, também é produzida nos testículos e liberada na circulação.

Relações Peritoneais da Pelve Masculina

A cavidade peritoneal estende-se sobre a linha terminal para dentro da cavidade pélvica. Desde a parede abdominal anterior, o **peritônio parietal** continua ao longo da parede da pelve menor, cobrindo as vísceras pélvicas que se projetam a partir dela: ele reflete da *parede abdominal anterior* até o *ápice da bexiga* **(AB9)** e cobre a *superfície superior* inteira **(AB10)** da bexiga urinária. Estendendo-se posteroinferior e lateralmente, o peritônio passa até o nível da união dos ureteres com a bexiga urinária. As *porções superiores das vesículas seminais* estendem-se ao longo da superfície posterior da bexiga urinária até o nível das aberturas dos ureteres, ou, algumas vezes, mais alto, e, usualmente, são cobertas pelo peritônio parietal. O *ducto deferente* é igualmente coberto pelo peritônio até sua porção terminal, a ampola do ducto deferente. Ocasionalmente, o peritônio passa ainda mais fundo para cobrir uma parte da *próstata*. Ele não cobre o fundo da bexiga urinária, mas forma a **bolsa retovesical (B11)**, uma reflexão peritoneal da *parede posterior da bexiga urinária* na *parede anterior do reto* **(B12)**. Cobre a parede anterior da flexura sacral do reto e é contínuo com a serosa do cólon sigmoide no nível de S3. No homem, a bolsa retovesical é o *ponto mais inferior na cavidade abdominal*. Em cada lado, ela é delimitada por uma prega quase sagital conhecida como *prega retovesical*. O tecido conjuntivo subseroso da prega retovesical contém os nervos autônomos do plexo nervoso hipogástrico inferior. Quando a bexiga urinária está cheia, uma prega peritoneal também é produzida entre a parede abdominal anterior e o ápice da bexiga (o espaço pré-vesical ou retropúblico).

B13 Prega peritoneal produzida pelo ureter

> **Nota Clínica.** Em pacientes com **retenção urinária**, a bexiga urinária distendida pode ser puncionada logo acima da borda da sínfise pélvica sem lesionar o peritônio ou abrir a cavidade abdominal.

6.1 Visão Geral

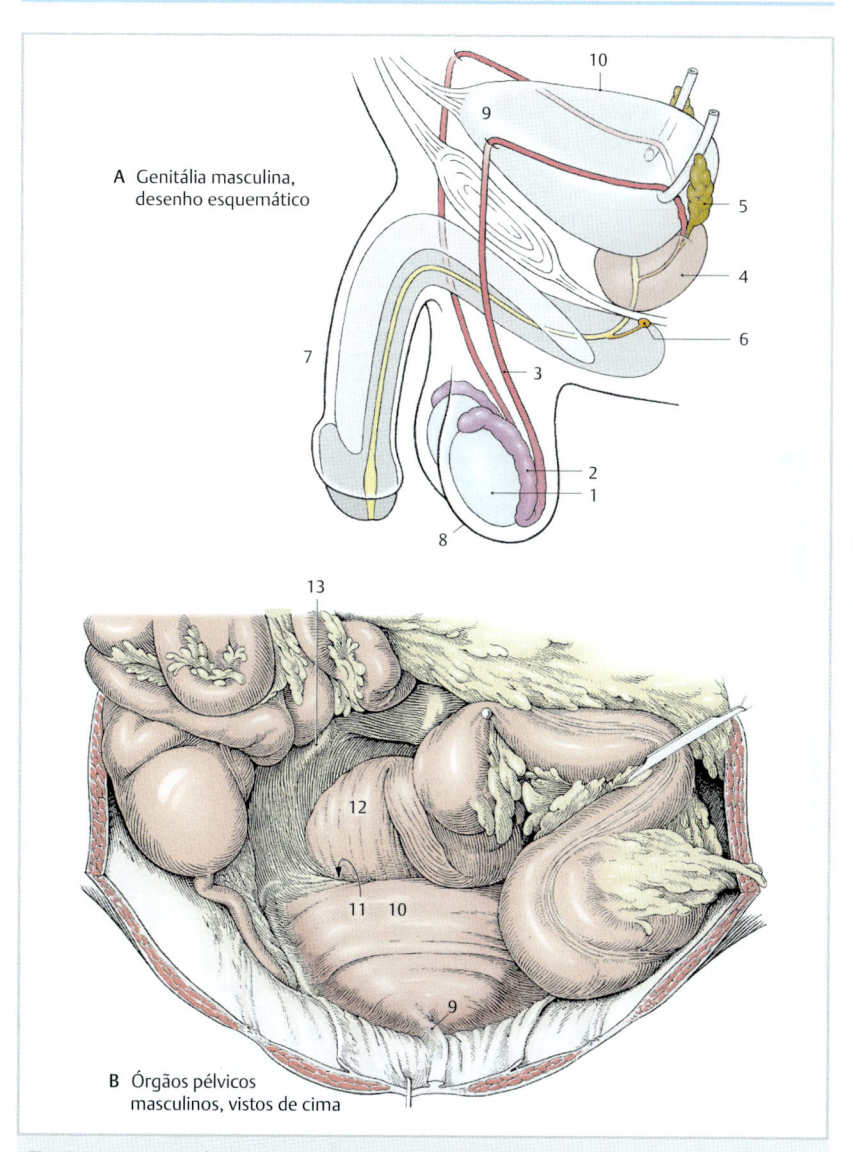

A Genitália masculina, desenho esquemático

B Órgãos pélvicos masculinos, vistos de cima

Fig. 6.1 Organização dos órgãos reprodutivos masculinos.

6.2 Testículos e Epidídimo

Anatomia Macroscópica

Testículos. As gônadas masculinas pareadas são o *local de produção dos espermatozoides* e estão localizadas fora da cavidade corporal no *escroto*. Cada testículo é um órgão em forma de ovo com uma consistência elástica e firme, medindo 4 a 5 cm de comprimento e 3 cm de diâmetro. O testículo esquerdo geralmente é um pouco maior do que o direito. Cada testículo tem um **polo superior (A1)** e um **polo inferior (A2)**. O testículo é achatado em seus lados e tem uma **superfície lateral (A3)** e uma **superfície medial (B4)**, que são contínuas na **borda anterior** estreita **(AB5)** e na **borda posterior** larga **(B6)**. Os testículos posicionam-se obliquamente no escroto, com seus polos superiores direcionados anterolateralmente e seus polos inferiores, posteromedialmente. Revestindo cada testículo, há uma cápsula de tecido conjuntivo branca e espessa denominada **túnica albugínea**. No polo superior, encontra-se um remanescente embrionário do *ducto de Müller*, conhecido como o **apêndice dos testículos (B7)**.

Epidídimo (AB8). Repousando como uma cauda sobre a superfície posteromedial de cada um dos testículos encontra-se o epidídimo. Ele consiste em três partes: a **cabeça do epidídimo (A8a)** é a parte que se projeta acima do polo superior dos testículos, enquanto que o **corpo do epidídimo (A8b)** e a **cauda do epidídimo (A8c)** estão completamente em contato com os testículos. Cada epidídimo tem sua própria cápsula de tecido conjuntivo, que é distinta da cápsula da túnica albugínea dos testículos e envolve o **ducto do epidídimo (AB9)** em espiral que mede 5 m de comprimento. Próximo à cabeça do epidídimo, encontra-se o **apêndice do epidídimo (C10)**, um remanescente do *mesonefro*.

Coberturas dos testículos e epidídimo. Os testículos primeiramente se desenvolvem na cavidade abdominal e posteriormente descem durante o desenvolvimento fetal até o escroto (*testículos decíduos*). Quando viaja desde a cavidade abdominal pelo canal inguinal, o testículo penetra as camadas da parede abdominal (ver Vol. 1), formando o **testículo do processo vaginal**, um *divertículo peritoneal*, que o guia até o escroto. Depois do nascimento, a maior parte do testículo do processo vaginal é obliterada. Somente sua extremidade caudal permanece, formando a **túnica vaginal dos testículos (C11)**, uma *bainha de membrana serosa fechada* que envelopa os testículos e o epidídimo. A **camada visceral (epiórquio)** encontra-se no topo da túnica albugínea e cobre aquelas partes dos testículos que não são cobertas pelo epidídimo. Ela também cobre a maior parte do epidídimo e reflete na **camada parietal (periórquio)** no ponto de saída do cordão espermático. Entre os testículos e o epidídimo existe um espaço estreito denominado *sino do epidídimo* **(C12)**, o qual é delimitado cranialmente e caudalmente pelas pregas peritoneais conhecidas como *ligamentos superior* e *inferior do epidídimo* **(A13)**. O epiórquio e o periórquio são separados por uma bolsa serosa cheia de fluido. Sobre a superfície externa da camada parietal da túnica vaginal localiza-se a **fáscia espermática interna (C14)**, uma continuação da *fáscia transversal*. A fáscia espermática interna é coberta por fibras do cremaster **(C15)**, que compõem a **fáscia cremastérica**, uma expansão do *músculo oblíquo interno do abdome*. A **fáscia espermática externa (C16)** é derivada de uma camada externa da fáscia da parede abdominal, ou seja, a fáscia do músculo oblíquo externo do abdome, e forma a bainha fascial externa que envolve os testículos, o epidídimo e o cordão espermático.

Os testículos, o epidídimo e suas coberturas são contidos no **escroto (C17)**. A pele fina do escroto *é contínua com a pele do abdome* e é fortemente pigmentada e coberta de pelos, e contém glândulas sebáceas. O tecido subcutâneo é desprovido de gordura. Consistindo em tecido conjuntivo e células da musculatura lisa, ele é assim conhecido como **fáscia dartos**. O escroto é dividido em duas partes pelo **septo do escroto** de tecido conjuntivo. Sua superfície externa é marcada pela **rafe do escroto**, uma linha na pele que se estende até o períneo.

> **Nota clínica.** Os testículos devem estar completamente descidos dentro do escroto na hora do parto (**sinal de maturidade** no recém-nascido do sexo masculino). A hérnia inguinal congênita é devida à patência persistente do processo vaginal peritoneal (ver p. 334).

6.2 Testículos e Epidídimo

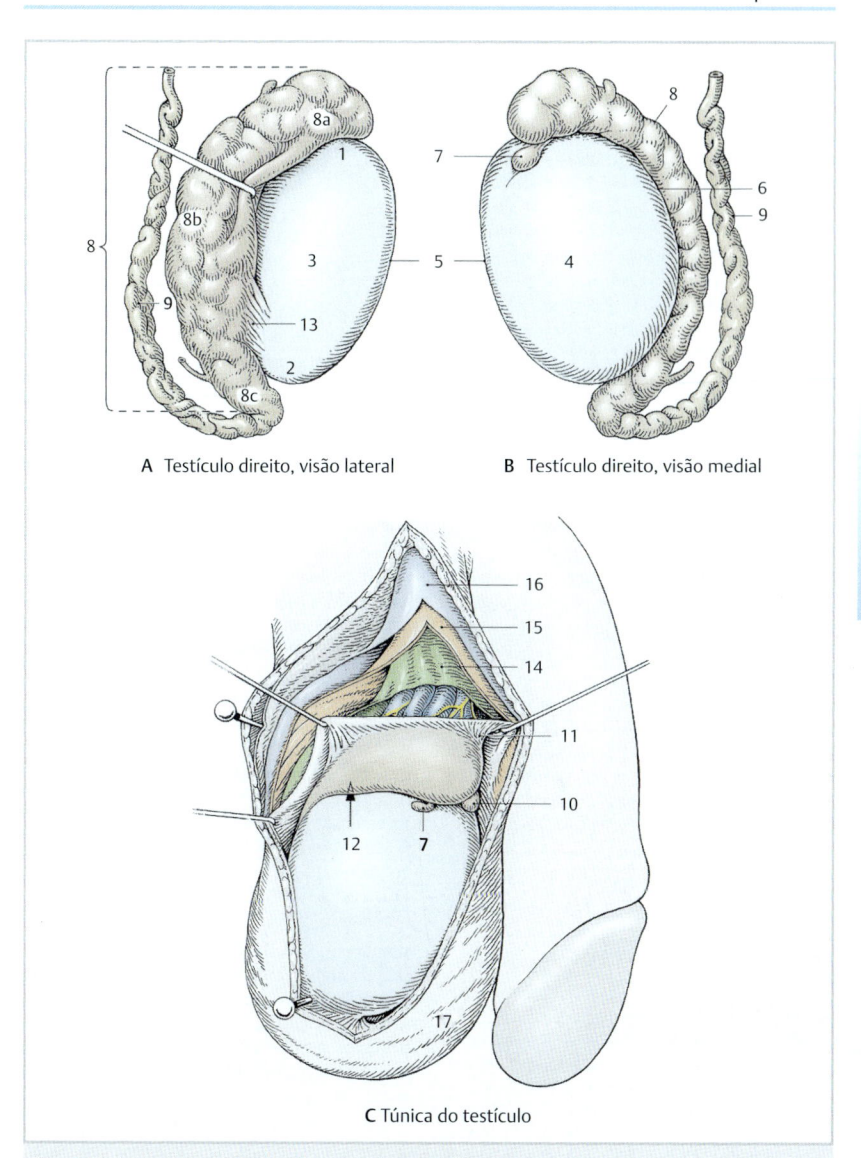

A Testículo direito, visão lateral
B Testículo direito, visão medial
C Túnica do testículo

Fig. 6.2 Estrutura macroscópica dos testículos e epidídimo.

Anatomia Microscópica

Estrutura do tecido do testículo e do epidídimo.
A túnica albugínea envia numerosos **septos do testículo (AB1)** para o interior do órgão, dividindo o parênquima em 250 a 370 **lóbulos** cônicos **dos testículos (A2)** e convergindo para formar o **mediastino do testículo (A3)**. Cada lóbulo contém vários **túbulos seminíferos**, ou *túbulos seminíferos convolutos* **(B4)**. Estes continuam dentro dos *túbulos retos* **(B5)**, os quais, por sua vez, são contínuos com uma rede de túbulos no mediastino do testículo conhecidos como **rede testicular (B6)**. A rede testicular é conectada pelos **dúctulos eferentes (AB7)** com o ducto do epidídimo **(B8)**. Cada dúctulo eferente tem cerca de 20 cm de comprimento e é enrolado para formar um **lóbulo do epidídimo** cônico com 2 cm de comprimento, cujo ápice é direcionado para a rede testicular e cuja base está voltada para o ducto do epidídimo.

Túbulos seminíferos (C). Os túbulos seminíferos, cada um com um diâmetro de 180 a 280 μm, são envolvidos pelo tecido conjuntivo frouxo denominado **tecido intersticial (C9)**, o qual contém células intersticiais produtoras de testosterona conhecidas como *células de Leydig* (ver p. 376). Uma camada de 7 a 10 μm de **miofibroblastos** e **fibroblastos (C10)** imediatamente envolve os túbulos seminíferos. Os túbulos são revestidos pelo **epitélio germinal**, que é composto de *células espermatogênicas* e *células de Sertoli* de apoio. Estima-se que o comprimento total dos túbulos seminíferos seja de 300 a 350 m.

Espermatogênese. Os espermatozoides desenvolvem-se no epitélio germinal **(D)**, em um processo de múltiplos estágios, originando-se das células estaminais, denominadas espermatogônias.

As **espermatogônias**, que se localizam ao longo da membrana de base, podem ser classificadas em dois tipos. As *espermatogônias tipo A* são células estaminais que estão em repouso ou sofrendo divisão mitótica para formar mais células estaminais. As *espermatogônias tipo B* **(D11)** podem ser consideradas células precursoras dos espermatozoides, ou seja, estão envolvidas na *meiose* e subsequentes processos de diferenciação, durante o qual permanecem conectadas por pontes de citoplasma.

A divisão mitótica das espermatogônias tipo B dá origem a **espermatócitos primários (D12)**. Depois da duplicação do seu conteúdo de DNA (para se transformar em 4n DNA), elas entram em vários estágios de prófase da primeira divisão meiótica. A prófase meiótica dura até 24 dias e resulta na recombinação do material genético. Em preparações histológicas, os espermatócitos primários podem ser identificados pelo seu tamanho grande. Os estágios restantes da primeira divisão meiótica ocorrem rapidamente, na conclusão do qual são formados dois **espermatócitos secundários (D13)** (2n DNA). Na segunda divisão meiótica, os espermatócitos secundários dividem-se para formar **espermátides (D14)**. As espermátides são as menores células no epitélio germinal. Elas contêm um único conjunto de cromossomos (22 autossomos e 1 cromossomo sexual, 1n DNA). Localizam-se em feixes nas pontas das células de Sertoli **(D15)**, de onde são secretadas no compartimento adluminal do túbulo seminífero (ver abaixo). Depois de um longo processo de maturação, consistindo em condensação nuclear e formação de acrossomo e flagelos, as espermátides dão origem a **espermatozoides capazes de fertilização (D16)**, os quais são liberados do epitélio germinal na fase final da espermiogênese **(E)**.

Espermatozoides. O espermatozoide maduro **(F)** tem cerca de 60 μm de comprimento e consiste em uma **cabeça (F17)** e uma **cauda (F18)**. A cauda pode ser dividida em um *pescoço* **(F18a)**, uma *peça intermediária* **(F18b)**, uma *peça principal* **(F18c)** e uma *peça terminal*. A cabeça é caracterizada pela presença de um *núcleo* denso **(F19)** envolvido por uma vesícula denominada *acrossomo* **(F20)**. O acrossomo contém acrosina, uma enzima que desempenha um papel importante na fertilização.

Células de Sertoli (D15). As células de Sertoli repousam sobre a membrana basal, com seus processos se projetando no lúmen dos túbulos seminíferos. Suas porções basais estão interconectadas por numerosas junções celulares, formando a **barreira sangue-testículo**, que divide o epitélio germinal em um **compartimento basal** e um **compartimento adluminal**. As células germinais viajam através dos espaços intercelulares entre as junções celulares das células de Sertoli, enquanto lentamente avançam na direção do lúmen do túbulo seminífero. Elas são nutridas pelas células de Sertoli, para as quais atuam como uma estrutura de apoio, e secretam um fluido que transporta o espermatozoide até o epidídimo.

6.2 Testículos e Epidídimo

A Secção através do testículo com epidídimo intacto

B Túbulos seminíferos e epidídimos

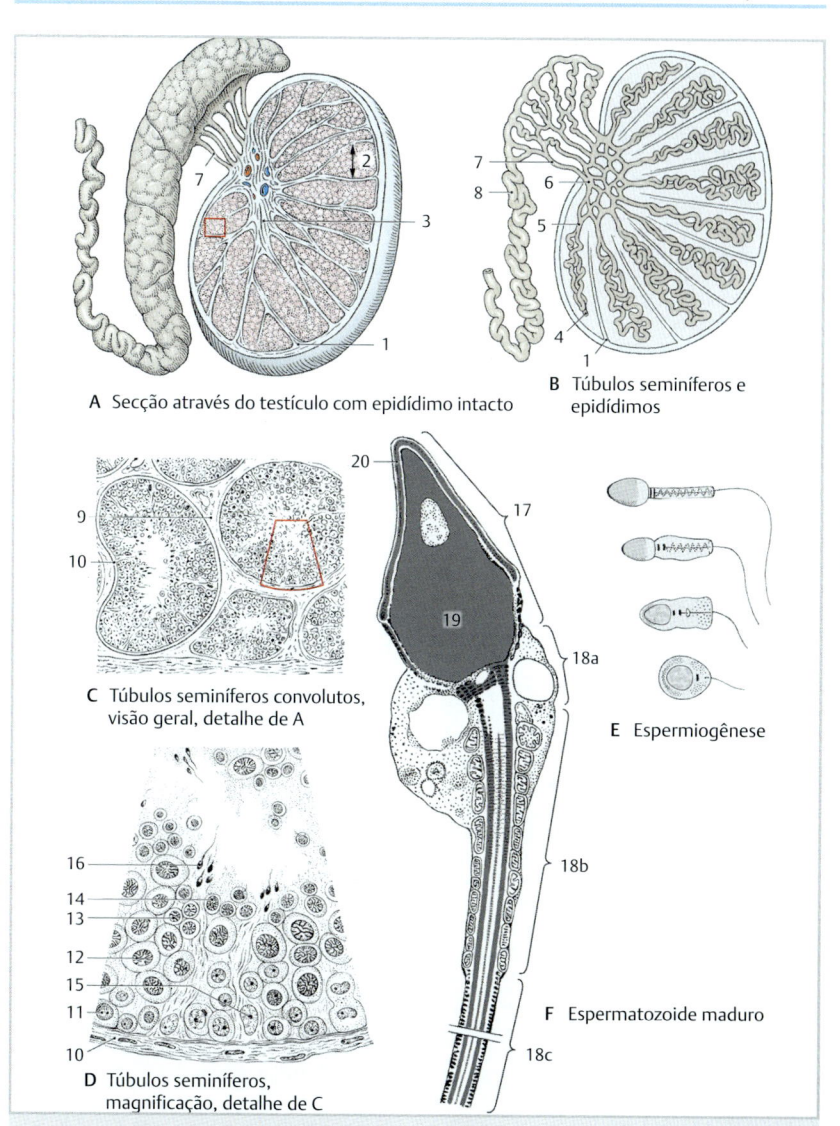

C Túbulos seminíferos convolutos, visão geral, detalhe de A

D Túbulos seminíferos, magnificação, detalhe de C

E Espermiogênese

F Espermatozoide maduro

Fig. 6.3 Estrutura microscópica dos testículos e epidídimo.

Anatomia Microscópica (cont.)

Rede testicular, dúctulos eferentes e ducto do epidídimo. Em secções histológicas dos testículos e epidídimo (**A**), a rede testicular (**A1**) pode ser identificada pela sua localização no mediastino testicular. A **rede testicular** (**B**) é um sistema de canais recoberto por *epitélio escamoso simples* ou *cuboide*, a partir da qual 12 a 20 **dúctulos eferentes** (**A2**) seguem até o ducto do epidídimo (**A3**). Os **dúctulos eferentes** (**C**) são recobertos por *epitélio pseudoestratificado* com células de *altura variável*. Eles possuem segmentos alternantes de células colunares e células achatadas. As células epiteliais achatadas são absortivas, enquanto as células colunares possuem *cinocílios* para o transporte dos espermatozoides ainda imóveis para os segmentos mais distais do ducto. Ao longo do **ducto do epidídimo** (**D**), o epitélio é caracterizado por *células epiteliais colunares altas pseudoestratificadas que têm estereocílios*. O epitélio do ducto do epidídimo produz esteroide 5α-redutase, que converte a testosterona em di-hidrotestosterona, sua forma mais ativa; peptídeos neuroendócrinos; e proteínas secretoras que são importantes na maturação e armazenamento do espermatozoide. As paredes do ducto do epidídimo são formadas por algumas camadas de células musculares lisas.

Função dos testículos e do epidídimo. A produção de **espermatozoides** nos túbulos seminíferos dos testículos dura cerca de 74 dias. O movimento através do epidídimo leva mais 8 a 17 dias. Ali, os espermatozoides passam por um **processo de maturação**, ao fim do qual eles são capazes de fertilização. O epidídimo também serve como um **local de armazenamento** para espermatozoides maduros. Os processos endócrino e parácrino necessários para a espermatogênese são discutidos no capítulo sobre o sistema endócrino (ver p. 376).

Regulação hormonal e **temperatura** adequada, pelo menos 2°C abaixo da temperatura corporal, são essenciais para o desenvolvimento de espermatozoides maduros.

O **tamanho dos testículos** aumenta de forma constante durante a infância, alcançando seu máximo entre os 20 e 30 anos. Em idade mais avançada, os testículos encolhem. No menino, os túbulos seminíferos dos testículos consistem em células epiteliais sem lúmen, contendo somente células de Sertoli e espermatogônias. A espermatogênese, que começa durante a puberdade, normalmente continua até idade avançada.

> **Nota clínica.** As temperaturas mais elevadas em **testículos inguinais (indecíduos)**, comparadas com testículos que desceram para o escroto, impedem a produção de espermatozoides.

Vasos, Nervos e Drenagem Linfática

Artérias. Os *testículos* são supridos pela **artéria testicular**, que tem origem na aorta diretamente abaixo da artéria renal e envia ramificações para o *epidídimo*. Ela é relativamente longa, descendo até o espaço peritoneal e cruzando o psoas e o ureter. Ela se anastomosa com a **artéria do ducto deferente**, um ramo da artéria umbilical (ver p. 256) e a **artéria cremastérica** (← artéria epigástrica inferior), que supre a *túnica dos testículos*. O *escroto* é nutrido por ramos da **artéria pudenda interna**.

Veias. O sangue dos testículos e epidídimo drena para o *plexo venoso pampiniforme*, o qual, por sua vez, esvazia via **veia testicular direita** na veia cava inferior e via **veia testicular esquerda** na veia renal esquerda. A drenagem da túnica dos testículos e do escroto é feita para a *veia safena magna, veia epigástrica inferior* e *veia pudenda interna*.

Nervos. As fibras simpáticas do **plexo celíaco** acompanham o suprimento das artérias até os testículos e epidídimo, como o plexo testicular. O escroto é inervado pelos **nervos escrotais** oriundos do *nervo ilioinguinal* e do nervo *pudendo*. O suprimento nervoso para o músculo cremaster é fornecido pelo ramo genital do nervo genitofemoral.

Linfonodos regionais. A linfa dos testículos e epidídimo drena para os **nodos lombares**; que a partir das túnicas dos testículos e escroto drena para os **nodos inguinais**.

> **Nota clínica. Varicocele** é uma condição de etiologia desconhecida que envolve a dilatação anormal das veias de grande calibre que não possuem válvulas do plexo venoso pampiniforme. O testículo esquerdo é afetado com mais frequência do que o direito.

6.2 Testículos e Epidídimo **255**

A Ductos seminais dos testículos e epidídimo

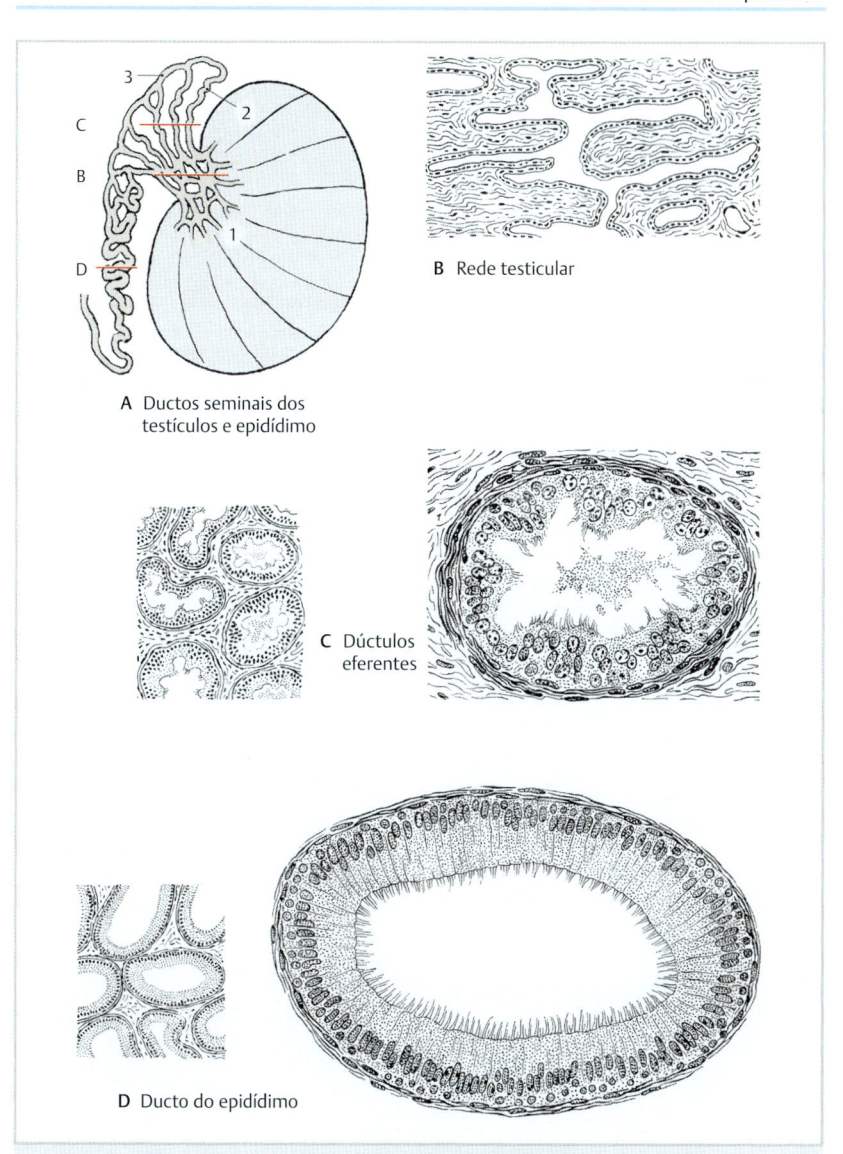

B Rede testicular

C Dúctulos eferentes

D Ducto do epidídimo

Fig. 6.4 Estrutura microscópica do testículo e epidídimo, continuação.

6.3 Ductos Seminais e Glândulas Sexuais Acessórias

Ducto Deferente (*Vas Deferens*)

Anatomia Macroscópica (A). O **ducto deferente**/*vas deferens* (**A1**) é uma continuação do epidídimo de 35 a 40 cm de comprimento que o conecta com a uretra e **transporta** os espermatozoides. Ele tem 3 a 3,5 mm de espessura e uma parede muscular forte. Depois de emergir da cabeça do epidídimo, sua parte inicial é tortuosa, seguida por um segmento reto, ao final do qual se encontra uma dilatação com a forma de um fuso denominada **ampola do ducto deferente (A2)**. O ducto deferente abre-se no **ducto ejaculatório (A3)**, que está localizado na uretra prostática.

Microanatomia (B). O **lúmen** do ducto deferente, em forma de estrela e desproporcionalmente menor, tem 3 a 4 *pregas* longitudinais *que permitem a sua expansão*. Ele é revestido pelo **epitélio (B4)** *colunar, estereociliado, pseudoestratificado* e uma fina camada subjacente de tecido conjuntivo com fibras elásticas abundantes. A mucosa de revestimento da ampola do ducto deferente contém inúmeras pregas. A **camada muscular (B5)** espessa consiste em feixes de células musculares lisas que viajam em vários ângulos de gradiente. Na secção transversal, este arranjo dá origem a uma *camada longitudinal externa*, uma *camada circular intermediária* e uma *camada longitudinal interna*. O ducto deferente está envolvido por um tecido conjuntivo da **adventícia (B6)**.

Função. O ducto deferente **transporta** espermatozoides e líquido seminal do epidídimo até a uretra masculina por meio de ondas peristálticas.

Vasos, Nervos e Drenagem Linfática

Artérias. O ducto deferente **(C)** é suprido pela **artéria do ducto deferente (C7)**, que brota da parte patente da *artéria umbilical*.

Veias. A drenagem venosa se dá via **plexo venoso pampiniforme (C8)**, bem como pelos **plexos venosos vesical** e **prostático**.

Nervos. A inervação do ducto deferente é fornecida pelas fibras autonômicas **do plexo nervoso hipogástrico inferior**.

Linfonodos regionais. A linfa drena através do canal inguinal até os **nodos lombares** para-aórticos retroperitoneais.

Topografia (A)

A primeira parte do ducto deferente, a **parte escrotal**, viaja ao longo do *aspecto interno do epidídimo*. A segunda parte, a **parte funicular**, está circundada por veias no *cordão espermático* (veja abaixo). A terceira porção, a **parte inguinal**, passa através do *canal inguinal* e atravessa o *anel inguinal profundo* (**A9**) medial aos vasos e nervos que acompanham o ducto deferente. Ele prossegue *aprofundando no peritônio* e cruza sobre os vasos epigástrico inferior e ilíaco externo. A **parte pélvica** o ducto deferente por fim atravessa a linha terminal até a pelve menor.

Cordão Espermático (C)

O **cordão espermático** consiste no **ducto deferente** e **nos vasos** que o **acompanham** (artéria e veia testicular, artéria do ducto deferente, plexo venoso pampiniforme, nervos autonômicos e ramo genital do nervo genitofemoral). Ele se estende desde a cabeça do epidídimo até o anel inguinal profundo, ligando os testículos com a cavidade abdominal, e é coberto pelas seguintes camadas (de fora): pele, músculo dartos, fáscia espermática externa **(C10)**, músculo cremaster **(C11)** e fáscia espermática interna **(C12)**.

> **Nota clínica.** A parede muscular do ducto deferente torna-se rapidamente palpável no cordão espermático.
> Isto a torna facilmente acessível para o procedimento cirúrgico de vasectomia, em que o ducto deferente é dividido para induzir infertilidade masculina.

6.3 Ductos Seminais e Glândulas Sexuais Acessórias

A Ductos seminais, aspecto anterior

B Secção transversal através do ducto deferente

C Cordão espermático

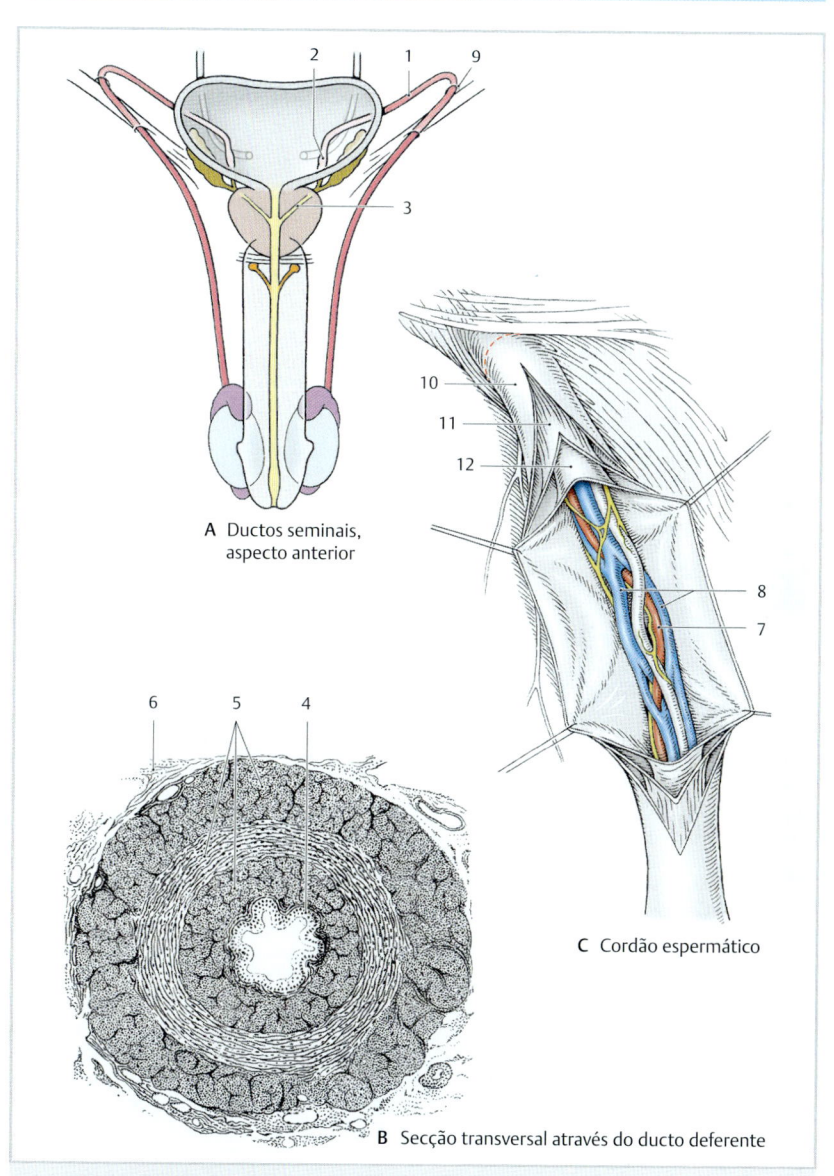

Fig. 6.5 Canal deferente.

Vesículas Seminais

As **vesículas seminais** pareadas **(A1)** localizam-se contra a superfície posterior da bexiga urinária **(AC2)** lateral à ampola do ducto deferente **(A3)**. Somente suas porções laterais mais altas são cobertas pelo peritônio. Cada vesícula seminal mede cerca de 5 cm de comprimento, tem uma superfície rugosa e contém um ducto em espiral que tem cerca de 15 cm de comprimento. O **ducto excretor** une-se com o ducto deferente e abre-se no nível da uretra prostática no ducto ejaculatório **(AC4)**.

Microanatomia e função. A **arquitetura da superfície da mucosa** é caracterizada por numerosas pregas na mucosa, de modo que parece ter um labirinto de cavidades nas preparações histológicas. As **células epiteliais** variavelmente altas são organizadas em uma ou duas camadas e produzem uma *secreção alcalina rica em frutose* que constitui a maior parte do volume do líquido seminal. As vesículas seminais possuem paredes musculares fortes.

A5 Ureter

Próstata

A **próstata (A-C6)**, do tamanho de uma noz, encontra-se abaixo da bexiga urinária no assoalho pélvico. Mede aproximadamente 3 cm × 4 cm × 2 cm. Sua **superfície anterior (B7)** está voltada para a sínfise púbica, e sua **superfície posterior** está voltada para o reto. Sua **superfície inferolateral** está voltada para a parede pélvica lateral e é adjacente ao plexo nervoso hipogástrico inferior (autônomo). A **base da próstata (B8)** é fundida com o fundo da bexiga urinária e o **ápice da próstata (B9)** está voltado para o diafragma urogenital. A próstata é penetrada pela porção inicial da *uretra masculina* **(BC10)** e pelo *ducto ejaculatório* **(AC4)**. A divisão **macroscópica** em *lobos direito* e *esquerdo*, *istmo da próstata* e *lobo intermediário* é menos relevante do que os aspectos embriológico e patológico do tecido glandular.

Microanatomia e função. A próstata é um **órgão exócrino** composto de aproximadamente **40 glândulas tubuloalveolares individuais** que se abrem pelos **dúctulos prostáticos** em volta do colículo seminal na uretra masculina.

Ela é envolvida por uma **cápsula da próstata** com tecido conjuntivo resistente e contém **estroma fibromuscular** típico. As glândulas individuais dentro da próstata estão inseridas no *tecido* conjuntivo contendo grandes números de *células musculares lisas*. O *epitélio* tubuloalveolar prostático contém células variavelmente altas e é pseudoestratificado (duas ou mais fileiras); as células ativas da glândula são colunares. A **secreção** fina da próstata é ácida (pH 6,4) e contém numerosas enzimas, incluindo fosfatase ácida e proteáses. Ela compõe até 15 a 30% do líquido seminal.

> **Nota clínica.** O tecido da glândula da próstata pode ser dividido clinicamente em três zonas sobrepostas **(D-F)** envolvendo a uretra. A **zona transicional** (amarela) envolve a uretra até o nível da abertura do ducto ejaculatório. Ela é envolvida por tecido glandular denominado **zona central** (em verde), que também envolve o ducto ejaculatório. A parte maior da glândula é a **zona periférica** externa (em vermelho). Com o avanço da idade, o tecido da zona central tende a ficar aumentado em uma condição referida como **hiperplasia prostática benigna**, que comprime a parte da uretra envolvida pela próstata, e prejudica a urinação. O **câncer de próstata**, um dos cânceres mais comuns em homens idosos, usualmente inicia na zona periférica.

Vasos, Nervos e Drenagem Linfática

Artérias. O suprimento arterial das *vesículas seminais* provém da artéria vesical inferior, da artéria do ducto deferente e da artéria retal média. A *próstata* é suprida por ramos da artéria pudenda interna, artéria vesical inferior e artéria retal média.

Veias. As veias em torno da próstata formam um plexo, conhecido como **plexo venoso prostático**, que é conectado com o plexo venoso vesical. Ele recebe sangue das vesículas seminais e esvazia na veia ilíaca interna.

Nervos. Localizados em grande proximidade com as pontas das vesículas seminais, bem como no lado posterolateral da próstata, são parte do **plexo nervoso hipogástrico inferior**, que envia numerosos nervos para a glândula.

Linfonodos regionais. A linfa das *vesículas seminais* drena para os **nodos ilíacos internos**, enquanto a maior parte da linfa da *próstata* drena para os **nodos ilíacos internos** e **nodos sacrais**.

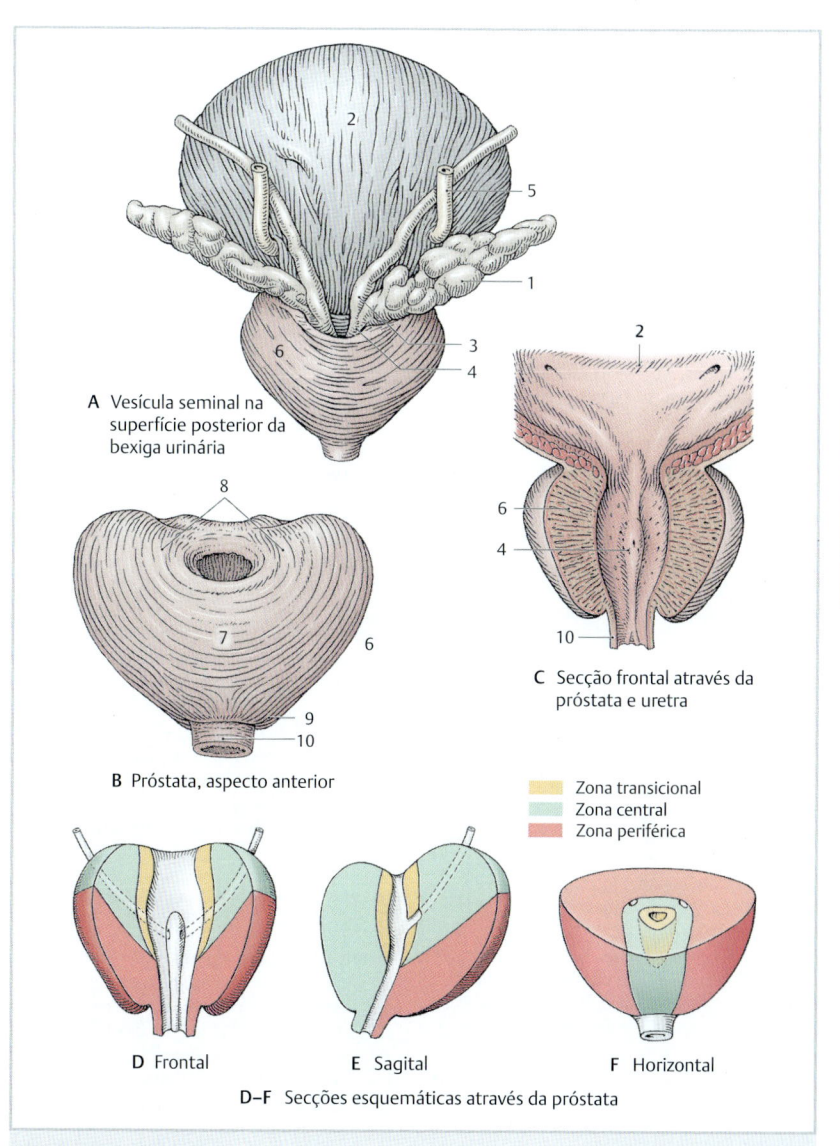

6.3 Ductos Seminais e Glândulas Sexuais Acessórias

A Vesícula seminal na superfície posterior da bexiga urinária

B Próstata, aspecto anterior

C Secção frontal através da próstata e uretra

- Zona transicional
- Zona central
- Zona periférica

D Frontal **E** Sagital **F** Horizontal

D–F Secções esquemáticas através da próstata

Fig. 6.6 Vesículas seminais e próstata.

6.4 Genitália Masculina Externa

Pênis

O órgão sexual masculino é composto de um corpo cavernoso com duas câmaras, denominado **corpo cavernoso do pênis (A-C1)**, e um corpo cavernoso envolvendo a uretra, conhecido como **corpo esponjoso do pênis (A-C2)**. O pênis consiste na **raiz do pênis (A3)**, a parte ligada ao púbis e o períneo, e o livremente móvel **corpo do pênis (A4)**. O lado superior achatado do corpo do pênis é conhecido como *dorso do pênis*, e o lado inferior é a *superfície uretral*.

Raiz do pênis. A raiz do pênis deriva dos ramos púbicos inferiores pelas **crura do pênis (A5)** direita e esquerda, extensões proximais dos corpos cavernosos envolvidas pelo *músculo isquiocavernoso* estriado **(A6)**. A extremidade engrossada do corpo esponjoso localizada entre as duas crura do pênis é denominada **bulbo do pênis (A7)**. O bulbo está firmemente conectado com o diafragma urogenital **(A8)** e coberto pelo músculo *bulboesponjoso* **(A9)**. A raiz do pênis é presa à parede abdominal e sínfise púbica pelo *ligamento fundiforme do pênis* e o *ligamento suspensor do pênis* (ver Vol. 1).

Corpo do pênis. As duas crura do pênis se unem abaixo da sínfise púbica para formar o **corpo cavernoso do pênis** com duas câmaras, o qual representa a maior parte do corpo do pênis. Cada corpo cavernoso está envolvido em uma bainha espessa de tecido conjuntivo denominada **túnica albugínea dos corpos cavernosos (BC10)**. Um plano mediano conhecido como o *septo do pênis* **(B11)** se origina da túnica albugínea e separa parcialmente os dois corpos cavernosos. Localizado no largo sulco que se estende ao longo da superfície inferior do corpo cavernoso até a sua extremidade cônica está o corpo esponjoso. A bainha de tecido conjuntivo que envolve o corpo esponjoso, a **túnica albugínea do corpo esponjoso (B12)**, é relativamente fina. A resistente **fáscia do pênis (B13)** envolve os corpos cavernosos e o corpo esponjoso coletivamente.

Glande do pênis. O corpo esponjoso do pênis recebe a uretra masculina aproximadamente 1 cm a partir do bulbo e termina como a glande do pênis **(AC14)**, uma expansão do corpo esponjoso projetando-se além das extremidades dos corpos cavernosos. Na ponta da glande do pênis, encontra-se a abertura tipo fenda da uretra masculina conhecida como **orifício uretral externo (C15)**. A margem arredondada que rodeia a base, a **coroa da glande (AC16)**, é separada do corpo do pênis por um sulco.

Cobertura do pênis. O pênis é coberto por uma pele fina que não contém gordura. Abaixo dela encontra-se uma fáscia subcutânea fina conhecida como **tecido subcutâneo do pênis (B17)**. A pele sobrejacente ao corpo do pênis é livremente móvel e está ligada à coroa da glande **(C)**, onde forma o **prepúcio do pênis (C18)**, uma dobra de pele que não contém gordura. O **freio do prepúcio**, formado por uma camada interna do prepúcio, passa do seu aspecto inferior até a glande do pênis, ligando e amarrando o prepúcio à glande.

Anatomia Microscópica dos Corpos Cavernosos e o Corpo Esponjoso

Corpo cavernoso do pênis (C). Os **espaços vasculares (espaços cavernosos)** do corpo cavernoso do pênis são revestidos pelo *endotélio* e estão inseridos em uma estrutura de *colágeno* e *fibras elásticas*, além de *redes de células musculares lisas* denominadas **trabéculas dos corpos cavernosos**. Os espaços podem conter quantidades variáveis de sangue, formando meras cavidades semelhantes a fendas quando vazias, e expandindo-se durante a ereção até um diâmetro de vários milímetros. O músculo liso entre os espaços se contrai e *enrijece o pênis*. Os espaços vasculares são alimentados pelas **artérias helicinas** (da artéria profunda do pênis, ver p. 262), as quais atuam como *vasos de resistência*. O sangue é drenado dos espaços vasculares até as veias subfasciais e epifasciais.

Corpo esponjoso do pênis. O corpo esponjoso do pênis também contém amplos **espaços vasculares** revestidos por *endotélio*, os quais, no entanto, são vistos como **continuações do sistema venoso**. No corpo do pênis, eles estão paralelos ao curso da uretra masculina, e, na glande, são tortuosos. A *estrutura do tecido* conjuntivo e a *trabécula do músculo liso* são menos proeminentes do que nos corpos cavernosos. Um preenchimento dos espaços cavernosos no corpo esponjoso meramente leva a *inchaço "suave"*, permitindo que os espermatozoides sejam transportados através da uretra masculina.

6.4 Genitália Masculina Externa

A Pênis, corpos cavernosos e corpo esponjoso com músculos circundantes, aspecto inferior

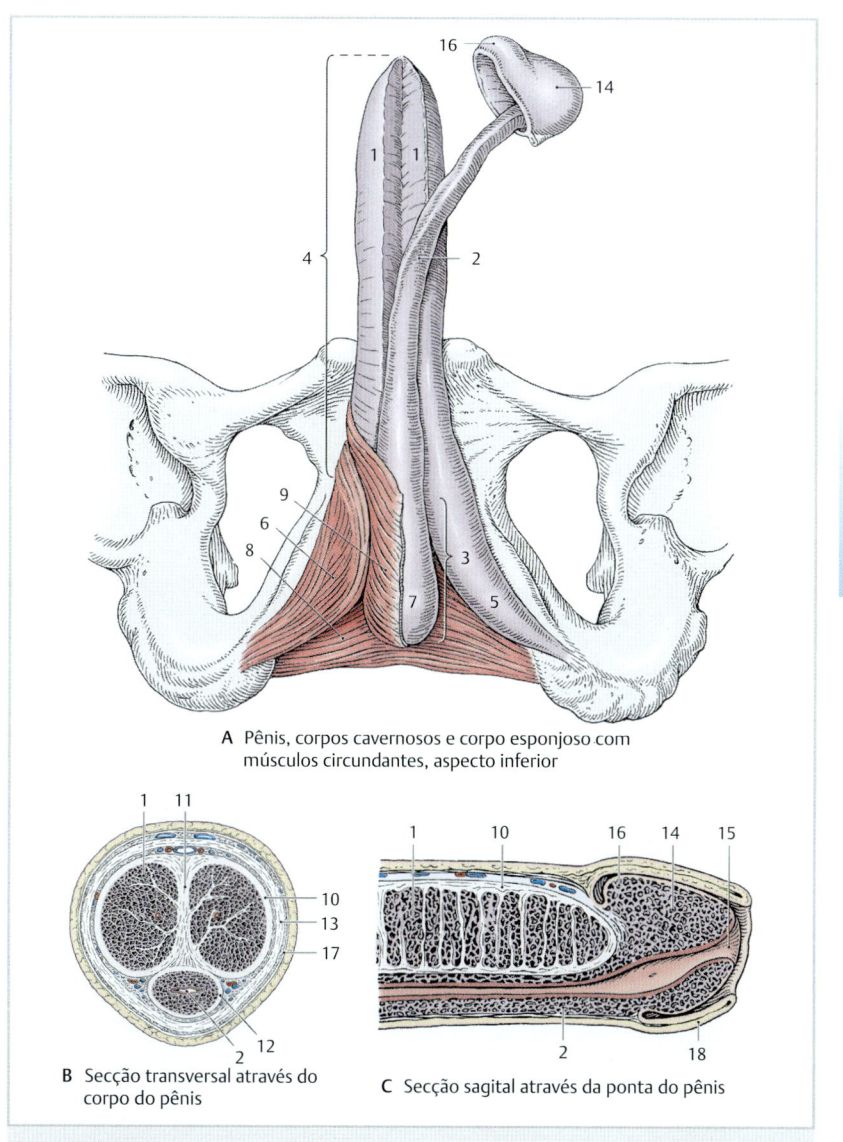

B Secção transversal através do corpo do pênis

C Secção sagital através da ponta do pênis

Fig. 6.7 Pênis.

Pênis (cont.)
Vasos, Nervos e Drenagem Linfática

Artérias. Os corpos cavernosos e o corpo esponjoso são supridos por três artérias pareadas que se originam da artéria pudenda interna: a **artéria posterior do pênis (A1)**, que passa profundo na fáscia do dorso do pênis e supre a glande, o prepúcio e a pele; a **artéria profunda do pênis (A2)**, que passa no meio dos corpos cavernosos, suprindo-os e desprendendo-se das *artérias helicinas*; e a **artéria do bulbo do pênis**, que supre o corpo esponjoso e a uretra masculina.

Veias. A drenagem venosa ocorre preponderantemente nas **veias superficiais (A3)** e **posteriores profundas (A4) do pênis**, as quais possuem numerosas válvulas e abrem-se dentro do *plexo venoso prostático* e *plexo venoso vesical*.

Nervos. A inervação sensorial é fornecida por um ramo do nervo dorsal do pênis, um ramo do **nervo pudendo**. As fibras autônomas passam para o pênis via **plexo nervoso hipogástrico inferior** e emergem da *parte lombar da parte simpática* (L1-L3) e *parte sacral da parte parassimpática do sistema nervoso autônomo* (nervos esplâncnicos pélvicos) (S2-S4).

Linfonodos regionais. A linfa drena do pênis para os **nodos inguinais**.

Função. A sequência de eventos que ocorrem na **ereção** é desencadeada por estímulos sexuais que são processados pelo sistema nervoso autônomo, o qual está ligado a centros no sistema nervoso central. Os espaços vasculares ficam saturados de sangue, enquanto as artérias helicinas se dilatam e a saída do sangue é reduzida. Se a estimulação sexual atinge um determinado nível, o centro para o reflexo de ejaculação localizado nos segmentos L2/L3 da medula espinhal é estimulado, iniciando a **fase do orgasmo**, que inclui *emissão* e *ejaculação*.

Uretra Masculina

A maior parte da **uretra masculina**, de aproximadamente 20 cm de comprimento, funciona como uma passagem tanto para a urina quanto para o sêmen. A pequena porção inicial da uretra masculina está contida na parede da bexiga urinária, onde ela inicia no **orifício uretral interno (B5)**. Ela continua como a **uretra prostática** de 3,5 cm de comprimento **(BC6)** através da próstata. A superfície posterior da parede interna da uretra prostática apresenta uma projeção semelhante a uma crista chamada de *crista uretral*. Na parte intermediária, existe uma expansão denominada *colículo seminal* **(B7)**. Abrindo-se nas partes laterais do colículo seminal encontram-se os ductos ejaculatórios **(B8)**, e no alto há uma estrutura sacular com fundo cego denominado utrículo prostático. Estendendo-se ao longo de cada lado dos colículos seminais encontra-se uma fenda denominada *seio prostático* **(B9)**. Na borda inferior da próstata, inicia a **parte intermediária (BC10)** da uretra. Esta parte curta e mais estreita da uretra masculina segue através do diafragma urogenital e é contínua com sua parte mais longa, a **uretra esponjosa (BC11)**. A parte proximal da uretra esponjosa é ligada ao diafragma urogenital e à sínfise púbica. Seu lúmen é dilatado para formar uma ampola e contém as aberturas dos ductos excretores das glândulas bulbouretrais **(B12)** (ver baixo). A segunda parte dilatada da uretra esponjosa, conhecida como *fossa navicular* **(BC13)**, está localizada dentro da glande do pênis. A fossa navicular tem cerca de 2 cm de comprimento e estreita-se para formar o **orifício uretral externo (B14)**. Seu teto contém uma prega conhecida como a *válvula da fossa navicular*. O *orifício uretral interno*, a *parte intermediária da uretra* e o *orifício uretral externo* são as **três partes estreitas** da uretra masculina que, em outros pontos, é mais larga.

> **Nota clínica.** Durante a **inserção de um cateter**, deve-se prestar muita atenção às partes estreitadas e curvas presentes na uretra masculina.

Microanatomia. A parede fina da uretra possui três camadas. A **mucosa** contém pregas longitudinais. Até a metade da uretra prostática, o epitélio consiste em *epitélio transicional*, o qual então passa a ser *epitélio colunar estratificado*. Este último reveste a uretra esponjosa até a fossa navicular, a qual é revestida por *epitélio escamoso estratificado*. Espalhadas por toda a uretra esponjosa, encontram-se as *glândulas uretrais mucosas (glândulas de Littré)*.

Glândulas bulbouretrais. As glândulas bulbouretrais são duas glândulas tubulares do tamanho de uma ervilha (glândulas de Cowper) localizadas no diafragma urogenital, que produzem uma secreção espessa, mucosa, levemente alcalina, que é descarregada por um ducto excretor na porção proximal da uretra esponjosa.

6.4 Genitália Masculina Externa

A Vasos e nervos do pênis

B Curso da uretra masculina, aberta

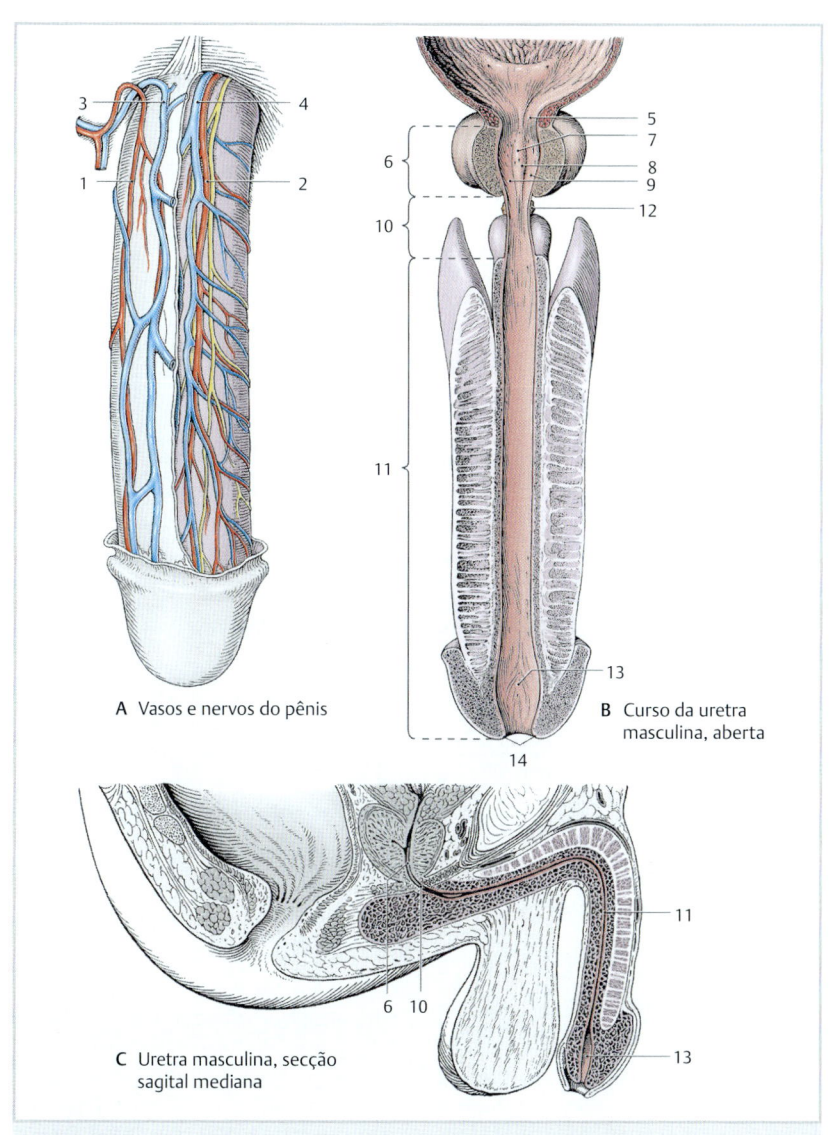

C Uretra masculina, secção sagital mediana

Fig. 6.8 Pênis e uretra masculina.

6.5 Anatomia Topográfica

Anatomia Transversal

Secção Transversal no Nível das Articulações do Quadril (A)

A secção corta obliquamente de anterossuperior para posteroinferior, com a porção anterior iniciando acima do nível da sínfise púbica. Na parede pélvica lateral, ela atravessa o *obturador interno* (**AB1**) e os *vasos obturatórios* (**A2**), além do *nervo obturador* (**A3**) logo acima da entrada do *canal obturatório*. Na parte lateroposterior da secção, o local de ligação do *ligamento sacroespinhal* (**A4**) pode ser identificado na *espinha isquiática* (**A5**). Na frente do *cóccix* (**A6**), encontra-se a *ampola retal* (**AB7**), cujos aspectos lateral e posterior estão envolvidos por uma escassa cobertura de tecido conjuntivo perirretal e tecido adiposo contendo ramos dos vasos retais superiores, bem como nervos retais e linfonodos. Na frente do reto, a secção passa através das *vesículas seminais* (**A8**) e da *ampola do ducto deferente* (**A9**). Lateral às vesículas seminais, encontram-se numerosos vasos do *plexo nervoso hipogástrico inferior autônomo* (**A10**) e o *plexo venoso prostático* (**A11**). A secção passa através da *bexiga urinária* (**A12**) no nível da abertura dos *ureteres* (**A13**); no lado esquerdo, a parte intramural do ureter pode ser vista. Os aspectos anterior e lateral da bexiga urinária são envolvidos por tecido adiposo, permitindo o movimento quando ela se expande durante o enchimento.

AB14 Glúteo máximo, **ΛB15** Nervo ciático, **AB16** Cabeça do fêmur, **AB17** Pescoço do fêmur, **A18** Pectíneo, **A19** Iliopsoas, **AB20** Vasos femorais, **AB21** Nervo femoral, **A22** Reto abdominal

Secção Transversal no Nível das Tuberosidades Isquiáticas (B)

A secção atravessa anteriormente a *sínfise púbica* (**B23**) e posteriormente a *ponta do cóccix*. As partes laterais das vísceras pélvicas repousam sobre partes do *elevador do ânus* (**B24**). A parte posterior do reto é envolvida pela *faixa muscular formada pelo puborretal* (**B25**). Lateral ao puborretal, encontra-se o *corpo gorduroso da fossa isquioanal* (**B26**), que é delimitada lateralmente pelo *obturador interno* (**B1**), em cujo canal facial os *vasos pudendos* (**B27**) viajam, bem como o *nervo pudendo*. A parte posterior da fossa isquioanal é coberta pelo *glúteo máximo* (**B14**).

A *próstata* (**B28**) e o *plexo venoso prostático* (**B11**) localizados anterior e lateral à glândula podem ser vistos na frente do reto. O *plexo nervoso hipogástrico inferior autônomo* (**B10**) localiza-se ao longo da borda posterolateral da próstata e é acompanhado pelo *ducto deferente* (**B29**) correndo lateral a ele. Entre a próstata e a sínfise púbica está o *espaço retropúbico*.

B30 Obturador externo

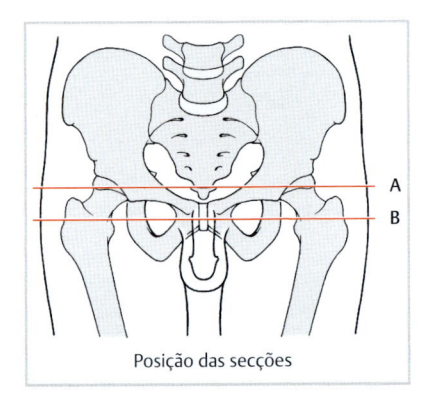

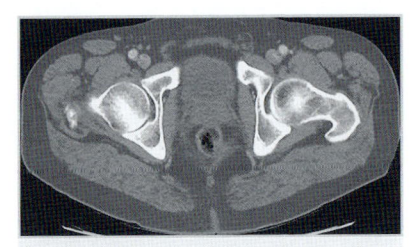

Posição das secções

Fig. 6.9C Plano correspondente à Fig. 6.9A na TC.

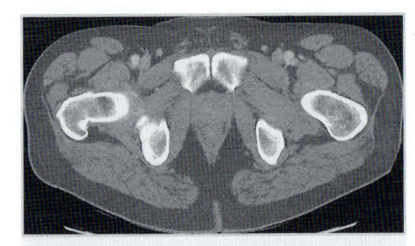

Fig. 6.9D Plano correspondente à Fig. 6.9B na TC.

6.5 Anatomia Topográfica

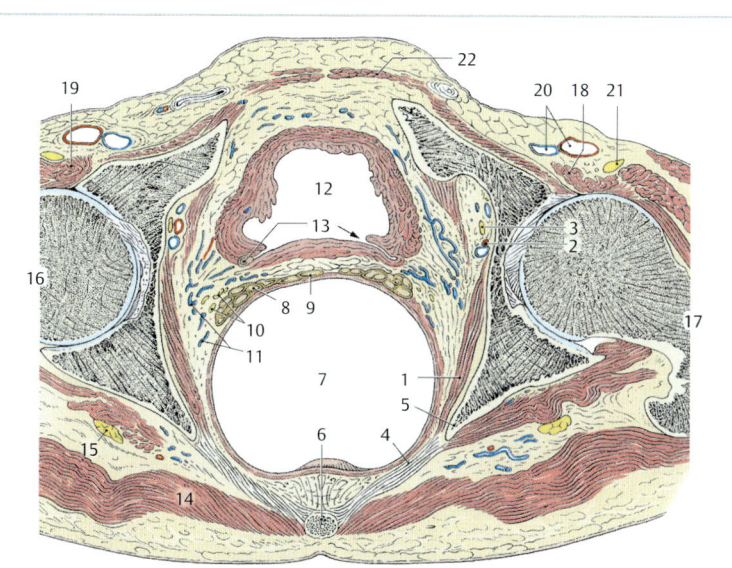

A Secção transversal através da pelve masculina no nível das articulações do quadril

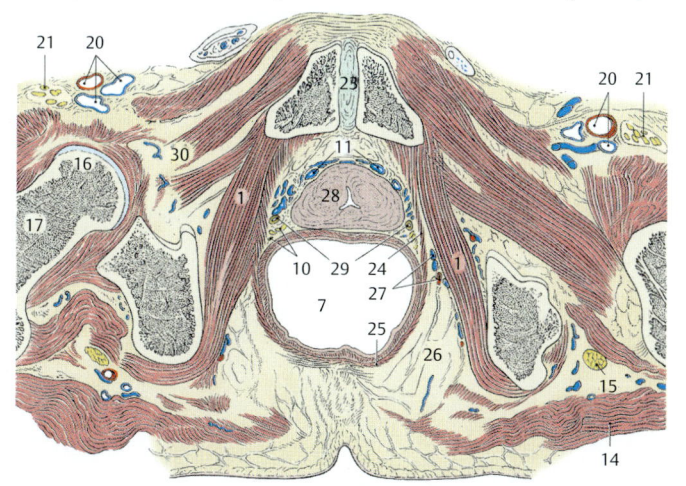

B Secção transversal através da pelve masculina no nível das tuberosidades isquiáticas

Fig. 6.9 Anatomia transversal.

7 Sistema Genital Feminino

7.1 Visão Geral   *268*
7.2 Ovário e Trompas Uterinas   *270*
7.3 Útero   *276*
7.4 Vagina e Genitália Externa   *282*
7.5 Anatomia Topográfica   *286*
7.6 Anatomia Comparativa da Pelve Feminina e Masculina   *288*

7.1 Visão Geral

Órgãos Reprodutivos Femininos

O **sistema genital feminino**, assim como o masculino, pode ser dividido topograficamente e embriologicamente em genitália interna e externa.

Os órgãos genitais femininos **internos** são *ovário* (**AC1**), *tubas uterinas* (**AC2**), *útero* (**AC3**) e *vagina* (**A4**). A genitália feminina **externa** consiste em *grandes lábios* (**B5**), *pequenos lábios* (**B6**), *vestíbulo da vagina* (**B7**), *glândulas vestibulares* (**A8**) e *clítoris* (**AB9**). No uso clínico costumeiro, o termo **vulva** refere-se à *genitália externa*, incluindo os *orifícios uretrais* (**AB10**), a *vagina* e o *monte púbico* (**B11**), a almofada de gordura sobrejacente à sínfise púbica. Os órgãos genitais acessórios, consistindo em *tubas uterinas* e *ovários,* são conhecidos como **anexos**.

Função. As células reprodutivas femininas, ou células somáticas (oócitos), amadurecem no **ovário**. Os óvulos maduros são liberados ciclicamente na **tuba uterina** e transportados para o **útero**. Caso ocorra fertilização, o jovem embrião (blastocisto) é implantado (nidação) no endométrio preparado.

A12 Bulbo do vestíbulo, **A13** *Crus* do clítoris

Relações Peritoneais da Pelve Feminina (C)

A cavidade peritoneal continua, sem qualquer transição observável, desde a cavidade abdominal sobre a linha terminal até a cavidade pélvica. Na pelve feminina, o útero (**AC3**) está situado entre as vísceras pélvicas, isto é, a bexiga urinária (**C14**) e o reto (**C15**), resultando em relações peritoneais diferentes daquelas observadas na pelve masculina (ver p. 248). Como no homem, o **peritônio parietal** da *parede abdominal anterior* passa até a bexiga urinária, cobrindo o *ápice da bexiga* e a *superfície superior da bexiga*. Ele reflete da superfície superior da bexiga urinária até a *superfície anterior do útero* na junção entre o colo do útero e o corpo, cobrindo o *fundo do útero* e os *anexos* laterais ao útero. Desse ponto, ele se estende sobre a *superfície posterior do útero*, passando dali até a parede posterior da vagina, ou a *parte posterior do fórnice vaginal*. A cobertura peritoneal do útero é denominada **perimétrio**.

O útero, as trompas uterinas e o ovários são cobertos pelo peritônio. Estendendo-se no plano frontal de cada lado do útero até a parede pélvica lateral encontra-se uma placa fibrosa coberta pelo peritônio chamada de **ligamento largo do útero (C16)**. O ligamento largo divide a cavidade peritoneal da pelve feminina em bolsas peritoneais anterior e posterior, conhecidas como **bolsa vesicouterina (C17)** e **bolsa retouterina (C18)**. Dependendo da plenitude da bexiga urinária, a bolsa vesicouterina pode formar apenas um recesso muito raso. A bolsa retouterina (**bolsa de Douglas**) é uma verdadeira bolsa peritoneal, marcando o *ponto mais profundo na cavidade abdominal feminina*. Ela é delimitada lateralmente pela *prega retouterina* (**C19**), que contém tecido conjuntivo fibroso subseroso conhecido como ligamento sacrouterino, e pelo plexo nervoso hipogástrico inferior (autônomo).

> **Nota clínica.** Os acúmulos patológicos de fluido na cavidade peritoneal são recolhidos na **bolsa retouterina**. O fluido pode ser aspirado e drenado por punção da vagina. A bolsa de Douglas também pode ser palpada através do reto.

7.1 Visão Geral

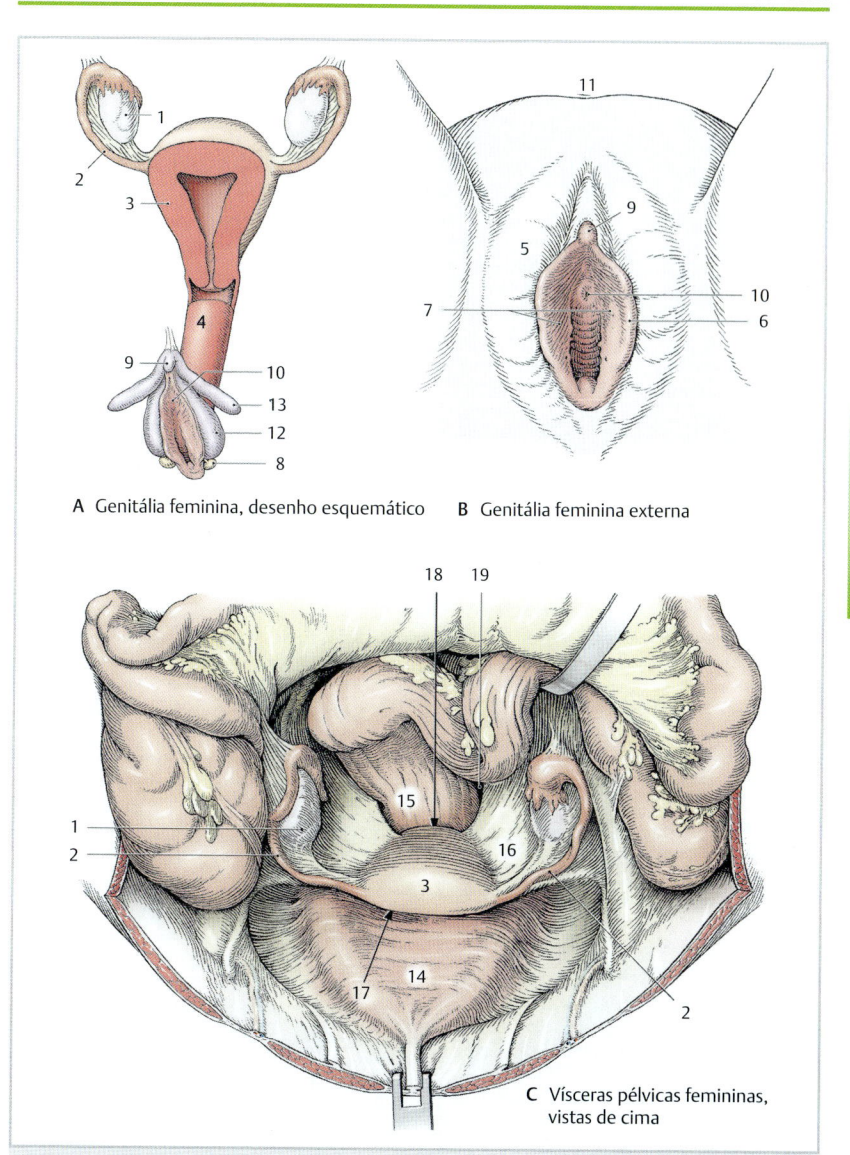

A Genitália feminina, desenho esquemático

B Genitália feminina externa

C Vísceras pélvicas femininas, vistas de cima

Fig. 7.1 Organização dos órgãos reprodutivos femininos.

7.2 Ovário e Trompas Uterinas

Os **ovários** pareados **(AB1)** são as **glândulas reprodutivas femininas** e o **local de maturação de folículos e células somáticas (oócitos).** Eles normalmente estão localizados em cada lado do corpo na parede lateral da pélvis na *fossa ovariana* que é delimitada pela divisão da artéria ilíaca comum. O ovário tem o formato de uma amêndoa e mede cerca de 4 cm de comprimento, 1,5 a 2 cm de largura e 1 cm de espessura. A **textura da sua superfície** se altera com a idade: lisa na criança e rugosa na mulher sexualmente madura. Na mulher pós-menopáusica, o ovário tem uma aparência atrófica e enrugada.

Anatomia Macroscópica do Ovário

A **superfície medial (B2)** do ovário, que é voltada medialmente para as vísceras pélvicas, é distinguida da sua **superfície lateral (B3)**, que repousa contra a parede lateral da pelve. O polo superior do órgão obliquamente orientado é referido como **extremidade tubária (B4)**, e o polo inferior como **extremidade uterina (B5)**. Os eixos convergentes dos dois ovários se cruzam na frente do útero. O ovário está localizado *intraperitonealmente* e é ancorado por uma prega peritoneal denominada *mesovário* **(B6)**, do lado posterior do ligamento largo do útero **(B7)**. O *ligamento suspensor do ovário*, que contém vasos que suprem o ovário, passa até o polo superior do órgão. O *ligamento do ovário* **(B8)** passa do seu polo inferior para o ângulo tubário do útero. A **borda mesovariana (B9)**, à qual o mesovário é ligado, contém o **hilo do ovário**, que permite que os vasos e nervos entrem e saiam do órgão. Oposta à borda do mesovário encontra-se a **borda livre** convexa **(B10)** voltada para uma prega peritoneal produzida pelo ureter.

A posição do ovário é variável. Em uma mulher adulta (*nulípara*), ele se localiza na **fossa ovariana**, uma depressão do peritônio entre as artérias ilíacas interna e externa. Abaixo do peritônio no assoalho da fossa ovariana estão os vasos do obturador e o nervo obturador, e a fossa é delimitada posteriormente pelos vasos ilíacos externos. O ureter também está intimamente relacionado com o ovário e é separado dele apenas pelo peritônio parietal. Em mulheres *multíparas*, o ovário geralmente está um pouco mais abaixo. Pode haver alças do intestino abaixo do ovário, como o cólon sigmoide à esquerda e o ceco e o apêndice à esquerda.

Anatomia Microscópica do Ovário

O ovário é envolvido por uma cápsula de tecido conjuntivo resistente denominada **túnica albugínea (CD11)**. A túnica albugínea tem uma **cobertura epitelial** que muitas vezes é erroneamente referida como *epitélio germinal*; ela consiste preponderantemente em *células cuboides* que desempenham um papel importante na restauração da superfície do ovário depois da ovulação. O interior do órgão é permeado por um tecido conjuntivo resistente, altamente celular, denominado **estroma ovariano** e pode ser dividido em um **córtex ovariano (CD12)** e uma **medula ovariana (CD13)**. A medula ovariana contém *vasos sanguíneos e fibras nervosas abundantes*, além de *células endócrinas* (ver p. 378). As células hilares (endócrinas) se parecem com as células de Leydig dos testículos.

O córtex do **ovário maduro (D)** contém *folículos ovarianos* **(CD14)** em vários estágios de desenvolvimento durante o ciclo menstrual, bem como o *corpo lúteo* e seus resíduos. O estroma do córtex tem uma estrutura característica com fibras de colágeno paralelas e células com a forma de um fuso entrelaçando-se em diferentes direções: tecido conjuntivo espinocelular.

O **córtex ovariano de um recém-nascido do sexo feminino** contém *folículos primordiais*, ou seja, *oócitos/células somáticas primárias* medindo 30 a 50 μm de diâmetro envolvidas por uma camada única de células epiteliais foliculares achatadas. Embora o ovário contenha entre 500.000 e 1.000.000 de folículos primordiais no nascimento, um número significativo destes morre até a época da puberdade. Os oócitos permanecem na prófase da meiose até a maturidade. (Mais informações podem ser obtidas em manuais de embriologia e biologia.)

> **Nota clínica.** O câncer ovariano (80 a 90% dos tumores ovarianos) emerge da superfície epitelial do ovário (epitélio peritoneal), que pode se estender da superfície até o estroma ovariano subjacente durante a ovulação.

7.2 Ovário e Trompas Uterinas

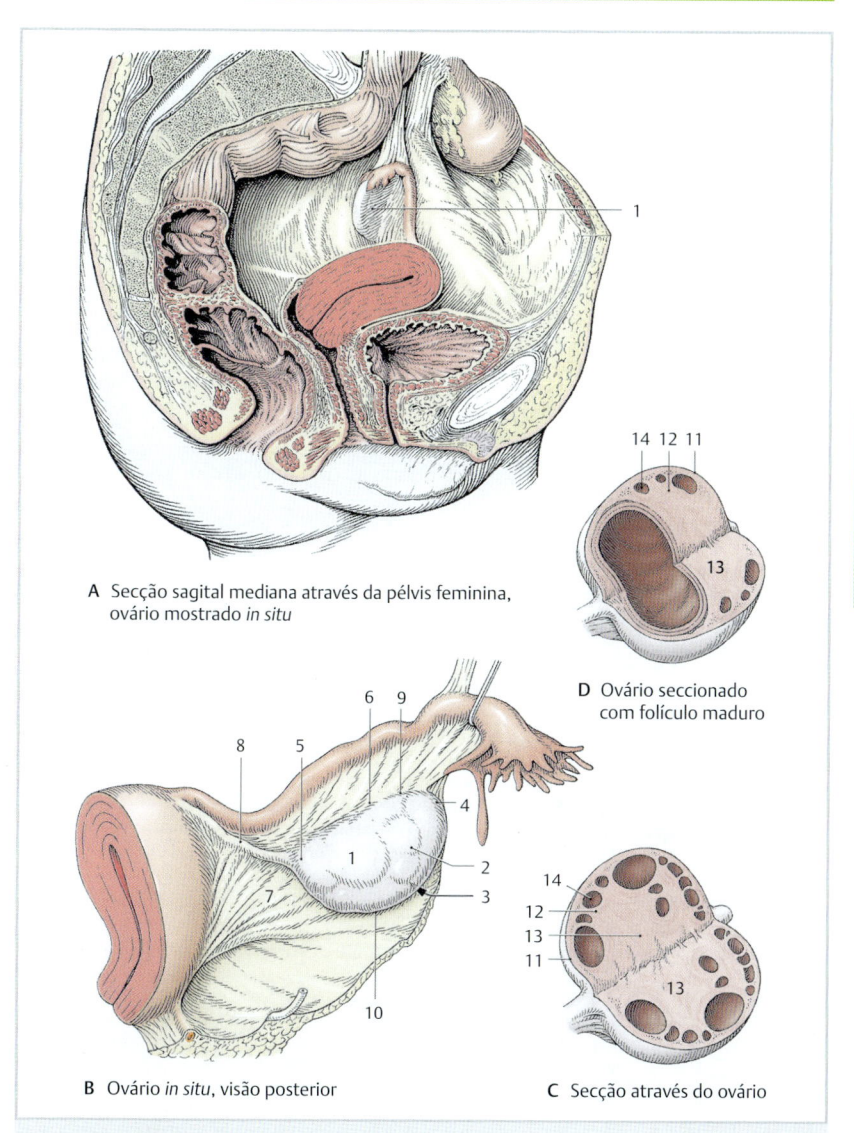

A Secção sagital mediana através da pélvis feminina, ovário mostrado *in situ*

B Ovário *in situ*, visão posterior

C Secção através do ovário

D Ovário seccionado com folículo maduro

Fig. 7.2 Estrutura macroscópica e microscópica do ovário.

Folículos

Na puberdade, um pequeno número de folículos e seus oócitos entram em um processo de maturação regulado hormonalmente. Em preparações histológicas, os folículos podem ser divididos de acordo com o estágio do desenvolvimento em folículos primários, secundários e terciários (**B**). Durante a maturação folicular, o oócito (**B1**) cresce até um diâmetro de 15 μm.

Os folículos primários, secundários e terciários desenvolvem-se desde o início da infância até a menopausa. Os folículos primários e secundários são folículos **pré-antrais** pequenos, médios e grandes, enquanto os folículos terciários são descritos como folículos **antrais** pequenos, médios e grandes. Durante o período de maturidade sexual, 99,9% dos oócitos em maturação degeneram (**atresia folicular**). Na puberdade, existem cerca de 400.000 oócitos, e 300 a 400 deles são capazes de fertilização durante a idade fértil de uma mulher.

O **folículo primordial (B2)** desenvolve-se formando um **folículo primário (B3)**, em que o oócito primário é envolvido por um *anel fechado consistindo de uma única camada de epitélio folicular cuboide*. Entre o anel do epitélio e o oócito, forma-se uma *zona pelúcida* homogênea (**B4**), que posteriormente se torna um receptor de esperma via proteínas de ancoragem. No **folículo secundário (B5)** (diâmetro acima de 400 μm), o oócito é envolvido por um *anel de células epiteliais foliculares cuboides estratificadas* (**B6**), também conhecidas como *células granulosas*. Os espaços entre as células epiteliais foliculares adjacentes, conhecidos como lacunas, contêm *fluido folicular*. O tecido conjuntivo que envolve o folículo forma a *teca interna* (**B7a**), contendo células produtoras de esteroides, e a *teca externa* (**B7b**), consistindo em células contráteis. No **folículo terciário** (folículo antral) (**B8**) (0,4 a 1 cm de diâmetro), os espaços intercelulares fundem-se para formar uma cavidade cheia de fluido denominada *antro folicular* (**B9**); o oócito está agora posicionado adjacente ao folículo no *cúmulo oóforo* (**B10**). As células da granulosa que tocam o oócito formam a *corona radiata* (**B11**). O epitélio estratificado revestindo o antro é denominado *camada granular* (**B12**). A *teca interna* (**B7a**) e a *teca externa* (**B7b**) são bem desenvolvidas.

Em cada **ciclo**, um folículo terciário cresce por um período de alguns dias até cinco vezes seu tamanho original, desenvolvendo-se para formar um **folículo de Graaf** maduro (ver p. 270 **D**) que se assemelha a uma bolha na túnica albugínea do ovário e está pronto para ovulação. A **ovulação** (dia 12 a 15, ver p. 378) ocorre quando o folículo de Graaf libera o oócito com sua *corona radiata* na tuba uterina.

Após a liberação do oócito, as paredes do folículo colapsam para formar o corpo rubro, que posteriormente se torna um corpo amarelo ou **corpo lúteo (A13)** (aproximadamente 3 cm de diâmetro). As células da camada granulosa diferenciam-se para se transformarem em *células luteínicas da granulosa*, e as células da teca interna tornam-se *células luteínicas da teca*. As células do corpo lúteo produzem *progesterona* e *estrogênio*. O estágio secretor dura cerca de 8 dias. Se não ocorrer fertilização, a vasoconstrição aguda marca a **luteólise**, o estágio de regressão. As células lúteas degeneram, deixando uma cicatriz no tecido conjuntivo conhecida como **corpo albicans**. Se ocorrer fecundação, o corpo lúteo continua a se desenvolver e transforma-se no **corpo lúteo da gravidez**, o qual é necessário para a manutenção da gravidez até o 3º mês. Para informações sobre a regulação hormonal de maturação simultânea do folículo e óvulo (ver p. 378).

7.2 Ovário e Trompas Uterinas

A Secção através do ovário e corpo lúteo

B Estágios da maturação folicular

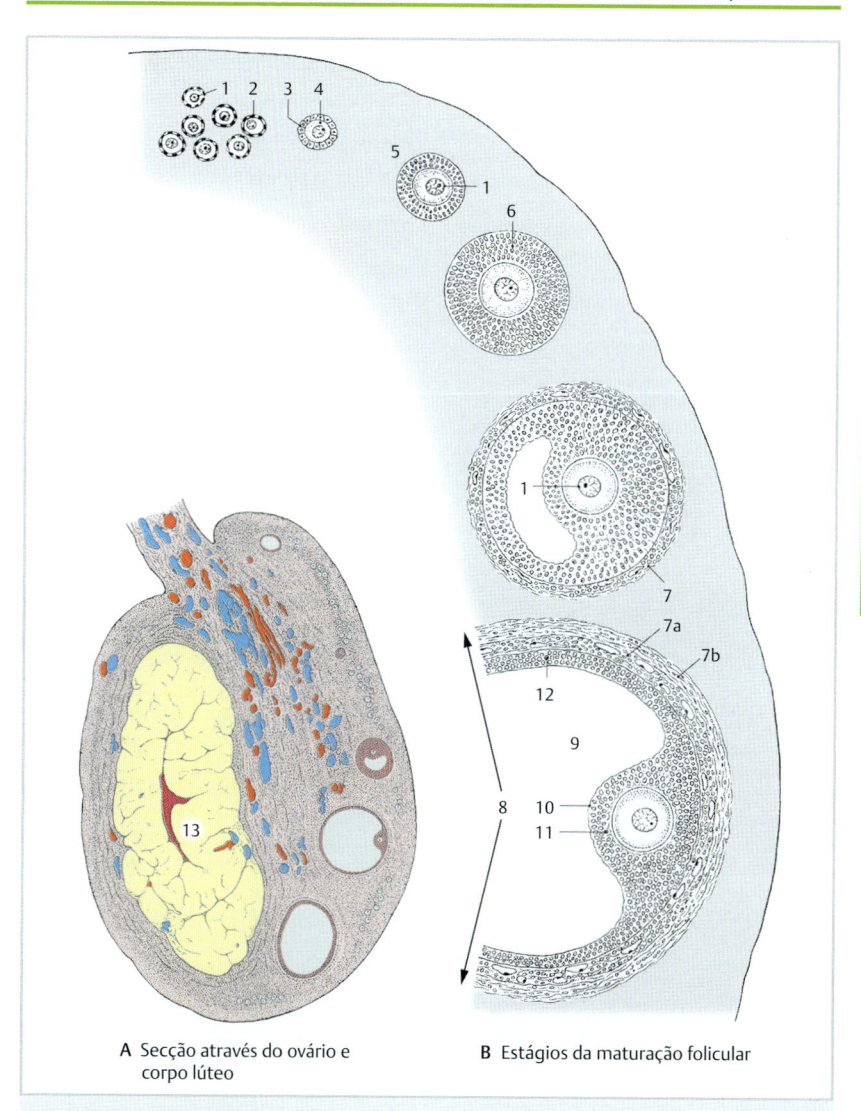

Fig. 7.3 Maturação folicular.

Anatomia Macroscópica da Tuba Uterina

As **tubas uterinas (AB1)** estendem-se de cada lado do útero na *borda superior do ligamento largo do útero* **(B2)**. Cada tuba uterina (salpinge) tem 10 a 18 cm de comprimento e abre-se em sua extremidade livre através do **óstio abdominal (B3)** na cavidade abdominal. A abertura em forma de funil, o **infundíbulo da trompa uterina (AB4)**, possui processos em forma de franja com aproximadamente 15 mm de comprimento, conhecidos como *fímbrias da tuba uterina* **(AB5)**, uma das quais, a **fímbria ovariana (B6)**, é especialmente longa e está presa ao ovário. O infundíbulo é contínuo com a **ampola da tuba uterina (AB7)**, que constitui os dois terços laterais da tuba uterina. A parte estreita mais próxima do útero é conhecida como o **istmo da tuba uterina (A8)**. A **parte intramural da tuba uterina (A9)** atravessa o canto superior da parede uterina e abre-se na cavidade uterina através do estreito óstio da tuba uterina. As tubas uterinas localizam-se *intraperitonealmente* e estão conectadas pela *mesossalpinge* **(B10)** com o *ligamento largo do útero*. A superfície interna das tubas uterinas contém pregas mucosas longitudinais.

Anatomia Microscópica da Tuba Uterina

As **paredes** da tuba uterina são compostas de três camadas. A **mucosa (CD11)** tem uma *camada única de epitélio colunar com células ciliadas e glandulares*. O revestimento tubário produz fluido que consiste em secreção das células glandulares e fluido peritoneal absorvido. A **camada muscular (CD12)** pode ser dividida em vários componentes consistindo em uma *camada subperitoneal, uma camada perivascular* e *músculos autóctones da própria tuba*. A configuração complexa das camadas musculares permite movimento independente da tuba uterina, auxilia o fluxo do fluido da tuba e ajuda a fazer o oócito avançar, ao mesmo tempo transportando os espermatozoides na direção oposta. A superfície externa da tuba uterina é coberta pela **serosa (CD13)**, que permite seu movimento contra seu entorno.

Função do ovário e tuba uterina. O **ovário** contém os **gametas femininos**, que são liberados como óvulos maduros em um determinado ponto do ciclo menstrual. Ele também produz **hormônios** (estrogênios, gestagênios e outros hormônios esteroides) e regula os **ciclos ovariano e menstrual** (ver p. 378).

A **tuba uterina** captura o oócito quando ele é liberado do ovário e o transporta até o útero; ela também serve como **local de fertilização**, já que o óvulo e o espermatozoide podem se encontrar e unir-se dentro dela.

Vasos, Nervos e Drenagem Linfática

Artérias. O *ovário* recebe a maior parte do seu suprimento sanguíneo da **artéria ovariana (B14)** (da aorta abdominal) e do **ramo ovariano (B15)** da **artéria uterina (B16)**. A *tuba uterina* é suprida pelos ramos anastomosados das artérias ovarianas e uterinas. Dentro da mesossalpinge, os ramos tubais da artéria ovariana e o ramo tubário da artéria uterina formam a **arcada ovariana**.

Veias. As veias que drenam os *ovários* se conectam para formar o **plexo ovariano**, o qual dá origem à *veia ovariana*. As veias da *tuba uterina* drenam via **plexo venoso uterino**.

Nervos. Os nervos parassimpático e simpático do **plexo nervoso mesentérico superior** e **plexo nervoso renal** acompanham os vasos ovarianos até os ovários e as tubas uterinas. As tubas uterinas também são supridas pelo **plexo nervoso uterovaginal** (← plexo nervoso hipogástrico inferior), cujas fibras nervosas parassimpáticas se originam da coluna espinhal sacral.

Linfonodos regionais. A linfa do *ovário* drena para os **nodos lombares**. A drenagem linfática da *tuba uterina* também flui até os **nodos ilíacos internos**.

B17 Ureter

> **Nota clínica.** Ocorre gravidez extrauterina ou ectópica se o blastocisto se implanta fora do útero; 98% de todas as gravidezes extrauterinas são gravidezes tubárias, quando o blastocisto se implanta na mucosa da tuba. A tuba não consegue se adaptar ao feto em crescimento como o útero faz, portanto, sem cirurgia, os vasos sanguíneos locais rompem-se, resultando em sangramento interno fatal.

7.2 Ovário e Trompas Uterinas

A Tuba uterina, secção longitudinal

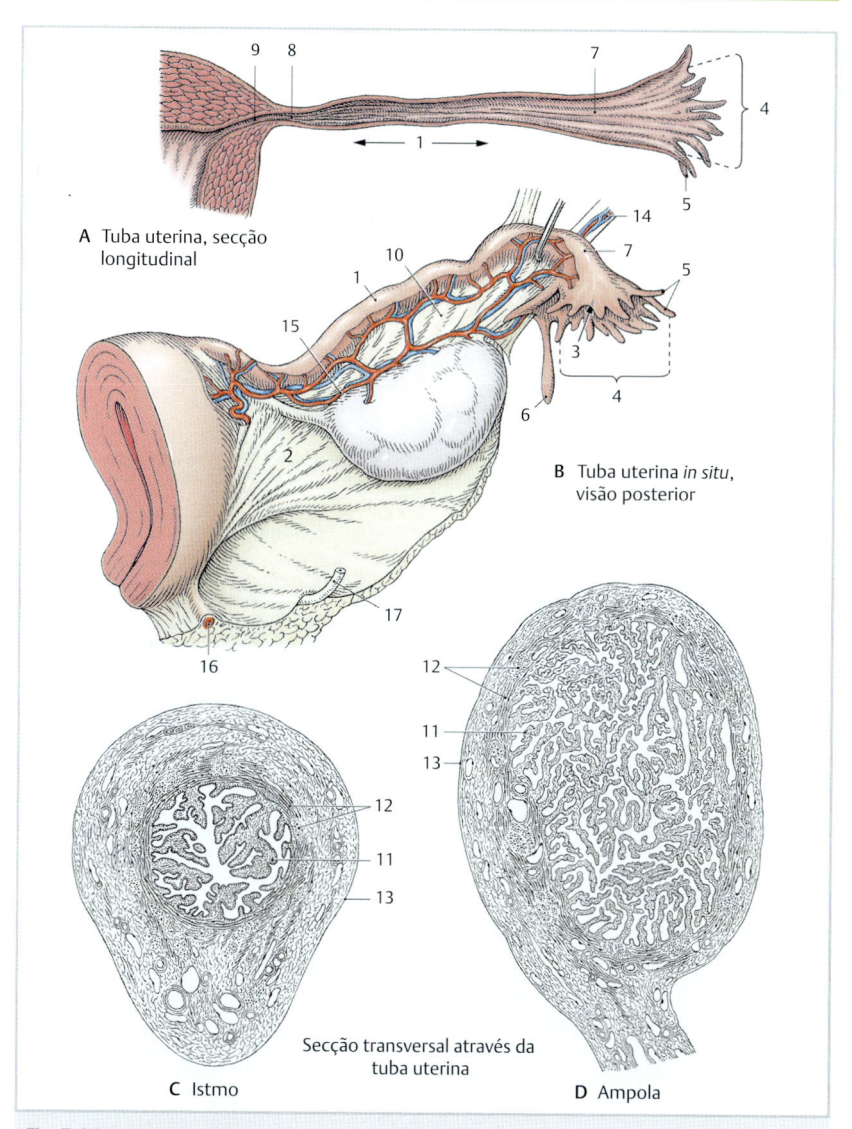

B Tuba uterina *in situ*, visão posterior

C Istmo

D Ampola

Secção transversal através da tuba uterina

Fig. 7.4 Estrutura macroscópica e microscópica da tuba uterina.

7.3 Útero

Anatomia Macroscópica

O **útero (AD1)** é um órgão muscular de paredes espessas situado próximo ao centro da pelve menor entre a bexiga urinária e o reto. Ligeiramente inclinado para a frente, ele mede 7 a 8 cm de comprimento, pesa 50 a 70 g na mulher sexualmente madura e se parece com uma pera achatada anteroposteriormente. Em termos de estrutura externa, ele pode ser dividido em um **corpo do útero (B2)** e **colo do útero (AB3)**.

Corpo do útero. Os dois terços superiores do órgão têm uma **superfície anterior** achatada **(A4)** e uma superfície **posterior convexa (A5)**, ambas as quais são revestidas pelo peritônio (ver p. 280). Na mulher sexualmente madura, o **fundo do útero (BC6)** projeta-se além do *corno uterino direito* **(B7)** e do *corno uterino esquerdo* **(B8)**, onde as tubas uterinas se unem ao útero. A porção estreita na junção do útero e do colo do útero é conhecida como o **istmo do útero (B9)**. Ele pode ser identificado na superfície externa do órgão como uma constrição superficial.

Colo do útero (AB3). O terço inferior fino e redondo do útero é direcionado posteriormente e inferiormente. A **porção vaginal do colo do útero (A10)** projeta-se na vagina **(AB11)** e a **porção supravaginal do colo do útero (A12)** localiza-se acima da vagina. A extremidade cervical da porção vaginal contém uma abertura na cavidade uterina, conhecida como **orifício externo do útero (AC13)**, que está delimitado anteriormente pelo *lábio anterior* **(B14)** e posteriormente pelo *lábio posterior* **(B15)**.

Cavidade uterina (C). A **cavidade uterina (C16)** semelhante a uma fenda e revestida de mucosa se parece com um triângulo invertido localizada no plano frontal, com as tubas uterinas pareadas se estendendo a partir de cada um dos cantos superiores. O ápice inferior do triângulo continua como o canal do istmo através do **orifício interno histológico (C17)** do canal cervical, abrindo pelo **orifício externo do útero (AC13)** dentro da vagina. O **canal cervical (C18)** tem a forma de um fuso e a estrutura da sua superfície é marcada por *pregas palmadas* **(C19)**. Sua mucosa contém *glândulas cervicais*, que produzem um muco que fecha o canal cervical como um tampão. Na cavidade uterina, a distância do orifício externo do útero até o fundo é de aproximadamente 6 cm.

Posição do útero. A posição do útero depende do conteúdo dos órgãos ocos próximos (bexiga urinária e reto). Quando a bexiga urinária está vazia, o útero como um todo geralmente é inclinado para a frente (**anteversão**), enquanto seu corpo é flexionado anteriormente na direção do colo do útero (**anteflexão**). O termo **posição uterina** refere-se à posição do útero ou seu desvio do plano sagital mediano.

> **Nota clínica.** Na prática clínica, a parte vaginal do colo do útero é algumas vezes referida como "**porção**" do colo do útero; o "**orifício externo**" é distinguido do "**orifício interno**", que se refere ao canal do istmo. Durante a gravidez, o istmo do útero alarga-se e é conhecido como o "**segmento uterino inferior**". O diâmetro vertical interno da porção até o fundo é de 6 a 7 cm. Esta distância pode ser medida com uma sonda graduada.

Mudanças uterinas relacionadas com a idade. No **recém-nascido**, o útero é um órgão tubular que se estende além da pelve menor. O colo do útero é relativamente longo comparado com seu corpo. O órgão não assume seu formato típico descrito acima até a **maturidade sexual**. Durante a **menstruação**, o útero é levemente aumentado e mais intensamente vascularizado, e, durante a **gravidez**, ele se torna tão aumentado que se estende até a região epigástrica. Em **idade avançada**, o útero atrofia; seu corpo permanece grande, enquanto o colo do útero encolhe acentuadamente. Em uma mulher que nunca teve um parto vaginal, o **orifício** externo é redondo; depois do primeiro parto vaginal, ele se torna uma abertura horizontal semelhante a uma fenda.

7.3 Útero

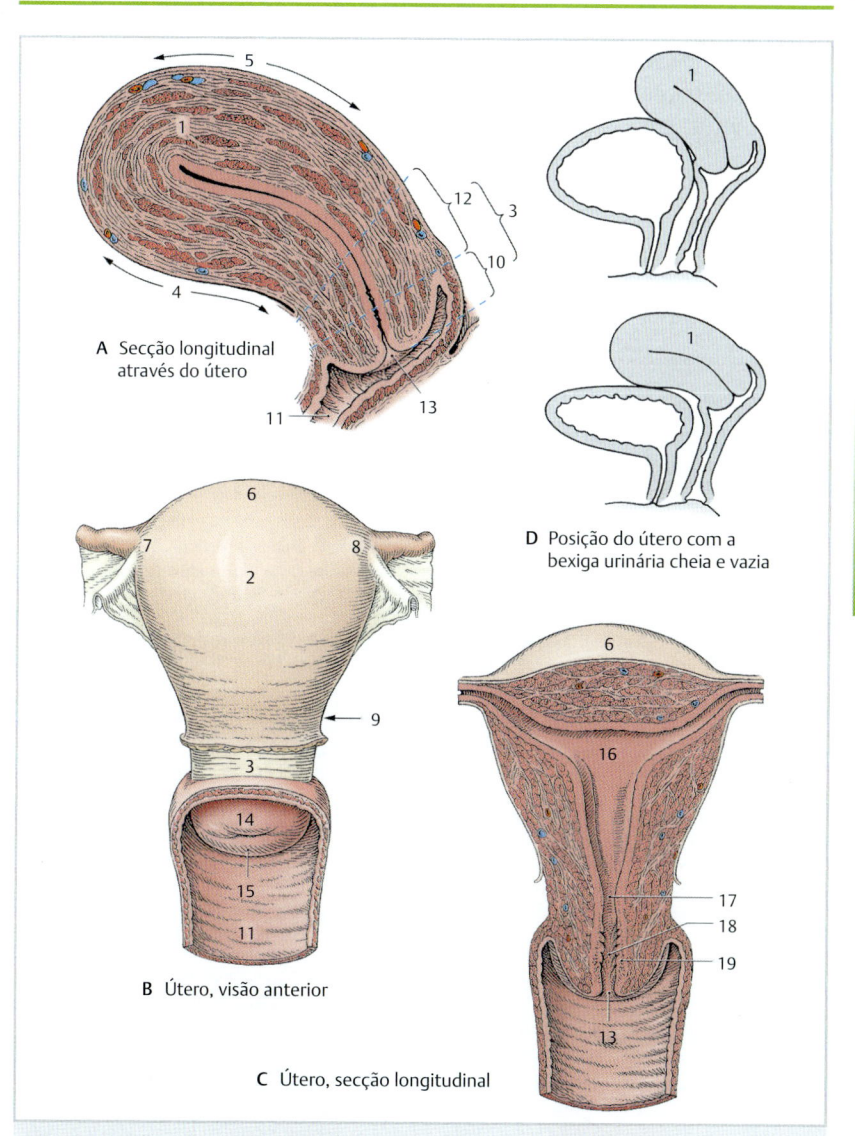

A Secção longitudinal através do útero

D Posição do útero com a bexiga urinária cheia e vazia

B Útero, visão anterior

C Útero, secção longitudinal

Fig. 7.5 Estrutura macroscópica do útero.

Anatomia Microscópica

Camadas da Parede Uterina (A)

A camada mucosa que reveste a superfície luminal da cavidade uterina é conhecida como **endométrio (AC1)**. A camada mais espessa nas paredes do útero é a camada muscular forte, o **miométrio (AC2)**. Partes do corpo e do fundo do útero são revestidas pelo peritônio parietal, conhecido como **serosa** ou **perimétrio (AC3)**. Localizado junto às *bordas laterais do útero* **(A4)**, encontra-se tecido conjuntivo conhecido como **parâmétrio (AC5)**. O tecido conjuntivo à direita e à esquerda do colo do útero é conhecido como **paracérvice**.

Anatomia Microscópica do Corpo do Útero

Endométrio. O revestimento endometrial do corpo do útero repousa diretamente no topo da camada muscular. Ele contém *tecido* conjuntivo *rico em células com poucas fibras*. Seu *epitélio colunar simples* contém *células ciliadas* e invagina para formar as *glândulas uterinas* tubulares. O endométrio pode ser dividido em duas camadas: uma **camada funcional (II + III)**, ou *funcionalis*, a qual passa por mudanças cíclicas, e uma **camada basal (I)**, ou *basalis*, que não verte durante a menstruação e dá origem à regeneração cíclica do endométrio.

Ciclo menstrual (B). Durante a idade fértil, a camada funcional do endométrio está sujeita a mudanças cíclicas provocadas pelos hormônios ovarianos. Na **fase proliferativa** (dias 5 a 14) **(B7, B8)**, a camada funcional rejeitada é recuperada sob a influência do *estradiol* e as glândulas aumentam de tamanho. Esta é seguida pela **fase secretora** (dias 15 a 28) **(B9, B10)**, em que as glândulas continuam a crescer sob a influência da *progesterona* e do *estrogênio*, e produzem uma secreção viscosa; os vasos sanguíneos multiplicam-se e estendem-se. A zona contendo as partes tubulares das glândulas transforma-se na *camada esponjosa (II)*. Superficial a esta zona está a zona densa denominada *camada compacta (III)*, na qual aparecem células estromais epitelioides grandes, ou *células pseudodeciduais*. Se o óvulo não é fertilizado, ocorre a "retirada do hormônio" e o endométrio degenera. Esta é conhecida como **fase isquêmica**, que dura várias horas e leva a dano no tecido seguido por sangramento e descarne da camada funcional na **fase de descamação**, ou menstruação (dias 1 a 4) **(B6)**.

> **Nota clínica.** A **curetagem** remove a camada funcional, deixando intacta a camada basal, que está intimamente ligada à *camada subvascular* do miométrio. O tecido endometrial pode migrar da cavidade uterina até o ovário ou peritônio pélvico, produzindo a condição clínica da **endometriose**.

Miométrio. O miométrio é de longe a parte mais espessa da parede uterina. Ele é composto de *células musculares lisas, tecido conjuntivo* e *vasos*. **Três camadas de músculo** podem ser distinguidas no corpo e fundo do útero, do qual a **camada intermediária** é a mais espessa. A camada intermediária tem um suprimento sanguíneo muito rico, emprestando-lhe uma aparência semelhante a uma esponja. Suas células musculares formam uma malha tridimensional que em grande parte se assemelha à superfície do útero. A camada intermediária é a *principal camada que ajuda a expelir o feto* durante o parto. As camadas musculares **interna** (subvascular) e **externa** (supravascular) são finas.

> **Nota clínica.** Durante a **gravidez**, a expansão das células musculares lisas possibilita o rápido crescimento do útero em aproximadamente 7 a 10 vezes o seu tamanho original. Os tumores benignos do miométrio são denominados leiomiomas, miomas em sua forma curta, ou fibroides.

Anatomia Microscópica do Colo do Útero

A **mucosa do colo do útero** não é sujeita à degeneração cíclica e restauração da mucosa uterina; ela não possui as camadas funcional e basal. Seu *epitélio colunar* se sobrepõe a uma camada de *tecido conjuntivo fibrocelular*. As **glândulas cervicais** são invaginações epiteliais tubulares ramificadas **(D11)** que produzem um muco alcalino. Ao contrário de outras regiões do colo do útero, a **parte vaginal** é coberta por *epitélio escamoso estratificado não queratinizado*.

> **Nota clínica.** A transição abrupta entre o epitélio colunar do canal cervical e a porção forma uma **zona de transformação** que, nas mulheres em idade fértil, pode ser facilmente visualizada e examinada por colposcopia. Com o aumento da idade, esta área se estende *para dentro* do canal cervical. A zona de transformação é a localização mais comum de **carcinoma cervical**.

7.3 Útero

A Secção transversal das camadas da parede uterina

C Útero, secção longitudinal

D Mucosa do colo do útero e parte vaginal do colo do útero

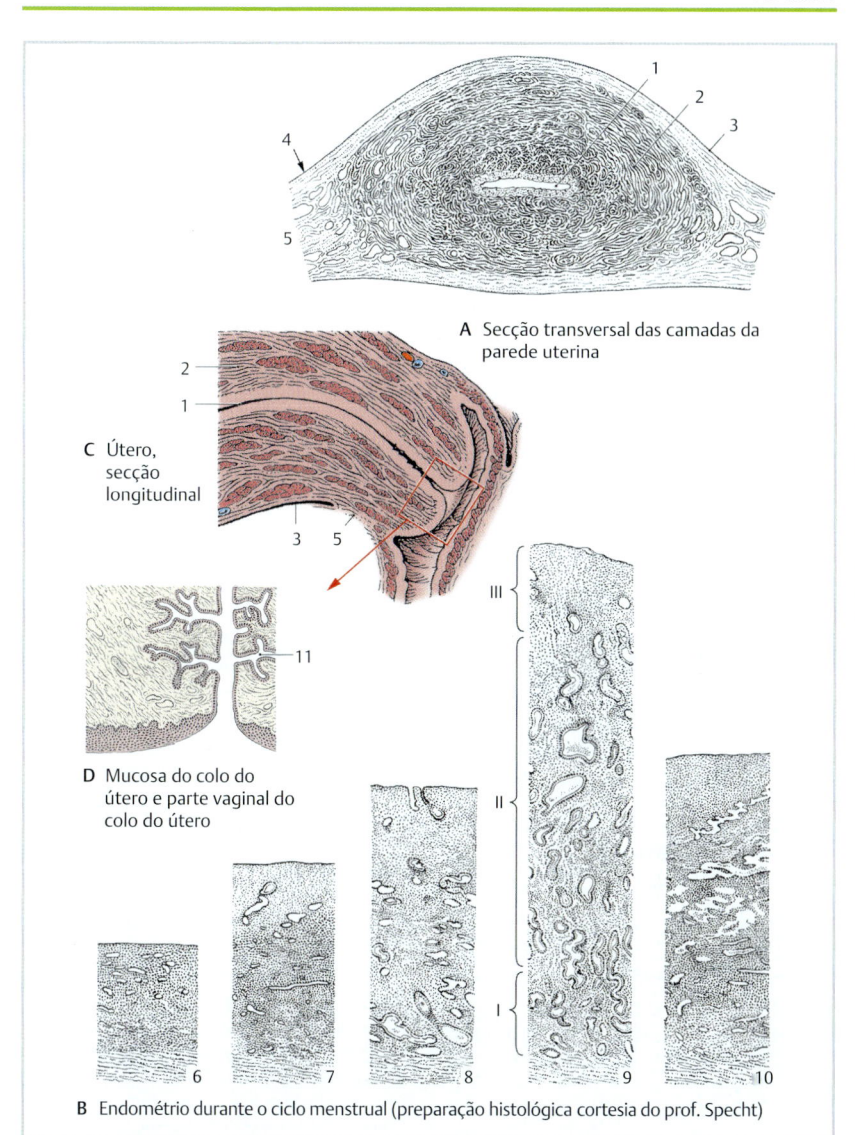

B Endométrio durante o ciclo menstrual (preparação histológica cortesia do prof. Specht)

Fig. 7.6 Estrutura microscópica do útero.

Vasos, Nervos e Drenagem Linfática

Artérias. O útero **(AB1)** recebe seu suprimento sanguíneo principalmente da **artéria uterina** (← artéria ilíaca interna) **(A2)**. Ela percorre o tecido conjuntivo subperitoneal sobre o ureter **(A3)**, até a base do ligamento largo do útero (flecha) e atinge a parede do útero próxima ao colo do útero. Depois de se dividir, ela corre ao longo da parede uterina lateral como o *ramo principal ascendente* tortuoso e a *artéria vaginal descendente* **(A4)**. No fundo do útero, o ramo principal ascendente une-se ao seu equivalente do lado oposto e dá origem a um *ramo ovariano* **(A5)**, que por sua vez se une à *artéria ovariana* **(A6)** e um *ramo tubário* **(A7)** na tuba uterina.

Veias. Uma rede veias sem válvulas forma o **plexo uterino (A8)** em torno do corpo e do colo do útero. Ela drena via *veias uterinas* **(A9)** para as *veias ilíacas internas* e está localizada no paramétrio.

Drenagem linfática. A linfa do corpo e do fundo escoa principalmente em *três* direções: ao longo do *ligamento suspensor do ovário* até os **linfonodos ao longo da aorta**; ao longo do *ligamento redondo do útero* até os **nodos inguinais superficiais**; e via *ligamento largo do útero* até os **linfonodos ao longo da divisão da artéria ilíaca comum**, que também coleta uma parte da linfa do colo do útero. Vasos linfáticos adicionais passam do colo do útero para os linfonodos parietais ao longo da artéria ilíaca interna e posteriormente aos nodos sacros.

Nervos. A inervação autônoma é via *plexo hipogástrico inferior (plexo pélvico)* e *nervos esplâncnicos pélvicos* (S2-S4), que formam um plexo lateral ao colo do útero com grandes células ganglionares conhecidas como **plexo uterovaginal (A10)** (gânglio de Frankenhäuser).

Funções. No estado não gravídico, o útero impede que bactérias entrem nas cavidades uterina e abdominal pela vagina. Ele também passa por preparações cíclicas para receber o óvulo, e, durante a gravidez, é o **local de desenvolvimento do embrião e do feto**. No parto, ele expele o feto.

Sustentação do Útero

As **relações peritoneais** do útero são descritas na seção sobre relações peritoneais na pelve feminina (ver p. 268).

A literatura anatômica e clínica descreve vários tecidos conjuntivos como "**ligamentos**" que unem o útero a estruturas adjacentes. A eles é atribuída uma *função de sustentação*. Na nomenclatura oficial, eles são conhecidos como ligamento redondo do útero **(B11)**, ligamento largo do útero **(AB12)**, ligamento retouterino e músculo retouterino.

O **ligamento redondo do útero** origina-se perto dos cornos uterinos. Ele tem células musculares lisas e estende-se pelo canal inguinal, terminando no tecido adiposo subcutâneo dos grandes lábios. É *derivado da prega gonadal* e é uma continuação do *ligamento suspensor do ovário*.

O **ligamento largo do útero** é uma *prega peritoneal* entre a margem lateral do útero e a parede pélvica lateral. Ele contém tecido conjuntivo, vasos e nervos.

A **prega retouterina** é uma *prega peritoneal delimitando a bolsa retouterina*. Ela é formada por tecido conjuntivo subperitoneal denso e nervos do plexo nervoso hipogástrico inferior (autônomo). Seu tecido conjuntivo se origina junto ao colo do útero e ascende até a parede pélvica posterolateral. É também conhecido como **ligamento retouterino** ou **ligamento sacrouterino**. Existe discordância na literatura se ele contém ou não o músculo **retouterino** liso.

Uma faixa denominada **ligamento cardinal** (ligamento de Mackenrodt) é frequentemente descrita na prática clínica. Ele consiste em uma condensação do tecido conjuntivo que presumivelmente fixa o colo do útero à parede pélvica lateral. Das estruturas nomeadas acima, a literatura concorda somente quanto à existência do ligamento redondo do útero e do ligamento largo do útero. O útero é principalmente *sustentado* pelos *músculos do assoalho pélvico*, não pelos ligamentos anteriormente mencionados.

7.3 Útero

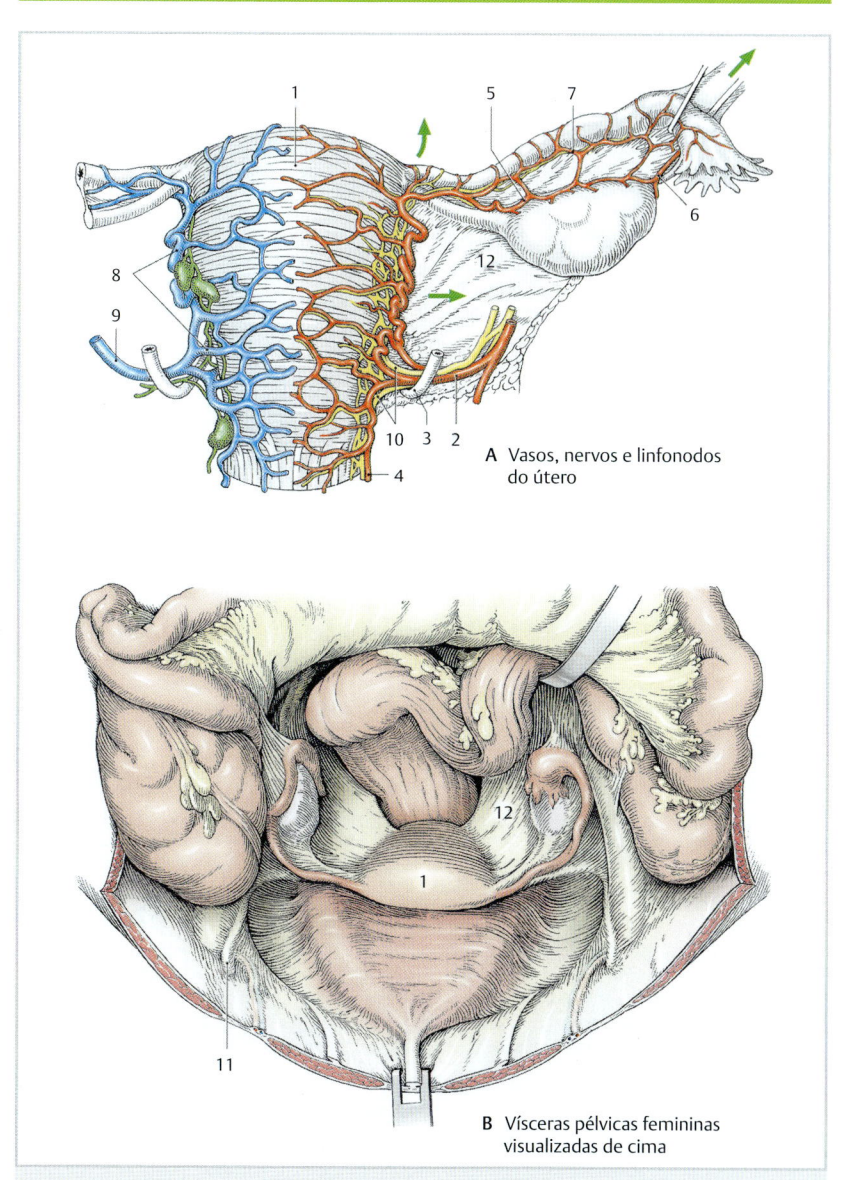

A Vasos, nervos e linfonodos do útero

B Vísceras pélvicas femininas visualizadas de cima

Fig. 7.7 Vasos, nervos e drenagem linfática do útero, ligamentos suspensores do útero.

7.4 Vagina e Genitália Externa

Anatomia Macroscópica

A **vagina (AB1)** é um órgão fibromuscular oco, com paredes finas. Ela se estende desde o colo do útero **(A2)** até o **orifício vaginal (A3)** no **vestíbulo da vagina**. Localizadas *anterior* à vagina encontram-se a bexiga urinária **(A4)** e a uretra **(AB5)**; *posteriores* a ela estão o reto **(A6)** e o canal anal **(A7)**. A vagina estende-se aproximadamente ao longo do eixo pélvico. Seu aspecto frontal é achatado, e suas paredes anterior e posterior se tocam, delimitando um colo do útero com formato de H **(B)**. A parede posterior da vagina é 1,5 a 2 cm mais longa do que sua parede anterior. A extremidade superior da vagina envolve o colo do útero **(A)**, formando o **fórnice vaginal**, que tem uma *parte anterior* achatada **(A8)**, uma *parte posterior* profunda **(A9)** e uma *parte lateral*. A parte mais larga da vagina está no fórnice vaginal. A parte posterior do fórnice estende-se até o ponto mais profundo da bolsa retouterina **(A10)**. O terço inferior bastante estreito da vagina está abaixo do hiato elevador. O **orifício vaginal** é delimitado pelo **hímen** ou **carúnculas himenais** (ver a seguir).

Marcas na mucosa (C). A mucosa vaginal contém pregas transversais denominadas **rugas vaginais (C11)**, e pregas longitudinais chamadas de **colunas vaginais** produzidas por *plexos venosos* bem desenvolvidos nas paredes da vagina. A coluna vaginal anterior é contínua com a **carina uretral da vagina** proeminente **(C12)** que é produzida pela uretra próxima.

Anatomia Microscópica

Parede vaginal. A parede da vagina é composta de uma **camada muscular** fina, consistindo principalmente em uma *malha de músculos lisos* e *fibras elásticas*. A vagina está inserida nos tecidos circundantes pelo seu tecido conjuntivo da adventícia conhecido como **paracólpio**.

Mucosa. A mucosa vaginal é composta de **epitélio escamoso não queratinizado, estratificado, rico em glicogênio** localizado no topo da lâmina própria. O epitélio vaginal, consistindo em camadas basal, parabasal, intermediária e superficial, passa por *mudanças cíclicas*, as quais são expressas, por exemplo, pelos níveis variáveis de glicogênio armazenado nas células epiteliais evidentes nas preparações histológicas. Não há glândulas nas paredes da vagina. O **fluido vaginal** é composto de um transdutor *dos plexos* venosos nas paredes vaginais, *secreção cervical* e *células epiteliais esfoliadas*. Seu pH ligeiramente ácido de 4,0 a 4,5 resulta do *ácido lático* produzido pela quebra do glicogênio nas células epiteliais esfoliadas, pelas bactérias do ácido lático (*Döderlein*).

Vasos, Nervos e Drenagem Linfática (D)

Artérias. A vagina é suprida pelos **ramos vaginais (D13)** da *artéria uterina* e pelos ramos da *artéria vesical inferior* **(D14)** e *artéria pudenda interna* **(D15)**.

Veias. A drenagem venosa segue para o **plexo venoso vaginal** localizado adjacente à vagina. O plexo venoso vaginal é conectado aos plexos venosos dos órgãos urogenitais adjacentes e drena para as *veias ilíacas internas*.

Nervos. A inervação autônoma da vagina, assim como a do útero, é fornecida pelo **plexo nervoso uterovaginal**. As partes inferiores da vagina são inervadas pelo **nervo pudendo**.

Drenagem linfática. A linfa da vagina drena para os **nodos ilíacos externos e internos**, bem como para os **nodos inguinais superficiais**.

Funções. A vagina atua como um *órgão do intercurso sexual* e serve como um canal para drenagem da *secreção cervical* e do *sangue menstrual*. Durante a idade fértil, ela é a última porção mais distal do *canal de nascimento*.

7.4 Vagina e Genitália Externa

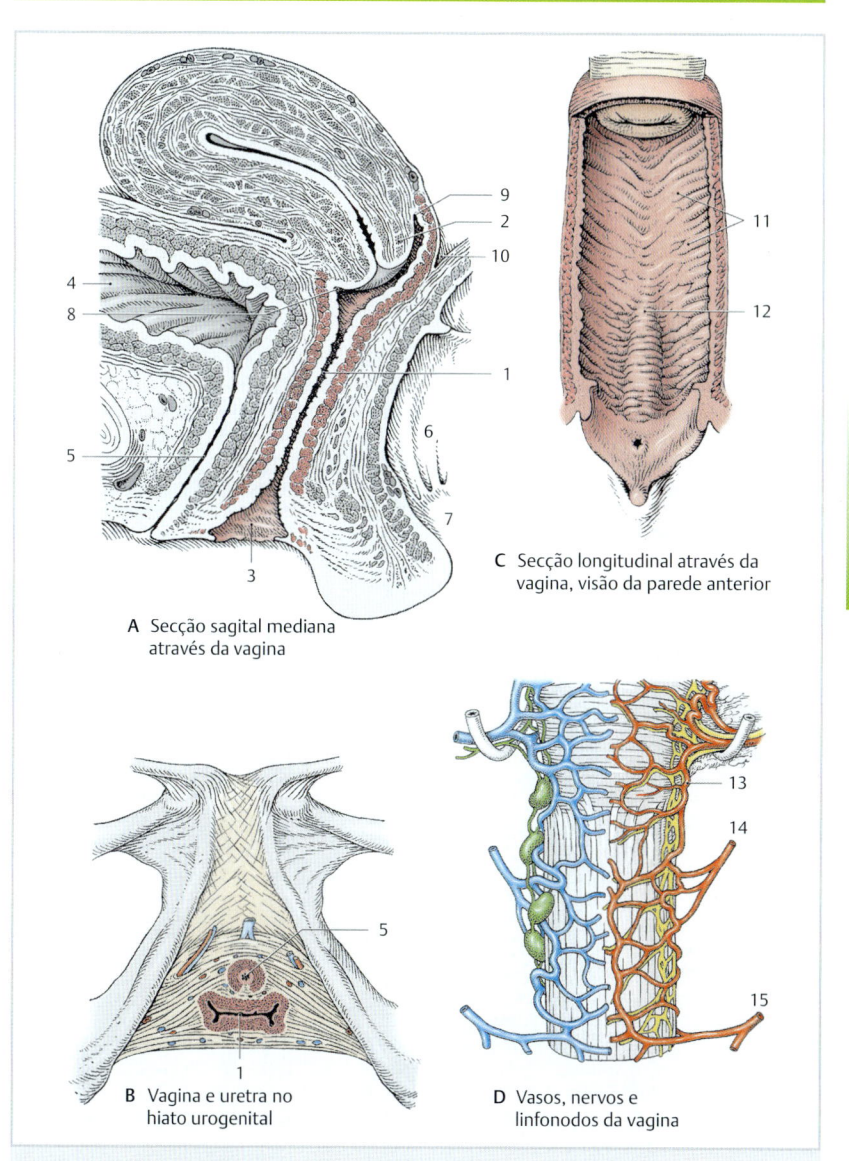

A Secção sagital mediana através da vagina

B Vagina e uretra no hiato urogenital

C Secção longitudinal através da vagina, visão da parede anterior

D Vasos, nervos e linfonodos da vagina

Fig. 7.8 Estrutura macroscópica e microscópica da vagina.

Genitália Externa

Monte pubiano e grandes lábios. A genitália externa feminina está localizada abaixo, ou fora do assoalho pélvico. A porção anterior consiste no **monte pubiano (A1)**, uma *almofada de gordura recoberta de pele* sobreposta à sínfise púbica, que é coberta com pelos terminais depois da puberdade. Os **pelos pubianos** continuam caudalmente até os **grandes lábios do pudendo (A2)**, pregas longitudinais proeminentes que se estendem do monte pubiano até o períneo **(A3)** e cobrem a **fenda do pudendo**. Eles correspondem ao escroto no homem. Os grandes lábios encontram-se anteriormente na **comissura anterior dos grandes lábios (A4)** e posteriormente na **comissura posterior dos grandes lábios (A5)**. Suas superfícies externas são revestidas por pele pigmentada contendo células musculares lisas, pelo e glândulas sebáceas e sudoríparas. O epitélio que reveste suas superfícies internas é pouco queratinizado; a pele contém glândulas sebáceas, mas sem pelos. Os grandes lábios são basicamente compostos de *almofadas de gordura* e *plexos venosos*. O **bulbo do vestíbulo (B6)** é um grande plexo venoso investido na fáscia e coberto pelo *músculo bulboesponjoso* **(B7)**. Ele forma uma massa de tecido erétil e corresponde ao corpo esponjoso do pênis no homem. Os dois bulbos do vestíbulo estão conectados anteriormente pela *comissura fina dos bulbos*.

Pequenos lábios. Os **pequenos lábios do pudendo (AB8)**, pregas de pele finas que são desprovidas de gordura, delimitam o *vestíbulo da vagina* **(AB9)**. Eles estão conectados posteriormente pelo **freio dos pequenos lábios (A10)**, que é obliterado pelo primeiro parto vaginal. Anteriormente, os pequenos lábios afunilam-se em duas pregas cada: as duas pregas internas formam o **freio do clitóris (A11)**, passando até o clitóris, e as duas pregas externas se unem na frente do clitóris para formar o **prepúcio do clitóris (A12)**. Os pequenos lábios consistem em uma fina cobertura epidérmica cobrindo o *tecido conjuntivo* e as *glândulas sebáceas*.

Vestíbulo da vagina. A uretra abre-se na porção anterior do **vestíbulo da vagina** via **orifício uretral externo (AB13)**, e a vagina abre-se na porção posterior através do **orifício vaginal (AB14)**, que pode ser parcialmente fechado pelo **hímen**. Há uma grande variação individual no tamanho do hímen. Ele se rompe na primeira relação sexual, mas seus resíduos permanecem e, depois do parto vaginal, são conhecidos como **carúnculas himenais (A15)**. Em cada lado do orifício vaginal, na terminação de cada bulbo vestibular, estão as **glândulas vestibulares maiores** do tamanho de um feijão (glândulas de Bartholin), que se abrem via um ducto excretor de 1,5 a 2 cm de comprimento no vestíbulo da vagina. As **glândulas vestibulares menores** liberam uma secreção mucoide.

Clitóris. O clitóris é um órgão sensório erétil (terminações nervosas corpusculares, corpúsculos táteis) composto do ***crus* clitóris (B16)**, do **corpo do clitóris (B17)** e da **glande do clitóris (B18)**. O volume do clitóris é formado pelos *corpos cavernosos direito e esquerdo do clitóris* que se originam das *crura* pareadas que estão ligadas aos ramos púbicos inferiores, unem-se para formar o *corpo do clitóris* não emparelhado, e terminam na *glande do clitóris*. No corpo do clitóris, os dois corpos cavernosos são parcialmente divididos pelo *septo dos corpos cavernosos*. De uma forma similar ao pênis, o clitóris é preso à borda inferior da sínfise púbica pelo **ligamento suspensor do clitóris** (ver Vol. 1) **(B19)**. As *crura* dos corpos cavernosos são cobertas pelo *músculo isquiocavernoso* **(B20)**.

Vasos, Nervos e Drenagem Linfática

Artérias. Os ramos terminais da *artéria pudenda interna* suprem a genitália externa feminina.

Veias. A drenagem venosa é feita pela veia pudenda interna, veias pudendas externas e veia posterior profunda do clitóris (do plexo venoso vesical).

Nervos. A inervação é feita pelos ramos do *nervo pudendo*, *nervo ilioinguinal* e *nervo genitofemoral*.

Drenagem linfática. A linfa da genitália externa drena para os *nodos inguinais*.

7.4 Vagina e Genitália Externa

A Genitália externa feminina e compartimento perineal superficial

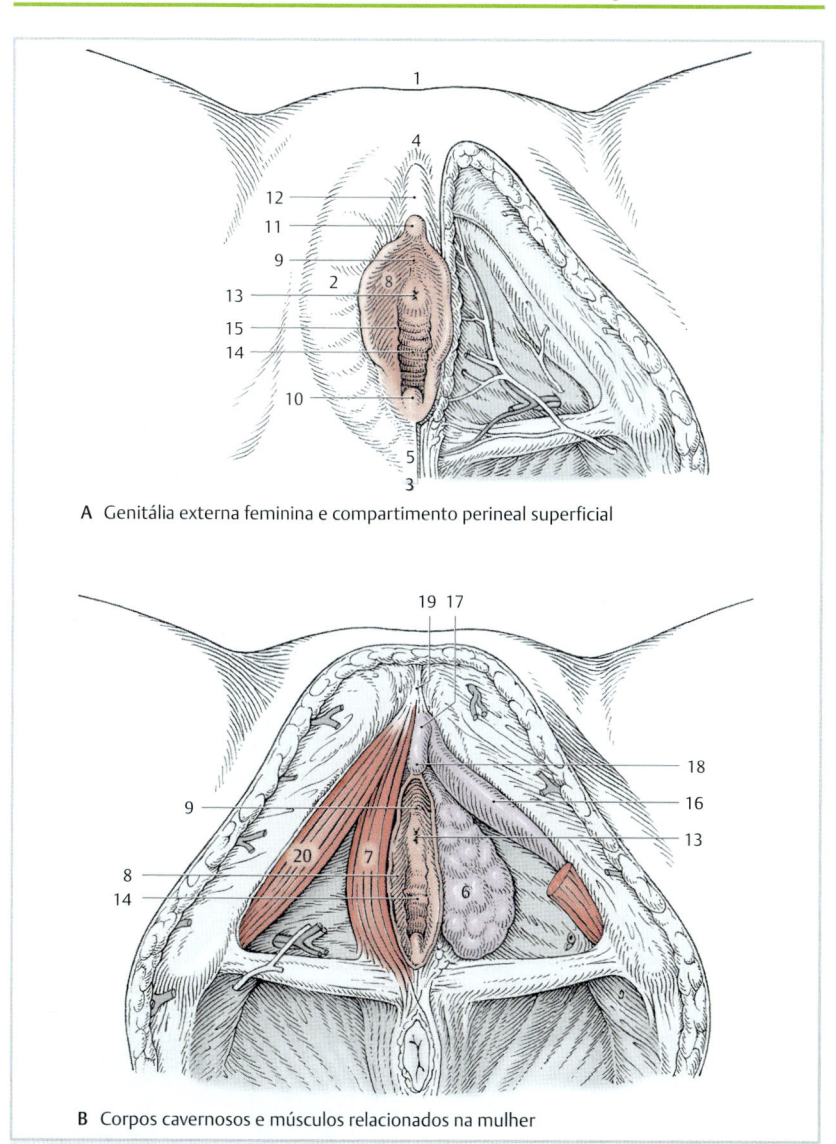

B Corpos cavernosos e músculos relacionados na mulher

Fig. 7.9 Genitália externa.

7.5 Anatomia Topográfica

Anatomia Transversal

Secção Transversal no Nível das Articulações do Quadril (A)

A secção corta anteriormente através dos *ramos púbicos superiores* (**A1**) e posteriormente através do *topo das vértebras coccígeas* (**A2**). Na parede pélvica lateral, a secção corta através do *obturador interno* (**A3**) cobrindo a entrada para o *canal do obturador* (**A4**). Lateralmente e posteriormente, o *ligamento sacroespinhal* (**A5**) pode ser visto, incluindo sua ligação na *espinha isquiática* (**A6**). O *reto* (**A7**) localiza-se na frente do cóccix e é envolvido por uma camada adventícia de tecido adiposo e conjuntivo contendo numerosos *vasos retais superiores* (**A8**), os quais também são visíveis. Anterior ao reto encontra-se a *bolsa retouterina* (bolsa de Douglas) (**A9**), o ponto mais profundo na cavidade peritoneal feminina. Seu revestimento peritoneal cobre o lado posterior do *colo do útero* (**A10**). Numerosos *vasos uterinos* (**A11**) podem ser identificados no tecido conjuntivo junto ao colo do útero. Passando pós-lateralmente pelo colo do útero, encontra-se uma faixa de tecido conjuntivo denso conhecido como *ligamento retouterino* (**A12**). A *bexiga urinária* (**A13**) pode ser vista na frente do útero, logo acima do local onde o *ureter* (**A14**) se une à bexiga urinária. As superfícies anterior e lateral da bexiga urinária são cobertas por tecido adiposo abundante. Independentemente da sua estrutura e origem, os tecidos conjuntivos junto ao reto são conhecidos, na prática clínica, como *paraproctium*, aqueles junto ao colo do útero, como o *paracérvice*, e aqueles junto à bexiga urinária, como *paracystium*.

A15 Glúteo máximo, **A16** Nervo ciático, **A17** Ligamento da cabeça do fêmur, **A18** Cabeça do fêmur, **A19** Pescoço do fêmur, **A20** Pectíneo, **A21** Iliopsoas, **A22** Vasos femorais, **A23** Nervo femoral

Secção Transversal no Nível das Tuberosidades Isquiáticas (B)

A secção corta anteriormente através da *sínfise púbica* (**B24**) e posteriormente através da *ponta do cóccix*. Lateralmente, as vísceras pélvicas repousam contra as partes do *elevador do ânus* (**B25**) (*pubococcígeo* **B25a**, *iliococcígeo* **B25b**). A secção corta através do *reto* (**B7**) acima da flexão anorretal e assim diagonalmente através da sua parede posterior. Anterior ao reto encontra-se a *vagina* (**B26**); lateral à vagina, os numerosos vasos do *plexo venoso vaginal* (**B27**) podem ser vistos. A secção é feita através da *uretra* (**B28**), a qual é envolvida pelo músculo estriado o *esfíncter uretral externo* (**B29**). O *espaço retropúbico* (**B30**) contém tecido adiposo com vasos abundantes também visíveis na secção. Fora da cavidade pélvica, a *fossa isquioanal* (**B31**) pode ser observada. Localizado na sua parede lateral encontra-se o *canal do pudendo* (**B32**) contendo os *vasos do pudendo* e o *nervo pudendo*.

B33 Obturador externo

> **Nota clínica.** Técnicas de imagem modernas são usadas, por exemplo, para avaliar o tamanho e a disseminação do tumor. Em pacientes do sexo feminino, isto pode incluir uma avaliação de *tumores retais* e *de bexiga*, além de outras malignidades envolvendo o *corpo* e *colo do útero* e os *ovários*. Procedimentos de imagem são uma parte necessária da preparação cirúrgica para determinar corretamente a disseminação maligna para o tecido conjuntivo subperitoneal e sistemas orgânicos adjacentes.

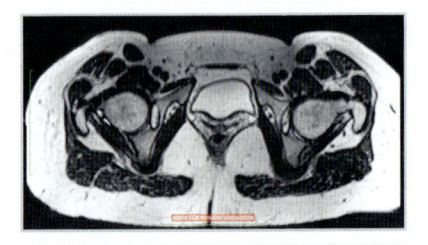

Fig. 7.10C Plano correspondente à Fig. 7.10A na RM.

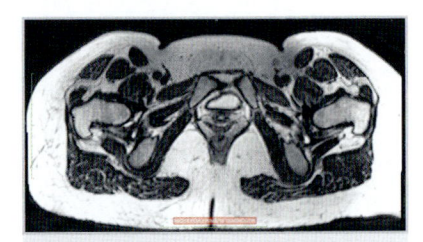

Fig. 7.10D Plano correspondente à Fig. 7.10B na RM.

7.5 Anatomia Topográfica 287

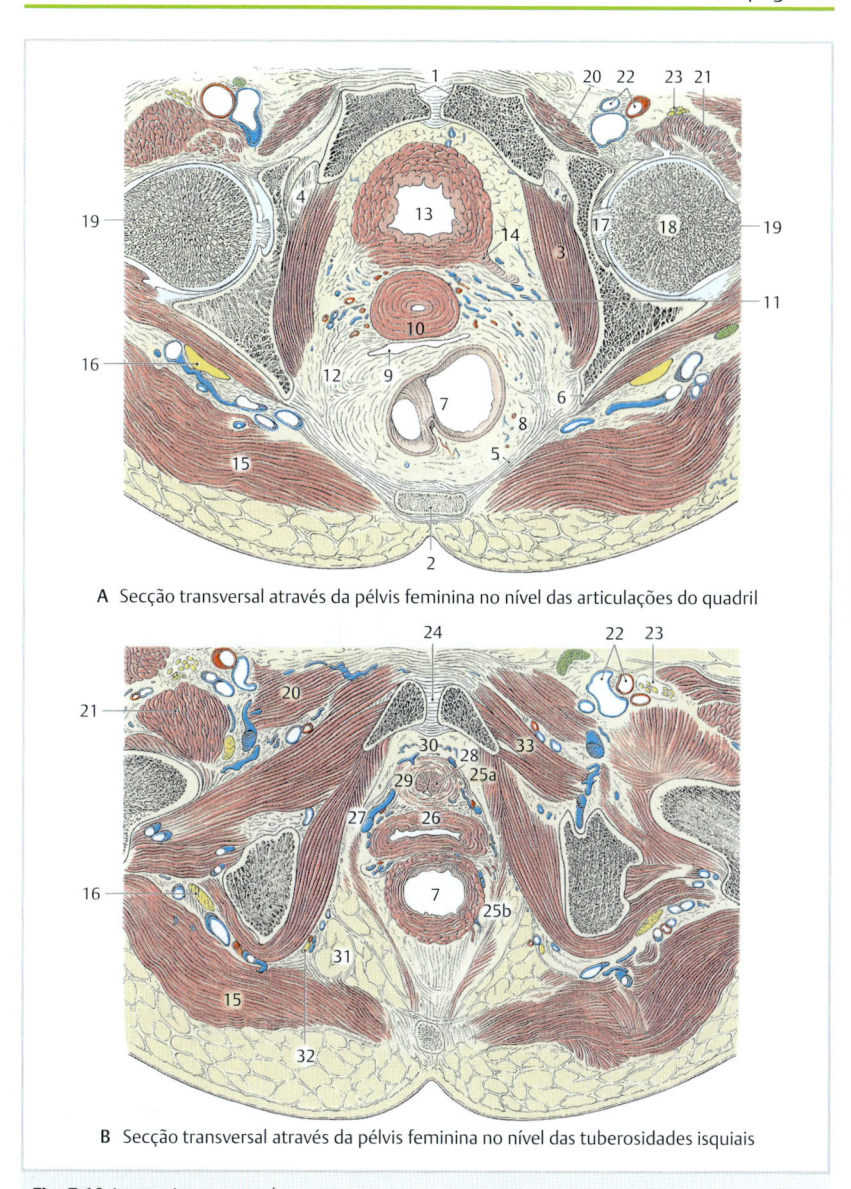

A Secção transversal através da pélvis feminina no nível das articulações do quadril

B Secção transversal através da pélvis feminina no nível das tuberosidades isquiais

Fig. 7.10 Anatomia transversal.

7.6 Anatomia Comparativa das Pelves Feminina e Masculina

Fechamento do Tecido Mole da Pelve

A saída pélvica é coberta por músculos do **assoalho pélvico** de maneira tal que o reto e os órgãos urogenitais ainda podem abrir apropriadamente.

O assoalho pélvico consiste nos músculos elevador do ânus (**AB1**) e isquiococcígeo (**AB2**). O elevador do ânus pode ser subdividido em três componentes importantes: o *pubococcígeo* (**C1 a**) e *iliococcígeo* (**C1 b**), que formam uma bainha muscular que fecha a pelve e sustenta as vísceras pélvicas e abdominais na sua posição anatômica normal; e o *puborretal* (**A-C1 c**), que se origina no púbis e forma uma faixa em torno do reto no nível da flexão anorretal. Ele sustenta a continência retal e, junto com as fibras mediais dos outros músculos elevadores, comprime porções dos órgãos urogenitais, passando através do *hiato do elevador* (**C3**). A fáscia muscular que cobre o elevador do ânus no lado voltado para a pelve é conhecida como **fáscia superior do diafragma pélvico**, e a que cobre o músculo na sua superfície externa é conhecida como **fáscia inferior do diafragma pélvico**.

Similar à pelve óssea, cujas características diferem entre homens e mulheres, o elevador do ânus também exibe **diferenças específicas para cada sexo**. Na mulher (**A**), o elevador do ânus contém mais tecido conjuntivo do que no homem (**B**), em quem os músculos do assoalho pélvico estão de modo geral mais bem desenvolvidos, o que, em particular, resulta em um puborretal mais alto.

AB4 Cóccix, **AB5** Fêmur, **AB6** Sacro com cóccix, **AB7** Piriforme, **AB8** Obturador interno com gêmeos superior e inferior, **AB9** Quadrado femoral, **AB10** Tuberosidade isquiática, **AB11** Espinha isquiática, **AB12** Corpo anococcígeo, **AB13** Ânus, **A14** Canal pudendo, **A15** Nervo ciático, **A16** isquiotibiais

> **Nota clínica.** Especialmente em mulheres que tiveram múltiplos partos vaginais, os músculos do assoalho pélvico têm uma tendência a se tornar flácidos com a idade sob a pressão das vísceras que repousam sobre eles. O resultado é uma disfunção ou insuficiência do assoalho pélvico, o que pode levar o órgão a **prolapso ou incontinência**, isto é, a incapacidade de manter o fechamento das passagens excretoras.

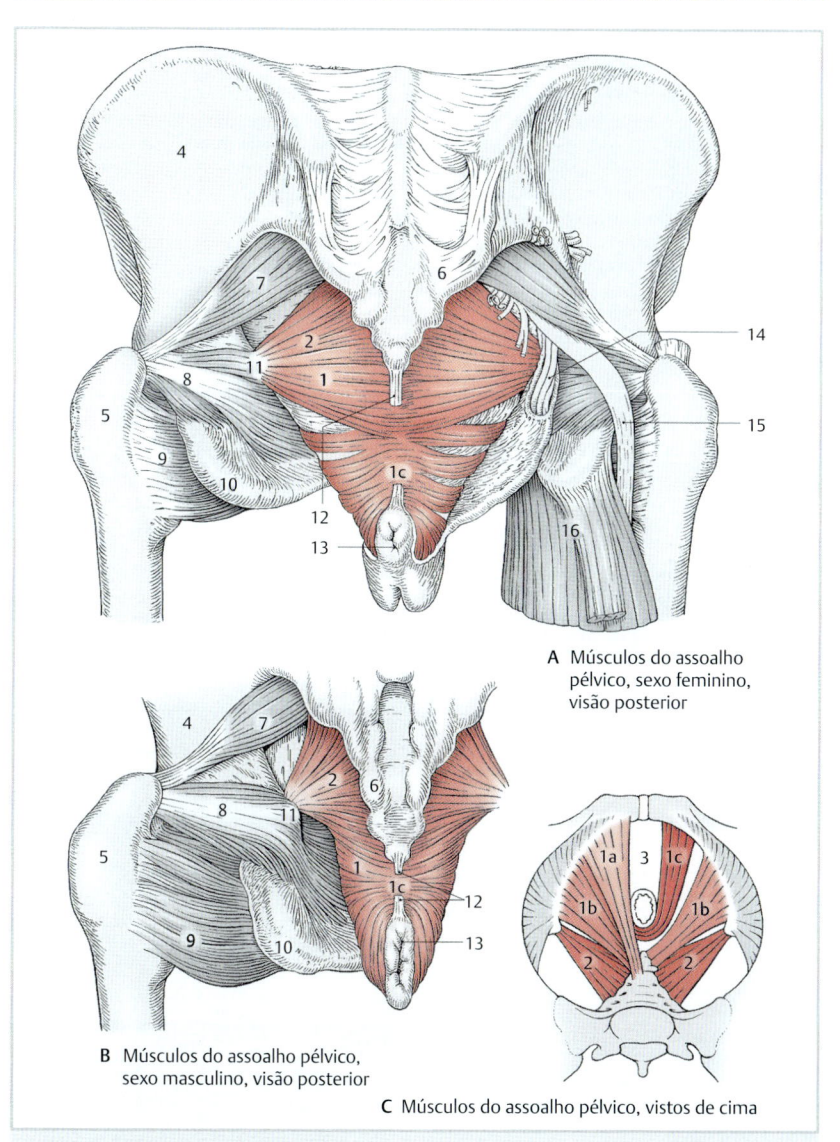

7.6 Anatomia Comparativa das Pelves Feminina e Masculina

A Músculos do assoalho pélvico, sexo feminino, visão posterior

B Músculos do assoalho pélvico, sexo masculino, visão posterior

C Músculos do assoalho pélvico, vistos de cima

Fig. 7.11 Assoalho pélvico do tecido mole.

Sistema Genital Feminino

Secção Transversal através da Região Perineal no Homem (A)

A parte posterior da secção é através da *abertura anal* (**A1**) e em volta do *esfíncter anal externo* (**AB2**). Lateral e anterior à abertura anal encontra-se o corpo gorduroso da *fossa isquioanal* (**AB3**). Na frente do canal anal, a secção corta através das fibras do músculo estriado transversal e tecido conjuntivo do *músculo perineal transversal superficial* (**A4**). Surgindo em cada lado do *ramo púbico inferior* (**AB5**) encontra-se o *músculo isquiocavernoso* (**AB6**), que envolve a raiz *do pênis* (**A7**). **Entre as *crura* do pênis está o bulbo do pênis**, no qual a *uretra masculina* é visível anteriormente (**A9**).

O *esfíncter uretral externo* estriado circundante é visível na secção. Junto à secção tangencial, através de uma *parte do pênis*, o *cordão espermático* (**A10**) pode ser visto em cada lado.

AB11 Músculos adutores

Secção Transversal através da Região Perineal na Mulher (B)

A secção localiza-se acima da abertura anal, cortando através do *canal anal* (**B12**), que é envolvido pelo complexo esfincteriano consistindo do *esfíncter anal interno* (**B13**), *músculo longitudinal* e *esfíncter anal externo* (**B2**). Anterior ao canal anal encontra-se a *vagina* (**B14**), cuja parede anterior é firmemente unida à *uretra* (**B15**). Como em secções através da pelve masculina, a origem do *músculo isquiocavernoso* (**B6**), que envolve as raízes *do clitóris* (**B16**), pode ser identificada em cada lado. O *bulbo do vestíbulo* (**B17**) envolve as aberturas vaginal e uretral.

Fossa Isquioanal

Localizada fora do assoalho pélvico em cada lado do canal anal, encontra-se a *fossa isquioanal* (em verde na figura apresentada no texto, **AB3**), um espaço piramidal preenchido pelo *corpo gorduroso da fossa isquioanall*. A **base** da fossa isquioanal é coberta pela *pele perineal* (**18**) e seu **ápice** é próximo à união do *elevador do ânus* e do *obturador interno*. O espaço é delimitado **medialmente** pelo *esfíncter anal externo* (**2**) e pelo *elevador anal* (**19**), isto é, sua fáscia, a *fáscia inferior do diafragma pélvico*, e **lateralmente** a *tuberosidade isquiática* (**20**) e a *fáscia do obturador*. **Posteriormente**, o espaço é coberto pelo *glúteo máximo* (**21**) e o *ligamento sacrotuberoso*; **anteriormente**, ele se estende até a borda posterior do *diafragma urogenital*.

> **Nota clínica.** Os *vasos pudendos internos* e o nervo pudendo percorrem a parede lateral da fossa isquioanal. Eles ficam protegidos em uma bainha fascial do obturador interno conhecido como *canal do pudendo* (*canal de Alcock*).

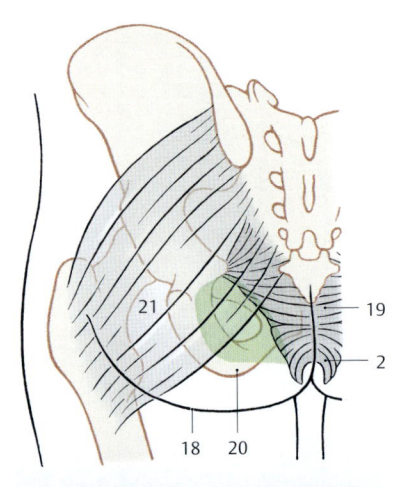

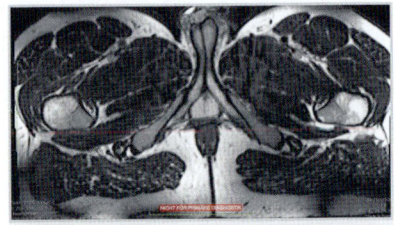

Fig. 7.12C Plano correspondente à Fig. 7.12A na RM.

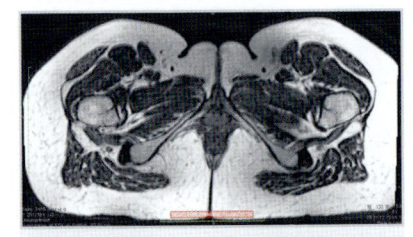

Fig. 7.12D Plano correspondente à Fig. 7.12B na RM.

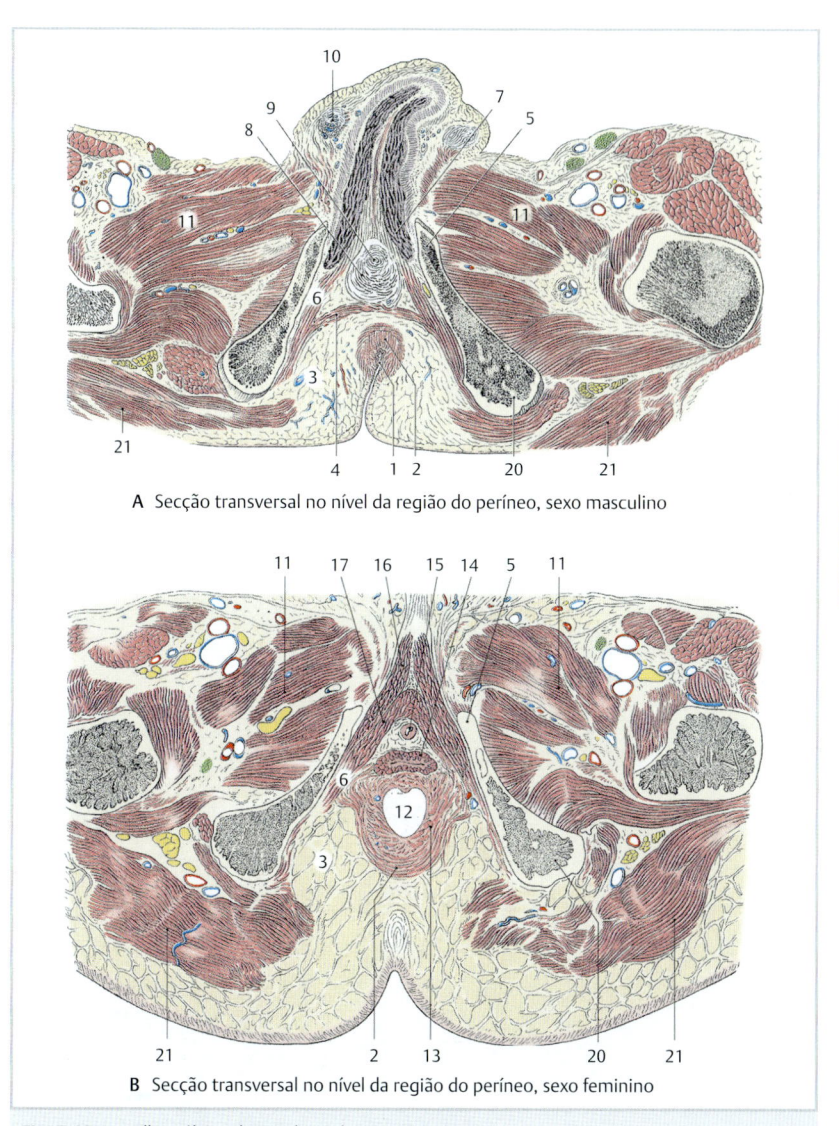

7.6 Anatomia Comparativa das Pelves Feminina e Masculina

A Secção transversal no nível da região do períneo, sexo masculino

B Secção transversal no nível da região do períneo, sexo feminino

Fig. 7.12 Assoalho pélvico do tecido mole, continuação.

8 Gravidez e Desenvolvimento Humano

8.1 Gametas   *294*
8.2 Fertilização   *296*
8.3 Desenvolvimento Inicial   *298*
8.4 Placenta   *302*
8.5 Nascimento   *304*
8.6 Visão Geral e Período Pré-Natal   *310*
8.7 Desenvolvimento dos Órgãos   *318*
8.8 Desenvolvimento dos Vasos   *322*
8.9 Sistema Respiratório   *324*
8.10 Sistema Gastrintestinal   *326*
8.11 Sistema Urinário   *332*
8.12 Sistema Genital   *334*
8.13 Período Perinatal   *338*
8.14 Período Pós-Natal   *340*

8.1 Gametas

Todas as células contêm informações genéticas nos filamentos das moléculas de DNA (ácido desoxirribonucleico) que consistem em uma hélice dupla. As informações genéticas são carregadas nas células do corpo humano em um conjunto de cromossomos diploides, consistindo em 46 cromossomos, ou seja, 44 autossomos e dois cromossomos sexuais (heterossomos). Antes da divisão celular (**mitose**), o DNA é replicado de modo que a divisão produz duas células-filhas idênticas, cada uma com um conjunto de cromossomos diploides.

A **fertilização (concepção)**, *união* de um óvulo e um espermatozoide, envolve a fusão de dois núcleos celulares, os quais portam material genético do pai e da mãe. Como todos os membros de uma determinada espécie possuem o mesmo número de cromossomos, o número de cromossomos carregados pelos gametas unidos precisa ser reduzido à metade (para resultar em um conjunto de cromossomos haploides) antes da fertilização. Este processo de redução é conhecido como **meiose**, produzindo **gametas** (**oócitos** e **espermatozoides**) para a finalidade de reprodução sexual, cada um dos quais possui um conjunto de cromossomos haploides (23 X ou 23 Y). A união dos gametas haploides masculino e feminino produz um zigoto diploide que pode sofrer divisão celular, ou mitose. O núcleo do zigoto contém um conjunto cada de cromossomos da mãe e do pai (46 XX ou 46 XY).

No *primeiro estágio da meiose*, os cromossomos homólogos são divididos, e, no *segundo estágio da meiose*, as cromátides são divididas.

A meiose do **espermatócito** ocorre nos túbulos seminíferos convolutos nos testículos e resulta em quatro gametas (*espermátides*) de igual tamanho.

O **oócito** sofre a primeira divisão meiótica antes da ovulação. As células resultantes são de tamanho *desigual*; a célula-filha menor é conhecida como **o corpo polar (A1)**. No momento da *fecundação* (penetração do óvulo por um **espermatozoide [AB2]**), o óvulo ainda está na segunda divisão meiótica, durante a qual surge uma célula mais rudimentar, o **segundo corpo polar (B-D3)**, além do **oócito** haploide grande que contém o **pronúcleo (BC4)**. (Um terceiro corpo polar pode estar presente ocasionalmente, possivelmente se originando de uma segunda divisão meiótica do primeiro corpo polar.)

O óvulo maduro (**A5**) tem uma camada acelular de glicoproteína espessa conhecida como **zona pelúcida** (membrana clara) (**A-E6**), que é essencialmente um produto das **células epiteliais foliculares (AE7)**. Ela afasta as células epiteliais foliculares (células granulosas), neste estágio também conhecidas como **células da *corona radiata* (AE7)**, da superfície do óvulo; no entanto, por meio de seus processos finos e longos (**E8**) que passam através da zona pelúcida, elas formam um nexo (conexina 37) e permanecem em contato com a membrana celular (**E9**). Em algumas áreas, os processos projetam-se na superfície do oócito produzindo elevações nodulares (**E10**).

O **sexo biológico** é geneticamente determinado no momento da fertilização, pela combinação de cromossomos: dois cromossomos X (XX) produzem um descendente feminino e a combinação XY produz um descendente masculino. Após a meiose, durante a qual um conjunto de cromossomos é reduzido à metade, o oócito "maduro" (haploide) tem um cromossomo X e o espermatozoide "maduro" tem um cromossomo X ou Y. No momento da fertilização, o espermatozoide determina o sexo do gameta.

C13 Pronúcleo masculino, **E11** Citoplasma do oócito, **E12** Núcleo do oócito

A **ejaculação** (sêmen, líquido seminal) é composta de uma parte celular e uma parte fluídica. O *componente celular* consiste principalmente de **espermatozoides**, bem como de células epiteliais descartadas do trato genital. O *componente fluídico* do sêmen, conhecido como **plasma seminal**, consiste no líquido secretado no epidídimo e glândulas sexuais acessórias (próstata, vesícula seminal). O *volume* ejaculado é de 2,0 mL ou mais, e a *contagem total de esperma* é 40×10^6 por ejaculação ou mais. As chances de fertilização são significativamente diminuídas em níveis abaixo de 20×10^6 de esperma por milímetro.

8.1 Gametas

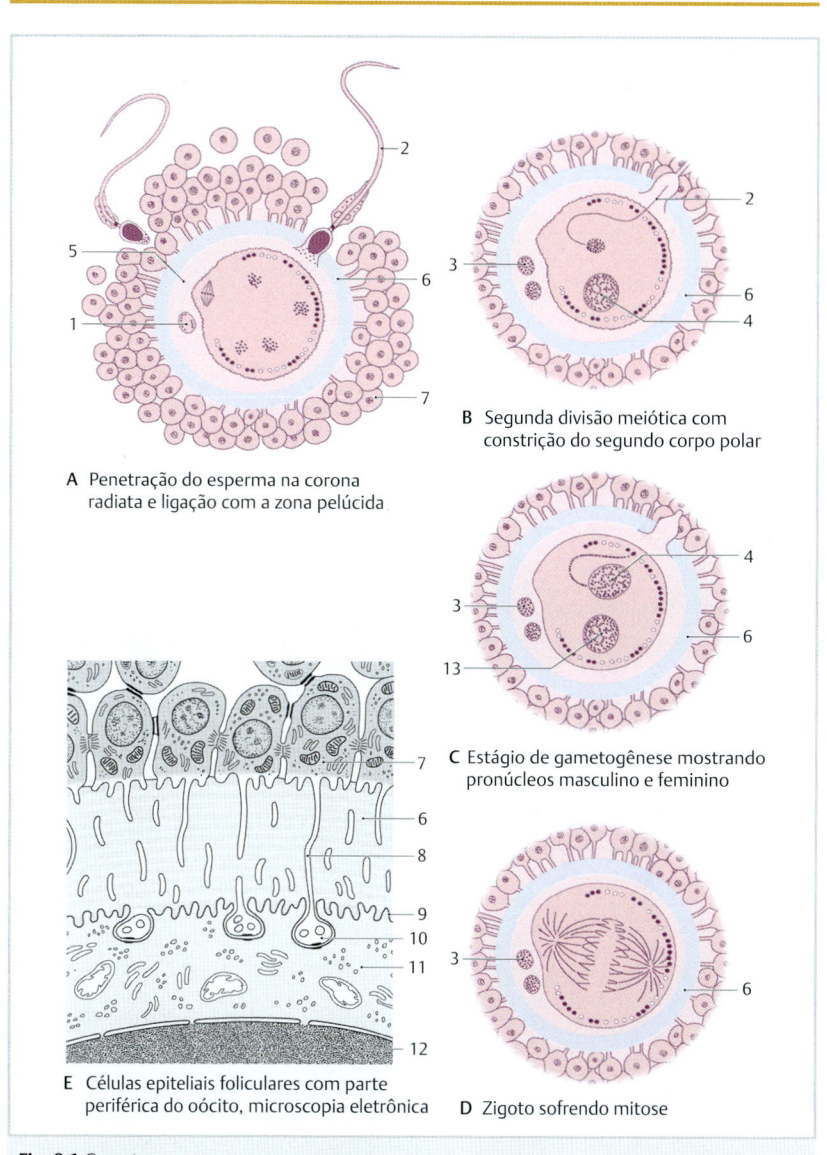

A Penetração do esperma na corona radiata e ligação com a zona pelúcida

B Segunda divisão meiótica com constrição do segundo corpo polar

C Estágio de gametogênese mostrando pronúcleos masculino e feminino

D Zigoto sofrendo mitose

E Células epiteliais foliculares com parte periférica do oócito, microscopia eletrônica

Fig. 8.1 Gametas

8.2 Fertilização

Antes que a **fertilização** possa ocorrer, os *espermatozoides devem viajar* através do trato reprodutivo feminino. Sua migração é principalmente influenciada pelo meio hormonal do trato genital feminino. A fertilidade de uma mulher depende da habilidade dos espermatozoides de atravessar com sucesso o canal cervical e atingir a *ampola da tuba uterina*, onde a fertilização pode acontecer sob condições fisiológicas.

Durante a maior parte do ciclo menstrual, o canal cervical é fechado pelo *muco cervical* espesso, impedindo a ascensão dos espermatozoides. O aumento nos níveis de estrogênio faz com que o muco cervical se torne aquoso, fibroso e alcalino, o que auxilia na migração dos espermatozoides. Sobretudo, o *plug* mucoso que impede que o orifício externo se torne transitável.

Capacitação e Reação Acrossômica

Depois da migração, as células espermáticas sofrem **capacitação**, um processo que também é auxiliado pelo estrogênio. Capacitação é um "processo de maturação" bioquímica e fisiológica que permite que o espermatozoide penetre um óvulo. As alterações resultantes na membrana plasmática dos espermatozoides são necessárias para a subsequente **reação acrossômica**. A perfuração e vesiculação da sua membrana plasmática e membrana acrossômica externa causa o vazamento de *enzimas lisossômicas*, incluindo uma protease denominada acrosina. Isto possibilita que o espermatozoide penetre a *corona radiata* e a *zona pelúcida*: o espermatozoide **(B1)** primeiro se liga aos **receptores (B2)** na zona pelúcida **(B3)** e, depois de penetrar na zona pelúcida, entra no estreito **espaço perivitelino (C4)** entre a zona pelúcida e a superfície do óvulo. A reação acrossômica consiste na fusão da membrana acrossômica interna com a membrana plasmática do óvulo. Depois disto, o espermatozoide que está penetrando perde a membrana celular, dentro do citoplasma do óvulo. Assim, o acrossomo se parece com um grande lisossomo que envolve o ápice do núcleo celular.

Formação do Zigoto

Depois que o espermatozoide penetra no óvulo, o segundo corpo polar é expelido, um sinal de conclusão da segunda divisão meiótica. O óvulo reage ao contato com o espermatozoide e a penetração de várias maneiras. Os receptores na membrana desencadeiam uma reação cortical: as **vesículas corticais (B5)** no óvulo liberam seus conteúdos (grânulos corticais, enzimas) no espaço perivitelino **(CD4)**, causando mudanças estruturais no óvulo que bloqueiam a fertilização por mais de um espermatozoide **(D1)**.

B-D3 Zona pelúcida, **B-D4** Espaço perivitelino, **B-D6** Membrana plasmática do óvulo, **D7** Vesículas corticais esvaziadas

Ao mesmo tempo, ocorre *descondensação da cromatina do espermatozoide*, visível como inchaço da cabeça do espermatozoide. Sob a influência dos *fatores de crescimento*, desenvolve-se um pronúcleo masculino e o núcleo haploide do oócito incha para formar um pronúcleo feminino. A união dos dois pronúcleos produz um zigoto com um conjunto de cromossomos diploides (ver Fig. **CD**, p. 295).

O contato entre os espermatozoides e o óvulo imediatamente *despolariza* a membrana do oócito e induz a *ativação do metabolismo do óvulo*. A *tradução* do RNA pré-formado inicia e um novo RNA é formado; a *síntese proteica* aumenta. O processo de mitose inicia-se e o sexo biológico é geneticamente determinado. Na fertilização, o desenvolvimento geneticamente programado inicia.

A figura **A** resume as reações importantes antes e durante o processo de fertilização.

8.2 Fertilização

```
Espermatogênese
    ↓
Maturação no epidídimo
    ↓
Ejaculação, contato com secreções de
glândulas sexuais acessórias
    ↓
Capacitação
    ↓
Reação acrossômica
```

- Liberação da protease
  ↓
  Penetração da corona radiata
  ↓
  Ligação à zona pelúcida
  ↓
  Penetração da zona pelúcida
  ↓
  Passagem do espaço perivitelino
  ↓
  Fusão do espermatozoide e óvulo
  ↓
  Descondensação do núcleo do espermatozoide
  ↓
  Formação de núcleo do espermatozoide
  ↓
  Singamia

- Exposição da membrana acrossômica interna

- Alteração da membrana plasmática junto ao segmento equatorial e porção pós-acrossômica

- Ativação do óvulo → Exocitose dos grânulos corticais
  ↓
  Conclusão da meiose
  ↓
  Formação do pronúcleo do oócito

A Reações importantes antes e durante a fertilização

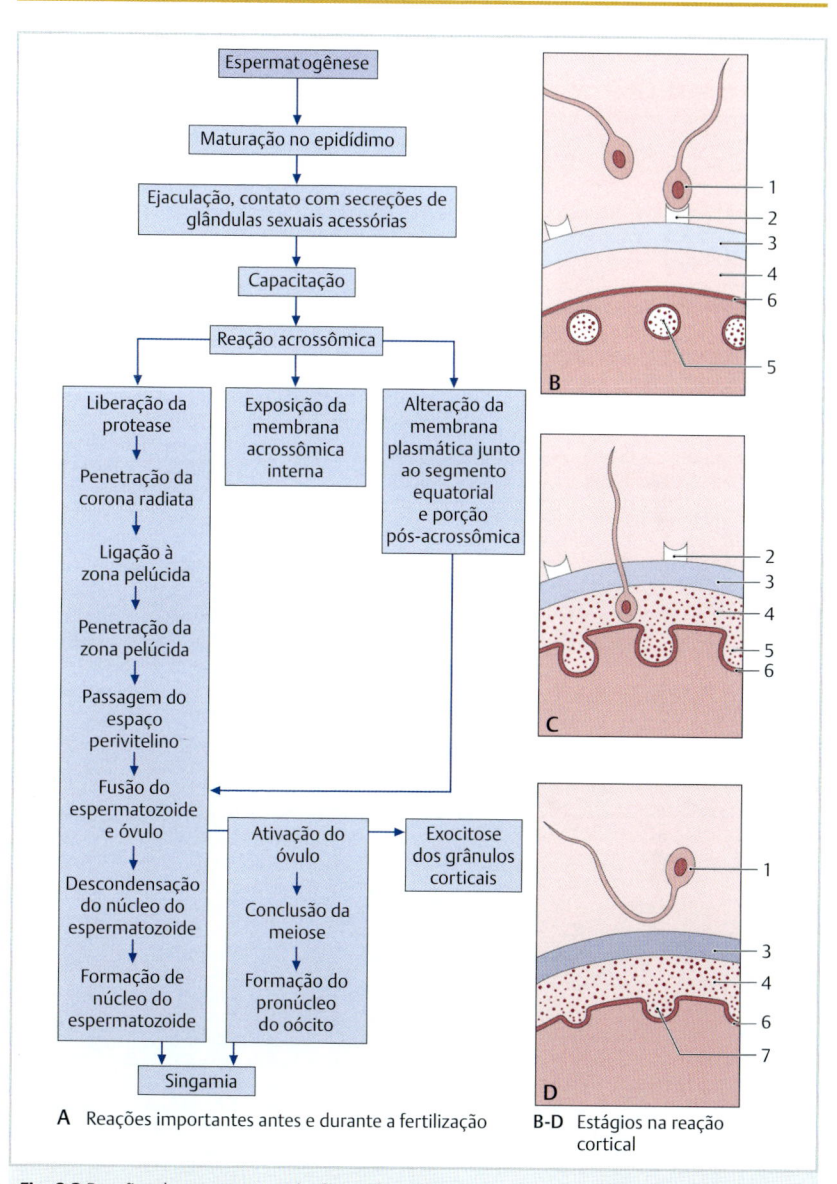

B-D Estágios na reação cortical

Fig. 8.2 Reações do espermatozoide, formação do zigoto.

8.3 Desenvolvimento Inicial

Ovulação é a liberação do óvulo com sua **zona pelúcida** e *corona radiata* adjacentes (= células foliculares/granulosas), e a recepção pelo **infundíbulo da tuba uterina** via **óstio abdominal da tuba uterina**. A fertilização precisa ocorrer dentro de 6 a 12 horas, pois, depois disso, o óvulo já não é viável. A fertilização normalmente ocorre na **ampola da tuba uterina**. O zigoto é transportado ao útero dentro de 4 ou 5 dias, impulsionado pela ação ciliar das células epiteliais da tuba, a produção (fluxo) do fluido tubal e as contrações da parede muscular da tuba uterina. Todas estas ações são reguladas por hormônios.

O desenvolvimento do zigoto também é regulado por hormônios. O zigoto é nutrido por substâncias encontradas no fluido tubal, incluindo piruvato, lactato e aminoácidos.

Clivagem. Enquanto se move pela tuba uterina, o zigoto sofre uma série de divisões mitóticas chamadas de **clivagem**. Com cada clivagem, as células em divisão, os **blastômeros**, tornam-se menores, já que permanecem envoltos na zona pelúcida inelástica (**A-C1**), cf. período pré-embrionário (ver p. 312).

Mórula. Por volta do 3º dia após a concepção, o zigoto atinge o estágio de 16 células, em cujo ponto ele se parece com uma amora e, por isso, é denominado **mórula (A)**. A mórula pode ser dividida em uma massa celular interna central denominada **embrioblasto (BC4)** (disco embrionário) e uma camada de revestimento denominada **trofoblasto (BC2)**, que posteriormente dá origem à porção fetal da placenta. No estágio do blastômero, as células se parecem umas com as outras. Em termos de citologia, elas são células *onipotentes* e são indeterminadas; assim, no estágio de 8 células, a separação completa pode produzir muitos descendentes.

Blastocistos. Em estágios posteriores do desenvolvimento, uma cavidade cheia de fluido origina-se da confluência de espaços intercelulares alargados contendo o fluido secretado pelos blastômeros. O zigoto é agora referido como um blastocisto (**B**), e a cavidade cheia de fluido é a **cavidade do blastocisto (BC3)**. As células da massa celular interna (embrioblasto) agora se localizam em um lado, e as células da camada externa (trofoblasto) achatam-se para formar a parede epitelial do blastocisto (**BC2**). Ao mesmo tempo, o **endométrio (C7, C8)** é preparado para a implantação do blastocisto pela progesterona secretada pelo **corpo lúteo**. O revestimento do útero espessa-se e torna-se mais vascularizado e receptivo à implantação, permitindo que o blastocisto se aninhe nele e receba nutrição. A implantação (**C**) (nidação) do blastocisto no endométrio ocorre em uma zona favorável (da qual ele não será facilmente movido), usualmente na parte posterior (**D9**) ou anterior (**D10**) da cavidade uterina.

C7 Camada funcional do endométrio, **C8** Epitélio uterino, **D15** Reto

Implantação. A implantação (nidação, 6º a 7º dia após a concepção) envolve uma série de fases. Na primeira fase, **aposição**, o blastocisto entra em contato no seu **polo embrionário (BC4)** (polo de implantação) com o epitélio do endométrio. A segunda fase é a **adesão**, requerendo *moléculas de adesão*, que só estão disponíveis por 24 horas (a chamada *janela de implantação*). Só então pode ocorrer a **invasão**: o trofoblasto do polo embrionário prolifera-se e forma vilosidade, erode o epitélio uterino e invade o endométrio (**C6**). As células trofoblásticas que entram em contato com as células endometriais formam o **sinciotrofoblasto**, que contém múltiplos núcleos sem os limites das células identificáveis. Células trofoblásticas não fundidas produzem a camada interna conhecida como **citotrofoblasto**. O citotrofoblasto consiste em uma única camada de células epiteliais cuboidais. O trofoblasto, que anteriormente tinha uma camada, agora consiste em duas camadas (ver p. 312).

> **Nota clínica.** A implantação fora da cavidade uterina resultando em gravidez extrauterina (gravidez ectópica) pode ocorrer na cavidade abdominal (**D11**) ou ovário (**D12**), demonstrando que os espermatozoides podem viajar para dentro da cavidade abdominal e fertilizar um óvulo ali (gravidez abdominal). A maioria das gravidezes ectópicas são **gravidezes tubárias (D13)** (na tuba uterina). A implantação do blastocisto na tuba uterina pode erodir os vasos da mãe e causar hemorragia com risco de vida. A implantação no istmo (**D14**) do útero resulta em placenta prévia, em que a placenta obstrui o canal de parto.

8.3 Desenvolvimento Inicial

A Mórula

B Blastócito

C Implantação

D Sítios de implantação na gravidez extrauterina e placenta prévia

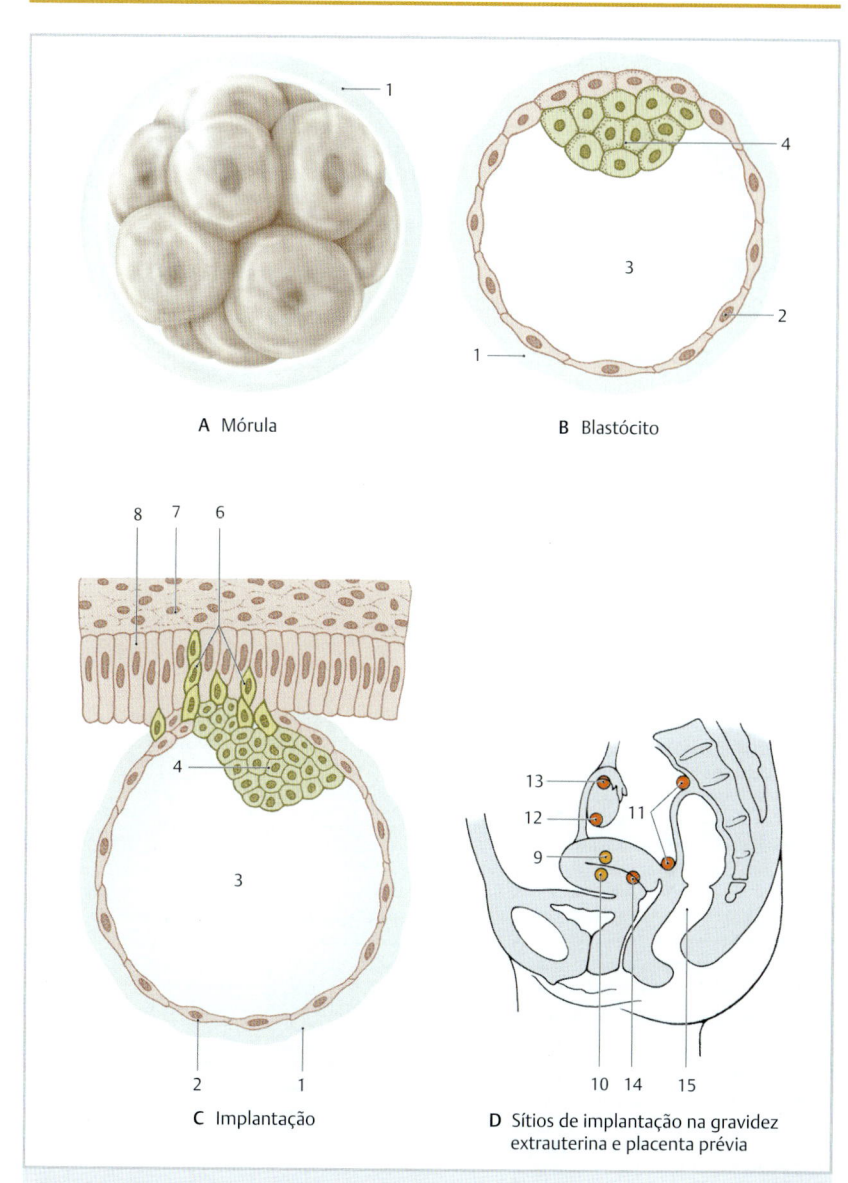

Fig. 8.3 Clivagem, mórula, blastócito, implantação.

Implantação e deciduação. Depois que a zona pelúcida desintegra, o **trofoblasto** nutridor (em estágios posteriores conhecido como "córion") **(AB1)** divide-se para formar células trofoblásticas as quais, auxiliadas pela ação de enzimas, enviam projeções (implantação, ver também **C**, p. 299) para dentro do **endométrio (AB2)**. As células trofoblásticas formam a parte fetal da **placenta (C3)**. Ao mesmo tempo, o *corpo lúteo* secreta progesterona, a qual transforma as células endometriais em células alongadas e edematosas, que armazenam glicogênio e lipídios. Este processo é conhecido como **reação decidual**. Inicia nas células estromais que envolvem o blastocisto implantado e posteriormente se espalha por quase todo o endométrio. A porção do endométrio subjacente ao local de implantação – isto é, a porção entre o blastocisto e o miométrio –transforma-se na **decídua basal**, a parte materna da placenta **(C4)**. A fina camada endometrial sobrejacente ao blastocisto implantado, transforma-se na **decídua capsular**. O revestimento endometrial do restante da cavidade uterina forma a **decídua parietal**. À medida que a gravidez avança, a decídua capsular desaparece completamente.

Cavidade amniótica. Uma cavidade, o saco vitelino e a cavidade amniótica desenvolvem-se no embrioblasto acima e abaixo do blastocisto. O **saco vitelino (C5)** degenera-se para formar uma vesícula, e a **cavidade amniótica (BC6)** cresce com o **embrião (A-C7)**. A partir do 3º mês do desenvolvimento, o embrião é conhecido como *feto*. A cavidade amniótica contém *líquido amniótico*, aproximadamente um litro nos estágios finais da gravidez. O feto nada no líquido amniótico, conectado com a mãe pelo cordão umbilical. O líquido amniótico impede a adesão do feto ao âmnio, amortece o impacto de algum trauma mecânico e permite que ele se movimente.

A-C8 Cavidade uterina, **A-C9** Miométrio

> **Nota clínica.** A partir da 14ª semana de gravidez, o líquido amniótico pode ser obtido para teste por meio de **amniocentese**. Sob controle com ultrassonografia, é passada uma agulha através da parede abdominal da mãe para aspirar a cavidade amniótica via parede do útero.

Gravidez

Hormônios. Após a ovulação, a secreção de gonadotropina pela glândula pituitária diminui e é assumida pelas células trofoblásticas que sintetizam a **gonadotropina coriônica humana (HCG)**. Entre outras funções, a HCG mantém o corpo lúteo e o revestimento endometrial preparado. Não ocorre menstruação. O *corpo lúteo da gravidez* inibe a contração do útero até o 5º mês, depois do qual os hormônios placentários assumem esta função e o corpo lúteo regride. A proteção imunológica do embrião é fornecida em parte pelo *"fator de gravidez precoce"*, que é liberado dentro de algumas horas após a fertilização.

Testes de gravidez. A gonadotropina coriônica humana pode ser detectada em amostras de sangue e urina dentro de 5 a 6 dias após a fertilização e comumente é usada como base para os testes de gravidez (químicos, biológicos ou imunológicos). A gravidez pode ser detectada antes da ausência da menstruação.

Contracepção. Atualmente encontra-se à disposição uma ampla gama de medidas contraceptivas. Entre as mais conhecidas estão os *contraceptivos hormonais*, que usam substâncias como estrogênios e gestagênio. Os contraceptivos orais atuam inibindo a liberação da gonadotrofina ao interromperem o sinal para a secreção hormonal do hipotálamo e por sua vez a glândula pituitária, desta forma eliminando o pico do hormônio luteinizante/hormônio folículo estimulante (LH/FSH) na metade do ciclo e a ovulação (**inibidores da ovulação**).

Outras opções incluem **dispositivos intrauterinos contraceptivos** (DIU), **métodos de barreira** química ou mecânica (p. ex., espermicidas, capuz cervical ou preservativo), e inibição da motilidade do espermatozoide por gestagênios (**minipílulas**).

A figura **D** mostra a posição do útero em vários estágios da gravidez.

8.3 Desenvolvimento Inicial

A–C Secção através do útero grávido
A 3 semanas, **B** 5 semanas,
C 8 semanas

D Posição do útero em vários estágios da gravidez, meses lunares 1 a 10

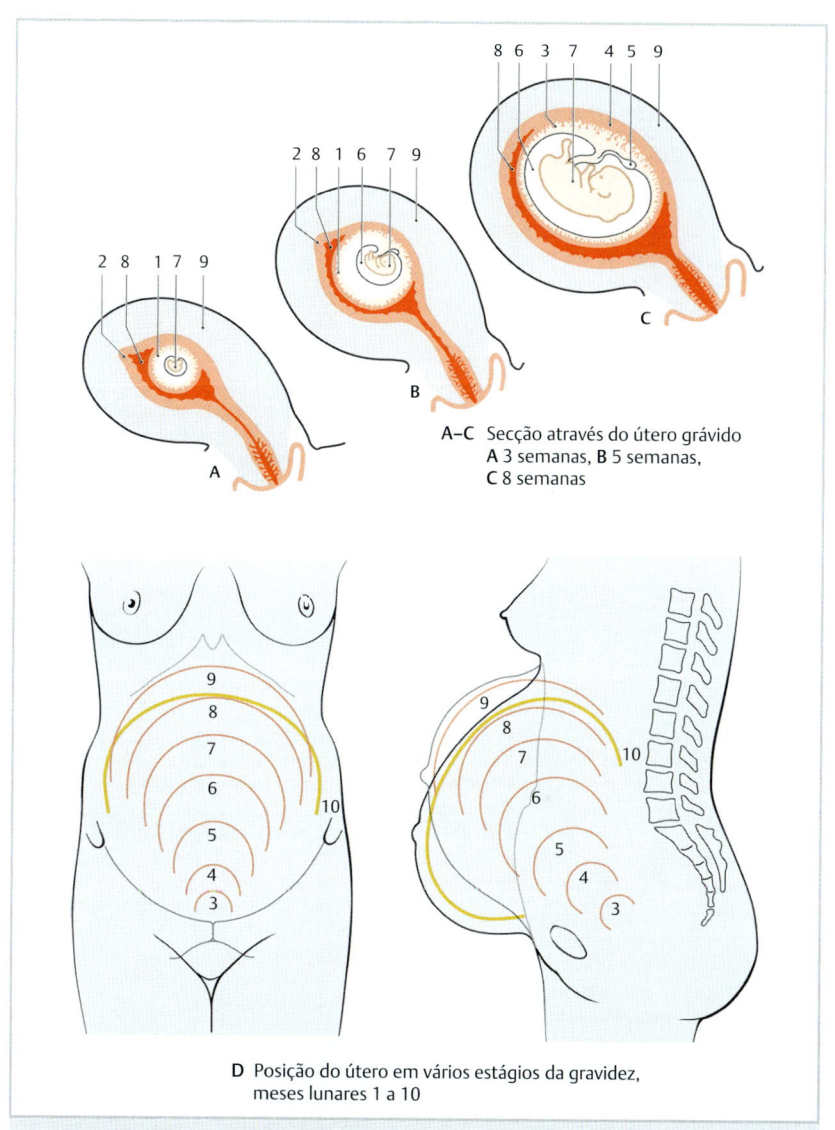

Fig. 8.4 Decidualização, cavidade amniótica, gravidez.

8.4 Placenta

A placenta (**A1**) é composta de uma parte embrionária/fetal conhecida como **córion frondoso** (**BC2**) e uma parte materna conhecida como a **decídua basal** (**BC3**). O córion (**BC2**) inicialmente é inteiramente coberto por vilosidades, mas por fim apenas sua placa basal permanece vilosa. A porção vilosa é conhecida como o córion frondoso, com uma área de superfície vilosa de 9 a 14 m²; o restante da superfície, o **córion laeve** não viloso, posteriormente se funde com a decídua para formar o âmnio, que tem cerca de 250 μm de espessura.

No nascimento a placenta é discoide, com aproximadamente 20 cm de diâmetro e 3 a 4 cm de espessura no seu centro (**A1**), pesando 350 a 700 g. O assoalho do disco é composto da *decídua basal* (consistindo em mucosa uterina, células deciduais maternas) e *células trofoblásticas "extravilosas"*, cuja parte superior é referida como a **placa basal** (**BC3**). Ela faz limite com o **espaço interviloso** (**BC7**) no lado uterino. A superfície superior do disco é formada pela **placa coriônica** (**BC2**) e forma a fronteira entre a placenta e a **cavidade amniótica** (**A14**). A placa coriônica é composta de uma única camada de epitélio amniótico (**BC15**), tecido conjuntivo amniótico e coriônico, e células do trofoblasto extraviloso com ramificações dos vasos umbilicais (**C16**). Os septos placentários (**septos deciduais**) (**BC4**), projetando-se da placa basal na direção da placa coriônica, dividem a placenta discoide em unidades convexas menores conhecidas como **placentomas**, que formam **unidades circulatórias fetomaternas**.

Projetando-se da placa coriônica (**BC2**), nestas áreas convexas, encontram-se 30 a 50 árvores vilosas intrincadamente ramificadas (**C5**). Elas são ligadas por **vilosidades de ancoragem** (**C17**) à placa basal e ancoram as árvores vilosas coriônicas à parede do útero (decídua). O espaço entre a placa coriônica, a placa basal e as vilosidades é referido como **espaço interviloso** (**BC7**). O espaço interviloso é um *compartimento circulatório* contendo aproximadamente 150 mL do sangue da mãe, o qual circula, banhando as vilosidades da parte fetal da placenta. A placenta humana é, assim, uma *placenta hemocorial*.

Até o final do 4° mês, as vilosidades são cobertas por um epitélio de camada dupla, um sinciciotrofoblasto, e um citotrofoblasto. O sinciciotrofoblasto (**BD6**), cuja superfície livre é coberta por microvilosidades cercadas pelo sangue materno circulando no espaço interviloso, é formado pela fusão das células e não tem nenhuma lacuna intercelular lateral. Ele forma a barreira crítica entre a circulação materna e a fetal, absorvendo oxigênio, nutrientes, hormônios e outras substâncias do sangue da mãe e liberando nele produtos residuais, hormônios e dióxido de carbono. O oxigênio (**BC**, vasos vermelhos) é transportado pelos vasos da mãe para o sangue fetal, e o dióxido de carbono é liberado no sangue materno (**BC**, vasos azuis). O **citotrofoblasto** (*células de Langhans*) (**D8**) inicialmente consiste em uma camada contínua de células. Ele começa a se romper durante a segunda metade da gravidez e é reduzido a 20% do seu tamanho original próximo ao final da gravidez (ver p. 381).

As *artérias uteroplacentárias* localizadas na parede uterina e decídua basal liberam o sangue materno nos espaços intervilosos (**BC7**), através de umas 200 aberturas (**BC9**). O sangue escoa na direção da placa coriônica e para dentro do *lago subcoriônico* e então retorna entre as vilosidades até as saídas venosas largas (**C10**) da placa basal.

Barreira placentária. A circulação fetal é separada da circulação materna pela **barreira placentária** (**D11**). (Mãe e feto podem ter grupos sanguíneos diferentes.) Todos os nutrientes trocados entre o sangue materno e fetal atravessam a barreira placentária. Nos primeiros estágios da placentação, a barreira consiste em seis camadas: o sinciciotrofoblasto (**BD6**), o citotrofoblasto (**D8**), a placa basal, o tecido conjuntivo das vilosidades fetais (**D12**), a lâmina basal dos capilares fetais (**D13**) e o endotélio. Mais tarde, consiste apenas no sinciciotrofoblasto, citotrofoblasto, placa basal e endotélio.

> **Nota clínica.** Lesões ou microlesões nas vilosidades podem resultar em vazamento do sangue fetal no sangue materno. Se a mãe for Rh negativo e o feto for Rh positivo, o sistema imunológico da mãe pode ser sensibilizado, possivelmente ameaçando o feto em gravidezes Rh positivo posteriores pelo desenvolvimento de anticorpos anti-Rh.

C16 Vasos umbilicais, veia umbilical mostrada em vermelho

8.4 Placenta

A Placenta, fim da 3ª semana

B Placenta, estrutura vilosa, 4ª semana

C Placenta, segunda metade da gravidez

D Barreira placentária, 4ª semana ao 4º mês

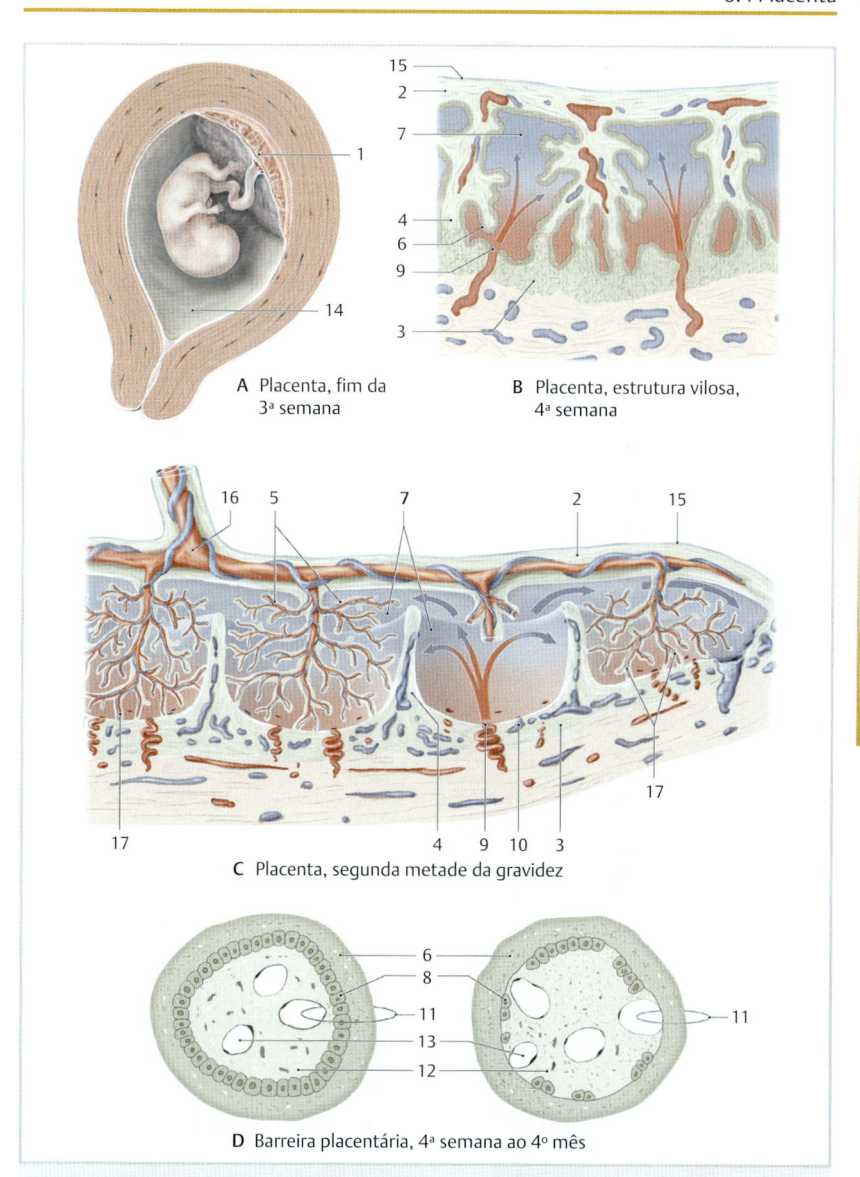

Fig. 8.5 Placenta, barreira placentária.

8.5 Nascimento (Parto)

Hormônios envolvidos no parto. O parto do feto é regulado por hormônios. O córtex adrenal fetal produz *cortisol* e precursores para síntese do *estrogênio* e assim desempenha um papel importante no controle hormonal do nascimento. A progesterona, que é produzida durante os primeiros 4 meses de gestação pelo corpo lúteo da gravidez, e depois disso pela placenta, e a relaxina, inibem as contrações uterinas durante a gravidez. O nascimento é imediatamente precedido por uma queda nos *níveis de progesterona*. A resultante proporção aumentada de estrogênio em relação à progesterona despolariza as células miometriais, as quais, por sua vez, foram hiperpolarizadas pela progesterona. A queda nos níveis de progesterona também leva à formação de *junções* entre as células musculares lisas, que rapidamente transmitem impulsos entre as células miometriais por todo o miométrio. Também ocorre uma crescente formação de receptores de *oxitocina* e hormônios α-*adrenérgicos* produzidos nos núcleos paraventricular e supraóptico do hipotálamo e armazenados no lobo posterior da glândula pituitária; o útero torna-se progressivamente mais sensível a estes hormônios. O miométrio, sensibilizado para a oxitocina, contrai-se a intervalos regulares (**trabalho de parto**). O parto requer um **colo do útero "amadurecido"**, o qual **permanece fechado** durante toda a gravidez. A consistência forte e firme do colo do útero contendo *fibras de colágeno* e *substâncias fundamentais* amacia durante as últimas 2 a 3 semanas antes do nascimento devido ao aumento constante do volume de fluido. O "amaciamento" dos tecidos conjuntivos cervicais resulta em maior elasticidade e distensibilidade. O colo do útero dilata, permitindo que a cabeça e o corpo do feto formem o canal de nascimento para o parto. O bebê está "acondicionado" para o nascimento, com sua cabeça inclinada para baixo e seus braços e pernas cruzados (**A**). A cabeça tem o diâmetro maior de todas as partes do corpo do feto; sua passagem possibilita que o resto do corpo passe pelo colo do útero facilmente.

A1 Útero, **A2** Placenta (cordão umbilical oculto da visão), **A3** Orifício interno, **A4** Orifício externo, **A5** Bexiga urinária, **A6** Reto, **A7** Vagina

Mecanismo do nascimento. A cabeça é a parte mais útil do corpo do feto durante o nascimento, guiando o corpo e formando o canal de nascimento no seu caminho. **Apresentação cefálica** é a apresentação mais comum no nascimento (96%); 3% são apresentações pélvicas; a apresentação oblíqua ou transversal ocorre em 1% dos partos.

A cabeça fetal ingressa na entrada pélvica (acopla-se) perto do final da gravidez ou no começo do trabalho de parto. A pelve óssea e os tecidos moles do colo do útero, a vagina e o assoalho pélvico constituem o canal de nascimento. Na pelve feminina normal, a **entrada pélvica** (indicada pela linha terminal (**B8**), a fronteira entre a pelve maior e menor, ver Vol. 1), é uma abertura oval que é mais larga no plano transversal, enquanto a saída pélvica em formato oval (entre a sínfise púbica (**C9**), as tuberosidades isquiáticas (**B10**) e o cóccix posteriormente convexo (**C11**), ver Vol.1) é mais larga no plano sagital. A cabeça fetal entra no diâmetro maior de cada um com seu diâmetro maior, ou seja, o diâmetro *sagital*; em outras palavras, ela deve completar uma rotação de aproximadamente 90° quando passa através da pelve. Após a rotação, a cabeça segue o caminho côncavo da pelve e seus tecidos moles (**C12**). Antes de passar abaixo da sínfise púbica (**C9**), a cabeça estende-se da posição flexionada. Os ombros passam através do diâmetro transversal da entrada pélvica e depois do diâmetro sagital da saída pélvica; a cabeça, que já foi entregue, faz outro giro de 90° na mesma direção. O obstetra auxilia esta parte do parto, segurando a cabeça elevando-a e abaixando-a, permitindo que os ombros anterior e posterior nasçam um de cada vez.

Os **tecidos moles** – colo do útero, vagina e assoalho pélvico – mudam a forma durante o nascimento para formar um **tubo** de tecido **mole**.

8.5 Nascimento (Parto)

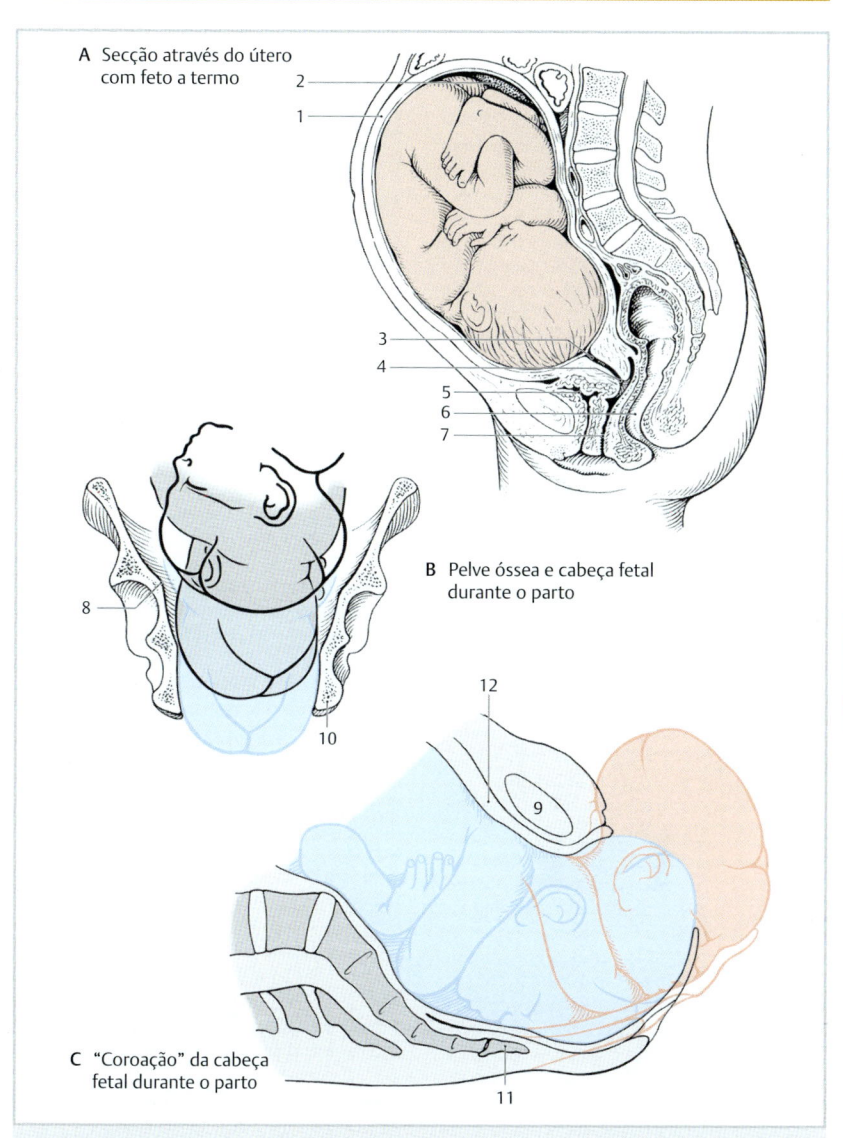

A Secção através do útero com feto a termo

B Pelve óssea e cabeça fetal durante o parto

C "Coroação" da cabeça fetal durante o parto

Fig. 8.6 Controle hormonal, mecanismo do parto.

Estágio de Dilatação

No **estágio de dilatação** do trabalho de parto ativo, o útero contrai-se a intervalos regulares, três vezes a cada 10 minutos (**contrações do parto**). Os tecidos moles que mantêm o útero fechado – o colo do útero, a vagina e o assoalho pélvico – são distendidos e relaxados para formar uma **passagem de tecido mole** curvada anteriormente. O *hiato do elevador* e a faixa do músculo *bulboesponjoso* **(F11)** estendem-se e relaxam. A dor associada à dilatação do colo do útero é devida às contrações do miométrio e à hipóxia, além da distensão do tecido cervical e dos tecidos da pelve menor. O estágio de dilatação, que em geral não precisa ser auxiliado pelo esforço materno ativo, dura cerca de 8 a 12 horas em mulheres nulíparas, e é mais curto em mulheres multíparas.

As contrações empurram a **bolsa amniótica** ("bolsa d'água") **(C1)**, que consiste no *âmnio* e no *córion* ("membranas extraembriônicas") e preenchida com o **líquido amniótico** ("a água"), através do colo do útero. Uma parte da bolsa precede a cabeça do feto **(B-D2)**, sustentando o estiramento elástico dos tecidos moles, os quais foram amaciados pela retenção de líquido durante a gravidez. A bolsa amniótica é empurrada através do canal cervical, passa pelo orifício externo dilatado e por fim aparece na vagina. Ao final do estágio de dilatação, a *ruptura da bolsa d'água*, ocorre a "apresentação" cervical, e a frequência das contrações aumenta. Tem início o próximo estágio, o **estágio de expulsão**.

Colo do útero. A dilatação cervical **(A-C4)** envolve fatores ativos e passivos. O alargamento *passivo* é causado por secreções **(C3)** das glândulas **cervicais** (cf. **A4** glândulas cervicais no estado não gravídico) e plexos venosos grandemente aumentados. A dilatação *ativa* é produzida pela tensão dos feixes descendentes das fibras musculares do útero até o colo do útero e feixes ascendentes das fibras musculares a partir da parede vaginal, bem como a reconfiguração do seu arranjo mais circular das fibras musculares. Em mulheres que estão dando à luz pela primeira vez, a dilatação cervical prossegue gradualmente a partir do **orifício interno (C-E5)** na direção do **orifício externo (A-E6)**; mulheres multíparas podem ter um orifício externo patuloso, mesmo no estado não gravídico.

Vagina. A distensão da vagina, que tem aproximadamente 10 cm de comprimento **(A-E16)** com um lúmen muito mais largo que o colo do útero, é preponderantemente *passiva*. A vagina tem um estiramento quando os fluidos em seus tecidos e vasos são comprimidos e as fibras musculares circulares e as estruturas do tecido conjuntivo são realinhadas.

AB7 Bolsa retouterina, **A-E8** Fórnice vaginal posterior

Assoalho pélvico. O assoalho pélvico, amaciado durante a gravidez pela retenção de líquidos, distende-se *passivamente* ("coroando"). O maior relaxamento ocorre no **elevador do ânus (F9)**, com a reorientação das fibras musculares. A **placa do elevador**, que delimita **o hiato do elevador** em cada lado com suas *crura do elevador*, é forçada para baixo durante o parto de modo que sua superfície superior seja posicionada contra o canal de nascimento. Os **músculos** bulboesponjosos **(F11)** sagitalmente orientados também se alargam para formar um anel. Isto causa tensão muscular considerável no peritônio (**tendão central do períneo [F12]**). O obstetra pode proteger os músculos contra a laceração no períneo (sustentação perineal manual) usando dois dedos para segurar a cabeça fetal durante as contrações e, lentamente, guiando-a para fora da vagina; em circunstâncias extremas, uma **episiotomia**, uma incisão perineal, pode prevenir a laceração. Depois do nascimento, as estruturas do assoalho pélvico retornam à sua posição original.

F13 Esfíncter anal externo, **F14** Cabeça fetal, **F15** Glúteo máximo, **A-E16** Vagina

8.5 Nascimento (Parto)

Corte sagital através do colo do útero e vagina

A Estágio não gravídico

B Estado gravídico

C Parto (estágio de dilatação)

D Parto (colo do útero dilatado)

F Músculos do assoalho pélvico no nascimento

E Parto, orifício externo dilatado

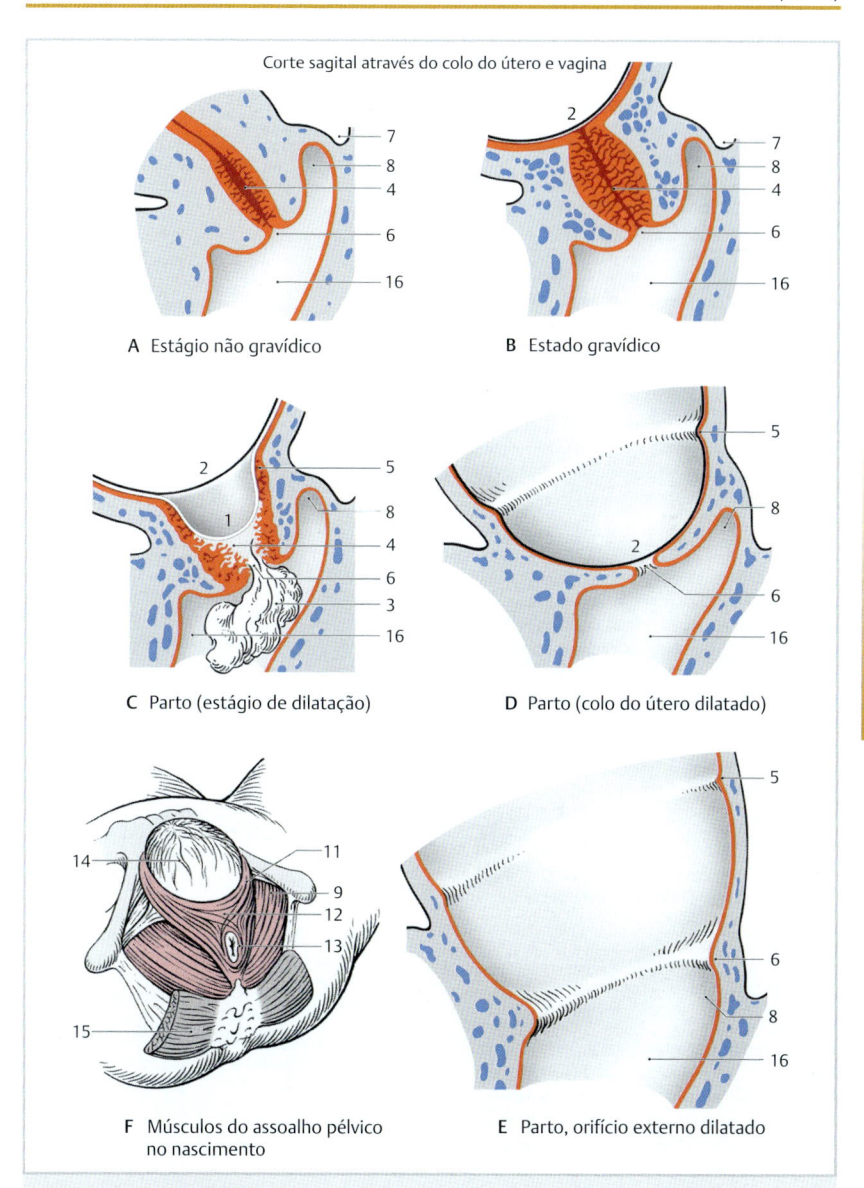

Fig. 8.7 Estágio de dilatação.

Estágio de Expulsão

O estágio de expulsão inicia com a dilatação total do orifício externo. Durante este estágio, a intensidade e frequência das contrações aumenta, e a mãe usa compressões abdominais rítmicas (**contrações abdominais, fazer força para baixo**) para ajudar a expelir o feto. As contrações agora encurtam grandemente o músculo uterino, movendo o útero sobre o feto (moldando-o em um "cilindro fetal" para a passagem mais fácil através do canal de nascimento) na direção do fundo (**retração**). O **ponto fixo** do músculo uterino, ou aquela parte que oferece resistência, é "ancorado" no colo do útero e no ligamento redondo do útero (**A1**) em cada lado.

A2 Tuba uterina, **B3** Uretra, **B4** Vulva, **B5** Ânus, **B6** Orifício externo, **B7** Orifício interno, **B8** Placenta, **BC9** Vagina

Durante a expulsão, o feto precisa passar a curva no canal de nascimento (**B**). Guiado pela fontanela menor, o feto fica com seu pescoço em contato com o ângulo púbico e estende sua cabeça a partir da posição flexionada de modo que seu rosto seja direcionado para o sacro da mãe (**BC** na p. 304). A parte posterior da cabeça passa primeiramente abaixo da sínfise púbica pela abertura vaginal, seguida pelo rosto, que está voltado para o períneo (**posição occipitoanterior**). O parto da cabeça é rapidamente seguido pelos ombros, um de cada vez, e então o resto do corpo. A seguir, o **cordão umbilical**, que conecta o recém-nascido à placenta no útero, é clampeado e cortado (**corte do cordão umbilical**).

O parto causa hipóxia e acidose metabólica no recém-nascido. O acúmulo de dióxido de carbono em seu sangue ativa o centro respiratório no cérebro e o recém-nascido começa a respirar com seu primeiro choro. Ao mesmo tempo, a circulação fetal é convertida em circulação pós-natal (ver p. 8).

Expulsão da placenta. Após o parto, o miométrio contrai-se, produzindo as primeiras **contrações puerperais**. O útero retrai-se até um comprimento de 15 cm e o fundo é localizado próximo ao nível do umbigo. A placenta separa-se do útero, rompendo os grandes vasos uteroplacentários e resultando em perda de sangue, ou *hematoma retroplacentário*. A separação completa da placenta é indicada pela forma e firmeza do útero, que "sobe". A placenta é eliminada dentro de 1 a 2 horas depois do feto por expulsão e, se necessário, com auxílio manual do obstetra ou parteira. As contrações uterinas pós-parto também comprimem os vasos uterinos, controlando o sangramento na região do leito placentário e encolhendo-o até uma área do tamanho da palma de uma mão.

Alterações pós-parto. Aproximadamente 2 horas após o parto, todo o tubo de tecido mole que forma o canal de nascimento permanece macio e distensível, incluindo a porção formada pela faixa do músculo bulboesponjoso e o hiato do elevador, os quais não retornam às suas posições anatômicas originais por várias horas. O colo do útero retorna ao seu estado normal em aproximadamente 1 semana após o parto.

O tempo entre a eliminação da placenta e o retorno completo dos órgãos genitais ao seu estado não gravídico – além da resolução de outras mudanças associadas à gravidez – demora aproximadamente de 5 a 6 semanas. Este estágio é referido como o **período pós-parto** (puerpério, puerperal). Durante este período, o útero sofre *involução* (apoptose, atrofia e ruptura da matriz extracelular; o útero perde cerca de 1 kg) e encolhe rapidamente. Depois de 10 dias, o fundo do útero está no nível da sínfise púbica; o epitélio foi regenerado e o endométrio restaurado; e o orifício interno está fechado. O útero em cicatrização secreta um muco pós-parto chamado de **lóquio**, consistindo em sangue, tecido decidual, leucócitos e bactérias. O corpo mobiliza funções do sistema imunológico regional e sistêmico contra o agravamento de infecções que poderiam originar febre puerperal.

Similar ao miométrio, os vasos sanguíneos uterinos também sofrem **involução**, adaptando-se à crescente demanda por nutrição. Uma parte dos vasos morre.

C Tamanho do útero: vermelho = imediatamente após o parto; violeta = 5º dia, preto = 12 dias após o parto

8.5 Nascimento (Parto)

A Útero no estágio de expulsão

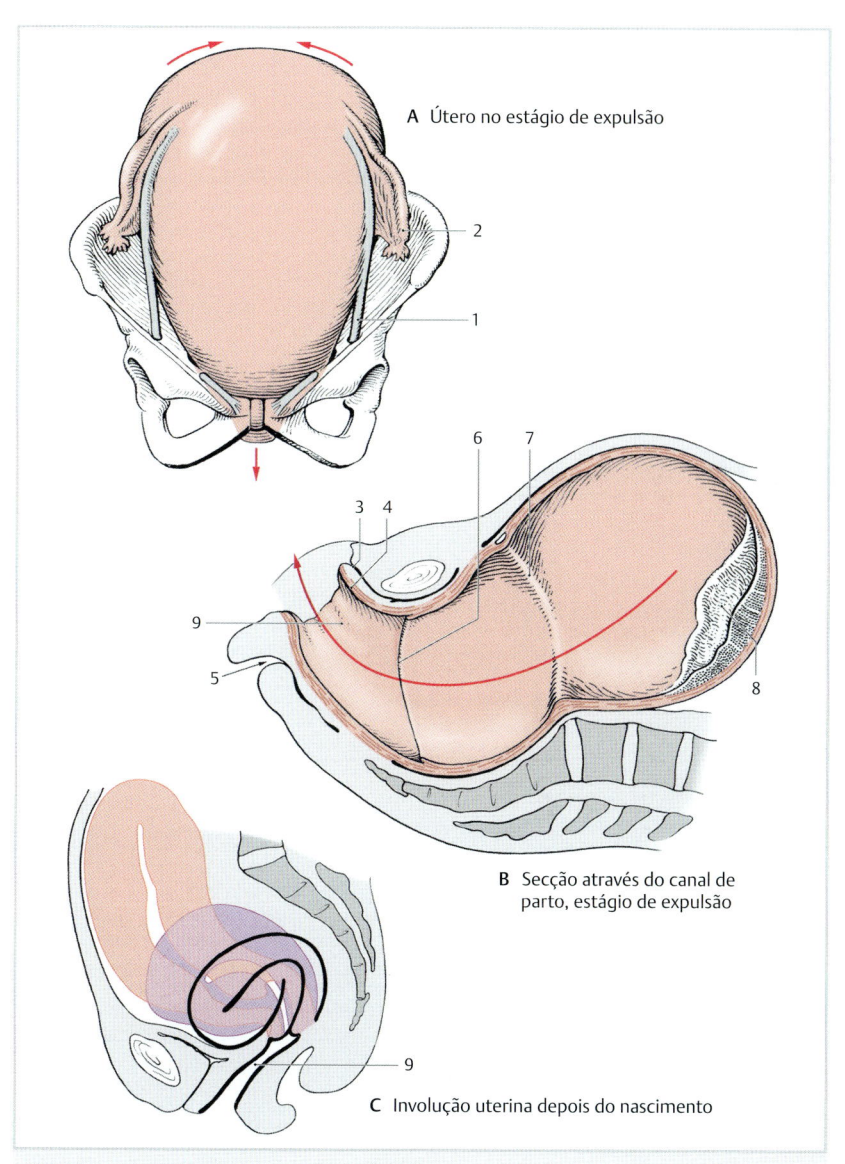

B Secção através do canal de parto, estágio de expulsão

C Involução uterina depois do nascimento

Fig. 8.8 Estágio de expulsão, liberação da placenta.

8.6 Visão Geral e Período Pré-Natal

O desenvolvimento humano inicia com a **fertilização** e prossegue como um *continuum* do desenvolvimento morfológico e funcional, que pode ser dividido em estágios, culminando na morte. Os estágios do desenvolvimento humano podem ser grosseiramente divididos em um período **pré-natal** e **pós-natal**. O nascimento é o evento que divide os dois, porém esta é meramente uma delimitação temporal e não constitui o fim do desenvolvimento. Antes do nascimento, as mudanças morfológicas e estruturais que ocorrem no embrião em crescimento (descendência ainda por nascer da 3ª a 8ª semana do desenvolvimento) ou *feto/fetos* (descendência ainda por nascer a partir da 9ª semana do desenvolvimento até o nascimento) não são visíveis para o mundo exterior. As mudanças morfológicas e estruturais pós-natais são visíveis e, portanto, de um modo geral reconhecidas.

Em ginecologia e obstetrícia diagnóstica, a *idade* e o *tamanho* do embrião ou feto em desenvolvimento são calculados a partir do 1º dia da última menstruação da mãe. O período de *gestação* é também calculado a partir do 1º dia do último ciclo menstrual da mãe. Como o período de ovulação ocorre em torno do 12º ou 14º dia do ciclo, o período de gestação estimado é de aproximadamente 14 dias a mais **(A)**. Os cálculos clínicos são com base em um período de gestação típico de aproximadamente 40 semanas (correspondendo a 10 *meses lunares* de 28 dias cada). No entanto, o verdadeiro processo de desenvolvimento humano começa com a fertilização quando o óvulo e o espermatozoide se unem. A linha do tempo do desenvolvimento embriológico e morfológico usada no restante deste capítulo está, portanto, baseada em um período de gestação de 38 semanas, ou 9,5 meses lunares **(B)**. Deve ser observado que, como a data exata da fertilização geralmente é apenas uma estimativa, qualquer avaliação do tamanho e idade pré-natal sempre envolve um nível de incerteza, principalmente porque nenhuma linha do tempo pode levar em conta o desenvolvimento estrutural individual com completa precisão.

Período Pré-Natal

O desenvolvimento pré-natal desde o gameta até o recém-nascido é um complexo processo de crescimento e diferenciação que pode ser subdividido em diferentes **períodos (C)**: o **período pré-embrionário** consiste nas 2 primeiras semanas, durante desde a união dos gametas (fertilização) até a nidação, ou *implantação* do oócito fertilizado na parede uterina.

O **período embrionário** abrange a 3ª a 8ª semana, sendo caracterizado pela formação dos *primórdios*.

O **período fetal** estende-se desde a 9ª semana até o nascimento. Ele é principalmente caracterizado pelo *crescimento* e *aumento de peso* do feto.

O **período neonatal** estende-se desde o parto até os 28 dias seguintes. Ele é dividido em um período *neonatal precoce* (até o 7º dia) e um período *neonatal tardio* (até o 28º dia). O *período perinatal* abrange a última parte do período pré-natal e o período neonatal precoce, iniciando antes do nascimento no final da 24ª semana do desenvolvimento fetal, incluindo o período neonatal precoce e terminando com o início do período neonatal tardio. Bebês nascidos durante o *período perinatal* são considerados recém-nascidos pré-termo ou a termo; a perda do feto devido a causas naturais antes da 24ª semana é denominado aborto espontâneo.

A avaliação por ultrassonografia do desenvolvimento do embrião ou do feto requer conhecimento profundo dos principais estágios do desenvolvimento humano pré-natal para a identificação precoce de alguma anormalidade envolvendo a gravidez ou o desenvolvimento fetal/embrionário.

8.6 Visão Geral e Período Pré-Natal

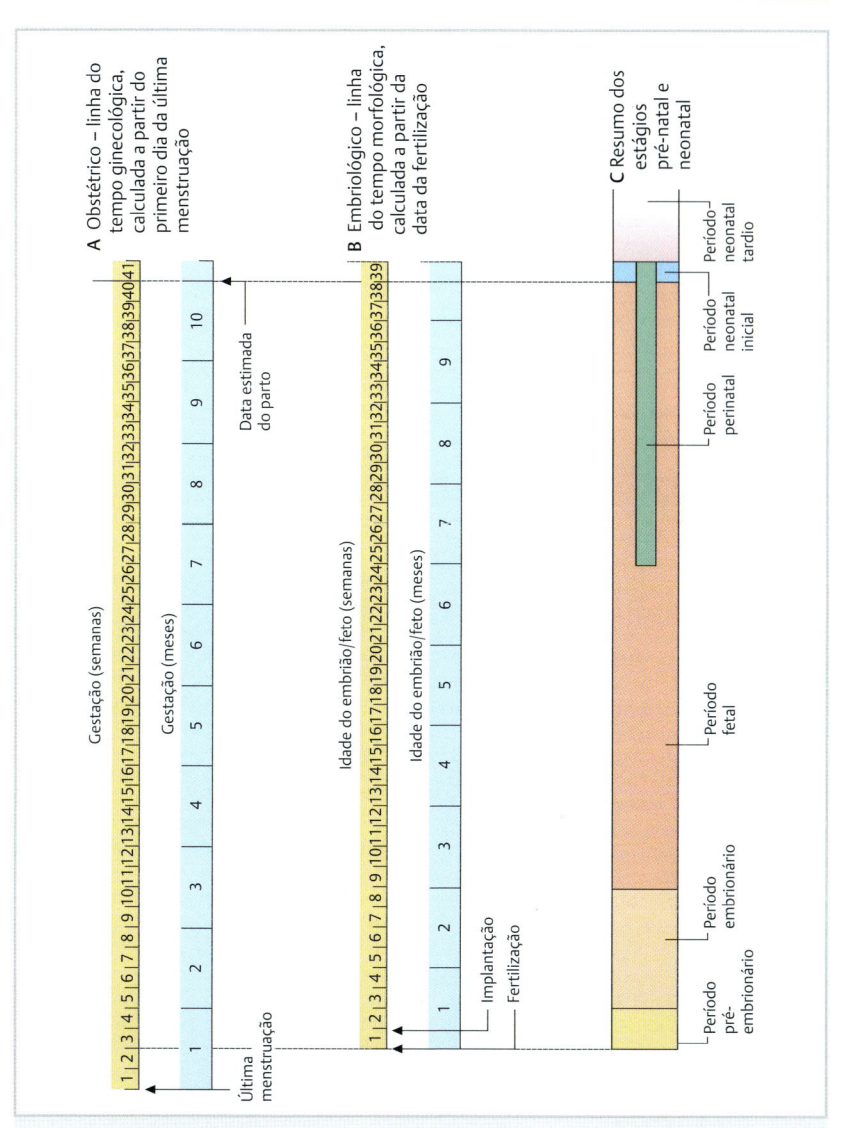

Fig. 8.9 Visão geral e período pré-natal.

Estágios no Desenvolvimento Pré-Natal

Os estágios iniciais do desenvolvimento do gameta (embrião) podem ser descritos e classificados segundo os *estágios 1 a 23 de Carnegie*. Os estágios de Carnegie são baseados em descrições morfológicas de estruturas externas e internas do desenvolvimento do gameta e da placenta, e são as bases aceitas para subdividir em fases o início do desenvolvimento humano. As seções a seguir destacam brevemente os principais eventos no desenvolvimento que ocorrem nestes estágios, focando principalmente nos *primórdios embrionários*.

Período Pré-Embrionário

Estágios 1 a 3 (1ª semana). O primeiro estágio do desenvolvimento humano, durando 24 horas, consiste na fertilização. No estágio 2, inicia-se a divisão celular mitótica (A), ou *clivagem*. As divisões mitóticas dão origem às células-filhas conhecidas como **blastômeros**, as quais formam um agrupamento de células referido como **mórula (B)** (amora), depois que atinge o tamanho de 12 células ou mais. Todos estes desenvolvimentos ocorrem enquanto o gameta está migrando através da tuba uterina. Depois de atingir a cavidade uterina, uma cavidade cheia de fluido conhecida como **blastocisto (C)** aparece na mórula no 4º dia (estágio 3). A diferenciação celular na mórula produz uma massa celular externa denominada **trofoblasto (C1)** e uma massa celular interna denominada **embrioblasto (C2)**.

Estágios 4 a 6 (2ª semana). No estágio 4, o blastocisto prende-se à parede uterina. O estágio 5 inicia com o começo da implantação, um processo que dura aproximadamente do 7º dia até o 12º dia **(D)**. O embrioblasto forma o disco embrionário bilaminar, que é composto de uma camada celular superior denominada **epiblasto (D2a)** e uma camada celular inferior denominada **hipoblasto (D2b)**. A **cavidade amniótica (D3)** origina-se no embrioblasto e é a primeira estrutura que pode ser visualizada em um ultrassom na gravidez. O disco embrionário tem uma polaridade posteroanterior. O saco vitelino primário forma-se junto ao hipoblasto **(D4)**.

O estágio 5 é caracterizado pela diferenciação do trofoblasto em citotrofoblasto e sinciciotrofoblasto no lado placentário. O mesênquima extraembriônico desenvolve-se e, junto com o trofoblasto, forma o *córion* em que se origina a cavidade coriônica.

Durante o estágio 6 **(E)**, começa a formação da **linha primitiva (E4)**. A linha primitiva é um grupo de células epiblásticas em proliferação na extremidade caudal do disco embrionário que se desenvolve ao longo do eixo longitudinal do embrião. Assim, a *simetria bilateral* do organismo em desenvolvimento é estabelecida.

O estágio 6 é caracterizado no lado placentário pela formação de vilosidades coriônicas.

Período Embrionário

Estágios 7 a 9 (3ª semana). No estágio 7, o desenvolvimento da linha primitiva continua, e ela se torna mais espessa na sua extremidade cranial, para formar o **nó primitivo (E5)**. O *disco embrionário trilaminar*, consistindo em ectoderme **(E2a)**, **mesoderme (E2c)** e endoderme **(E2b)**, começa a se formar (*gastrulação*), quando as células epiblásticas da linha primitiva e do nó primitivo migram anteriormente e lateralmente e diferenciam-se para produzir novas camadas celulares embrionárias. O hipoblasto é substituído no processo. Uma porção das células migram do nó primitivo cranialmente, tornando-se o *processo notocordal (cabeça)*, que se estende até a *placa pré-cordal* (ou *membrana bucofaríngea*). Na extremidade caudal do disco embrionário encontra-se a *membrana cloacal*. A membrana cloacal e a membrana bucofaríngea permanecem desprovidas de mesoderme. No estágio 8, o embrião consiste em um disco trilaminar. Uma ranhura denominada *sulco primitivo* forma-se no plano mediano da linha primitiva e termina com a *fosseta primitiva*. A *fosseta primitiva* expande-se até o processo notocordal e forma o *canal cordal*. Em uma sequência de eventos complexos, o *notocórdio* surge em torno do seu canal, formando o esqueleto axial primitivo.

No estágio 9 **(F, G)**, a *neurulação* inicia. Durante este estágio, a **placa neural (FG6)** se forma, contendo as partes espessadas laterais conhecidas como as **pregas neurais (FG7)** e um sulco não pareado na linha média da placa denominada **sulco neural (FG8)**. Na posição intermediária ao longo do sulco neural, as primeiras unidades segmentais conhecidas como **somitos (1-3) (G9)** aparecem. No fim da 3ª semana do desenvolvimento, o coração primordial, consistindo nos tubos cardíacos, é conectado ao sistema circulatório embrionário.

C3 Cavidade do blastocisto, **D1** Trofoblasto, **FG4** Linha primitiva, **FG5** Nó primitivo

8.6 Visão Geral e Período Pré-Natal

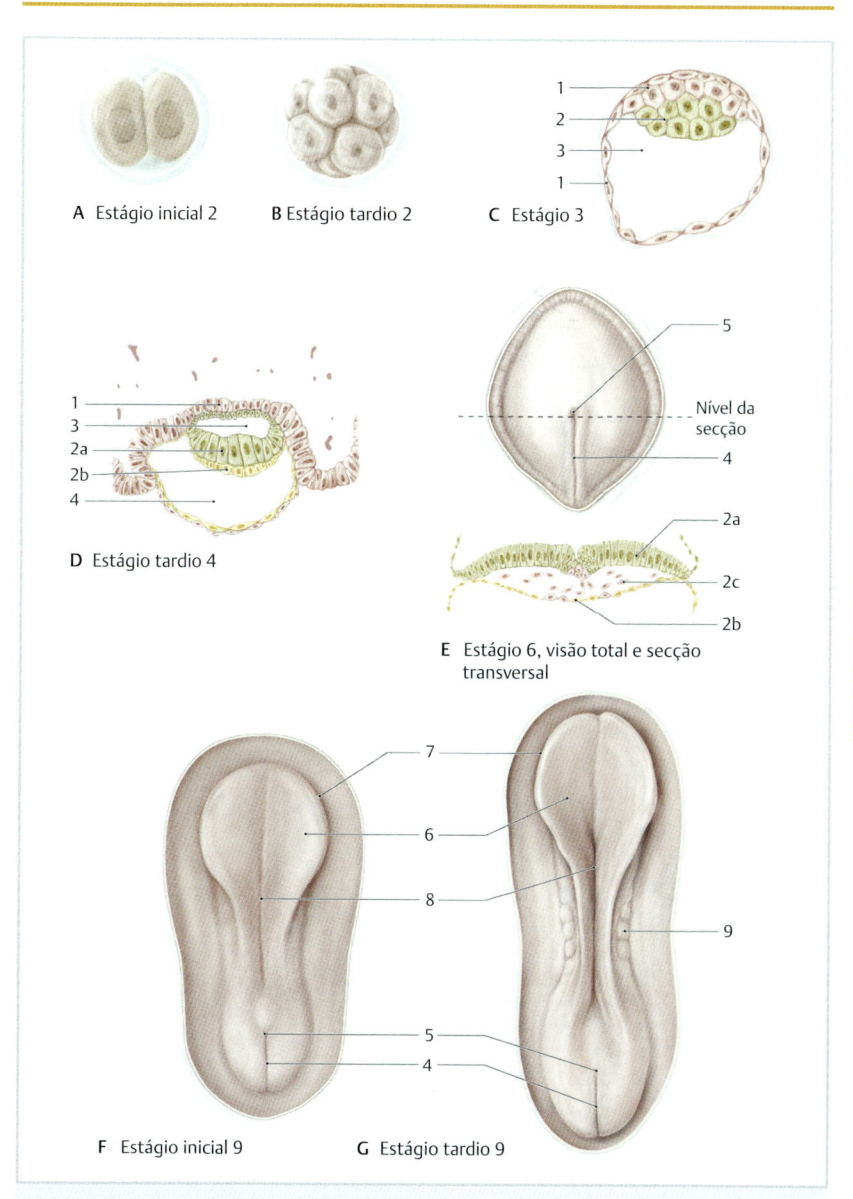

A Estágio inicial 2   B Estágio tardio 2   C Estágio 3

D Estágio tardio 4

E Estágio 6, visão total e secção transversal

Nível da secção

F Estágio inicial 9   G Estágio tardio 9

Fig. 8.10 Períodos pré-embrionário e embrionário.

Estágios 10 a 12 (4ª semana). A formação dos somitos continua nos estágios 10 a 12: existem 4 a 12 somitos no estágio 10, 13 a 20 somitos **(AB1)** no estágio 11 **(AB)** e 21 a 29 somitos no estágio 12. No estágio 10, as pregas neurais **(AB2)** começam a se fechar para formar o **tubo neural**. O cérebro desenvolve-se na extremidade anterior, e a medula espinhal se forma na extremidade posterior. As extremidades craniana e caudal do tubo neural permanecem abertas, como o **neuroporo superior (AB3)** e **neuroporo inferior (AB4)**. No estágio 11, o embrião está curvado e tem uma prega cefálica **(B5)** e uma prega caudal **(B6)**. Os dois primeiros pares de arcos branquiais **(B7)** aparecem, e as vesículas óticas são visíveis. O neuroporo superior fecha-se. No estágio 12, existem três pares de arcos branquiais. O neuroporo inferior fecha-se e a fosseta ótica é visível. O coração primordial é composto por um ciclo em que inicia a atividade contrátil. Os brotos dos membros superiores aparecem.

Estágios 13 a 15 (5ª semana). O embrião torna-se acentuadamente curvado e tem 30 ou mais somitos (o número exato é difícil de determinar). No estágio 13, quatro pares de arcos branquiais podem ser vistos; o placode da lente foi estabelecido, e os brotos dos membros inferiores aparecem. No estágio 14, as lentes e a fossa nasal são visíveis; a taça óptica se formou; a diferenciação dos membros continua. No estágio 15, as vesículas cerebrais estão presentes e as placas das mãos desenvolveram-se.

Estágios 16 a 18 (6ª semana). Os estágios 16 a 18 são caracterizados pela continuidade da diferenciação dos membros e o desenvolvimento da placa dos pés **(C8)** e raios digitais **(C9)**. No estágio 18, o cotovelo é visível e os raios dos dedos dos pés aparecem. A ossificação das condensações mesenquimais inicia. O desenvolvimento facial inclui a formação de pavilhões auriculares, o sulco nasolacrimal, o ápice do nariz, as pálpebras e a pigmentação da retina.

Estágios 19 a 20 (7ª semana). A flexura do embrião diminui, já que seu tronco está alongando e endireitando, e sua cabeça está ficando maior em relação ao seu tronco. Os membros também estão ficando mais longos, crescendo anteriormente além do coração primordial. O espaço restrito na cavidade abdominal faz com que a alça do intestino médio forme uma hérnia no cordão umbilical.

Estágios 21 a 23 (8ª semana). Os estágios na última semana do período embrionário são caracterizados pela diferenciação das características humanas típicas. A flexura da cabeça reduz, e o pescoço é estabelecido **(DE10)**. O ouvido externo **(D11)** desenvolve-se e as pálpebras **(D12)** aparecem. Os membros tornam-se mais longos e os dedos **(D13)** dividem-se em dígitos separados. Os dedos dos pés se estabelecem e a ossificação condral inicia. As diferenças específicas para cada sexo tornam-se aparentes na genitália externa.

Período Fetal (Visão Geral)

O período fetal é caracterizado pela diferenciação e maturação dos sistemas orgânicos, bem como um rápido crescimento do feto. O tamanho do feto é medido em centímetros ou milímetros, como comprimento da coroa-nádegas (CCN) (altura sentado) ou comprimento da coroa-calcanhar (CHL) (altura em pé). Em exames de ultrassom, o diâmetro biparietal (DBP) do crânio e o comprimento do fêmur também podem ser determinados, para ajudar a avaliar com maior precisão o tamanho e a idade. O feto pesa cerca de 10 g no começo da 9ª semana e aproximadamente 3.400 g no nascimento.

As grandes mudanças que ocorrem durante o período fetal são medidas em meses. Uma característica principal é o crescimento desproporcional aparente da cabeça em relação ao tronco e membros. No início do período fetal, a cabeça representa quase a metade do comprimento do corpo; no fim do período fetal, ela representa apenas um quarto.

8.6 Visão Geral e Período Pré-Natal

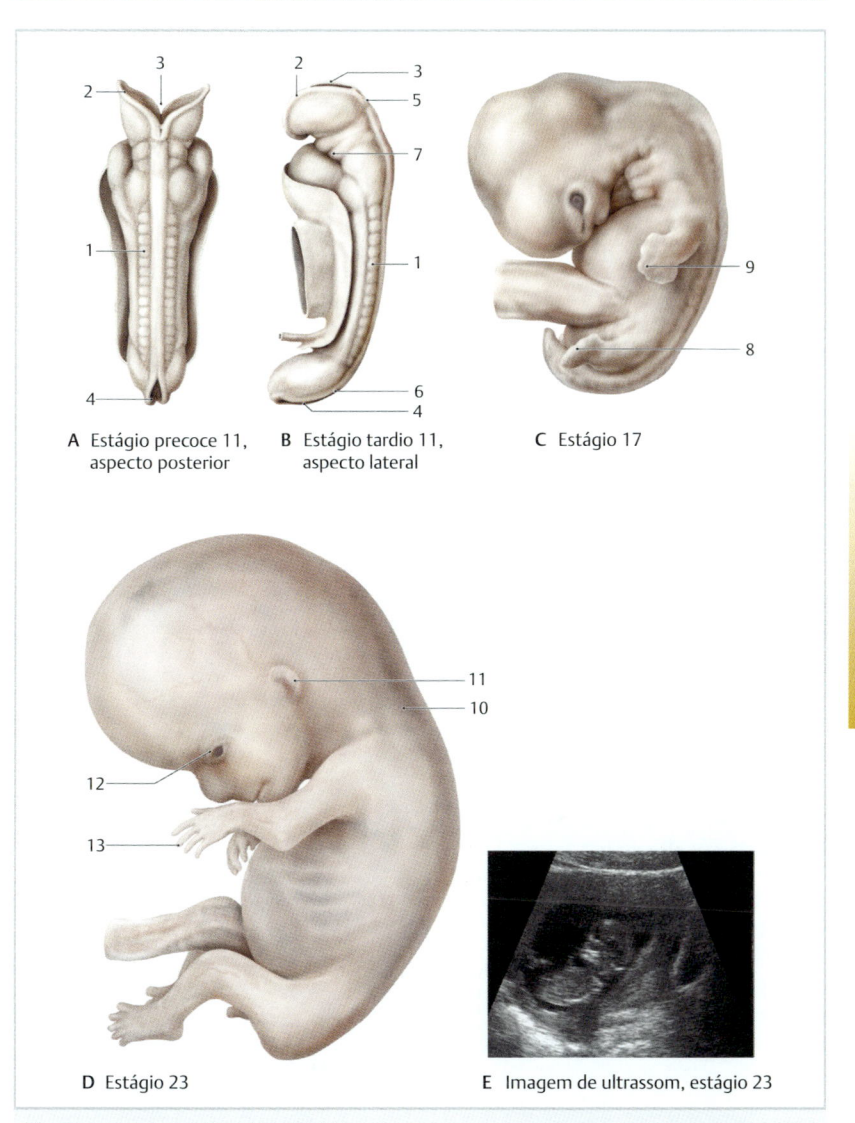

A Estágio precoce 11, aspecto posterior
B Estágio tardio 11, aspecto lateral
C Estágio 17
D Estágio 23
E Imagem de ultrassom, estágio 23

Fig. 8.11 Períodos embrionário e fetal.

Período Fetal (Estágios Mensais)

9ª a 12ª semana. Este é um estágio de rápido crescimento fetal. No final da 12ª semana do desenvolvimento, o CCN dobrou. O pescoço e os membros, em particular os membros superiores, aumentam de tamanho em relação ao tronco (**A**). O rosto assume uma aparência mais humana, à medida que os olhos se movem da sua posição original nas laterais da cabeça para a frente, e as orelhas atingem sua posição final nas laterais da cabeça. As pálpebras unem-se, fechando a fissura palpebral. As alças intestinais localizadas no cordão umbilical retornam à cavidade abdominal agora aumentada na 11ª ou 12ª semana. Na 12ª semana, ocorre a diferenciação final entre a genitália masculina e feminina.

13ª a 16ª semana. Este período é marcado por um crescimento extremamente rápido do tronco, pescoço e membros. A cabeça fica mais ereta. Aparece *lanugem* no corpo e o padrão de crescimento dos pelos na cabeça torna-se reconhecível. A ossificação progride e os ossos de um feto de 16 semanas (**B**) são visíveis em radiografias.

17ª a 20ª semana. O crescimento fetal desacelera e o ganho de peso é mínimo durante este período. Os segmentos dos membros inferiores agora já atingiram sua posição fetal final (**C**). As glândulas sebáceas secretam um material gorduroso, com textura semelhante a queijo, denominado *vérnix caseosa*, que protege a pele do feto do efeito macerador de estar envolvido pelo líquido amniótico. Aparecem pelos na cabeça do feto e sobrancelhas na face. A mãe agora consegue perceber os movimentos fetais. Exames regulares com ultrassonografia são recomendados (**D**).

21ª a 25ª semana. O feto continua a ganhar peso. No entanto, como a camada de gordura subcutânea ainda não se formou e a pele do feto está crescendo rapidamente, ele ainda tem uma aparência enrugada e avermelhada. As unhas estão estabelecidas, e o rosto e corpo já se parecem com os do feto a termo. Normalmente o feto não é capaz de sobrevivência se o parto ocorrer antes da 25ª semana, quando o sistema respiratório se torna suficientemente maduro para suporte à vida.

26ª a 29ª semana. Com a formação de uma camada de gordura abaixo da pele, o corpo do feto fica mais arredondado e roliço. Ocorre um ganho de peso acentuado durante este período. As pálpebras separam-se e os olhos reabrem (**D**). As sobrancelhas e cílios estão bem desenvolvidos. Cresce pelo na cabeça do feto. Neste estágio, os fetos conseguem sobreviver fora do ventre.

30ª a 34ª semana. A proporção de gordura subcutânea do peso corporal total continua a aumentar. Os braços e pernas tornam-se mais arredondados, e o corpo fica mais gordo. A pele tem uma tonalidade rosada. Embora as unhas das mãos já se estendam até as pontas dos dedos, as unhas dos pés estão apenas começando a se desenvolver. No feto masculino, os testículos descem (*testículos decíduos*).

35ª a 38ª semana. No mês final da gravidez, a circunferência do tronco do feto fica ainda maior. O ponto de conexão do cordão umbilical moveu-se para o centro da parede abdominal. As unhas dos pés estendem-se até as pontas dos dedos, e a lanugem é perdida, deixando apenas a *vérnix caseosa* cobrindo a pele. No feto masculino, os testículos descem até o escroto; no feminino, os ovários permanecem acima da pelve menor.

8.6 Visão Geral e Período Pré-Natal

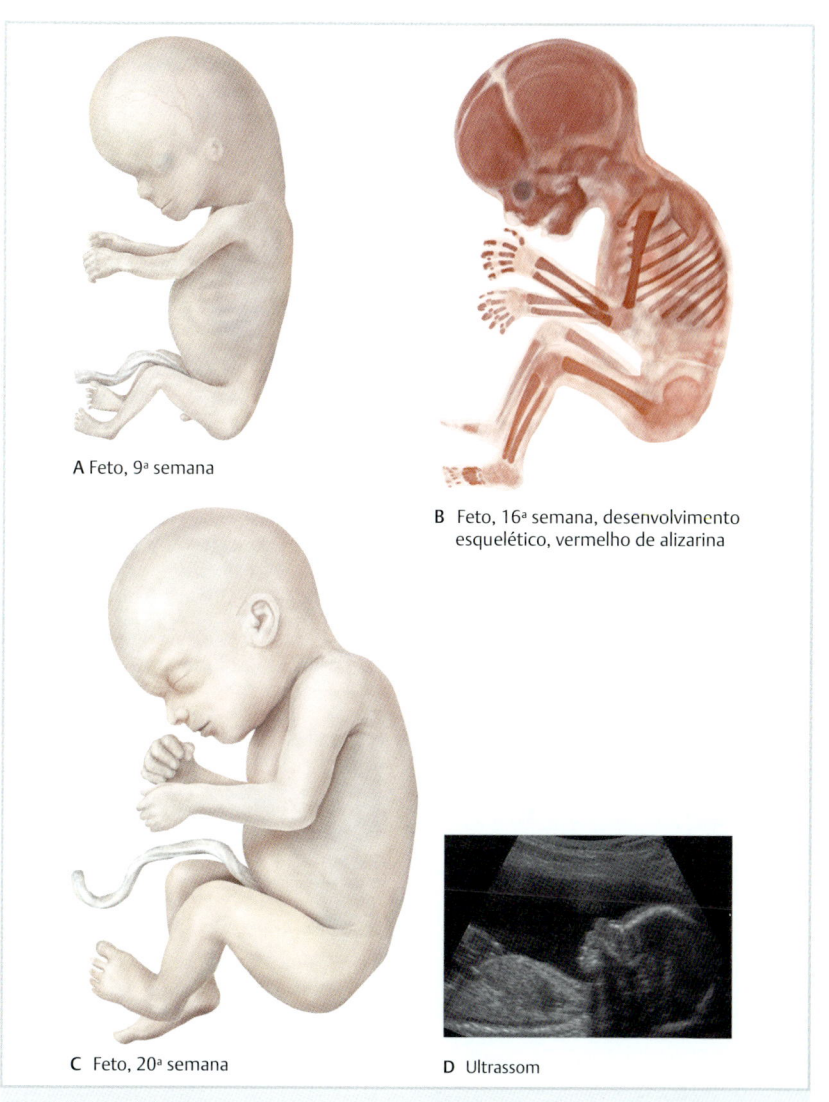

A Feto, 9ª semana

B Feto, 16ª semana, desenvolvimento esquelético, vermelho de alizarina

C Feto, 20ª semana

D Ultrassom

Fig. 8.12 Período fetal.

8.7 Desenvolvimento dos Órgãos

Cavidades Corporais

No fim da 3ª semana, aparecem espaços intercelulares no mesoderma da placa lateral (**A1**), que se fundem para produzir a **cavidade celomática intraembrionária (AF2)**. Ela divide o mesoderma da placa lateral em **somatopleura** dorsal (mesoderma somatopleural) **(ADF3)** e **esplancnopleura** ventral (mesoderma visceropleural) **(ADF4)**. O celoma intraembrionário é revestido por uma única camada de epitélio seroso. A camada parietal das cavidades serosas desenvolve-se a partir do epitélio somatopleural, e a camada visceral a partir da esplancnopleura.

O celoma intraembrionário desenvolve-se inicialmente na região do coração primordial **(B5)** e forma uma **cavidade pleuropericárdica** para o coração e pulmões **(B6)**. O celoma intraembrionário aumenta como resultado do dobramento do embrião e agora se estende do tórax até a região pélvica. O **septo transverso** mesodérmico **(C7)**, entre o assoalho da cavidade pleuropericárdica e a raiz do saco vitelino, divide a cavidade de pleuropericárdica incompletamente a partir da **cavidade peritoneal (DE8)**; estas permanecem conectadas via **ducto pericardioperitoneal (C9)**. A cavidade peritoneal **(DE8)** está conectada ao saco vitelino e ao celoma extraembrionário (coriônico) via celoma umbilical. Esta conexão só é obliterada depois que as alças do intestino em desenvolvimento **(E10)** se moveram do cordão umbilical para dentro da cavidade peritoneal. O fígado primordial transforma-se no septo transverso, que por fim se transforma no tendão central do diafragma. As duas cavidades corporais são separadas durante o desenvolvimento posterior.

Coração

Desenvolvimento inicial (3ª semana). O desenvolvimento do coração e dos vasos inicia na 3ª semana, quando o disco embrionário não pode mais ser nutrido apenas por difusão. Ilhas de sangue **(FG11)**, que darão origem às células sanguíneas e aos vasos primários, desenvolvem-se na camada visceral do mesoderma da placa lateral e em cada lado da placa neural. Células precursoras do músculo cardíaco migram do epiblasto lateral para a linha primitiva e ascendem cranial até a membrana bucofaríngea **(GH12)**. As ilhas de sangue na vizinhança dos mioblastos cardíacos (material angiogênico) fundem-se para formar um tubo em forma de ferradura revestido com endotélio; junto com as células precursoras do músculo, isto constitui a **zona cardiogênica (G13)**. Devido ao dobramento craniocaudal do embrião no final da 3ª semana, o coração primordial move-se inicialmente para a região cervical anterior e depois para a sua posição final torácica anterior na cavidade (pleuro) pericárdica na parte craniana do celoma. O dobramento lateral do embrião faz com que os primórdios cardíacos endoteliais pareados se transformem em um **tubo endocárdico (H14)** com o **miocárdio (H15)** no lado externo. A **geleia cardíaca**, uma ampla membrana de base, desenvolve-se entre as duas camadas, e o coração primordial posteriormente é coberto com epitélio seroso, o **epicárdio**. O coração primordial avoluma-se cada vez mais na cavidade pericárdica, onde ele é inicialmente fixado pelo **mesocárdio dorsal (H16)**, que por fim degenera para que as cavidades pericárdicas originalmente pareadas se transformem em uma cavidade única comunicando-se através do **seio transverso do pericárdio**.

A-F, H17 Tubo neural, prega neural

A-E18 Cavidade amniótica

8.7 Desenvolvimento dos Órgãos

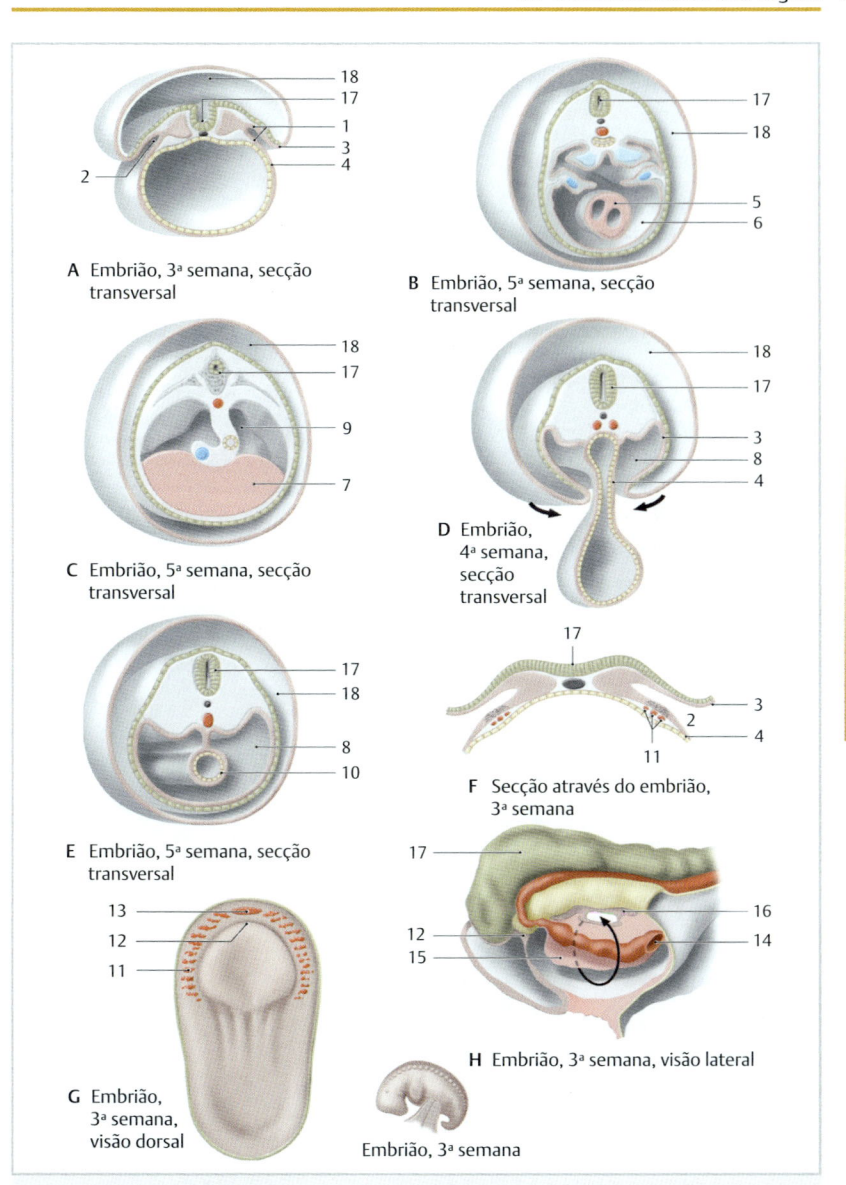

A Embrião, 3ª semana, secção transversal

B Embrião, 5ª semana, secção transversal

C Embrião, 5ª semana, secção transversal

D Embrião, 4ª semana, secção transversal

E Embrião, 5ª semana, secção transversal

F Secção através do embrião, 3ª semana

G Embrião, 3ª semana, visão dorsal

H Embrião, 3ª semana, visão lateral

Embrião, 3ª semana

Fig. 8.13 Cavidades corporais e coração.

Coração (cont.)

Alça do tubo cardíaco (4ª semana). O tronco arterial **(A1)** encontra-se na extremidade craniana, e o **seio venoso (A2)** na extremidade caudal do coração primordial tubular, que começa a bater no final da 3ª semana. O tubo curva-se mais à medida que cresce e a extremidade craniana move-se ventralmente, caudalmente e para a direita **(BC)**. A extremidade caudal move-se dorsalmente, cranialmente e para a esquerda. A **alça cardíaca** resultante agora consiste no **bulbo cordial (BC3)**, com o **tronco arterial (BC1)** e o **cone arterial (infundíbulo) (BC4)**, um **ventrículo** conjunto **(BC5)**, um **átrio** conjunto **(BC6)** e o **seio venoso (BC2)**. O desenvolvimento da alça cardíaca está completo no 28º dia.

Desenvolvimento dos **septos intracardíacos (5ª a 7ª semana)**. A junção entre o átrio conjunto e o ventrículo primordial é estreita e forma o **canal atrioventricular (CG7)**. As **almofadas endocárdicas (C8)** desenvolvem-se em suas paredes dorsal e ventral. Elas se fundem com almofadas endocárdicas laterais menores para dividir o canal atrioventricular em segmento direto e esquerdo. Partes das válvulas atrioventriculares desenvolvem-se a partir das almofadas endocárdicas. Um **sulco interventricular (C9)** pode ser visto na superfície do coração entre os membros ascendente e descendente do ventrículo. Isto marca a localização no interior das **trabéculas miocárdicas (D10)** e do **septo interventricular (EFG11)**, que cresce na direção das almofadas endocárdicas **(DE8)**. Inicialmente persiste uma abertura entre os ventrículos – o **forame interventricular (E12)**. Ela é fechada pela parte membranosa do septo **(F13)**, que surge a partir das almofadas endocárdicas.

O **septo primário** em formato de meia-lua **(D14)** cresce para baixo desde o teto do átrio único na direção das almofadas endocárdicas no fim da 5ª semana, mas não se funde com elas, deste modo formando um **forame** (ou óstio) **primário (flecha em D)**. O septo primário posteriormente se funde com as almofadas endocárdicas para fechar o forame primário. Antes disso, as perfurações na parte superior do septo fino fundem-se para produzir o **forame secundário (flecha em E)**. O **septo secundário (EF15)**, outra divisão semilunar, desenvolve-se à direita do septo primário e cresce na direção das almofadas endocárdicas, mas nunca divide o átrio completamente. O septo secundário sobrepõe-se ao forame secundário, e a abertura remanescente, o **forame oval (F16)**, permite o fluxo sanguíneo da direita para esquerda na circulação fetal.

Na 5ª semana, cristas espirais emparelhadas **(G17)** aparecem no **bulbo cardíaco** e no **tronco arterial** distal no trato do escoamento ventricular inicialmente não dividido. O crescimento das cristas truncais resulta no **septo aortopulmonar (G18)**, que divide os dois canais de escoamento em espiral, a **aorta (flecha dividida)** e o **tronco pulmonar (flecha em negrito)**. As cristas em crescimento no bulbo cardíaco dividem os tratos de escoamento de parede lisa dos dois ventrículos.

Remodelagem do seio venoso (5ª a 10ª semana). Na 4ª semana, o seio venoso recebe sangue das grandes veias embrionárias, através dos **cornos (H19)** direito e esquerdo de tamanho aproximadamente igual. A junção entre o seio venoso e o átrio primitivo é ampla e central inicialmente. Como resultado da remodelagem das veias embrionárias e do desenvolvimento dos curtos-circuitos da direita para esquerda, o corno sinusal e as veias direitas crescem e tornam-se muito grandes. Finalmente, o seio direito é trazido para o átrio e sua abertura se move para a direita. A delimitação entre o seio de parede lisa e o átrio trabecular direito é posteriormente marcada pela **crista terminal** e pelo **sulco terminal**. O corno esquerdo do seio passa a ser o seio coronário pequeno.

8.7 Desenvolvimento dos Órgãos

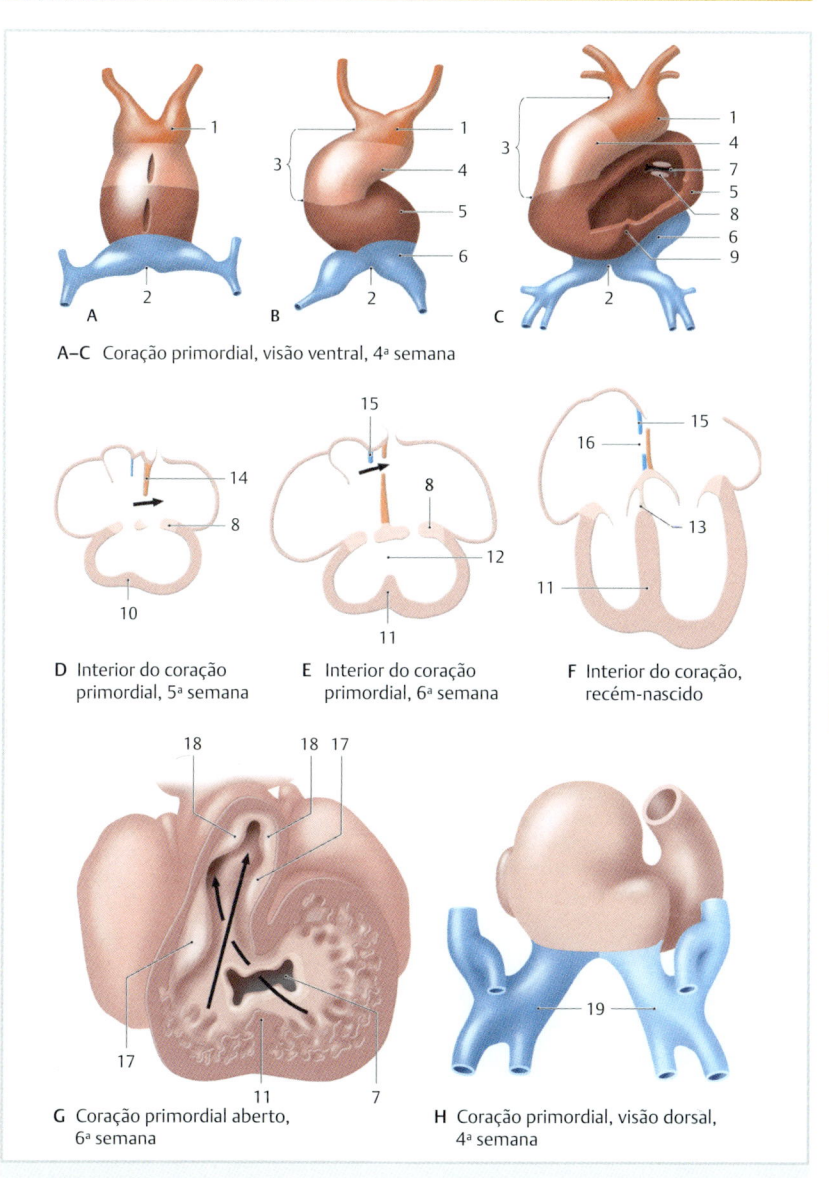

A–C Coração primordial, visão ventral, 4ª semana

D Interior do coração primordial, 5ª semana

E Interior do coração primordial, 6ª semana

F Interior do coração, recém-nascido

G Coração primordial aberto, 6ª semana

H Coração primordial, visão dorsal, 4ª semana

Fig. 8.14 Coração.

8.8 Desenvolvimento dos Vasos

Visão Geral. Uma distinção é feita entre **vasculogênese**, em que os **vasos** se desenvolvem a partir de ilhas de sangue, e **angiogênese**, em que novos vasos brotam de vasos existentes. As primeiras ilhas de sangue aparecem no mesoderma extraembrionário do saco vitelino na 3ª semana, e no mesoderma da placa lateral intraembrionária um pouco tempo depois. Tubos endoteliais simples originam-se das ilhas de sangue e fundem-se para formar uma malha. As outras estruturas da parede dos vasos se desenvolvem a partir do mesênquima adjacente. Assim que a rede vascular primária aparece, outros vasos são produzidos pela vasculogênese estimulada pelo FCEV (fator de crescimento endotelial vascular).

Sistema arterial. O sistema arterial humano final desenvolve-se a partir de um complexo sistema aórtico embrionário inicial pareado. Ele consiste em aortas dorsais pareadas **(A1)**, aortas ventrais pareadas **(A2)** (parte alargada do tronco arterial do saco aórtico) e as artérias do arco aórtico **(AI-VI)** (artérias do arco faríngeo), que se ligam aos sistemas dorsal e ventral. As aortas dorsais emparelhadas acompanham o intestino anterior e fundem-se logo abaixo da sexta artéria do arco aórtico, para formar um vaso não pareado que desce na frente da coluna vertebral. Seis arcos aórticos se desenvolvem cranialmente em proximidade com os arcos faríngeos, embora nem todos estejam presentes ao mesmo tempo. Enquanto o sexto arco aórtico se desenvolve, os dois primeiros já minguaram. Este sistema segmental é convertido para o sistema arterial definitivo até o final do período embrionário. As artérias mais importantes derivadas dele incluem **(B)**:

Primeiro arco aórtico → artéria maxilar

Segundo arco aórtico → artéria hioide e artéria estapedial

Terceiro arco aórtico → artéria carótida comum **(B3)** e primeira parte da artéria carótida interna **(B4)**

Quarto arco aórtico → arco da aorta à esquerda **(B5)**, artéria subclaviana direita, à direita **(B6)**

Quinto arco aórtico → rudimentar e apenas temporário

Sexto arco aórtico → ducto arterial **(B7)** e artéria pulmonar esquerda, à esquerda **(B8)**, tronco pulmonar à direita **(B9)**

Sistema venoso. No final da 4ª semana, três grandes pares de veias se abrem dentro do tubo cardíaco do embrião através dos cornos do seio **(C)**: as veias vitelinas (saco vitelino) **(C10)**, que transportam sangue desoxigenado para o coração desde o saco vitelino; as veias umbilicais **(C11)**, que conduzem sangue oxigenado da placenta; e as veias cardinais **(C12)** que devolvem o sangue desoxigenado do corpo do embrião para o coração. No nível do futuro duodeno, as veias vitelinas formam sinusoides hepáticos, que formam a base para a veia porta. A veia vitelina esquerda regride quando o corno esquerdo do seio se torna menor.

As veias umbilicais são pareadas inicialmente, mas a direita encolhe enquanto a esquerda transporta sangue oxigenado da placenta para o átrio direito (ver circulação fetal, p. 8).

O sistema das veias cardinais é simétrico inicialmente. As veias cardinais anteriores (superiores) **(D13)** e as veias cardinais posteriores (inferiores) pareadas **(D14)** drenam através das veias cardinais comuns **(D15)** para dentro dos cornos sinusais na 4ª semana. As veias cardinais superiores são unidas por uma anastomose. Outras anastomoses nas veias cardinais aparecem na 5ª semana: veias supracardinais **(D16)**, veias subcardinais **(D17)** e veias sacrocardinais **(D18)**. A maioria das veias cardinais posteriores desaparece. As veias cardinais contribuem para as veias maiores finais da seguinte forma:

Veia cava superior (D19) ← veia cardinal comum direita, veia cardinal superior direita

Veia braquiocefálica esquerda (D20) ← anastomose entre as veias cardinais anteriores

Veia cava inferior (D21) (parte hepatocardíaca) ← veia vitelina direita

Veia cava inferior (D22) (parte renal) ← veia subcardinal

Veia cava inferior (D23) (parte sacrocardinal) ← veia sacrocardinal direita

Veia ilíaca comum esquerda (D24) ← anastomose entre as veias sacrocardinais

Veia ázigos (D25) ← veia supracardinal direita

Veia hemiázigos (D26) ← veia supracardinal esquerda

8.8 Desenvolvimento dos Vasos

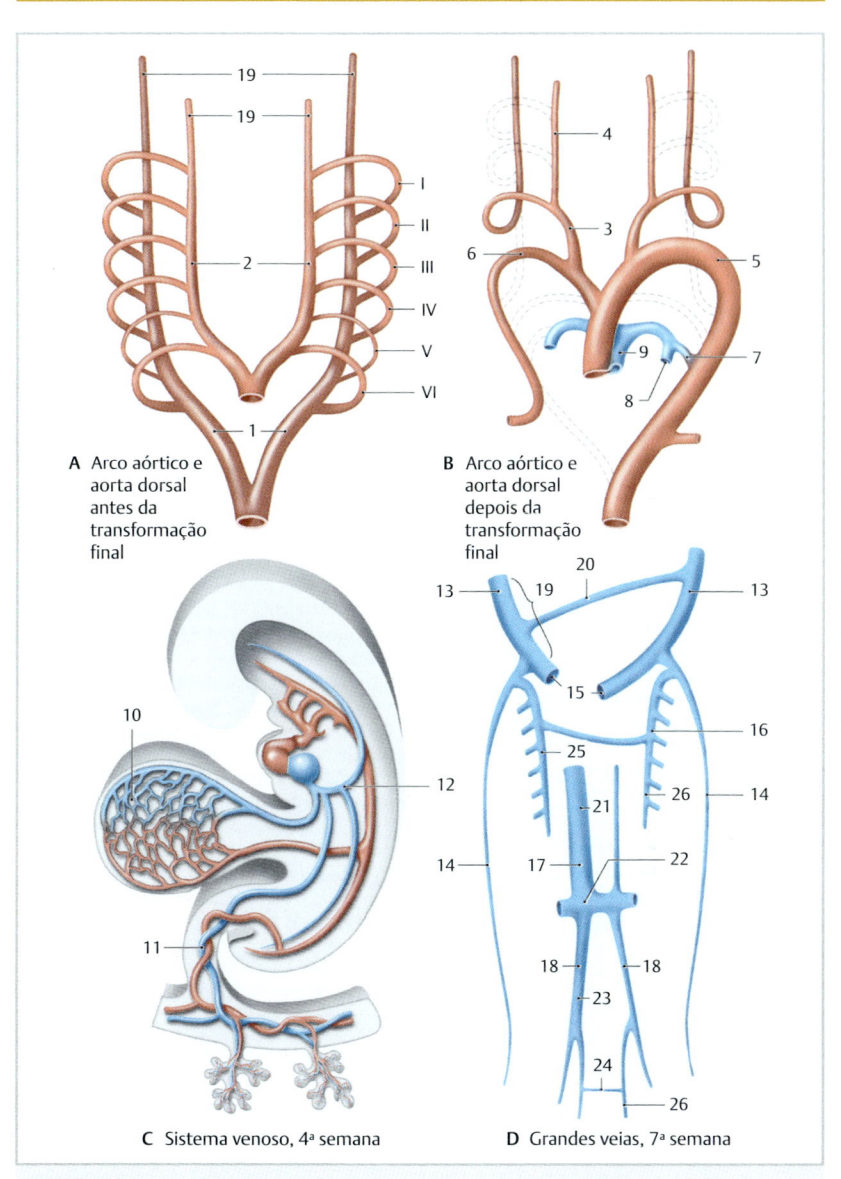

A Arco aórtico e aorta dorsal antes da transformação final

B Arco aórtico e aorta dorsal depois da transformação final

C Sistema venoso, 4ª semana

D Grandes veias, 7ª semana

Fig. 8.15 Vasos.

8.9 Sistema Respiratório

Enquanto o nariz e os seios paranasais se desenvolvem na face, os outros segmentos do trato respiratório surgem do intestino anterior.

Nariz e seios paranasais. A face de um embrião de 5 semanas tem elevações do ectoderma superficial e mesênquima da linha neural no local do futuro nariz (**A**): elevação frontonasal (**A1**), medial (**A2**) e lateral (**A3**), elevação nasal (**A4**) e proeminência mandibular (**A5**). As elevações nasais envolvem a cavidade olfatória, que se torna mais profunda para formar o saco nasal na 6ª semana e transforma-se na cavidade nasal primordial (**B6**). Esta é inicialmente separada da cavidade oral primordial por uma fina membrana oronasal (**B7**). A perfuração desta membrana no final da 6ª semana leva a uma conexão entre as cavidades nasal e oral via cóanas primárias (**C8**) localizadas diretamente acima do palato primário. As cavidades nasais finais e as cóanas, que estão agora na junção da cavidade nasal e faringe, desenvolvem-se a partir do palato secundário, das conchas nasais na parede lateral do nariz, e de um septo nasal a partir das elevações nasais mediais (**D9**). Os seios paranasais desenvolvem-se no período fetal como divertículos da parede lateral do nariz; eles continuam a se desenvolver pós-natalmente a partir do ectoderma superficial e mesênquima da linha neural.

Laringe, traqueia e árvore brônquica. O **sulco laringotraqueal**, um divertículo da parede ventral do intestino anterior, desenvolve-se no embrião de 4 semanas e amplia-se para formar um **divertículo traqueobrônquico (E10)**. Este fornece o revestimento epitelial da laringe, da traqueia e da árvore brônquica. O divertículo tem uma conexão direta com o intestino anterior inicialmente. O crescimento longitudinal produz duas pregas longitudinais (**E11**), as quais se fundem para formar o **septo esofagotraqueal (F12)**. Este divide a parte respiratória ventral da parte esofágica dorsal. A porção respiratória permanece aberta até a faringe cranialmente através da entrada laríngea em forma de T. As cartilagens e músculos laríngeos desenvolvem-se a partir do mesênquima dos arcos branquiais IV-VI (**G**).

Os brotos dos pulmões desenvolvem-se a partir do divertículo traqueobrônquico (**FH13**) e transformam-se nos brônquios principais no início da 5ª semana. Os brotos dos pulmões em proliferação desenvolvem-se como canais pleuropericárdicos (**H14**), que formam cavidades pleurais bilaterais com uma camada visceral (**I15**) e parietal (**I16**), separam-se das cavidades pericárdica e peritoneal.

A contínua proliferação produz três brônquios lobares à direita e dois à esquerda. Os brônquios segmentares (HI) e outras gerações de brônquios e bronquíolos se desenvolvem de acordo com este padrão de divisão. O desenvolvimento dos segmentos condutores de ar inicialmente se assemelha ao crescimento de uma glândula e é chamado de **fase pseudoglandular**. Na **fase canalicular (J)**, canais cada vez menores são produzidos até a 7ª semana e números crescentes de vasos sanguíneos (**J17**) desenvolvem-se ao lado deles a partir da esplancnopleura. Os sacos terminais (**K18**), precursores dos alvéolos, desenvolvem-se apenas na 26ª semana, a **fase do saco terminal**. Os capilares tornam-se intimamente relacionados com os sacos terminais, onde as células se diferenciam em dois tipos diferentes, com células epiteliais alveolares tipo II que produzem surfactante detectável no final do 6º mês. Na **fase alveolar** nos meses finais antes do nascimento, os alvéolos crescem e formam a barreira sangue-ar com os capilares vizinhos (**K**).

8.9 Sistema Respiratório

A Face embrionária, 5ª semana

B Face embrionária, 6ª semana, secção sagital

C Face embrionária, 7ª semana, secção sagital

D Face embrionária, 7ª semana

E Divertículo respiratório, 4ª semana

F Brotos pulmonares, 5ª semana

G Derivativos dos arcos branquiais

- I. Arco branquial
- II. Arco branquial
- III. Arco branquial
- IV. Arco branquial
- VI. Arco branquial

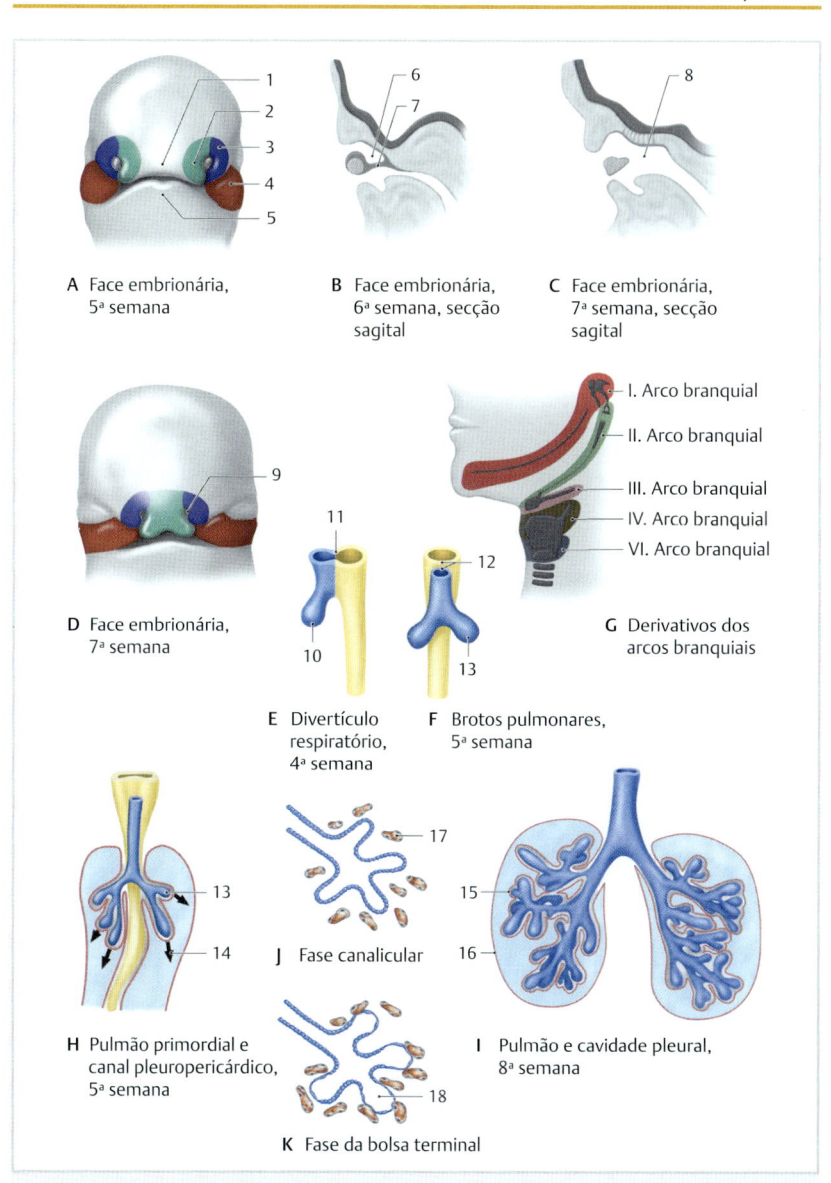

H Pulmão primordial e canal pleuropericárdico, 5ª semana

I Pulmão e cavidade pleural, 8ª semana

J Fase canalicular

K Fase da bolsa terminal

Fig. 8.16 Sistema respiratório.

8.10 Sistema Gastrintestinal

Intestino Anterior

No curso do dobramento que ocorre na 4ª semana, parte do saco vitelino revestido com endoderme é incorporado ao embrião para formar o intestino primordial. Este é dividido em intestino anterior (**A1**), intestino médio (**A2**) e intestino posterior (**A3**). O intestino anterior e o intestino posterior terminam, cada um, cegamente na membrana bucofaríngea (**A4**) ou cloacal (**A5**), onde o tubo da endoderme encontra a superfície corporal e, assim, a ectoderme superficial.

Intestino anterior. Partes da boca e faringe, sistema respiratório, esôfago, estômago, parte superior do duodeno e fígado, incluindo o trato biliar, desenvolvem-se a partir do intestino anterior, o qual se estende desde a membrana bucofaríngea até a saída do saco vitelino.

Boca e faringe. A cavidade bucal e a faringe desenvolvem-se juntamente com os arcos branquiais e, portanto, com a face e o pescoço. O estomadeu (**BC6**) ou boca primitiva se origina no nível do primeiro arco branquial; na 5ª semana, ele é limitado inicialmente pelas elevações maxilares pareadas (**BC7**), as elevações nasais mediais (**BC8**), a elevação frontonasal (**BC9**) e uma proeminência mandibular (**BC10**). Os processos maxilares fundem-se com as elevações nasais mediais para formar a pré-maxila (**D11**), que produz partes do lábio superior, maxila, dentes incisivos superiores e palato primário. No entanto, a maior parte do palato final desenvolve-se a partir de suas placas que se originam dos processos maxilares (**D-F12**). Inicialmente, eles se encontram em cada lado do broto da língua, mas na 7ª semana estão em posição horizontal acima da língua, onde se fundem um com o outro e com o palato primário e o septo nasal (**EF13**). O lábio inferior, a cartilagem de Meckel (mandibular) e os músculos mastigadores desenvolvem-se a partir do processo ou barra mandibular (ver p. 325). A mandíbula desenvolve-se por osteogênese desmal em grande proximidade com a cartilagem de Meckel. Várias elevações presentes já na 4ª semana contribuem para o desenvolvimento da língua: estas incluem dois brotos laterais da língua (**GH14**) e um broto mediano, o tubérculo ímpar (**GH15**), que se originam do primeiro arco branquial e fundem-se para formar a parte pré-sulcal da língua (**H16**); a cúpula, outra elevação mediana (**G17**), surge do segundo e do terceiro arco branquial e transforma-se na parte pós-sulcal (**H18**). A união entre as diferentes partes da língua é marcada durante a vida pelo forame cego (**H19**) e o sulco terminal (**H20**). A glândula tireoide origina-se no forame. A epiglote (**H21**) e suas conexões com a língua são produzidas a partir de elementos do quarto arco branquial, onde os músculos faríngeos também se desenvolvem.

Partindo do esôfago, o verdadeiro intestino anterior desenvolve-se a partir do tubo da endoderme, e o mesênquima adjacente da esplancnopleura. O esôfago é dividido a partir do sistema respiratório primordial pelo septo esofagotraqueal (ver p. 324). Ele é curto inicialmente, mas se alonga rapidamente devido ao movimento caudal do coração e pulmões primordiais. O músculo estriado desenvolve-se no terço superior do esôfago, com o músculo liso abaixo dele.

8.10 Sistema Gastrintestinal

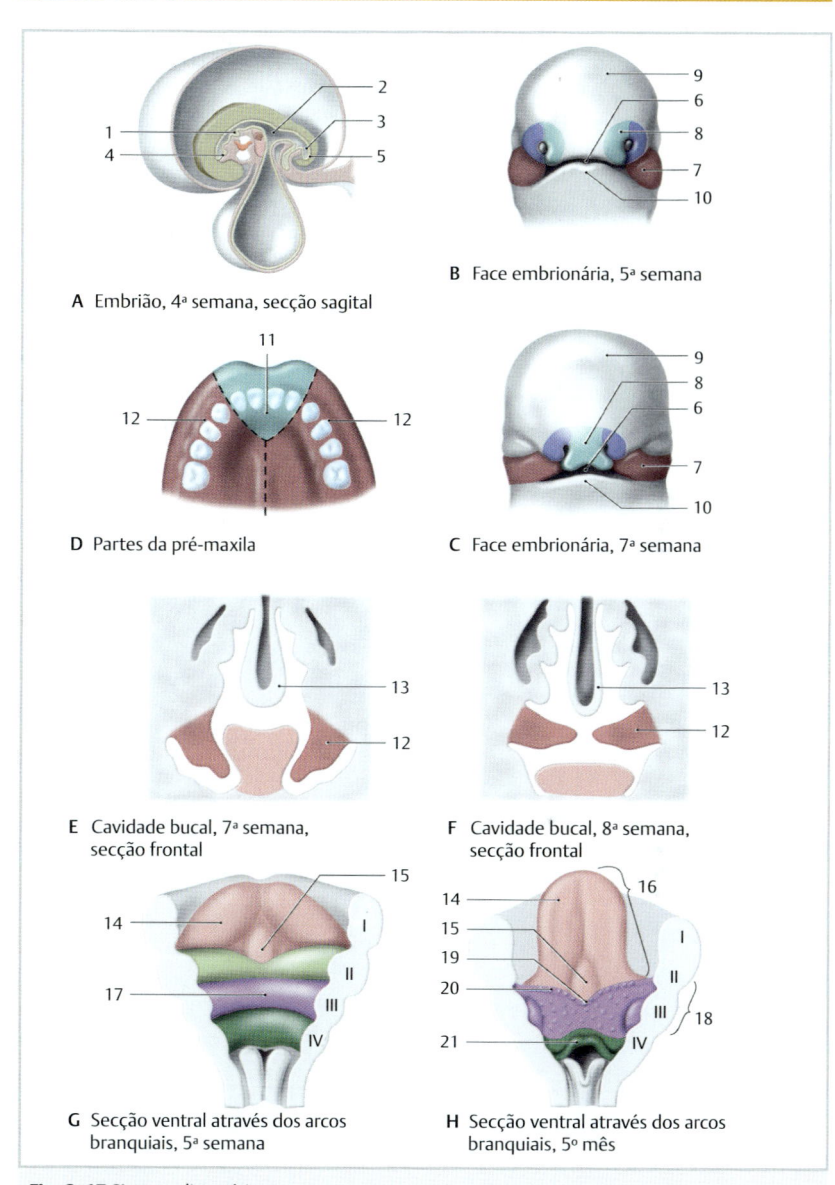

A Embrião, 4ª semana, secção sagital

B Face embrionária, 5ª semana

C Face embrionária, 7ª semana

D Partes da pré-maxila

E Cavidade bucal, 7ª semana, secção frontal

F Cavidade bucal, 8ª semana, secção frontal

G Secção ventral através dos arcos branquiais, 5ª semana

H Secção ventral através dos arcos branquiais, 5º mês

Fig. 8. 17 Sistema digestório.

Intestino Anterior (cont.)

O **estômago** pode ser reconhecido na 4ª semana como uma dilatação fusiforme do intestino anterior. Como as diferentes partes do estômago crescem a ritmos diferentes, a posição do estômago e duodeno muda como resultado da rotação em torno do eixo longo **(A)** e eixo anteroposterior **(B)**. A parede esquerda do estômago está voltada ventralmente, enquanto a parede direita está voltada dorsalmente. O nervo vago, que inerva o estômago, segue esta rotação. O maior crescimento da parte originalmente posterior do estômago resulta na maior curvatura **(C1)** e menor curvatura **(C2)**. Isto faz com que o piloro ascenda para a direita **(C3)** e a cárdia mova-se para a esquerda **(C4)**. O estômago é conectado com a parede corporal posterior pelo mesogástrio dorsal **(DE5)** e com a parede anterior pelo mesogástrio ventral **(DE6)**; a rotação gástrica faz com que o mesogástrio dorsal se mova para a esquerda, resultando na bolsa omental **(EG7)** atrás do estômago, ao passo que o mesogástrio ventral se move para uma posição à esquerda da linha média. O mesogástrio dorsal projeta-se abaixo da curvatura maior como um avental, devido a maior crescimento e rotação **(F8)**. Este cresce para cobrir o cólon transverso **(FG9)** e o intestino delgado **(FG10)**. As quatro camadas por fim se fundem para formar o omento maior **(G11)**.

O **duodeno (DEH12)** desenvolve-se a partir do intestino anterior e a parte superior do intestino médio. A delimitação entre os dois é distal à origem do broto do fígado e é indicada pelo suprimento vascular duplo do tronco celíaco e artéria mesentérica superior. A rotação gástrica causa a forma em C do duodeno, que é retroperitoneal devido ao crescimento dos órgãos e pâncreas à sua volta **(H13)**; apenas a parte superior (primeira) do duodeno permanece intraperitoneal. O lúmen da parte superior do duodeno é temporariamente ocluído pelas células em proliferação no 2º mês.

O **divertículo hepático** endodérmico aparece na extremidade caudal do intestino anterior no começo da 4ª semana. Ele se desenvolve e forma o septo transverso nas trabéculas hepáticas **(H14)** e projeta-se caudalmente na cavidade abdominal **(HI15)**. O mesogástrio ventral entre o estômago, a parte superior do duodeno e o broto do fígado torna-se o omento menor **(DE16)**, e a porção entre o broto do fígado e a parede abdominal anterior transforma-se no ligamento falciforme do fígado **(E16)**. Os canalículos biliares desenvolvem-se a partir das trabéculas hepáticas distais. A vesícula biliar **(IJ17)** e o ducto biliar originam-se na parte caudal do divertículo hepático **(IJ18)**.

O **pâncreas ventral primitivo** é o resultado mais caudal do divertículo hepático **(IJ19)**. O **pâncreas dorsal primitivo (IJ20)** desenvolve-se diretamente oposto a ele a partir do tubo duodenal. Como resultado do crescimento e rotação da alça duodenal, o pâncreas ventral e o ducto biliar movem-se dorsalmente, com a parte ventral finalmente localizada abaixo e atrás do pâncreas dorsal **(J)**. Os ductos excretores dos primórdios pancreáticos fundem-se para formar um ducto pancreático único **(J21)**. As ilhotas endócrinas de Langerhans desenvolvem-se dentro da glândula a partir do epitélio, durante o 3º mês.

8.10 Sistema Gastrintestinal 329

A Rotação gástrica em torno do seu eixo longitudinal

B Rotação gástrica em torno do seu eixo anteroposterior

C Estômago, posição final

D Estômago e órgãos vizinhos, 5ª semana, vistos a partir da esquerda

E Estômago e órgãos vizinhos, 11ª semana, vistos a partir da esquerda

F Estômago e intestino, aprox. 5º mês

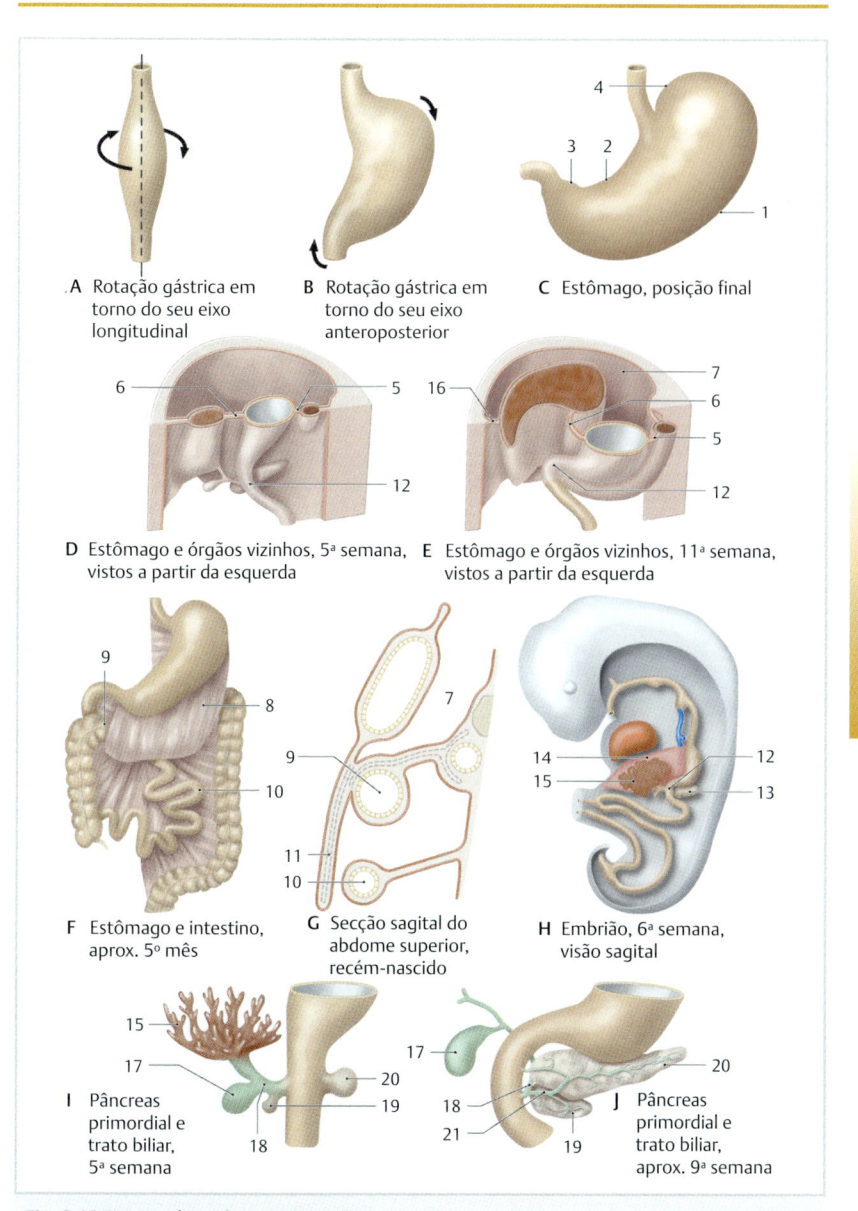

G Secção sagital do abdome superior, recém-nascido

H Embrião, 6ª semana, visão sagital

I Pâncreas primordial e trato biliar, 5ª semana

J Pâncreas primordial e trato biliar, aprox. 9ª semana

Fig. 8.18 Sistema digestório, continuação.

Gravidez e Desenvolvimento Humano

Intestino Médio e Intestino Posterior

Assim como as secções caudais do duodeno, o **jejuno** e o **íleo (A-C1)** desenvolvem-se a partir do intestino médio. O intestino delgado é conectado à parede abdominal posterior por um mesentério dorsal; não existe mesentério ventral. O intestino médio comunica-se com o saco vitelino via **ducto vitelino (A-C2)**. O intestino médio cresce rapidamente, resultando em uma alça primária voltada ventralmente **(B)** envolvendo a artéria mesentérica superior **(B3)**. O membro craniano da alça transforma-se no intestino delgado **(BC1)** e o membro caudal transforma-se no ceco **(BC4)**, cólon ascendente e dois terços proximais do cólon transverso. Com o crescimento rápido do membro craniano, o tubo intestinal alonga-se e já não cabe na cavidade celômica embrionária. Na 6ª semana, as alças do intestino delgado **(D1)** movem-se para dentro do celoma extraembrionário do cordão umbilical **(D5)** para produzir uma hérnia fisiológica. Enquanto está se alongando, a alça intestinal gira aproximadamente 270° no sentido anti-horário **(BC)**. A artéria mesentérica superior marca o eixo de rotação. O jejuno e o íleo formam várias alças no curso do crescimento longitudinal, e as alças do jejuno proximal **(E-G6)** são as primeiras a retornar para a cavidade celômica na 10ª semana, onde estão localizadas à direita, com as alças restantes acomodadas à direita **(E-G7)**; isto é refletido na linha final da raiz do mesentério **(G8)**. O ducto vitelino é obliterado depois que o intestino delgado retornou ao abdome e a parede abdominal anterior está formada.

> **Nota clínica:** Em 2 a 4% das pessoas, o ducto vitelino não é obliterado, resultando em um **divertículo de Meckel** no íleo.

O **ceco**, o cólon **ascendente** e os dois terços proximais do cólon **transverso** se desenvolvem a partir do membro caudal da alça umbilical primária **(BC4)** e são supridos por ramos da artéria mesentérica superior. Os segmentos do cólon estão envolvidos na "hérnia", e alongam-se, mas não formam alças. O ceco usualmente se desenvolve na 6ª semana como um broto da alça primária craniana **(CD9)**; no seu retorno à cavidade celômica, ele está primeiramente localizado abaixo do fígado **(E9)**, mas depois migra para baixo à direita da fossa ilíaca **(FG9)**. O cólon ascendente e a flexura cólica direita **(G10)** localizam-se na parede dorsal direita e são secundariamente retroperitoneais, devido à fusão do mesentério. O cólon transverso **(G11)** mantém seu mesentério, o qual se funde com a camada posterior do omento maior. O apêndice vermiforme **(FG12)** começa como um divertículo do ceco e usualmente está em uma localização retrocecal.

O terço distal do **cólon transverso (G13)**, o **cólon descendente (G14)**, o **cólon sigmoide (G15)**, o **reto (G-I16)** e o **canal anal** desenvolvem-se a partir do intestino posterior, que ao mesmo tempo fornece o revestimento epitelial da bexiga e uretra. O suprimento arterial pela artéria mesentérica inferior (artéria do intestino posterior) inicia no terço distal do cólon transverso e termina no canal anal, onde é fornecido pela artéria retal inferior da artéria pudenda interna. O cólon descendente é retroperitoneal ao longo da parede abdominal dorsal esquerda **(G14)**, enquanto o cólon sigmoide permanece intraperitoneal **(G15)**. O reto desenvolve-se a partir da **cloaca (H17)**, uma bolsa na extremidade ventrocaudal do embrião revestida com endoderma, que inicialmente é fechada pela **membrana cloacal (H18)**. O crescimento do septo urorretal mesodérmico **(H19)** na direção da membrana cloacal divide a cloaca em seio urogenital ventral **(H20)**, o qual se tornará a bexiga e a uretra, e o anorreto dorsal. Na 7ª semana, a membrana cloacal perfura para produzir as aberturas uretral **(I21)** e anal **(I22)**. A abertura do canal anal é novamente fechada brevemente por um curto período por uma membrana anal, produzida pela proliferação epitelial.

8.10 Sistema Gastrintestinal

A Embrião, 6ª semana, secção sagital

B Alça intestinal em torno da artéria mesentérica superior

C Alça intestinal após rotação

D Movimento das alças intestinais para dentro do cordão umbilical, 8ª semana

E Retorno das alças intestinais para a cavidade celômica, aprox. 12ª semana

F Posição final das alças intestinais, recém-nascido

G Relações peritoneais finais do intestino delgado e grosso

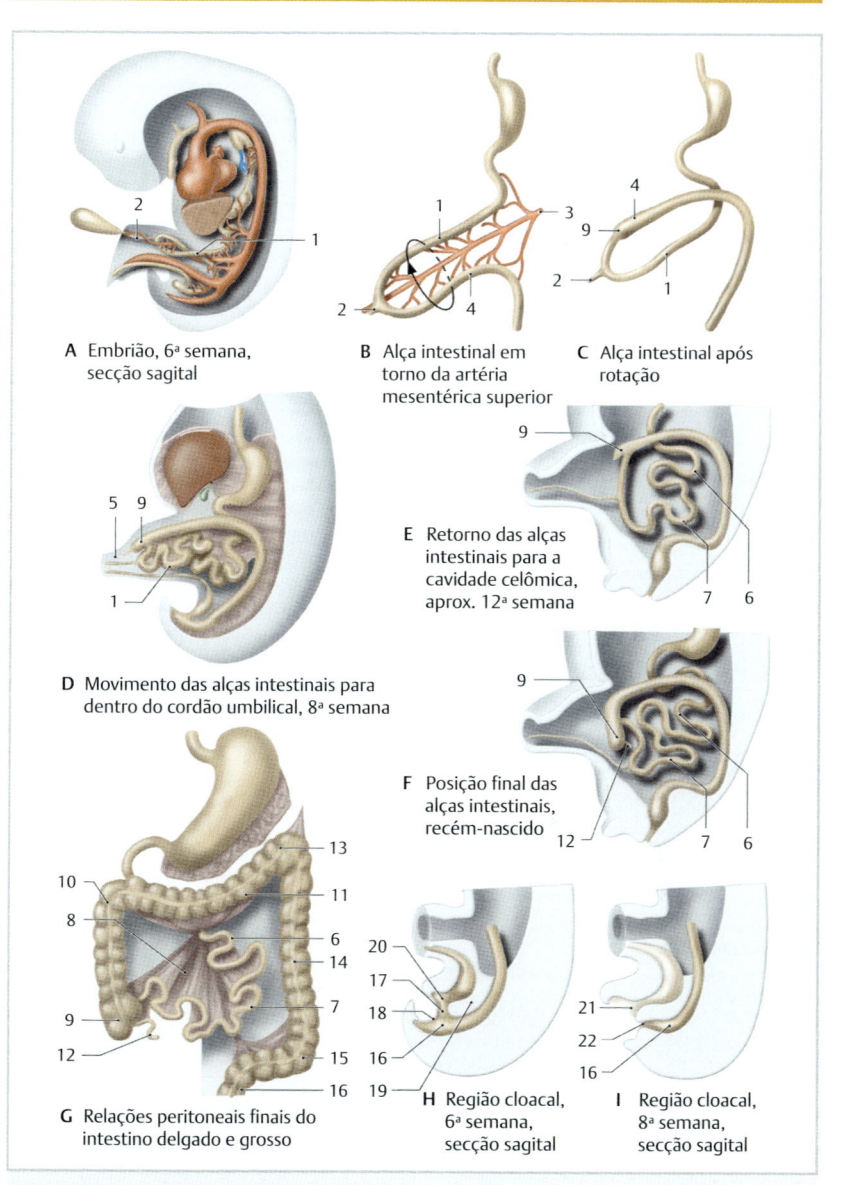

H Região cloacal, 6ª semana, secção sagital

I Região cloacal, 8ª semana, secção sagital

Fig. 8.19 Sistema digestório, continuação.

Gravidez e Desenvolvimento Humano

8.11 Sistema Urinário

Desenvolvimento do Sistema Urinário

O sistema urinário desenvolve-se com o sistema reprodutivo a partir do mesoderma intermediário (**A1**), em que três gerações de rim primordiais são encontradas de cranial a caudal: **pronefro**, **mesonefro** e **metanefro**. O pronefro segmentar rudimentar, sem funcionamento (**B2**), desenvolve-se no pescoço na 3ª semana; apenas o ducto pronéfrico (**B3**) desempenha um papel no desenvolvimento posterior. O mesonefro aparece na 4ª semana e estende-se desde a região torácica até a lombar (**B4**). Ele consiste em canalículos mesonéfricos, alças vasculares e ducto mesonéfrico (de Wolff) (**BC5**), que cresce em uma direção caudal como uma continuação do ducto pronéfrico. Os túbulos mesonéfricos em forma de S formam-se próximos ao ducto mesonéfrico (**C6**), acompanhados pelas alças capilares mediais (**C7**), com uma cápsula glomerular derivada do epitélio tubular. As unidades funcionais resultantes (néfrons) do mesonefro drenam lateralmente através dos túbulos para dentro do ducto mesonéfrico. Embora os néfrons mesonéfricos ainda estejam aparecendo caudalmente, eles estão se degenerando cranialmente (**B**). O ducto mesonéfrico abre-se dentro da cloaca no final da 4ª semana (**B8**). A crista genital (**C9**) grande e oval desenvolve-se na 6ª semana, medial ao ducto mesonéfrico.

O rim permanente começa a se desenvolver na 6ª semana, com o aparecimento do metanefro (**B10**). Os néfrons metanéfricos e mesonéfricos desenvolvem-se igualmente, mas o desenvolvimento do sistema de drenagem difere. O **broto do ureter** (**B11**) brota do ducto mesonéfrico perto de onde ele se abre na cloaca. O fundo cego deste broto se projeta inicialmente no blastema metanéfrico ainda não segmentado. O broto do ureter é a origem do ureter, da pelve renal e dos túbulos coletores, e as vesículas renais epiteliais (**D12**) originam-se do blastema metanéfrico mesenquimal em proximidade com os túbulos coletores (**D13**). Diferentes segmentos dos túbulos desenvolvem-se a partir destas vesículas (**E14**). Uma extremidade estabelece uma conexão com o túbulo coletor (**seta em E**) e a outra extremidade se transforma na cápsula glomerular (cápsula de Bowman) (**F16**), contendo alças capilares (**F15**).

O metanefro (**G10**) está localizado na pelve inicialmente, mas ascende para o abdome quando se desenvolve (**H10**). O suprimento sanguíneo dos rins primordiais muda dos ramos das artérias ilíacas para ramos separados da aorta, as artérias renais.

A **bexiga urinária** (**G-I17**) e a **uretra** (**H-I18**) desenvolvem-se a partir do seio urogenital (**G-I19**), a parte ventral da cloaca, que se divide em três regiões. O segmento largo superior transforma-se na bexiga urinária, a qual inicialmente está conectada com o umbigo através do ducto alantoico (**GH20**). Este canal é obliterado e transforma-se no úraco na prega umbilical mediana na parede abdominal anterior. Durante a diferenciação da bexiga, a parte terminal do ducto mesonéfrico (**JK21**), como o rudimento do ureter surgindo dele (**J22**), é incorporada na parede dorsal da bexiga (**JK23**); o ureter e o ducto mesonéfrico mantêm aberturas separadas. As aberturas do ureter movem-se cranialmente, devido à ascensão do rim (**IK24**); as aberturas agora caudais dos ductos mesonéfricos se movem juntas e marcam o trígono da bexiga e o começo da uretra prostática nos homens (**K25**). Na mulher, o segmento médio ou pélvico do seio urogenital se transforma na uretra, e, no homem, é a origem das partes prostática e intermediária da uretra. O vestíbulo vaginal nas mulheres e a parte esponjosa da uretra nos homens desenvolvem-se a partir do segmento inferior do seio urogenital.

8.11 Sistema Urinário

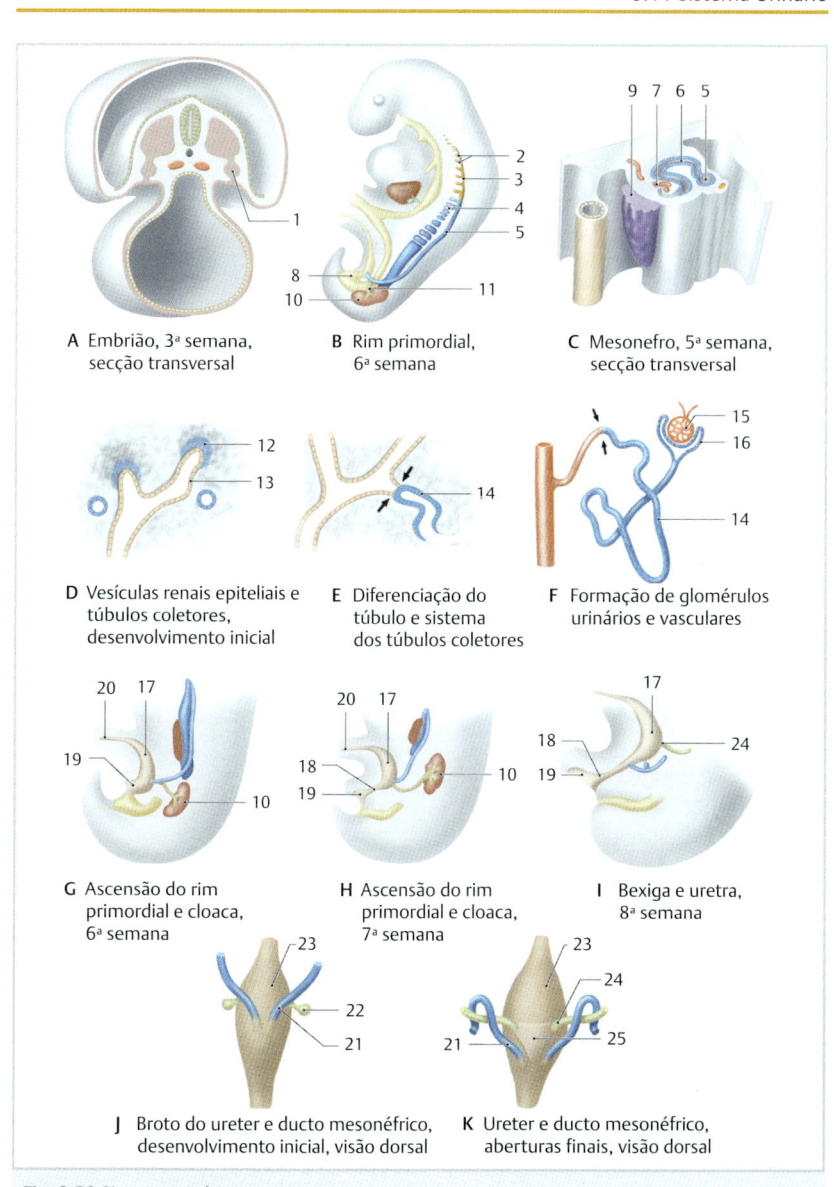

A Embrião, 3ª semana, secção transversal

B Rim primordial, 6ª semana

C Mesonefro, 5ª semana, secção transversal

D Vesículas renais epiteliais e túbulos coletores, desenvolvimento inicial

E Diferenciação do túbulo e sistema dos túbulos coletores

F Formação de glomérulos urinários e vasculares

G Ascensão do rim primordial e cloaca, 6ª semana

H Ascensão do rim primordial e cloaca, 7ª semana

I Bexiga e uretra, 8ª semana

J Broto do ureter e ducto mesonéfrico, desenvolvimento inicial, visão dorsal

K Ureter e ducto mesonéfrico, aberturas finais, visão dorsal

Fig. 8-20 Sistema urinário.

8.12 Sistema Genital

Desenvolvimento do Sistema Genital

Embora o sexo do embrião seja determinado geneticamente, os primeiros rudimentos do sistema genital, isto é, as gônadas, os ductos genitais e a genitália externa, são indiferenciados. Assim sendo, é importante comparar e contrastar o desenvolvimento dos sistemas genitais masculino e feminino.

Gônadas indiferenciadas. Na 5ª semana, o epitélio celômico na borda medial do mesonefro se espessa para formar a **crista genital (A1)**. As células epiteliais formam cordões envolvidos por mesênquima e contêm células mesonéfricas **(A2)**. As **células sexuais primordiais (AB3)** migram para esta **gônada indiferenciada (B)** na 6ª semana. Estas provavelmente se originam do epiblasto e passam para o saco vitelino e finalmente para o intestino posterior **(A4)**. As células migram ao longo do mesentério dorsal pelo movimento ameboide até o epitélio celômico e entram na crista genital **(B1)**.

Testículos. Em um embrião com cromossomos XY, o gene mestre SRY (*região determinante do sexo no cromossomo Y*) produz TDF (*fator determinante de testículo*), deste modo iniciando o desenvolvimento dos testículos. Ao final da 7ª semana, os testículos podem ser distinguidos do ovário. Os cordões testiculares **(CD5)** desenvolvem-se no centro dos testículos e estão conectados com o hilo **(CD6)** através da rede testicular. Os cordões testiculares consistem em células germinativas primordiais e precursoras das células de Sertoli. Eles permanecem compactos até a puberdade, quando obtêm um lúmen e transformam-se em túbulos seminíferos. A túnica albugínea fibrosa **(CD7)** desenvolve-se abaixo da superfície do epitélio dos testículos, e células de Leydig são produzidas a partir do tecido conjuntivo intersticial; estas produzem testosterona a partir da 8ª semana, o que influencia a diferenciação dos ductos genitais e a genitália externa.

Ovário. Em um embrião com cromossomos XX e, portanto, na ausência do TDF, a gônada desenvolve-se em um ovário, no qual os cordões germinativos primários no centro formam primeiramente coleções de células em rede e são finalmente substituídos por estroma ovariano vascular **(EF8)**. O córtex torna-se mais amplo e mais espesso, devido ao desenvolvimento dos cordões germinativos secundários **(E9)** a partir do epitélio celômico. Os cordões germinativos são interligados com o estroma cortical, mas degeneram no 4º mês em grupos de células contendo uma ou mais células germinativas. Estas se dividem por mitose e tornam-se oogônias proliferadas sincronicamente com o início da prófase da meiose. No período fetal, elas se tornam folículos primordiais através da deposição de uma única camada de células foliculares **(F10)**. A maioria dos aproximadamente dois milhões de folículos primordiais é perdida antes do nascimento, portanto os ovários de uma menina recém-nascida contêm apenas várias centenas de milhares.

Descenso das gônadas. Os testículos e o ovário movem-se caudalmente a partir da sua posição original no nível da primeira vértebra lombar. O testículo **(G-I11)** primeiramente atinge a pelve menor (**descenso transabdominal, GH**) e passa pelo canal inguinal em uma segunda fase (**descenso transinguinal, I**). O descenso dos testículos depende da testosterona e é guiado pelo **gubernáculo testicular (G-I12)**, que se origina no mesonefro. Ventral ao gubernáculo testicular, o peritônio parietal forma o **processo vaginal do testículo (H13)** com a forma de um funil, que continua dentro do escroto como as outras camadas da parede abdominal. O testículo migra para baixo, atrás do gubernáculo testicular. Quando o descenso está completo, o processo vaginal é obliterado e o testículo invagina a cavidade serosa do escroto **(I14)**.

O ovário descende ao longo do gubernáculo ovariano até a parede da pelve menor. O ligamento suspensor do ovário deriva da sua extremidade craniana, e o ligamento redondo do útero da extremidade caudal, que passa através do canal inguinal e termina no grande lábio.

8.12 Sistema Genital

A Rota das células sexuais primordiais, 6ª semana

B Gônada indiferenciada, secção transversal, 6ª semana

C Testículo primordial, secção transversal, 8ª semana

D Testículo primordial, 4º mês

E Ovário primordial, secção transversal, 7ª semana

F Ovário primordial, 5º mês

G Posição dos testículos, 2º mês

H Posição dos testículos, 3º mês

I Posição dos testículos, 7º mês

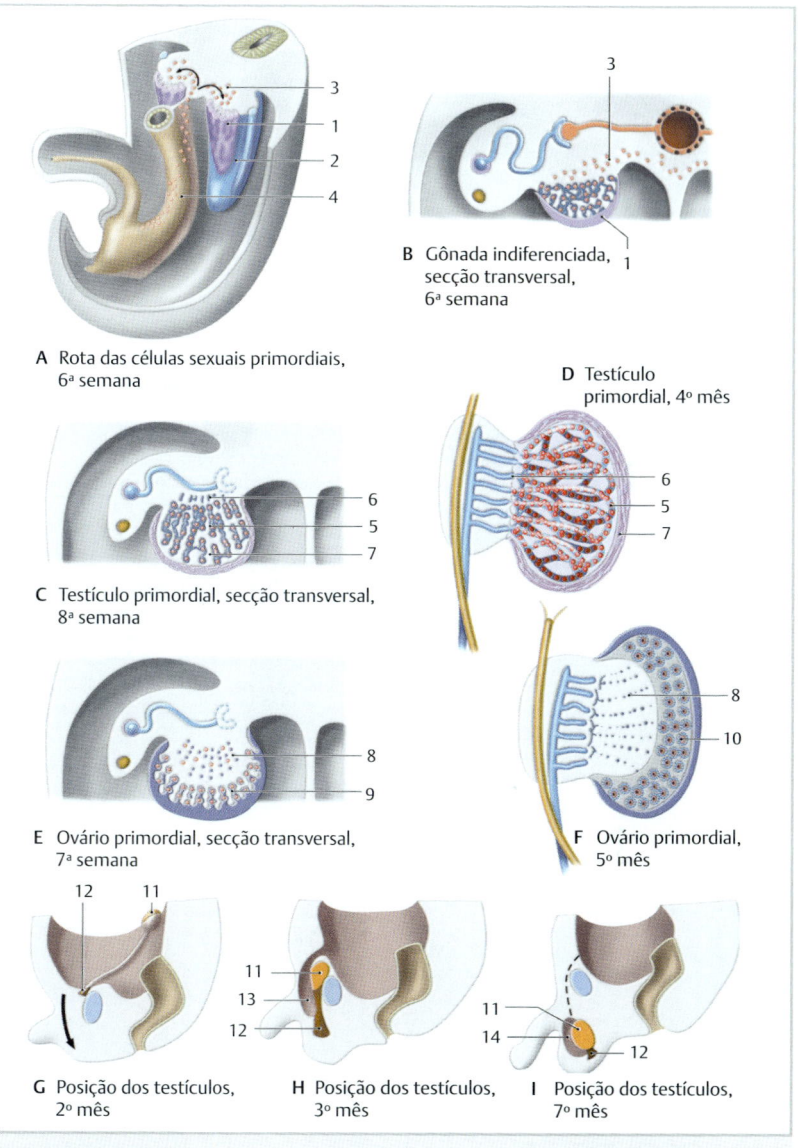

Fig. 8.21 Sistema genital.

Desenvolvimento do Sistema Genital (cont.)

Os ductos genitais primordiais são indiferenciados inicialmente; eles estão presentes em ambos os sexos laterais ao mesonefro, como o ducto mesonéfrico (ductos de Wolff) (**AB1**) e ducto paramesonéfrico (ducto de Müller) (**AB2**).

Ductos genitais masculinos. O *hormônio antimülleriano* (**AMH**) produzido pelas células de Sertoli causa degeneração quase completa do ducto de Müller no embrião masculino, mas o ducto de Wolff é preservado sob a influência da testosterona apesar da regressão do mesonefro. O ducto de Wolff transforma-se no ducto deferente (**C1a**) e, no segmento próximo ao testículo, forma o epidídimo (**C1b**), que recebe as aberturas dos dúctulos eferentes originários dos túbulos mesonéfricos (**C3**). A vesícula seminal desenvolve-se a partir da porção terminal do ducto mesonéfrico, ao passo que a próstata se origina dos brotos epiteliais da uretra e o mesênquima adjacente.

Ductos genitais femininos. Enquanto os ductos de Wolff degeneram no embrião feminino, os ductos de Müller (**D2**) tornam-se os ductos genitais importantes, evoluindo para as tubas (**D4**), o útero (**D5**) e a parte superior da vagina (**D6**). As partes cranianas dos ductos de Müller transformam-se nas tubas (**E-G4**), enquanto os segmentos caudais em ambos os lados se fundem medialmente para formar o canal uterovaginal (**EF7**), com um ligamento largo do útero em ambos os lados. Um septo temporário pode ser identificado no útero; ele se diferencia gradualmente no corpo e no colo do útero (**E8**). A extremidade caudal fundida dos ductos de Müller (**E9**) atinge o seio urogenital (**EF6, 10**), o qual por sua vez produz cornos sinuvaginais pareados por proliferação epitelial. Eles se tornam uma sólida placa vaginal (**F11**), que se prolifera na direção do canal uterovaginal e gradualmente adquire um lúmen (**FG12**). O epitélio vaginal, portanto, desenvolve-se a partir de pelo menos dois tecidos primordiais, mas a delimitação entre eles permanece pouco clara.

O seio urogenital e o lúmen vaginal são separados pelo hímen, uma fina camada de tecido (**FG13**).

Genitália externa. O estágio indiferenciado da genitália externa desenvolve-se a partir do mesênquima adjacente à cloaca. As pregas urogenitais (cloacais) (**H14**), que são ligeiras elevações em torno da abertura cloacal, fundem-se ventrais ao tubérculo genital (**H15**) e são acompanhadas lateralmente por inchaços genitais (**H16**). Depois da perfuração da membrana cloacal, o septo urorretal divide a abertura cloacal em um seio urogenital anterior (**J10**) e uma abertura anal posterior (**IJ17**); ela se transforma no períneo (**IJ18**).

Genitália externa masculina. Sob a influência da testosterona, o tubérculo genital cresce e transforma-se no falo (**I19**). As dobras genitais fundem-se para se transformar na uretra e gradualmente fecham a prega uretral (**I20**). O escroto (**IK21**), que se desenvolve a partir da união dos inchaços genitais (escrotais), prende-se ao pênis resultante.

Genitália externa feminina. Quando o embrião tem cromossomos XX, há pouco crescimento do tubérculo genital, o qual se transforma no clitóris (**L22**). As dobras genitais formam os pequenos lábios (**L23**) e os inchaços genitais formam os grandes lábios (**L24**). O seio urogenital permanece aberto e transforma-se no vestíbulo da vagina, dentro do qual a uretra (**L25**) e a vagina (**L26**) abrem-se.

8.12 Sistema Genital

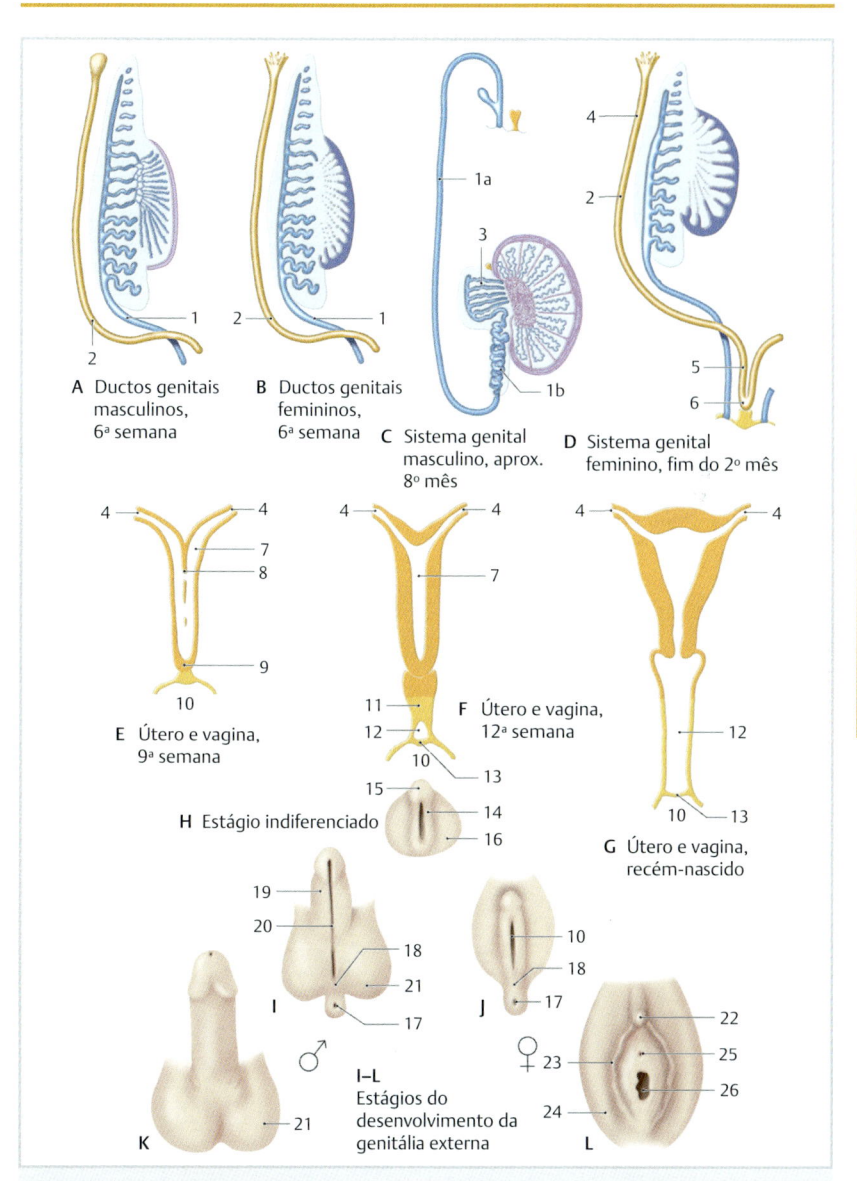

A Ductos genitais masculinos, 6ª semana
B Ductos genitais femininos, 6ª semana
C Sistema genital masculino, aprox. 8º mês
D Sistema genital feminino, fim do 2º mês
E Útero e vagina, 9ª semana
F Útero e vagina, 12ª semana
G Útero e vagina, recém-nascido
H Estágio indiferenciado
I–L Estágios do desenvolvimento da genitália externa

Fig. 8.22 Sistema genital, continuação.

8.13 Período Perinatal

O Recém-Nascido

O recém-nascido médio pesa 3.400 g e mede 360 mm (CCN) ou 50 cm (CHL). O tecido gorduroso constitui cerca de 16% do seu peso corporal, dando ao recém-nascido uma aparência roliça. Sua cabeça é a parte maior do corpo em termos de proporção; seu tronco tem a forma oval, e seu diâmetro maior é na região do fígado. O tórax do recém-nascido tem forma de barril (**A1**), o abdome longo (**A2**) e a região pélvica (**A3**) pouco desenvolvida. As pernas proporcionalmente mais curtas são curvadas (posição em vara) e os pés em posição supina. A quantidade de pelo na cabeça varia grandemente, e usualmente cai logo após o nascimento. Na hora do nascimento, o bebê humano é relativamente imaturo e indefeso, comparado com a prole de outros primatas. A finalização do desenvolvimento e maturação dos sistemas orgânicos é adiada até a vida pós-natal. As características morfológicas e funcionais podem ser resumidas da seguinte forma:

Sistema musculoesquelético. Os ossos de um recém-nascido são mais esponjosos do que os do adulto e contêm mais medula óssea. O neurocrânio é consideravelmente maior em proporção com o viscerocrânio. Entre os ossos da calvária estão as **fontanelas**, das quais a maior é a **fontanela anterior (A4)**, sobrejacente ao seio sagital superior; a pulsação do seio sagital superior é transmitida para a pele sobrejacente. Esta fontanela se fecha durante o 2º ano. A ossificação está particularmente avançada nos ossos longos (ver Vol. 1). Um sinal de maturidade é a presença de um centro de ossificação secundária na epífise femoral distal (**A5**).

Sistema cardiovascular. O coração (**A6**) do recém-nascido é relativamente grande. A frequência cardíaca é de 120 a 140 batimentos por minuto. A conversão da circulação fetal ocorre com o fechamento do forame oval logo após o nascimento (ver p. 8).

Sistema respiratório. Depois da sua primeira respiração espontânea, o recém-nascido tem uma frequência respiratória de 40 a 44 respirações por minuto. Suas costelas estão mais horizontais, resultando em respiração abdominal, com o diafragma mais achatado realizando a maior parte do trabalho de respiração.

Sistema alimentar. Nos primeiros meses de vida, os órgãos do sistema digestivo estão equipados para a digestão do leite materno, ou seja, ingestão de líquido. Nos primeiros dias de vida, o recém-nascido excreta uma secreção intestinal esverdeada e viscosa denominada *mecônio*. O fígado grande (**A7**) representa cerca de 4% do peso corporal do recém-nascido.

Sistema urinário. A bexiga urinária (**A8**) ainda não atingiu sua posição final na pelve menor, e os ureteres ainda não têm uma parte pélvica.

Sistema genital masculino. A descida dos testículos para o escroto (**A9**) é um sinal de maturidade no recém-nascido do sexo masculino. A genitália externa masculina é relativamente grande.

Sistema genital feminino. Os grandes ovários localizam-se na fossa ilíaca e ainda não atingiram sua posição final na pelve. O colo do útero representa cerca de dois terços do útero. A genitália externa feminina apresenta-se relativamente grande na época do nascimento. A cobertura dos pequenos lábios pelos grandes lábios é um sinal de maturidade no recém-nascido do sexo feminino.

Sistema nervoso. Como a cabeça do recém-nascido representa um quarto de todo o corpo em termos de tamanho, o cérebro também é proporcionalmente grande. A medula espinhal estende-se até L2-L3 e inicia a mielinização do trato corticoespinhal.

Pele. A pele do recém-nascido é espessa e tem apenas uma escassa lanugem e uma camada subcutânea de gordura bem desenvolvida (**A10**). As unhas estendem-se além das pontas dos dedos, e há uma dobra profunda na superfície plantar do pé.

> **Nota clínica.** A aparência geral do recém-nascido é avaliada o mais rápido possível após o parto. A avaliação clínica inclui frequência cardíaca, esforço respiratório, tônus muscular, reflexos e cor da pele. Os parâmetros são estabelecidos de acordo com o escore de Apgar.

8.13 Período Perinatal

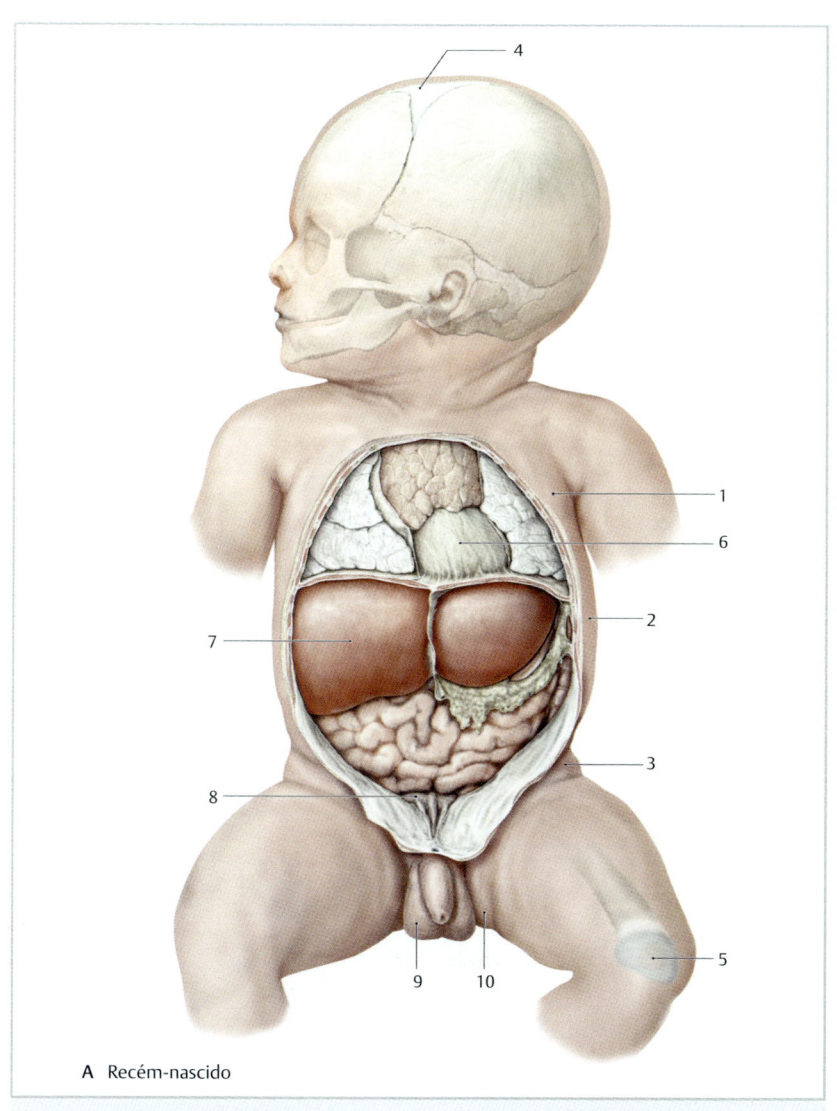

A Recém-nascido

Fig. 8.23 O recém-nascido.

8.14 Período Pós-Natal

O **período neonatal** é seguido pela **primeira infância**, que dura até o final do 1º ano. A primeira infância é seguida pela **infância inicial** (2 a 6 anos), **infância tardia/pré-adolescência** (7 a 10 anos) e **adolescência** (11 a 20 anos). **Puberdade** descreve os desenvolvimentos (maturação sexual) que ocorrem juntamente com as mudanças hormonais que iniciam em torno dos 10 anos de idade. Ela é caracterizada por um surto de crescimento e o desenvolvimento de características sexuais secundárias, terminando quando a altura adulta é atingida e a maturidade sexual está completa.

Peso corporal. O peso médio do recém-nascido no nascimento é de 3.400 g. Aos 5 meses de idade, seu peso já dobrou, e, com 1 ano, triplicou. Aos 2,5 anos, o peso do bebê é quatro vezes seu peso ao nascer. Aos 6 anos é seis vezes maior e aos 10 anos é dez vezes maior. O crescimento e desenvolvimento são medidos durante exames de rotina, em termos de *percentis*. O percentil 50 representa a cifra média na população saudável; por exemplo, para o peso em relação à altura (**A**), 94% das crianças estão entre o percentil 3 e 97.

Altura. O recém-nascido mede aproximadamente 50 a 51 cm. Os primeiros dois anos de vida são um período de crescimento rápido, após o qual o crescimento diminui a velocidade por vários anos antes de acelerar novamente no começo da adolescência ("*surto de crescimento*"). Um critério importante é a relação entre altura e peso. Com dieta apropriada, os percentis da altura e peso devem ser praticamente idênticos (**B**).

Aceleração descreve um aumento acelerado na altura e no peso – comparado com décadas atrás – iniciando aos 7 anos de idade. Relacionado a isto está o início precoce da *menarca* (primeiro período menstrual), que ocorre em média 2 anos antes do que em gerações anteriores.

Proporções corporais. As proporções do corpo mudam dramaticamente entre o período neonatal e a idade adulta, devido ao crescimento desproporcional dos membros comparados com a cabeça e o tronco. No recém-nascido, a cabeça compreende um quarto do comprimento total do corpo, e no adulto esta proporção é apenas um oitavo (**C**). O centro do corpo do recém-nascido está perto do umbigo; na mulher adulta, ele se encontra na margem superior da sínfise púbica, e, no homem adulto, está na margem inferior.

Área da superfície corporal. A relação entre a área da superfície e o volume corporal é maior no recém-nascido e na criança do que no adulto. A área da superfície é de aproximadamente 0,25 m² no recém-nascido, 0,5 m² em uma criança de 2 anos, 1 m² em uma criança de 9 anos e 1,73 m² em um adulto. Isto deve ser levado em consideração para dosagens de medicação e é um fator importante no prognóstico e manejo de queimaduras.

Idade esquelética. O crescimento físico da criança pode ser avaliado com precisão em termos da idade esquelética em relação à idade cronológica. Para determinar o número, tamanho e aparência dos centros de ossificação, por exemplo, uma radiografia da mão (radiografia do punho) pode ser útil e pode prever com precisão a altura adulta.

Circunferência da cabeça. O crescimento do crânio é monitorado durante os primeiros 4 anos e é medido em termos da circunferência da cabeça, que na maioria das crianças corresponde às curvas de percentis. Alterações no tamanho ou atraso no fechamento das fontanelas ou suturas cranianas podem ser sinais de *microcefalia* e *hidrocefalia*.

Ver **Dentes Decíduos** (p. 162) e **Desenvolvimento dos Dentes** (p. 164).

8.14 Período Pós-Natal

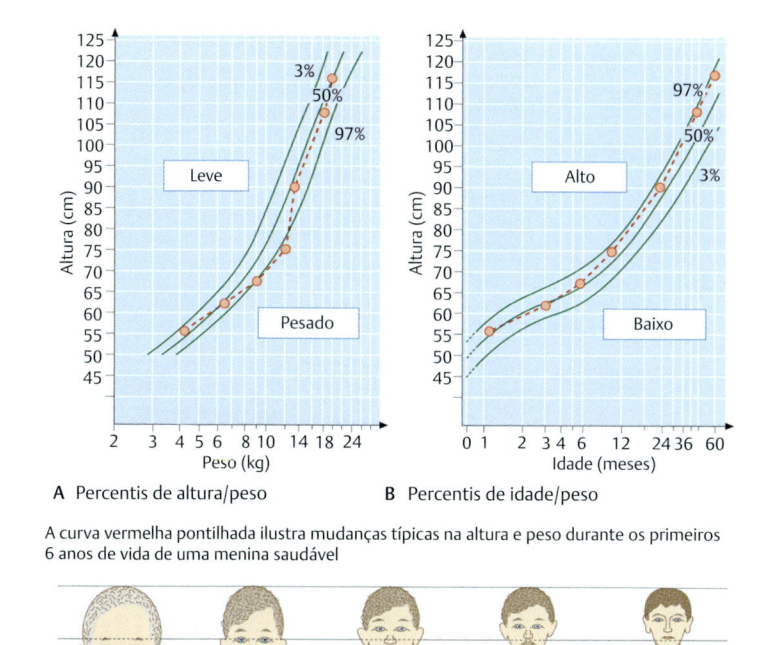

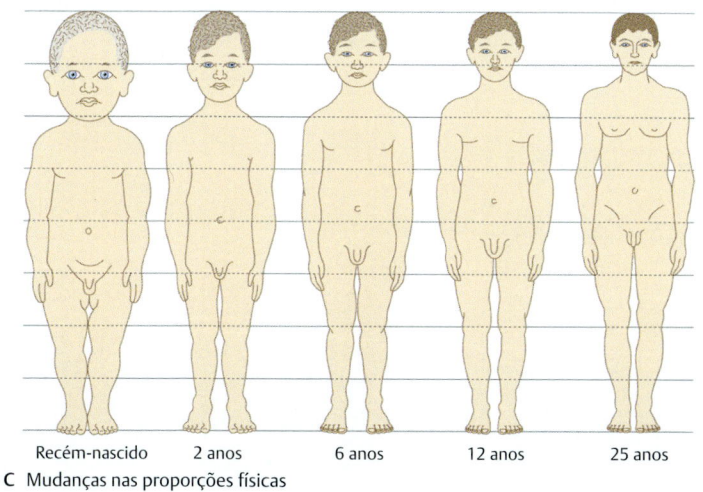

A Percentis de altura/peso

B Percentis de idade/peso

A curva vermelha pontilhada ilustra mudanças típicas na altura e peso durante os primeiros 6 anos de vida de uma menina saudável

Recém-nascido   2 anos   6 anos   12 anos   25 anos

C Mudanças nas proporções físicas

Fig. 8.24 Desenvolvimento durante o período pós-natal.

9 Secreção, Epitélio Glandular, Sistema Endócrino

9.1 Visão Geral e Classificação das Glândulas Exócrinas   *344*
9.2 Sistema Endócrino   *348*
9.3 Eixo Hipotálamo-Pituitária   *350*
9.4 Conexões Hipotálamo-Pituitária   *354*
9.5 Glândula Pineal   *360*
9.6 Glândulas Adrenais   *362*
9.7 Glândula Tireoide   *368*
9.8 Ilhotas Pancreáticas   *374*
9.9 Sistema Endócrino Difuso   *376*

9.1 Visão Geral e Classificação das Glândulas Endócrinas

As células glandulares são células epiteliais cuja tarefa principal é sintetizar e **secretar** substâncias com uma função biológica especial. Secreção é o processo de produção intracelular e liberação da célula. A glândula é um órgão inteiro que consiste em células glandulares ou grupos de células glandulares. Uma distinção básica é feita entre glândulas exócrinas e endócrinas: enquanto as glândulas exócrinas secretam seu produto diretamente ou através de um sistema de ductos em uma superfície interna ou externa, as glândulas endócrinas liberam seu produto secretório, que é chamado de **hormônio**, na corrente sanguínea ou tecido adjacente, pelo processo de **increção**.

Classificação das Glândulas Exócrinas

Distribuição. Existem inúmeras glândulas exócrinas diferentes na pele (glândulas sudoríparas [**A1**], glândulas sebáceas [**A2**], glândulas de cheiro [**A3**], glândulas mamárias [**A4**] e em superfícies corporais internas (glândulas lacrimais [**A5**], glândulas salivares [**A6**], glândulas brônquicas [**A7**], fígado [**A8**], pâncreas [**A9**]).

Número e posição. Glândulas unicelulares intraepiteliais isoladas (células caliciformes [**B1**]) ocorrem em alguns epitélios superficiais, e glândulas **multicelulares intraepiteliais** em outros (p. ex., na mucosa nasal e na conjuntiva [**B2**]). As **glândulas multicelulares extraepiteliais** originalmente crescem na forma de massas sólidas de tecido epitelial; a conexão com a superfície epitelial se transforma no ducto excretor (p. ex., glândulas de Brunner no duodeno;

glândulas sudoríparas, do cheiro e sebáceas na pele) (**B3**). O tecido glandular pode perder seu contato direto com o epitélio superficial original e tornar-se uma glândula **extramural** separada, p. ex., a glândula lacrimal e as glândulas salivares da cavidade oral (p. 170). Estas glândulas se originam embrionariamente dos grupos de células epiteliais (no trato respiratório, trato digestivo, trato genital e pele), que se desenvolvem para formar o tecido conjuntivo subjacente. Elas se diferenciam em grupos de células secretoras e formam **ácinos glandulares**. Os ácinos estão conectados com a superfície por um **ducto excretor** ou sistema de ductos.

Forma e hábito de crescimento das unidades secretoras. Dependendo da sua forma, as unidades secretoras são descritas como **tubulares (C1)** (p. ex., criptas do cólon), **acinares** ("semelhante a uva") (**C2**) (p. ex., pâncreas) ou **alveolares (C3)** (p. ex., glândulas de cheiro). Também há formas mistas, como **tubuloacinar** (p. ex., glândula submandibular) ou tubuloalveolar (p. ex., **mamas lactantes**). Glândulas simples (p. ex., glândulas sudoríparas merócrinas) têm um ducto separado que se abre sobre uma superfície epitelial (**C1-C3**), enquanto glândulas ramificadas (p. ex., glândulas pilóricas) consistem em várias unidades secretoras que se abrem em um único ducto (**C4-C6**); em glândulas compostas (glândulas salivares), as unidades secretoras, independentemente da sua forma, abrem-se em um sistema **ramificado** de ductos (**C7-C8**). A estrutura geral de glândulas extraepiteliais compostas pode ser ilustrada pelas glândulas salivares (p. 170).

O fígado (p. 224), com o trato biliar associado, e a vesícula biliar, além do pâncreas (p. 234), também são considerados como **glândulas acessórias** do sistema digestivo.

9.1 Visão Geral e Classificação das Glândulas Endócrinas

A Glândulas exócrinas, distribuição

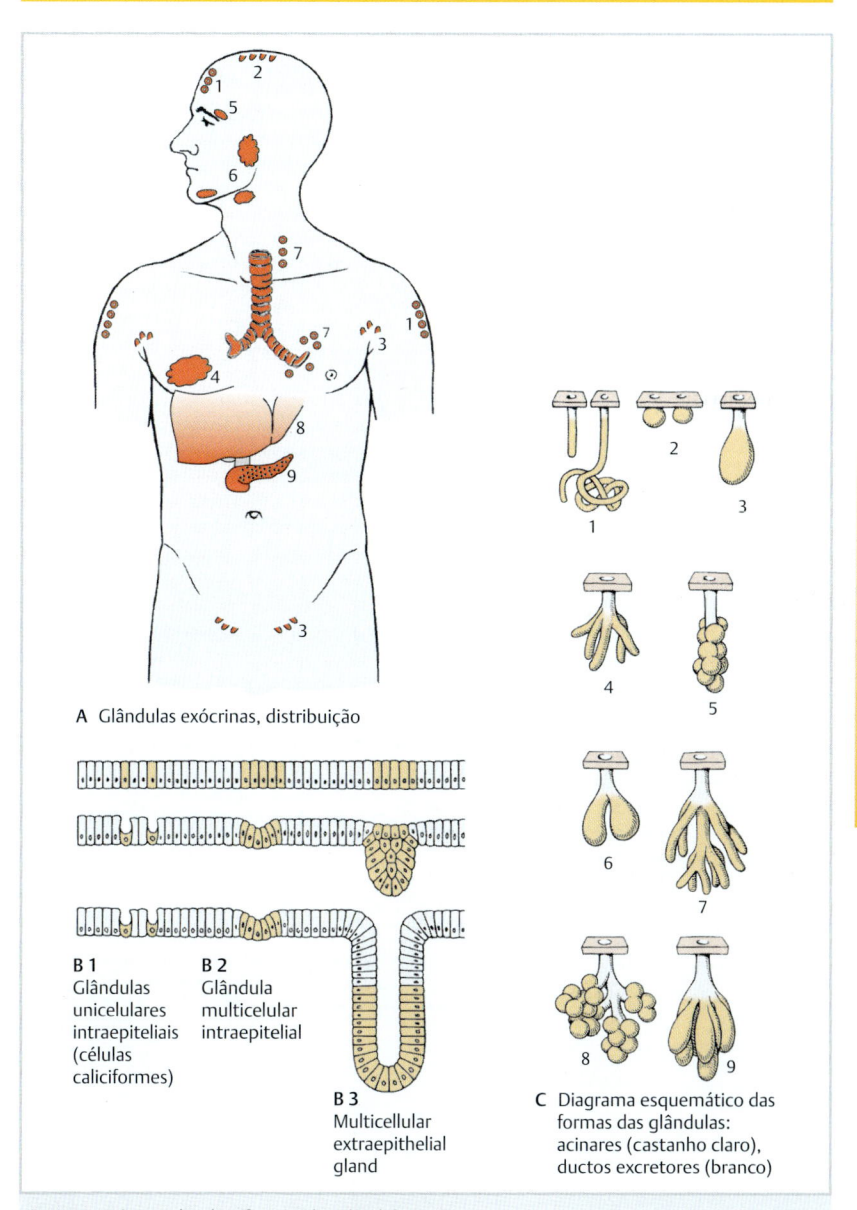

B 1 Glândulas unicelulares intraepiteliais (células caliciformes)

B 2 Glândula multicelular intraepitelial

B 3 Multicellular extraepithelial gland

C Diagrama esquemático das formas das glândulas: acinares (castanho claro), ductos excretores (branco)

Fig. 9.1 Visão geral e classificação das glândulas exócrinas.

Classificação das Glândulas Exócrinas (cont.)

Morfologia das células secretoras e natureza da secreção. As unidades secretoras são classificadas como **mucosas** ou **serosas** com base na sua morfologia e padrão de coloração. Esta classificação também reflete a estrutura química da secreção. As unidades secretoras serosas (**A1**) são revestidas por células polarizadas altas e em forma de pirâmide cujos ápices apontam para o lúmen estreito. Seu citoplasma **apical** usualmente contém grânulos secretores **acidófilos** ou **eosinófilos**, enquanto as partes **basais** são **basófilas**, devido ao retículo endoplasmático (RE) rugoso bem desenvolvido, que sintetiza proteínas exportadas. As glândulas serosas produzem uma secreção aquosa rica em proteínas (p. ex., pâncreas, glândula parótida, glândula lacrimal). Unidades secretoras serosas frequentemente têm células basais mioepiteliais. O citoplasma das unidades secretoras mucosas (**A2**) é claro e espumoso, e os núcleos achatados e o RE rugoso estão localizados em uma banda nasal estreita de citoplasma. As glândulas produzem uma secreção viscosa e mucinosa (p. ex., glândula sublingual, epitélio superficial de partes do estômago e duodeno). As **glândulas seromucosas** contêm ambos os tipos de unidades secretoras (p. ex., glândula submandibular).

As **células mioepiteliais (A3)** estão presentes em algumas glândulas (p. ex., glândulas sudoríparas, mamárias, salivares e lacrimais). Estas são células epiteliais **contráteis** que se localizam entre as membranas das células basais das unidades secretoras e seus ductos excretores para expelir a secreção.

Mecanismo secretor. As glândulas exócrinas têm uma variedade de mecanismos secretores. Elas incluem secreção **merócrina (écrina)** por **exocitose (B1, C6)**, que envolve extrusão sem expulsão da membrana celular. As vesículas cheias de secreção, que ainda estão envolvidas por uma membrana de Golgi, reúnem-se ao longo da superfície interna da membrana celular. As duas membranas se fundem no ponto de contato, e os conteúdos da vesícula ricos em proteína são transportados para fora da célula sem a perda da membrana. As secreções que deixam a célula desta maneira não possuem mais uma cobertura membranosa. Este é o mecanismo secretor da maioria das glândulas exócrinas e endócrinas. Na secreção **apócrina (B2)** ou **apocitose**, uma parte do corpo celular e membrana celular é descartado. A secreção coberta por uma membrana produz inicialmente um abaulamento na superfície apical da célula antes de ser secretada. O produto da secreção é envolvido em uma membrana após ser liberado, por exemplo, como os glóbulos de gordura do leite na glândula mamária lactante. A secreção **holócrina (B3)** ou **holocitose** está limitada às glândulas sebáceas. As células formam gotículas de lipídios e depois morrem por morte celular programada (apoptose), ou seja, as células da glândula são completamente transformadas em produto secretório. Novas células glandulares são continuamente reabastecidas a partir de uma camada de células basais.

Dimensão no microscópio eletrônico da produção de secreção. Os materiais (aminoácidos, açúcar) são absorvidos por difusão ou pinocitose da corrente sanguínea (**C1**) e entram nas cisternas do **RE** rugoso (**C2**), onde ocorre síntese e modificação pós-translacional de proteínas secretoras, mucinas e lipoproteínas. Eles então são carregados pelas vesículas de transporte para **o aparelho de Golgi (C3)** e são compactados pela sua membrana nas **vesículas de Golgi (C4)**. As vesículas cheias de secreção por fim se rompem (**C5**) ou são liberadas por exocitose (**C6**).

9.1 Visão Geral e Classificação das Glândulas Endócrinas

A Classificação morfológica das unidades secretoras serosas e mucosas das glândulas salivares

Características	Unidade secretora serosa	Unidade secretora mucosa
Diâmetro total	Menor	Maior
Aparência	Ácino ou capuz	Túbulo
Lúmen	Muito estreito	Relativamente largo
Forma do núcleo	Redondo (quase)	Achatado
Posição do núcleo	Basal	Basal, ao longo da parede
Citoplasma	Grânulos apicais	Claro, espumoso
Bordas das células	Menos distintas	Mais distintas
Junções rígidas	Ausentes	Detectáveis
Canalículos secretores	Intracelulares	Ausentes

1 Exocitose 2 Secreção apócrina 3 Secreção holócrina

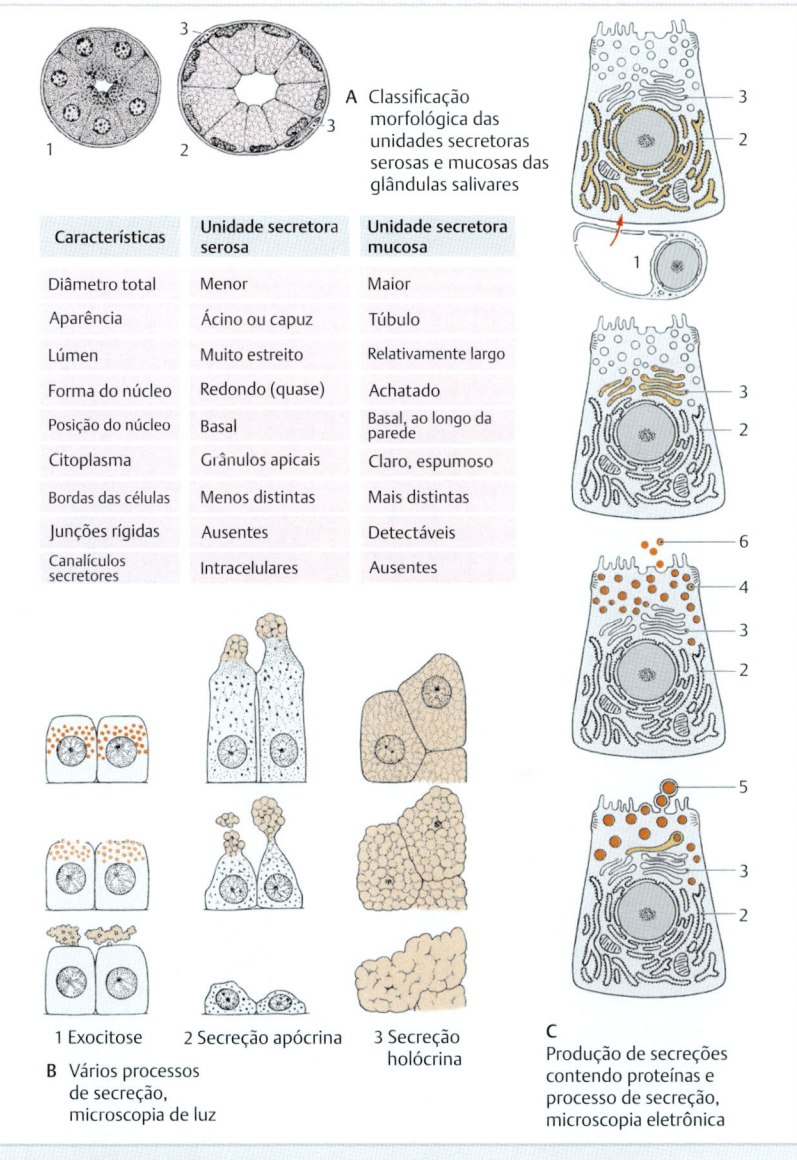

B Vários processos de secreção, microscopia de luz

C Produção de secreções contendo proteínas e processo de secreção, microscopia eletrônica

Fig. 9.2 Classificação com microscópio de luz das unidades secretoras exócrinas.

Secreção, Epitélio Glandular, Sistema Endócrino

9.2 Sistema Endócrino

Visão Geral

Secreção endócrina significa que as células e os agregados celulares do sistema endócrino secretam hormônios que são distribuídos no corpo pela corrente sanguínea (**A1**). Hormônios são mensageiros químicos que produzem efeitos específicos em suas células-alvo via receptores. O sistema endócrino é um meio de comunicação entre as células que, como o sistema nervoso, com o qual está intimamente ligado, coordena e controla o funcionamento interno do corpo. A maioria dos hormônios são proteínas, polipeptídios ou esteroides. O termo "endócrino" distingue estas glândulas sem ductos das glândulas exócrinas, que liberam sua secreção através de um ducto.

Sinalização hormonal. Os hormônios endócrinos (**A1**) podem influenciar seu tecido ou órgão-alvo por longas distâncias. O sinal químico é transportado pela corrente sanguínea. Secreção autócrina ou parácrina (**A2**) significa que hormônios são liberados na própria célula secretora ou células próximas. Na **neurossecreção**, a célula secretora é um neurônio, o qual libera seu transmissor na corrente sanguínea para atuar como um hormônio (**A3**). Isto não é o mesmo que a transmissão sináptica (**A4**), em que um hormônio ou neurotransmissor é liberado no espaço sináptico, análogo à secreção parácrina.

A maioria das glândulas endócrinas é derivada do epitélio do qual elas perderam sua conexão. As glândulas endócrinas incluem a glândula pituitária (hipófise) (**B1**), glândula ou corpo pineal (**B2**), glândula tireoide (**B3**), glândulas parótidas (**B4**) e glândulas adrenais (**B5**). As **glândulas** do sistema endócrino ocorrem *individualmente* ou em *pares* e estão organizadas *hierarquicamente*. A atividade da glândula endócrina é usualmente em resposta a estímulos específicos e, em muitos casos, é detida por *feedback* negativo (isto é, por um aumento nos níveis hormonais no sangue). Os processos reguladores envolvem predominantemente várias glândulas na hierarquia das glândulas. Todas as glândulas endócrinas têm uma densa rede capilar ou sinusoide (**C, D**).

Além das glândulas endócrinas individuais, **agregados de células endócrinas** são encontrados em outros órgãos: estes incluem as *ilhotas de Langerhans* no pâncreas (**B6**), conhecidas coletivamente como ilhotas pancreáticas, *células de Leydig* no tecido intersticial que envolve os túbulos seminíferos (**B7**), além das *células teca-luteínicas*, *células granulosas luteínicas* e *células hilares* do ovário (**B8**).

O epitélio de órgãos específicos (p. ex., no trato gastrintestinal e sistema respiratório) também contém células endócrinas individuais, que são conhecidas coletivamente como sistema celular endócrino disseminado ou difuso. As células endócrinas também estão presentes no **hipotálamo**, que contém numerosos grupos de neurônios que produzem neuro-hormônios (p. 368).

Há evidências recentes de que não são apenas as células de origem epitelial que produzem hormônios, mas também as células mesenquimais (p. ex., células de gordura e células musculares).

Os hormônios pertencem a diferentes grupos químicos e, consequentemente, a ultraestrutura das células endócrinas correspondentes varia enormemente. As substâncias hidrofílicas incluem polipeptídios, peptídeos, glicoproteínas e aminas biogênicas. As substâncias lipofílicas incluem hormônios esteroides e hormônios da tireoide.

Nota clínica: Secreção hormonal aumentada ou reduzida é encontrada em inúmeras doenças (p. ex., diabetes, tireoide super ou subativa).

9.2 Sistema Endócrino

1 Secreção endócrina **2** Secreção parácrina e autócrina

A   **3** Neuro-hormônio   **4** Neurotransmissor

C Glândula endócrina com rede capilar

D Rede capilar, glândula tireoide: foto por microscopia eletrônica pelo professor associado Kalman Szabo, MD Lubeck (de Kuehnel, Taschenatlas Histologie, Thieme, 2014)

B Glândulas endócrinas, visão geral

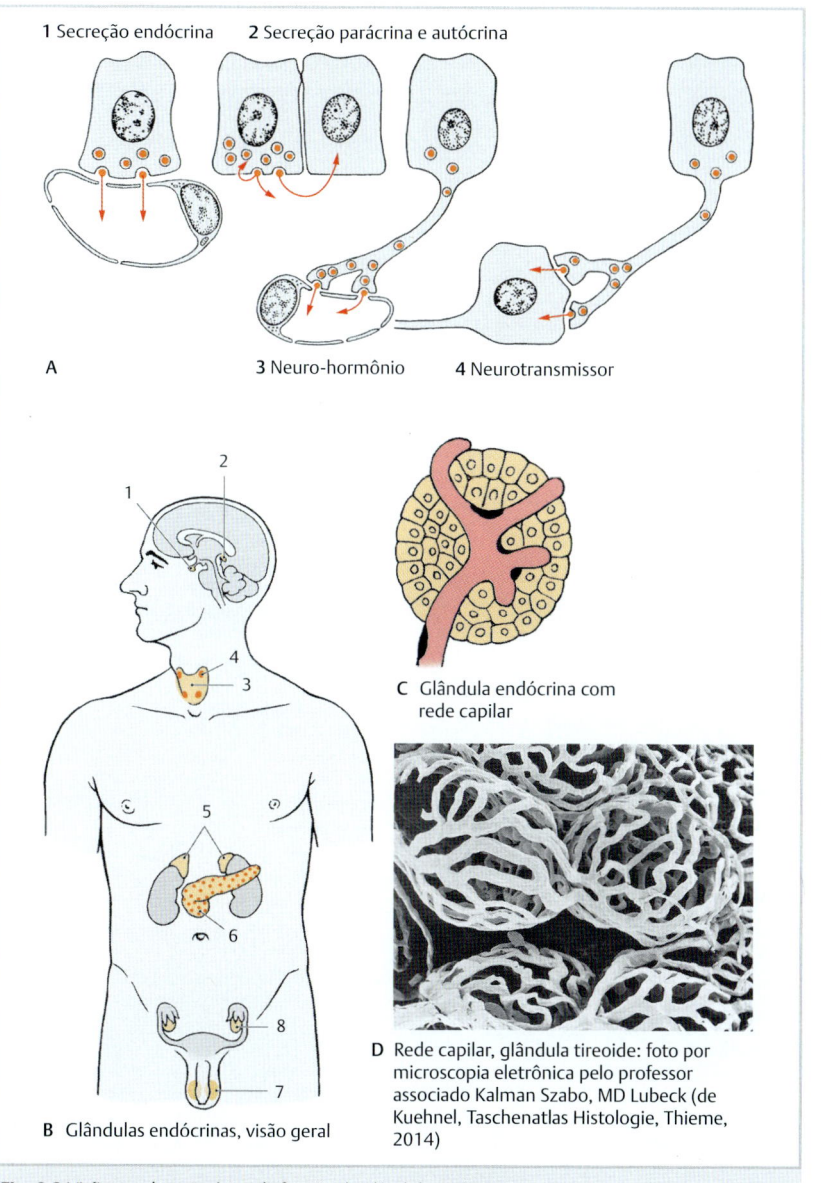

Fig. 9.3 Visão geral e princípios da função da glândula endócrina.

9.3 Eixo Hipotálamo-Pituitária
Anatomia Macroscópica
Hipotálamo

O hipotálamo (**A1, B**) é formado pela **porção mais inferior do diencéfalo**. Originando-se da sua porção caudal está o túber cinério, a partir do qual o recesso infundibular em forma de funil se estende para baixo e torna-se contínuo com o infundíbulo da glândula primária (haste hipofisária) (**A2, B**). **Posteriormente**, ele se estende até o corpo mamilar; **rostralmente**, é contiguo com o quiasma óptico (**A6, B**). A superfície **anterior** do hipotálamo é a única região do diencéfalo visível externamente (ver Vol, 3).

Função. O hipotálamo e seus núcleos constituem o principal órgão de controle para a função autônoma, e é o principal órgão regulador do sistema endócrino, que ele controla por meio das suas conexões com a glândula pituitária.

Glândula Pituitária (Hipófise)

A glândula pituitária cilíndrica pesa de 600 a 900 mg, repousa na **fossa hipofisária** da sela túrcica do osso esfenoide, no centro da base do crânio, e é separada da base do crânio por uma lâmina de dura-máter, conhecida como o *diafragma selar*, no centro do qual existe uma abertura para a passagem da haste hipofisária (**A7, B**). A glândula pituitária pode ser dividida em adeno-hipófise, uma estrutura epitelial, e a neuro-hipófise.

Adeno-hipófise (A3, B) (lobo anterior da glândula pituitária). O lobo anterior da glândula pituitária consiste na **parte distal**, que constitui o volume da glândula; a **parte tuberal**, que cobre as partes anteriores do infundíbulo (**A2, B**) e partes do túber cinéreo; e a **parte intermediária** (lobo médio) (**A4, B**), que forma uma zona intermediária estreita fronteiriça com a superfície da neuro-hipófise.

Neuro-hipófise (A5, B) (lobo posterior na superfície da glândula pituitária). Contém somente axônios não mielinizados, terminais axônicos, células gliais (*pituicitos*) e capilares com lúmen largo. Ela está conectada com o hipotálamo pelo **infundíbulo** (haste hipofisária) (**A2, B**). O **recesso infundibular** (**B**) em forma de funil se projeta na porção inicial da haste hipofisária do terceiro ventrículo; o volume na sua parede posterior é conhecido como **eminência mediana** (**B**). O lobo posterior da glândula pituitária abriga uma área vascular funcionalmente importante (ver p. 356).

Topografia. A glândula pituitária pode ser dividida em parte suprasselar e infrasselar. A parte **suprasselar** consiste na *haste hipofisária (infundíbulo* e a *parte tuberal da adeno-hipófise*), que se localiza muito próxima do quiasma óptico anteriormente. O túber cinéreo repousa sobre o diafragma selar, envolvido pelo círculo arterial cerebral. A parte **infrasselar** consiste dos *lobos anterior e médio da adeno-hipófise, além da neuro-hipófise* (*lobo posterior*) (posição extradural).

Circulação sanguínea (ver pp. 355 e 357 e Vol. 3). A glândula pituitária é suprida por quatro artérias: as **artérias hipofisárias inferiores** direita e esquerda originam-se da *parte cavernosa da artéria carótida interna* e unem-se para formar um anel arterial em torno da neuro-hipófise (plexo do manto). As artérias hipofisárias inferiores fazem anastomose com as **artérias hipofisárias superiores**, que se originam da *porção cerebral da artéria carótida interna*. As artérias hipofisárias superiores passam para a porção anterior do hipotálamo, a parte tuberal da adeno-hipófise e a haste hipofisária; uma artéria trabecular ascende na frente da haste hipofisária, passa através da adeno-hipófise e alimenta as alças capilares da neuro-hipófise. A *adeno-hipófise não é suprida diretamente por estas artérias*, recebendo seu suprimento de sangue de um **sistema de veias portais**: depois de entrar na haste hipofisária, as duas **artérias hipofisárias superiores** se dividem em alças capilares com formato de grampo de cabelo ("vasos especiais") (**plexo primário**). O sangue do plexo drena em um ou dois **vasos portais** (veias portais hipofisárias), que o transportam até a adeno-hipófise. Lá, os vasos dividem-se novamente para formar uma rede capilar sinusoide (**plexo secundário**) envolvendo as células glandulares. O sangue drena do plexo secundário para as **veias** superficiais, que esvaziam no **seio cavernoso**. A rede capilar do lobo posterior faz anastomose com a do lobo anterior, mas também está diretamente conectada com os vasos sanguíneos da circulação geral. Não há sistema venoso portal entre o hipotálamo e a pituitária posterior.

9.3 Eixo Hipotálamo-Pituitária

A Glândula pituitária e hipotálamo (diencéfalo), visão geral

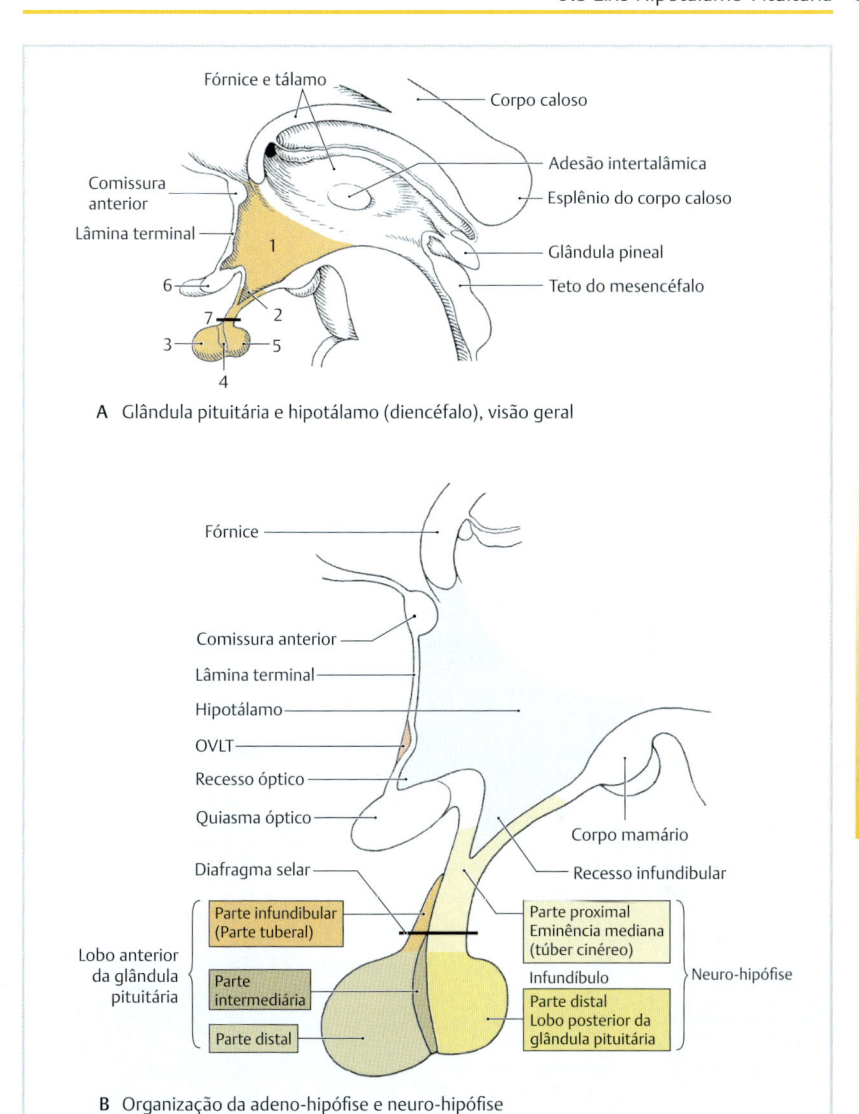

Fórnice e tálamo
Corpo caloso
Adesão intertalâmica
Comissura anterior
Esplênio do corpo caloso
Lâmina terminal
Glândula pineal
Teto do mesencéfalo

B Organização da adeno-hipófise e neuro-hipófise

Fórnice
Comissura anterior
Lâmina terminal
Hipotálamo
OVLT
Recesso óptico
Quiasma óptico
Corpo mamário
Diafragma selar
Recesso infundibular
Parte infundibular (Parte tuberal)
Parte proximal Eminência mediana (túber cinéreo)
Lobo anterior da glândula pituitária
Parte intermediária
Infundíbulo
Neuro-hipófise
Parte distal
Parte distal Lobo posterior da glândula pituitária

Fig. 9.4 Estrutura macroscópica do hipotálamo e glândula pituitária.

Anatomia Microscópica da Glândula Pituitária

A glândula pituitária é envolvida por uma **cápsula de tecido conjuntivo (A1)** fino. Na parte tuberal **(A2)**, a cápsula também envolve os *vasos portais* e as *artérias* que suprem a adeno-hipófise. As veias abaixo da cápsula formam um *plexo venoso*.

Adeno-Hipófise (Lobo Anterior da Glândula Pituitária)

O lobo anterior da glândula pituitária (adeno-hipófise) é composto de **fios e ninhos de células epiteliais** irregulares que são envolvidos por **capilares sinusoides** de lúmen largo com endotélio fenestrado, e por **fibras reticulares**. Localizada entre os lobos anterior e posterior da pituitária está a parte intermediária, que contém cistos preenchidos com coloide **(A6, D)**.

Células glandulares (A4, B). Várias técnicas de coloração podem ser usadas para examinar as células do lobo anterior. Corante de azan pode ser usado para distinguir três grupos de células: acidófilas (células α; **B7**), basófilas (células β; **B8**) e cromófobas (células γ; **B9**) (pouca coloração). As células acidófilas e basófilas secretam vários hormônios (polipeptídios ou glicoproteínas). Os hormônios proteicos *somatotropina (STH)*, conhecida internacionalmente como hormônio do crescimento (**GH**), e *prolactina (PRL)* são secretados por células **acidófilas** não glandotrópicas e colorem laranja com Orange G. O hormônio proteico *corticotropina (hormônio adrenocorticotrófico, ACTH)* e os hormônios glicoproteicos *tirotropina (hormônio estimulador da tireoide, TSH)*, *folitropina (hormônio folículoestimulante, FSH)*, *lutropina (hormônio luteinizante, LH)*, *lipotropina (hormônio lipotrópico, LPH)* e *melanotropina (hormônio estimulante de melanócitos, MSH)* são produzidos por células **basófilas** glandotrópicas que colorem com coloração ácido periódico de Schiff (PAS).

As células **cromófobicas** provavelmente não estão diretamente envolvidas na produção hormonal e, por isso, não estão incluídas na figura na p. 359. Atualmente acredita-se que estas células são precursoras das células produtoras de hormônios (*células estaminais*) ou *células degranuladas (esvaziadas)* de qualquer tipo. As **células foliculares (estreladas)** têm processos finos longos que se estendem através da glândula inteira, envolvendo incompletamente os grupos de células glandulares e dividindo o lobo anterior em regiões.

Estas células aparentemente estão associadas à glia.

Técnicas imuno-histoquímicas também podem ser usadas para identificar tipos de células glandulares por microscopia de luz e eletrônica, baseadas em suas secreções hormonais.

Organização celular. As várias células glandulares na pituitária anterior não estão estritamente distribuídas por tipo, nem uniformemente dispersas através da glândula. Aproximadamente 50% são cromófobas, 10% basófilas e 40% acidófilas. As células acidófilas que produzem **STH** e **PRL** se localizam principalmente nas *partes laterais da parte distal*, enquanto as células basófilas contendo **ACTH**, **MSH** e **LPH** são principalmente encontradas nas *porções central e anterior da glândula*. As células da *parte tuberal* produzem predominantemente as gonadotrofinas **FSH** e **LH**. Células basófilas produtoras de TSH estão frequentemente localizadas na *parte central anterior da parte distal* da glândula. As células cromófobicas não são específicas para qualquer parte particular.

Aparência no microscópio eletrônico. As células de coloração variada são caracterizadas sob microscopia eletrônica por seus **grânulos envolvidos por membranas** (vesículas com núcleos densos de elétrons), cujo tamanho depende do hormônio contido na célula e varia de 60 a 900 nm. As células também diferem em termos do formato e posição dos grânulos, além do aparecimento de ergastoplasma (retículo endoplasmático) e complexos de Golgi. O transporte hormonal é feito por exocitose.

Neuro-Hipófise (Lobo Posterior da Glândula Pituitária)

Mais de 70% do lobo posterior da glândula pituitária, ou neuro-hipófise **(A5)**, consiste em **axônios não mielinizados** com corpos celulares em núcleos hipotalâmicos, terminações dos axônios, células gliais especializadas denominadas **pituicitos** e um sistema complexo de **capilares** com lúmen largo. Ela não contém células nervosas. Os hormônios sintetizados nos núcleos hipotalâmicos são conduzidos via transporte axonal, ao longo das fibras nervosas não mielinizadas, até o ponto de liberação da pituitária posterior na corrente sanguínea (**neurossecreção**) (ver Vol. 3).

A3 Infundíbulo (haste hipofisária), **B10** célula γ, **B11** célulaε

9.3 Eixo Hipotálamo-Pituitária

Lobo anterior
Lobo médio
Lobo posterior

A Lobo anterior da glândula pituitária, lobo posterior e lobo médio (parte intermédia). Corado por azan; ampliação 7×

B Padrões de coloração das células na adeno-hipófise. Corado por azan; ampliação 400×

C Lobo posterior da glândula pituitária. Feixe de fibras nervosas não mielinizadas. Corado por hematoxilina e eosina; ampliação 100×

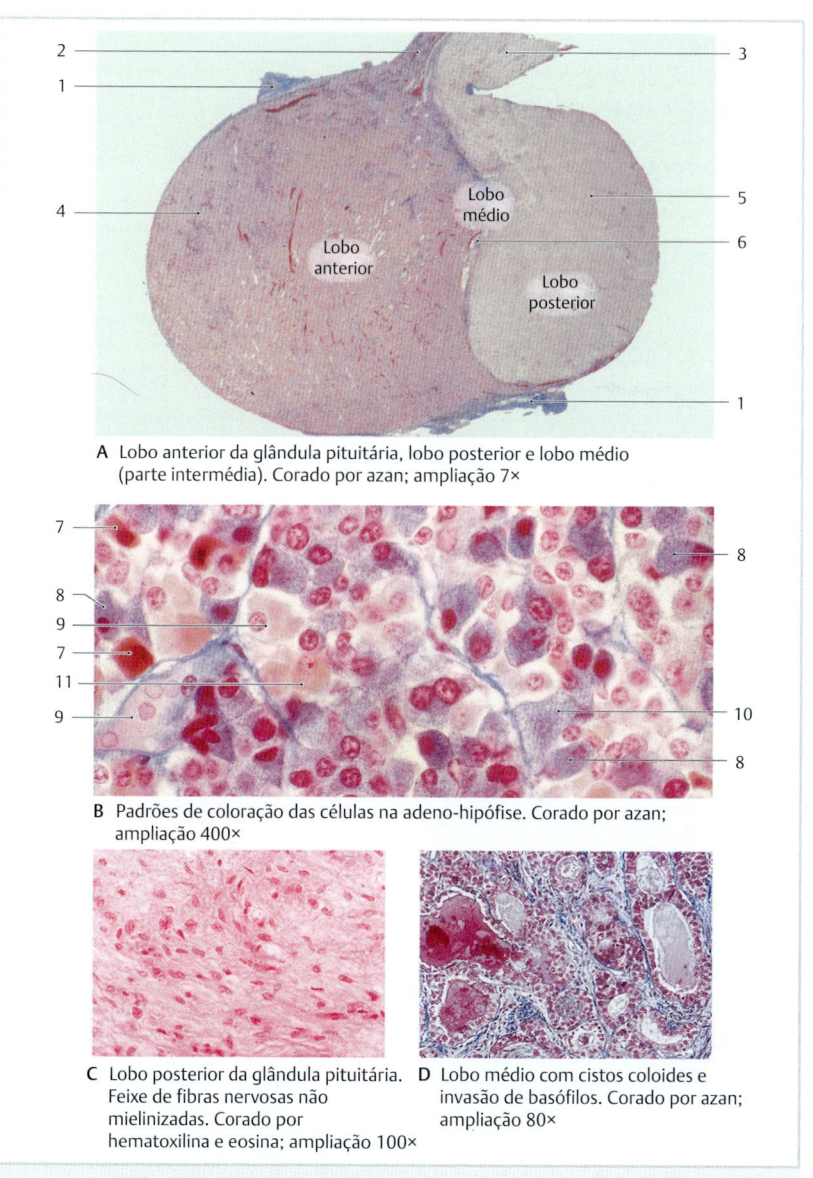

D Lobo médio com cistos coloides e invasão de basófilos. Corado por azan; ampliação 80×

Fig. 9.5 Estrutura microscópica da glândula pituitária.

9.4 Conexões Hipotálamo-Pituitária

Conexões Eferentes do Hipotálamo

As tarefas primárias do hipotálamo (**A, B**) são o **controle do sistema nervoso autônomo** e **sistema endócrino**. O hipotálamo recebe *input* via receptores da periferia do corpo e outras áreas do cérebro, as quais ele integra para servir a tarefas mais abrangentes (p. ex., regulação do metabolismo, temperatura corporal, alimentação e reprodução). Há dois tipos de caminhos eferentes do hipotálamo: um **caminho neural** consistindo em nervos eferentes que descendem através do tronco encefálico até núcleos visceromotores e influenciam glândulas endócrinas via nervos autônomos (ver Vol. 3); e um **caminho hormonal** que controla outras glândulas endócrinas via unidade hipotálamo-pituitária.

Caminho Hormonal

As informações são transportadas por **neuro-hormônios**, que podem ser detectados, ligados a proteínas transportadoras, nos *pericários, axônios e terminais axônicos* das células neurossecretoras. Os neuro-hormônios viajam desde os pericários que os produzem ao longo dos axônios até a neuro-hipófise, onde são liberados, seja na **neuro-hipófise distal (B4)** (*principal ponto de liberação dos hormônios efetores*) ou na **eminência mediana (B5)** (neuro-hipófise proximal, *principal ponto de liberação dos hormônios reguladores*). Os hormônios reguladores são transportados pelos vasos portais (**B6**) até a pituitária anterior (**B7**), onde influenciam a síntese e secreção dos hormônios do lobo anterior. Os hormônios são assim transportados para o lobo anterior via vasos locais especializados e não a circulação sistêmica.

Hormônios do Hipotálamo e Glândula Pituitária

Apenas um pequeno número de hormônios secretados pelo hipotálamo ou glândula pituitária atuam diretamente em órgãos-alvo como hormônios efetores. A maioria atua indiretamente como hormônios reguladores; hormônios reguladores secretados pelo hipotálamo influenciam a atividade da adeno-hipófise e aqueles secretados pela adeno-hipófise influenciam a atividade das glândulas endócrinas periféricas. O hipotálamo e a glândula pituitária formam uma unidade funcional e estão conectados entre si por vasos sanguíneos.

Hormônios efetores. Os hormônios hipotalâmicos, **oxitocina** e **vasopressina** (hormônio antidiurético, ADH), atuam diretamente em tecidos-alvo, contornando a adeno-hipófise. Eles viajam ao longo dos axônios das células neurossecretoras para atingir a pituitária posterior onde são liberados no sangue (**B4**) (ver Vol. 3). A neuro-hipófise serve como um local para armazenamento e liberação de oxitocina e vasopressina; ela não produz nenhum hormônio. Os hormônios da hipófise, **somatotropina, prolactina** e **melanotropina,** também atuam como hormônios efetores, isto é, em grande parte, sem envolvimento das glândulas endócrinas periféricas, embora haja exceções. A somatotropina, por exemplo, atua via estimulação das *somatomedinas* no fígado.

Hormônios reguladores. Como principal centro de controle das glândulas endócrinas, o hipotálamo exerce controle indireto sobre as glândulas endócrinas periféricas secretando **hormônios liberadores** (cujos nomes são formados com o sufixo "-**liberina**") e **hormônios inibidores da liberação** (cujos nomes terminam com "-**estatina**"), que estimulam ou inibem a liberação da parte anterior da pituitária. Cada hormônio da pituitária anterior tem um hormônio regulador correspondente. Os hormônios reguladores viajam ao longo dos axônios até a **eminência mediana** da neuro-hipófise (**B5**), e dali através dos **vasos portais** (**B6**) até o **plexo capilar da adeno-hipófise (B7)**.

Os únicos hormônios liberadores atualmente conhecidos são aqueles que estimulam a liberação de ACTH, TSH, LH e FSH. A síntese destes hormônios é influenciada pelo *feedback* negativo, isto é, um aumento no hormônio em tecidos-alvo periféricos leva a um decréscimo na produção. A liberação de prolactina é inibida pela dopamina (prolactostatina ou fator inibidor da liberação de prolactina, PIF).

9.4 Conexões Hipotálamo-Pituitária

A Grupos nucleares neurossecretores do hipotálamo, visão geral

Núcleos pré-ópticos
a = núcleo pré-óptico medial
b = núcleo pré-óptico mediano
c = núcleo supraquiasmático

Núcleos supraópticos
d = núcleo supraóptico
e = núcleo hipotalâmico anterior
f = núcleo paraventricular

Núcleos tuberais intermediários
g = núcleo hipotalâmico dorsomedial
h = núcleo hipotalâmico ventromedial
i = núcleo infundibular (arqueado)

Núcleos subtalâmicos posteriores
j = corpo mamilar
k = núcleo hipotalâmico posterior

OVLT = Órgão vascular da lâmina terminal

B Núcleos do hipotálamo (diencéfalo) e sistema portal da glândula pituitária

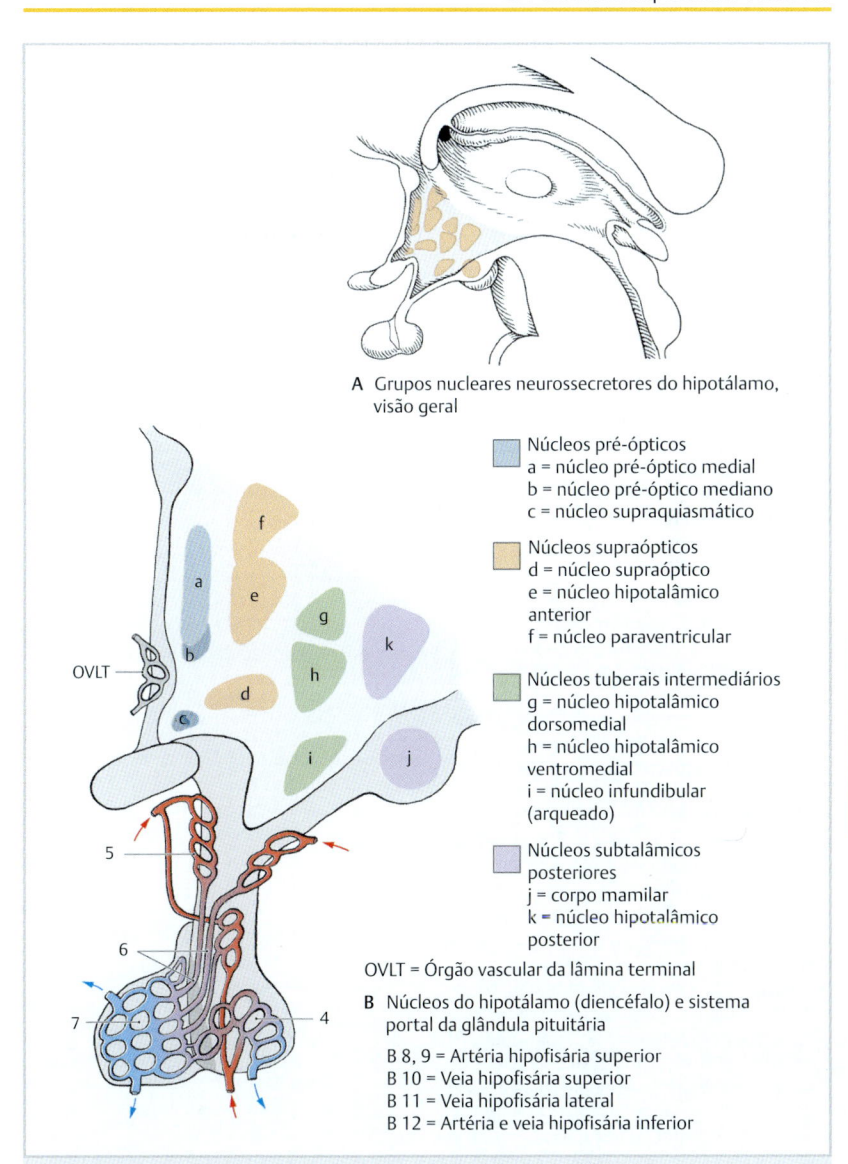

B 8, 9 = Artéria hipofisária superior
B 10 = Veia hipofisária superior
B 11 = Veia hipofisária lateral
B 12 = Artéria e veia hipofisária inferior

Fig. 9.6 Conexões hipotálamo-pituitária.

Eixo Hipotálamo-Pituitária Posterior (A)

Os pericários (corpos celulares) das células neurossecretoras, na unidade hipotálamo-pituitária posterior, estão localizados no núcleo **paraventricular (A1)** e **núcleo supraóptico (A2)**, grupos de grandes neurônios no diencéfalo. Os hormônios *oxitocina* e *vasopressina* (hormônio antidiurético, ADH) são produzidos por células neurossecretoras nestes núcleos e transportados, ao longo de seus axônios, até o lobo posterior da glândula pituitária (**A3**), onde são liberados na rede capilar. Os axônios que transportam as substâncias neurossecretoras formam o **trato hipotálamo-hipofisário (A4)**, que viaja na *zona infundibular interna*. O transporte é visível como inchaços dos axônios, os quais formam os *corpos de Herring* (ver Vol. 3). Ambos os neuro-hormônios estão ligados a proteínas transportadoras denominadas *neurofisinas*.

A **rede capilar do lobo posterior da glândula pituitária (A5)** está diretamente conectada com o sistema vascular da circulação geral. Os hormônios hipotalâmicos armazenados nos terminais dos axônios podem assim viajar diretamente para os tecidos-alvo na periferia do corpo. Como um local de armazenamento e liberação, a pituitária anterior é assim uma **região neuro-hemática para os hormônios efetores** vasopressina e oxitocina.

Eixo Hipotálamo-Pituitária Anterior (B)

Os axônios dos neurônios dos núcleos de células pequenas do hipotálamo, o **núcleo infundibular (B1)** e o **núcleo posteromedial (B2)**, formam o **trato tuberoinfundibular (B3)**, que se estende na *zona infundibular externa*. Os *hormônios liberadores* e os *hormônios inibidores da liberação* produzidos nos corpos das células nervosas são transportados dos terminais dos axônios, em vasos especiais até os **vasos portais (B4)**, e então até a **rede capilar da adeno-hipófise (B5)**. Os hormônios reguladores estimulam a inibição ou liberação dos hormônios do lobo anterior, os quais por sua vez influenciam preponderantemente a produção e liberação de hormônios de outras glândulas endócrinas (p. ex., tireoide, córtex adrenal, gônadas).

Os corpos celulares dos hormônios reguladores *luliberina (hormônio liberador da gonadotrofina, GnRH)*, *somatostatina (SS)* e *tiroliberina (fator liberador da tirotrofina, TRF)* estão espalhados na **zona periventricular (B6)**. Os corpos das células nervosas do mesmo hormônio são agrupados, localizando-se em regiões separadas que produzem especificamente hormônios "hipofisiotróficos". Os corpos celulares *da corticoliberina (hormônio liberador da corticotrofina, CRH)* estão agrupados no **núcleo paraventricular (A1)**; os corpos celulares da *prolactostatina (fator inibidor da prolactina, PIF)* e *somatoliberina (hormônio liberador do hormônio do crescimento, GH-RH)* estão espalhados no **núcleo infundibular (B1)**. O núcleo infundibular é um núcleo parvocelular facilmente distinguível na parede do infundíbulo. Ele recebe aferentes neurais de outras regiões do cérebro e regula a liberação de hormônios reguladores na eminência mediana.

Os processos eferentes, que consistem em fibras não mielinizadas projetando-se dos núcleos acima mencionados (locais de produção de hormônios) até a eminência mediana, formam tratos essencialmente separados para cada sistema dentro do trato tuberoinfundibular (ver Vol. 3).

Eminência mediana (B7). A eminência mediana funciona como uma **região neuro-hemal para os hormônios hipotalâmicos reguladores.** Ela consiste em *alças capilares* que se irradiam do exterior da glândula pituitária. As alças capilares são envolvidas por *espaços de tecido conjuntivo perivascular*, em que os axônios dos neurônios neuro-hormonais terminam. Os neuro-hormônios dos núcleos do hipotálamo são liberados aqui e são transportados pelos **vasos portais (B4)** até a **adeno-hipófise**, onde estimulam a liberação ou inibição dos hormônios do lobo anterior. Os neuro-hormônios aparecem nos axônios e terminais dos axônios como vesículas variavelmente grandes com núcleos densos. A produção e liberação de neuro-hormônios pode ser regulada por mecanismos humorais, ou seja, via vasos sanguíneos de regiões contendo núcleos hipotalâmicos, ou pelo sistema nervoso central (p. ex., influenciam a psique no ciclo ovariano, influenciam a estimulação tátil do mamilo na lactação, etc.).

9.4 Conexões Hipotálamo-Pituitária

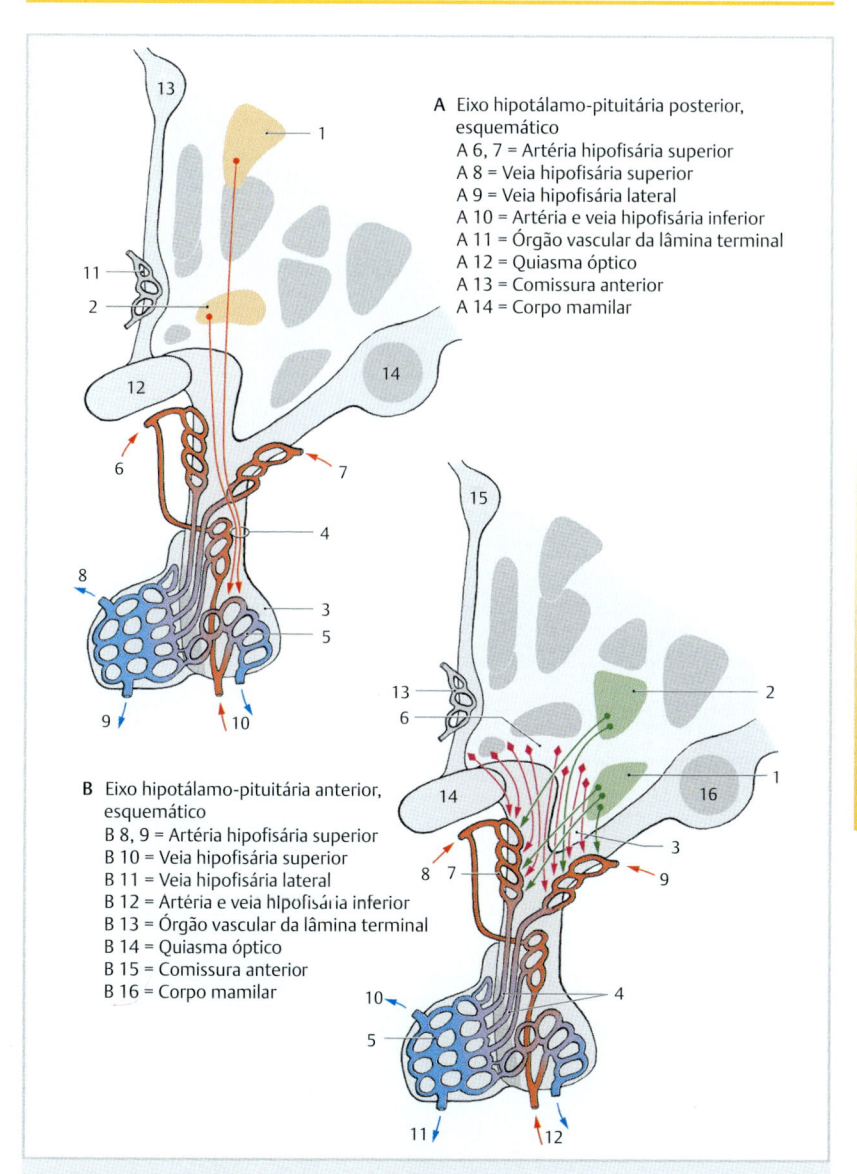

A Eixo hipotálamo-pituitária posterior, esquemático
A 6, 7 = Artéria hipofisária superior
A 8 = Veia hipofisária superior
A 9 = Veia hipofisária lateral
A 10 = Artéria e veia hipofisária inferior
A 11 = Órgão vascular da lâmina terminal
A 12 = Quiasma óptico
A 13 = Comissura anterior
A 14 = Corpo mamilar

B Eixo hipotálamo-pituitária anterior, esquemático
B 8, 9 = Artéria hipofisária superior
B 10 = Veia hipofisária superior
B 11 = Veia hipofisária lateral
B 12 = Artéria e veia hipofisária inferior
B 13 = Órgão vascular da lâmina terminal
B 14 = Quiasma óptico
B 15 = Comissura anterior
B 16 = Corpo mamilar

Fig. 9.7 Conexões hipotálamo-pituitária, continuação.

Hormônios do Eixo Hipotálamo-Pituitária Posterior		
Hormônios hipotalâmicos e sinônimos	Local de liberação	Efeito
Oxitocina (OXT) (hormônio efetor)	Pituitária posterior	Contração das células musculares lisas sensoriais no útero (contrações), contração das células mioepiteliais na glândula mamária; a deficiência leva a contrações fracas
Vasopressina (VP) ou Hormônio antidiurético ADH (hormônio efetor)	Pituitária posterior	Aumenta a pressão sanguínea e apoia a reabsorção de água nos rins; a deficiência leva a diabetes insipidus
Hormônios reguladores – Hormônios liberadores		
Foliberina Hormônio (ou fator) liberador do hormônio folículo-estimulante (FSH-RH* ou FSH-RF)	Ao longo das alças dos vasos portais na zona infundibular externa	Estimula a produção e secreção de FSH em células acidófilas da adeno-hipófise
Luliberina Hormônio (ou fator) liberador do hormônio luteinizante LHRH ou LHRF) Hormônio liberador de gonadotrofina (GnRH)	Ao longo das alças dos vasos portais na zona infundibular interna	Estimula a produção e secreção de FSH e LH em células acidófilas da adeno-hipófise
Corticoliberina Hormônio (ou fator) liberador de corticotropina (CRH ou CRF)	Ao longo das alças dos vasos portais na zona infundibular externa	Estimula a produção e secreção de ACTH em células basófilas da adeno-hipófise
Tiroliberina Hormônio (ou fator) liberador de tirotropina (TRH ou TRF)	Ao longo das alças dos vasos portais na zona infundibular externa e na eminência mediana	Estimula a produção e secreção de TSH em células basófilas da adeno-hipófise
Somatoliberina Hormônio liberador de somatotropina ou hormônio ou fator) liberador do hormônio do crescimento (ou fator) (GH-RH ou GH-RF)	Ao longo das alças dos vasos portais na eminência mediana	Estimula a liberação de somatotropina (STH) e do hormônio do crescimento (GH) em células acidófilas da adeno-hipófise
Prolactoliberina Hormônio (ou fator) liberador da prolactina (PRH ou PRF)	?	Estimula a produção e secreção de prolactina em células acidófilas da adeno-hipófise
Melanoliberina Hormônio (ou fator) liberador da melanotropina (MRH* ou MRF)	?	Substância liberada no lobo posterior da glândula pituitária que presumivelmente influencia a produção e secreção de melanotropina no lobo médio
Hormônios reguladores – Hormônios inibidores da liberação		
Prolactostatina Hormônio (ou fator) inibidor da liberação de prolactina (PIH ou PIF) (=dopamina, DOPA)	?	Inibe a secreção de prolactina em células acidófilas da adeno-hipófise

Fig. 9. 8 Sistema hipotálamo-pituitária.

9.4 Conexões Hipotálamo-Pituitária

Hormônios Reguladores – Hormônios Inibidores da Liberação (cont.)

Somatostatina Hormônio (ou fator) inibidor da liberação de somatotropina (SRIH ou SRIF)	Ao longo das alças dos vasos portais na zona infundibular externa	Inibe a secreção de somatotropina na adeno-hipófise, inibe a secreção de TSH induzida por TRH; também presente em células endócrinas disseminadas do trato digestivo
Melanostatina Hormônio (ou fator) inibidor da liberação de somatotropina (MIH* ou MIF)	?	Presumivelmente inibe a secreção de melanotropina no lobo médio da glândula pituitária

*A existência destas substâncias é postulada com base em achados indiretos; sua composição química ainda é desconhecida.

Hormônios da Pituitária Anterior

Hormônios e sinônimos	Descrição das células (padrão de coloração)	Diâmetro granular (TEM)* (nm)	Efeito
Somatotropina Hormônio do crescimento (GH) Hormônio somatotrófico (STH)	Células somatotróficas (acidófilas)	300-500	Estimula o crescimento em altura; influencia o metabolismo do carboidrato e lipídios
Prolactina (PRL) Hormônio mamotrófico Hormônio luteotrófico (LTH)	Células mamotróficas ou lactotróficas (acidófilas)	600-900	Estimula a proliferação da glândula mamária e a lactação
Folitropina Hormônio folículo-estimulante (FSH)	Células gonadotróficas (basófilas)	350-400	Afeta as gônadas; estimula a maturação folicular e a espermatogênese; estimula a proliferação das células granulosas, a produção de estrogênio e a expressão de receptores de lutropina
Lutropina Hormônio luteinizante (LH) ou hormônio estimulante das células		170-200	Desencadeia a ovulação, estimula a proliferação de células epiteliais foliculares e a síntese da progesterona; estimula a produção de testosterona nas células intersticiais (células de Leydig) dos testículos; efeito anabólico geral
Tirotropina Hormônio tirotrópico ou hormônio estimulador da tireoide (TSH)	Células tirotróficas (basófilas)	200-300	Estimula a atividade da tireoide; aumenta o consumo de O2 e a síntese proteica; influencia o metabolismo de carboidratos e gordura
Corticotropina Hormônio adrenocorticotrópico (ACTH)	Células corticotróficas (basófilas)	200-500	Estimula a produção hormonal no córtex adrenal; influencia os níveis de água e eletrólitos, além da produção de carboidrato no fígado
β-/γ-Lipotropina (LPH)	Células lipotróficas (basófilas)	200-500	Não suficientemente entendido em humanos
α-/β-Melanotropina (MSH)	Células melanotróficas (basófilas)	200-500	Produção de melanina, pigmentação da pele, proteção contra os raios UV
β-Endorfina	(basófilas)	200-400	Efeito opioide

*TEM = microscópio eletrônico de transmissão

Fig. 9.9 Hormônios hipotalâmico e pituitário, visão geral.

9.5 Glândula Pineal

Anatomia Macroscópica

A **glândula pineal (AB1, C)**, ou **corpo pineal**, tem aproximadamente 10 mm de comprimento e pesa cerca de 160 g. A glândula pineal com formato de pinha (daí seu nome) localiza-se entre a *comissura habenular* (**C14**) e a *comissura posterior* (**C15**), na parede posterior do terceiro ventrículo. A maior parte da glândula se projeta caudalmente além do teto do ventrículo, localizando-se em uma depressão entre os dois *colículos superiores* (**AB3**) da placa tectal. Entre as duas comissuras encontra-se o **recesso pineal** (**BC1**), que é coberto pelo epêndima. A superfície restante é envolvida pela pia-máter. A glândula pineal é um **órgão circumventricular** e é considerada um **órgão neuro-hemal** (ver Vol. 3). Ela é suprida pelas artérias coróideas posteriores medial e lateral que se originam das artérias cerebrais posteriores laterais esquerda e direita. A drenagem venosa é via veia cerebral grande.

Desenvolvimento. A glândula pineal é derivada do neuroepitélio do diencéfalo no teto do terceiro ventrículo e mantém-se conectada com outras partes do cérebro via habênulas (**AB2**). Durante o curso da filogênese, a glândula pineal sofreu uma transformação complexa, desde o funcionamento original como um órgão fotossensorial (**"olho" parietal presente em répteis**) até servir como uma **glândula neuroendócrina**.

A4 Tálamo, **A5** Linha da coroide, **B7** Comissura anterior, **B8** Lâmina terminal, **B9** Quiasma óptico, **B10** Pituitária, **B11** Terceiro ventrículo, **B12** Corpo caloso, **B13** Fórnice, **C7** Teto do terceiro ventrículo.

Anatomia Microscópica

A glândula pineal altamente vascularizada é composta de **pinealócitos parenquimais** inseridos em um estroma de processos de astrócitos. Eles são divididos em lóbulos (**D17**), por septos de tecido conjuntivo (**D16**). Os processos dos pinealócitos, que têm extremidades em forma de bastão, contêm fitas sinápticas que estão associadas a vesículas sinápticas e terminam juntas com as fibras nervosas simpáticas no compartimento pericapilar.

Regressão. O tecido pineal começa a deteriorar no início da vida e é substituído por **áreas de células gliais**, as quais são formadas por *astrócitos fibrosos*. Estes se fundem para formar **cistos** cheios de fluido que podem forçar o parênquima para dentro de uma estreita zona periférica. Quase todos os adultos possuem areia cerebral, ou **corpos acérvulos (D18)**, composta de *matéria orgânica coloidal* em camadas que é impregnada com *sais de cálcio*. Emaranhadas em torno de maiores acúmulos de cálcio (**corpos arenosos, D18**), encontram-se fibras reticulares. Os maiores acúmulos de areia cerebral possibilitam a identificação da glândula pineal em radiografias.

Inervação. A glândula pineal é inervada por *nervos simpáticos (noradrenérgicos)*, cujos corpos celulares estão localizados no **gânglio cervical superior**. As fibras nervosas entram no crânio via *plexo nervoso da carótida interna* e passam até a glândula pineal via *plexos nervosos periarteriais*. Os pinealócitos são **células fotorreceptoras modificadas** que recebem informações da retina sobre a luz ambiental (quantidade de luz). Intercalados ao longo da cadeia neuronal que passa da retina para a glândula pineal (núcleo supraquiasmático) estão os *núcleos hipotalâmico* e *simpático*.

Hormônios. Os pinealócitos sintetizam e secretam indol e peptídeos, especialmente **hormônio alfa estimulador de melanócitos (α-MSH)** e **melatonina**. Nos anfíbios, o MSH induz a contração dos melanócitos e, assim, clareia a pigmentação da pele. Ele atua como um antagonista da melanotropina que é secretada pela adeno-hipófise. A melatonina, que é produzida apenas no escuro, é produzida enzimaticamente a partir da serotonina. Nos humanos, ela inibe a liberação de hormônios gonadotróficos e assim o desenvolvimento gonadal. A tireoide também é considerada um órgão-alvo da melatonina.

> **Nota clínica:** A importância biológica da melatonina ainda não é inteiramente compreendida. Acredita-se que ela influencia o ritmo dos processos biológicos e ajuda a combater insônia e *jet-lag*. Acredita-se, em geral, que certas formas de **pubertas praecox** (puberdade precoce) são causadas pela hipofunção da glândula pineal. Tumores pineais podem bloquear a circulação do fluido cerebrospinal pela compressão do aqueduto cerebral, levando a **hidrocefalia fechada**.

9.5 Glândula Pineal

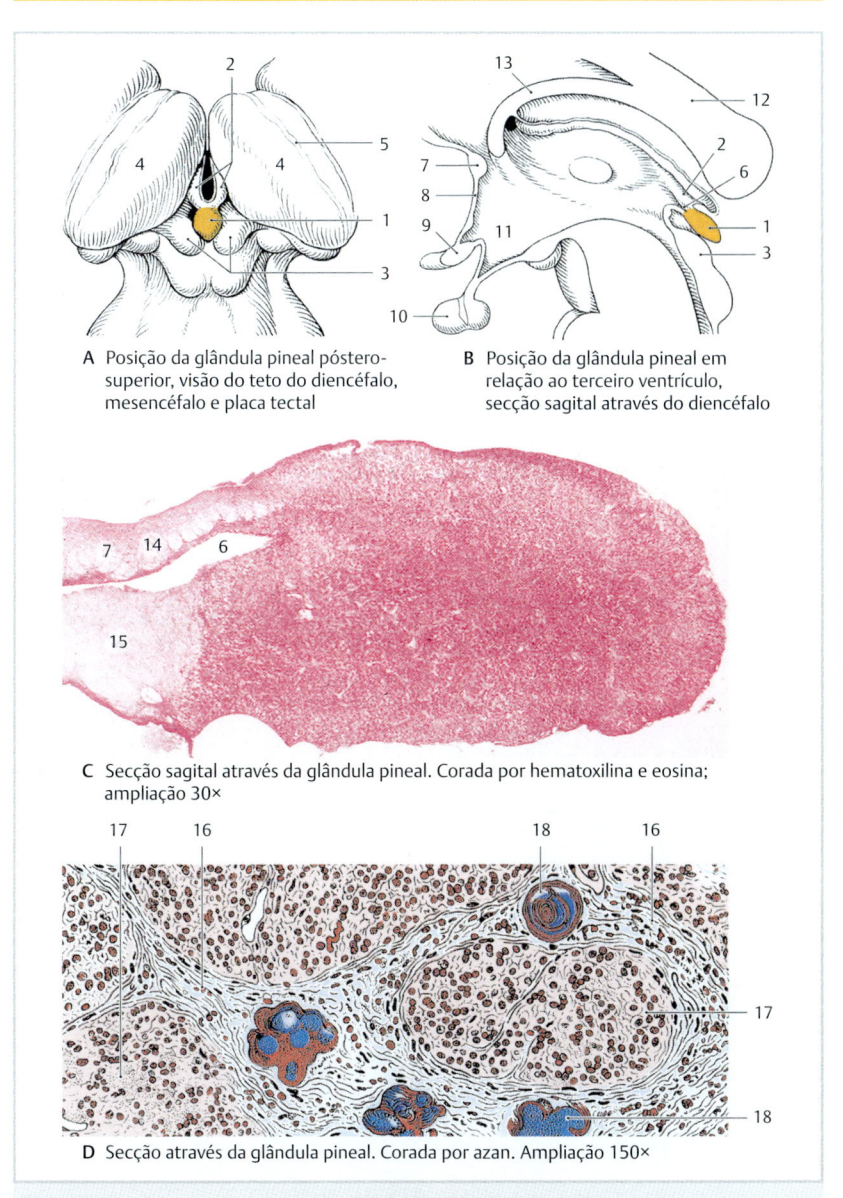

A Posição da glândula pineal póstero-superior, visão do teto do diencéfalo, mesencéfalo e placa tectal

B Posição da glândula pineal em relação ao terceiro ventrículo, secção sagital através do diencéfalo

C Secção sagital através da glândula pineal. Corada por hematoxilina e eosina; ampliação 30×

D Secção através da glândula pineal. Corada por azan. Ampliação 150×

Fig. 9.10 Estrutura macroscópica e microscópica da glândula pineal.

9.6 Glândulas Adrenais

Anatomia Macroscópica

Cada uma das **glândulas adrenais** retroperitoneais pareadas (**glândulas suprarrenais**) (**A1-A2**) contém duas glândulas endócrinas de origem filogenética diferente que se fundiram para formar um órgão compacto e estão envolvidas por uma cápsula comum de tecido conjuntivo. Uma *parte mesodérmica*, ou seja, o **córtex adrenal** externo (**D9**), é derivada do epitélio que reveste a cavidade celômica posterior e envolve uma *parte ectodérmica (simpatoblastos da crista neural)*, formando a **medula adrenal** (**D10**). Cada glândula adrenal, pesando 4,2 a 5,0 g, é envolvida em uma *cápsula de gordura perirrenal* e repousa no alto do polo superior do rim (**AB1, AC1**). No aspecto posterior de cada glândula, encontra-se o **hilo**, que permite que existam *veias* e *vasos linfáticos*. As *artérias* e *nervos* entram por inúmeros pontos na sua **superfície**.

Topografia. Quando vista **anteriormente**, a glândula adrenal **direita** (**AB1**) tem a forma triangular com um *ápice* distinto. A **base** da superfície adrenal localiza-se diretamente sobre o *polo superior do rim* e é curvada para se adequar ao seu contorno. Sua porção **lateral** localiza-se contra o *crus medial do diafragma*, sobrejacente ao *nervo esplâncnico maior* e às partes direitas do *gânglio celíaco*. Sua superfície **anterior** é coberta pelo *lobo direito do fígado* e parcialmente pela *veia cava inferior*.

A glândula adrenal **esquerda**, em forma de crescente (**AC2**), não tem um ápice e localiza-se na *margem medial superior do rim*. Ela cobre o *nervo esplâncnico maior* e **anteriormente** está em íntimo contato com a *bursa omental* e a *parede posterior do estômago*.

As glândulas adrenais projetam-se na direção da parede posterior do abdome na altura dos pescoços da 11ª e 12ª costela. Um traço característico de cada glândula adrenal é a grande proximidade com o *gânglio celíaco* ou o *plexo nervoso celíaco* (**A3**), além do denso e ramificado **plexo nervoso suprarrenal**, cujas fibras se originam do *plexo nervoso celíaco, nervo esplâncnico, nervo frênico* e *nervo vago* e que trespassam o órgão pela sua superfície.

Vasos, Nervos e Drenagem Linfática

Artérias. Cada glândula adrenal é suprida por uma rede arterial capsular, localizada na sua superfície, que é alimentada por três fontes: a **artéria suprarrenal superior**, proveniente da *artéria frênica inferior*; a **artéria suprarrenal média**, originária da *aorta abdominal* (**A4**); e a **artéria suprarrenal inferior**, originária da *artéria renal* (**A5**). Há inúmeras exceções ao padrão típico das artérias. Aquelas próximas à superfície da glândula adrenal dão origem a arteríolas curtas que se ramificam para formar uma **rede capilar**, que, por fim, passa para os seios cortical e medular a partir dos quais o sangue viaja até as veias medulares. As **veias medulares** sinusoides possuem fortes feixes de músculo longitudinal irregularmente distribuídos que atuam para contrair a veia ("*mecanismo de asfixia*"), bloqueando temporariamente o fluxo sanguíneo rico em hormônios, o qual pode ser liberado rapidamente na circulação quando necessário. As glândulas adrenais também são supridas por **artérias perfurantes**, que passam diretamente para a medula adrenal.

Veias. O sangue venoso é coletado em uma *veia central* localizada em cada glândula adrenal. As veias centrais saem pelo hilo da glândula renal respectiva, como **veia suprarrenal esquerda**, a qual esvazia na *veia renal* (**A6**), ou **veia suprarrenal direita** esvaziando na *veia cava inferior* (**A7**).

Suprimento nervoso. Os nervos que suprem as glândulas adrenais são principalmente fibras simpáticas pré-ganglionares dos nervos esplâncnicos, provenientes do núcleo intermediolateral da espinha torácica (T5-T12). A inervação das células medulares cromafins é colinérgica.

Drenagem linfática. A maioria dos vasos linfáticos que saem das glândulas adrenais segue o curso das artérias. Os linfonodos primários das duas glândulas adrenais são os **nodos para-aórticos** e **linfonodos lombares** (**A8**). Alguns vasos linfáticos acompanham os nervos esplâncnicos torácicos; depois de atravessar o diafragma, eles atingem os **linfonodos mediastinais posteriores**.

9.6 Glândulas Adrenais

A Topografia das glândulas adrenais

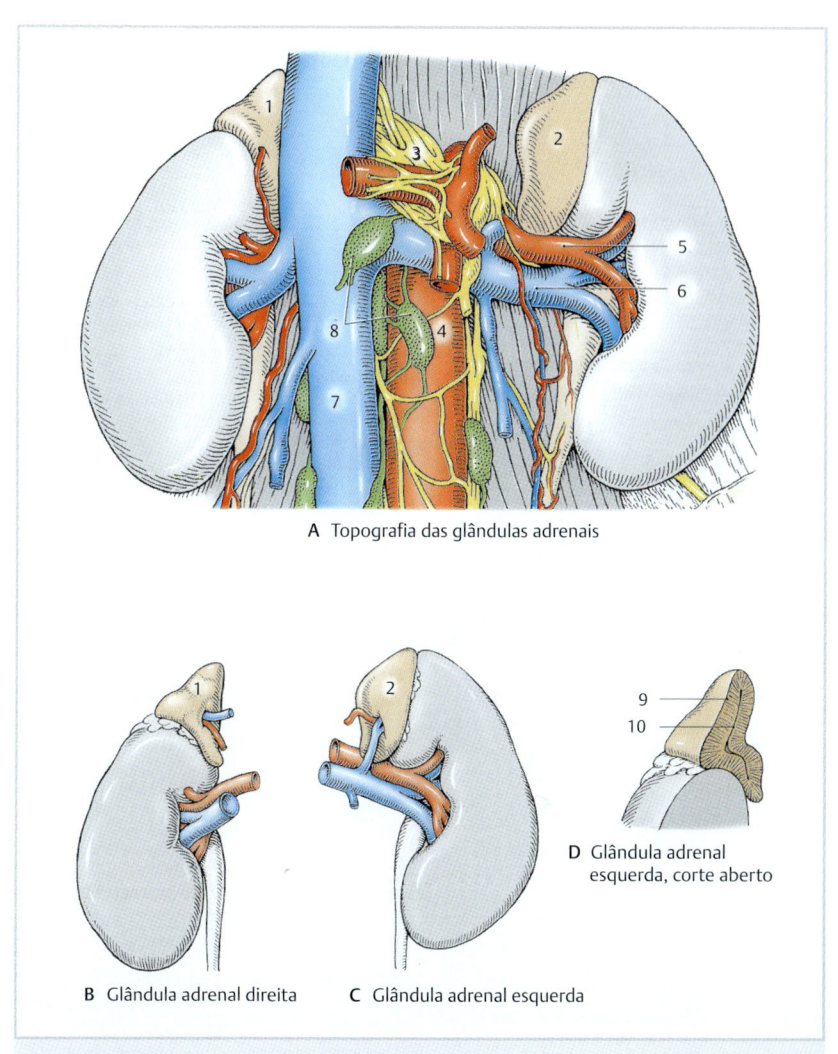

B Glândula adrenal direita

C Glândula adrenal esquerda

D Glândula adrenal esquerda, corte aberto

Fig. 9.11 Estrutura macroscópica das glândulas adrenais.

Anatomia Microscópica do Córtex Adrenal

O epitélio glandular do córtex adrenal é envolvido por lâminas basais e uma rede de fibras reticulares. Rico em lipídios, ele tem aparência amarela ao olho nu. O córtex adrenal (**A, C**) consiste em três zonas:

Zona glomerulosa (AC1). Esta zona é composta de **células pequenas e redondas** com núcleos compactos e citoplasma granulado denso. Elas contêm *retículo endoplasmático liso abundante*, *lisossomas* espalhados e *gotículas de lipídios*. Os mitocôndrios são predominantemente do tipo crista. Circulando entre grupos de células, encontram-se os **seios capilares largos** que passam na direção interior do órgão para continuar como capilares sinusoides irradiantes da zona fasciculada. Seu endotélio é fenestrado.

Zona fasciculada (AC2, B). Suas células se localizam nos **cordões** e **lâminas paralelos**. Elas são ricas em *lipídios*, *colesterol* e *ésteres de colesterol*, que são liberados durante a preparação do tecido, produzindo uma aparência esponjosa (*espongiócitos*). Também são ricas em *vitamina A* e *vitamina C*, e contêm *mitocôndrias tubulares* ou *saculares*.

Zona reticular (AC3). Suas células parenquimais estão organizadas em **redes** ou **agrupamentos**. As células são relativamente pequenas e contêm poucos lipídios; seu citoplasma é acidófilo. Com o avanço da idade, crescentes quantidades de grânulos de lipofuscina se acumulam.

Processos de remodelagem cortical (D). Na glândula adrenal fetal, a zona reticular é altamente desenvolvida. Logo antes do nascimento, ela começa a sofrer uma **involução fisiológica**, e continua a atrofiar durante o início da vida pós-natal (decréscimo no hormônio gonadotrófico coriônico). A partir dos 3 anos de idade, desenvolve-se o córtex definitivo (**fase de remodelagem**) e aumenta a proporção cortical em relação ao tecido medular. A zona glomerulosa e a zona fasciculada permanecem altamente desenvolvidas durante a vida adulta. No início da menopausa nas mulheres, e a partir dos 60 anos nos homens, a zona fasciculada se torna mais espessa, enquanto o volume da zona glomerulosa e da zona reticular decresce. As zonas de remodelagem cortical são conhecidas como zonas transicionais. A **zona transicional externa** corresponde à região que compreende a cápsula, a zona glomerulosa e a região fasciculada externa; e a **zona transicional interna** corresponde à região fasciculada da zona interna e à zona reticular.

A4 Medula adrenal, **A5** Cápsula de tecido conjuntivo

O córtex adrenal produz hormônios esteroides, que podem ser divididos em três grupos principais com base em suas funções:

Mineralocorticoides. Estes hormônios são produzidos principalmente na *zona glomerulosa*. Eles influenciam os **níveis de potássio e sódio**, aumentando a excreção de potássio e a reabsorção do sódio. Os mineralocorticoides mais importantes são **aldosterona** e **desoxicorticosterona**.

> **Nota clínica:** O aumento na secreção de mineralocorticoides leva a hiperaldosteronismo primário (**síndrome de Conn**). Os sintomas incluem *pressão sanguínea elevada* e *hipocalemia*. A deficiência de aldosterona e cortisol causam a **doença de Addison**, que é marcada por sinais clínicos de pressão sanguínea baixa, hipercalemia, hiperpigmentação e fraqueza ou fadiga.

Glicocorticoides. Estes influenciam principalmente o **metabolismo dos carboidratos** e **proteínas**, bem como o **sistema imunológico**, aumentando os níveis de glicose no sangue, reduzido os linfócitos no sangue e inibindo a fagocitose (efeito imunossupressor e anti-inflamatório). Eles são principalmente secretados na *zona fasciculada* e *zona reticular*. Os mais importantes são **cortisol, cortisona** e **corticosterona**.

> **Nota clínica:** O aumento na secreção de glicocorticoides pode levar à **síndrome de Cushing**, que é caracterizada por obesidade truncal, rosto redondo (rosto em lua), nível elevado de açúcar no sangue, pressão sanguínea alta, desgaste muscular na periferia do corpo e osteoporose. Sinais similares podem ocorrer com terapias com alta dose de glicocorticoides.

Andrógenos. Produzidos na *zona reticular*, os mais importantes são **desidroepiandrosterona (DHEA)** e **androstenediona**. A testosterona é sintetizada em pequenas quantidades.

> **Nota clínica:** O excesso de produção de andrógenos adrenais pode causar **síndrome adrenogenital**.

A função normal das duas zonas corticais adrenais internas depende das secreções da glândula pituitária (ACTH). Exceto pelos mineralocorticoides, não se sabe com precisão quais formas ou zonas celulares produzem quais hormônios. Os mineralocorticoides originam-se na zona glomerulosa sob a influência do sistema renina-angiotensina do rim, independentemente do sistema hipotálamo-hipófise.

9.6 Glândulas Adrenais

A Glândula adrenal, visão geral. Corada por azan. Ampliação 25×

B Glândula adrenal, zona fasciculada. Corada com hematoxilina e eosina. Ampliação 800×

C Secção histológica através do córtex adrenal, zonas corticais

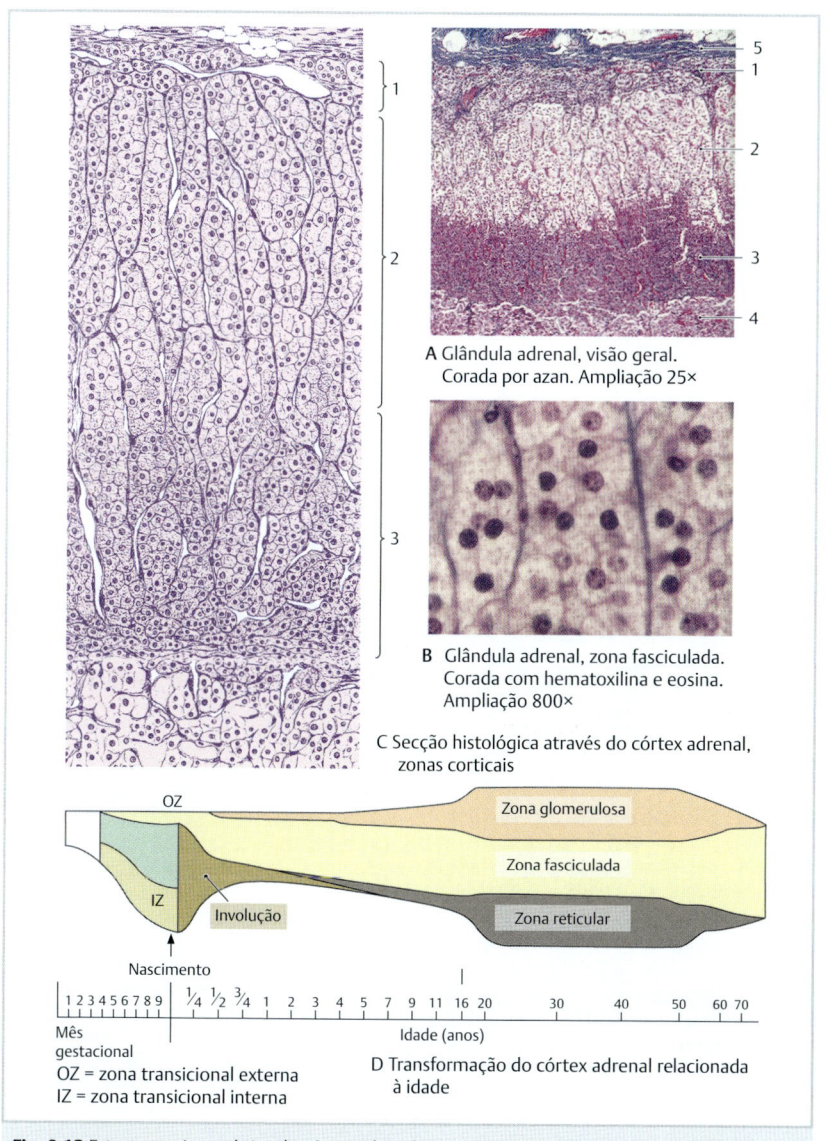

D Transformação do córtex adrenal relacionada à idade

OZ = zona transicional externa
IZ = zona transicional interna

Fig. 9.12 Estrutura microscópica do córtex adrenal.

Anatomia Microscópica da Medula Adrenal

Desenvolvimento. A medula da glândula adrenal é derivada dos *simpatoblastos neuroectodérmicos* (crista neural) os quais, durante o curso do desenvolvimento pré-natal, migram para dentro do córtex pré-natal e diferenciam-se em vários tipos de células.

Estrutura. A medula é principalmente composta de células epiteliais grandes (**A1**), que estão organizadas em *cordões* ou *agrupamentos* com **capilares sinusoides** largos (**A2**) circulando entre elas. As células, que têm forma redonda ou poligonal, não têm nenhum processo; seus núcleos são vagamente estruturados e seu citoplasma fracamente basófilo contém *grânulos finos* que colorem castanho com sais de cromo, daí os termos células **cromafins** ou **feocromo**. As **catecolaminas** (*epinefrina* e *norepinefrina*) são produzidas nas células cromafins e liberadas nos seios venosos. Células cromafins medulares também podem ser identificadas sob microscopia de luz como células de epinefrina (E) e norepinefrina (NE), com base em diferentes características dos seus grânulos.

Células de epinefrina (E). As células produtoras de epinefrina predominam (em torno de 80%) na medula adrenal humana. As células de epinefrina são ricas em *fosfatase ácida* e têm uma forte afinidade com azocarmin, embora não reajam a sais de prata e não exibam autofluorescência.

Células de norepinefrina (NE). As células de norepinefrina exibem *autofluorescência* e têm um padrão de coloração *argentafin*. Elas compõem aproximadamente 5% da população total de células da medula. Sua afinidade com azocarmin é baixa; histoquimicamente, elas exibem uma reação negativa à fosfatase ácida.

Técnicas de **microscopia eletrônica** também podem ser usadas para diferenciar as células cromafins. As células de epinefrina contêm grânulos densos em elétrons com um diâmetro médio de 200 nm. As células de norepinefrina são maiores, medindo aproximadamente 280 nm. Dada a sua origem, as **células cromafins** podem ser consideradas **células pós-ganglionares modificadas do sistema nervoso simpático**. Similares ao segundo neurônio na parte simpática do sistema nervoso autônomo (periférico), elas também são inervadas por fibras nervosas colinérgicas (simpáticas) pré-ganglionares.

Inúmeros **neuropeptídeos** também podem ser encontrados em células cromafins e em terminais nervosos usando imunofluorescência e técnicas imuno-histoquímicas. Estas incluem *substância P, neuropeptídeo Y, polipeptídio intestinal vasoativo (VIP), β-endorfina, α-melanotropina, somatostatina, oxitocina e vasopressina*.

Além das células cromafins, a medula adrenal também contém fibras nervosas e **células ganglionares simpáticas multipolares (A3)**, que têm processos longos e são encontradas espalhadas ou reunidas em pequenos grupos. As células satélites localizam-se próximas, e entre as células cromafins, mas são difíceis de distinguir das células do tecido conjuntivo.

> **Nota clínica:** As células cromafins podem degenerar e dar origem a tumores denominados **feocromocitomas**, geralmente adenomas benignos que produzem catecolaminas em excesso. Os sintomas clínicos incluem pressão sanguínea alta, acompanhada de crises hipertensivas severas, palpitações cardíacas, cefaleia, sudorese e perda de peso.

Os **paragânglios** (órgãos glomerulares) (**C**) são **estruturas epiteliais** nodulares, do tamanho de uma ervilha, que contêm grupos ou cordões de células cromafin que secretam **catecolaminas**. Os paragânglios originam-se na crista neural, semelhante à medula adrenal (paragânglios suprarrenais), e por isso também são denominados "*células cromafin extra-adrenais*" (corpos cromafin). A maioria dos paragânglios livres, o maior dos quais é o **paragânglio aórtico (abdominal)** (órgãos de Zuckerlandl na origem da artéria mesentérica inferior), encontra-se irregularmente dispersada no espaço retroperitoneal. Outros paragânglios incluem o *carotid glomus* (glomérulo da carótida) (**C**), um quimiorreceptor localizado na bifurcação da artéria carótida; o **paragânglio subclávio**; os **paragânglios aorticopulmonares** superior, médio e inferior; e o **paragânglio nodoso**. Os paragânglios, que são permeados por capilares fenestrados, secretam substâncias em resposta à hipóxia.

B4 Células medulares, **B5** Almofada muscular, **C6** Pequenos grupos de células cromafins, **C7** Seio capilar

9.6 Glândulas Adrenais

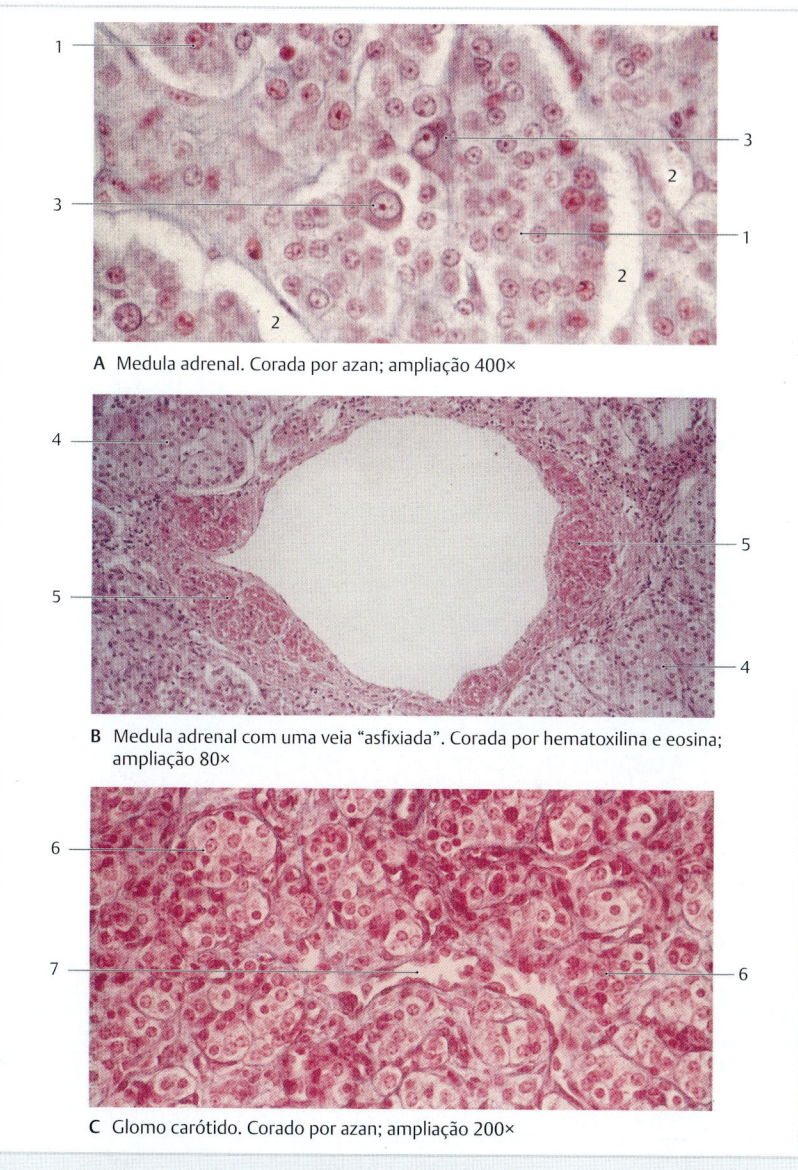

A Medula adrenal. Corada por azan; ampliação 400×

B Medula adrenal com uma veia "asfixiada". Corada por hematoxilina e eosina; ampliação 80×

C Glomo carótido. Corado por azan; ampliação 200×

Fig. 9.13 Estrutura microscópica da medula adrenal e paragânglios.

9.7 Glândula Tireoide

Anatomia Macroscópica

A **glândula tireoide** desenvolve-se a partir do epitélio do assoalho da boca (forame cego da língua). Consiste em dois lobos laterais cônicos, o **lobo direito (A-C1)** e o **lobo esquerdo (A-C2)**, que se localizam em cada lado da laringe, traqueia e esôfago e estão conectados perto da sua base pelo **istmo da glândula tireoide (AC3)**.

O tamanho e peso da glândula tireoide podem variar muito, de 2 a 3 g no recém-nascido até 18 a 60 g no adulto. Geralmente ela tem uma cor vermelho-acastanhado.

Lobos da glândula tireoide. Cada lobo tem 4 a 8 cm de comprimento, 2 a 4 cm de largura e 1,5 a 2,5 cm de espessura no meio. O lobo direito usualmente é um pouco mais largo e mais longo do que o esquerdo. Os lobos estendem-se obliquamente para cima de inferior para posterossuperior e estão presos à cartilagem da traqueia, cricoide e tireoide por tecido conjuntivo frouxo (ligamento de Berry) e ligamentos reforçadores da cápsula que envolve o órgão **(C5)**.

Relações topográficas. Os lobos são triangulares na secção transversal: suas **superfícies anteriores** são convexas e suas **superfícies mediais**, que estão subjacentes à traqueia e laringe, são correspondentemente côncavas. Suas **margens posteriores** se localizam em cada lado das bainhas dos grandes vasos do pescoço **(C7**, ver também a figura na p. 121). Os **polos superiores** dos lobos estendem se até a linha oblíqua da cartilagem da tireoide, e os **polos inferiores** até o quarto ou quinto anel traqueal. Os músculos infra-hióideos **(C8)** cobrem a glândula tireoide apenas parcialmente. A camada intermediária, ou camada pré-traqueal da fáscia cervical **(C11)**, estende-se sobre a glândula tireoide e continua além dela.

A22 Escaleno anterior, **A23** Ducto torácico, **A24** Tronco tireocervical, **A25** Veia tireóidea média, **B9, BC10** Glândula paratireoide, **C6** Cápsula fibrosa, **C12** Pele do pescoço, **C13** Platisma, **C14** Camada superficial da fáscia cervical e esternocleimastoídeo, **C15** Camada profunda da fáscia cervical, **C16** Esôfago

Istmo e lobo piramidal. O istmo, que varia em tamanho e forma e é completamente ausente em 20% dos casos, mede 1,5 a 2,0 cm de largura e 0,5 a 1,5 cm de espessura. Uma projeção longa geralmente estende-se a partir da sua borda craniana ou da borda de um dos lobos, usualmente o lobo direito, e ascende na direção do osso hioide. Conhecido como **lobo piramidal (A4)**, é um remanescente do ducto tireoglosso, presente durante o desenvolvimento fetal. Ele também varia em tamanho e forma e ocasionalmente está ausente.

Cápsula fibrosa da glândula tireoide. A glândula tireoide é envolvida por uma cápsula fibrosa forte **(C5, C6)**, consistindo em duas camadas. A **cápsula interna (C5)** de tecido conjuntivo é fina e adere firmemente ao parênquima da glândula. Ela envia septos de tecido conjuntivo vascularizado para o interior da glândula, os quais separam lóbulos maiores e menores da glândula tireoide. A **cápsula externa (C6)** ("cápsula cirúrgica") é mais rígida e é considerada parte da camada pré-traqueal da fáscia cervical. O **espaço entre as camadas capsulares frouxamente aderentes** é preenchido com tecido conjuntivo frouxo e contém ramos de vasos mais largos, e a glândula paratireoide em sua porção posterior **(B9, BC10)**. Os aspectos posterior e lateral da cápsula externa estão conectados com o tecido conjuntivo do feixe neurovascular cervical **(C7)**.

Artérias. A glândula tireoide é um dos órgãos mais altamente vascularizados no corpo humano. Seu suprimento sanguíneo é fornecido por dois pares de artérias. A **artéria tireóidea superior (A17)**, o primeiro ramo da artéria carótida externa **(A21)**, curva-se para cima de dá origem à artéria laríngea superior nos polos superiores dos lobos laterais. Ela supre as partes superior, anterior e lateral da glândula tireoide. A **artéria tireóidea inferior**, um ramo do tronco tireocervical, ascende até o nível de C7, onde gira medialmente e inferiormente. Ela supre as partes inferior, posterior e medial do órgão. Raramente a **artéria tireóidea ima** não pareada também está presente.

Veias. As veias que drenam a glândula tireoide são recebidas na parte superior da glândula pelas **veias tireóideas superiores (A18)**, que esvaziam sozinhas ou com a veia facial na veia jugular interna **(A19)**. As **veias tireóideas inferiores** originam-se do plexo tireóideo ímpar **(A20)** situado no espaço pré-traqueal, e abrem-se atrás do esterno nas veias braquicefálicas.

Vasos linfáticos. Os vasos linfáticos também são divididos em uma bacia de drenagem superior e uma inferior, passando das partes superior e média da glândula para os **nodos cervicais laterais** ao longo da veia jugular interna. Os vasos linfáticos caudais conectam-se com os **linfonodos mediastinais anteriores**.

9.7 Glândula Tireoide

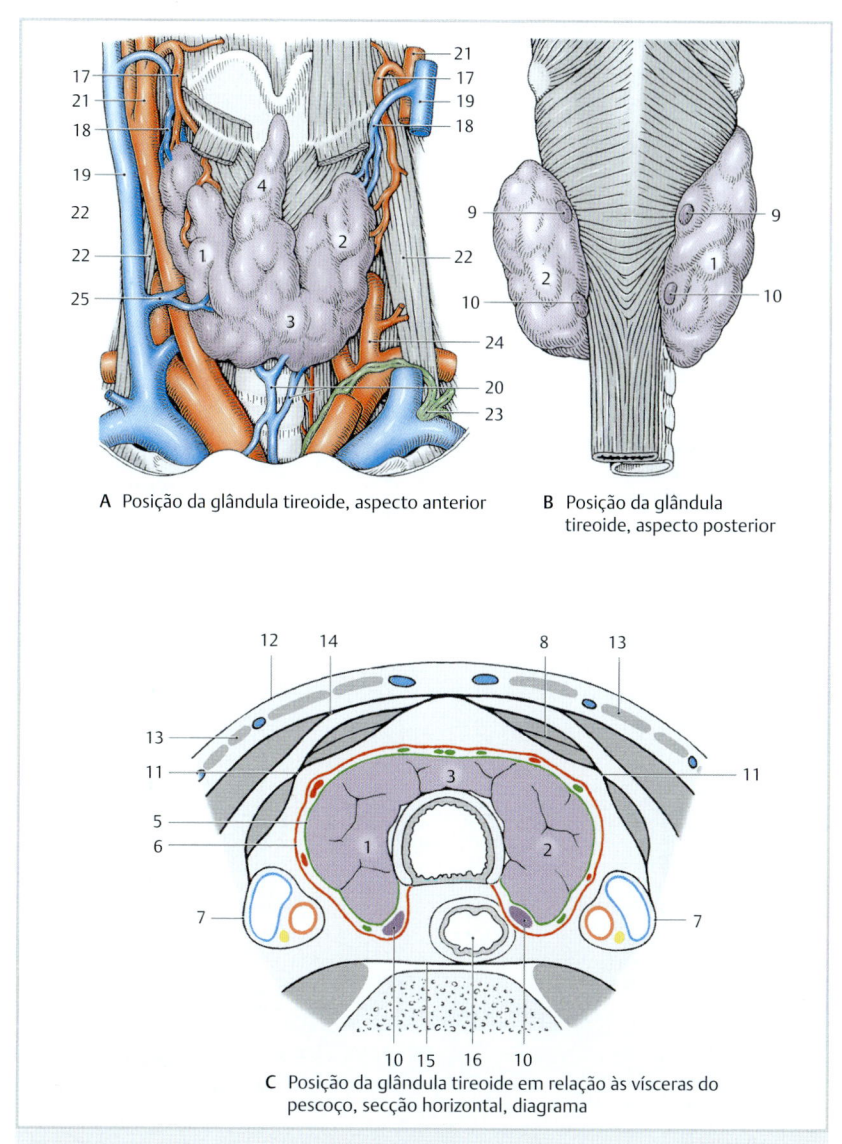

A Posição da glândula tireoide, aspecto anterior

B Posição da glândula tireoide, aspecto posterior

C Posição da glândula tireoide em relação às vísceras do pescoço, secção horizontal, diagrama

Fig. 9.14 Estrutura macroscópica da glândula tireoide.

Nervos simpáticos. Os aferentes chegam até a glândula tireoide via fibras pós-ganglionares derivadas do *gânglio cervical superior* e o *gânglio cervicotorácico* do tronco simpático, e entram nele como redes periarteriais. O suprimento **parassimpático** é feito a partir do *nervo laríngeo superior* e o *nervo laríngeo inferior*.

Anatomia Microscópica

A anatomia microscópica da glândula tireoide se parece com a de uma glândula exócrina na medida em que ela é dividida em lóbulos de tamanho irregular de **células epiteliais organizadas para formar aproximadamente três milhões de folículos fechados.** Servindo como um tipo de "câmara final", os folículos tireoidianos armazenam grandes quantidades de substância contendo hormônio, denominada **coloide (AB1)**.

Folículos tireoidianos. As paredes dos folículos esféricos ou tubulares variavelmente grandes (50 a 900 μm de diâmetro) são formadas por uma *única camada de epitélio com junções firmes* e limites celulares distintos. A **altura do epitélio** depende da atividade da tireoide. As células epiteliais são *achatadas e cuboides*, quando níveis maiores de secreção são armazenados (na glândula inativa) (**A2**); ou *colunares*, ou mesmo *colunares altas*, durante a *produção de secreção* (na glândula ativa) (**B2**). A superfície apical da célula, que libera ou reabsorve secreções, possui pequenas microvilosidades (**C3**). O núcleo usualmente está localizado centralmente; o citoplasma contém as organelas celulares conhecidas. Lipofuscina se acumula à medida que a pessoa envelhece. A **superfície do folículo** é envolvida por *fibras finas de tecido conjuntivo* (**AB4**) e uma densa rede de *capilares fenestrados* (**C5, E**).

Células parafoliculares ou células C (C6). As células C localizam-se no tecido conjuntivo interfolicular, e espalhadas entre as células epiteliais foliculares polarizadas, onde se encontram dentro da membrana basal (**C7**), mas não estão conectadas ao lúmen do folículo. As células parafoliculares contêm *mitocôndrias abundantes*, um *aparelho de Golgi* bem desenvolvido e *grânulos* envolvidos por membrana com um diâmetro de 100 a 180 nm. Elas também contêm o hormônio **calcitonina** composto por 32 aminoácidos, bem como serotonina e dopamina, e provavelmente também somatostatina. As células C derivam da crista neural durante o desenvolvimento embriológico e, assim, são de origem neuroectodérmica. As células C são **células APUD** (captação e descarboxilação do precursor de amina).

Hormônios. A glândula tireoide produz tiroxina (T4) e tri-iodotironina (T3), bem como o hormônio calcitocina. O principal produto biossintético é T4; apenas pequenas quantidades de T3 são sintetizadas.

A **tiroxina** e **tri-iodotironina** estimulam o metabolismo celular e são essenciais para o desenvolvimento físico e mental normal. A **calcitonina** reduz os níveis de cálcio no sangue e contribui para a formação dos ossos. Ela é o antagonista do paratormônio, que é produzido na glândula paratireoide, inibindo a atividade dos osteoclastos e, por conseguinte, a reabsorção óssea.

> **Nota clínica:** O aumento da glândula tireoide é conhecido como bócio ou tirocele. Em pacientes com excesso de produção do hormônio da tireoide (**hipertireoidismo**, p. ex., doença de Graves), as células queimam mais combustível, resultando em perda de peso, aumento na temperatura corporal, ritmo cardíaco acelerado e excitabilidade nervosa. A produção inadequada de hormônio (**hipotireoidismo**, p. ex., tireoidite de Hashimoto) leva a metabolismo mais lento, déficit no desenvolvimento e atividade mental, e inchaço do tecido conjuntivo subcutâneo, isto é, *mixedema*. **Hipotireoidismo congênito** pode levar a *pequena estatura* e *cretinismo* (retardo mental).

Produção e secreção hormonal. A tiroxina e tri-iodotironina são produzidas em uma série de etapas. Elas se ligam à tireoglobulina, o produto da síntese primária das células epiteliais foliculares, e são armazenadas no lúmen até que sejam liberadas, quando necessário, na corrente sanguínea. Assim sendo, há duas reações sequenciais opostas na tireoide: a primeira, **tireoglobulina**, uma proteína dimérica, é formada nas células epiteliais foliculares. O **iodeto**, que é retirado do sangue pela parte basal das células, é oxidado na presença de H_2O_2 para se converter em **iodo**. Ele se liga aos **resíduos de tirosina** da tireoglobulina, que agora já foi secretada no lúmen do folículo. Os resíduos de tirosina iodados – **tetraiodotironina** ou **tri-iodotironina** – originam-se de vários processos de condensação. Eles são acompanhados pelo processo oposto de **reabsorção dos conteúdos do folículo** (coloide), que é estimulado pela *tirotrofina* (TSH) secretada pela pituitária anterior. São formadas vesículas para transporte por endocitose. As vesículas fundem-se com os lisossomas localizados no citoplasma apical das células epiteliais foliculares, que rompem a ligação entre o hormônio e a tiroglobulina. O hormônio é então liberado no sangue por difusão.

9.7 Glândula Tireoide

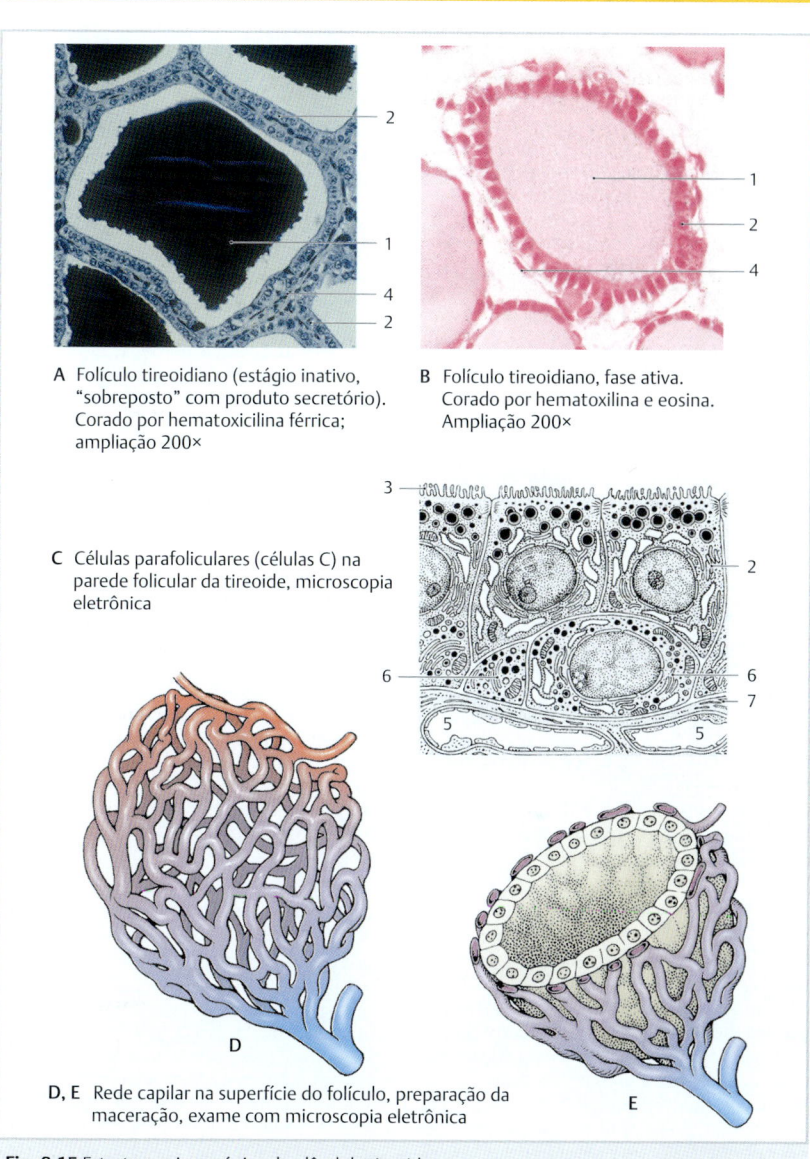

A Folículo tireoidiano (estágio inativo, "sobreposto" com produto secretório). Corado por hematoxicilina férrica; ampliação 200×

B Folículo tireoidiano, fase ativa. Corado por hematoxilina e eosina. Ampliação 200×

C Células parafoliculares (células C) na parede folicular da tireoide, microscopia eletrônica

D, E Rede capilar na superfície do folículo, preparação da maceração, exame com microscopia eletrônica

Fig. 9.15 Estrutura microscópica da glândula tireoide.

Glândulas Paratireoides

Posição. As quatro **glândulas paratireoides (B1)** amarelas ou castanho-avermelhadas são derivadas do epitélio endodérmico dos divertículos posteriores da terceira e quarta bolsa faríngea **(A)**. Cada glândula em forma de lentilha tem aproximadamente o tamanho de um grão de trigo (5 × 3 × 2 mm) e as glândulas pesam aproximadamente 120 a 160 mg no total. Elas estão aninhadas contra o aspecto posterior da glândula tireoide, situadas entre as duas camadas da cápsula fibrosa. As **glândulas paratireoides superiores** pareadas (derivadas da quarta bolsa faríngea) estão localizadas no nível da *margem caudal da cartilagem cricoide*. As **glândulas paratireoides inferiores** pareadas (derivadas da terceira bolsa faríngea) estão localizadas ao longo da base dos lobos laterais no nível da *terceira e quarta cartilagem traqueal*. A **ampla variação na posição** que ocorre durante o desenvolvimento embrionário é de importância cirúrgica.

Suprimento neurovascular. Cada glândula paratireoide é suprida pela sua própria **artéria paratireoidea**, que se origina de uma das artérias da tireoide, usualmente a *artéria tireoide inferior* **(B2)**. As veias abrem-se dentro das **veias da tireoide** localizadas na superfície da glândula tireoide, e os vasos linfáticos passam até os nodos paratraqueais. Os nervos das glândulas paratireoides originam-se dos **plexos periarteriais autônomos da tireoide**.

A1-A5 Bolsas faríngeas, **A6** Meato acústico externo, **A7** Seio cervical, **A8** Glândula paratireoide inferior, **A9** Glândula paratireoide superior, as flechas representam a migração celular. **B3** Artéria tireoide superior, **B4** Esôfago, **B5** Traqueia, **B6** Corno maior do osso hioide, **B7** Triângulo de Laimer.

Microanatomia. As glândulas paratireoides estão envolvidas em uma **cápsula de tecido conjuntivo**. O **epitélio glandular** é denso em algumas áreas e mais frouxamente organizado em outras, intercalado com *fibras de tecido conjuntivo* **(C1)** e *células adiposas* **(C2)** e permeado por uma densa rede de *capilares fenestrados*. Dois tipos de células podem ser distinguidos: células principais e células oxifílicas. As grandes e distintas **células principais claras transparentes (C3)** são especialmente fáceis de distinguir; seu citoplasma corado aparece virtualmente vazio, devido à perda de lipídios e glicogênio durante a preparação. O citoplasma das **células principais** menores de **coloração escura**, que também contêm glicogênio, contém *grânulos fracamente acidófilos* e *numerosos mitocôndrios*. Os corpos celulares das **células oxifílicas (C4)** são maiores do que os das células principais, e têm uma marcante afinidade para corantes ácidos (*acidófilos*) devido aos seus *mitocôndrios abundantes fortemente compactados*. Seus núcleos são pequenos e ocasionalmente picnóticos. Com o avanço da idade, o número de células oxifílicas aumenta. Seu papel ainda não está claro.

Efeitos hormonais. O hormônio polipeptídico **paratormônio** (PHT, paratirina), composto de 84 aminoácidos, é crucialmente importante no metabolismo do cálcio e fosfato, e acredita-se que seja produzido por células principais ativas. O paratormônio mobiliza o cálcio dos ossos, estimulando os osteoclastos a aumentar a reabsorção óssea, resultando em um **aumento na concentração de cálcio no sangue** (hipercalcemia). Ao mesmo tempo, o PTH promove a excreção do fosfato pelos rins (**fosfatúria**), inibindo a reabsorção do fosfato no túbulo renal distal. A reabsorção do cálcio, magnésio e fosfato nos intestinos é aumentada. A secreção hormonal é regulada por um mecanismo simples de *feedback* negativo.

> **Nota clínica:** A hiperatividade (**hiperparatireoidismo**), por exemplo, devido a um tumor endócrino autônomo (adenoma), causa aumento na excreção de fosfato na urina e níveis elevados de cálcio no sangue. A secreção excessiva do hormônio da paratireoide pode causar depósitos de cálcio patológicos nas paredes dos vasos, além de deficiência de cálcio afetando o sistema esquelético, o que está associado a um complexo processo de remodelagem óssea e risco de fratura espontânea. A deficiência de paratormônio (**hipoparatireoidismo**) causa mineralização excessiva dos ossos e dos dentes. Baixos níveis de cálcio no sangue (hipocalcemia) podem levar a hiperexcitabilidade neuromuscular generalizada, incluindo câimbras (tetania). Outros hormônios além do PTH também estão envolvidos na **formação e remodelagem dos ossos:** o hormônio da vitamina D (**calcitriol**), que é produzido nos rins, também promove a reabsorção óssea, ao passo que a **calcitonina** das células C da tireoide inibe a reabsorção, desse modo, atuando como um antagonista do paratormônio.

9.7 Glândula Tireoide

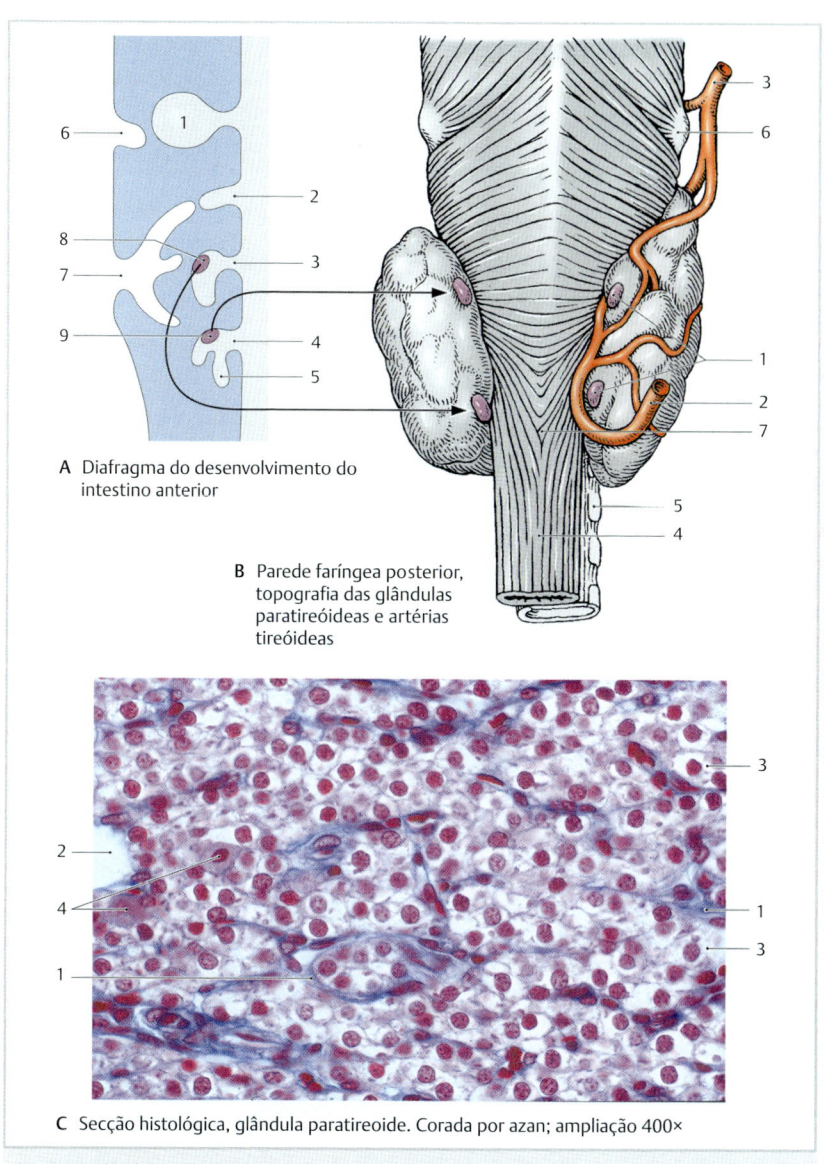

A Diafragma do desenvolvimento do intestino anterior

B Parede faríngea posterior, topografia das glândulas paratireóideas e artérias tireóideas

C Secção histológica, glândula paratireoide. Corada por azan; ampliação 400×

Fig. 9.16 Glândulas paratireoides.

9.8 Ilhotas Pancreáticas

Localizadas dentro ou próximas à margem dos lóbulos do pâncreas exócrino (ver p. 221) estão as **ilhotas de Langerhans (A, B)**, coletivamente conhecidas como ilhotas pancreáticas. Entre os parênquimas exócrinos de forte coloração, as 0,5 a 1,5 milhão de ilhotas (com um diâmetro de 100 a 200 μm e um peso total de 2 a 5 g) aparecem como áreas redondas ou ovoides pálidas, consistindo em **colunas de células epiteliais** que são vascularizadas pelos capilares sanguíneos com endotélio fenestrado. As ilhotas desenvolvem-se a partir dos brotos epiteliais endodérmicos do pâncreas primitivo ventral e dorsal.

AB1 Ácinos da glândula exócrina, **V5** Vasos no pâncreas exócrino.

Anatomia Microscópica

Cinco diferentes tipos de células endócrinas podem ser distinguidos nas ilhotas, com base no padrão de coloração e estrutura microscópica. Todos os tipos produzem **hormônios peptídicos** e assim têm uma síntese bem desenvolvida e transportam o aparelho que consiste em retículo *endoplasmático rugoso, o aparelho de Golgi.*

Células alfa (B3) (aproximadamente 15 a 20% de todas as células ilhotas). A maioria das células alfa localiza-se na periferia das ilhotas, adjacentes aos capilares. Elas produzem o hormônio **glucagon.**

> **Nota clínica:** O glucagon estimula a liberação de glicose do glicogênio (**glicogenólise**) no fígado. Ele também estimula a formação de glicose dos aminoácidos (**gliconeogênese**). Além disso, o glucagon estimula a lipólise.

As **células betas (B4)** (aproximadamente 70% das células ilhotas) produzem insulina e são uniformemente distribuídas pelas ilhotas. Elas produzem **insulina** e amilina.

> **Nota clínica:** A insulina aumenta a absorção de glicose no músculo esquelético e adipócitos e inibe a glicogenólise e gliconeogênese no fígado. Quando não há insulina suficiente, o nível de açúcar no sangue eleva-se (hiperglicemia). Isto acontece na diabetes melitus. O excesso de insulina conduz a hipoglicemia. Isto pode ser devido a uma dose incorreta de insulina ou a drogas que aumentam a secreção de insulina e devido a tumores de células B (conhecidos como insulinomas).

As **células delta** (aproximadamente 5% de todas as células ilhotas) localizam-se principalmente ao longo das margens dos cordões de ilhotas e contêm grânulos secretores homogêneos medindo cerca de 320 nm. Os grânulos são preenchidos com **somatostatina.**

> **Nota clínica:** A somatostatina **inibe a secreção de** muitos hormônios, incluindo insulina, glucagon e hormônio do crescimento. Os análogos da somatostatina são, portanto, usados em algumas doenças associadas à produção aumentada de hormônios.

As **células PP** (células F) produzem **polipeptídio pancreático** (PP), que também está presente nas células endócrinas do epitélio intestinal.

Outros tipos de células. As **células D1** pancreáticas, também chamadas de células VIP, contêm polipeptídio intestinal vasoativo (**VIP**), que dilata os vasos sanguíneos e aumenta a sua permeabilidade. As células de gastrina (**células G**) são encontradas somente nas ilhotas de Langerhans, durante o desenvolvimento embrionário e fetal.

Suprimento e inervação sanguínea. As ilhotas de Langerhans são alimentadas pelas arteríolas, que surgem como **vasos aferentes** das artérias lobulares do pâncreas exócrino e formam uma **rede de capilares das ilhotas (AB2)**. O plexo capilar drena via numerosos **vasos eferentes no sistema capilar do pâncreas exócrino** (sistema portal). O sangue que transporta hormônio das ilhotas circula pelo tecido exócrino do pâncreas e influencia a função acinar antes de drenar nas **veias pancreáticas**, que esvaziam na **veia porta hepática** no fígado. As fibras nervosas simpáticas e parassimpáticas acompanham os vasos sanguíneos e podem ter sinapses na superfície das células ilhotas.

9.8 Ilhotas Pancreáticas

A Secção histológica através do pâncreas com uma ilhota de Langerhans. Corada por azul de metileno e azure II; ampliação 400×

B Ilhota pancreática, secção histológica

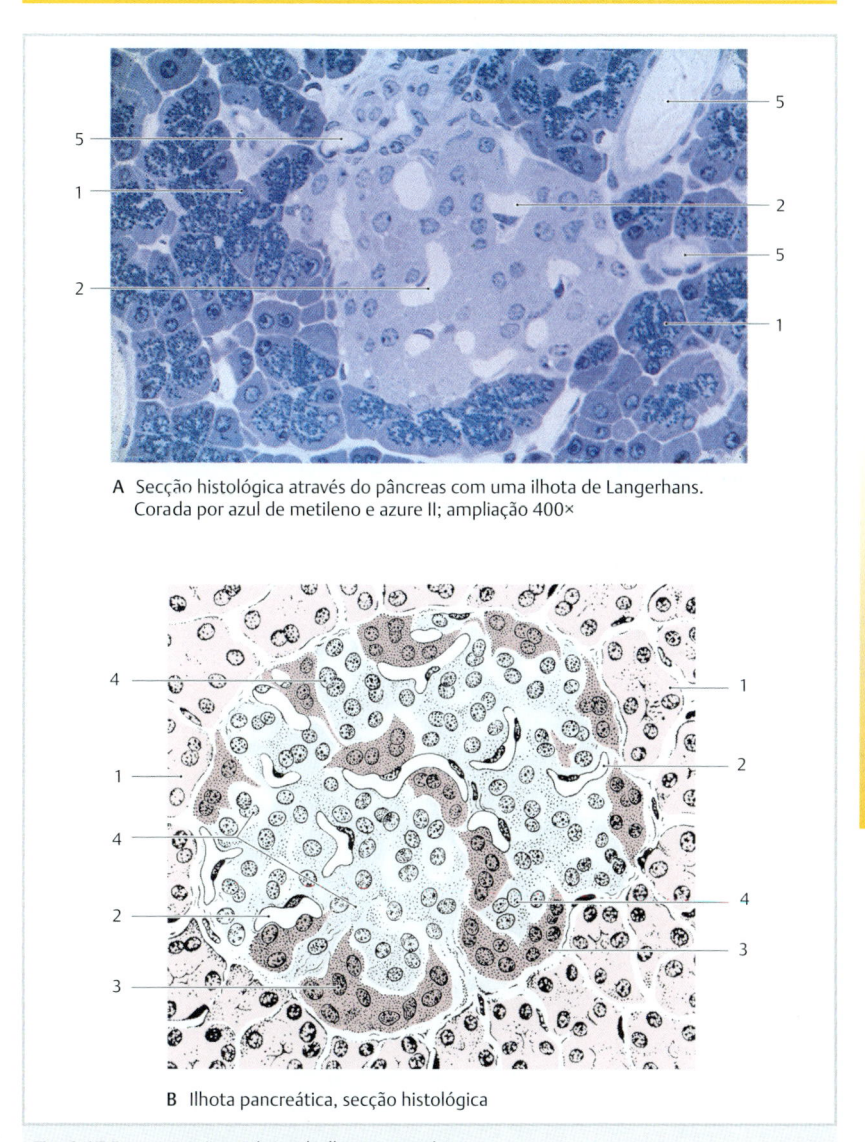

Fig. 9.17 Estrutura microscópica da ilhota pancreática.

9.9 Sistema Endócrino Difuso

Funções Endócrinas Testiculares

Os hormônios sexuais masculinos (**androgênios**) são produzidos pelas **células de Leydig** (**1**) intersticiais localizadas no tecido conjuntivo frouxo (**2**) dos testículos (ao longo das fibras nervosas não mielinizadas e mielinizadas, fibrócitos, mastócitos, macrófagos e linfócitos), entre os túbulos seminíferos convolutos (espaço intertubular) diretamente adjacente aos capilares (**3**). Cada célula poligonal contém um *núcleo redondo* com um nucléolo proeminente; seu *citoplasma acidófilo* contém retículo endoplasmático liso, mitocôndrias tubulares, lisossomas abundantes, grânulos de lipofuscina e cristais de Reinke (**4**), que consistem em proteínas e aparecem sob microscopia de luz como elementos alongados, retangulares ou rômbicos.

Efeitos da Testosterona

Efeitos pré-natais. A indução do sexo gonadal e diferenciação testicular durante o desenvolvimento embrionário e fetal ocorre independentemente da testosterona. Para todos os outros órgãos do sistema genital masculino, a testosterona atua como um **fator de crescimento específico**, controlando o grau de manifestação dos traços masculinos (fenótipo) em fetos geneticamente masculinos, prevenindo a obliteração dos ductos de Wolff e promovendo seu desenvolvimento em vesícula seminal e ductos deferentes.

Efeitos pós-natais. Após o nascimento, as células de Leydig involuem; no recém-nascido isto é expresso como uma queda significativa na **excreção de 17-cetosteroides**. Em torno dos 5 anos de idade, a excreção de cetosteroide começa gradualmente a aumentar e então aumenta acentuadamente durante a puberdade, indicando que as células de Leydig são plenamente funcionais. A excreção de cetosteroide atinge seu nível máximo por volta dos 25 anos, após o que os níveis começam a declinar lentamente.

A testosterona afeta diretamente os túbulos seminíferos, estimulando a **produção de esperma** (espermatogênese). A testosterona secretada na corrente sanguínea atua nos ductos seminais e no **desenvolvimento** da **vesícula seminal** e **próstata**. A testosterona promove o desenvolvimento e manutenção das **características sexuais secundárias** (massa muscular, distribuição e padrão do pelo corporal, pigmentação da pele, desenvolvimento da laringe e mudanças na voz) e estimula as glândulas sudoríparas e sebáceas (acne na puberdade). Ela também promove o libido e virilidade e influencia **comportamentos específicos do gênero**. A testosterona e seu metabólito mais potente, a *di-hidrotestosterona* (DHT) (**5**), induzem a formação de receptores de androgênio em vários órgãos-alvo e a síntese da 5α-redutase, uma enzima que converte a testosterona em DHT.

Eixo Hipotalâmico-Pituitário Testicular

A produção de esperma e a secreção de testosterona são controladas por hormônios gonadotróficos secretados pelo lobo anterior da glândula pituitária, que atua nos testículos. A inibição e estimulação da secreção hormonal são reguladas por um tipo de mecanismo de *feedback*: os hormônios gonadotróficos da pituitária anterior estimulam os testículos, enquanto os níveis elevados de testosterona inibem a síntese da gonadotrofina na adeno-hipófise. Este mecanismo de *feedback* envolve núcleos hipotalâmicos específicos que secretam o hormônio liberador da gonadotrofina (**GnRH**, gonadoliberina), que influencia a produção do hormônio luteinizante (**LH**) e o hormônio foliculoestimulante (**FSH**, folitropina) na pituitária anterior. O **hormônio luteinizante** (LH, lutropina) atua nas células de Leydig para estimular a síntese da testosterona; e o **hormônio foliculoestimulante** promove a espermatogênese e estimula a produção de *inibina* (uma glicoproteína) pelas células de Sertoli. As células de Sertoli também produzem *proteína ligante de androgênio* (ABP) (**6**).

> **Nota clínica:** A secreção diminuída de inibina devido a um defeito nas células de Sertoli causa concentrações de FSH sérico persistentemente elevadas e é um indicador de espermatogênese severamente prejudicada – **hipogonadismo hipergonadotrófico**. Uma forma especial desta doença é a síndrome de **Klinefelter**, uma aberração cromossômica congênita típica para o cariótipo 47, XXY.

9.9 Sistema Endócrino Difuso 377

Sinopse da regulação hormonal da espermatogênese

SNC Estímulo sensorial

Hipotálamo, GnRH (FSHRH + LHRH)

Inibina

Pituitária anterior — Pituitária posterior

FSH ⊕   LH (ICSH) ⊕   Testosterona

Células de Sertoli

Testosterona

Espermato-genese

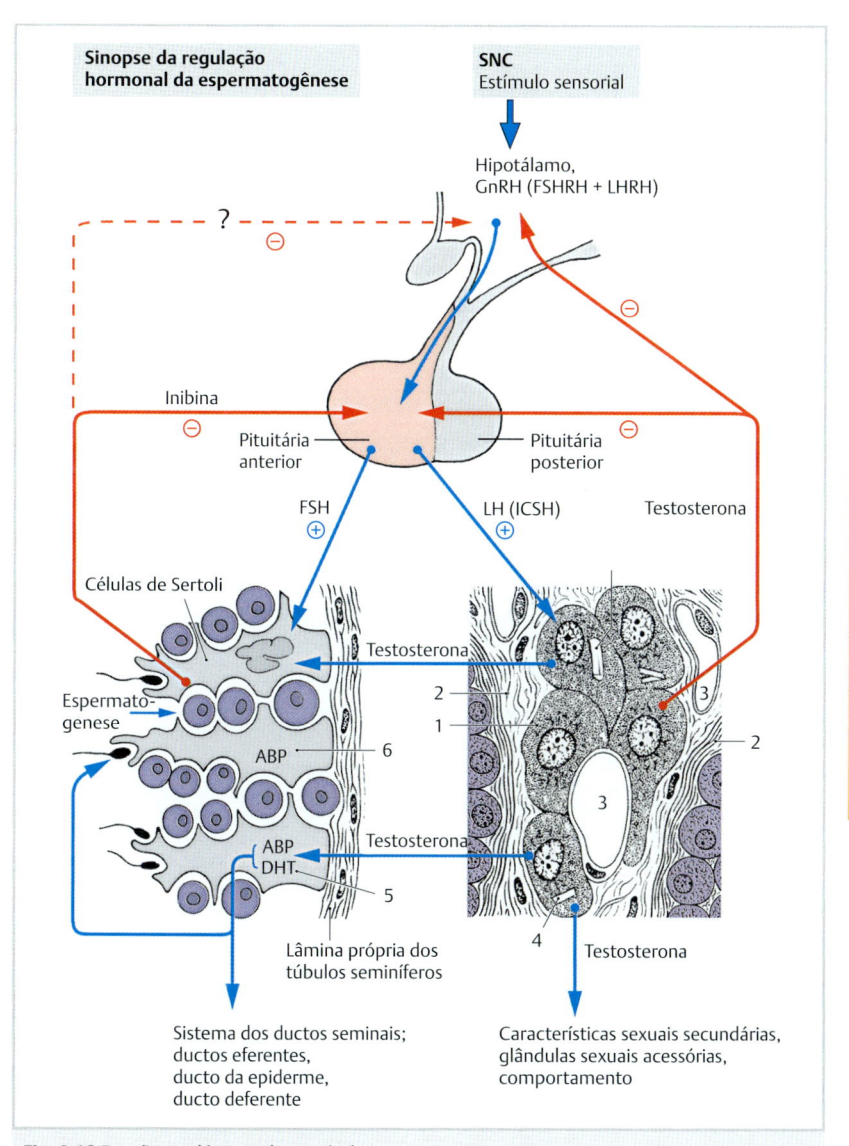

ABP   6
         2
         1
         3
ABP   2
DHT   Testosterona
         5
         3

Lâmina própria dos túbulos seminíferos   4   Testosterona

Sistema dos ductos seminais; ductos eferentes, ducto da epiderme, ducto deferente

Características sexuais secundárias, glândulas sexuais acessórias, comportamento

Fig. 9.18 Funções endócrinas dos testículos.

Funções Endócrinas Ovarianas

Os efeitos que os processos endócrinos têm nas funções corporais são particularmente evidentes em relação ao ciclo sexual feminino. Os efeitos da unidade hipotalâmica-pituitária no ovário são distinguidos dos efeitos dos hormônios ovarianos no revestimento endometrial do útero (ver p. 278) e, por sua vez, no hipotálamo e glândula pituitária.

Ciclo Ovariano

A secreção pulsátil do **GnRH** (= hormônio liberador da gonadotrofina, gonadoberina), um hormônio hipotalâmico regulador que é transportado através do sistema porta-hipofisário até a pituitária anterior, faz com que ela sintetize e libere as gonadotrofinas **FSH** (= hormônio foliculoestimulante, folitropina) e **LH** (= hormônio luteinizante, lutropina).

Dias 1 a 4 do ciclo ovariano. O FSH estimula o recrutamento de diversos **folículos primordiais**.

Fase folicular ou estrogênica, dias 5 a 14. Durante esta fase, o folículo primordial amadurece e transforma-se em um folículo primário, secundário e então terciário. Entre os dias 5 e 7, um folículo terciário dominante é selecionado. O folículo dominante se desenvolve transformando-se em um **folículo pré-ovulatório**, o qual, durante a fase folicular tardia (dias 11 a 14), sintetiza quase todo o estrogênio (**E**), temporariamente reduzindo a liberação de FSH na pituitária anterior (efeito de *feedback* negativo dos estrogênios). Além disso, o folículo dominante libera inibina, que também atua para inibir a secreção de FSH. Os níveis elevados de estradiol sinalizam a adeno-hipófise para liberar quantidades massivas de LH (denominado o "**pico do LH**", um efeito do *feedback* positivo do estradiol), bem como FSH, o que leva à maturação completa do óvulo em torno do 14º dia do ciclo, e a subsequente **ovulação**.

Fase lútea ou do gestágeno, dias 15 a 28. Dentro de uma questão de horas, as células epiteliais foliculares diferenciam-se (células granulosas) formando as **células granuloso-luteínicas**, e as células da teca interna (ver p. 272) transformam-se em **células teca-luteínicas** produtoras de estrogênio (luteinização). A transformação do folículo "vazio" em corpo lúteo (corpo amarelo) somente pode ocorrer sob a influência do LH; se não houver pico do LH, não ocorre ovulação. **Progesterona** (**P**) e **estrogênio** (**E**) são produzidos pelo corpo lúteo da menstruação, que exerce um *feedback* negativo na secreção de GnRH (e por sua vez FSH e LH). Se não ocorre fertilização, o corpo lúteo começa a degenerar por volta do 23º dia e os níveis de progesterona declinam, levando a isquemia do endométrio, que posteriormente é descamado durante a **fase da menstruação** (fase de descamação; dias 1 a 5 do novo ciclo).

Dois hormônios adicionais estão envolvidos na regulação do mecanismo cíclico: **PRL** (= prolactina, também chamada de hormônio mamotrófico ou hormônio luteotrófico, LTH) e **PIF** (= fator inibidor da liberação de prolactina, também conhecido como prolactostatina). A prolactina estimula o crescimento do tecido da glândula mamária e induz a síntese e secreção do leite.

Folículos teca. O folículo teca consiste na **teca interna**, que é ricamente vascularizada, e a **teca externa**, que contém células do tecido conjuntivo abundante. A produção de **androgênios** (principalmente androstenediona), as substâncias precursoras para a biossíntese do estrogênio, é estimulada na teca interna pelo LH.

Células hilares. As células hilares são células epitelioides localizadas no hilo do ovário e o mesovário adjacente, usualmente localizadas próximas aos vasos. Elas se parecem com as células de Leydig dos testículos e produzem **androgênios**.

Atresia folicular. A maioria dos folículos não amadurece até a ovulação, mas permanecem fechados (*atrésicos*) e morrem. Os folículos primários e secundários desaparecem sem deixar vestígios, mas os folículos atrésicos terciários deixam para trás células da teca interna, que formam uma *estrutura endócrina funcional*, e como células intersticiais constituem uma *fonte permanente de estrogênio*.

Corpo albicans. Depois que o corpo lúteo para de funcionar, ele é substituído por uma cicatriz de tecido conjuntivo fibroso brilhante.

9.9 Sistema Endócrino Difuso   379

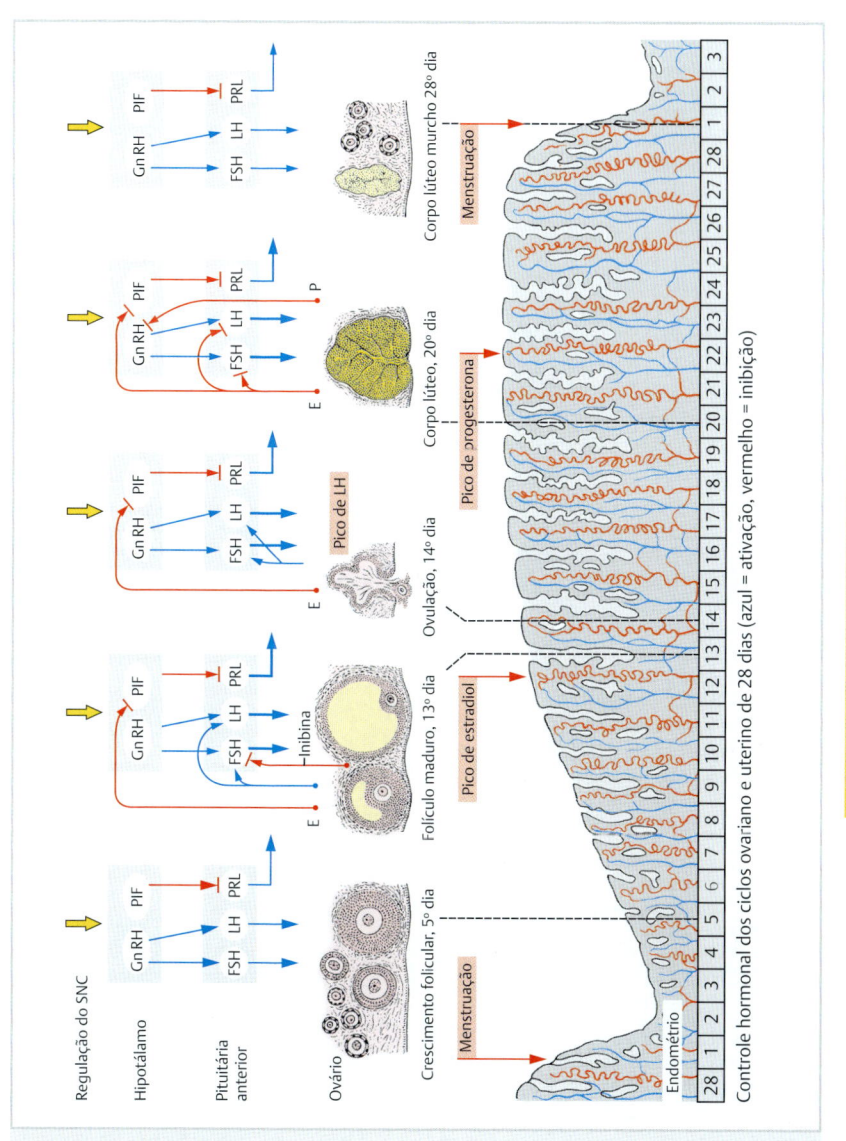

Fig. 9.19 Funções endócrinas do ovário

Funções Endócrinas da Placenta

A placenta, não somente facilita a **troca seletiva de substâncias** entre a mãe e o feto, como também produz **inúmeros hormônios** e **fatores do crescimento** que regulam o metabolismo fetal e materno, bem como a função placentária. A **produção** de hormônios proteicos e fatores do crescimento ocorre principalmente nas vilosidades placentárias, que podem ser divididas em **sinciciotrofoblasto (1)** multinucleado e o **citotrofoblasto (2)** subjacente (células de Langhans). Durante todo o período gestacional, as células dos citotrofoblastos são incorporadas ao sinciciotrofoblasto, e no nascimento elas cobrem apenas 20% da superfície interna do sinciciotrofoblasto.

Hormônios Proteicos Placentários

Gonadotrofina coriônica humana (HCG). Durante o primeiro semestre, a gonadotrofina coriônica humana, que é sintetizada no sinciciotrofoblasto, é o hormônio proteico predominante.

Função. Durante a gravidez, o HCH **impede** a degeneração prematura (**luteólise**) do corpo lúteo no ovário. Ele também estimula a **produção de progesterona** pelo corpo lúteo da gravidez, o que mantém a estrutura e função do endométrio que é essencial para a manutenção da gravidez; a biossíntese anormal do HCG resulta em aborto espontâneo. Além disso, o HCG influencia a produção de testosterona nas células de Leydig dos fetos masculinos e, nas gônadas femininas, estrogênios e gestagênios (principalmente progesterona).

> **Nota clínica:** O HCG é excretado pelos rins e é detectável na urina durante os estágios iniciais da gravidez. A detecção do HCG, atualmente realizada com o uso de técnicas imunológicas, é a base para a maioria dos **testes de gravidez**.

Outros hormônios proteicos placentários são a **tirotrofina coriônica** (HCT = tirotrofina coriônica humana), **somatomamotropina coriônica** (HCS = coriomamtropina humana ou lactogênio placentário humano) e **corticotropina coriônica** (HCC = corticotropina coriônica humana).

Hormônios Esteroides Placentários

Os hormônios esteroides e seus precursores são continuamente trocados entre a mãe e o feto, através da "unidade fetoplacentária". Isto é importante porque o feto e a placenta não são capazes de produzir sozinhos todos os produtos ou substâncias intermediárias envolvidas no metabolismo dos hormônios esteroides. Próximo ao final da gravidez, quantidades massivas de hormônios são produzidas diariamente.

Progesterona. A síntese da **progesterona** placentária ocorre independentemente e aumenta de modo constante durante a gravidez. Cerca de dois terços da progesterona produzida na placenta entram na circulação da mãe e aproximadamente um terço entra na circulação fetal.

Função. A função biológica da progesterona placentária é **inibir as contrações uterinas**, manter a decídua e promover a diferenciação da glândula mamária. Durante as primeiras 5 a 6 semanas de gestação, a produção de progesterona, que é estimulada pelo HCG, ocorre principalmente no ovário. Depois deste tempo, a placenta torna-se a principal fonte de progesterona.

Estrogênios. A placenta também produz estrogênios, que são convertidos a partir dos hormônios esteroides *sulfato de desidroepiandrosterona* (DHEAS), que é sintetizado pelo feto, e 16 α-*hidroxi-DHEAS*. A forma predominante de estrogênio no final da gravidez é o **estriol**. Sua função é promover o crescimento do útero e das glândulas mamárias.

Outros Hormônios Placentários e Fatores de Crescimento

Fatores de crescimento. Durante a gravidez, os processos de crescimento são regulados por vários hormônios e fatores de crescimento. O crescimento do feto é principalmente regulado pela **insulina** e fatores de crescimento semelhantes à insulina (**IGFs, somatomedina**). Um fator de crescimento placentário é produzido na borda em escova do sinciciotrofoblasto, principalmente durante o primeiro trimestre.

Hormônios placentários liberadores e inibidores da liberação. Gonadoliberina (GnRH, hormônio liberador da gonadotropina), **corticoliberina** (CIF, fator inibidor da liberação da corticotrofina) e **somatostatina** também são produzidos no citotrofoblasto da placenta humana.

9.9 Sistema Endócrino Difuso

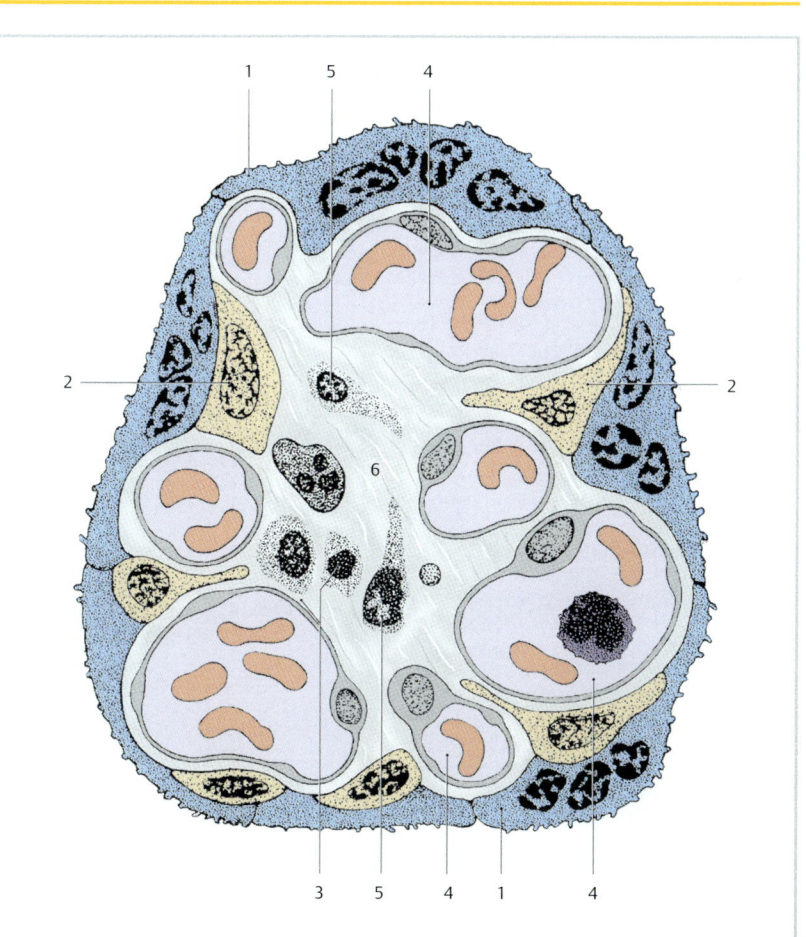

1 Sinciciotrofoblasto, multinucleado, com microvilosidades curtas na superfície
2 Citotrofoblasto, célula de Langhans
3 Célula de Hofbauer, macrófago
4 Capilares fetais/sinusoides com eritrócitos
5 Fibroblasto
6 Mesoderma coriônico

Secção através da vilosidade terminal de uma placenta humana madura, microscopia eletrônica (Prof. P. Kaufmann, Aachen)

Fig. 9.20 Funções endócrinas da placenta

Hormônios Cardíacos – Peptídeos Natriuréticos Atriais

As partes trabeculares de paredes finas dos **átrios** e as **aurículas do coração (A1)** contêm um tipo de cardiomiócito que tem grânulos com 0,2 a 0,4 μm de largura cobertos por membrana com um núcleo denso (**B4**), distinguindo-o do resto do "miocárdio funcional". Estes grânulos secretores armazenam um hormônio que é produzido pelos próprios cardiomiócitos: o **peptídeo natriurético atrial (ANP)** de 28 aminoácidos (cardiodilatina/CDD, peptídeo atrial), e seu precursor, o pró-ANP de 131 aminoácidos. A presença destes cardiócitos produtores de hormônios, que podem ser referidos como **"cardiomiócitos endócrinos" (B)**, demonstra que o coração também tem funções endócrinas.

Cardiomiócitos endócrinos (células endócrinas atriais). Similar aos miócitos ventriculares, a célula endócrina atrial possui um ou mais núcleos ovais centralmente localizados envolvidos por um extenso sarcoplasma, contendo miofibrilas com mitocôndrias entre elas. Diferente das células musculares ventriculares, as células endócrinas atriais têm um **aparelho secretor bem desenvolvido**, contendo perfis de *retículo endoplasmático rugoso* (**B2**), um *aparelho de Golgi bem desenvolvido* (**B3**), que frequentemente é encontrado abaixo do sarcolema, e coleções de *grânulos secretores especializados* (**B4**), que se estendem praticamente até a membrana plasmática. Elas são liberadas por exocitose, em resposta ao alongamento atrial e à estimulação do sistema nervoso simpático. As células endócrinas atriais também recebem **inúmeros aferentes** via um plexo nervoso de fibras catecolaminérgicas, colinérgicas e peptidérgicas que presumivelmente também desempenham um papel na estimulação da secreção.

B5 Capilares

Função. Os hormônios cardíacos desempenham um papel importante na regulação da pressão arterial, volume sanguíneo e equilíbrio água-eletrólitos. Os **órgãos-alvo** incluem *os rins, a musculatura lisa vascular, o córtex adrenal* e evidentemente *a glândula pituitária*. Os peptídeos atriais **reduzem o volume sanguíneo e a pressão sanguínea**: nos rins, eles causam dilatação dos vasos arteriais no córtex renal, ao mesmo tempo contraindo os vasos eferentes. Ao mesmo tempo, o ANP causa natriurese, isto é, uma liberação aumentada de íons de sódio (NA^+) pelos rins. O filtro glomerular alarga-se, influenciando o transporte tubular e alterando a atividade secretora do aparelho justaglomerular. Os peptídeos atriais têm uma influência importante nas células na zona glomerulosa do córtex adrenal que secretam aldosterona, e na liberação da vasopressina na neuro-hipófise. Em ambos os casos, a atividade é inibida, o que por fim leva a uma queda no volume sanguíneo e na pressão sanguínea.

Os cardiomiócitos ventriculares secretam um peptídeo quimicamente relacionado com um efeito semelhante, conhecido como peptídeo natriurético cerebral (BNP). Níveis plasmáticos elevados de BNP são encontrados em pacientes com insuficiência miocárdica.

Gânglios Cardíacos

O coração contém aproximadamente 550 pequenos gânglios na gordura epicárdica (*gânglios epicárdicos*), contendo mais de 14.000 células nervosas, que são principalmente neurônios multipolares parassimpáticos. A distribuição dos gânglios varia. Os gânglios **atriais** (**C**) são particularmente numerosos próximo à reflexão do saco pericárdico, no aspecto posterior dos átrios, e gânglios **ventriculares** (**D**) são encontrados principalmente em torno da raiz da aorta.

Gânglios atriais e ventriculares C e D:

1 Tronco pulmonar (e válvula do tronco pulmonar)
2 Aorta (e válvula aórtica)
3 Veia cava superior
4 Veias pulmonares direitas
5 Veia cava inferior
6 Seio coronário
7 Veias pulmonares esquerdas
8 Gânglios atriais esquerdos superiores
9 Gânglios atriais direitos superiores
10 Gânglios atriais esquerdos posteromediais
11 Gânglios descendentes posteriores
12 Gânglios descendentes anteriores
13 Gânglios da raiz aórtica
14 Gânglios marginais direitos

9.9 Sistema Endócrino Difuso

A Localização das células endócrinas nos átrios do coração

C Gânglios atriais

B Cardiomiócitos endócrinos, microscopia eletrônica

D Gânglios ventriculares

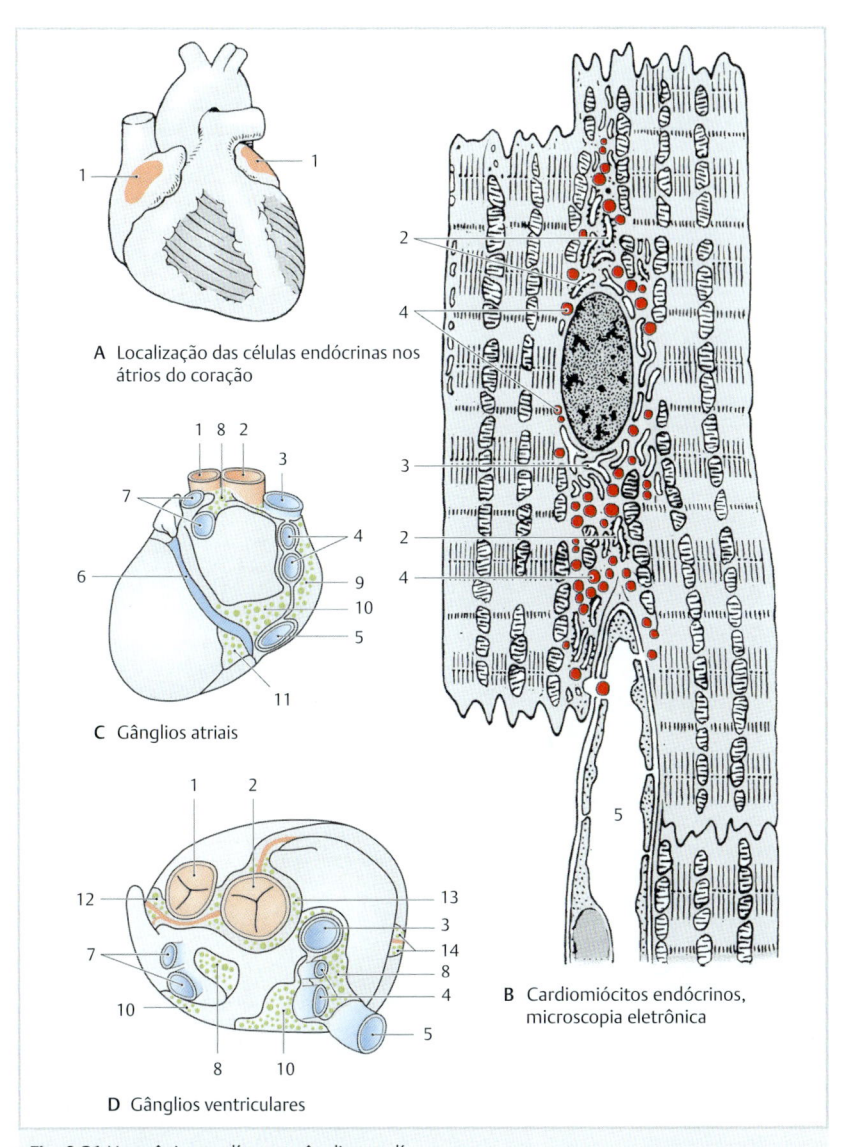

Fig. 9.21 Hormônios cardíacos e gânglios cardíacos.

Células Endócrinas Difusas em Vários Órgãos

Além das glândulas endócrinas compactas, **células endócrinas dispersas** também são encontradas dentro do epitélio de vários órgãos pelo corpo. Estas células amplamente espalhadas são conhecidas coletivamente como sistema neuroendócrino disseminado ou difuso (**DNES**). Uma característica comum compartilhada pelas células endócrinas do sistema endócrino difuso (cerca de 40 tipos diferentes) é que elas contêm e secretam **monoaminas biogênicas** (serotonina, histamina) e vários peptídeos, que são produzidos pela absorção e descarboxilação dos precursores das aminas (**conceito celular APUD**). Considerando que muitas células endócrinas possuem funções tanto receptoras quanto efetoras, e assim se parecem com células sensoriais e nervosas, elas também são referidas como "**paraneurônios**". As células endócrinas polarizadas difusas podem ser divididas em dois grupos:

Células tipo aberto (A1). O estreito polo apical destas células atinge o lúmen do órgão oco em que elas estão localizadas. As células tipo aberto têm microvilosidades (**A2**). Acredita-se que o ápice da célula atua como um receptor para estímulos químicos luminais.

Células tipo fechado (A3). As células tipo fechado não têm conexão com a superfície epitelial livre. Além disso, foram distinguidos aproximadamente 16 tipos diferentes de células endócrinas disseminadas, com base em seus produtos secretores e grânulos secretores específicos.

Células enteroendócrinas. As células endócrinas de base ampla do trato gastrintestinal são ovais, em forma de frasco ou em formato de pirâmide, e repousam sobre a membrana basal (**AC6**). Seus grânulos secretores estão localizados na parte basal da célula ("**grânulos basais**") (**B8**) e são transportados dali para fora da célula por exocitose (**AC4**).

Alguns hormônios polipeptídicos endócrinos "clássicos" (p. ex., gastrina e colecistocinina) também são encontrados no pâncreas endócrino (ver p. 374); por outro lado, vários hormônios típicos das ilhotas de Langerhans também são encontrados no epitélio do trato gastrintestinal. Estas células, portanto, também são classificadas como pertencentes ao **sistema** gastroenteropancreático (**GEP**).

Estômago. O estômago contém preponderantemente células endócrinas tipo fechado, que são uniformemente distribuídas no fundo e corpo do estômago, dentro do epitélio das glândulas principais.

Intestino delgado. O duodeno, especialmente o capuz duodenal, contém células endócrinas abundantes nas criptas, além de células espalhadas nas vilosidades intestinais e nas glândulas duodenais. O jejuno e o íleo contêm menos células endócrinas. As **células de Paneth (B9)** têm grânulos eosinófilos apicais que contêm substâncias antimicrobianas, como α-defensinas e lisozima.

Intestino grosso. As células endócrinas do intestino grosso são principalmente encontradas na base das criptas. **Sistema respiratório.** As células endócrinas do sistema respiratório estão espalhadas por todo o epitélio da traqueia e brônquios; grupos de células são encontrados nos bronquíolos. Devido à sua íntima relação com as fibras nervosas, estas células também são chamadas de **corpos neuroepiteliais**. Eles são possivelmente *quimiorreceptores* que respondem a alterações nos níveis de O_2 e CO_2 no sangue.

Sistema urogenital. São encontradas células endócrinas no epitélio da uretra, nas glândulas uretrais e, nas mulheres, nas glândulas de Bartholin.

Regulação e Mecanismo de Ação

As ações das células endócrinas difusas são reguladas por sinais transmitidos pela corrente sanguínea e/ou sistema nervoso autônomo ("**inervação à distância**"). Vários dos hormônios secretados pelas células endócrinas igualmente entram na corrente sanguínea para chegar até suas células-alvo (**mecanismo de ação endócrinos, AC5**).

Alguns hormônios (aminas ou peptídeos) têm efeitos locais limitados (**ação parácrina**), isto é, eles estimulam ou inibem as células endócrinas vizinhas (**AC7**) e as células epiteliais normais (**C10**) na respectiva estrutura epitelial. Outras células-alvo possíveis incluem células musculares lisas (**C11**), fibras nervosas (**C12**) e células do tecido conjuntivo livre como os mastócitos (**C13**). Outras células endócrinas regulam o *fluxo sanguíneo local*, afetando diretamente os capilares (**AC5**) ou estimulando indiretamente a liberação de substâncias vasoativas pelos mastócitos.

Certos hormônios são liberados por secreção exócrina no polo apical da célula (**AC4**). Os hormônios extracelulares do sistema endócrino difuso podem influenciar o comportamento secretor das células endócrinas do mesmo tipo em virtude de um mecanismo de *feedback* (**ação autócrina**).

> **Nota clínica:** As células endócrinas difusas podem-se degenerar e formar tumores (tumores neuroendócrinos, **NET**), por exemplo, adenomas benignos, carcinomas malignos e carcinoides.

9.9 Sistema Endócrino Difuso

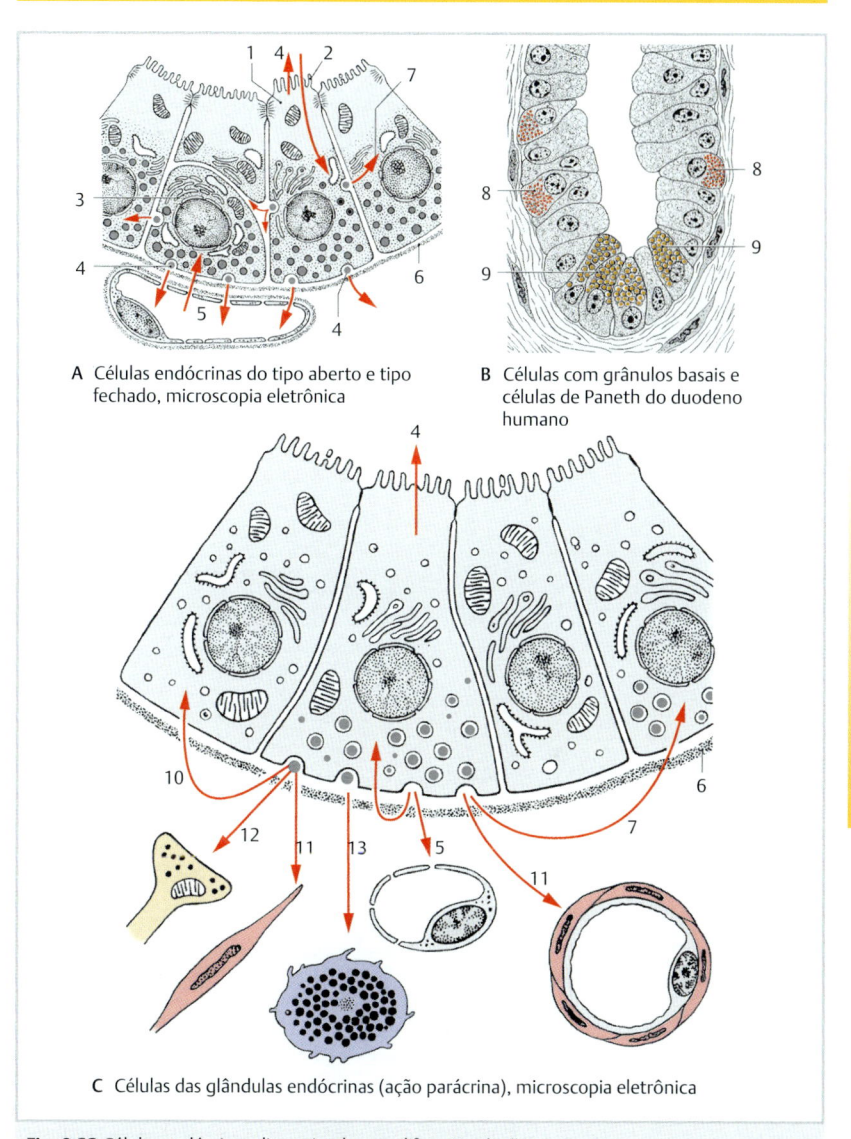

A Células endócrinas do tipo aberto e tipo fechado, microscopia eletrônica

B Células com grânulos basais e células de Paneth do duodeno humano

C Células das glândulas endócrinas (ação parácrina), microscopia eletrônica

Fig. 9.22 Células endócrinas disseminadas em diferentes órgãos.

Produtos de células endócrinas difusas e seus efeitos

Tipo de célula	Hormônio	Local de síntese	Estímulos que ativam a liberação	Efeito
A	Glucagon	Células alfa de ilhotas de Langerhans	Concentração reduzida de glicose no sangue (hipoglicemia), refeições ricas em proteínas, atividade física extenuante e estresse	Aumentos nos níveis de açúcar no sangue; antagonista da insulina no fígado; quebra o glicogênio (glicogenólise) para suprir glicose do fígado, estimula a gliconeogênese e β-oxidação de ácidos graxos livres no fígado, efeito lipolítico no tecido adiposo
B	Insulina (cadeia A e cadeia B) e seus precursores: pró-insulina, preproinsulina (hormônio de armazenamento)	Células beta de ilhotas de Langerhans	Aumento na concentração de glicose no sangue (hiperglicemia)	Decresce o nível de açúcar no sangue (utilização da glicose), inibe a quebra das proteínas e gorduras (efeito lipogênico), estimula a síntese do glicogênio
D	Somatostatina = fator inibidor da liberação de somatostatina (SRIF)	Células delta de ilhotas de Langerhans; fundo, corpo e piloro do estômago, intestinos delgado e grosso, terminações nervosas	Ácidos graxos, glicose, peptídeos e ácidos biliares no intestino delgado	Reduz a secreção dos sucos gástricos e libera gastrina, reduz a atividade vagal, motilidade interdigestiva, liberação de VIP e motilina, e absorção de nutrientes no intestino delgado. Inibe outras células endócrinas
D1	Polipeptídio intestinal vasoativo (VIP)	Neurônios, terminais nervosos	Neurotransmissores	Causa relaxamento do músculo liso (vasodilatação, controle do esfíncter), estimula a secreção intestinal e a liberação de vários hormônios, inibe a liberação de ácido gástrico e secreção de gastrina

Fig. 9.23 Produtos da síntese de células endócrinas disseminadas e seus efeitos.

9.9 Sistema Endócrino Difuso

EC	Serotonina (5-OH triptamina) e vários peptídeos	Células enterocromafins no piloro, intestinos delgado e grosso, espalhadas no pâncreas e brônquios, CNS	?	Causa constrição do músculo liso vascular, paredes intestinais e brônquios; aumenta a atividade neural secretomotora colinérgica, aumenta a motilidade intestinal
ECL Tipo EC	Histamina	Células enterocromafins no fundo do estômago, mastócitos, basófilos	Atividade aumentada do nervo vago	Aumenta a secreção de HCl e pepsinogênio, atua localmente para aumentar a permeabilidade capilar; contração do músculo liso; prurido
ENK	Encefalinas	Estômago, predominantemente antro, intestinos delgado e grosso, extremidades nervosas	?	Inibe o efeito da somatostatina
G	Gastrina	Antro, piloro, duodeno e jejuno proximal	Peptídeos no estômago, pH elevado dos sucos gástricos, eferentes vagais e altas concentrações plasmáticas de catecolamina; ingestão de alimentos	Estimula a secreção de ácido gástrico pelas células parietais e secreção de pepsinogênio; eleva a motilidade gástrica, especialmente ondas peristálticas no antro do estômago; estimula a secreção do pâncreas exócrino, secreção biliar e contração da vesícula biliar (efeito da pancreozimina); diminui a absorção de água e eletrólitos no intestino delgado; efeito trófico (promove o crescimento) nas células epiteliais no estômago e duodeno
GRP	Peptídeo liberador de gastrina (GRP = bombesina)	Estômago e duodeno, brônquios, extremidades nervosas	Secreção pancreática elevada; liberação elevada de pancreozimina	Estimula a liberação de gastrina e assim a secreção de ácido gástrico; possivelmente efeitos parácrinos no músculo liso das paredes brônquicas nos brônquios

Secreção, Epitélio Glandular, Sistema Endócrino

Fig. 9.24 Produtos da síntese de células endócrinas disseminadas e seus efeitos, continuação.

Produtos de células endócrinas difusas e seus efeitos (cont.)

Tipo de célula	Hormônio	Local de síntese	Estímulos que ativam a liberação	Efeito
I	Pancreozimina = colecistocinina (CCK)	Duodeno, pâncreas e cérebro	Ácidos graxos, aminoácidos, peptídeos e tripsina no duodeno; níveis de pH diminuídos no intestino	Estimula a secreção de enzima pancreática, secreção de pepsinogênio e secreção do ducto biliar; aumenta a contração da vesícula biliar, reduz a secreção de HCl, estimula células ilhotas e tem efeito trófico no pâncreas; potencializa o efeito das secreções; induz sensação de saciedade ("hormônio da saciedade")
K	Peptídeo liberador de insulina glicose-dependente = peptídeo inibidor gástrico (GIP)	Jejuno	Ácidos graxos, aminoácidos e glicose no duodeno; baixos níveis de pH no duodeno	Antagonista da gastrina; promove a secreção de insulina, inibe a secreção de HCl e a motilidade gástrica
L	Enteroglucagon = peptídeo semelhante a glucagon 1 (GLP-1)	Intestino delgado distal e cólon	Ácidos graxos e glicose no íleo	Similar às células A das ilhotas pancreáticas; aumenta a liberação de insulina; inibe a motilidade gástrica e intestinal; efeito trófico nas células epiteliais nas criptas intestinais
Mo	Motilina	Duodeno	Ácidos graxos e biliares no duodeno; níveis diminuídos de somatostatina	Estimula o esvaziamento e a motilidade gástrica; contração do músculo liso
N	Neurotensina (NT)	Duodeno	Ácidos graxos no intestino delgado	Inibe a secreção dos sucos gástricos; liberação estimulada pela refeição causa hiperglicemia depois de comer; redução da pressão sanguínea
P	Polipeptídio pancreático (PP)	Ilhotas pancreáticas	Peptídeos no intestino delgado; atividade vagal	?

Fig. 9.25 Produtos da síntese de células endócrinas disseminadas e seus efeitos, continuação.

9.9 Sistema Endócrino Difuso

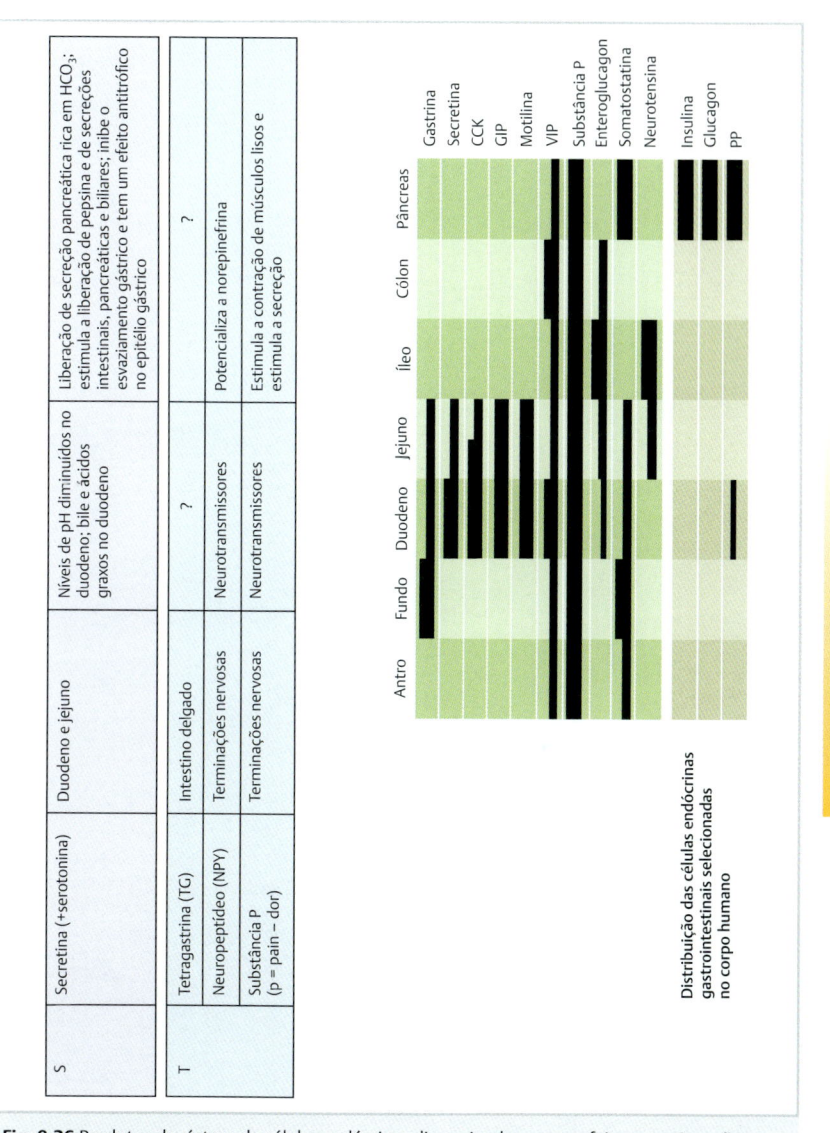

S	Secretina (+serotonina)	Duodeno e jejuno	Níveis de pH diminuídos no duodeno; bile e ácidos graxos no duodeno	Liberação de secreção pancreática rica em HCO_3; estimula a liberação de pepsina e de secreções intestinais, pancreáticas e biliares; inibe o esvaziamento gástrico e tem um efeito antitrófico no epitélio gástrico
T	Tetragastrina (TG)	Intestino delgado	?	?
	Neuropeptídeo (NPY)	Terminações nervosas	Neurotransmissores	Potencializa a norepinefrina
	Substância P (p = pain – dor)	Terminações nervosas	Neurotransmissores	Estimula a contração de músculos lisos e estimula a secreção

Distribuição das células endócrinas gastrointestinais selecionadas no corpo humano

Antro — Fundo — Duodeno — Jejuno — Íleo — Cólon — Pâncreas

Gastrina
Secretina
CCK
GIP
Motilina
VIP
Substância P
Enteroglucagon
Somatostatina
Neurotensina
Insulina
Glucagon
PP

Secreção, Epitélio Glandular, Sistema Endócrino

Fig. 9.26 Produtos da síntese de células endócrinas disseminadas e seus efeitos, continuação.

10 Sistemas Sanguíneo e Linfático

10.1 Sangue *392*
10.2 Sistema Imunológico *400*
10.3 Órgãos Linfáticos *404*

10.1 Sangue

Componentes do Sangue

O sangue pode ser considerado um tipo de sistema orgânico fluídico, composto de um componente líquido coagulável, o plasma sanguíneo, em que os elementos formados, as células sanguíneas, estão em suspensão. O soro sanguíneo (= plasma sanguíneo sem fatores de coagulação, isto é, proteínas) é obtido, permitindo-se que o sangue coagule e depois, centrifugando-o.

Volume sanguíneo. O volume total de sangue no corpo humano é uma **função do peso corporal**. Um volume de sangue normal (aproximadamente 8% = um doze avos do peso corporal) é necessário para manter a circulação e a homeostase. O **hematócrito** expressa o volume dos glóbulos vermelhos em relação ao volume total de sangue (100%), que em média é de aproximadamente 45%.

Função. O sangue facilita a **troca de materiais** entre as células (entregando oxigênio e nutrientes e removendo dióxido de carbono e outros produtos residuais). Ele também **transporta** hormônios, anticorpos e células imunes e permite a transferência de calor através da pele até o ar circundante por convecção.

Eritrócitos (A). A contagem de glóbulos vermelhos depende das necessidades de oxigênio do corpo e do suprimento de oxigênio. O eritrócito humano tem 7,5 µm de diâmetro (ver p. 395) e não tem um núcleo. Sua forma bicôncava torna a sua superfície ideal para a troca de gases, e sua elasticidade, baseada em seu esqueleto membranoso, é uma característica importante para a microcirculação. Um eritrócito consiste em até 90% de **hemoglobina** contendo ferro; o sangue oxigenado tem aparência vermelho brilhante e o sangue desoxigenado é vermelho escuro. Os eritrócitos imaturos (cerca de 1%), ou **reticulócitos**, contêm grânulos basófilos e estruturas reticulares (*substância reticular*). O **tempo de vida** de um eritrócito é de 100 a 120 dias, depois dos quais ele é quebrado, principalmente no baço e no fígado. Os componentes livres de ferro da hemoglobina dão origem a pigmentos biliares; no fígado, o ferro é reutilizado para eritropoiese na medula óssea.

> **Nota clínica:** Um **aumento no número de reticulócitos** no sangue periférico depois de perda sanguínea é um sinal de aumento na produção de eritrócitos. **Policitemia** é um aumento acentuado no número de eritrócitos; **anemia** é uma contagem reduzida de glóbulos vermelhos. A superfície dos eritrócitos contém glicolipídios e glicoproteínas (glicocálix), macromoléculas que contêm açúcar e possuem propriedades antigênicas. Estes determinam o grupo sanguíneo de um indivíduo (**sistema ABO**).

Leucócitos (A, B). Os glóbulos brancos (claros) (aproximadamente 5.000/µL de sangue), assemelham-se a amebas em termos dos seus movimentos. Os leucócitos atuam contra infecções e substâncias estranhas no sistema de defesa do corpo. O número de glóbulos brancos varia durante o dia, dependendo de fatores como atividade digestiva e física. Um nível superior a 10.000/µL é denominado **leucocitose** e um nível abaixo de 2.000/µL é denominado **leucopenia**. Os tipos de leucócitos incluem *granulócitos*, *monócitos* e *linfócitos* (**B**).

Granulócitos (A). Os linfócitos granulares maduros possuem **núcleos lobulados** que são divididos em segmentos individuais por indentações, daí o termo **granulócito segmentado**. A segmentação nuclear está ausente em granulócitos imaturos, também conhecidos como **"bandas" ou células em banda**. Dependendo da tingibilidade dos seus grânulos, elas podem ser divididas em três tipos de células: os granulócitos **neutrófilos** têm grânulos azurófilos pequenos contendo *enzimas lisossômicas* e *substâncias bactericidas*; os granulócitos **eosinófilos** contêm grânulos **eosinófilos** densamente organizados, os quais, similares aos neutrófilos, são capazes de *fagocitose*, especialmente de complexos antígeno-anticorpo, e estão envolvidos na *limitação das reações alérgicas*. Seus núcleos têm menos segmentação. Os granulócitos **basófilos** contêm núcleos não segmentados, com forma bizarra e grânulos grosseiros com aparência azul e preto com corantes básicos. Seus grânulos contêm o anticoagulante *heparina*; *histamina*, que aumenta a permeabilidade vascular e desencadeia hipersensibilidade imediata; e *fatores quimiotáticos*. Um decréscimo nos granulócitos leva à **agranulocitose**.

Trombócitos (plaquetas) (A). As plaquetas sanguíneas não são células independentes, mas *fragmentos de forma irregular de citoplasma dos megacariócitos comprimidos*. Elas se desintegram facilmente, liberando *tromboquinase*, que é ativa na coagulação sanguínea; elas também transportam o vasoconstritor local *serotonina*.

Trombocitopenia – deficiência de plaquetas.

Trombocitose – excesso de plaquetas.

10.1 Sangue

A Células produzidas na medula óssea vermelha

Glóbulos vermelhos (eritrócitos)

Plaquetas (trombócitos), microscopia de luz e eletrônica

Granulócito neutrófilo

Granulócito eosinófilo

Granulócito basófilo

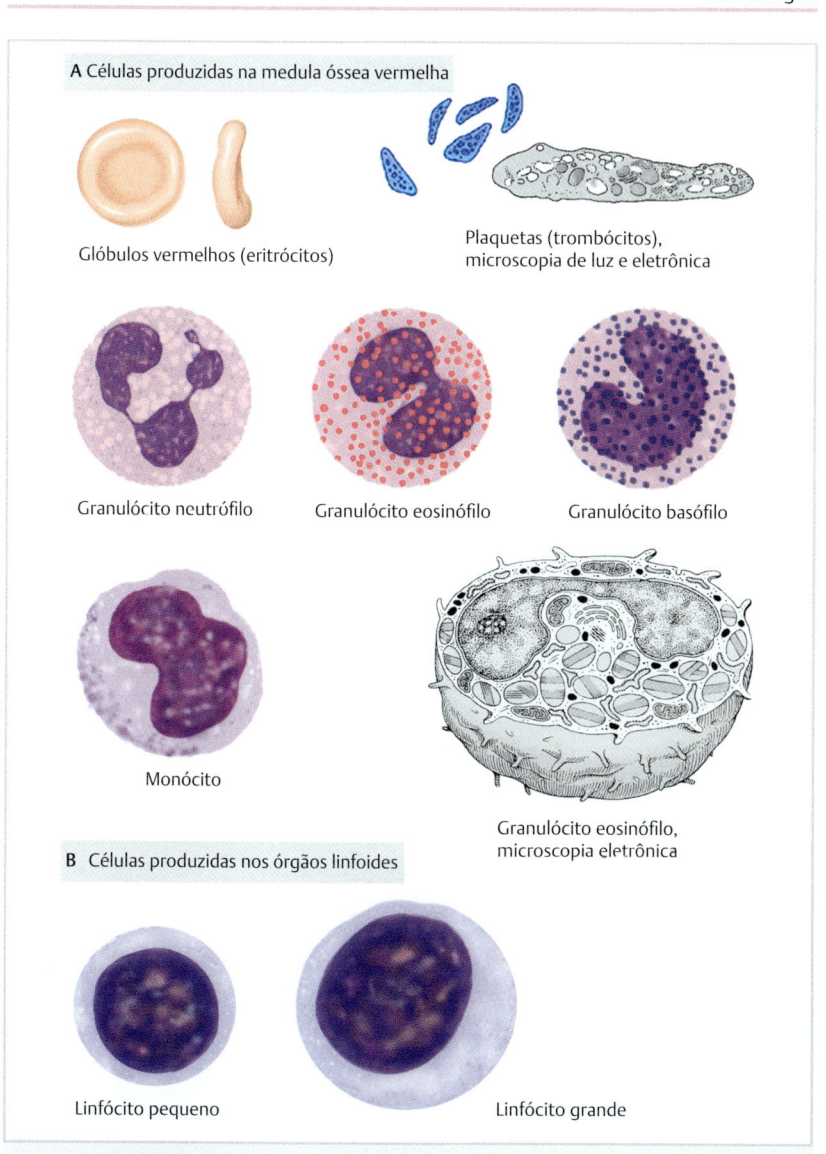

Monócito

Granulócito eosinófilo, microscopia eletrônica

B Células produzidas nos órgãos linfoides

Linfócito pequeno

Linfócito grande

Fig. 10.1 Componentes do sangue.

Sistemas Sanguíneo e Linfático

Contagem sanguínea (variação normal) e funções por tipo de célula

Tipo de célula	Contagem de células por µL de sangue (variação normal)	Porcentagem de leucócitos (média)	Tempo de vida/presença no sangue	Função
Contagem total de leucócitos	7.400 (4.000-9.000)	100		Funções de defesa imunológica no organismo
Neutrófilos granulócitos	4.250 (2.200-6.300)	55-70	6-7 horas	Imunidade inespecífica. Micrófagos, quimiotaxia, fagocitose e lise de parasitas (vírus, bactérias), diapedese de leucócitos, formação de lisozima, lactoferrina, radicais livres de oxigênio, liberação de substâncias com atividade leucotática (leucotrienos)
• Neutrófilos segmentados	4.150 (2.000-6.300)	50-70		
• Neutrófilos de banda	285 (12-450)	3-5		
Granulócitos eosinófilos	220 (80-360)	2-4	8 horas	Defesa contra parasitas (p. ex., nematódeos), sinergia com mastócitos e basófilos, p. ex., em reações alérgicas
Granulócitos basófilos	45 (0-90)	0-1	5-6 horas	Liberação de histamina e heparina, defesa contra parasitas e helmintos
Monócitos	265 (80-540)		15-20 horas	Células precursoras do sistema mononuclear fagocitário (ver p. 380), macrófagos
Linfócitos	2.150 (1.000-3.300)		Meses-anos	Linfócitos B e T, imunidade humoral e mediada pelas células
Eritrócitos	♂ 4,6-5,9 milh ♀ 4,0-5,5 milh		c. 120 dias	Transporte de O_2 e CO_2, troca de O_2/CO_2 nos pulmões
Trombócitos	265 (80-540)		9-12 dias	Hemóstase e coagulação

Fig. 10.2 Níveis normais de células sanguíneas na contagem diferencial de sangue e funções das células sanguíneas.

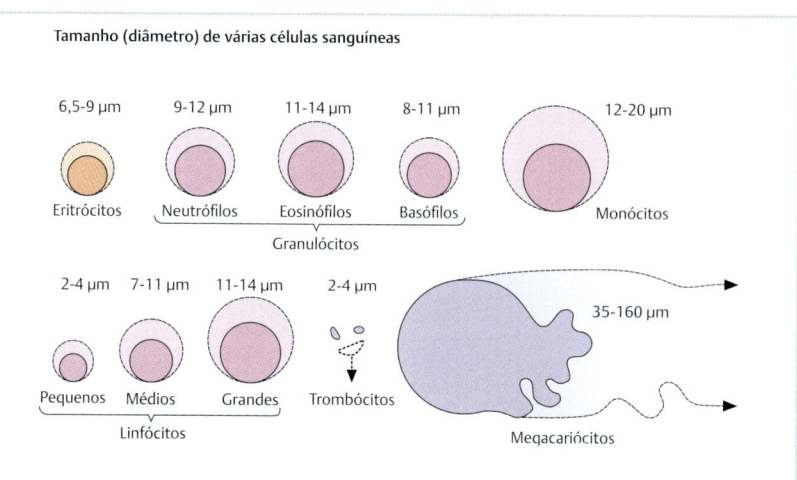

Tamanho (diâmetro) de várias células sanguíneas

- Eritrócitos: 6,5-9 μm
- Neutrófilos: 9-12 μm
- Eosinófilos: 11-14 μm
- Basófilos: 8-11 μm
- (Neutrófilos, Eosinófilos, Basófilos = Granulócitos)
- Monócitos: 12-20 μm

Linfócitos:
- Pequenos: 2-4 μm
- Médios: 7-11 μm
- Grandes: 11-14 μm

- Trombócitos: 2-4 μm
- Megacariócitos: 35-160 μm

Proteínas importantes no plasma e soro, e suas funções

Proteína	Concentração (g/L)	Funções
Albumina	36-50 (55%-65%)	Mantém a pressão osmótica coloidal no sangue; transporte de Ca^{2+}, bilirrubina, ácidos graxos e outras substâncias lipofílicas
α1-Globulinas	1-4 (2,5%-4%)	Transporte de lipídios e lipoproteínas, tiroxina e hormônios corticais adrenais
α2-Globulinas	5-9 (7%-10%)	Função de oxidase, inibidoras plasmáticas
β-Globulinas	6-11 (8%-12,5%)	Transporte de lipoproteínas e ferro, complementares proteínas
γ-Globulinas ou imunoglobulinas (IgA, IgD, IgE, IgG, IgM)	7-15 (11%-20%)	Maioria dos anticorpos circulantes, mecanismos de defesa imunológica
Fibrinogênio	2-4,5	Coagulação (precursor da fibrina)
Protrombina	0,06-0,10	Coagulação (precursor da trombina)

Fig. 10.3. Contagem diferencial do sangue e proteínas plasmáticas.

Hematopoiese

Hematopoiese Pré-Natal

O local de produção embrionária e fetal de células sanguíneas, ou **hematopoiese**, muda várias vezes durante o curso do desenvolvimento pré-natal. As fases hematopoiéticas podem ser divididas da seguinte forma (**C**):

Fase megaloblástica (mesoblástica). Cerca de 2 semanas após a fertilização, inicia-se a hematopoiese, no **mesoderma embrionário da parede do saco vitelino e haste do corpo embrionário**. O mesênquima destes locais ou ilhas de sangue dá origem a **hemocitoblastos** e a **angioblastos**, células precursoras do endotélio dos vasos sanguíneos. No final da 3ª semana, os vasos sanguíneos embrionários e extraembrionários estão conectados e começam a transportar sangue. Os grandes glóbulos vermelhos (15 a 18 μm de diâmetro), que neste ponto ainda contêm núcleos, são denominados *megaloblastos*. Não há granulócitos ou linfócitos. O período megaloblástico dura até o fim do terceiro mês fetal.

Fase hepatolineal. No início da 6ª ou 7ª semana embrionária, o **mesênquima** do **fígado, baço** e **linfonodos** também estão envolvidos na hematopoiese. Os *eritrócitos* expulsam seus núcleos e atingem seu tamanho normal; e o número de eritrócitos imaturos decresce. Aparecem *megacariócitos* e *granulócitos*. O período hepatolineal gradualmente retrocede a partir do quinto mês de gravidez.

Fase medular (mieloide). No quinto mês fetal, a hematopoiese continua na **medula óssea** de todos os ossos, o sítio hematopoiético final ("medula óssea vermelha"). No final do sexto mês, a maioria dos *granulócitos* ainda imaturos se diferenciam e dão origem aos *monócitos*. Os *linfócitos* começam a se formar durante o quarto mês, primeiro no fígado e depois na medula óssea. Alguns migram da medula para o timo, o qual deixam como *linfócitos T* para colonizar e multiplicar-se nos órgãos linfoides, enquanto outros viajam como *linfócitos B* da medula óssea diretamente para órgãos linfoides periféricos (resposta imune específica, ver p. 400).

Hematopoiese Pós-Natal

Após o nascimento, as células sanguíneas são primariamente produzidas na **medula óssea vermelha** (**A**); os linfócitos multiplicam-se nos **órgãos linfoides**, ou seja, o timo, linfonodos e baço. Por volta dos 6 anos, a linfopoiese atinge níveis adultos.

Depois que para o crescimento, ocorre hematopoiese medular somente na **medula das extremidades (epífises) dos ossos longos** e os **ossos planos curtos**. Em pessoas com perda de sangue crônica ou danos na medula, a hematopoiese pode recomeçar nas hastes (diáfases) dos ossos longos e no tecido conjuntivo do fígado e baço.

Medula óssea. A medula óssea preenche as cavidades dos ossos longos e os espaços no osso esponjoso. O peso total da medula é de aproximadamente 2.000 g. No adulto, metade é medula vermelha e a outra metade medula amarela (medula graxa).

Entre as trabéculas e as células adiposas (**B1**) da **medula vermelha** encontra-se *tecido conjuntivo reticular* (células reticulares fibroblásticas), em cuja rede encontram-se *células estaminais hematopoiéticas* (células progenitoras para eritropoiese (**B2**) e *granulopoiese*, e *megacariócitos* (**B3**) para trombocitopoiese). A medula vermelha contém largos *seios venosos com endotélio fenestrado*, que são derivados dos vasos nutridores dos ossos. As células sanguíneas maduras atravessam os espaços nas células endoteliais até os seios venosos; estes se abrem dentro das veias da medula, que seguem o mesmo curso que as artérias. A medula óssea não contém vasos linfáticos.

B4 Mielócito eosinofílico

Hemocitoblasto. Hemocitoblastos são **células estaminais pluripotentes** que têm potencial para dar origem a qualquer tipo de célula sanguínea. Eles são funcionalmente distintos, mas morfologicamente indistintos, mais parecidos com linfócitos de tamanho médio. As células estaminais pluripotentes podem permanecer em um estado de repouso ou se dividem, produzindo mais células estaminais ou então se diferenciando em células especializadas de uma das várias linhas de células sanguíneas. A linha de células linfocíticas é a primeira a se ramificar da árvore de linhagem celular comum (ver p. 399).

> **Nota clínica:** A proliferação das fibras do tecido conjuntivo na medula óssea é conhecida como mielofibrose.

10.1 Sangue

B Medula óssea. Corada com May-Grünwald, Giemsa; ampliação 440×

A Medula óssea vermelha em adultos

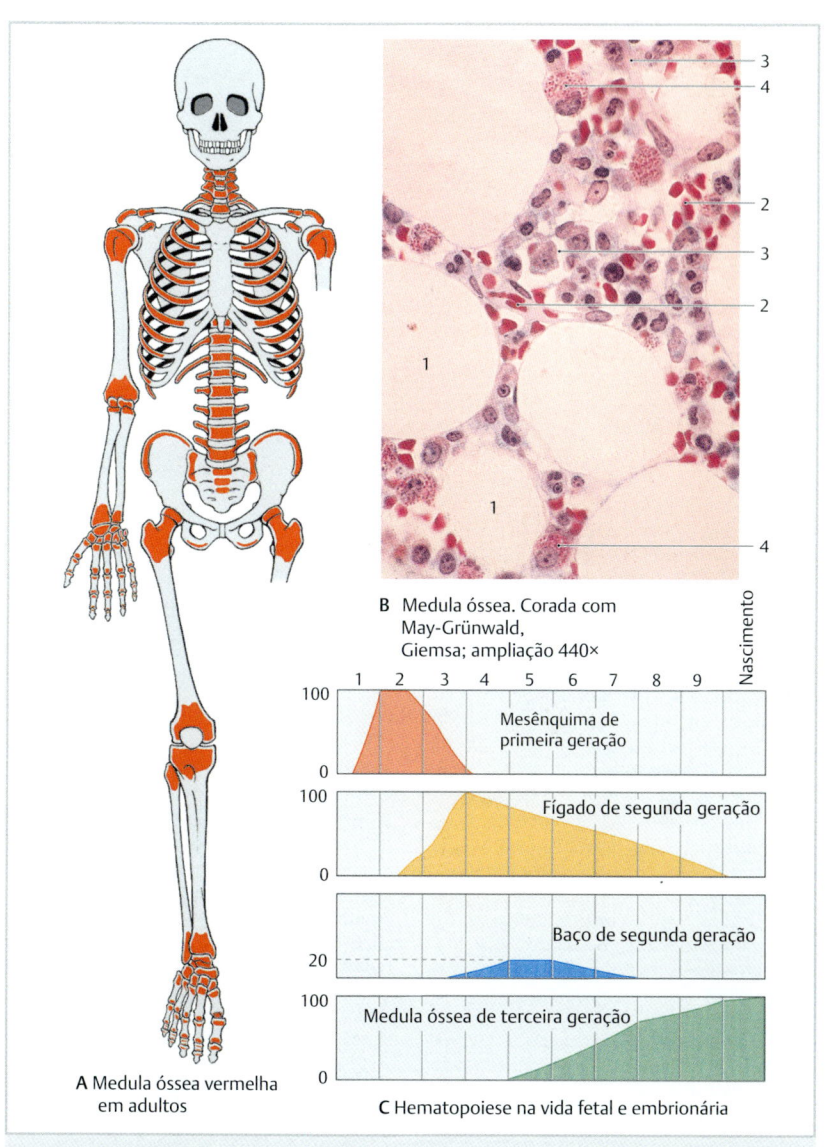

C Hematopoiese na vida fetal e embrionária

- Mesênquima de primeira geração
- Fígado de segunda geração
- Baço de segunda geração
- Medula óssea de terceira geração

Nascimento

Fig. 10.4 Hematopoiese.

Hematopoiese (cont.)

As células dos sistemas sanguíneo e imune são produzidas na medula vermelha (eritrócitos, granulócitos, monócitos, linfócitos e trombócitos) e órgãos linfáticos (células do sistema imune). O **hemocitoblasto (1)** pluripotente é a célula estaminal comum de todas as células sanguíneas. Ele se divide mitoticamente para dar origem a duas células, uma das quais permanece uma célula pluripotente, enquanto a outra se torna uma célula progenitora comprometida (célula estaminal unipotente, que é específica para uma certa linha de células sanguíneas), dependendo do efeito de vários fatores de crescimento e diferenciação. As células precursoras tornam-se células blásticas e eventualmente células sanguíneas maduras, depois de progredirem por uma série de estágios intermediários.

Eritropoiese. Cerca de 30% das células sanguíneas imaturas na medula são células eritropoietinas. Um único **hemocitoblasto (1)** dá origem a um **proeritroblasto (2)** e um **eritroblasto (3)**, ambos os quais são morfologicamente identificáveis. Durante a proliferação do eritroblasto policromático, ocorrendo em quatro estágios da divisão celular, as células e seus núcleos encolhem, enquanto a quantidade de hemoglobina aumenta (as células tornam-se acidofílicas). Os eritroblastos em geral se agrupam em sinusoides em pequenos grupos, no centro dos quais há uma ou duas células reticulares que fornecem ferro para síntese do heme ("*células enfermeiras*") e regulam a eritropoiese.

A mitose do eritroblasto dá origem a **normoblastos (4)**. Estes expelem o agora excentricamente localizado núcleo denso, que é fagocitado por macrófagos da medula. Este processo dá origem **a eritrócitos (5)**. Os eritrócitos imaturos, **reticulócitos (6)**, ainda contêm remanescentes dos ribossomos basófilos conhecidos como *substância reticular*. O fator regulador mais importante na eritropoiese é a **eritropoietina**, um hormônio de glicoproteína produzido pelo rim. *Vitamina B12*, ácido fólico e *fatores de crescimento* também são necessários.

Cinética do ferro. Os eritrócitos senescentes são fagocitados e quebrados no baço e no fígado. O ferro da **hemoglobina** é temporariamente armazenado na forma de hemossiderina nos fagócitos do tecido conjuntivo reticular (detectável com corante azul prussiano). A **ferritina** é liberada da hemossiderina. Dois íons de Fe^{3+} se ligam a uma molécula de proteína chamada **transferrina** e são transportados pelo sangue até a medula óssea, onde o ferro é absorvido pelas células reticulares e incorporado pelos eritroblastos adjacentes.

Granulopoiese. As células em três estágios sucessivos da série granulocítica são: **mieloblastos (7)**, que virtualmente não possuem grânulos, **promielócitos (8)** e **mielócitos** granulares **(9)**. As linhas celulares dos mielócitos são distinguíveis por coloração dos grânulos como neutrófilos, eosinófilos ou basófilos, cada qual dando origem a **metamielócitos (10)** e **células em banda (11)**, e por fim **granulócitos (12)** segmentados terminalmente diferenciados. Um granulócito **maduro** é aquele que contém um núcleo multilobado, tipicamente com 3 a 4 segmentos produzidos por *indentações semelhantes a fios*. Os granulócitos atravessam as paredes dos seios venosos na medula óssea para entrar na corrente sanguínea. Os granulócitos que circulam no sangue representam uma mera fração daqueles contidos na medula óssea, e células adicionais podem ser rapidamente mobilizadas, se necessário. Geralmente é estimulada uma nova formação de granulócitos pelos fatores de crescimento. Inibição generalizada ou seletiva também é possível, por exemplo, reduzindo os eosinófilos com epinefrina ou glicocorticoides.

Monocitopoiese. Os monócitos **(13)** são derivados dos **monoblastos (14)** via **promonócitos (?)**.

Trombocitopoiese. Os megacariócitos **(15)**, células gigantes da medula óssea, originam-se de células precursoras chamadas de **megarioblastos (16)** e **megacariócitos imaturos (17)**. Os **megacariócitos (15)** têm núcleos grandes e lobados. Seu citoplasma contém grânulos finos e tem projeções que se parecem com pseudópodes. Os **trombócitos (18)** originam-se de megacariócitos fragmentados, os quais morrem depois da produção repetida de trombóticos.

Linfocitopoiese. As células precursoras imunoincompetentes deixam a medula óssea e desenvolvem-se nos órgãos linfoides formando linfócitos T ou B **(19)**. Depois do contato primário com antígenos, surgem os **imunoblastos (20)** T ou B, o primeiro dos quais, por sua vez, dá origem a **imunócitos (21)** e o último a **células plasmáticas (22)** ou **células T ou B de memória (23)** (ver p. 242).

10.1 Sangue **399**

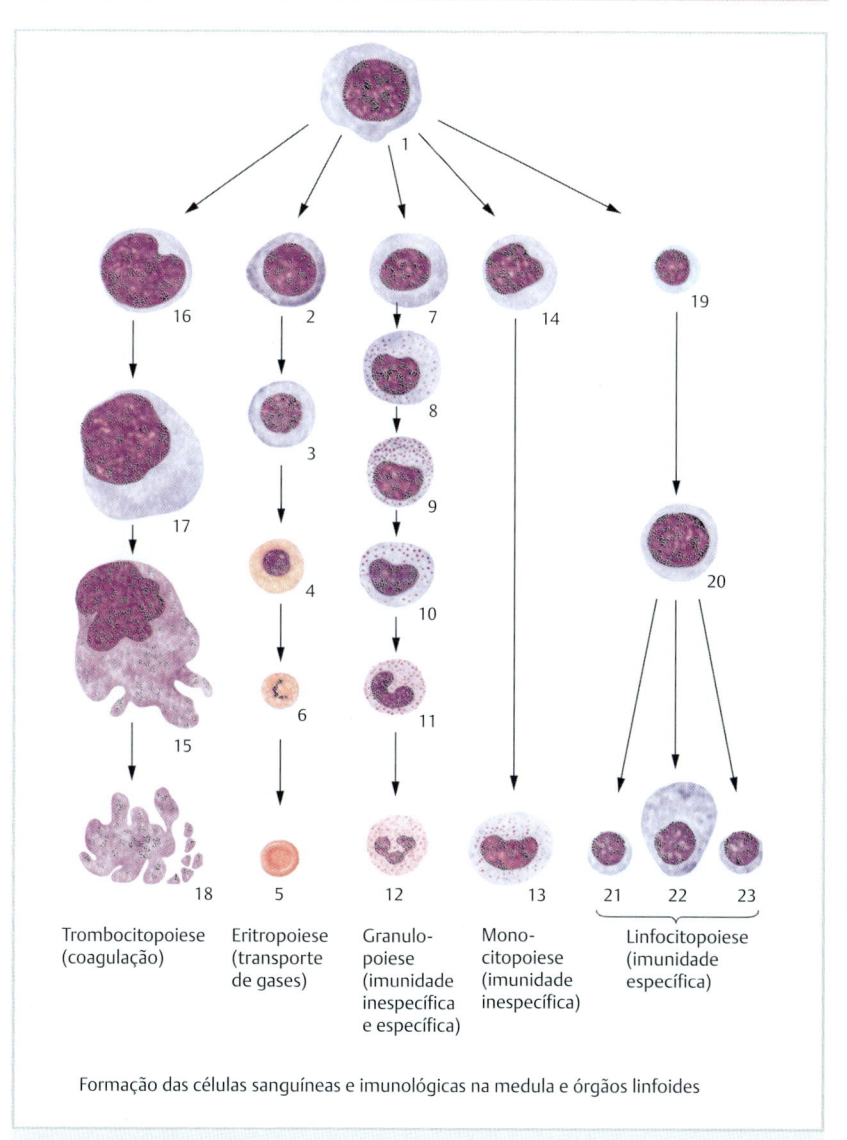

Trombocitopoiese (coagulação) | Eritropoiese (transporte de gases) | Granulo-poiese (imunidade inespecífica e específica) | Mono-citopoiese (imunidade inespecífica) | Linfocitopoiese (imunidade específica)

Formação das células sanguíneas e imunológicas na medula e órgãos linfoides

Fig. 10.5 Hematopoiese, continuação.

10.2 Sistema Imune

Todos os dias o organismo humano se depara com uma profusão de patógenos microbianos (bactérias, vírus, protozoários, fungos) e substâncias estranhas tóxicas que entram no corpo pela pele, trato gastrintestinal e sistema respiratório. Considerando a abundância dos organismos infecciosos que colonizam nosso ambiente e nossos alimentos, a ocorrência de doenças é infrequente, e a maioria das infecções dura apenas brevemente, com poucos danos duradouros. Isto acontece graças a um **sistema imune** altamente eficiente, em essência, um sistema de interações complexas entre células e proteínas solúveis.

A **função principal** do sistema imune é impedir a invasão por microrganismos infecciosos e defender o corpo contra bactérias e/ou substâncias estranhas que já entraram. O termo "**imunidade**" refere-se, neste sentido, à relação entre a capacidade do corpo de distinguir entre suas próprias substâncias ("eu") e substâncias estranhas ("não eu"), e produzir anticorpos específicos para substâncias não eu (= *imunidade humoral*) e/ou linfócitos especificamente reativos (= *imunidade mediada pelas células*). **Antígenos** são substâncias solúveis ou materiais particulados que provocam uma resposta imune. O contato com o antígeno produz um tipo de memória no organismo, denominado **memória imunológica**, que provoca uma rápida resposta imune se o mesmo antígeno é encontrado novamente.

Imunidade específica (imunidade adquirida ou adaptativa). Os principais agentes na imunidade específica são os **linfócitos T imunocompetentes** (resposta imune mediada por células) e **anticorpos** solúveis produzidos por **linfócitos B** (resposta imune humoral). Os dois tipos de linfócitos se tornam **imunocompetentes** quando se desenvolvem a partir de células precursoras (ver p. 398). As células que pertencem ao corpo são reconhecidas pelos linfócitos como "eu" (*self*) as quais, ao contrário das substâncias estranhas ("não eu"), não são atacadas.

> **Nota clínica: Tolerância imunológica** é quando as células não atacam componentes celulares do próprio corpo. A tolerância a antígenos estranhos, no entanto, pode resultar em morte. Por outro lado,

a hipersensibilidade do sistema imune, como nos **transtornos autoimunes**, pode fazer o corpo atacar e destruir suas próprias estruturas e moléculas.

Imunidade inespecífica (imunidade natural ou inata). A imunidade inata envolve uma resposta essencialmente instantânea que destrói os patógenos localmente (substâncias estranhas), bem como células malignas produzidas pelo próprio corpo.

As células mais importantes na imunidade inespecífica são os **fagócitos**:

Os **granulócitos neutrófilos** (ver p. 392 e seguintes e 403 E) reúnem-se dentro das primeiras horas de infecção, tendo sido atraídos para o local da infecção por patógenos e substâncias produzidos pela degradação celular. Os neutrófilos ingerem o material estranho e o destroem, com a ajuda de *enzimas lisossômicas*. Ao mesmo tempo, eles liberam *enzimas proteolíticas*, as quais amaciam o infiltrado inflamatório e podem levar à formação de abcessos. Os neutrófilos morrem no processo, dando origem a corpúsculos de pus.

Os **macrófagos** (ver p. 403 G) desenvolvem-se a partir dos monócitos. Eles migram como **"macrófagos exsudados" móveis** para os locais de infecção, como *macrófagos pleurais* e *peritoneais*, nas cavidades serosas e *macrófagos alveolares* nos pulmões. Exemplos de **macrófagos fixos** são as *células de Kupffer (células estreladas)* no fígado e *células reticulares histiocíticas* no baço, linfonodos e medula óssea. Estas células são coletivamente conhecidas como **sistema mononuclear fagocitário (MPS)** (anteriormente conhecido como sistema reticuloendotelial, SRE; ou sistema reticulo-histiocítico, SRH). Elas também têm uma função importante na imunidade específica e, como células secretoras altamente ativas, produzem inúmeros fatores humorais que levam ao recrutamento e ativação de novos fagócitos. A fagocitose e a citotoxicidade são apoiadas por fatores humorais que incluem lisossomos, proteínas de fase aguda, citocinas e proteínas do sistema complementar. Outros macrófagos que se originam de monócitos incluem os *osteoclastos*, que reabsorvem o osso, e as *células micróglias*, que são células imunes residentes do sistema nervoso central, que contribuem para a sua proteção e reparo.

10.2 Sistema Imune

Produção de medula óssea
- Células estaminais pluripotentes → Granulopoiese, Eritropoiese, Trombocitopoiese

Células precursoras de linfócitos T e B

Imunidade mediada pelas células

- Timo
- Linfócitos T
  - Células T ajudantes: Ativação de macrófagos, apoio das células B
  - Células T supressoras: Morte de células infectadas por vírus, degeneradas e estranhas, morte de células-alvo
- Linfonodos, baço, etc. Proliferação depois do contato primário com antígeno
- Imunoblastos → Células efetoras, p. ex., células citotóxicas, células regulatórias executam funções imunes
- Células de memória

Imunidade humoral

- Medula óssea
- Linfócitos B
- Linfonodos, baço, etc. Proliferação depois do contato primário com antígeno
- Centroblastos ↔ Imunoblastos
- Centrócitos
- Células plasmáticas: Secreção de anticorpos
- Células de memória e recirculação.

A Natureza dual do sistema imune

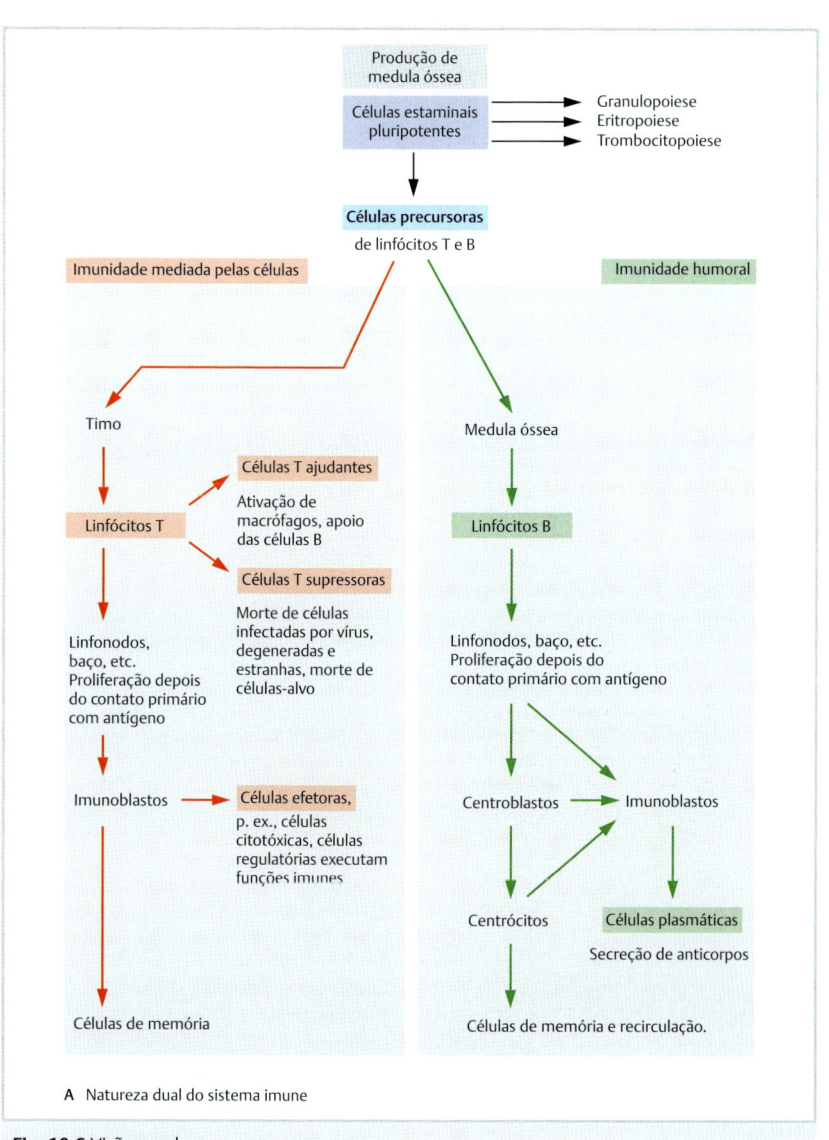

Fig. 10.6 Visão geral

Células do Sistema Imune

Os linfócitos (A) constituem a parte celular da imunidade específica (adaptativa). Eles podem ser subdivididos em **células T** e **células B**, que são caracterizadas por um núcleo usualmente redondo que tem alta concentração de cromatina (**A**).

Linfócitos T. Os linfócitos T timo-dependentes desenvolvem-se no **córtex do timo**, em vários subtipos (veja abaixo). Antes de deixar o timo, os linfócitos T precisam passar por um processo de seleção; somente aquelas células que reconhecem os tecidos do indivíduo e assim atacam apenas substâncias estranhas são liberadas. Depois de deixar o timo, os linfócitos T viajam no sangue até as **regiões T-dependentes dos órgãos linfoides**, onde reingressam na circulação via sistema linfático como células imunocompetentes. Os linfócitos são caracterizados por certas moléculas superficiais, e cada um expressa um **receptor de células T** antígeno-específico.

Subpopulações (ver p. 401). As subpopulações de células T incluem as **células T auxiliares**, cujo papel principal é a *coordenação da resposta imune*. As células T auxiliares liberam citocinas, que influenciam o desenvolvimento, diferenciação e ativação de outras células imunes. Os linfócitos B, por exemplo, requerem a ajuda das células T, as quais reagem especificamente ao antígeno para armar uma resposta imune (proliferam e secretam anticorpos). Em um mecanismo que ainda não é completamente entendido, os **linfócitos T supressores** podem suprimir a resposta imune das células B, células T auxiliares e **células T citotóxicas**. Os linfócitos T **citotóxicos** (matadores) podem destruir células antigênicas como as células infectadas por vírus e células cancerígenas, por contato direto. Eles também desempenham um papel importante na rejeição de alotransplantes. Os peptídeos citotóxicos liberados pelas células T matadoras, como a *perforina*, permitem a lise das células-alvo sem se destruírem.

A especificidade de cada uma destas funções é atingida com a **resposta primária** ao antígeno, que ativa o linfócito T para se tornar o **imunoblasto T (B)** proliferativo. Ao mesmo tempo, surgem as **células de memória**, que são capazes de reconhecimento a longo prazo do antígeno invasor.

Linfócitos B. Estas também são células imunocompetentes mediadoras da imunidade humoral específica. Elas possuem **receptores de imunoglobulina** (receptores de anticorpos) em suas membranas que se ligam com alta especificidade aos seus respectivos antígenos. Depois do contato com o antígeno de "melhor encaixe" (modelo chave-fechadura), eles se proliferam e diferenciam-se, principalmente nas células plasmáticas produtoras de anticorpos **(produção direta de células plasmáticas)**.

Células plasmáticas (C, F) são células **basófilas** grandes e diferenciadas (15 a 20 μm de diâmetro). Seus núcleos se localizam excentricamente e têm uma **organização que lembra raios de roda (C)** que é visível sob microscopia de luz. Eles são considerados os **mais eficientes produtores de anticorpos**. As células plasmáticas contêm um extenso retículo endoplasmático áspero (**F1**), onde são produzidas imunoglobulinas. Elas não se dividem e têm um ciclo de vida de cerca de 4 dias. As imunoglobulinas são liberadas nos tecidos conjuntivos e viajam pela corrente sanguínea até o antígeno, ao qual se ligam e destroem.

Produção indireta de células plasmáticas. As **células de memória** específicas são ativadas quando um antígeno específico é encontrado novamente (**resposta secundária**). As células de memória possuem receptores para o antígeno invasor, tendo-se originado de linfócitos B durante a resposta primária por meio de vários estágios intermediários do desenvolvimento (**centroblasto, centrócito**) no centro germinativo do folículo secundário (ver p. 410). As células de memória são capazes de reagir anos mais tarde ao "seu" antígeno e rapidamente se diferenciam em células plasmáticas produtoras de anticorpos. As células de memória são, assim, a base da memória imunológica.

Mastócitos (D). Estas células se desenvolvem a partir de células hematopoiéticas precursoras na medula óssea e contêm grânulos grandes que são altamente basófilos devido ao seu conteúdo de heparina (que inibe a coagulação sanguínea) e sulfato de condroitina. Os mastócitos são as células efetoras mais importantes em eventos alérgicos. Eles são encontrados em todo o tecido conjuntivo e são especialmente abundantes próximos aos vasos e em todas as membranas mucosas.

E Granulócito neutrófilo com fagolisossomas (1)

G Macrófago com fagossoma (1)

10.2 Sistema Imune

A Linfócito   **B** Imunoblasto   **C** Célula plasmática, microscopia de luz

D Mastócito   **E** Granulócito neutrófilo com fagolisossomas

F Célula plasmática, microscopia eletrônica   **G** Macrófago com fagossoma

Células do sistema imune

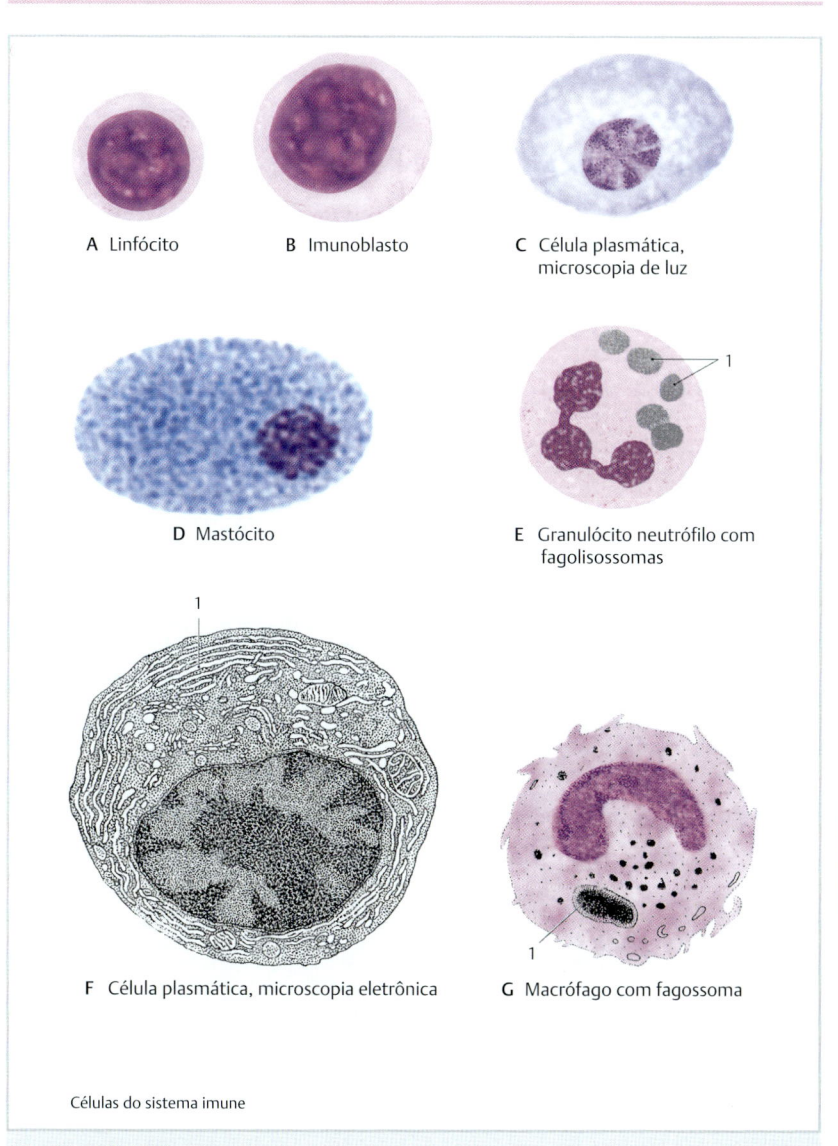

Fig. 10.7 Células do sistema imune.

10.3 Órgãos Linfáticos

Visão Geral
Os órgãos linfáticos são importantes na resposta imune específica (ver p. 400 e seguintes). Os **órgãos linfáticos primários** servem como os locais de produção, desenvolvimento e maturação das células imunes. Os **órgãos linfáticos secundários** são onde as células imunes encontram as substâncias estranhas.

Órgãos Linfáticos Primários
Medula óssea. A medula óssea (ver p. 396) contém células estaminais linfocíticas (derivadas dos hemocitoblastos) e células precursoras do sistema mononuclear fagocitário (MPS).

Timo. O papel do timo é primordial no desenvolvimento do sistema imune (ver p. 406).

Órgãos Linfáticos Secundários
Órgãos linfoepiteliais. Incluem a *tonsila faríngea, tonsila palatina, tonsila lingual* e *tonsila tubária* na abertura da tuba auditiva, e *bandas faríngeas laterais* nas paredes laterais e posterior da faringe (ver p. 416).

Tecido linfoide associado a mucosas (MALT). Inclui tecido linfoide associado ao intestino (GALT); linfócitos intraepiteliais e linfócitos da lâmina própria; linfonodos solitários dentro da lâmina própria do intestino delgado; nódulos linfoides agregados (placas de Peyer) dentro da lâmina própria e submucosa do intestino delgado e apêndice vermiforme (ver p. 418); tecido linfoide associado ao brônquio (BALT); tecido linfoide do sistema urogenital; conjuntiva palpebral; e o sistema de drenagem lacrimal.

Tecido Linfoide Associado à Pele (SALT)
Órgãos linforreticulares. Os órgãos linforreticulares incluem os *linfonodos* (ver p. 410) e o *baço* (ver p. 412).

Componentes estruturais
Elementos celulares. Os órgãos linfáticos contêm linfócitos B e T; monócitos (**A**) e macrófagos; granulócitos polimorfonucleares; mastócitos (**B**) e células plasmáticas; e células matadoras naturais.

Tecido conjuntivo reticular. Esta é uma forma especial de tecido conjuntivo que contém poucas fibras. Suas **células reticulares fibroblásticas** ramificadas de origem mesenquimal possuem inúmeros processos e formam uma malha de tecido tridimensional frouxamente entrelaçada (**C**). As células reticulares formam **fibras reticulares** que podem ser impregnadas com um sal de prata. Um tipo especial de célula reticular é a **célula reticular histiocítica**, que é capaz de fagocitose e é vista como um derivado do monócito. As **células dendríticas** possuem processos ramificados semelhantes a uma árvore que envolvem os linfócitos. Dois tipos podem ser distinguidos: *células dendríticas interdigitais (IDCs)* com núcleos de forma irregular e processos longos semelhantes a dedos que podem estabelecer contato com linfócitos T; e *células dendríticas foliculares (FDCs)* que podem ser multinucleadas e estão presentes quase que exclusivamente nos centros germinativos (ver p. 410). As células dendríticas são *células acessórias do sistema imune*.

Regiões das células B e T. Os órgãos e tecidos linfáticos têm populações variadas de linfócitos B e T. Os linfócitos B são o tipo de célula predominante encontrado nos folículos primários e secundários (ver p. 410), e os linfócitos T são encontrados em várias regiões específicas de órgãos individuais.

Vasos linfáticos. Parte do sangue dos interstícios e áreas do tecido conjuntivo intercelular dos órgãos e tecidos (com exceção do sistema nervoso central) é drenada pelos vasos linfáticos e devolvida para o suprimento de sangue venoso (ver p. 410).

Vênulas epitelioides são vênulas pós-capilares com endotélio, com sua forma variando de cuboide até colunar (vênulas endoteliais altas, **HEV**). As moléculas de adesão na superfície endotelial são reconhecíveis pelos linfócitos circulantes e determinam o nível de retorno dos linfócitos (*homing*).

10.3 Órgãos Linfáticos

A Monócito do tecido conjuntivo reticular, microscopia eletrônica

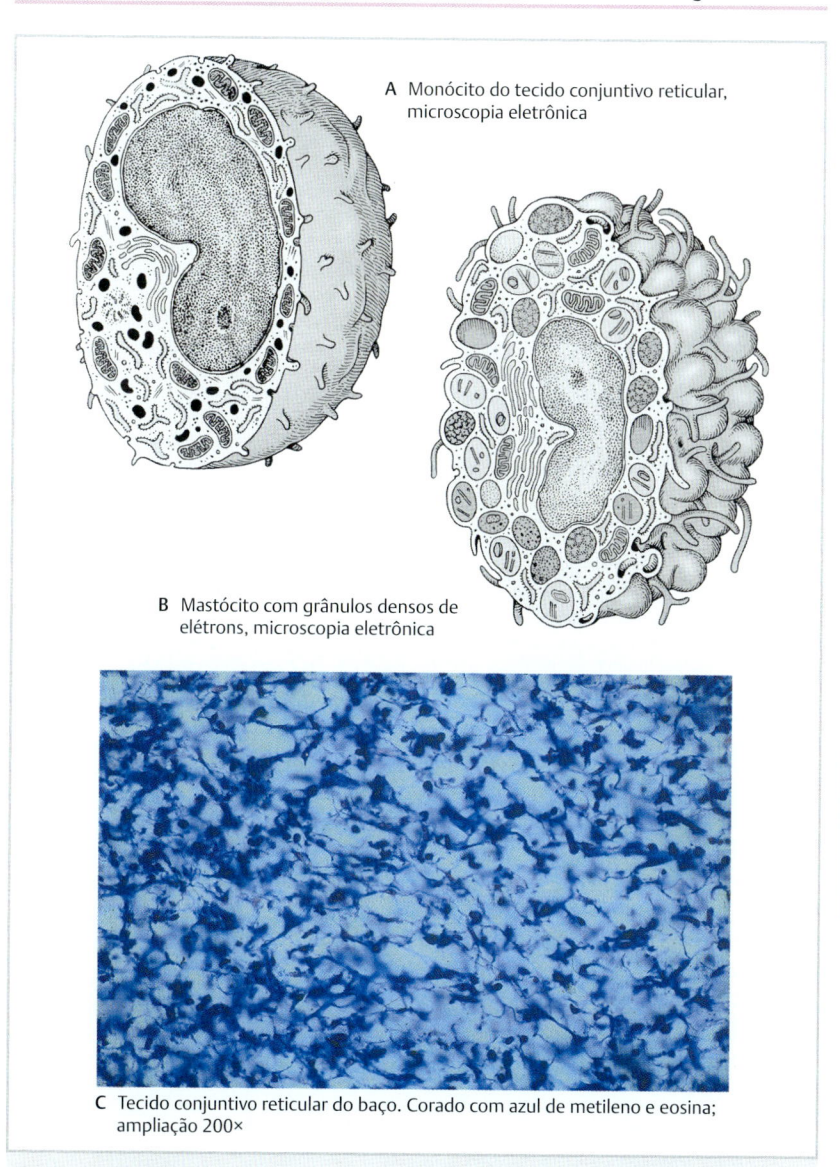

B Mastócito com grânulos densos de elétrons, microscopia eletrônica

C Tecido conjuntivo reticular do baço. Corado com azul de metileno e eosina; ampliação 200×

Fig. 10.8 Visão geral.

Timo

O timo é o principal órgão linfoide do sistema de células T e, assim, desempenha um **papel central na regulação** da função do sistema imune. Ele é considerado um órgão branquiogênico.

Desenvolvimento

O **estroma do timo** surge como uma estrutura bilateral do endoderma anterior da terceira bolsa faríngea e possivelmente do ectoderma da vesícula cervical. Sua estrutura consiste em **células reticulares** epiteliais, que são distintas das células reticulares mesenquimais, formando o tecido conjuntivo que embainha os vasos tímicos. Na 8ª semana do desenvolvimento embrionário, os **capilares** começam a crescer no primórdio do timo puramente epitelial; entre a 9ª e 12ª semana, a superfície do primórdio do timo (epitelial) é indentada por **septos mesenquimais** que crescem para dentro dele e formam "*pseudolobos*". O primórdio do timo, por fim, passa por dentro do mediastino por trás do primórdio da tireoide e perde sua conexão com a faringe. A estrutura de apoio do tecido, consistindo em células reticulares epiteliais, é ocupada durante a 8ª ou 9ª semana de gestação pelas células estaminais linfocíticas de origem mesenquimal, primeiro pelas células das ilhas de sangue do saco vitelino, depois pelas células do tecido hematopoiético do fígado e baço, e finalmente, após o nascimento, pelas células linfocíticas precursoras da medula óssea. As células precursoras proliferam-se rapidamente para produzir **linfócitos T** (linfócitos do timo), **células reguladoras** (*células T auxiliares, células T supressoras*) e **células T citotóxicas**. Todas as células linfoides do timo também são conhecidas como **timócitos**.

Forma e Localização

O timo é composto de **dois lobos**, usualmente de tamanho desigual, que podem ser parcialmente unidos ou não. Ele se localiza atrás do esterno no **mediastino superior (A)** na frente dos grandes vasos, isto é, as *veias braquiocefálicas* e a *veia cava superior*, e sobre o pericárdio. É delimitado, em cada lado, pelas linhas da reflexão pleural costal na pleura mediastinal. As linhas de reflexão formam o **"triângulo tímico"** (triângulo vermelho em **A**), que está localizado no nível da ligação do esterno com a segunda costela, cuja ponta está direcionada para o ápice do "triângulo cardíaco".

No **recém-nascido (B)**, cada lobo tem cerca de 5 × 1, 5 × 1,5 cm e pesa 11 a 13 g. Durante os três primeiros anos de vida, seu peso aumenta para cerca de 27 g. O timo atinge seu maior tamanho durante a puberdade, pesando entre 20 e 30 g.

O timo é especialmente bem desenvolvido na **criança**. Seus dois lobos se estendem cranialmente até a borda inferior da glândula tireoide e caudalmente até o quarto espaço intercostal, onde ele pode aumentar a sombra radiográfica produzida pela base do coração. Sua porção superior pode se projetar, em um ou ambos os lados, através da abertura torácica superior atrás da fáscia cervical média.

No **adulto**, o timo está presente apenas como um **remanescente tímico (C)** funcional. Ele ocupa consideravelmente menos espaço atrás do manúbrio do esterno do que o timo em uma pessoa jovem.

Vasos, Nervos e Drenagem Linfática

Artérias. A maioria dos *ramos tímicos* é derivada da **artéria torácica interna** e das **artérias pericardiofrênicas**; os ramos algumas vezes também se originam das artérias tireóideas.

Veias. As *veias tímicas* passam até as **veias braquiocefálicas**, e as veias pequenas também drenam para as veias tireóideas inferiores.

Vasos linfáticos. A drenagem linfática é até os **linfonodos mediastinais anteriores** ao longo das veias braquiocefálicas e o arco aórtico. O timo não tem vasos linfáticos aferentes.

Nervos autônomos. Os nervos autônomos do timo originam-se do **nervo vago** e **tronco simpático**. Eles acompanham os nervos cardíacos e seus plexos, o nervo frênico e os nervos vasomotores do timo. Os vasos e os nervos viajam profundamente até o órgão, dentro dos septos do tecido conjuntivo, até a borda corticomedular, onde se dividem e enviam ramos até a medula e suprem o córtex.

10.3 Órgãos Linfáticos

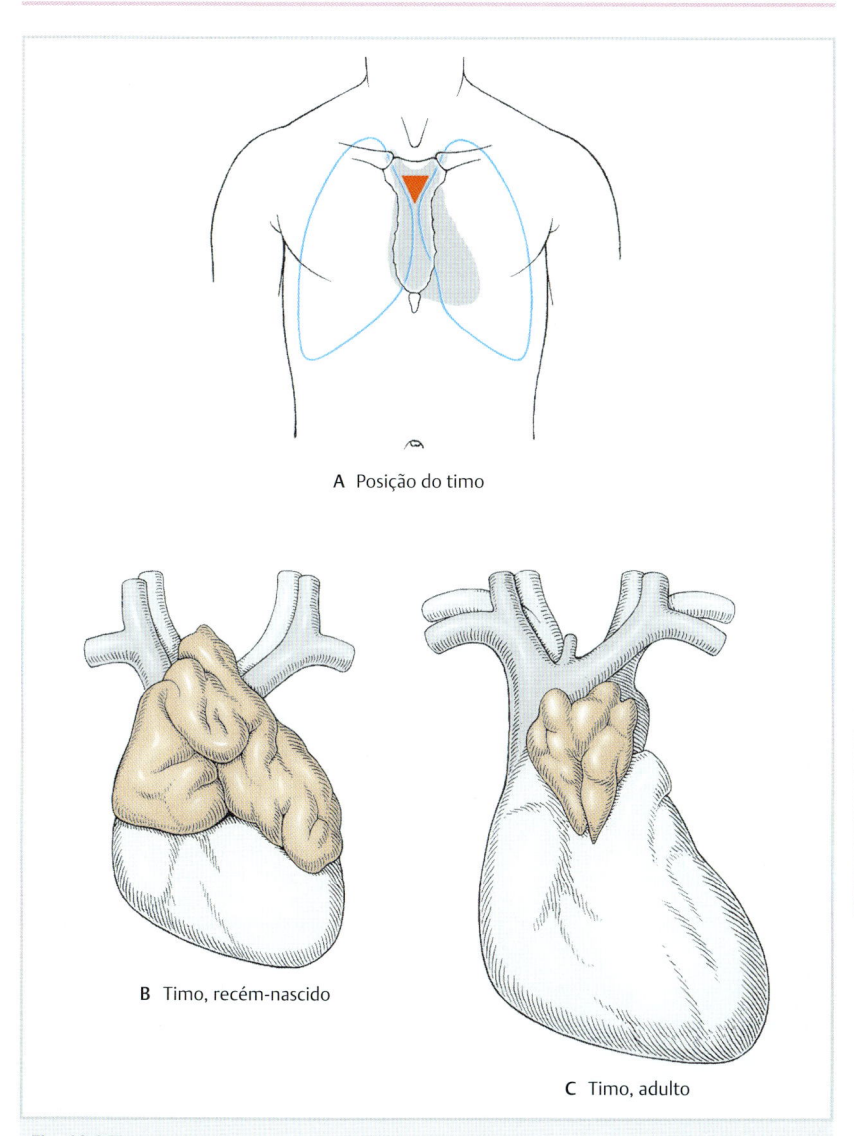

A Posição do timo

B Timo, recém-nascido

C Timo, adulto

Fig. 10.9 Timo

Microanatomia do Timo

A estrutura de apoio do timo consiste em **células reticulares epiteliais** (epiteliócitos) e **linfócitos** (órgão linfoepiteliais). Ela é composta de **filamentos de tecido** com ramos semelhantes a um arbusto ou a uma árvore que se parecem com *lóbulos* (**A1, B**) em secções histológicas. Cada lóbulo tem um **córtex (AB2)** externo, com células densamente organizadas e uma **medula (A-C3)** central contendo menos células. O timo é envolvido por uma **cápsula de tecido conjuntivo** que envia *septos* curtos para o interior do órgão (**AB4**).

Células reticulares epiteliais ou células epiteliais do timo. Elas possuem núcleos grandes e pálidos e um citoplasma fracamente eosinófilo que contém filamentos citoplasmáticos de queratina. Seus **processos** longos e finos são conectados por *desmossomos* e formam uma **rede** semelhante a uma esponja contendo linfócitos T.

Córtex. Os espaços dentro da rede de células epiteliais são preenchidos com linfócitos T densamente compactados (**AB2**) e, assim, colorem escuro. Abaixo da cápsula de tecido conjuntivo (**B4**), encontra-se uma **camada contínua de epiteliócitos corticais** com *complexos de Golgi* proeminentes e *cisternas* de *retículo endoplasmático rugoso*. Os linfócitos que migraram para o timo proliferam na **zona corticomedular** diretamente abaixo, onde são envolvidos por projeções de epiteliócitos ("*células enfermeiras*").

A população de linfócitos pequenos que se originam no córtex tímico é reabastecida a cada 3 a 4 dias. Os linfócitos T são constantemente liberados no sangue, mas em menor número com idade avançada. A maioria dos linfócitos que migram para o timo morre no córtex durante os processos de seleção que fazem parte do desenvolvimento de imunidade específica.

Medula. A densa rede de células epiteliais (**A-C3**) que forma a medula contém menos linfócitos. Na **junção corticomedular, as células reticulares medulares** formam um agregado de células epitelioides. Os **corpúsculos de Hassall** eosinófilos (**C5**) são estruturas esféricas características (com um diâmetro de 30 a 150 µm), formadas por camadas concêntricas de *células reticulares degeneradas*. Elas podem consistir em apenas um pequeno número de células ou cistos que medem 0,1 a 0,5 mm, com fragmentos celulares. A importância dos corpúsculos de Hassall, que surgem em conjunto com processos imunes, é incerta.

C6 Célula mioide

Vascularização. Os **ramos tímicos** da artéria pericardiofrênica (ver pp. 52, 406) perfuram a cápsula tímica e viajam dentro dos *septos do tecido conjuntivo* até ao *parênquima tímico*, onde se dividem na junção corticomedular em arteríolas e capilares.

Os **capilares corticais** têm um *endotélio não fenestrado*. Eles são embainhados em uma *membrana basal, tecido conjuntivo perivascular* e *uma camada contínua de epiteliócitos*. Estas camadas formam a **barreira sangue-timo**, o que limita a exposição do timo a substâncias antigênicas. A drenagem venosa segue o curso das artérias.

Mudanças relacionadas com a idade. A **involução do timo (D)**, especialmente do córtex, inicia durante a puberdade. O armazenamento de gordura (**D7**) nas células reticulares fibroblásticas que acompanham os vasos dão origem ao *tecido adiposo tímico*, deixando apenas rudimentos tímicos funcionais (*remanescentes tímicos*). Involução dependente da idade é distinguida de **involução acidental**, que ocorre depois de irradiação, mas é mais frequentemente associada a infecção ou envenenamento.

Função. O timo desempenha um papel crítico no **estabelecimento** de **imunidade mediada por células**. Até a puberdade, ele é a fonte mais importante de linfócitos T. No córtex do timo, os linfócitos em proliferação entram em contato com processos de células reticulares epiteliais e, assim, os próprios antígenos do corpo. As células T são ativadas, isto é, são programadas para discriminar entre "*self*" e "*não self*". Como antígenos estranhos interferiram na ativação, eles são impedidos pela **barreira sangue-timo** de entrar no córtex. Os linfócitos T imunocompetentes entram na circulação através do endotélio fenestrado dos capilares medulares e colonizam as zonas T-dependentes dos órgãos linfoides periféricos. Os linfócitos "incorretamente programados" são fagocitados pelos macrófagos. A produção, diferenciação e maturação dos linfócitos T no timo, além da diferenciação dos órgãos linfoides periféricos, são estimuladas e reguladas pela **timopoietina**, um hormônio polipeptídeo produzido pelas células reticulares epiteliais, e possivelmente também por outros fatores humorais (*timosina, timulina*).

10.3 Órgãos Linfáticos

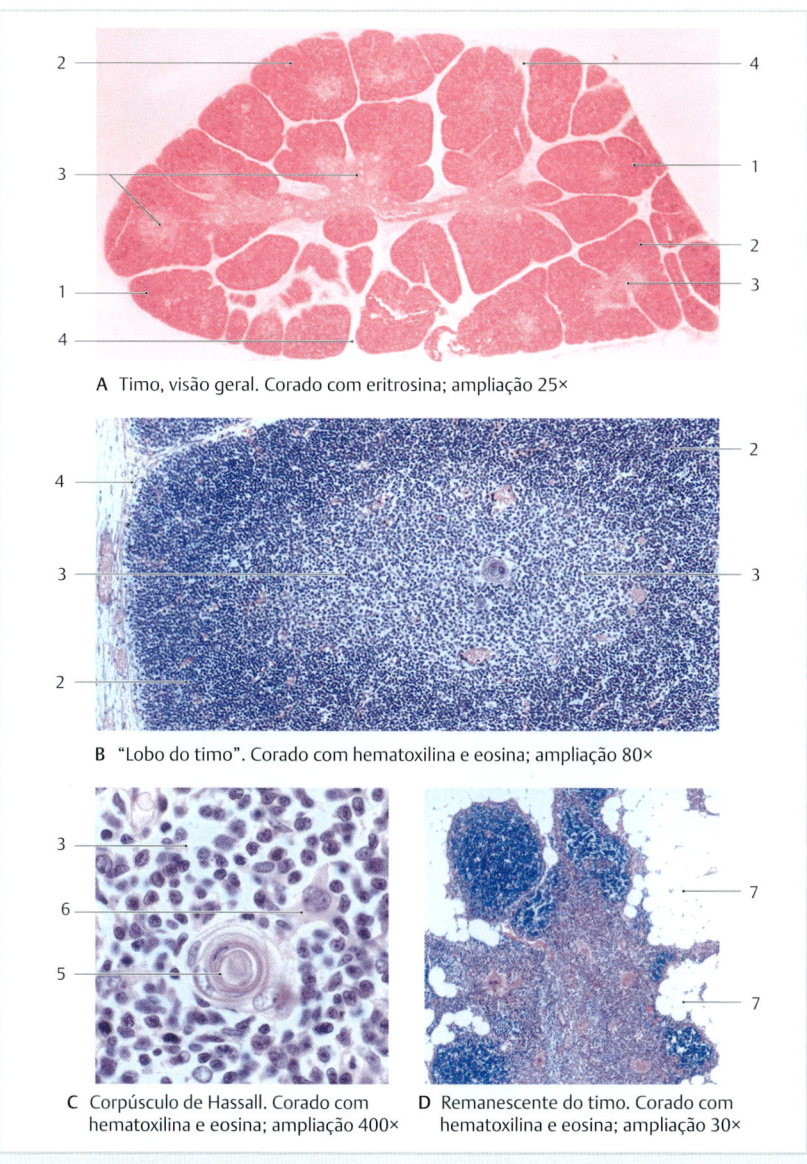

A Timo, visão geral. Corado com eritrosina; ampliação 25×

B "Lobo do timo". Corado com hematoxilina e eosina; ampliação 80×

C Corpúsculo de Hassall. Corado com hematoxilina e eosina; ampliação 400×

D Remanescente do timo. Corado com hematoxilina e eosina; ampliação 30×

Fig. 10.10 Estrutura microscópica do timo.

Linfonodos

Os **linfonodos** são órgãos linforreticulares (**A**) em forma de feijão de tamanho variável (variando de alguns milímetros até mais de 1 cm de comprimento) que estão localizados nos caminhos dos vasos linfáticos e servem como filtros biológicos. Os **linfonodos regionais** são a primeira estação de filtragem para a linfa e os antígenos que ela transporta de um órgão ou região específica do corpo. Os **nodos coletores** recebem a linfa de vários linfonodos regionais.

Estrutura. Cada linfonodo é envolvido em uma **cápsula de tecido conjuntivo (ABD1)**, a partir da qual **trabéculas (AB2)**, septos de tecido conjuntivo, irradiam para seu interior, formando uma estrutura de apoio e partindo o nodo em segmentos. Diversos **vasos linfáticos aferentes (A3)** transportam a linfa até o nodo, perfurando a sua superfície convexa em vários locais; **vasos linfáticos eferentes (A4)** transportam a linfa e saem no hilo.

No parênquima, o **córtex**, a **zona paracortical** e a **medula** podem ser distinguidos. A organização densa da célula faz com que o córtex tenha coloração escura nas preparações histológicas (**AB5**). Na medula com coloração mais pálida (**AB6**), os linfócitos são compactados menos densamente.

Organização Funcional

Seios. Os vasos linfáticos aferentes drenam para os **seios marginais** subcapsulares (**AD7**), que contêm poucos linfócitos e são atravessados por *células do seio reticular* individual. Os **seios peritrabeculares** radiados (**A8**) esvaziam nos **seios medulares (AB9)** de lúmen largo centralmente localizados, que se comunicam com vasos eferentes no hilo. Os seios são revestidos por células endoteliais achatadas e contêm linfócitos, além de macrófagos e monócitos.

Vasos. As artérias pequenas entram e as veias pequenas saem do linfonodo no hilo. As artérias ramificam-se em arteríolas na medula, e estas continuam no córtex como uma **rede capilar** cortical, a qual é entrelaçada em torno dos folículos como uma cesta e os supre com sangue. O paracórtex (ver abaixo) contém vênulas pós-capilares especializadas com endotélio cuboide (**vênulas endoteliais altas = HEV**) que possuem *receptores residentes de linfócitos*. Estes receptores são organizados por linfócitos e facilitam sua passagem do sangue até o linfonodo.

Os linfócitos deixam os linfonodos pelos vasos eferentes (**A4**).

Parênquima. O córtex contém os **folículos linfoides (C)** e corresponde à região das células B, enquanto a zona paracortical é a região das células T. Os cordões medulares contêm principalmente células plasmáticas e macrófagos.

Folículos primários são folículos linfoides que consistem em grupos de linfócitos homogêneos (células B imunoincompetentes). A maioria dos folículos linfoides tem um *centro germinativo* de coloração mais clara (**C10**) com linfócitos B ativados (*centroblastos e centrócitos*) e células dendríticas foliculares (**folículos secundários, C**), em que um antígeno já foi encontrado.

CD11 Banda de linfócitos no folículo secundário.

Função. Os linfonodos servem como **filtros** e asseguram a **resposta imune**. Matéria estranha, patógenos, fragmentos celulares, células cancerígenas e pigmentos que passam através dos linfonodos são aprisionados pelas células endoteliais que revestem os seios, e são fagocitados. O material antigênico é ingerido e processado pelos macrófagos, células acessórias na resposta imune, que então apresentam o antígeno aos linfócitos, provocando uma resposta das células T ou células B, dependendo da qualidade do antígeno.

> **Nota clínica:** Os linfonodos podem ser afetados por doença isolada, isto é, **linfadenopatia**. As células cancerosas que são transportadas até os linfonodos podem se proliferar ali, dando origem a **metástases nos linfonodos**.

Vasos linfáticos. Os vasos linfáticos formam um **sistema de drenagem** que devolve os fluidos dos tecidos para a circulação sanguínea. Os vasos originam-se no espaço intersticial, como pequenos canais cegos sem um revestimento endotelial, e transportam a linfa até os **capilares linfáticos** de paredes finas. Estes são seguidos por vasos pré-coletores com válvulas em forma de funil e folha, que continuam como **vasos coletores** com uma estrutura de parede típica (*túnica íntima, túnica média, túnica adventícia*). Os vasos coletores passam até os linfonodos como **vasos linfáticos aferentes**. Os **vasos linfáticos eferentes**, também denominados vasos linfáticos "pós-nodais", ou passam para outros linfonodos (nodos coletores) ou se juntam aos **troncos linfáticos**. Os troncos linfáticos por fim se unem para formar **ductos linfáticos**, o maior dos quais é o *ducto torácico*, com um diâmetro de vários milímetros.

10.3 Órgãos Linfáticos

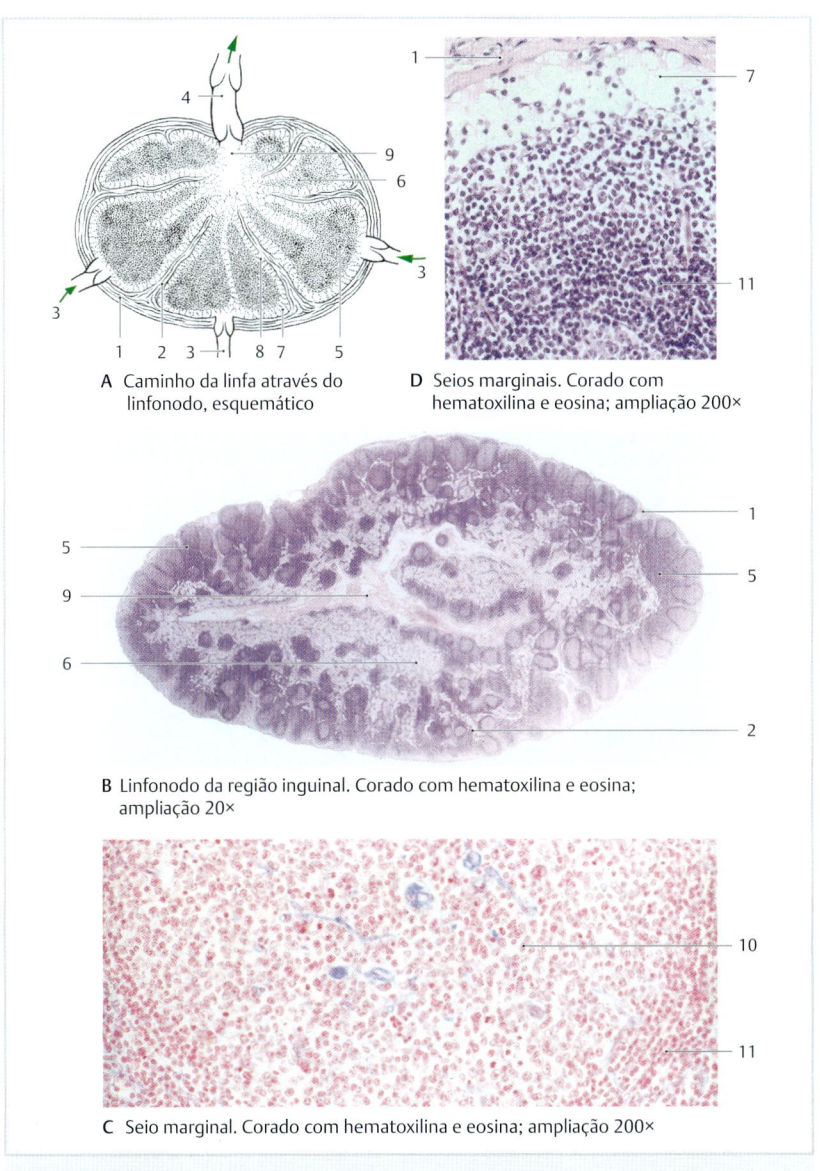

A Caminho da linfa através do linfonodo, esquemático

D Seios marginais. Corado com hematoxilina e eosina; ampliação 200×

B Linfonodo da região inguinal. Corado com hematoxilina e eosina; ampliação 20×

C Seio marginal. Corado com hematoxilina e eosina; ampliação 200×

Fig. 10.11 Linfonodos.

Baço

O baço é um **órgão linforreticular** não pareado. Similar aos linfonodos, ele atua como um **filtro**, mas, diferente dos linfonodos, está localizado na circulação sanguínea. Ele também cumpre **funções do sistema imune**.

Desenvolvimento. O primórdio esplênico é **derivado do mesoderma**. Ele aparece durante a 5ª semana do desenvolvimento embrionário, como uma condensação mesenquimal não vascularizada entre as camadas do mesogástrio posterior. Durante a 16ª semana do desenvolvimento embrionário, o baço torna-se **vascularizado** e as células mesenquimais diferenciam-se e formam a estrutura típica do tecido reticular. Ao mesmo tempo, as **células linfáticas migram** para o baço. Durante os primeiros meses do desenvolvimento, o baço é um **órgão hematopoiético** importante. **Baços acessórios** podem-se originar de massas do tecido mesenquimal. Estas massas do tecido esplênico com o tamanho de uma ervilha ou de um ovo podem ser singulares ou numerosas e usualmente estão localizadas adjacentes ao baço ou ramos da artéria esplênica, mas também se localizam ao longo da curvatura maior do estômago, no omento maior, e em outros locais no corpo.

Anatomia Macroscópica

O baço é um órgão macio, vermelho-azulado (**B**) com a forma de um grão de café, medindo 10-12 cm × 6-8 cm × 3-4 cm e pesando 150 a 200 g.

Superfícies e margens. A **superfície diafragmática** convexa (**B**) está voltada superiormente, e a **superfície visceral** facetada côncava (**C**) está voltada inferiormente. A margem anterior do baço, denominada **borda superior** (**BC2**), é estreita e marcada por indentações. A **borda inferior** ampla e cega (**BC3**) está voltada posteroinferiormente. Seu polo posterossuperior, ou **extremidade posterior** (**BC4**), estende-se até um ponto a 2 cm do corpo de T10. O polo anteroinferior, ou **extremidade anterior** (**BC5**), estende-se próximo à linha axilar média e é difícil de palpar. O baço é primariamente mantido na posição pelo **ligamento frenicocólico**, que passa da esquerda da flexura cólica até a parede lateral do tronco, formando o assoalho de uma *tipoia que apoia* o órgão.

Hilo esplênico. O **hilo** é uma **fissura** longa e estreita na superfície visceral do baço (**C**), através da qual os vasos e nervos entram e saem do órgão. Ele divide a superfície visceral em *regiões superior* e *inferior*. A área posterior do hilo (**D6**) toca o rim esquerdo (**D7**), e, na área anterior a ele, o *estômago* (**D8**) toca a *cauda do pâncreas* (**D9**) e a *flexura cólica esquerda*.

D12 Fígado

Posição. O baço **intraperitoneal** está situado posteriormente na região hipocondríaca esquerda (**A**) abaixo do diafragma no nível da 9ª a 11ª costela. Seu eixo longo é paralelo à 10ª costela (**A1**).

A2 Borda inferior do pulmão

A3 Borda inferior da pleura

O **ligamento gastroesplênico** (**CD10**) passa do hilo esplênico até a curvatura maior do estômago (**D8**). Ele conduz as *artérias curtas* e *veias gástricas* e a *artéria gastro-omental esquerda*. O **ligamento esplenorrenal** (**CD11**) mais curto passa até a parede posterior do tronco e diafragma. Ele transporta a *artéria* e *veia esplênica*. O **recesso esplênico** da bursa omental (seta, p. 185) estende-se até este ponto. O baço movimenta-se com a respiração.

> **Nota clínica:** Uma ruptura traumática do baço causa hemorragia intraperitoneal. Os pacientes queixam-se de dor no flanco, com a dor irradiando até o ombro esquerdo, devido à irritação do nervo frênico.

Vasos, Nervos e Drenagem Linfática

Artérias. A **artéria esplênica** (ver p. 44) (**C12**), o ramo mais espesso do tronco celíaco, passa ao longo da borda superior do pâncreas (**D9**), atingindo o hilo esplênico via ligamento esplenorrenal. Ela se divide enquanto no ligamento esplenorrenal e entra no baço com seis ou mais *ramos esplênicos*.

Veias. A **veia esplênica** (**C13**) é formada no hilo esplênico pela união de várias veias que drenam o baço. Ela é um dos três principais afluentes da veia porta hepática (ver p. 216). Segue por trás do pâncreas (**D9**).

Drenagem linfática. A linfa drena via **nodos esplênicos** no hilo esplênico até os **nodos pancreáticos superiores**, ao longo da borda superior do pâncreas e os **nodos celíacos** ao longo do tronco celíaco.

Nervos. As fibras nervosas parassimpáticas e simpáticas, ou seja, fibras nervosas *viscerosensoriais, visceromotoras* e *vasomotoras*, surgem do *plexo nervoso celíaco* e acompanham a artéria esplênica como **plexo nervoso esplênico**, até o baço. Os miofibroblastos das trabéculas esplênicas e as artérias trabeculares são supridos pelas fibras nervosas adrenérgicas, as quais regulam a contração da cápsula.

10.3 Órgãos Linfáticos

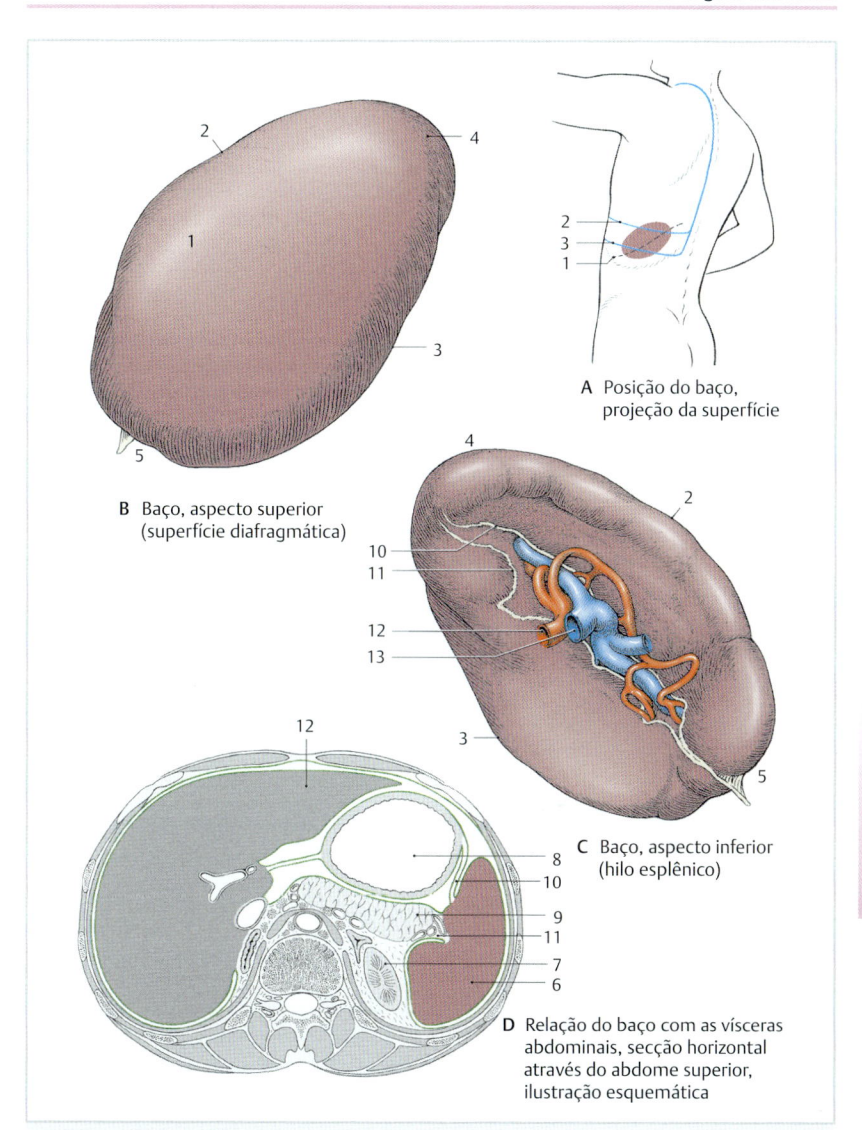

A Posição do baço, projeção da superfície

B Baço, aspecto superior (superfície diafragmática)

C Baço, aspecto inferior (hilo esplênico)

D Relação do baço com as vísceras abdominais, secção horizontal através do abdome superior, ilustração esquemática

Fig. 10.12 Baço.

Anatomia Microscópica do Baço

O baço é envolvido por uma fina **cápsula de tecido conjuntivo (AB1)**, que é recoberta pelo epitélio peritoneal. A cápsula de tecido conjuntivo envia inúmeras projeções denominadas **trabéculas esplênicas (B2)** para o interior do órgão, dividindo-o em segmentos. A maioria das trabéculas são ancoradas no hilo esplênico. Entre a cápsula e as trabéculas, há uma **polpa esplênica**, que é um tecido conjuntivo vascular "macio" e vascularizado.

Polpa. A **"polpa vermelha" (A3)** é caracterizada pela presença de uma grande quantidade de sangue e consiste em **cordões da polpa** com **sinusoides esplênicos** entre eles. A **"polpa branca" (A4)** é composta de nódulos linfoides e bainhas linfáticas periarteriais (PALS). A **zona marginal (B9)**, contendo células menos densamente compactadas (principalmente linfócitos B), localiza-se em volta dos nódulos na borda entre a polpa vermelha e a branca.

Vasos sanguíneos. A estrutura do baço pode ser mais bem entendida em termos da sua arquitetura vascular. Os ramos da **artéria esplênica** entram no órgão através do hilo e viajam dentro das trabéculas (B2) como **artérias trabeculares (B5)**, acompanhando as veias trabeculares (B6). As artérias trabeculares continuam para dentro do parênquima, como **artérias da polpa**. Dentro da polpa branca elas são completamente envolvidas pelas *bainhas linfáticas periarteriais* (PALS), contendo principalmente linfócitos T, e continuam como **artérias centrais (B7)** nos cordões do tecido linfático e, em menor medida, nos nódulos linfoides (B8). Cada artéria central dá origem a inúmeros ramos menores, os quais suprem a rede da zona marginal (B9) ou esvaziam diretamente nos seios venosos da polpa vermelha. Localizados ao longo dos cordões do tecido linfático (região T) estão os nódulos linfáticos (região B) (B8). Por fim, cada artéria central se divide distal às PALS, formando uma "árvore" terminal consistindo em aproximadamente 50 arteríolas (**arteríolas peniciladas**) (B10). Estas passam até a polpa vermelha circundante, onde se dividem novamente e continuam como capilares, um curto segmento dos quais é coberto pela *bainha de Schweigger-Seidel* em forma de fuso ou ovoide (*elipsoide*) (B11), envolvidas por macrófagos densamente compactados e células contráteis (**capilares embainhados**). Os capilares embainhados são seguidos por **capilares arteriais**, a maioria dos quais esvazia via **cordões da rede** perisinusoidal do tecido conjuntivo reticular (B12) nos **sinusoides esplênicos** largos (B13) da polpa vermelha ("*circulação aberta*"). Alguns capilares abrem diretamente nos sinusoides esplênicos ("*circulação fechada*"). O sangue é drenado do órgão via **polpa** e **veias trabeculares (B6)** para dentro da **veia esplênica**.

Cordões da polpa e sinusoides esplênicos. Os cordões da polpa consistem em uma rede de células reticulares e contêm células plasmáticas, além de macrófagos. Os seios venosos da polpa vermelha formam uma rede frouxamente entrelaçada de espaços vasculares de lúmen largo que se comunicam entre si. As **paredes dos seios** são compostas de *endotélio em forma de fuso longitudinalmente orientado* (C14), cujos núcleos se projetam no lúmen do seio. Entres eles encontram-se *aberturas tipo fenda* que permitem que as células sanguíneas (C15) do cordão da polpa circundante entrem no lúmen sinusoidal. A membrana basal do endotélio que reveste os sinusoides esplênicos é descontínua. Eles são revestidos por *fibras de reticulina* circunferenciais (C16) e uma camada incompleta de *células reticulares especializadas* com *macrófagos fagocitantes* (C17) e *tecido reticular* (C18).

C19 Mitose, **C20** Macrófago

Hematopoiese. Um vasto número de linfócitos e células plasmáticas é produzido no baço. Se a produção de células sanguíneas na medula óssea for deficiente, por exemplo, devido a doença, a produção de granulócitos e eritrócitos pode ser retomada pelo baço, onde estava presente durante o desenvolvimento fetal.

Degradação e armazenamento de células sanguíneas. Os eritrócitos senescentes são aprisionados na polpa vermelha, engolfados pelos macrófagos e destruídos. A **hemoglobina**, o pigmento vermelho contido nos eritrócitos, é quebrada em **bilirrubina** e transportada até o fígado pela veia porta hepática, para ser excretada com a **bile**. O ferro da hemoglobina é ligado a uma proteína e transportado até a medula óssea como **transferrina**, onde está novamente disponível para os eritroblastos. O excesso de ferro da hemoglobina é armazenado no baço e pode ser detectado microscopicamente como **hemossiderina**; em circunstâncias extremas, as reservas de ferro podem ser macroscopicamente visíveis como uma pigmentação marrom do órgão (**hemossiderose**).

10.3 Órgãos Linfáticos

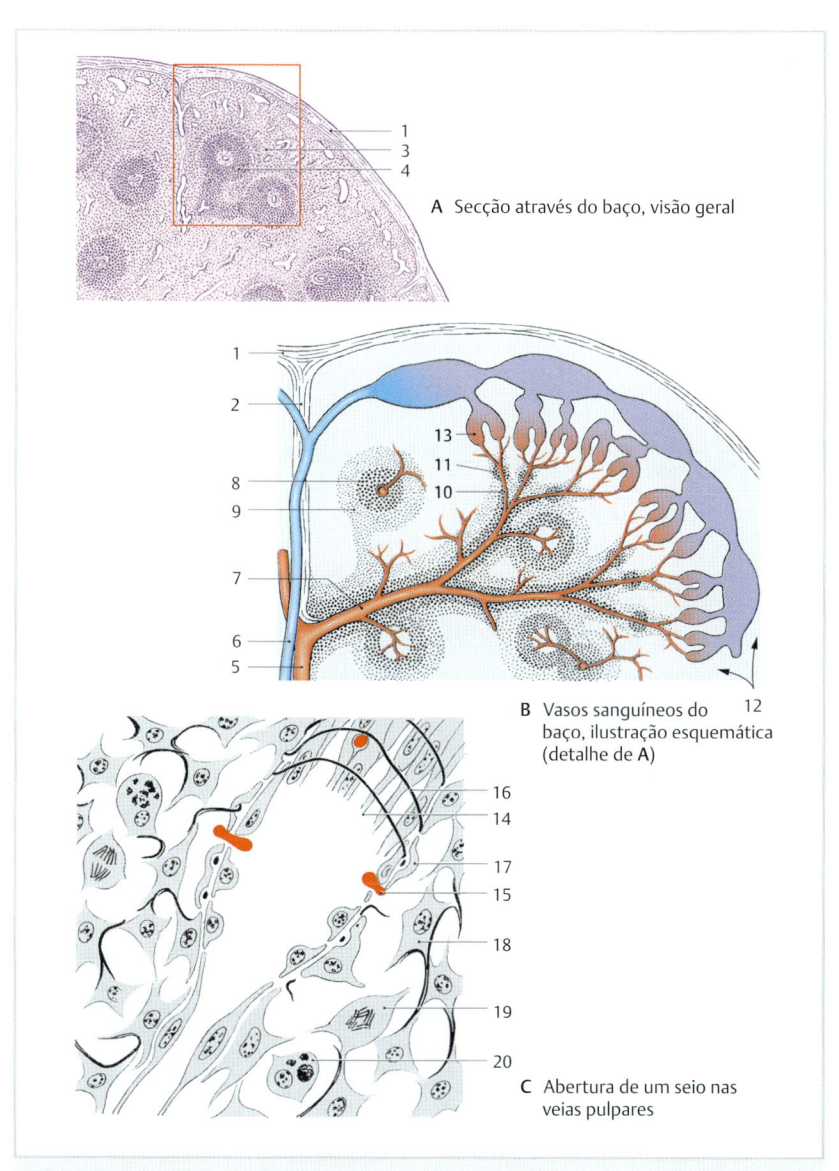

A Secção através do baço, visão geral

B Vasos sanguíneos do baço, ilustração esquemática (detalhe de A)

C Abertura de um seio nas veias pulpares

Fig. 10.13 Estrutura microscópica do baço.

Tonsilas

As **tonsilas** circundam as aberturas das cavidades oral e nasal dentro da faringe e são coletivamente conhecidas como **anel tonsilar** ou **anel linfoide de Waldeyer**. As tonsilas são órgãos linfoides secundários. Dada a sua proximidade do epitélio, também são conhecidas como **órgãos linfoepiteliais**.

Estrutura geral. As tonsilas contêm tecido linfoide na forma de folículos secundários densamente compactados localizados diretamente abaixo do epitélio mucoso, cuja superfície é indentada por elevações e invaginações (**criptas**). Os **nódulos secundários** consistem em um *centro germinativo* de coloração clara e um *halo linfocitário* de coloração escura, que é espessado no lado voltado para o epitélio, formando um *capuz de linfócitos*. Os linfócitos e granulócitos migram para o epitélio, especialmente no fundo das criptas, abrindo a rede de células epiteliais como uma esponja. Devido a esta **diapedese dos leucócitos**, o epitélio e a fronteira com o tecido linforreticular frequentemente não são mais detectáveis. Os **vasos linfáticos eferentes** passam das tonsilas até os linfonodos de localização mais profunda. As tonsilas são delimitadas dos seus envoltórios por uma cobertura de tecido conjuntivo capsular resistente.

Tonsila faríngea. A tonsila faríngea (**AC1**), que tem forma de couve-flor, projeta-se da parte de trás das coanas no nível do **assoalho da faringe**. Ela não possui criptas profundas, mas tem apenas **dobramentos rasos** entre as elevações da mucosa sagitalmente orientadas. Correspondendo à sua localização na epifaringe, a tonsila faríngea é revestida por epitélio pseudoestratificado colunar (respiratório) ciliado e revestido por células caliciformes (**E12**).

> **Nota clínica:** Em crianças, a tonsila faríngea pode ficar aumentada como resultado de infecção (adenoides ou **pólipos**). A obstrução das cóanas pode originar sinusite, respiração pela boca e distúrbio do sono e, se a tuba auditiva também estiver obstruída, otite crônica.

Tonsila palatina. As tonsilas palatinas (ver p. 145) localizam-se na cavidade formada pelos arcos palatinos (**AB3**), conhecida como **fossa tonsilar**; ver tonsila palatina (p. 149). Elas são cobertas por mucosa oral (epitélio escamoso estratificado não queratinizado) e possuem 10 a 20 indentações semelhantes a cripta conhecidas como **fossas tonsilares** (**D8**). O tecido linfoide contido nas tonsilas forma os **folículos agregados** (**D7**).

As tonsilas palatinas são importantes órgãos sistêmicos imunes e o local de vigorosa proliferação de linfócitos B. Elas encontram patógenos que invadem o corpo através da boca e nariz, desta forma assegurando a ativação precoce da resposta imune específica ("**sistema de alerta imunológico precoce**").

> **Nota clínica:** Infecção bacteriana pode causar inflamação aguda das tonsilas palatinas (**tonsilite**). Os sintomas característicos incluem dor de garganta (angina) e dificuldade de deglutição (disfagia). As tonsilas aumentadas podem ser removidas cirurgicamente (**tonsilectomia**).

A6 Entrada faríngea, **C10** Sela túrcica, **C11** Palato mole, **D13** Epitélio oral

Tonsila lingual. A tonsila lingual (**A4**) (ver p. 149) tem uma superfície irregular e localiza-se na base da língua; ela é lisa e tem inúmeras dobraduras da mucosa oral semelhantes a criptas, as quais são envolvidas por nódulos secundários (**nódulos linguais**). As glândulas linguais posteriores secretoras de muco abrem-se na base das criptas.

Tonsila tubária. A tonsila tubária na submucosa (**A5**), que se localiza na abertura interna da tuba auditiva, é vista como uma continuação da tonsila faríngea. Ela consiste em uma coleção de nódulos secundários menores.

> **Nota clínica:** O aumento da tonsila tubária pode obstruir a abertura faríngea da tuba auditiva, resultando em possível prejuízo auditivo, fala anasalada e infecções crônicas do ouvido.

Bandas faríngeas laterais. Este termo é usado para se referir a agregados de tecido linfoide na mucosa das paredes lateral e posterior da faringe (**A7**). O tecido linfoide pode formar pequenos nódulos na parede posterior da faringe.

> **Nota clínica:** O inchaço inflamatório da mucosa faríngea (faringite, "**faringite lateral**"), com sintomas de dor de garganta e disfagia, também envolve as **bandas faríngeas laterais**.

10.3 Órgãos Linfáticos

A Faringe, aberta posteriormente, posição do tecido linfático (verde)

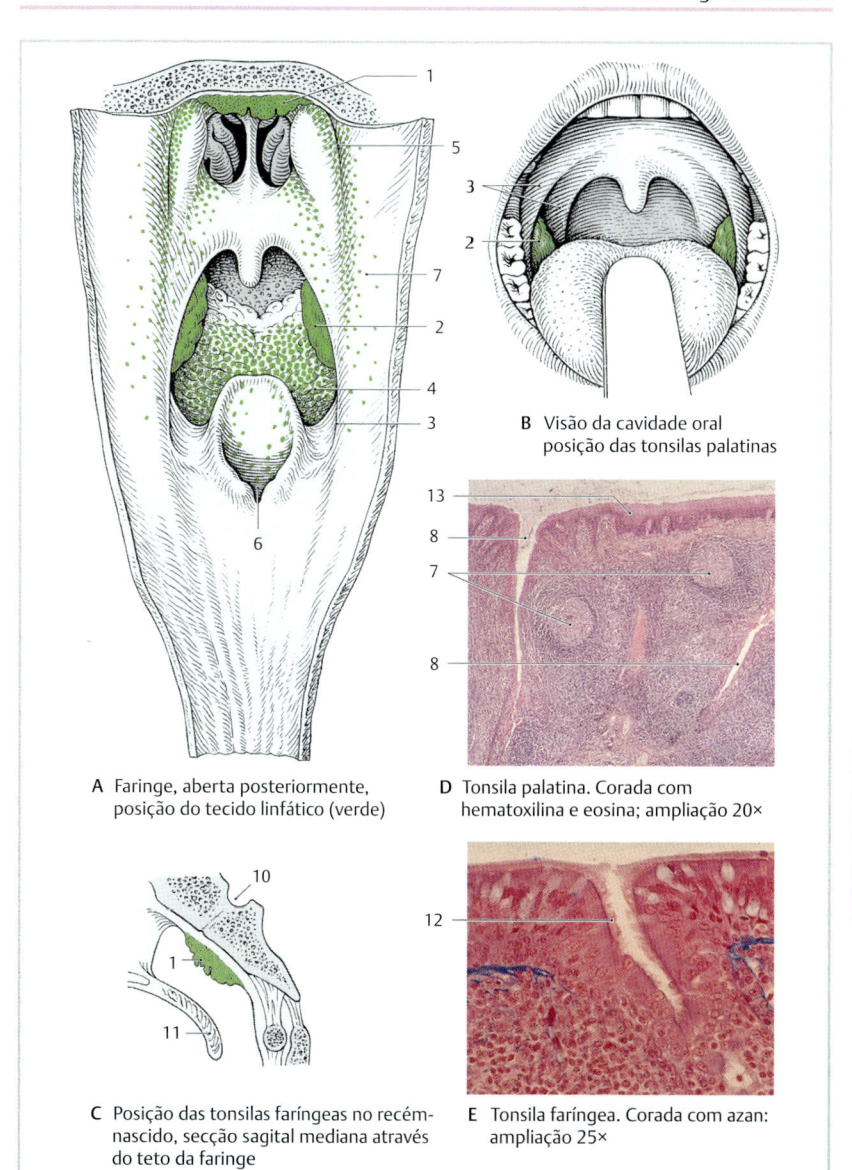

B Visão da cavidade oral posição das tonsilas palatinas

C Posição das tonsilas faríngeas no recém-nascido, secção sagital mediana através do teto da faringe

D Tonsila palatina. Corada com hematoxilina e eosina; ampliação 20×

E Tonsila faríngea. Corada com azan: ampliação 25×

Fig. 10.14 Tonsilas.

Tecido Linfoide Associado a Mucosas (MALT)

O tecido linfoide organizado também está presente na lâmina própria da mucosa do trato respiratório (**BALT**), trato urogenital, conjuntiva do olho, pele (**SALT**) e em maiores quantidades na mucosa do trato gastrintestinal (**GALT**).

GALT

O tecido linfoide associado ao intestino (GALT), que é ativo na resposta imune específica, compreende o tecido linfático dentro do revestimento da mucosa do esôfago, estômago, intestinos delgado e grosso, e apêndice vermiforme. Ele é formado por vários componentes.

As **células solitárias** são preponderantemente **linfócitos intraperitoneais**. Elas incluem **células supressoras** (cerca de 70%) e **células efetoras**, que estão dispersadas por toda a lâmina própria e incluem linfócitos, plasmócitos, macrófagos, granulócitos eosinófilos e mastócitos especializados (plasmócitos da mucosa).

Nódulos linfoides solitários. São **coleções de linfócitos nodulares** na lâmina própria do intestino delgado. Eles podem ser divididos em **nódulos primários**, cujos linfócitos formam uma massa uniformemente distribuída (ainda não ativada pela exposição a antígenos) e **nódulos secundários**, que têm um centro com coloração clara e uma periferia de coloração escura de linfócitos pequenos fortemente compactados (estimulados pelo contato com antígenos). O centro de coloração clara serve como um centro germinativo para a geração de linfócitos, e também atua como um "centro de ativação" (ver p. 410).

Nódulos linfoides agregados (placas de Peyer) (AD1) são **grandes coleções de folículos linfoides** na lâmina própria e submucosa do apêndice vermiforme (**D1**) e íleo (especialmente oposto à ligação mesentérica). Estas estruturas que se projetam no lúmen medem 1 a 4 cm de diâmetro e consistem em 10 a 50 nódulos cada. Vilosidades e criptas estão ausentes nestes locais. As protrusões da mucosa são referidas como "**domos**" (**AB2**), e suas respectivas coberturas epiteliais como "**epitélio do domo**" (**B3**). O epitélio tende a ser cuboide em vez de colunar; células caliciformes estão ausentes e há enterócitos especializados os quais, em vez de possuírem microvilosidades, contém microdobras em suas superfícies ("células com microdobras" ou células M). As **áreas com células M** (**C**) com linfócitos intraepiteliais (**C8**) também têm linfócitos e macrófagos (**C9**) abaixo delas. Os elementos estruturais adicionais das placas de Peyer são os **linfoblastos B** (**B4**), a **corona** (manto) (**B5**) de linfócitos B pequenos envolvendo o nódulo, e a **região interfolicular** (**B6**), que é principalmente populada por linfócitos T.

B7 Muscular da mucosa, **D2** Mucosa com criptas, **D3** Submucosa, **D4** Camada muscular

Função. Como um dos tecidos linfoides associados à mucosa, o GALT constitui um **complexo orgânico linfoide autônomo** que encontra inúmeros antígenos como bactérias, parasitas, vírus e alérgenos alimentares. A **área da superfície de contato** do intestino tem cerca de 100 m², ou 60 vezes maior do que a área da superfície da pele.

Os linfócitos B na lâmina própria da mucosa amadurecem para se tornar células plasmáticas secretoras de anticorpos, que produzem todas as classes de anticorpos, com 80% sendo imunoglobulina **A** (**IgA**). A IgA liga-se a uma proteína produzida por enterócitos e é secretada por eles no lúmen intestinal. Os linfócitos T são predominantemente células T ajudantes.

Nos locais das placas de Peyer, as células M no "epitélio do domo" aprisionam os antígenos, os quais são então fagocitados e apresentados às células T vizinhas. Estas atingem o centro do nódulo linfoide, onde transmitem suas informações às células B, as quais migram para a circulação linfática. As células B chegam ao ducto torácico via linfonodos regionais, deste modo entrando na circulação sanguínea geral. A maioria é transportada pela corrente sanguínea de volta à mucosa intestinal (**recirculação dos linfócitos**), onde continua em maior desenvolvimento das células plasmáticas secretoras de IgA. O contato com antígenos dentro da placa de Peyer pode assim provocar uma resposta imune generalizada por todo intestino delgado. As células B ativadas migram através da circulação sanguínea e linfática até outros órgãos secretores, por exemplo, até as glândulas mamárias, salivares ou lacrimais, onde levam à produção de IgA, que é secretada com os produtos secretores específicos destas glândulas.

10.3 Órgãos Linfáticos

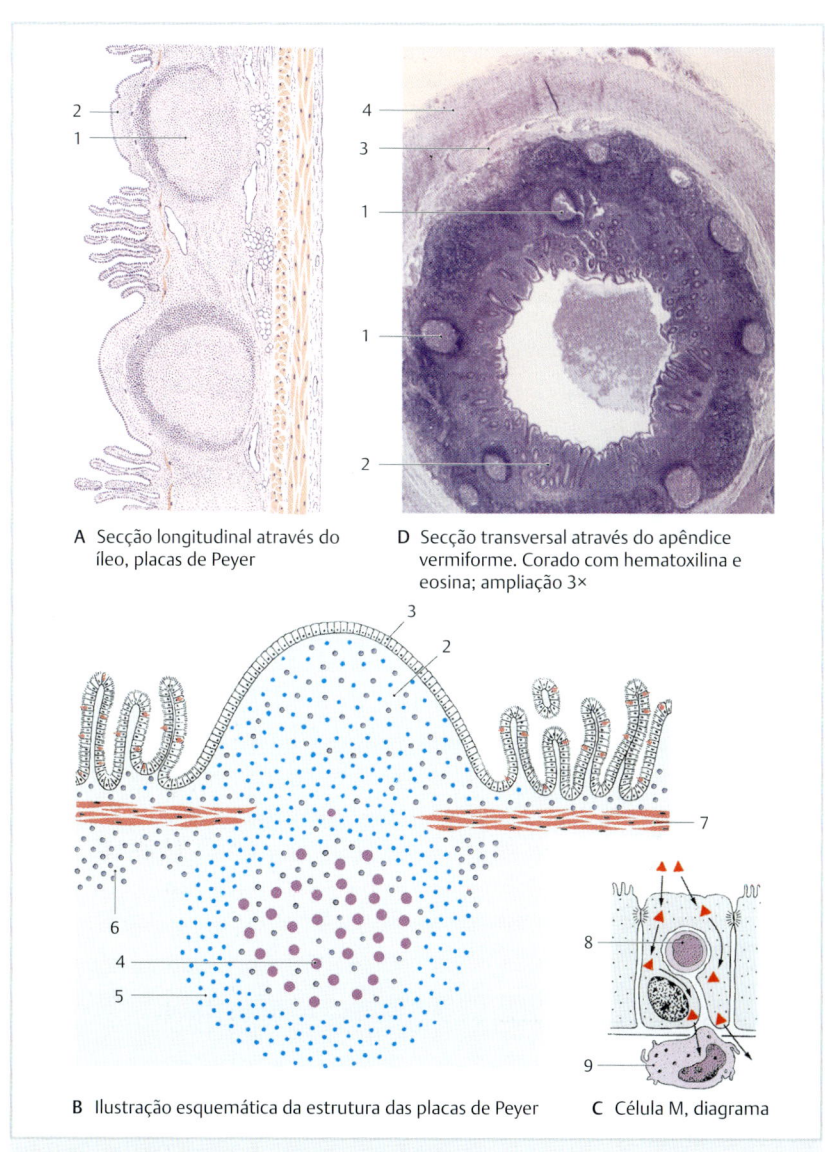

A Secção longitudinal através do íleo, placas de Peyer

D Secção transversal através do apêndice vermiforme. Corado com hematoxilina e eosina; ampliação 3×

B Ilustração esquemática da estrutura das placas de Peyer

C Célula M, diagrama

Fig. 10.15 Tecido linfático associado à mucosa (MALT).

11 O Integumento

11.1 Pele *422*
11.2 Apêndices da Pele *430*
11.3 Mama e Glândulas Mamárias *436*

11.1 Pele

Estrutura Geral e Funções

A **pele (integumento)** tem uma área de superfície total de 1,6 a 2,0 m², dependendo do tamanho do corpo. Ela atua como uma cobertura protetora do corpo, formando a fronteira entre os ambientes interno e externo. Consistindo em uma **epiderme** e uma **derme**, a pele representa cerca de 16% do peso corporal total. A espessura epidérmica e dérmica varia, dependendo da região corporal, oscilando de 1 a 5 mm. Em secção transversal, a epiderme tem 0,04 a 0,3 mm de espessura (especialmente espessa em pontos expostos a intensas forças mecânicas, como as palmas das mãos e as solas dos pés, medindo 0,75 a 1,4 mm; a pele calosa tem 2 a 5 mm). As mulheres tendem a ter pele mais fina do que os homens. Nas aberturas do corpo, a pele é contínua com as membranas mucosas da boca, nariz, reto, uretra e vagina. "**Apêndices da pele**" são estruturas específicas associadas à pele, *como pele, glândulas, pelos* e *unhas*.

Funções

Como um órgão, a pele cumpre uma variedade de funções, servindo para **proteger** o corpo de trauma mecânico, químico e térmico, além de inúmeros patógenos.

As células imunocompetentes da pele estão envolvidas em processos imunes e, consequentemente, ela é um **órgão imune** altamente ativo.

A pele também contribui para a **termorregulação,** ajustando a circulação sanguínea e a secreção de fluidos das glândulas cutâneas (proteção contra perda de calor).

Ela também está envolvida na manutenção dos **níveis de fluidos**, prevenindo desidratação e liberando fluidos e sais nas secreções glandulares (regulação dos níveis e excreção de fluidos).

A pele também contém **estruturas do sistema nervoso** que fazem dela um órgão sensorial capaz de detectar pressão, toque, temperatura e dor.

Também funciona na **transformação da provitamina D** em metabólitos bioativos. A **síntese da vitamina D** acontece na pele via foto-oxidação do 7-deidrocolesterol, que é mediada pela luz ultravioleta.

A pele atua como um **órgão de comunicação**, por exemplo, rubor, palidez, "cabelos em pé".

Ela também possui **resistência elétrica**, que muda sob estresse psicológico (o princípio básico dos detectores de mentira).

Características da pele. A pele é caracterizada pela sua qualidade **macia, elástica, distensível** e pela **queratinização** do seu epitélio. Exceto pelas palmas das mãos, solas dos pés e couro cabeludo, a pele é frouxamente presa ao tecido subjacente e, assim, é **facilmente mobilizável**. Em áreas sobrejacentes às articulações ela **forma** dobras que permitem adequada liberdade de movimento. A pele pode-se tornar eletrostaticamente carregada, especialmente em condições de ar seco no ambiente e quando são usados tecidos sintéticos, resultando em uma carga estática de mais de 1.000 volts.

> **Nota clínica:** Mais do que qualquer órgão, a pele pode ser observada diretamente. O exame da pele pode, assim, **auxiliar no diagnóstico de uma multiplicidade de transtornos gerais**. A descoloração azul (cianose), por exemplo, é considerada um sinal de doença cardíaca, enquanto uma placa avermelhada na pele pode ser um sinal de infecção. Pele muito branca sugere anemia ou despigmentação (ausência de melanina), enquanto a descoloração amarela indica a presença de pigmentos de bile no sangue, por exemplo, devido a cirrose hepática.

Cor da Pele

A cor normal da pele saudável é determinada por **quatro componentes**: melanina (pigmento preto acastanhado) produzida por melanócitos (**A**), caroteno derivado de vegetais na dieta (**B**), e sangue oxigenado (**C**) e desoxigenado (**D**) nos vasos cutâneos. A influência de cada um destes quatro pigmentos varia segundo a região do corpo. A pigmentação está parcialmente relacionada com fatores, como exposição ao sol e nutrição, mas usualmente é determinada geneticamente e pelo sexo da pessoa. A **pigmentação melanina** (**A**) é mais forte sobre as regiões das axilas, genitália externa, parte interna das coxas e pele perianal. O **caroteno** (**B**) produz uma tonalidade amarelada, principalmente sobre o rosto, as palmas das mãos e as solas dos pés. A cor vermelha do **sangue arterial** (**C**) determina a cor da pele do rosto, palmas das mãos, solas dos pés, metade superior do tronco e nádegas. A tonalidade azulada produzida pelo **sangue venoso** (**D**) predomina na metade inferior do tronco e nos aspectos posteriores das mãos e pés.

11.1 Pele

A Melanina **B** Caroteno

C Sangue arterial **D** Sangue venoso

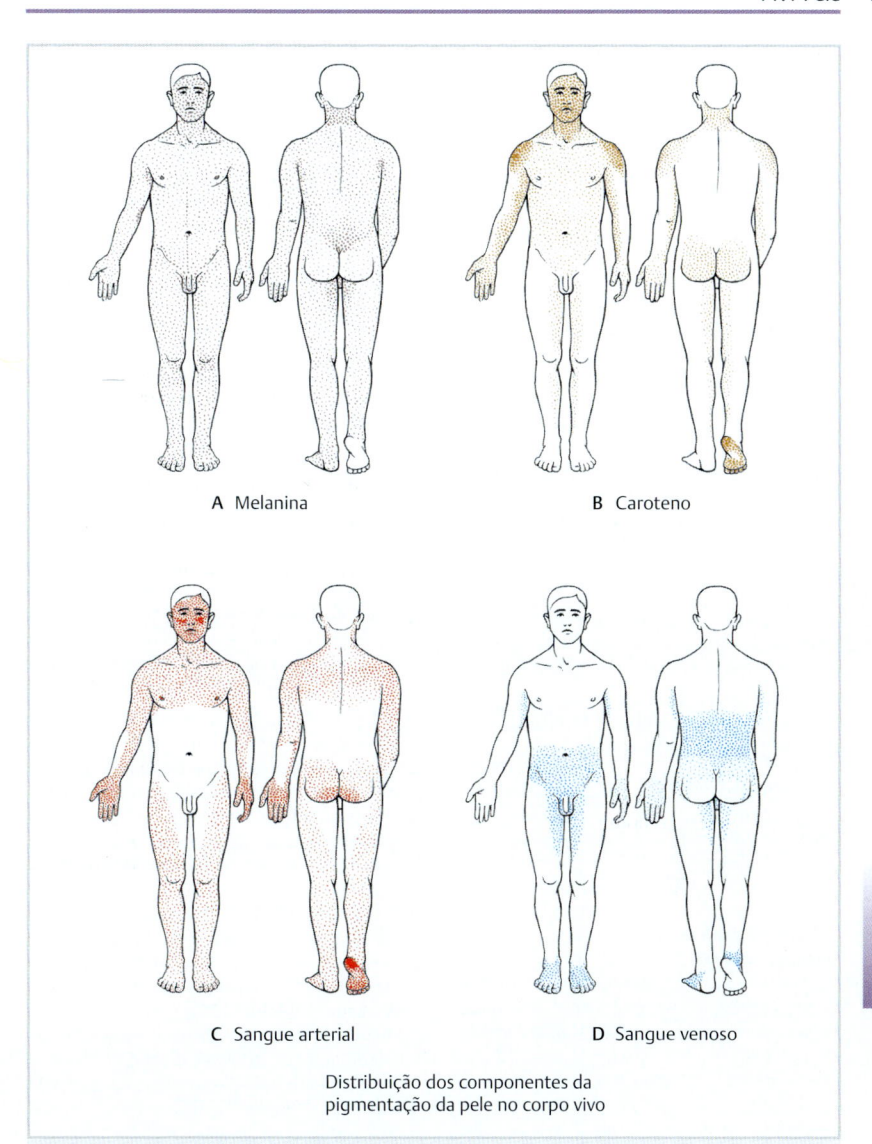

Distribuição dos componentes da pigmentação da pele no corpo vivo

Fig. 11.1 Estrutura geral da pele e cor da pele.

Superfície da Pele

A aparência externa da pele é caracterizada por **sulcos** e **dobras**, além de **platôs** e **cristas**. Sulcos grossos estão presentes na forma de *vincos de flexão* nas articulações e como *linhas de movimento facial*.

Linhas de tensão da pele. As linhas de maior e menor tensão são visíveis na pele. As **linhas de maior tensão (A)**, ou linhas de tensão da pele relaxada, originam-se da ação dos músculos subjacentes, e o conhecimento da sua localização é importante para a cirurgia. As linhas de tensão da pele relaxada usualmente são orientadas perpendiculares à orientação da fibra muscular e geralmente correspondem às dobras (rugas) na pele envelhecida.

> **Nota clínica: Incisões cutâneas** feitas apropriadamente seguem as linhas de maior tensão, permitindo o fechamento da ferida com um mínimo de tensão. Incisões feitas perpendiculares às linhas de maior tensão podem resultar em feridas abertas, cicatrização demorada e um resultado estético insatisfatório.
> **Estiramento excessivo**, como o da pele abdominal durante gravidez ou ganho de peso, pode causar rasgos na derme (ver p. 428). As resultantes **estrias de distensão**, ou marcas de estiramento, são inicialmente de cor vermelho-azulada, mas posteriormente ficam brancas. Usualmente se desenvolvem perpendiculares à direção do estiramento.

Pele com pelos (B). A maior parte da pele que cobre o corpo humano tem um padrão de relevo de sulcos cruzados que formam platôs triangulares, rômbicos ou poligonais. No topo destes **platôs** se abrem *glândulas sudoríparas écrinas*, e em certos locais também *glândulas sudoríparas apócrinas*. Os **sulcos** contêm o *pelo* e os *poros das glândulas sebáceas*. As papilas no tecido conjuntivo da camada papilar (ver p. 426 e seguintes) frequentemente são pouco desenvolvidas. Na superfície da pele com pelos, as papilas dérmicas são organizadas com folículos pilosos e ductos excretores das glândulas excretoras para formar o que pode ser descrito como *cristas epiteliais em formato de laço* e *fileiras epiteliais em formato de roseta*.

Pele glabra (C). A pele nas solas dos pés e palmas das mãos (especialmente nas almofadas dos dedos) possui cristas paralelas finas medindo cerca de 0,5 mm de largura, no alto das quais se abrem as glândulas sudoríparas (**C1**). A pele não tem pelos e não contém glândulas sebáceas ou apócrinas. As cristas são formadas por **fileiras de papilas da camada papilar da** derme (ver p. 428), resultando em uma textura mais áspera que melhora a preensão. O padrão característico geneticamente determinado, único de cada indivíduo, torna possível usar a impressão digital (*dactilograma*) como um meio de identificação (*dactiloscopia*). Os **quatro tipos de padrões de cristas** nas almofadas dos dedos são altamente variáveis: *arco* (**I**), *alça* (**DII**), *espiral* (**DIII**) e *alça dupla* (**DIV**).

Regeneração da pele. A pele tem um sistema de renovação eficiente. Depois de uma lesão (feridas, perda de substância), as células imunes na camada dérmica lutam contra infecções locais, e os capilares e estruturas do tecido conjuntivo são restaurados. A superfície é reepitelizada à medida que a pele cresce no entorno da periferia do local da lesão sobre o tecido conjuntivo em regeneração. A **cicatriz** resultante é inicialmente vermelha, devido à formação de capilares, mas depois tem aparência branca, devido às fibras de colágeno visíveis através do epitélio. Estruturas acessórias da pele (p. ex., glândulas e pelo) deixam de se formar no local da cicatriz.

Mudanças na pele relacionadas com a idade. Os efeitos do envelhecimento na pele incluem *degeneração (atrofia) da derme, afinamento da epiderme, achatamento nas papilas dérmicas* e *perda do tecido gorduroso subcutâneo* (ver p. 426 e seguintes). Estas mudanças não só ocorrem com o envelhecimento geral do corpo, mas também são determinadas por fatores exógenos a longo prazo (p. ex., luz do sol, temperatura e clima) e o nível de pigmentação da pele. As mudanças relacionadas com a idade são mais evidentes em pessoas de pele clara e em partes do corpo expostas ao sol (p. ex., rosto, pescoço, superfície posterior das mãos e antebraços). A mudança nas propriedades químicas da substância fundamental do tecido conjuntivo causa perda de líquido e uma redução nas fibras elásticas na derme e tecido subcutâneo. A pele gradativamente se torna frouxa, fina, solta, suscetível de enrugar e frágil; se uma dobra da pele é apertada ("teste do beliscão"), ela é lenta para retornar ao nível normal da pele circundante; a pigmentação torna-se irregular. Os raios ultravioletas (lâmpadas de bronzeamento) aceleram a perda da elasticidade da pele.

11.1 Pele

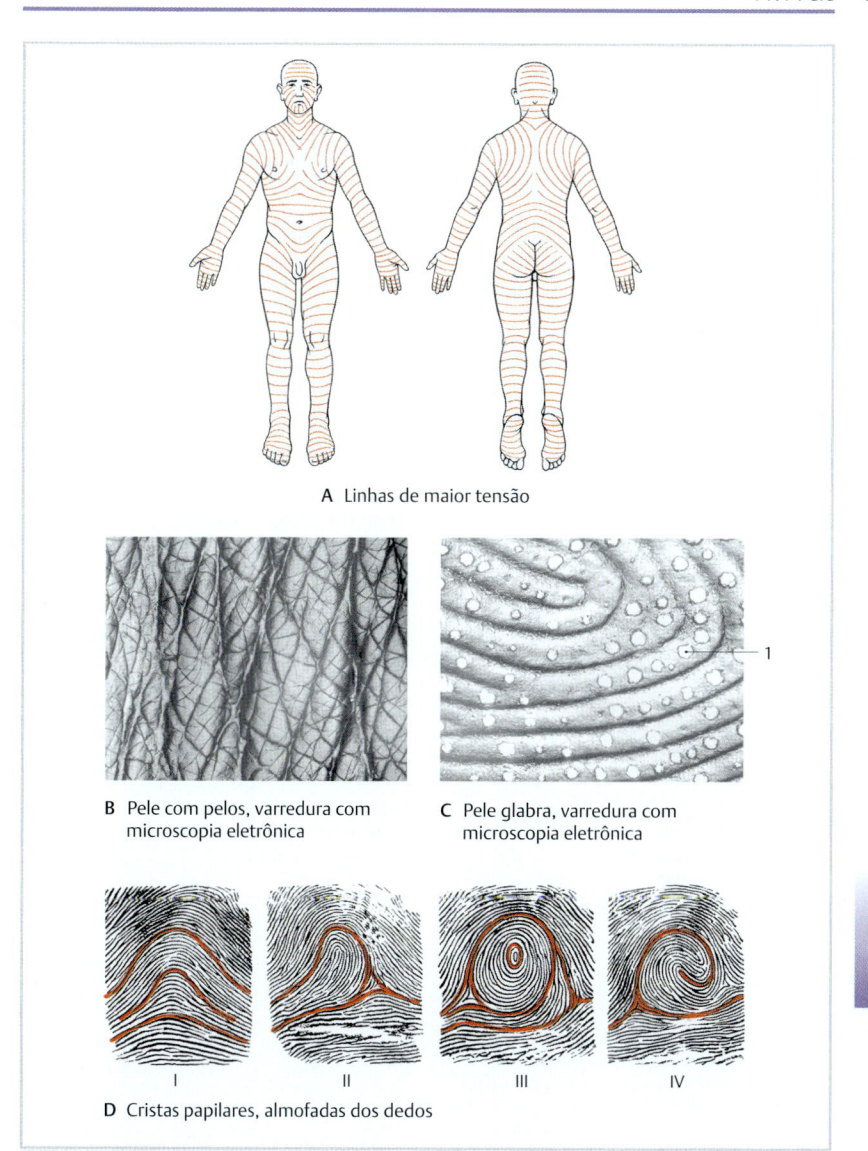

A Linhas de maior tensão

B Pele com pelos, varredura com microscopia eletrônica

C Pele glabra, varredura com microscopia eletrônica

D Cristas papilares, almofadas dos dedos

Fig. 11.2 Superfície da pele.

As Camadas da Pele

A pele é composta pela **epiderme** (**AB1**), que consiste no *epitélio escamoso queratinizado estratificado*, e a **derme** (córion) (**A-D2**), que é uma *camada de tecido conjuntivo*. A **derme** pode ser dividida em *camada papilar*, contendo projeções cônicas que se interdigitam com a epiderme (**CD2**) e uma *camada reticular* reforçadora. A epiderme e a derme são separadas por uma fronteira distinta, mas usualmente não há uma distinção nítida entre o tecido conjuntivo que forma a derme e o tecido subcutâneo (subcútis) (**AB3**). O **tecido subcutâneo**, que conecta a pele com estruturas subjacentes (p. ex., fáscia ou periósteo), contém *tecido adiposo* e *vasos maiores* e *nervos* (ver p. 428).

Pele glabra: A4 Glândulas sudoríparas merócrinas (**D4** ducto excretor), **A5** corpúsculos lamelares de Vater-Pacini, **A6** Corpúsculos táteis de Meissner

Pele com pelos: B7 Pelo, **B8** Glândula sebácea, **B9** Músculo eretor do pelo, **B10** Glândula sudorípara apócrina.

Epiderme

Novas células estão sendo continuamente produzidas por mitose na camada basal da epiderme. Estas células migram para a superfície da pele no espaço de 30 dias, produzindo queratina, à medida que se movem para cima. As fronteiras formadas entre as camadas epidérmicas como resultado deste processo são mais distintas na pele glabra (**A**), e apenas vagamente detectáveis na pele com pelos (**B**).

Camada de regeneração. A camada germinativa compreende as camadas basal e espinhosa da epiderme. A **camada basal da epiderme** consiste em uma única camada de *células prismáticas altas* (**C11**) localizadas diretamente na membrana basal. Acima da camada basal encontra-se a **camada espinhosa** (camada de células espinhosas) (**CD12**), consistindo em 2 a 5 camadas de *queratinócitos poligonais grandes* cujos processos semelhantes a espinhas estão interconectados por *desmossomos*. O citoplasma contém uma densa rede de *filamentos intermediários* (filamentos de queratina, tonofilamentos) que se irradiam formando os desmossomos. As espaços intercelulares de 18 a 20 μm de largura formam um sistema de cavidades.

Camada de queratinização. A camada de queratinização compreende a camada granular (**CD13**) e a camada clara (**CD14**). Os queratinócitos achatados, que agora se encontram paralelos à superfície da pele, formando a fina **camada granular** (2 a 3 camadas de células) contêm *corpos lamelares* (*corpos de Odland*) e grânulos basófilos querato-hialinos, que indicam o início da queratinização. O conteúdo dos corpos de Odland (glicoproteínas, lipídios e enzimas) passam por transformação extracelular, formando lamelas lipídicas que preenchem os espaços intercelulares e os tornam impermeáveis. A barreira criada pelos lipídios protege contra a perda de líquidos. Finalmente, origina-se uma fina camada translúcida, a **camada clara** (**CD14**), em que nenhum núcleo ou fronteiras das células são identificáveis. Esta camada deriva seu nome da presença da substância acidófila altamente refratária, *eleidina*, que é encontrada em células que passam pelo processo de queratinização.

Camada córnea. Na **camada córnea** (**CD15**) resistente e virtualmente impermeável, consistindo em células que já não possuem núcleo ou organelas, os *corneócitos* achatados e *queratina* formam uma camada coesa que é continuamente descartada como flocos córneos (pele) que são resistentes a ácido, mas dilatam em substâncias alcalinas. A queratinização é regulada pela vitamina A; sua deficiência leva a queratinização excessiva, um transtorno conhecido como *hiperqueratose*.

Simbiontes epidérmicos. As células epidérmicas não queratinizadas são coletivamente descritas como simbiontes epidérmicos. As camadas celulares inferiores contêm **melanócitos** (**C16**), que são células dendríticas de origem neuroectodérmica que produzem o pigmento *melanina*. Os corpos celulares dos melanócitos repousam diretamente sobre a membrana basal, e seus processos dendríticos se estendem nos espaços intercelulares até a parte intermediária da camada espinhosa. Os melanócitos transferem seu pigmento diretamente para as células epidérmicas basais. Um único melanócito supre aproximadamente 5 a 12 células basais. A melanina protege a camada basal (mitose) dos raios ultravioletas prejudiciais.

Células de Langerhans (**C17**) são células suprabasais localizadas na camada espinhosa. Estas células dendríticas possuem processos extensos e estão envolvidas na atividade do sistema imune. Originando-se na medula óssea, as células de Langerhans apresentam antígenos às células T ajudantes em repouso, ativando-as e induzindo uma resposta imune primária. Também contidas na camada basal estão as **células de Merkel**, em número menor. Estes receptores do toque de origem neuroectodérmica localizam-se diretamente sobre a membrana basal e estão conectados com células basais adjacentes via desmossomos. Abaixo de cada célula de Merkel encontra-se um disco de Merkel, que é derivado de um axônio mielinizado.

11.1 Pele

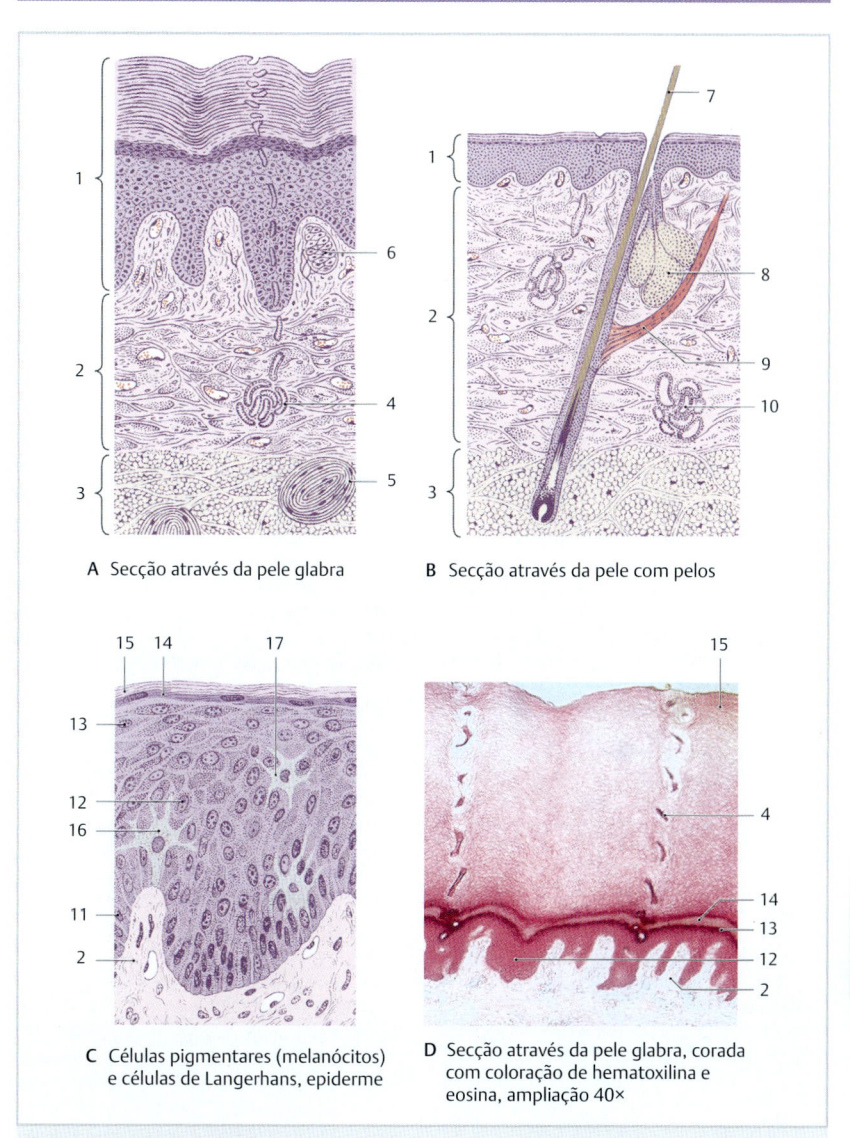

A Secção através da pele glabra

B Secção através da pele com pelos

C Células pigmentares (melanócitos) e células de Langerhans, epiderme

D Secção através da pele glabra, corada com coloração de hematoxilina e eosina, ampliação 40×

Fig. 11.3 Camadas da pele.

Derme

A derme (córion) (**AB2**) é muito mais espessa do que a epiderme (**AB1**). Ela contém estruturas epidérmicas acessórias, sangue e vasos linfáticos, células do tecido conjuntivo, células imunes livres, nervos, e extremidades nervosas e estruturas associadas. Uma treliça altamente durável de *feixes de fibras colágenas entrelaçadas* intercaladas com *redes de fibra elástica* compõem a derme **resistente** e **elástica**. A elasticidade da pele deve-se principalmente ao movimento angular da rede de fibras colágenas, com as fibras elásticas atuando para retornar à sua posição de repouso. A **derme consiste em duas camadas:**

Camada papilar (A4) (derme papilar). A camada papilar delimita-se diretamente com a epiderme sobrejacente. Ela contém **fibras colágenas**, papilas do tecido conjuntivo que se projetam para cima e interdigitam-se com as cristas da rede epidérmica, ligando a epiderme aos tecidos subjacentes. A altura e o número de papilas dérmicas variam segundo a região e correspondem às forças mecânicas que atuam em várias regiões do corpo; por exemplo, a pele das pálpebras contém papilas menores e em menor número, enquanto a cobertura do joelho e cotovelo tem papilas maiores e em maior número. As papilas dérmicas contêm **alças capilares em forma de grampo (B12), nervos finos** e **extremidades nervosas sensoriais**. As fibras colágenas são notavelmente mais finas. Na camada papilar frouxamente estruturada da derme, o colágeno tipo III predomina sobre o colágeno tipo I.

Camada reticular (A5) (derme reticular). As delicadas fibras colágenas frouxamente entrelaçadas (colágeno tipo III) da camada papilar continuam para dentro da camada reticular como **feixes de fibras colágenas resistentes**, formando uma densa rede de fibras (colágeno tipo I). As fibras colágenas estendem-se quase em paralelo com a superfície da pele e são acompanhadas por uma rede de **fibras elásticas**. Fibroblastos, macrófagos, mastócitos e pequenos números de linfócitos localizam-se entre os feixes de fibras. Os interstícios contêm uma **substância fundamental semelhante a gel** que consiste em proteoglicanos (ácido hialurônico, sulfato de condroitina e sulfato de dermatan), proteínas e minerais. Como os proteoglicanos possuem uma alta capacidade para se ligar à água, a derme desempenha um papel vital na regulação do *turgor da pele*.

Tecido Subcutâneo

O tecido subcutâneo (**AB3**), ou subcútis, forma a conexão entre a pele e a fáscia que cobre o corpo (**A6**) ou periósteo, e permite o movimento da pele. O tecido subcutâneo contém tecido adiposo em várias quantidades, dependendo do local no corpo. O tecido adiposo serve como um *depósito de gordura* e fornece *isolamento contra a perda de calor*. Depósito de gordura é distinguido de **gordura estrutural**, a qual é dividida por bandas fibrosas de tecido conjuntivo similar a uma almofada acolchoada, por exemplo, na sola do pé. **Depósitos de gordura**, como o que se encontra abaixo da pele do tronco (*panículo adiposo*), são mais prevalentes. A **distribuição de gordura** é geneticamente determinada e é influenciada pelos hormônios. Os homens tendem a acumular gordura em torno do abdome, enquanto as mulheres tipicamente armazenam gordura nas regiões dos quadris, nádegas e mamas. Em certos locais, o tecido subcutâneo é frouxo e desprovido de gordura (pálpebras, aurículas, lábios, pênis, escroto, etc.). No rosto e couro cabeludo (gálea aponeurótica), o tecido subcutâneo está firmemente ancorado ao músculo subjacente e aos tendões (formando a base para a expressão facial).

A7 Pelo, **A8** Glândula sebácea, **A9** Músculo eretor do pelo, **A10** Glândula sudorípara merócrina, **A11** Camada muscular

Vasos sanguíneos. As **artérias** (**B15**) formam uma rede entre a pele e o tecido subcutâneo, suprindo os ramos até as raízes dos pelos, glândulas sudoríparas (**B14**), tecido adiposo subcutâneo e papilas dérmicas. O **plexo subpapilar** envia alças capilares (**B12**) para o interior das papilas dérmicas individuais. As **veias** (**B16**) formam redes abaixo das papilas, dentro da derme e entre a pele e o tecido subcutâneo, denominadas **plexos venosos cutâneos** (**B13**). **Anastomoses arteriovenosas**, incluindo *shunts* especializados conhecidos como *corpos glômicos*, que estão presentes em regiões acrais (p. ex., ponta dos dedos, ponta do nariz), podem influenciar a velocidade do fluxo. As alterações na circulação cutânea são uma parte essencial da termorregulação. Os vasos linfáticos também formam plexos.

Nervos e órgãos sensoriais da pele (ver p. 434).

11.1 Pele

A Organização das camadas da pele e tecido subcutâneo

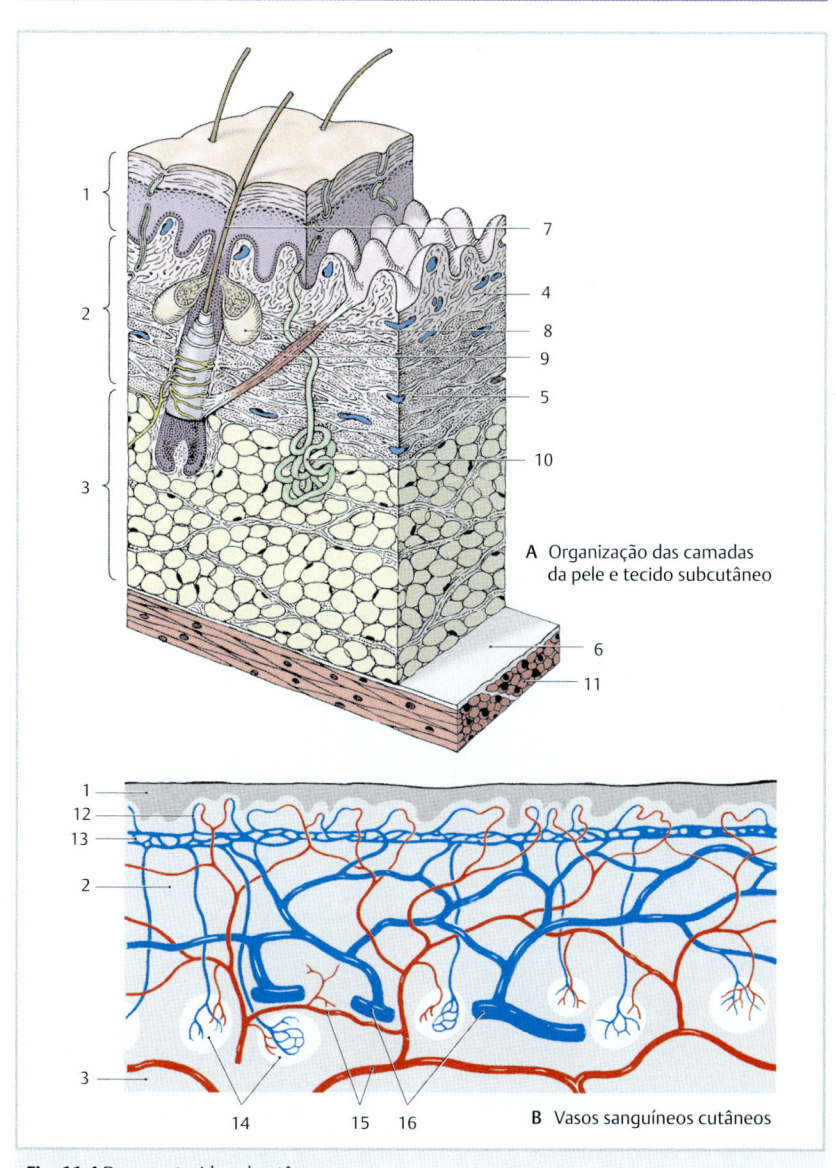

B Vasos sanguíneos cutâneos

Fig. 11.4 Derme e tecido subcutâneo.

11.2 Apêndices da Pele

Glândulas da Pele

As glândulas da pele (**A-E**), como o cabelo e as unhas, também são estruturas acessórias da pele. Elas derivam de massas epiteliais sólidas que se projetam para baixo, da epiderme até o mesênquima (derme) em torno delas, e diferenciam-se na derme para formar vários tipos de glândulas.

Glândulas Sudoríparas

Glândulas sudoríparas écrinas (AB). Os 2 a 4 milhões de **glândulas écrinas**, que são inervadas por nervos colinérgicos, são distribuídas pelo corpo inteiro em um padrão que varia individualmente e de região para região. Elas estão densamente agrupadas na testa, palmas das mãos e solas dos pés, e espalhadas pelo pescoço e coxas. As glândulas sudoríparas écrinas são **tubos epiteliais estreitos e não ramificados (AB1)** que penetram profundamente na derme ou na porção superior do tecido subcutâneo. Suas partes terminais formam uma espiral de 0,3 a 0,5 mm de diâmetro (**glândulas em espiral**). As **unidades secretoras** tubular são formadas por *epitélio cuboide a colunar simples*, ocasionalmente pseudoestratificado. As células contêm gotículas de lipídios, grânulos de glicogênio e grânulos de pigmento. Entre o epitélio glandular e a membrana basal existe uma organização descontínua de *células mioepiteliais* ectodérmicas contráteis (**B2**). A unidade secretora é contínua com o **ducto excretor (A3)** tortuoso em forma de saca-rolhas, que é revestido por uma *camada dupla de epitélio cuboide* e abre-se na superfície epidérmica. O tecido conjuntivo que envolve os ductos contém fibras finas (**AB4**) e tem um rico suprimento capilar e nervoso.

A **secreção ácida** (pH 4,5) das glândulas écrinas inibe o crescimento bacteriano (*revestimento ácido protetor*) e auxilia na *termorregulação* por meio da perspiração e evaporação (esfriamento do corpo) e na *eliminação de eletrólitos* Na^+, K^+, Cl^- e HCO_3^- (o conteúdo de sal do suor é cerca de 4%). Normalmente, cerca de 100 a 250 mL de suor são excretados por dia, mas uma pessoa pode perder até 5 L por dia com atividade física pesada e altas temperaturas no ambiente.

A9 Vacúolos de gordura. **B10** Capilares

Glândulas sudoríparas apócrinas (C, D). As **glândulas apócrinas**, que são inervadas por nervos adrenérgicos, estão presentes na pele com pelos (axilas, monte púbico, grandes lábios, escroto e região perianal), também nos mamilos e auréola, e no vestíbulo nasal. As glândulas apócrinas são **glândulas tubulares espirais simples**, frequentemente com unidades secretoras alveolares alargadas. Estão localizadas no tecido subcutâneo e esvaziam-se nos folículos pilosos. Seus ductos secretores são revestidos por *epitélio simples de altura variável*. *Domos de citoplasma* (**C5**), que caracteristicamente se projetam em seu lúmen, são comprimidos durante o processo de secreção apócrina. Entre o epitélio glandular e a membrana basal encontram-se *células mioepiteliais* (**CD6**) fusiformes densamente organizadas.

As glândulas sudoríparas apócrinas produzem uma **secreção alcalina** que contém *odorantes*, os quais desempenham um papel no comportamento sexual e social. A secreção inicia na puberdade. As glândulas sudoríparas apócrinas podem ser um local para abcessos. As glândulas sudoríparas modificadas incluem as *glândulas ceruminosas* do meato acústico externo e as *glândulas ciliares* (glândulas de Moll) nas pálpebras.

Glândulas Sebáceas

As **glândulas sebáceas** (**E**) são glândulas holócrinas que primariamente se originam do germe do pelo e abrem-se no infundíbulo do folículo piloso (formando a unidade pilossebácea). Glândulas sebáceas livres ocorrem independentemente dos folículos pilosos e estão presentes nas bordas avermelhadas, narinas, linha alba da mucosa bucal, mamilos, pálpebras, pequenos lábios, glande do pênis e prepúcio. As glândulas sebáceas totalmente desenvolvidas localizadas na camada superior da derme são **glândulas acinares multilobulares individuais** que se abrem em um ducto excretor comum. Cada **ácino em formato de pera** contém células divididas mitoticamente e é envolvido por uma camada periférica de *células da matriz em proliferação* (células germinais) (**E7**). As células da matriz movem-se para o interior da glândula sebácea, que não contém um lúmen, onde amadurecem transformando-se em células poliédricas de coloração fraca que contêm números crescentes de *vacúolos lipídicos* e eventualmente núcleos picnóticos (**E8**). As células são por fim completamente transformadas em **sebo**.

Aproximadamente 1-2 g de sebo são produzidos diariamente e secretados via infundíbulo na superfície dos pelos e epiderme, tornando-os flexíveis e resistentes à água. Os ácidos graxos contidos no sebo também lhes conferem propriedades bactericidas.

11.2 Apêndices da Pele

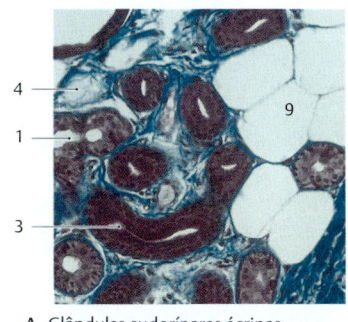

A Glândulas sudoríparas écrinas. Coradas com tricromo; ampliação 130×

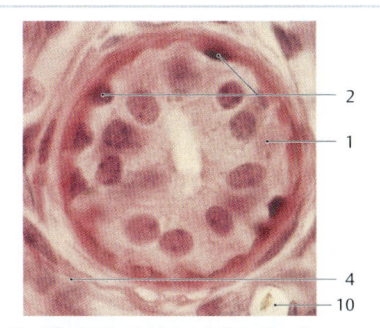

B Glândula sudorípara écrina. Corada com hematoxilina e eosina; ampliação 600×

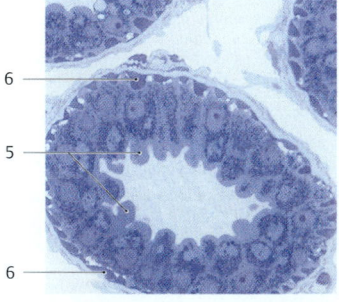

C Glândulas sudoríparas apócrinas. Coradas com azul de metileno-azur II; ampliação 400×

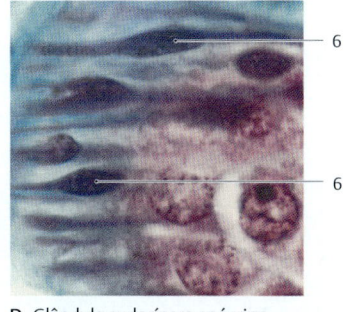

D Glândula sudorípara apócrina. Corada com tricromo; ampliação 650×

E Glândulas sebáceas (holócrinas). Coradas com azul de metileno-azur II; ampliação 200×

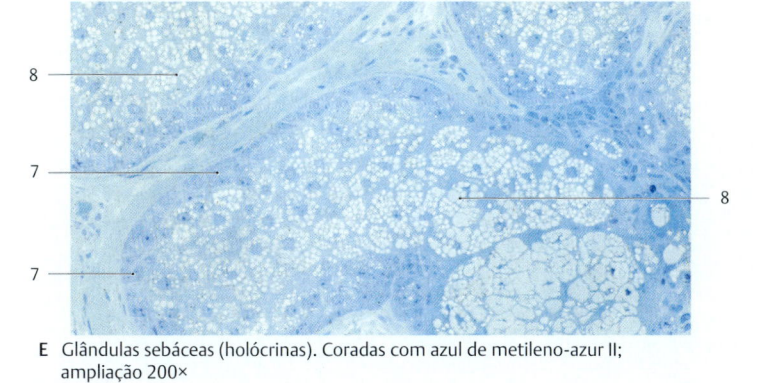

Fig. 11.5 Glândulas da pele

Pelo

Os **pelos** são filamentos flexíveis de queratina que possuem um grau de força de tensão. Semelhante às unhas, o pelo origina-se da epiderme (queratinização epidérmica). Os pelos têm uma função importante na *percepção do toque* e no *isolamento*. Diferentes tipos de pelos podem ser distinguidos: a **lanugem** (pelo macio e lanoso) aparece durante a vida fetal e está presente no recém-nascido até os 6 meses de idade. Ela é curta, fina, virtualmente sem cor e enraizada na derme. A lanugem é substituída por uma cobertura intermediária de pelo (**pelo lanoso ou velo**), que começa a ser substituída por pelo terminal na puberdade. Os **pelos terminais** são mais longos, mais grossos, pigmentados e agrupados; estão enraizados na parte superior da camada subcutânea. Os pelos terminais desenvolvem-se nas regiões axilar, púbica e torácica, e no rosto (sobrancelhas, cílios e barba). As palmas das mãos, solas dos pés e partes da genitália externa são desprovidas de pelos.

Os pelos terminais estão posicionados em um ângulo com a superfície da pele (linha do cabelo, redemoinhos) dentro da **bainha da raiz** cilíndrica. Abrindo para dentro da bainha da raiz encontra-se a *glândula sebácea* (**A-D1**). Acima do nível da abertura da glândula sebácea, a parte superior do folículo piloso é conhecida como **infundíbulo**; abaixo do nível do ducto sebáceo, o **músculo liso eretor do pelo** (**A-D2**) tem sua origem. Passando abaixo da epiderme, os músculos eretores do pelo contraem-se em resposta ao frio ou estresse psicológico, como alarme ou medo, fazendo com que o pelo fique ereto (cabelos em pé, arrepios).

Microanatomia. O pelo pode ser dividido em raiz (**A3**) e a parte que se projeta acima da pele, ou haste (**A-D4**). A **raiz do pelo** repousa sobre o *bulbo do pelo* (**A5**) localizada acima da *papila do pelo* tecido conjuntivo (**A6**), uma projeção cônica que se estende para cima a partir da derme. O *bulbo*, a *papila* e o *tecido conjuntivo circundante* compreendem o **folículo piloso**. A **haste do pelo** é a porção totalmente queratinizada do pelo. Um *córtex* rígido constitui a maior parte da haste e é composto de uma organização semelhante a telhas com células queratinizadas sobrepostas, além de filamentos de queratina que se estendem paralelos ao eixo do pelo, formando um tubo que envolve a *medula*. O formato e organização das células córneas varia individualmente.

Desenvolvimento do pelo. O pelo desenvolve-se a partir de uma invaginação circunscrita do epitélio (**A-D7**) que passa por um processo de **queratinização modificada**. O pelo é a ponta queratinizada, a bainha epitelial da raiz (**A8**) é o funil epidérmico e a bainha de tecido conjuntivo da raiz (**A9**) (folículo piloso), sua "papila dérmica". Os pelos crescem a partir das células no bulbo capilar e são nutridos pelas papilas. Se a matriz é destruída, o pelo não pode voltar a crescer.

Cor dos pelos. A cor dos pelos é produzida por depósitos de melanina. A melanina é sintetizada pelos **melanócitos na matriz**, que se originam da crista neural, e transferida para as células do bulbo piloso. A tonalidade cinzenta ocorre quando a pigmentação decresce, a produção de melanina termina e os melanócitos morrem. Não existem melanócitos no bulbo piloso dos pelos brancos. A presença de bolhas de ar na medula também leva ao branqueamento dos pelos. Nos albinos, os melanócitos não produzem pigmento como resultado de uma deficiência enzimática.

Ciclo de crescimento dos pelos/cabelos. O tempo de vida dos pelos depende do tipo e da sua localização no corpo. Os pelos vivem de algumas semanas a vários anos (3 a 5); os pelos dos cílios e sobrancelhas vivem de 100 a 150 dias. O crescimento dos pelos é cíclico. O crescimento (0,3 a 0,4 mm diariamente, **fase anágena**) é seguido pela regressão (**fase catágena**) e um estado de repouso (**fase telógena**), depois do qual o pelo cai. Cerca de 80% dos folículos pilosos no corpo estão na fase de crescimento e aproximadamente 15 a 20% estão na fase de repouso. Cerca de 50 a 100 pelos/fios de cabelo são perdidos a cada dia. A matriz torna-se inativa, os melanócitos cessam a atividade temporariamente e o bulbo piloso epitelial (**B-D10**) desprende-se das papilas do tecido conjuntivo e é empurrado para fora do corpo (**B-D**), juntamente como a extremidade inferior espessada semelhante a um bastão (*club*), daí o termo *club hair* em inglês (**D11**). As células restantes nas papilas alongadas (**C12**) dão origem a um novo bulbo (**D13**), a partir do qual crescerá um novo pelo.

Padrão de crescimento dos pelos (E). Os padrões de crescimento dos pelos são influenciados pelos hormônios. Os **androgênios** estimulam o crescimento dos pelos faciais e púbicos. Nos homens, é típico um padrão de crescimento rômbico dos pelos púbicos até o nível do umbigo; usualmente também crescem pelos na parte interna das coxas, no tórax e no rosto. Os **estrogênios** prolongam a fase anágena, resultando em pelo mais espesso. Nas mulheres, o crescimento dos pelos púbicos é tipicamente na forma de um triângulo, havendo menos crescimento de pelo terminal no tronco.

11.2 Apêndices da Pele **433**

B–D Ciclo de crescimento dos pelos

A Secção longitudinal através do pelo do couro cabeludo

E Padrão de crescimento dos pelos terminais no homem

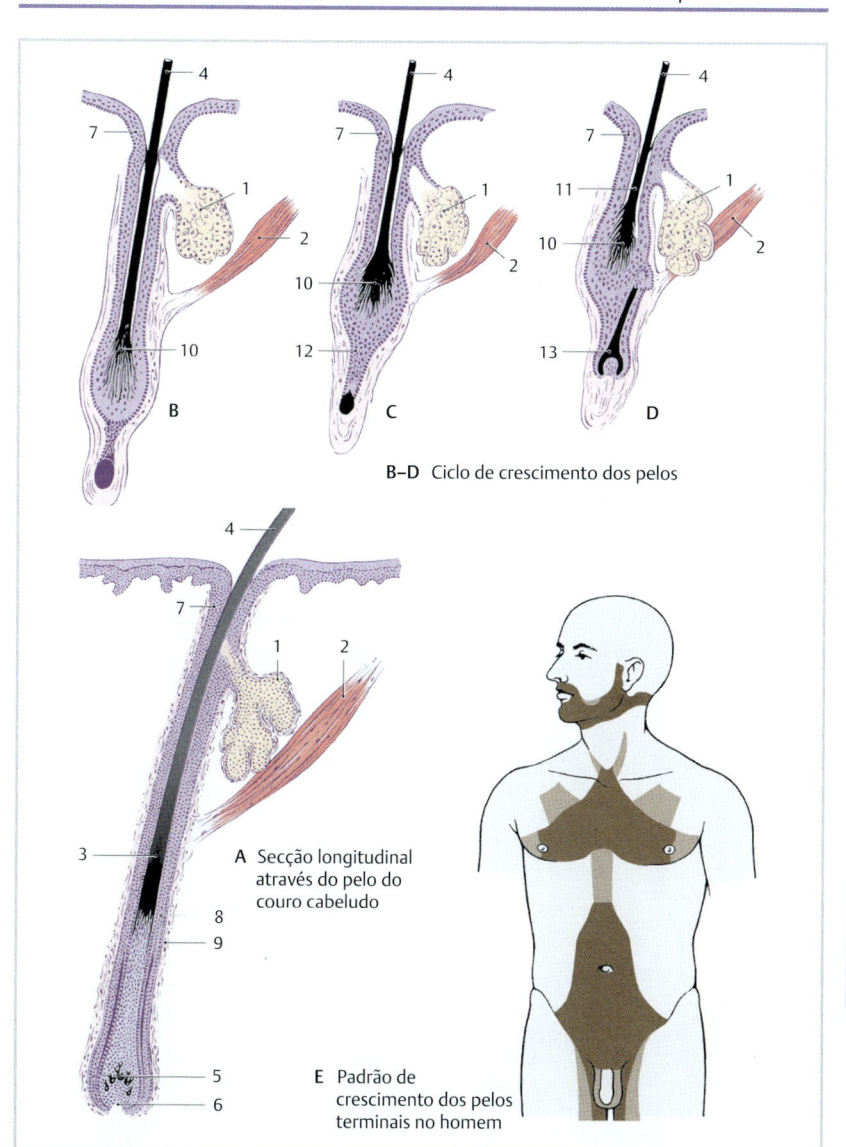

Fig. 11.6 Pelos.

Unhas

As **unhas** também se desenvolvem a partir da epiderme. Elas servem para proteger as falanges dos dedos das mãos e dos pés, e auxiliam na percepção tátil ao fornecer força contrária para pressão na almofada tátil, por exemplo, nas almofadas dos dedos (**C12**). A perda de uma unha resulta em redução na percepção tátil na falange distal.

Estrutura. As unhas são **placas de queratina** (**BC1**) translúcidas e curvadas com cerca de 0,5 mm de espessura. Elas são compostas de camadas de *células achatadas cornificadas* poligonais, as quais se sobrepõem como telhas e são reforçadas por três camadas de *tonofibrilas* que se cruzam. A unha localiza-se em um leito da unha (**BC2**) e no hiponíquio (**B3**) (ver abaixo). Na sua extremidade proximal, ela é envolvida pela **parede da unha** (**BC4**), que se forma a aproximadamente 0,5 cm de profundidade no **seio ungueal** próximo à **raiz da unha** (**B5**). Em nível profundo no seio ungueal encontra-se a matriz da unha (**B6**), cuja delimitação anterior forma a área branca conhecida como lúnula (**A7**). Crescendo a partir da margem livre da parede da unha (**BC4**) encontra-se uma camada fina de epitélio denominada eponíquio (**C8**), que cresce em direção à superfície da unha e é empurrada de volta durante a manicure. A borda lateral da unha é formada pelo sulco da **unha** (**C9**). O **sulco da unha** proximal é contínuo distalmente com a **cutícula**.

Leito da unha e hiponíquio (BC2). O leito da unha é produzido pela **matriz da unha** (**B6**), uma área proximal do tecido epitelial localizada sob a raiz da unha (**B5**). A unha cresce de 0,5 a 1,0 mm por semana. Distal à **lúnula** (**A7**), o leito da unha é contínuo com o hiponíquio (**AB3**) e consiste em apenas uma *camada germinativa*, sobre a qual a unha é empurrada na direção distal. Existe uma fronteira clara dividindo o leito da unha da unha, que serve como a camada córnea. As papilas consistem em *cristas longitudinais estreitas* que se interdigitam com as respectivas cristas dérmicas. A derme está conectada com o periósteo das falanges distais dos dedos (**C10**)

pelos *retináculos fortes*. As *alças capilares* nas cristas dérmicas conferem à unha sua aparência rosada. Na sua extremidade distal, o hiponíquio é contínuo com a **banda onicodérmica** (**B11**).

> **Nota clínica:** As unhas podem exibir alterações importantes no tamanho, superfície e cor que podem fornecer pistas diagnósticas importantes. Danos à matriz da unha frequentemente resultam em alterações permanentes na unha. Se a matriz for completamente destruída, a unha não voltará a crescer. Frequentemente aparece estriação longitudinal na placa da unha de pessoas idosas, algumas vezes com uma superfície escamada. As unhas são anormalmente frágeis, quebrando e apresentando fissuras na borda livre (onicorrexe).

A Pele como um Órgão Sensorial – Órgãos de Sensação Somatovisceral

Todas as camadas da pele são ricamente inervadas. Parte do suprimento nervoso é fornecida pelos **nervos autônomos**, que passam pelas glândulas, células musculares lisas e vasos, mas a maioria dos nervos que suprem a pele são **nervos sensoriais**. Os nervos sensoriais fazem da pele um órgão sensorial criticamente importante nos humanos, em termos de percepção de **toque, temperatura, dor e vibração**. A distribuição na pele das qualidades sensoriais, bem como dos nervos sensoriais, varia de acordo com sua localização no corpo. As extremidades dos **nervos encapsulados**, que ocorrem na forma de várias estruturas (órgãos de sensação somatovisceral), estão conectadas a qualidades sensoriais diferentes. Os mecanorreceptores incluem os seguintes: **corpúsculos de Ruffini** (sensores de pressão) na derme; **corpúsculos de Messner** (**D1**), que detectam o toque e são particularmente numerosos nas pontas dos dedos; e **corpúsculos de Vater-Pacini** (**D2**) (vibração), encontrados especialmente no tecido subcutâneo (**D3**). O diagrama (**D**) na próxima página fornece uma visão geral da inervação da pele. **Fusos musculares** e **órgãos tendinosos de Golgi** são mecanorreceptores do sistema musculoesquelético (uma descrição detalhada pode ser encontrada no Vol. 3).

11.2 Apêndices da Pele

B Secção longitudinal através do leito ungueal

A Unha

C Secção transversal através da falange distal

D Diagrama da inervação cutânea

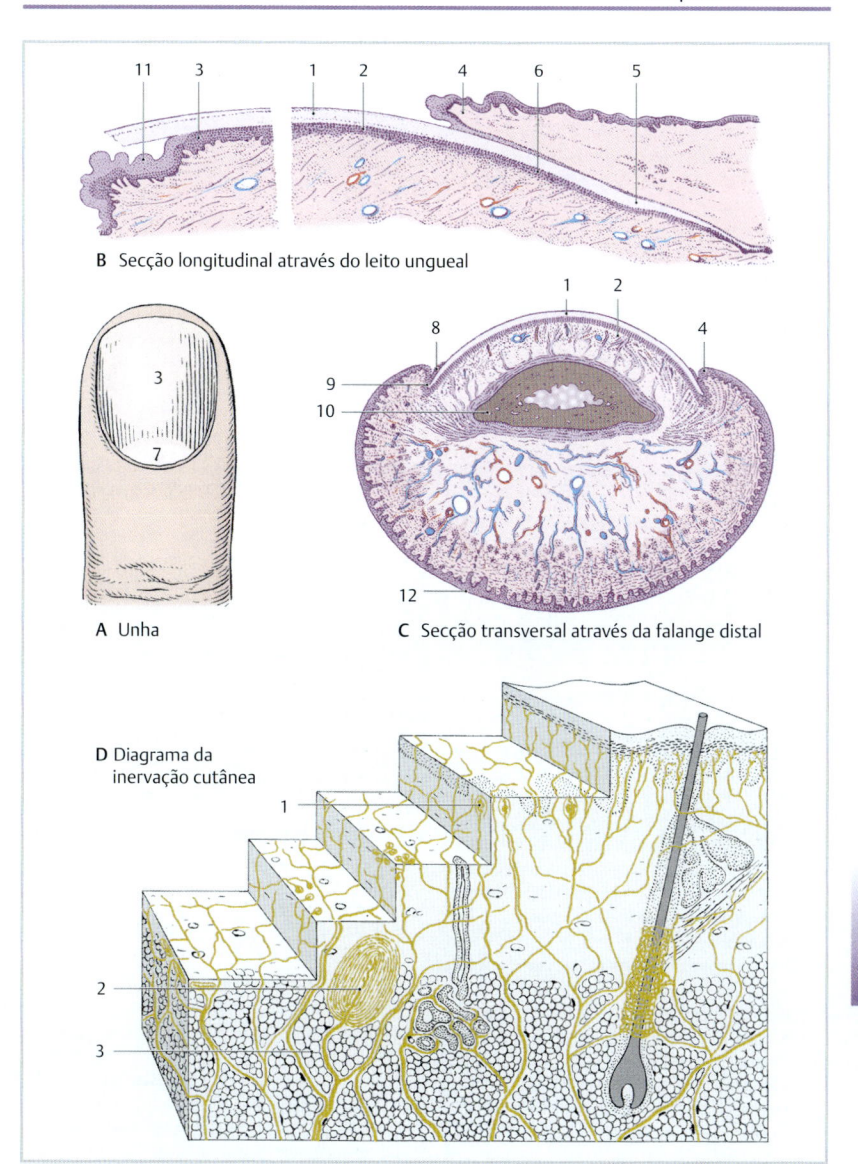

Fig. 11.7 Unhas e órgãos sensoriais da pele.

11.3 Mama e Glândulas Mamárias

As **mamas e as glândulas mamárias** são derivativos epiteliais contendo um estroma de tecido conjuntivo; o tecido glandular deriva dos primórdios apócrinos.

Desenvolvimento da mama. Em ambos os sexos, perto do final do 1º mês embrionário, uma condensação do epitélio semelhante a uma banda denominada **faixa mamária** forma-se de cada lado do tronco, entre a região do arco e da cauda branquial. Durante a 6ª semana da vida embrionária, a faixa mamária desenvolve-se formando a **crista mamária** entre os pontos onde os membros irão se desenvolver. Grupos de glândulas apócrinas começam a se formar dentro da crista mamária. Durante o 3º mês gestacional, a crista mamária regride. O remanescente localizado sobre o quarto espaço intercostal é conhecido como **montes mamários**. A **estrutura da glândula mamária definitiva** é composta de cerca de 15 a 20 dúctulos de revestimento epitelial com brotos na extremidade terminal, os quais posteriormente dão origem ao parênquima da glândula.

Nos **recém-nascidos** de ambos os sexos, as glândulas mamárias desenvolvem-se sob a influência dos hormônios placentários maternos, formando eminências visíveis e palpáveis na superfície do corpo. Nos primeiros dias do período pós-natal, elas secretam *colostro* (*leite de bruxa*). Durante a **infância**, o desenvolvimento da mama é gradual; seu crescimento acelera com o início da puberdade, e o broto mamário desenvolve-se. O desenvolvimento da mama feminina durante a **puberdade** é influenciado pelo estrogênio, prolactina e o hormônio do crescimento, e exibe grande variação em termos de tamanho, formato e consistência. A quantidade de tecido adiposo é outro determinante importante. Durante a **gravidez**, ocorre um intenso crescimento das glândulas mamárias, e, próximo ao fim da gestação, as glândulas começam a produzir leite. Quando é suspensa a lactação (**ablactação**), as glândulas mamárias revertem para o estado inativo, e há uma crescente formação de tecido conjuntivo.

Anatomia Macroscópica

Mama (**B**). O formato das mamas femininas maduras pode ser hemisférico, ou em forma de disco ou cone. As mamas localizam-se em cada lado do corpo na *fáscia peitoral* entre a terceira e sétima costela, no ponto intermediário entre o esterno e as axilas. Entre a mama e a fáscia existe uma fina camada de *tecido conjuntivo intersticial* que permite o movimento da mama contra a parede anterior do tórax (**D**). Cada mama é fixada na posição por feixes de fibras de colágeno conhecidas como **ligamentos suspensores da mama** (ligamentos de Cooper) entre a derme e o sistema do tecido conjuntivo da mama. A posição da mama muda apenas minimamente com as mudanças posturais. Um **processo axial** ou **cauda axilar** frequentemente se projeta acima da margem dos músculos peitorais para dentro da axila (**C**). O espaço (clivagem) entre as duas mamas é denominado **fissura intermamária**.

Mamilo. O **mamilo** (**A1**) geralmente está localizado no centro da mama, medindo de 10 a 12 mm de diâmetro e levemente apontado para cima e para o lado. Ele é envolvido pela **auréola** (**A2**). A pele rugosa do mamilo e da auréola geralmente é de cor mais escura do que nos seus arredores, especialmente em mulheres que já deram à luz. A ponta do mamilo não é pigmentada. Na periferia da auréola existem 10 a 15 elevações nodulares circularmente organizadas denominadas **glândulas areolares** (tubérculos de Montgomery) (**A3**). Elas contêm *glândulas sudoríparas apócrinas* e *écrinas*, além de *glândulas sebáceas* (*holócrinas*), que aumentam sua secreção durante a lactação para manter o mamilo úmido para os lábios do bebê que está sendo amamentado.

Variantes. Mamilos achatados ou **invertidos** podem prejudicar a amamentação. **Mamas acessórias** (polimastia) (**E**) podem estar presentes, com glândulas mamárias variavelmente desenvolvidas. A presença de apenas mamilos adicionais é conhecida como **politelia**.

Mama masculina. A estrutura da **mama masculina** corresponde à da feminina, mas permanece subdesenvolvida. O corpo glandular tem cerca de 1,5 cm de largura e 0,5 cm de espessura e contém apenas ductos isolados de ramificações epiteliais. Durante a puberdade, pode ocorrer um aumento temporário, resultando em alargamento (**ginecomastia**).

> **Nota clínica:** Mobilidade anormal da mama (ou mamilo) e assimetria podem ser devidas a doença (câncer) ou um transtorno do sistema musculoesquelético. A **frequência de câncer de mama** por quadrante é apresentada em (**C**). Para informações sobre o suprimento linfático das mamas, ver p. 82.

11.3 Mama e Glândulas Mamárias

A Mama feminina, auréola e mamilo

1
2
3

B Mama feminina, em relação ao tórax

E Glândulas mamárias e mamilos supranumerários

C Posição da glândula mamária feminina em relação à axila (frequência de câncer de acordo com Bailey)

D Mobilidade normal da mama feminina

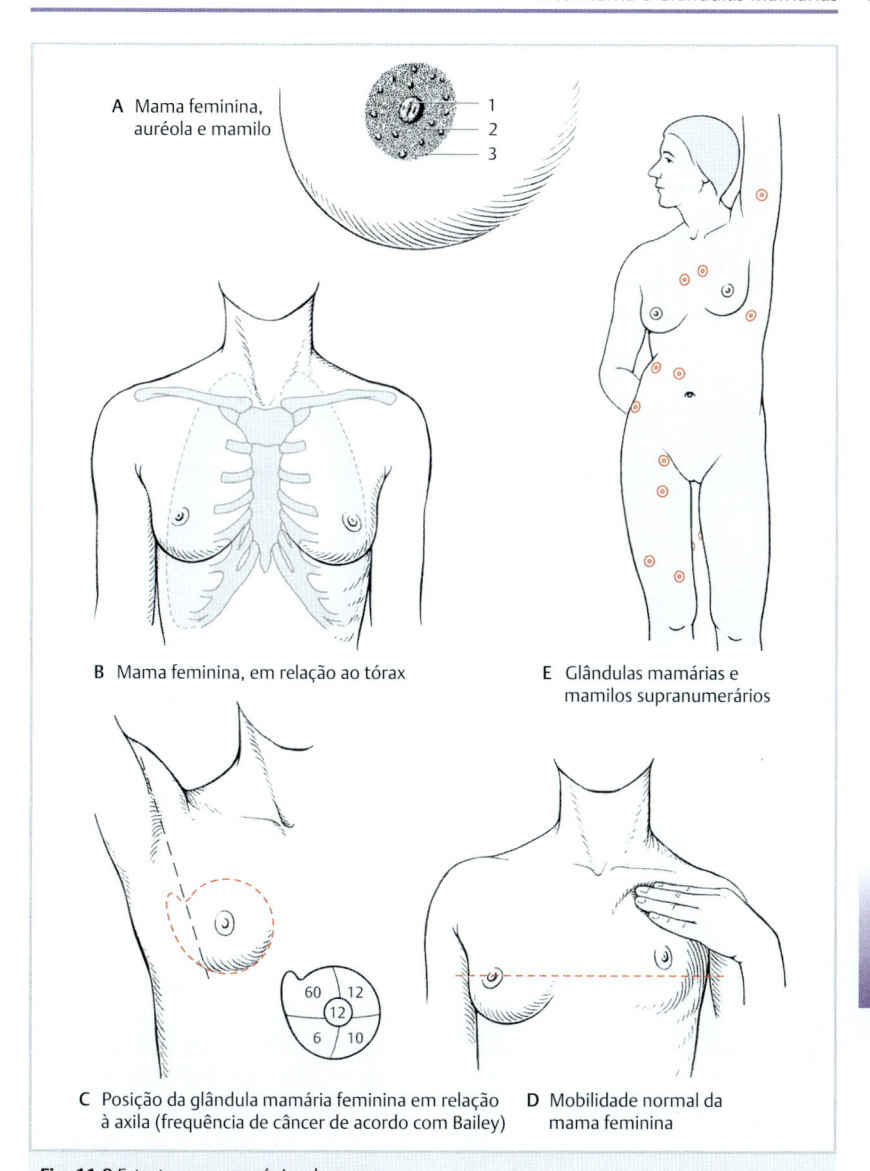

Fig. 11.8 Estrutura macroscópica da mama.

Estrutura Microscópica e Função da Mama Feminina

A mama consiste na **glândula mamária** (**A1**), composta pelos *lobos cônicos da glândula mamária* e **tecido adiposo** (**A2**), que é envolta e dividida pelo tecido conjuntivo. O tamanho da mama depende principalmente da quantidade de tecido adiposo; em mamas menores, a proporção de tecido glandular é maior, ao passo que em mamas maiores a quantidade de tecido adiposo predomina. A firmeza da mama é determinada pelas características do tecido conjuntivo e do preenchimento das câmaras de tecido adiposo.

A **involução** do tecido glandular inicia entre os 35 e 45 anos. Os lobos são rompidos e substituídos por tecido adiposo, e os ligamentos suspensores da mama (**A3**) tornam-se menos tensos. Com o envelhecimento, a quantidade de tecido adiposo também decresce.

A4 Fáscia peitoral, **A5** Peitoral maior, **D** Radiografia dos ductos mamários (mamografia)

Glândula mamária não lactante (**B**). A arquitetura da glândula mamária não lactante na mulher sexualmente madura é caracterizada por uma organização irregular de **15 a 20 glândulas tubulares ramificadas individuais**, cujas extremidades terminais em espiral formam os lobos da glândula mamária. Cada lobo contém um **ducto coletor** (**A-C6**) consistindo em um túbulo epitelial ramificado com um pequeno lúmen. Seus ramos, os **ductos lactíferos** (**AB7**), são separados por tecido conjuntivo (**BC8**). Eles são revestidos por um epitélio com camada dupla ou múltiplas camadas e têm expansões terminais semelhantes a brotos. Abaixo do mamilo, no nível da sua base, os ductos lactíferos expandem-se para formar os **seios lactíferos** (**A9**) fusiformes de 1 a 2 mm de largura, os quais podem aumentar durante a lactação até 8 mm. Os seios são contínuos com ductos **excretores estreitos**, que se abrem na superfície da mama. Os ductos lactíferos, túbulos ramificados e broto terminal estão inseridos em um firme **estroma de tecido conjuntivo** (**BC8**) que é um pouco menos denso na vizinhança imediata destas estruturas, onde também é conhecido como *capa de tecido conjuntivo* (**B10**). Durante o ciclo ovariano, a mama aumenta de tamanho em 15 a 45 mL como resultado do desenvolvimento dos ductos lactíferos.

Glândula mamária lactante (**C**). Durante a 5ª e a 6ª semana de gravidez, os ductos lactíferos começam a brotar sob a influência do estrogênio. Ao mesmo tempo, desenvolvem-se novos brotos terminais, e o tecido conjuntivo é empurrado para o lado. Por volta da metade do período gestacional, os ductos lactíferos são canalizados; os brotos laterais e terminais diferenciam-se sob a influência da prolactina e progesterona para formar alvéolos (**C11**), os quais são revestidos por uma camada única de epitélio cuboide a colunar. À medida que o tecido parenquimal aumenta, a quantidade de tecido conjuntivo e adiposo diminui. As mamas aumentam de tamanho, e sua consistência muda. No 9º mês gestacional, a prolactina induz a produção de **colostro** (primeiro leite), contendo gotas de lipídios, linfócitos, fagócitos e resíduos celulares. Cerca de 3 dias após o parto, o leite "entra" (**leite transicional**). Ele contém gotas de lipídios, proteínas, lactose, íons e anticorpos. A secreção do **leite materno maduro** inicia aproximadamente no 14º dia pós-parto.

No **auge da lactação**, as células glandulares agora colunares formam **gotículas de lipídios**, que são secretadas com uma cobertura membranosa no lúmen alveolar (*secreção apócrina*). Ao mesmo tempo, ocorre uma vigorosa produção de proteínas, especialmente **caseína**. Os alvéolos e ductos lactíferos são envolvidos por *células mioepiteliais*, que se contraem sob a influência da oxitocina, auxiliando na ejeção do leite. A secreção de prolactina e oxitocina é mantida pela estimulação tátil do mamilo (*reflexo neuro-hormonal*). A estase láctea ocorre depois da **cessação da amamentação**; os alvéolos são distendidos e rompem-se, e a produção de leite diminui. Os fagócitos removem as células secretoras remanescentes e o tecido glandular involui.

Abaixo do mamilo e da auréola (ver p. 436) há um sistema de *células musculares lisas anelares e irradiadas* (**A12**), que são ancoradas por fortes *fibras elásticas* na pele aos ductos e seios lactíferos. Este **sistema fibromuscular elástico** causa a **ereção do mamilo**, contraindo a auréola e ao mesmo tempo expandindo as veias e os ductos lactíferos. O bebê em aleitamento usa pressão alternada dos lábios e mandíbula para esvaziar os seios, os quais enchem novamente.

11.3 Mama e Glândulas Mamárias

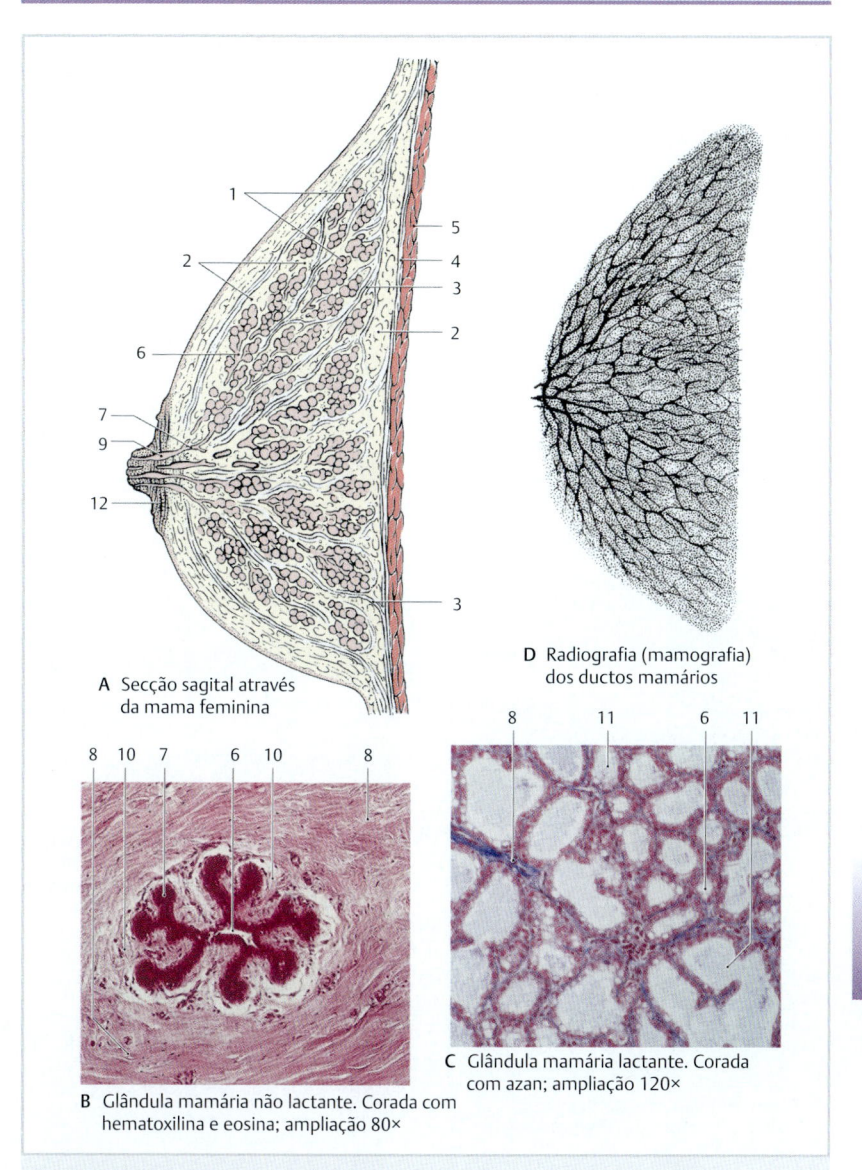

A Secção sagital através da mama feminina

D Radiografia (mamografia) dos ductos mamários

B Glândula mamária não lactante. Corada com hematoxilina e eosina; ampliação 80×

C Glândula mamária lactante. Corada com azan; ampliação 120×

Fig. 11.9 Estrutura microscópica e função da mama feminina e da glândula mamária.

Referências

Anatomia

Appell HJ, Stang-Voss C. Funktionelle Anatomie. 4.Aufl. Heidelberg: Springer 2008

Aumüller G. Duale Reihe Anatomie. 4. Aufl. Stuttgart, New York: Thieme 2017

Benninghoff A. Anatomie. Makroskopische Anatomie, Histologie, Embryologie, Zellbiologie. Hrsg. von Drenckhahn D. München, Jena: Urban & Fischer. Bd. 1. Zelle, Gewebe, Entwicklung, Skelett- und Muskelsystem, Atemsystem, Verdauungssystem, Harn- und Genitalsystem. 17. Aufl. 2008; Bd. 2. Herz-Kreislauf-System, Lymphatisches System, Endokrine Drüsen System, Nervensystem, Sinnesorgane, Haut. 16. Aufl. 2004

Bommas-Ebert U, Teubner P, Voß R. Kurzlehrbuch Anatomie und Embryologie. 3. Aufl. Stuttgart, New York: Thieme 2011

Buchmann P. Lehrbuch der Proktologie. 4. Aufl. Bern, Göttingen, Toronto, Seattle: Hans Huber 2002

Caspar W. Medizinische Terminologie. 2. Aufl. Stuttgart, New York: Thieme 2007

Dauber W. Pocket Atlas of Human Anatomy. 5th ed. Stuttgart, New York: Thieme 2007

Drake LR, Vogel W, Mitchell AWM. Gray's Anatomie für Studenten mit Student Consult-Zugang. Übersetzt und herausgegeben von Friedrich Paulsen. Jena, München: Elsevier-Urban & Fischer 2007

Faller A. Die Fachwörter der Anatomie, Histologie und Embryologie, Ableitung und Aussprache. 29. Aufl. München: Bergmann 1978

Faller A, Schünke M. Der Körper des Menschen. Einführung in Bau und Funktion. 17. Aufl. Stuttgart, New York: Thieme 2016

Frick H, Leonhardt H, Starck D. Allgemeine Anatomie. Spezielle Anatomie I, Extremitäten, Rumpfwand, Kopf, Hals. Taschenlehrbuch der gesamten Anatomie, Bd. I. 4. Aufl. Stuttgart, New York: Thieme 1992

Frick H, Leonhardt H, Starck D. Spezielle Anatomie II. Eingeweide, Nervensystem, Systematik der Muskeln und Leitungsbahnen. Taschenlehrbuch der gesamten Anatomie, Bd. II 4. Aufl. Stuttgart, New York: Thieme 1992

Fritsch H, Lienemann A, Brenner E, Ludwikowski B. Clinical Anatomy of the Pelvic Floor. In: Advances in Anatomy, Embryology and Cell Biology. Vol. 175. Berlin, Heidelberg, New York, Hong Kong, London, Milan, Paris, Tokyo: Springer 2004

Gertz SD. Basiswissen Neuroanatomie. Leicht verständlich, knapp, klinikbezogen. Übersetzung und Bearbeitung von Schünke M und Schünke G. 4. Aufl. Stuttgart, New York: Thieme 2003

Gilroy A. Atlas of Anatomy. 2nd ed. Stuttgart, New York: Thieme 2012

Hansen JT, Lambert DR. Netters Klinische Anatomie. Stuttgart, New York: Thieme 2006

Henne-Bruns D. Duale Reihe Chirurgie. 4. Aufl. Stuttgart, New York: Thieme 2012

Kahle W, Frotscher M, Schmitz F. Color Atlas and Textbook of Human Anatomy. Vol. 3: Nervous System and Sensory Organs. 8th ed. Stuttgart, New York: Thieme 2022

Köpf-Maier P. Wolf-Heideggers Anatomie des Menschen. Bd. 1: Allgemeine Anatomie, Rumpfwand, obere und untere Extremität. Bd. 2: Kopf und Hals, Brust, Bauch, Becken, ZNS, Auge, Ohr. 6. Aufl. Basel: Karger 2004

Lippert H. Lehrbuch Anatomie. 8. Aufl. München, Jena: Elsevier-Urban & Fischer 2011

Moses KP, Banks JC, Nava PB, Petersen D. Atlas of Clinical Gross Anatomy. Elsevier Mosby 2005

Netter FH. Atlas der Anatomie. 4. Aufl. München: Elsevier 2008

Netter FH. Atlas der Anatomie. 5. Aufl. München: Elsevier 2011

Platzer W, Shiozawa-Bayer T. Color Atlas and Textbook of Human Anatomy. Vol. 1: Locomotor System. 8th ed. Stuttgart, New York: Thieme 2022

Rauber/Kopsch. Anatomie des Menschen. Lehrbuch und Atlas. Hrsg. von Leonhardt

H, Tillmann B, Töndury G, Zilles K. Band I: Bewegungsapparat. Hrsg. und bearbeitet von Tillmann B. 3. Aufl. Stuttgart, New York: Thieme 2003; Band II. Innere Organe. Hrsg. von Leonhardt H. Stuttgart, New York: Thieme 1987; Band III: Nervensystem und Sinnesorgane. Hrsg. und bearbeitet von Krisch B, Kubik S, Lange W, Leonhardt H, Leuenberger P, Töndury G und Zilles K. Stuttgart, New York: Thieme 1987; Band IV: Topographie der Organsysteme. Systematik der Leitungsbahnen. Hrsg. und bearbeitet von Leonhardt H, Tillmann B, Zilles K. Stuttgart, New York: Thieme 1988

Rohen J, Lütjen-Drecoll, E. Funktionelle Anatomie des Menschen. 11. Aufl. Stuttgart, New York: Schattauer 2006

Rohen J. Topographische Anatomie des Menschen. 10. Aufl. Stuttgart, New York: Schattauer; 2000, Nachdruck 2008

Schiebler TH, Korf HW Anatomie. 10. Aufl. Berlin, Heidelberg: Steinkopff/Springer 2007

Schuenke M, Schulte E, Schumacher U. Thieme Atlas of Anatomy. General Anatomy and Musculoskeletal System. Stuttgart, New York: Thieme 2020

Schuenke M, Schulte E, Schumacher U, Ross, L, Lamperti E. Thieme Atlas of Anatomy. Head and Neuroanatomy. Stuttgart, New York: Thieme 2010

Schulze P, Donalies C. Anatomisches Wörterbuch. Lateinisch-Deutsch/Deutsch-Lateinisch. 8. Aufl. Stuttgart, New York: Thieme 2008

Schumacher GH, Aumüller G. Topographische Anatomie des Menschen. 7. Aufl. München, Jena: Elsevier-Urban & Fischer 2004

Sobotta J. Anatomie des Menschen. Der komplette Atlas in einem Band. Hrsg. von Putz R, Pabst R. München, Jena: Elsevier-Urban & Fischer 2007

Standring S. Gray's Anatomy. 41st ed. Oxford: Elsevier Ltd. 2015

Terminologia Anatomica. International Anatomical Terminology. Ed. by the Federative Committee of Anatomical Terminology (FCAT). 2nd ed. Stuttgart, New York: Thieme 2011

Thiel W. Photographischer Atlas der Praktischen Anatomie. 2. Aufl. Berlin, Heidelberg, New York, Hong Kong, London, Mailand, Paris, Tokyo: Springer 2006

Tillmann B. Atlas der Anatomie mit Muskeltrainer. 2. Aufl. Berlin, Heidelberg: Springer 2009

Tillmann B. Farbatlas der Anatomie Zahnmedizin-Humanmedizin. Kopf, Hals, Rumpf. Stuttgart, New York: Thieme 1997

Trepel M. Neuroanatomie mit Student Consult-Zugang. Struktur und Funktion. 7. Aufl. Jena, München: Elsevier-Urban & Fischer 2017

Ulfig N. Kurzlehrbuch Neuroanatomie. 1. Aufl. Stuttgart, New York: Thieme 2008

Waldeyer A. Anatomie des Menschen. Hrsg. von Anderhuber F, Pera F, Streicher J. 19. Aufl. Berlin, New York: Walter de Gruyter 2012

Whitaker RH, Borley NR. Anatomiekompass. Taschenatlas der anatomischen Leitungsbahnen. 2. Aufl. Stuttgart, New York: Thieme 2003

Histologia, Biologia Celular e Anatomia Microscópica

Alberts B, Johnson A, Lewis J, Raff M, Roberts K, Walter P. Hrsg. u. übers. von Schäfer U. Molekularbiologie der Zelle. 5. Aufl. Weinheim: Wiley-VCH 2011

Bucher O, Wartenberg H. Cytologie, Histologie und mikroskopische Anatomie des Menschen. 12. Aufl. Bern: Huber 1997

Junqueira LC, Carneiro J, Hrsg. Von Gratzl M: Histologie. 6. Aufl. Berlin, Heidelberg: Springer 2005

Kuehnel W. Color Atlas of Cytology, Histology, and Microscopic Anatomy. 4th ed. Stuttgart, New York: Thieme 2003

Lüllmann-Rauch R. Taschenlehrbuch Histologie. 5. Aufl. Stuttgart, New York: Thieme 2015

Michna H. The Human Macrophage System: Activity and Functional Morphology. In: Bibliotheca Anatomica. Ed. W. Lierse. Basel: Karger 1988

Rohen J, Lütjen-Drecoll E. Funktionelle Histologie. 4. Aufl. Stuttgart, New York: Schattauer 2000

Sobotta J. Atlas Histologie. Zytologie, Histologie und Mikroskopische Anatomie. Hrsg. von Welsch U. 7. Aufl. München, Jena: Urban & Fischer 2005

Sobotta J. Lehrbuch Histologie. Hrsg. von Welsch U. München, 3. Aufl. Jena: Elsevier-Urban & Fischer 2010

Ulfig N. Kurzlehrbuch Histologie. 4. Aufl. Stuttgart, New York: Thieme 2015

Embriologia, Desenvolvimento Biológico e Pediatria

Baraitser M, Winter RM. Fehlbildungssyndrome. 2. Aufl. Bern, Göttingen, Toronto, Seattle: Hans Huber 2001

Christ B, Brand-Saberi B. Molekulare Grundlagen der Embryonalentwicklung. Berlin: Lehmanns Media 2004

Christ B, Wachtler F. Medizinische Embryologie. Molekulargenetik-Morphologie-Klinik. Wiesbaden: Ullstein Medical 1998

Drews U. Color Atlas of Embryology. Stuttgart, New York: Thieme 1996

Hinrichsen KV (Hrsg.). Humanembryologie. Lehrbuch und Atlas der vorgeburtlichen Entwicklung des Menschen. Berlin, Heidelberg: Springer 1990

Moore KL, Persaud TVN, Viebahn C. Embryologie. München, Jena: Elsevier-Urban & Fischer 2007

Niessen KH. Pädiatrie. 6. Aufl. Stuttgart, New York: Thieme 2001

O'Rahilly R, Müller F, Rager G. Embryologie und Teratologie des Menschen. Bern, Göttingen, Toronto, Seattle: Huber 2002

Sadler TW. Medizinische Embryologie. 11. Aufl. Stuttgart, New York: Thieme 2008

Ulfig N, Brand-Saberi B. Kurzlehrbuch Embryologie. 3. Aufl. Stuttgart, New York: Thieme 2017

Procedimentos de Imagem

Fleckenstein P, Tranum-Jensen J. Röntgenanatomie. Normalbefunde in Röntgen, CT, MRT, Ultraschall und Szintigraphie. München, Jena: Elsevier – Urban & Fischer 2004

Kopp H, Ludwig M. Checkliste Doppler- und Duplexsonografie. Checklisten der aktuellen Medizin. 4. Aufl. Stuttgart, New York: Thieme 2012

Koritke JG, Sick H. Atlas anatomischer Schnittbilder des Menschen. München: Urban & Schwarzenberg 1982

Moeller TB, Reif E. Normal Findings in Radiography. Stuttgart, New York: Thieme 2000

Moeller TB, Reif E. Pocket Atlas of Sectional Anatomy. 4th ed. Vol. 2. Thorax, Heart, Abdomen, and Pelvis. Stuttgart, New York: Thieme 2013

Oestmann JW. Radiologie. Vom Fall zur Diagnose. 2. Aufl. Stuttgart, New York: Thieme 2005

Weiser HF, Birth M (Hrsg.). Viszeralchirurgische Sonographie. Lehrbuch und Atlas. Berlin, Heidelberg: Springer 2000

Sistema Cardiovascular

Anderson RH, Becker AE. Anatomie des Herzens. Ein Farbatlas. Stuttgart, New York: Thieme 1982

Balletshofer B, Claussen C, Häring HU. Herz und Gefäße. Ein handlungsorientierter Leitfaden für Medizinstudenten. Tübinger Curriculum. Stuttgart, New York: Thieme 2006

Bargmann W, Doerr W. Das Herz des Menschen. Bd. I. Stuttgart, New York: Thieme 1963

Block B. Pol-Leitsymptome. Herz-Kreislauf-System. Stuttgart, New York: Thieme 2006

Földi M, Casley-Smith JR. Lymphangiology. Stuttgart: Schattauer 1983

Kubik S. Visceral lymphatic system. In: Viamonte (jr.) M, Rüttimann A. Atlas of Lymphography. Stuttgart, New York: Thieme 1980

Loose KE, van Dongen RJAM. Atlas of Angiography. Stuttgart, New York: Thieme 1976

Staubesand J. Funktionelle Morphologie der Arterien, Venen und arteriovenösen Anastomosen. In: Angiologie. Hrsg. von Heberer G, Rau G, Schoop W, begr. von Ratschow M. 2. Aufl. Stuttgart, New York: Thieme 1974

Tomanek RJ, Runyn RB. Formation of the Heart and its Regulation. Basel: Birkhäuser 2001

Sistema Respiratório

Becker W. Ear, Nose, and Throat Diseases. 2nd ed. Stuttgart, New York: Thieme 1994

Crystal RG, West JB, Barnes PJ, Weibel ER (eds). The Lung. Scientific Foundations. 2 Vol. 2nd ed. Philadelphia: Lippincott Williams & Wilkins 1997

Lang J. Clinical Anatomy of the Nose, Nasal Cavity and Paranasal Sinuses. Stuttgart, New York: Thieme 1994

Muarray JF. Die normale Lunge. Grundlagen für Diagnose und Therapie von Lungenkrankheiten. Stuttgart, New York: Thieme 1978

Tillmann B, Wustrow I. Kehlkopf. In Berendes J, Link R, Zöllner F. Hals-Nasen-Ohren-Heilkunde in Praxis und Klinik (S. 1-101). 2. Aufl. Bd. IV/I. Stuttgart, New York: Thieme 1982

Sistema Digestório

Berkovitz BKB, Boyde A, Frank RM, Höhling HJ, Moxham BJ, Nalbandian J, Tonge CH. Teeth. Handbook of Microscopic Anatomy (ed. by Oksche A, Vollrath L.). Vol. V/6. Berlin, Heidelberg: Springer 1989

Block B. Pol-Leitsymptome. Gastrointestinaltrakt. Leber, Pankreas und biliäres System. Stuttgart, New York: Thieme 2006

Krentz K. Endoskopie des oberen Verdauungstraktes. Atlas und Lehrbuch. 2. Aufl. Stuttgart, New York: Thieme 1982

Liebermann-Meffert D, White H. The Greater Omentum. Berlin, Heidelberg: Springer 1983

Motta P, Muto M, Fujita T. Die Leber: Rasterelektronenmikroskopischer Atlas. Stuttgart: Schattauer 1980

Schroeder HE. The Periodontium. Handbook of Microscopic Anatomy (ed. By Oksche A, Vollrath L). Vol. V/5. Berlin, Heidelberg: Springer 1986

Schroeder HE. Orale Strukturbiologie. Entwicklungsgeschichte, Struktur und Funktion normaler Hart- und Weichgewebe der Mundhöhle und des Kiefergelenks. 5. Aufl. Stuttgart, New York: Thieme 2000

Stelzner F. Die anorectalen Fisteln. 3. Aufl. Berlin, Heidelberg: Springer 1981

Sistema Urinário

Gosling JA, Dixon JS, Humpherson JR. Funktionelle Anatomie der Nieren und ableitenden Harnwege. Ein Farbatlas. Stuttgart, New York: Thieme 1990

Inke G. Gross Structure of the Human Kidney. Advances of Morphological Cells Tissues, p. 71. New York: Liss AR 1981

Kuhlmann U. u.a. (Hrsg.). Nephrologie. Pathophysiologie-Klinik-Nierenersatzverfahren. 6. Aufl. Stuttgart, New York: Thieme 2015

Sökeland J, Rübben H. Taschenlehrbuch Urologie. 14. Aufl. Stuttgart, New York: Thieme 2007

Sistema Genital Masculino

Aumüller G. Prostate gland and seminal vesicles. In: Oksche A. Vollrath L. Handbuch der mikroskopischen Anatomie des Menschen. Bd. 7/6. Berlin, Heidelberg: Springer 1979

Holstein AF, Rossen-Runge EC. Atlas of Human Spermatogenesis. Berlin: Grosse 1981

Nieschlag E, Bartlett J. Testes. In Bettendorf G, Breckwoldt M (Hrsg.): Reproduktionsmedizin. S. 100-115. Stuttgart: Fischer 1989

Schirren C. Praktische Andrologie, 2. Aufl. Berlin: Schering 1982

Wartenberg H. Differentiation and development of the testes. In: Burger H, de Kretser D (eds.): The Testis. New York: Raven Press 1981

Sistema Genital Feminino

Benirschke K, Kaufmann P, Baergen RN. Pathology of the Human Placenta. 5th ed. New York: Springer 2006

Breckwoldt M, Kaufmann M, Pfleiderer A. Gynäkologie und Geburtshilfe. 5. Aufl. Stuttgart, New York: Thieme 2007

Döring GK. Empfängnisverhütung. Ein Leitfaden für Ärzte und Studenten. 12. Aufl. Stuttgart, New York: Thieme 1990

Frangenheim H, Lindemann H-J. Die Laparoskopie in der Gynäkologie, Chirurgie und Pädiatrie. 3. Aufl. Stuttgart, New York: Thieme 1977

Horstmann E, Stegner H-E. Tube, Vagina und äußere weibliche Geschlechtsorgane. In: Handbuch der mikroskopischen Anatomie des Menschen. Erg. zu Bd.VII/1. Hrsg. von Bargmann W. Berlin, Heidelberg: Springer 1966

Kaufmann P. Plazentation und Plazenta. In: Hinrichsen KV (Hrsg.): Humanembryologie. Berlin, Heidelberg, New York: Springer 1991

Krebs D, Schneider HPG. Reproduktion, Infertilität, Sterilität. München, Wien, Baltimore: Urban & Fischer 1998

Künzel W. Schwangerschaft I. In: Bender HG, Diedrich K, Künzel W, Klinik der Frauenheilkunde und Geburtshilfe, Band 4. 4. Aufl. München, Jena: Urban & Fischer 2002

Künzel W. Schwangerschaft II. In: Bender HG, Diedrich K, Künzel W, Klinik der Frauenheilkunde und Geburtshilfe, Band 5. 4. Aufl. München, Jena: Urban & Fischer 2002

Künzel W. Geburt I. In: Bender HG, Diedrich K, Künzel W, Klinik der Frauenheilkunde und Geburtshilfe, Band 6. 4. Aufl. München, Jena: Urban & Fischer 2002

Künzel W, Wulf KH. Geburt II. In: Wulf KH, Schmidt-Matthiessen H, Klinik der Frauenheilkunde und Geburtshilfe, Band 7. 4. Aufl. München, Jena: Urban & Fischer 2002

Netter FH. NETTERs Gynäkologie. Stuttgart, New York: Thieme 2005

Weyerstahl T, Stauber M. Duale Reihe Gynäkologie und Geburtshilfe. 4. Aufl. Stuttgart, New York: Thieme 2013

Sistema Endócrino

Allolio B, Schulte HM. Praktische Endokrinologie. 2. Aufl. München. Elsevier – Urban & Fischer 2010

Bachmann R. Die Nebenniere. In: Handbuch der mikroskopischen Anatomie des Menschen, Bd. VI/5, hrsg. von Bargmann W. Berlin, Heidelberg: Springer 1954

Bargmann W. Die Schilddrüse. In: v. Möllendorff W. Handbuch der mikroskopischen Anatomie des Menschen, Bd. VI/2. Berlin, Heidelberg: Springer 1939 (S. 2-136)

Bargmann W. Die Epithelkörperchen. In: v. Möllendorff W. Handbuch der mikroskopischen Anatomie des Menschen, Bd. VI/2. Berlin, Heidelberg: Springer 1939 (S. 137-196)

Bargmann W. Die Langerhansschen Inseln des Pankreas. In v. Möllendorff W. Handbuch der mikroskopischen Anatomie des Menschen, Bd. VI/2. Berlin, Heidelberg: Springer 1939 (S. 197-288)

Bargmann W. Über die neurosekretorische Verknüpfung von Hypothalamus und Neurohypophyse. Z. Zellforsch. 34: 610-634 (1949)

Bargmann W. Das Zwischenhirn-Hypophysensystem. Berlin, Heidelberg: Springer 1964

Bargmann W. Die funktionelle Morphologie des endokrinen Regulationssystems. In: Altmann HW, Büchner F, Cottier H u. Mitarb. Handbuch der allgemeinen Pathologie, Bd. VIII/1. Berlin, Heidelberg: Springer 1971 (S. 1-106)

Bargmann W, Scharrer B. Aspects of Neuroendocrinology. Berlin, Heidelberg: Springer 1970

Bloom SR, Polak JM. Gut Hormones, 2nd ed. Edinburgh: Churchill-Livingstone 1981

Böck P. The Paraganglia. In Oksche A, Vollrath L. Handbuch der mikroskopischen Anatomie des Menschen, Bd. VII/8. Berlin, Heidelberg: Springer 1973

Costa E, Trabucchi M. Regulatory Peptides, from Molecular Biology to Function. New York: Raven Press 1982

Coupland RE, Forssmann WG. Peripheral Neuroendocrine Interaction. Berlin, Heidelberg: Springer 1978

Coupland RE, Fujita T. Chromaffin, Enterochromaffin and Related Cells. Amsterdam: Elsevier 1976

Cross BA, Leng G. The Neurohypophysis: Structure, Function and Control. Progr. Brain Res. 60, 1983

Diedrich K. Endokrinologie und Reproduktionsmedizin I. In: Wulf K-H und Schmidt-Matthiesen H, Klinik der Frauenheilkunde und Geburtshilfe, Band 1. 4. Aufl. München, Jena: Urban & Fischer 2001

Diedrich K. Endokrinologie und Reproduktionsmedizin II. In: Wulff K-H und Schmidt-Matthiesen H, Klinik der Frauenheilkunde und Geburtshilfe, Band 2. 4. Aufl. München, Jena: Urban & Fischer 2003

Felig Ph, Frohman LA. Endocrinology and Metabolism, 4th ed. New York: McGraw-Hill 2001

Fujita T. Endocrine Gut and Pancreas. Amsterdam: Elsevier 1976

Fujita T. Concept of paraneurons. Arch. Histol. Jap. 40, (Suppl.): 1-12(1977)

Fuxe K, Hökfelt T, Luft R. Central Regulation of the Endocrine System. New York: Plenum Press 1979

Gardeur DG, Shoback D. Greenspan's Basic & Clinical Endocrinology, 10th ed. New York: McGraw-Hill Education 2017

Guillemin R. Control of adenohypophysial functions by peptides of the central nervous system. Harvey Lect. 71: 71-131 (1978)

Gupta D. Endokrinologie der Kindheit und Adoleszenz. Stuttgart: Thieme 1997

Hesch RD. Endokrinologie. Teil A Grundlagen. München, Wien, Baltimore: Urban & Schwarzenberg 1989

Hesch RD. Endokrinologie. Teil B Krankheitsbilder. München, Wien, Baltimore: Urban & Schwarzenberg 1989

Kalimi MY, Hubbard JR. Peptide Hormone Receptors. Berlin: de Gruyter 1987

Krieger DT, Liotta AS, Brownstein MJ, Zimmermann EA. ACTH, β-Lipotropin, and related peptides in brain, pituitary, and blood. Recent Progr. Horm. Res. 36: 277-344 (1980)

Krisch B. Immunocytochemistry of neuroendocrine systems (vasopressin, somatostatin, luliberin). Progr. Histochem. Cytochem. 13/2: 1-167 (1980)

Krisch B. Ultrastructure of regulatory neuroendocrine neurons and functionally related structures. In Ganten D, Pfaff D: Morphology of Hypothalamus and its Connections. Current Topics in Neuroendocrinology, Vol. 7. Berlin, Heidelberg: Springer 1986 (pp. 251-290)

Marischler C. BASICS Endokrinologie. München: Elsevier-Urban & Fischer 2007

Neville AM, O'Hare MJ. The Human Adrenal Cortex. Berlin, Heidelberg: Springer 1982

Oksche A, Pévet P. The Pineal Organ: Photobiology, Biochronometry, Endocrinology. Developments in Endocrinology, vol. XIV. Amsterdam: Elsevier 1981

Pearse AGE. The diffuse neuroendocrine system and the APUD concept: related "endocrine" peptides in brain, intestine, pituitary, placenta and anuran cutaneous glands. Med. Biol. 55: 115-125 (1977)

Polak JM. Regulatory Peptides. Basel: Birkhäuser 1989

Reinboth R. Vergleichende Endokrinologie. Stuttgart, New York: Thieme 1989

Scharrer E, Korf HW, Hartwig HG. Functional Morphology of Neuroendocrine Systems. Berlin, Heidelberg, New York, London, Paris, Tokyo: Springer 1987

Schulster D, Levitski A. Cellular Receptors for Hormones and Neurotransmitters. New York: Wiley 1980

Vollrath L. The pineal organ. In Oksche A, Vollrath L. Handbuch der mikroskopischen Anatomie des Menschen, Bd. VI/7. Berlin, Heidelberg: Springer 1981

Welsch U. Die Entwicklung der C-Zellen und des Follikelepithels der Säugerschilddrüse. Elektronenmikroskopische und histochemische Untersuchungen. Ergebn. Anat. Entwickl.-Gesch. 46:1-52 (1972)

Sistemas Sanguíneo e Linfático

Aiuti F, Wigzell H. Thymus, Thymic Hormones and Lymphocytes. London: Academic Press 1980

Begemann M. Praktische Hämatologie. Klinik, Therapie, Methodik. 11. Aufl. Stuttgart, New York: Thieme 1998

Bessis M. Living Blood Cells and their Ultrastructure. Berlin, Heidelberg: Springer 1973

Brücher H. Knochenmarkzytologie. Diagnostik und klinische Bedeutung. Stuttgart, New York: Thieme 1986

Dormann A, Luley C, Heer C. Laborwerte. 5. Aufl. München, Jena: Elsevier-Urban & Fischer 2009

Dörner K. Taschenlehrbuch Klinische Chemie und Hämatologie. 8. Aufl. Stuttgart, New York: Thieme 2013

Drößler K, Gemsa D. Wörterbuch der Immunologie. 3. Aufl. Heidelberg, Berlin: Spektrum Akademischer Verlag 2000

Eisen HN. Immunology, 3rd ed. New York: Harper & Row 1981

Frick P. Blut- und Knochenmarksmorphologie, Blutgerinnung. 19. Aufl. Stuttgart, New York: Thieme 2003

Haferlach T, Bacher U, Theml H, Diem H. Taschenatlas der Hämatologie, 6. Aufl. Stuttgart, New York: Thieme 2012

Ham AW, Axelrad AA, Cormack DH. Blood Cell Formation and the Cellular Basis of Immune Responses. Philadelphia: Lippincott 1979

Keller R. Immunologie und Immunpathologie, 4. Aufl. Stuttgart, New York: Thieme 1994

Kirchner H, Kruse A, Neustock P, Rink L. Cytokine and Interferone. Botenstoffe des Immunsystems. Heidelberg, Berlin, Oxford: Spektrum Akademischer Verlag 1993

Lennert K, Harms D. Die Milz/The Spleen. Berlin, Heidelberg: Springer 1970

Lennert K, Müller-Hermelink H-K. Lymphozyten und ihre Funktionsformen-Morphologie. Organisation und immunologische Bedeutung. Anat. Anz., Suppl. 138: 19-62(1975)

McDonald GA, Dodds TC, Cruickshank B. Atlas der Hämatologie, 3. Aufl. Stuttgart, New York: Thieme 1979

Müller-Hermelink HK. The Human Thymus, Histophysiology and Pathology. Current Topics of Pathology, Berlin, Heidelberg: Springer 1985

Müller-Hermelink HK, von Gaudecker B. Ontogenese des lymphatischen Systems beim Menschen. Amat. Anz. Suppl. 74 (1980)235-259

Noll S, Schaub-Kuhnen S. Praxis der Immunhistochemie. Hrsg. von Höfler H und Müller K-M. München, Jena: Urban & Fischer 2000

Queißer W. Das Knochenmark. Morphologie, Funktion, Diagnostik. Stuttgart, New York: Thieme 1978

Ruzicka F. Elektronenmikroskopische Hämatologie. Wien: Springer 1976

Staines N, Brostoff J, James K. Immunologisches Grundwissen. 3. Aufl. Heidelberg: Spektrum Akademischer Verlag 1999

Tischendorf F. Die Milz: In: Handbuch der mikroskopischen Anatomie des Menschen, Bd. VI/6, hrsg. von Bargmann W. Berlin, Heidelberg: Springer 1969

Pele

Breathnach AS. An atlas of the ultrastructure of human skin. London: Churchill 1971

Fitzpatrick TB, Eisen AZ, Wolff K, Freedberg IM, Austen KF. Dermatology in General Medicine, 2nd ed. New York: McGraw-Hill 1979

Halata Z. Die Sinnesorgane der Haut und der Tiefensensibilität. In: Handbuch der Zoologie, Bd. VIII Mammalia, Teilband 57. Herausgegeben von Niethammer J, Schliemann H, Starck D. Berlin, New York: Walter de Gruyter 1993

Horstmann E. Die Haut. In: Handbuch der mikroskopischen Anatomie des Menschen, Erg. zu Bd. III/1, hrsg. von Bargmann W. Berlin, Heidelberg: Springer 1957

Iggo A, Andres KH. Morphology of cutaneous receptors. Ann. Rev. Neurosci. 5: 1-31 (1982)

Kobori T, Montagna W. Biology and Disease of the Hair. Baltimore: University Park Press 1975

Odland GF. Structure of the skin. In: Goldsmith LA. Biochemistry and Physiology of the Skin. New York: Oxford University Press 1983 (pp. 3-63)

Plewig G, Landthaler M, Burgdorf WHC, Hertl M, Ruzicka T. Braun-Falco's Dermatologie, Venerologie und Allergologie. 6. Aufl. Berlin, Heidelberg: Springer 2012

Rassner G. Dermatologie. Lehrbuch und Atlas. 9. Aufl. München: Elsevier-Urban & Fischer 2009

Röcken M. Color Atlas of Dermatology. Stuttgart, New York: Thieme 2012

Índice Remissivo

Entradas acompanhadas por um *f* em itálico indicam figuras

A

Abdome
   anatomia topográfica, 224
   linfonodos regionais do, 82, *83f*
Aberturas
   nasais posteriores, 106
Adeno-hipófise, 352
Anastomose(s)
   arteriovenosas, 88
   cubital, 54
   genicular, 62
   portocavas, 216
Anatomia
   radiográfica, 34
   e ausculta do coração, *35f*
   em corte transversal, 36, 38
   do coração, *37f, 39f*
Apêndice
   vermiforme, 202, 204
      aparência histológica do, 204
      microanatomia do, *205f*
Artéria(s)
   axilar, 54
   braquial, 54, *55f*
   carótida
      interna, 50, *51f*
   coronárias, 24
   da cabeça e pescoço, 46
   da pelve, 58
   do ombro e membro
      inferior, 58
      superior, 54
   femoral, 60, *61f*
   ilíaca, *59f*, 60
      externa, 60
      interna, *59f*
   maxilar, 48, *49f*
   poplítea, *63f*
   radial, 56
   subclávia, 52, *53f*
   ulnar, 56, *57f*
Articulações
   laríngeas, 110

B

Baço, 412, *413f*
   anatomia macroscópica, 412
   anatomia microscópica, 414
   definição, 412
   desenvolvimento, 412
   vasos, nervos e drenagem linfática, 412
Bexiga
   urinária, 242, 243
      partes da, 242
Boca
   assoalho da, 153

Bolsa
   omental, 222
      topografia, *223f*
      vestíbulo da, 222
   retovesical, 188
   vesicouterina, 188
Brônquios
   divisões e segmentos broncopulmonares, 124
   e lóbulos, 124
   extrapulmonares principais, 118, *119f*

C

Canal anal
   e reto, 208, *209f*, 210, *211f*
      anatomia microscópica do, 210
      função, 210
      histologia, 210
      vasos, nervos e drenagem linfática, 210
Canal deferente, *257f*
Cartilagens
   laríngeas, 110
   estruturas que conectam as, 110, *111f*
Cavidade(s)
   abdominal, 182
      visão geral, 182, *183f*
   laríngeas, 114
   oral, 144
      estrutura geral, 144, *145f*
   serosas, 2
   topografia da, 184, *185f*, 186
Ceco
   e apêndice vermiforme, 204
Células
   endócrinas difusas em vários órgãos, 384
   regulação e mecanismo de ação, 384
Circulação
   fetal, 8
   e alterações perinatais, 9
   portal, 6
   pulmonar, 6
   sanguínea, *7f*
   sistêmica, 6
Círculo arterial cerebral, 50
Cólon
   segmento do, 206
      ascendente, 206
      descendente, 206
      transverso, 206
Coluna
   vertebral, 66
   veias da, 66
Coração, 10, 320, *321f*
   características externas, 10, 12
   aspecto anterior, 10
   aspecto inferior, 12
   aspecto posterior, 12

camadas da parede do, 18, *19f*
histologia e ultraestrutura, 20, *21f*
câmaras do, 14, 16
  internas, *17f*
endocárdio e epicárdio, 18
esqueleto esquerdo, 18
  funções do, 42, *43f*
  inervação do, 28, *29f*
  posição do, 30
  e margens cardíacas, 30, *33f*
  vasculatura do, 24
Córtex adrenal, 364
  anatomia microscópica do, 364

D

Dentes, 158, *159f*
  alvéolos dentários, 158
  anatomia funcional dos, 158
  decíduos, 162, *163f*
    erupção das dentições decídua e permanente, 162
  desenvolvimento dos, 164, *165f*
    germe dentário, 164
      anatomia microscópica do, 164
  fórmula dentária, 158
  partes do dente, 160
    e periodonto, 160, *161f*
      anatomia microscópica, 160
        cemento, 160
        esmalte, 160
        polpa dentária, 160
  posição dos, 166
    nas arcadas dentárias, 166, *167f*
  segmentos dentais, 158
  vasos, nervos e drenagem linfática, 166
Douglas
  bolsa de, 268
Ductos
  biliares, 218
    extra-hepáticos, 218
    intra-hepáticos, 218
    microanatomia, 218
  coletores, 237
  genitais, 336
    masculinos, 336
  seminais, 256
    e glândulas seminais acessórias, 256
      ducto deferente, 256
        anatomia macroscópica, 256
        cordão espermático, 256
        topografia, 256

E

Ecocardiografia
  em corte transversal, 40, *41f*
Eixo
  hipotálamo-pituitária, 350
    anterior, 356
    posterior, 356

Endocárdio
  epicárdio, 18
Epidídimo
  e testículos, 250
    estrutura macroscópica, *251f*
Esôfago, 176
  organização geral, 176
    anatomia topográfica, 178
      do mediastino, 178
      posterior, 178, *179f*
    anatomia microscópica, 176
      funcional, 176, *177f*
    vasos, nervos e drenagem linfática, 180, *181f*
Espaço
  perissinusoidal, 214
Esqueleto
  cardíaco, *19f*
Estômago, 190
  anatomia macroscópica do, 190
  anatomia microscópica do, 190
    camada muscular, 190
    mucosa, 190
  vasos, nervos e drenagem linfática, 194, *195f*

F

Faringe, 168
  anatomia topográfica, 172
  o ato da deglutição, 168, *171f*
  organização, 168
    e estrutura geral, 168, *169f*
    da parede laríngea, 168
      camada muscular, 168
  vasos, nervos e drenagem linfática da, 170
Fertilização, 296
  capacitação e reação acrossômica, 296
  formação do zigoto, 296
Fígado, 212
  anatomia macroscópica, 212, *213f*
  anatomia microscópica, 214
  estrutura segmentar e microscópica, *215f*
  lóbulos, 214
  segmentos hepáticos, 214
  superfície, 212
    diafragmática, 212
    visceral, 212
  vasos, nervos e drenagem linfática, 216
Folículos, 272
  de Graaf, 272
  maturação folicular, *273f*
Fossa
  isquioanal, 290
    base, 290
    localização, 290

G

Gametas, 294, *295f*
  fertilização, 294
  sexo biológico, 294

Índice Remissivo

Gânglios
    atriais e ventriculares, 382
    cardíacos, 382
Genitália
    anatomia topográfica, 286
    externa, 284, *285f*
        clitóris, 284
        feminina, 336
        masculina, 284
        pequenos lábios, 284
Glândula(s)
    adrenais, 362
        anatomia macroscópica, 362
        suprimento nervoso, 362
        vasos, nervos e drenagem linfática, 362
    endócrinas, 344
        visão geral, 344
        e classificação, 344
            exócrinas, 344, *345f, 346f*
    paratireoides, 372
        suprimento neurovascular, 372
    pineal, 360
        anatomia macroscópica da, 360
        anatomia microscópica da, 360
    pituitária, 350, *351f*
        anatomia microscópica da, 352
    salivares, 154, *155f*
        anatomia microscópica das, 156
            unidade secretora, 156
            maiores, 154
            menores, 154
            sistema de ductos excretores, 156, *157f*
    tireoide, 368
        anatomia macroscópica, 368, *369f*
        anatomia microscópica, 370
Glote, 116, *117f*
    anatomia funcional da, 116
    definição, 116
Gravidez, 300, *301f*
    e desenvolvimento humano, 294
    hormônios, 300
    período perinatal, 338
    período pós-natal, 340, *341f*
    sistema respiratório, 324
    testes de, 300

H

Hematopoiese, 396-398
    pós-natal, 396
    pré-natal, 396
Hipotálamo
    anatomia macroscópica do, 350
        formação da, 350
    hormônios do, 354
    pituitária, 354
        conexões eferentes, 354, *355f*
Hormônios cardíacos, 382
    peptídeos natriuréticos, 382
Hormônios proteicos placentários, 380
    fatores do crescimento, 380

I

Ilhotas pancreáticas, 374
    anatomia microscópica, 374
Intestino
    delgado, 196
        anatomia macroscópica, 196, *197f*
            duodeno, 196
            jejuno e íleo, 196
        anatomia microscópica, 198
            estrutura da parede do, 198, *199f*
                pontos de referência, 198
            função do, 200
            vasos, nervos e drenagem linfática, 200, *201f*
    grosso, 202
        características típicas, 202
        ceco e apêndice vermiforme, 202
        segmentos do, 202
        visão geral, 202

K

Kohlrausch
    prega de, 208

L

Lábio
    ileocecal, 204
    ileocólico, 204
Laringe, 108
    definição, 108
    esqueleto laríngeo, 108, *109f*
        cartilagem cricóidea, 108
        cartilagem epiglótica, 108
    interior da, *115f*
    topografia da, 120
Ligamentos
    laríngeos, 110
Linfonodos, 410
    cólicos, 206
    organização funcional, 410
    paracólicos, 206
    regionais, 206, 410
        da cabeça, pescoço e braço, 80, *81f*
        do tórax e abdome, 82
Língua, 148, *149f*
    assoalho da boca, 152, *153f*
    definição, 148
    músculos da, 150, *151f*
        extrínsecos, 150
        intrínsecos, 150
    papilas da, 148
    superfície inferior da, 152
Lóbulos
    pulmonares, 124

M

Mama
    e glândulas mamárias, 436
        anatomia macroscópica, 437
        estrutura microscópica e função da, 438

Mão
  arcos vasculares da, 56
McBurney
  ponto de, 202
Medula adrenal
  anatomia microscópica da, 366, 367f
Membranas
  laríngeas, 110
Membro
  inferior
    linfonodos regionais do, 84, 85f
    veias profundas do, 73f
  superior
    veias do, 72, 73f
Miocárdio
  em funcionamento, 20
Músculos
  laríngeos, 112, 113f
    extrínsecos, 112
    intrínsecos, 112

N
Nariz, 96
  cavidade nasal, 98, 99f, 101f
    cortes frontais através da, 104
    parede lateral, 98
    parede medial, 99
  externo, 96, 97f
    vasos, nervos e drenagem linfática do, 96
    músculos miméticos, 96
Nascimento (parto), 304
  apresentação cefálica, 304
  assoalho pélvico, 306
  bolsa amniótica, 306
  desenvolvimento dos órgãos, 318
    coração, 318, 320, 321
    cavidades corporais e, 319f
    nariz e seios paranasais, 324
  estágio de dilatação, 306, 307f
  estágio de expulsão, 308, 309f
  hormônios envolvidos no, 304
  mecanismo do, 304, 305f
  período pré-natal, 310, 311f
    estágios de desenvolvimento, 312
      período embrionário, 312
      período fetal, 314, 315f, 316, 317f
      período pré-embrionário, 312
  sistema gastrintestinal, 326
    intestino anterior, 326, 328
    intestino médio e posterior, 330
  sistema genital, 334, 336f
  sistema respiratório, 325f
  sistema urinário, 332
Nasofaringe, 106, 107f
Nervos
  laríngeos, 120
    topografia dos, 120, 121f
      anatomia funcional, 120
Neuro-hipófise, 352

O
Órgãos excretores
  pelve renal, 240
  ureter, 240
    anatomia macroscópica, 240
    topografia, 240
    vasos, nervos e drenagem linfática, 240
Órgãos linfáticos
  visão geral, 404
    desenvolvimento, 406
    forma e localização, 406
    primários, 404
    secundários, 404
    timo, 406, 407f
      microanatomia do, 407
    vasos, nervos e drenagem linfática, 406
Órgãos reprodutivos
  femininos, 268
  organização dos, 269f
Ovários
  e trompas uterinas, 270
    anatomia macroscópica, 270
    anatomia microscópica, 270

P
Palato, 146, 147f
  músculos palatinos, 146
Pâncreas, 220
  anatomia macro e microscópica, 220
  retroperitoneal, 220
  topografia do, 222
  vasos, nervos e drenagem linfática, 220
Pele, 422
  apêndices da, 430
    glândulas, 430
  camadas da, 426
  cor da, 422
  estrutura geral e funções, 422
  superfície, 424
  tecido subcutâneo, 428
Pelo, 432
  definição, 432
  desenvolvimento, 432
  padrão de crescimento, 432
Pênis, 260, 261f
  anatomia microscópica dos corpos
    cavernosos, 260
  corpo, 260
  função do, 220
  glande, 260
  raiz do, 260
  vasos, nervos e drenagem linfática, 262
Peritônio
  parietal, 188
    relações, 188
Pés
  arcos vasculares dos, 64
Pelve
  feminina, 268, 288
    e masculina, 288
    relações peritoneais da, 268

linfonodos regionais da, 84
Pericárdio, 30, *31f*
 fibroso, 30
Perna
 e pé, 62
 artérias, 62
Placenta, 302
 barreira placentária, 302, *303f*
 funções endócrinas da, 380
Ponto de Burney, 202
Pregas
 vestibulares, 114
 vocais, 114
 histologia, 114
Próstata, 258
 localização, 258
 microanatomia e função, 258
 vasos, nervos e drenagem linfática, 258
Pulmão, 122
 anatomia em corte transversal, 132, *133f*
 anatomia microscópica, 126, *127f*
 localização, 122
 mecânica da respiração, 134, *135f*
 torácica e abdominal, 134
 mediastino, 136
 vista direita do, 136, *137f*
 vista esquerda do, 138, *139f*
 pleura, 130, *131f*
 porção condutiva, 126
 porção de troca gasosa, 126
 sistema vascular, 128
 e inervação do, 128, *129f*
 vasos pulmonares, 128
 superfícies do, 122, *123f*
Purkinje
 fibras de, 26

R

Ramos
 parietais, 58
 viscerais, 58
Recém-nascido, 338, *339f*
 sistemas do, 338
Reto
 e canal anal, 208
 ampola do, 208
 flexura sacral do, 208
Rim(ns), 232
 anatomia macroscópica, 232
 e características externas, 232
 estrutura macroscópica, *233f*
 anatomia microscópica, 234
 corpúsculos renais, 236
 cápsulas do, 238, *239f*
 topografia dos, *238*
 vasos sanguíneos intrarrenais, 234
 túbulos renais de ductos coletores, 236
 túbulos uriníferos, 234

S

Segmento(s)
 broncopulmonares, 124, *125f*
Seios
 paranasais, 102, *103f*
 aberturas dos, 104
 e meatos nasais, 104, *105f*
 definição, 102
 venosos durais, 70
Sertoli
 células de, 252
Sistema
 alimentar, 142
 visão geral, 142
 estrutura das paredes dos órgãos
 digestórios, 142, *143f*
 estrutura geral e funções, 142
 arterial, 44
 aorta, 44, *45f*
 ázigo, *67f*
 circulatório, 6
 e vasos linfáticos, 6
 endócrino, 344
 difuso, 376
 ciclo ovariano, 378
 efeitos da testosterona, 376
 funções endócrinas ovariana, 378
 funções endócrinas testiculares, 376
 visão geral, 348
 genital, 334
 desenvolvimento do, 334
 feminino, 268
 visão geral, 268
 órgãos reprodutivos, 268
 masculino, 248
 visão geral, 248
 anatomia microscópica, 254
 órgãos reprodutivos, 248
 relações peritoneais da pelve
 masculina, 248
 vasos, nervos e drenagem linfática, 254
 imune, 400
 células do, 402, *403f*
 função principal do, 400
 visão geral, 401
 linfático, 78
 e sanguíneo, 392
 sangue, 392
 componentes do, 392
 troncos linfáticos, 78
 principais, 78
 vasos linfáticos, 78, *79f*
 respiratório, 324
 visão geral, 94
 divisão anatômica, 94
 divisão clínica, 94
 organização anatômica, *95f*
 urinário, 230, 332
 desenvolvimento do, 332, *333f*

visão geral, 230
  organização e posição dos órgãos urinários, 230
venoso, 66
caval, 66
portal, *217f*

T

Tecido
  conjuntivo, 2
    espaços de, 2
  especializado, 20
    de condução, 20
  linfoide, 418
    associado a mucosas, 418
Testículos
  e epidídimo, 250
  anatomia macroscópica, 250
Tonsilas, 416, *417f*
  estrutura das, 416
Traqueia, 118
  brônquios extrapulmonares principais, 118, *119f*
  topografia da, 120
Trompas uterinas
  e ovários, 270
Tuba uterina, 274
  anatomia microscópica, 274
  vasos, nervos e drenagem linfática, 274
Tuberosidades
  isquiáticas, 264, 286

U

Unhas, 434, *435f*
  estrutura das, 434
Uretra
  feminina, 244
    anatomia microscópica, 244
    topografia dos órgãos excretores, 244
  masculina, 262
    anatomia topográfica, 264
    microanatomia, 262
Útero, 276
  anatomia macroscópica, 276
    colo do, 276
    corpo do, 276
    posição do, 276
  anatomia microscópica, 278
    camadas da parede uterina, 278
    do colo do, 278
    do corpo uterino, 278
  sustentação do, 280
  vasos, nervos e drenagem linfática, 280

V

Vagina
  e genitália externa, 282
    anatomia macroscópica, 282
    anatomia microscópica, 282
    vasos, nervos e drenagem linfática, 282

Valva(s)
  cardíacas, 22, *23f*
  atrioventriculares, 22
  bicúspide, 22
  semilunares, 22
  pulmonares, 22
Vasculatura
  do coração, 24
Vasos, *323f*
  desenvolvimento dos, 322
    sistema, 322
    arterial, 322
    venoso, 322
  linfáticos, 6, 24
  principais, *79f*
  sanguíneos, 86
    e linfáticos, 86
    estrutura e função dos, 86
    formas especiais de artérias, 86
    parede, 86, *87f*
    variação regional da, 88
    vasos venosos, 90, 91f
  cardíacos, *25f*
Veia(s)
  braquiocefálicas, 68
  cava, 74
    inferior, 74
      tributárias da, 74
    superior, 68
      tributárias da, 68
  coronárias, 24
  da coluna vertebral, 66
  do membro, 72, 76
    inferior, 76
    superior, 72
  ilíacas, *75f*
Vesícula biliar, 218, *219f*
  definição, 218
  vasos, nervos e drenagem linfática, 218
Vesículas seminais, 258
  microanatomia e função, 258
Vias
  de drenagem, 70
    extracraniana, 70
    intracraniana, 70
Vísceras
  panorama geral, 2
  cavidades serosas e espaços de tecido conjuntivo, 2
  organização por função, 2, *3f*
Viscerocrânio, 172

Z

Zigoto
  formação do, 296
  desenvolvimento inicial, 296
  implantação
    e deciduação, 300